Inhalt

1 Kernkompetenzen *online*

2 Abläufe in einer Notaufnahme *online*

3 Wichtige Skills *online*

4 Diagnostische und therapeutische Prozeduren *online*

5 Leitsymptome 33

6 Pneumologische Notfälle 129

7 Kardiovaskuläre Notfälle 153

8 Gastrointestinale Notfälle 201

9 Säure-Basen-Homöostase und Elektrolythaushalt 243

10 Endokrinologische und metabolische Notfälle 261

11 Hämatologische und onkologische Notfälle 273

12 Immunologische Notfälle 287

13 Infektiologische Notfälle 299

14 Neurologische Notfälle 329

15 Psychiatrische Notfälle 357

16 Dermatologische Notfälle 377

17 Urologische und renale Notfälle 395

18 Gynäkologische und geburtshilfliche Notfälle 429

19 HNO- und MKG-Notfälle 455

20 Ophthalmologische Notfälle 475

21 Muskuloskelettale Notfälle und Trauma 481

22 Pädiatrische Notfälle 561

23 Missbrauch und Misshandlung 641

24 Notfälle durch Vergiftung und Umwelteinflüsse 653

25 Katastrophenmedizin *online*

26 Besondere Patientengruppen *online*

Register 689

D. Sauer, S. Herdtle, D. Kiefl (Hrsg.)

Klinikleitfaden

Klinische Akut- und Notfallmedizin

Klinikleitfaden

Klinische Akut- und Notfallmedizin

1. Auflage

Herausgeber*in: PD Dr. Dorothea Sauer, Dr. Steffen Herdtle, Dr. Daniel Kiefl

Mit Beiträgen von dr. Zsofia Bardonicsek-Depnering, Erlangen; Dr. Ingrid Baumgartner, Offenbach; Dr. Tobias Becker, Jena; Malte Beißert, Offenbach; Prof. Dr. Michael Bernhard, Düsseldorf; dr. Lennert Böhm, Düsseldorf; Thomas Borgmann, Ludwigshafen; Prof. Dr. Tony Bruns, Aachen; Dr. Martin Bürger, Köln; Dr. Andreas Bürkner, Hausham; Dr. Sebastian Casu, Hamburg; Dr. Nora Dehina, Düsseldorf; Dr. Alexander Dinse-Lambracht, Emden; Dr. Andreas Fischbach,Schweinfurt; Janna Fries, Offenbach; Dr. Till Glauner, Offenbach; Dr. Julie Huppenbauer-Kukic, Offenbach; Dr. Sebastian Kalverkamp, Aachen; Prof. Dr. Clemens Kill, Essen; Dr. Lisanne Kostek, Wolgast; Dr. Anja Kraemer, Siegburg; Dr. Lars Kummer, Saalfeld; Dr. Christoph Lenska-Mathar, Hamburg; Katharina Mayer, Aurich; Prof. Dr. Peter Mertens, Magdeburg; Dr. Mark Michael, Düsseldorf; Prof. Dr. Guido Michels, Eschweiler; Dr. Julia Miller, Jena; Patrick Müller-Nolte, Bad Wildungen; Dr. Sebastian Nemetz, Offenbach; Zoi Netou-Kandylidou, Berlin; Dr. Caroline Ottomeyer, Hausham; Dr. Annika Paulun, Münster; Dr. Matthias Petscher, Biberach; Dr. Thomas Plappert, Fulda; Dr. Marian Poetzsch, Fürstenfeldbruck; Dr. Kirsten Reschke, Magdeburg; Dr. Joachim Riße, Essen; PD Dr. Christoph Schramm, Essen; Jutta Schürmann, Düsseldorf; Christian Stock, Frankfurt; Dr. Gregor Stolz, Passau; Dr. Dagmar Strauß, Kempten; Greta Ullrich, Köln; Dr. Beatrix Wiebe, Sankt Augustin; Dr. Ulrike Witt, Hausham

ELSEVIER

Elsevier GmbH, Bernhard-Wicki-Str. 5, 80636 München, Deutschland
Wir freuen uns über Ihr Feedback und Ihre Anregungen an kundendienst@elsevier.com

ISBN 978-3-437-21931-3
eISBN 978-3-437-09895-6

1. Auflage 2023

Wichtiger Hinweis für den Benutzer
Die medizinischen Wissenschaften unterliegen einem sehr schnellen Wissenszuwachs. Der stetige Wandel von Methoden, Wirkstoffen und Erkenntnissen ist allen an diesem Werk Beteiligten bewusst. Sowohl der Verlag als auch die Autorinnen und Autoren und alle, die an der Entstehung dieses Werkes beteiligt waren, haben große Sorgfalt darauf verwandt, dass die Angaben zu Methoden, Anweisungen, Produkten, Anwendungen oder Konzepten dem aktuellen Wissensstand zum Zeitpunkt der Fertigstellung des Werkes entsprechen.

Der Verlag kann jedoch keine Gewähr für Angaben zu Dosierung und Applikationsformen übernehmen. Es sollte stets eine unabhängige und sorgfältige Überprüfung von Diagnosen und Arzneimitteldosierungen sowie möglicher Kontraindikationen erfolgen. Jede Dosierung oder Applikation liegt in der Verantwortung der Anwenderin oder des Anwenders. Die Elsevier GmbH, die Autorinnen und Autoren und alle, die an der Entstehung des Werkes mitgewirkt haben, können keinerlei Haftung in Bezug auf jegliche Verletzung und/oder Schäden an Personen oder Eigentum, im Rahmen von Produkthaftung, Fahrlässigkeit oder anderweitig übernehmen.

Für die Vollständigkeit und Auswahl der aufgeführten Medikamente übernimmt der Verlag keine Gewähr.
Geschützte Warennamen (Warenzeichen) werden in der Regel besonders kenntlich gemacht (®). Aus dem Fehlen eines solchen Hinweises kann jedoch nicht automatisch geschlossen werden, dass es sich um einen freien Warennamen handelt.

Bibliografische Information der Deutschen Nationalbibliothek
Die Deutsche Nationalbibliothek verzeichnet diese Publikation in der Deutschen Nationalbibliografie; detaillierte bibliografische Daten sind im Internet über https://www.dnb.de abrufbar.

23 24 25 26 27 5 4 3 2 1

In ihren Veröffentlichungen verfolgt die Elsevier GmbH das Ziel, genderneutrale Formulierungen für Personengruppen zu verwenden. Um jedoch den Textfluss nicht zu stören sowie die gestalterische Freiheit nicht einzuschränken, wurden bisweilen Kompromisse eingegangen. Selbstverständlich sind **immer alle Geschlechter** gemeint.

Planung: Dr. Barbara Schweighofer, München
Projektmanagement: Martha Kürzl-Harrison, München
Redaktion: Elisabeth Dominik, Allendorf/Lumda
Bildrechteklärung: Katja Sieger-Schauer, München
Bildredaktion und Herstellung: Renate Hausdorf, Gräfelfing
Satz: STRAIVE, Puducherry/Indien
Druck und Bindung: CPI books GmbH, Leck
Umschlaggestaltung: SpieszDesign, Neu-Ulm
Titelfotografie: PD Dr. Doro Sauer/Kateryna Iermolaieva, kateryna.iermolaieva@gmail.com

Aktuelle Informationen finden Sie im Internet unter www.elsevier.de

Geleitwort

An keinem anderen Ort eines Krankenhauses müssen im Klinikalltag in so kurzer Zeit so viele Entscheidungen getroffen werden wie in der Notaufnahme. Dies liegt zum einen an der Zahl der ständig neu eintreffenden Kranken und Verletzten, zum anderen ist das Spektrum dieser Erkrankungen und Verletzungen ebenso groß wie unvorhersehbar. Der nicht abreißende, mal anschwellende und mal abschwellende Patientenstrom besteht zu jeder Zeit, Tag wie Nacht. Dieses verlangt in der Klinischen Akut- und Notfallmedizin stets hohe Konzentration, großes Verantwortungsgefühl und sehr viel, sehr breites Wissen ab. Die medizinische Fachwelt der deutschsprachigen Länder sah lange Zeit keine Notwendigkeit der interdisziplinären Notfallmedizin, erkennt sie aber nun zunehmend an. Dies mündete schließlich in der Einführung der Zusatzweiterbildung Klinische Akut- und Notfallmedizin. Der Weg dieses großen und wichtigen Fachgebietes ist damit noch nicht zu Ende und wird absehbar auch hierzulande in einer eigenen Facharztanerkennung enden, so wie in sehr vielen anderen Ländern auch.

Der Stand des sehr umfangreichen Wissens der Klinischen Akut- und Notfallmedizin findet sich in Büchern, Leitlinien und Journals. Das Suchen und Lesen dort ist oft umfangreich und zeitaufwändig und damit direkt am Krankenbett nicht praktikabel. Gerade dort ist ein umfassendes Nachschlagewerk aber oft notwendig. Umso größer ist der Verdienst der Herausgeber*innen des Klinikleitfadens Klinische Akut- und Notfallmedizin, Dorothea Sauer, Steffen Herdtle und Daniel Kiefl, dieses Buch zusammen mit der großen Zahl sachkundiger Autor*innen zu erschaffen, das den Ärzt*innen der Notaufnahme genau dieses Wissen zur Verfügung stellt, das sie für ihre Entscheidungen direkt an den Patient*innen benötigen.

Sie alle haben dieses Ziel in diesem Buch durch seinen klaren Aufbau, große fachliche Prägnanz und Konzentration auf das jetzt unmittelbar Wichtige in bewundernswerter Weise erreicht. Es verdient große Anerkennung, dass das Wissen dieses Fachgebietes in diesem Buch mit gleichbleibender Brillanz über die gesamte Breite der notfallmedizinischen Versorgung dargestellt wird, einschließlich dem Management der Notaufnahme, Skills und Prozeduren, Erkrankungen, Verletzungen und Intoxikationen. Wie tief das Fachgebiet Klinische Akut- und Notfallmedizin nicht nur durchdrungen, sondern auch geprägt wurde, zeigt sich auch im Abschnitt First View am Anfang der Krankheitsbilder, der in präziser Kürze die wichtigsten schnellen Informationen und Entscheidungsgrundlagen für einen sehr frühen Kontakt mit Erkrankten und Verletzten gleich nach der Triage beschreibt. Auch dies ist ein Alleinstellungsmerkmal dieses bedeutenden Werkes.

Der Klinikleitfaden Klinische Akut- und Notfallmedizin schließt nun eine gewichtige Lücke der notfallmedizinischen Fachbücher. Dafür gebührt Dorothea Sauer, Steffen Herdtle und Daniel Kiefl sowie der großen Zahl sachkundiger Mitwirkender, die sie um sich versammelt haben, große Anerkennung. Sowohl diejenigen, die klinische Notfallmedizin täglich anwenden, als auch diejenigen, die unfreiwillig und unvorhergesehen diese Hilfe in Anspruch nehmen müssen, werden sehr dankbar sein. Dieses Buch wird die notfallmedizinische Qualität am Krankenbett spürbar verbessern.

Prof. Dr. med. Thomas Fleischmann
SRH Hochschule für Gesundheit GmbH
University of Applied Health Sciences
Studienzentrum Schleswig-Holstein

PD Dr. med. Christian Hohenstein
Interdisziplinäres Notfallzentrum
Zentralklinik Bad Berka

Vorwort

Die klinische Akut- und Notfallmedizin (KLINAM) hat sich in den letzten Jahren zu einer eigenständigen Fachdisziplin entwickelt. Die Schnittmengen mit anderen Fachgebieten sind groß und vielfältig: Nahezu jede*r in der Klinik tätige Arzt*in wird an im Alltag mit Herausforderungen aus der klinischen Akut- und Notfallmedizin konfrontiert. Hauptsächlich findet die klinische Akut- und Notfallmedizin in Notfallzentren bzw. Notaufnahmen statt. Aber auch während der Visite auf Station, in einer Ambulanz oder im Aufwachraum treten akute Fragestellungen aus dem Bereich der KLINAM auf, gerade wenn diese nicht das originäre Fachgebiet betreffen.

Das Wissen, welches für eine optimale Patientenversorgung in der klinischen Akut- und Notfallmedizin notwendig ist, wächst sehr rasch. Dies ist ein positiver Umstand für unsere Patienten, stellt aber uns Ärzt*innen vor die Herausforderung, dieses neue Wissen zeitgerecht zu erwerben und abrufen zu können.

Im Alltag bleibt häufig keine Zeit für ausgiebige Literaturrecherche oder langes Nachlesen. Es müssen zügig Entscheidungen bezüglich Diagnostik und Therapie getroffen werden. Oft sind bereits die ersten Minuten im Kontakt mit einem Patienten entscheidend für den weiteren Verlauf. Genau für dieses schnelle Nachlesen haben wir zusammen mit einem Team aus 46 weiteren Autor*innen den „Klinikleitfaden Klinische Akut- und Notfallmedizin“ geschrieben.

Wir hoffen, dass dieses Buch den Ärzt*innen in den Notaufnahmen, interessierten Studierenden und Fachkräften einen Leitfaden bietet, um basierend auf den neuesten Leitlinien ihre Patienten zu versorgen.

Wie für einen Klinikleitfaden typisch ist dieses Buch kurz, knapp, mit Stichpunkten, vielen Schemata und Abbildungen zum schnellen Nachschlagen aufgebaut. Patienten kommen nicht mit einer Diagnose, sondern mit einem Leitsymptom; aus diesem Grund ist eines der ersten Kapitel nach Leitsymptomen geordnet. Die folgenden Kapitel sind nach Organsystemen sortiert und bieten detailliertere Informationen zu den einzelnen Erkrankungsbildern.

Wir wünschen allen an der Notfallversorgung Beteiligten, dass sie es schaffen, sich die Freude an der erfüllenden und so wichtigen Arbeit in der klinischen Akut- und Notfallmedizin und insbesondere in Notaufnahmen zu erhalten.

Danke, dass Sie da sind!

Dr. Dorothea Sauer
Dr. Steffen Herdtle
Dr. Daniel Kiefl

Adressen

Herausgeber*in

PD Dr. med. Dorothea Sauer, Asklepios Klinikum Wandsbek, Zentrale Notaufnahme, Alphonsstr. 14, 22043 Hamburg

Dr. med. Steffen Herdtle, Krankenhaus Agatharied, Akut- und Notfallmedizin, Norbert-Kerkel-Platz, 83734 Hausham

Dr. med. Daniel Kiefl, Facharzt für Innere Medizin, Hausärztliche Versorgung, Mühlheimer Str. 17-19, 63165 Mühlheim-Lämmerspiel

Autor*innen

dr. med. Zsofia Bardonicsek-Depnering, Universitätsklinikum Erlangen, Medizin I, Ulmenweg 18, 91054 Erlangen

Dr. med. (Univ. Pécs) Ingrid Baumgartner, Sana Klinikum Offenbach, Starkenburgring 66, 63069 Offenbach

Dr. med. Tobias Becker, Universitätsklinikum Jena, Zentrum für Notfallmedizin, Am Klinikum 1, 07747 Jena

Malte Beißert, Sana Klinikum Offenbach, Klinik für Psychiatrie und Psychotherapie, Starkenburgring 66, 63069 Offenbach

Prof. Dr. med. Michael Bernhard, Universitätsklinikum Düsseldorf, Zentrale Notaufnahme, Moorenstr. 5, 40225 Düsseldorf

dr. med. (Univ. Szeged) Lennert Böhm, Universitätsklinikum Düsseldorf, Zentrale Notaufnahme, Moorenstr. 5, 40225 Düsseldorf

Thomas Borgmann, St. Marienkrankenhaus, Zentrale Notaufnahme, Salzburger Straße 15, 67067 Ludwigshafen am Rhein

Prof. Dr. Tony Bruns, Universitätsklinikum Aachen, Medizinische Klinik III, Pauwelsstr. 30, 52074 Aachen

Dr. med. Martin Bürger, Universitätsklinikum Köln AöR Klinik und Poliklinik für Gastroenterologie und Hepatologie, Kerpener Str. 62, 50937 Köln

Dr. med. Andreas Bürkner, Krankenhaus Agatharied, Unfallchirurgie & Orthopädie, Norbert-Kerkel-Platz, 83734 Hausham

Dr. med. Sebastian Casu, Asklepios Klinik Wandsbek, Zentrale Notaufnahme, Alphonsstr. 14, 22043 Hamburg

Dr. med. Nora Dehina, Universitätsklinikum Düsseldorf, Zentrale Notaufnahme, Moorenstr. 5, 40225 Düsseldorf

Dr. med. Alexander Dinse-Lambracht, Kliniken Aurich, Emden und Norden, Interdisziplinäres Notfallzentrum, Bolardusstr. 20, 26721 Emden

Dr. med. Andreas Fischbach, Leopoldina-Krankenhaus der Stadt Schweinfurt GmbH, Zentrale Notaufnahme, Gustav-Adolf-Str. 8, 97422 Schweinfurt

Janna Fries, Sana Klinikum Offenbach, Starkenburgring 66, 63069 Offenbach

Dr. med. Till Glauner, Helios Dr. Horst Schmidt Kliniken Wiesbaden - Klinik Psychiatrie und Psychotherapie, Ludwig Erhard-Str. 100, 65199 Wiesbaden

Dr. med. Sebastian Kalverkamp, Universitätsklinikum der RWTH Aachen, Klinik für Thorax-, Herz- und Gefäßchirurgie, Pauwelsstr. 30, 52074 Aachen

Prof. Dr. med. Clemens Kill, Universitätsklinikum Essen, Zentrum für Notfallmedizin, Hufelandstraße 55, 45147 Essen

Dr. med. Lisanne Kostek, Kreiskrankenhaus Wolgast, Chausseestraße 46, 17438 Wolgast

Dr. med. Anja Kraemer, Helios Klinikum Siegburg, Ringstr. 49, 53721 Siegburg

Dr. med. Lars Kummer MBA, Thüringen-Kliniken Saalfeld „Georgius Agricola", Zentrale Notaufnahme, Rainweg 68, 07318 Saalfeld

Dr. med. Christoph Lenska-Mathar, Asklepios Klinikum Wandsbek, Zentrale Notaufnahme, Alphonsstr. 14, 22043 Hamburg

Dr. med. Katharina Mayer, UEK Aurich, Wallinghausener Str. 12, 26603 Aurich

Prof. Dr. med. Peter Mertens, Universitätsklinik Magdeburg, Universitätsklinik für Nieren- und Hochdruckkrankheiten, Diabetologie und Endokrinologie, Haus 60b, Leipziger Str. 44, 39120 Magdeburg

Dr. med. Mark Michael, Universitätsklinikum Düsseldorf, Zentrale Notaufnahme, Moorenstr. 5, 40225 Düsseldorf

Prof. Dr. med. Guido Michels, St.-Antonius-Hospital gGmbH, Akademisches Lehrkrankenhaus der RWTH Aachen, Klinik für Akut- und Notfallmedizin, Dechant-Deckers-Str. 8, 52249 Eschweiler

Dr. med. Julia Miller, Universitätsklinikum Jena, Klinik für Notfallmedizin, Am Klinikum 1, 07747 Jena

Patrick Müller-Nolte, Asklepios Stadtklinik Bad Wildungen, Zentrale Notaufnahme, Brunnenallee 19, 34537 Bad Wildungen

Dr. med. Sebastian Nemetz, Sana Klinikum Offenbach, Interdisziplinäre Notfallmedizin, Starkenburgring 66, 63069 Offenbach

Zoi Netou-Kandylidou, BG Klinikum Unfallkrankenhaus Berlin, Warener Str. 7, 12683 Berlin

Dr. med. Caroline Ottomeyer, Krankenhaus Agatharied, Neurologie, Norbert-Kerkel-Platz, 83734 Hausham

Dr. med. Annika Paulun, Universitätsklinikum Münster, Klinik für Kinder- und Jugendmedizin – Allgemeine Pädiatrie – Neonatologie & Pädiatrische Intensivmedizin, Albert-Schweitzer-Campus A1, 48149 Münster

Dr. med. Matthias Petscher, Sana Klinikum Biberach, Zentrale Notaufnahme, Marie-Curie-Straße 4, 88400 Biberach

Dr. med. Thomas Plappert, Stv. Ärztlicher Leiter Rettungsdienst, Gefahrenabwehr Landkreis Fulda, O.-v.-Weissenburg-Str. 3, 36043 Fulda

Dr. med. Marian Poetzsch, Klinikum Fürstenfeldbruck, Notaufnahme, Dachauer Str. 33, 82256 Fürstenfeldbruck

Dr. med. Kirsten Reschke, Otto-von-Guericke-Universität, Medizinische Fakultät, Universitätsklinikum Magdeburg A.ö.R., Leipziger Str. 44, 39120 Magdeburg

Dr. med. Joachim Riße, Universitätsmedizin Essen, Zentrum für Notfallmedizin, Hufelandstraße 55, 45147 Essen

PD Dr. med. Christoph Schramm, Universitätsklinikum Essen, Klinik für Gastroenterologie, Hepatologie und Transplantationsmedizin, Hufelandstraße 55, 45147 Essen

Jutta Schürmann, Universitätsklinikum Düsseldorf, Zentrale Notaufnahme, Moorenstr. 5, 40225 Düsseldorf

Christian Stock, Berger Straße 175, 60385 Frankfurt

Dr. med. Gregor Stolz, Klinikum Passau, Zentrale Notaufnahme, Innstraße 76, 94032 Passau

Dr. med. univ. Dagmar Strauß, Klinikum Kempten, Zentrale interdisziplinäre Notaufnahme, Robert-Weixler-Straße 50, 87439 Kempten

Greta Ullrich, St. Franziskus Hospital Köln, Zentrale Notaufnahme, Schönsteinstraße 63, 50825 Köln

Dr. med. Beatrix Wiebe, Asklepios, Abteilung für Neonatologie und Pädiatrische Intensivmedizin, Arnold-Janssen-Straße 29, 53757 Sankt Augustin

Dr. med. Ulrike Witt, Krankenhaus Agatharied, Akut- und Notfallmedizin, Norbert-Kerkel-Platz, 83734 Hausham

Benutzerhinweise

Der Klinikleitfaden ist ein Kitteltaschenbuch. Das Motto lautet: kurz, präzise und praxisnah. Medizinisches Wissen wird komprimiert dargestellt. Im Zentrum stehen die Probleme des klinischen Alltags. Auf theoretische Grundlagen wie Pathophysiologie oder allgemeine Pharmakologie wird daher weitgehend verzichtet.

- Vorangestellt: Tipps für die tägliche Arbeit und Arbeitstechniken.
- Im Zentrum: Fachwissen nach Krankheitsbildern bzw. Organsystemen geordnet – wie es dem klinischen Alltag entspricht.
- Zum Schluss: praktische Zusatzinformationen.

Wie in einem medizinischen Lexikon werden gebräuchliche Abkürzungen verwendet, die im Abkürzungsverzeichnis erklärt werden.

Um Wiederholungen zu vermeiden, wurden Querverweise eingefügt. Sie sind mit einem Pfeil gekennzeichnet.

Fälle und Fallbeispiele / First View

! Merke

Cave / Red Flags

Wichtige Zusatzinformationen sowie Tipps

Internetadressen: Alle Websites wurden vor Drucklegung im Winter 2022 geprüft. Das Internet unterliegt einem stetigen Wandel. Sollte eine Adresse nicht mehr aktuell sein, empfiehlt sich der Versuch über eine übergeordnete Adresse (Anhänge nach dem „/" weglassen) oder eine Suchmaschine. Der Verlag übernimmt für Aktualität und Inhalt der angegebenen Websites keine Gewähr.

Die angegebenen Arbeitsanweisungen ersetzen weder Anleitung noch Supervision durch erfahrene Kollegen. Insbesondere sollten Arzneimitteldosierungen und andere Therapierichtlinien überprüft werden – klinische Erfahrung kann durch keine noch so sorgfältig verfasste Publikation ersetzt werden.

In Ergänzung zum gedruckten Buch stehen weitere Inhalte Online zur Verfügung, die entweder durch Scan des QR codes mit dem Smartphone oder durch Eingabe des Kurzlinks in einen Browser aufgerufen werden können.

Abkürzungen

Symbole

↔	normal (im Normbereich)
↑	hoch, erhöht
↓	tief, erniedrigt
→	vgl. mit, daraus folgt
▶	siehe (Verweis)
Ø	Durchmesser
5-FU	5-Fluorouracil
5-HT	5-Hydroxytryptamin
4KB	Vierkammerblick
β-HCG	Beta-Humanes Choriongonadotropin

A

A(a).	Arterie(n)
a. p.	anterior-posterior
a. v.	arteriovenös
AAA	abdominelles Aortenaneurysma
ABC	Assessment of Blood Consumption
ABCDE	Airway, Breathing, Circulation, Disability, Exposure/Environment
abdom.	abdominal(is)
aBGA	arterielle Blutgasanalyse
ABI	Ankle Brachial Index
ABS	Antibiotic Stewardship
Abs.	Absatz
AC	Akromioklavikular-
ACE	Angiotensin Converting Enzyme; Arteria carotis externa
ACLF	Acute-on-Chronic Liver Failure; akut-auf-chronisches Leberversagen
ACLS	Advanced Cardiac Life Support
ACS	akutes Koronarsyndrom
ACTH	adrenokortikotropes Hormon
ACVB	aortokoronarer Venenbypass
ADH	antidiuretisches Hormon
ADHS	Aufmerksamkeitsdefizit-Hyperaktivitäts-Syndrom
ÄLRD	Ärztlicher Leiter Rettungsdienst
AF	Atemfrequenz
AFLP	Acute Fatty Liver of Pregnancy; akute Schwangerschaftsfettleber
AFP	α-Fetoprotein
Ag	Antigen
AICA	Arteria cerebelli inferior anterior
AIDS	Acquired Immunodeficiency Syndrome
AK	Antikörper
AKI	Acute Kidney Injury
ALAT (auch ALT)	Alanin-Aminotransferase
ALL	akute lymphatische Leukämie
allg.	allgemein
ALS	Advanced Life Support

AMDP	Arbeitsgemeinschaft für Methodik und Dokumentation in der Psychiatrie
AML	akute myeloische Leukämie
AMLA	antimyolemmale Antikörper
Amp.	Ampulle
AMV	Atemminutenvolumen
ANA	antinukleäre Antikörper
ANCA	antineutrophile zytoplasmatische Antikörper
Ang. pect.	Angina pectoris
ant.	anterior
ANV	akutes Nierenversagen
AP	alkalische Phosphatase
APC	aktiviertes Protein C
aPTT	aktivierte partielle Thromboplastinzeit
AraC	Cytarabin
ARB	Angiotensin-Rezeptor-Blocker (AT1-Antagonist)
ARDS	Adult Respiratory Distress Syndrome
ARNI	Angiotensin-Rezeptor-Neprilysin-Inhibitor
art.	arteriell
Art.	Artikel
ARVC	arrhythmogene rechtsventrikuläre Kardiomyopathie
ASA	antisarkolemmale Antikörper
ASAT (auch AST)	Aspartat-Aminotransferase
ASB	Acute Spontaneous Breathing
ASD	Vorhofseptumdefekt
ASH	alkoholische Steatohepatitis
ASR	Achillessehnenreflex
ASS	Azetylsalizylsäure
asympt.	asymptomatisch
AT-1	Angiotensin 1
AT-III	Antithrombin III
Ätiol.	Ätiologie
ATLS	Advanced Trauma Life Support
AVK	arterielle Verschlusskrankheit
AVNRT	AV-Knoten-Reentrytachykardie
AVRT	AV-Reentrytachykardie
AZ	Allgemeinzustand

B

BAA	Bauchaortenaneurysma
bakt.	bakteriell
BÄO	Bundesärzteordnung
BB	Blutbild
BCNU	Bis-Chlorethyl-Nitroso-Urea (Carmustin)
BCS	Battered Child Syndrome
bds.	beidseitig
BE	Broteinheit, Base Excess
bes.	besonders
BfArM	Bundesinstitut für Arzneimittel und Medizinprodukte
BG	Berufsgenossenschaft

BGA	Blutgasanalyse
BGB	Bürgerliches Gesetzbuch
BGH	Bundesgerichtshof
Bili	Bilirubin
BIPAP	Biphasic Positive Airway Pressure
BK	Blutkultur
BLS	Basic Life Support
BMI	Body-Mass-Index
BNP	Brain Natriuretic Peptide
BPH	benigne Prostatahyperplasie
BPLS	benigner paroxysmaler Lagerungsschwindel
BSG	Blutkörperchensenkungsgeschwindigkeit
Bsp.	Beispiel
BUN	Blood Urea Nitrogen; Blut-Harnstoff
BtMVV	Betäubungsmittelverschreibungsverordnung
BW	Bildwandler
BWS	Brustwirbelsäule
BZ	Blutzucker
bzgl.	bezüglich
bzw.	beziehungsweise

C

C1–C8	Zervikalsegmente 1–8
C1-INH	C1-Esterase-Inhibitor
C3, C4	Komplementfaktoren 3, 4
Ca	Karzinom
ca.	zirka
Ca^{2+}	Kalzium(-Ionen)
cART	combined antiretroviral therapy
ccm	Kubikzentimeter
CCSV	Chest Compression Synchronized Ventilation
CCT(A)	kraniale Computertomografie(-Angiografie)
CCU	Cardiac Care Unit
CED	chronisch-entzündliche Darmerkrankung
Charr.	Charrière
CHE	Cholinesterase
chir.	chirurgisch
Chol.	Cholesterin
chron.	chronisch
CIRS	Critical Incident Reporting System
Cl	Chlor(id)
CK	Kreatinkinase
CK-MB	Kreatinkinase „Muscle-Brain Type“
CLL	chronisch lymphatische Leukämie
cm	Zentimeter
CML	chronisch myeloische Leukämie
CMP	Kardiomyopathie
cMRT	kraniales Magnetresonanztomogramm
CMV	Zytomegalie-Virus
COLD	Chronic Obstructive Lung Disease
COPD	Chronic Obstructive Pulmonary Disease

CPAP	Continuous Positive Airway Pressure
CPR	kardiopulmonale Reanimation
CPU	Chest Pain Unit
CR	komplette Remission
CBRN	chemische, biologische, radiologische, nukleare Gefahren
CRP	C-reaktives Protein
CRT	Rekapillarisierungszeit
CT	Computertomografie/-gramm
CTA	CT-Angiografie
CTG	Kardiotokogramm
CTPA	CT-Pulmonalis-Angiografie

D

d	Tag(e)
DCT	dynamische Computertomografie
d. h.	das heißt
DD	Differenzialdiagnose
DDAVP	Desmopressin
Def.	Definition
Defi	Defibrillator
desc.	descendens
DHS	dynamische Hüftschraube
Diab. mell.	Diabetes mellitus
diagn./Diagn.	diagnostisch/Diagnose, Diagnostik
diast.	diastolisch
DIC	disseminierte intravasale Koagulopathie
DIP	distales Interphalangealgelenk
dir.	direkt
DJ	Doppel-J-Katheter
DK	Dauerkatheter
DMS	Durchblutung, Motorik, Sensibilität
DNA	Desoxyribonukleinsäure
DOAK	direkte orale Antikoagulanzien
d. p.	dorsal-posterior
DPP4	Dipeptidylpeptidase-4
DRESS	Drug Rash with Eosinophilia and Systemic Symptoms
DSA	digitale Subtraktionsangiografie
DSM	Diagnostic and Statistical Manual of Mental Disorders

E

E. coli	Escherichia coli
E'lyte	Elektrolyte
E'phorese	Elektrophorese
EBUS	endobronchialer Ultraschall
EBV	Epstein-Barr-Virus
ECLS	Extracorporeal Life Support
ECMO	extrakorporale Membranoxygenierung
eCPR	extracorporeal Cardiopulmonary Resuscitation
ED	Einzeldosis
EF	Ejektionsfraktion
E-FAST	Extended Focused Assessment with Sonography in Trauma

EK	Erythrozytenkonzentrat
EKG	Elektrokardiografie/-gramm
ELISA	Enzyme-Linked Immunosorbent Assay
EMD	elektromechanische Dissoziation
EMG	Elektromyografie/-gramm
Endosono	Endosonografie
ENG	Elektroneurografie
Enterobakt.	Enterobakterien (Enterobacteriaceae)
Enterok.	Enterokokken
EP	evoziertes Potenzial
EPU	elektrophysiologische Untersuchung
EPAP	Expiratory Positive Airway Pressure
ERC(P), ERP	endoskopische retrograde Cholangio-/Pankreatikografie
Erkr.	Erkrankung
Erw.	Erwachsener
Ery	Erythrozyt
ESBL	Extended Spectrum Betalactamase
ESIN	elastisch-stabile intramedulläre Marknagelung
$etCO_2$	endtidaler CO_2
ETS	Emergency Transfusion Score
EUG	Extrauteringravidität
EUS	endoskopischer Ultraschall
EVAR	endovaskuläre Aortenreparatur
EVD	externe Ventrikeldrainage
evtl.	eventuell
EZ	Ernährungszustand
EZR	Extrazellulärraum
EZV	extrazelluläres Volumen

F

F	Frauen; Faktor
FAST	Face (Gesicht), Arms (Arme), Speech (Sprache), Time (Zeit)
FBI	Fast Broad Irregular; Vorhofflimmern bei ventrikulärer Präexzitation
FEEL	fokussierte echokardiografische Evaluation in Life-Support
FEV_1	Einsekundenkapazität
FFP	Fresh Frozen Plasma
F_IO_2	inspiratorische Sauerstofffraktion
FISH	Fluoreszenz-in-situ-Hybridisierung
FKDS	farbkodierte Duplex-Sonografie
FMS	Fibromyalgiesyndrom
FNS	Femoral Neck Screw
FRC	funktionelle Residualkapazität
FSH	follikelstimulierendes Hormon
fT3, fT4	freies Triiodthyronin, freies Thyroxin

G

G	Gauge
G6PD	Glukose-6-Phosphat-Dehydrogenase
GAS	Gruppe-A-Streptokokkeninfektion
G-BA	Gemeinsamer Bundesausschuss

GBM	glomeruläre Basalmembran
G-CSF	Granulocyte-Colony Forming Unit Cells
GCS	Glasgow Coma Scale
GERD	Gastroesophageal Reflux Disease; gaströsophageale Refluxkrankheit
ges.	gesamt
Gew.	Gewicht
GFR	glomeruläre Filtrationsrate
GG	Grundgesetz
ggf.	gegebenenfalls
GGT, γ-GT	γ-Glutamyltransferase
GH	Growth Hormone
GIB	gastrointestinale Blutung
GI(T)	Gastrointestinal(-trakt)
GKV	Gesetzliche Krankenversicherung
GN	Glomerulonephritis
Gonok.	Gonokokken
GOT	Glutamat-Oxalacetat-Transaminase
Gpt	Giga-Partikel
GPT	Glutamat-Pyruvat-Transaminase
GTKA	generalisierter tonisch-klonischer Anfall
Gy	Gray
gyn.	gynäkologisch

H

h	Stunde(n)
HAV	Hepatitis-A-Virus
Hb	Hämoglobin
Hbs-Ag	Hepatitis-B-surface-Antigen
HBV	Hepatitis-B-Virus
HCG	humanes Choriongonadotropin
HCM	hypertrophe Kardiomyopathie
HCV	Hepatitis-C-Virus
HDM	Herzdruckmassage
HDV	Hepatitis-D-Virus
HE	hepatische Enzephalopathie
HELLP	Haemolysis, Elevated Liver Enzyme Levels, Low Platelet Count
Hep.	Hepatitis
HEV	Hepatitis-E-Virus
HFmrEF	Heart Failure with mildly reduced Ejection Fraction
HFNC	High Flow Nasal Cannula; High-Flow-Sauerstofftherapie
HFrEF	Heart Failure with reduced Ejection Fraction
HFpEF	Heart Failure with preserved Ejection Fraction
HHS	hyperosmolares hyperglykämisches Syndrom
HHV	humanes Herpesvirus
HiB	Hämophilus influenzae B
HINTS	Head Impulse, Nystagmus, Test of Skew Deviation; Kopfimpulstest, Nystagmus, alternierender Abdecktest
HIT	heparininduzierte Thrombopenie
HIV	humanes Immundefizienz-Virus
Hkt	Hämatokrit

HLA	Human Leucocyte Antigen
HOCM	hypertrophe obstruktive Kardiomyopathie
HOPS	hirnorganisches Psychosyndrom
HRST	Herzrhythmusstörung(en)
hsTrop	High-sensitive kardiales Troponin
HSV	Herpes-simplex-Virus
HT	Herzton
HTEP	Hüft-Totalendoprothese
HTx	Herztransplantation
HUS	hämolytisch-urämisches Syndrom
HWI	Harnwegsinfektion
HWK	Halswirbelkörper
HWS	Halswirbelsäule
HZV	Herzzeitvolumen

I

i. a.	intraarteriell
i. c.	intrakutan
i. d. R.	in der Regel
i. m.	intramuskulär
i. o.	intraossär
i. S.	im Serum
i. U.	im Urin
i. v. Py	intravenöse Pyelografie
i. v.	intravenös
IBP	Invasive Blood Pressure
ICB	intrakranielle Blutung
ICD	implantierbarer Kardioverter-Defibrillator; International Classification of Diseases
ICP	Intracranial Pressure; intrakranieller Druck
ICR	Interkostalraum
IE	Internationale Einheit(en)
IFN	Interferon
IgA/G/M	Immunglobulin A/G/M
IKZ	Inkubationszeit
IMC	Intermediate Care
Ind.	Indikation
ind.	indirekt
Inf.	Infektion
inf.	inferior
inkl.	inklusive
insbes.	insbesondere
Insuff.	Insuffizienz
Intox.	Intoxikation
IPAP	Inspiratory Positive Airway Pressure
IPPV	Intermittent Positive Pressure Ventilation
ITP	idiopathische thrombozytopenische Purpura
ITS	Intensivstation
IUFT	intrauteriner Fruchttod
IUGR	Intrauterine Growth Retardation
IUP	Intrauterinpessar

IVIG	intravenöse Immunglobuline
IZR	Intrazellulärraum

J

J	Joule
J.	Jahr(e)
Jgl.	Jugendliche
JÜR	Jahres-Überlebensrate
JVP	Jugularvenenpuls

K

K^+	Kalium(-ionen)
KBR	Komplementbindungsreaktion
KCl	Kaliumchlorid
kg KG	Kilogramm Körpergewicht
KG	Krankengymnastik
KH	Kohlenhydrate
KHEP	Krankenhaus-Einsatzplan
KHK	koronare Herzkrankheit
KI	Kontraindikation
Klebs.	Klebsiellen
klin.	klinisch
KM	Knochenmark/Kontrastmittel
KMT	Knochenmarktransplantation
KNS	koagulasenegative Staphylokokken
KOF	Körperoberfläche
Komb.	Kombination
kons.	konservativ
Konz.	Konzentration
Kps.	Kapsel(n)
Krea	Kreatinin
KS	Klopfschmerz
KTW	Krankentransportwagen
KUS	Kompressionsultraschall
KV	Kassenärztliche Vereinigung

L

l	Liter
L1–L5	Lumbalsegmente 1–5
LAD	Left Anterior Descending Coronary Artery
LAE	Lungenarterienembolie
LCT	Long Chain Triglycerides
LDH	Laktatdehydrogenase
Leuko(s)	Leukozyt(en)
LH	luteinisierendes Hormon
LHK	Linksherzkatheter
li	links
Lig.	Ligamentum
Lj.	Lebensjahr(e)
LK	Lymphknoten
LNA	Leitender Notarzt

LP	Lumbalpunktion
LPHB	linksposteriorer Hemiblock
LSB	Linksschenkelblock
LSD	Lysergsäurediethylamid
Lsg.	Lösung
LTx	Lebertransplantation
Lufu	Lungenfunktion
LV	Leberversagen; linker Ventrikel, linksventrikulär
LVO	Large Vessel Occlusion
LWS	Lendenwirbelsäule
LZ-EKG	Langzeit-EKG

M

M	Männer
M., Mm.	Musculus, Musculi
MANI	Massenanfall von Infektionskranken
MANV	Massenanfall von Verletzten
MAS	Malassimilationssyndrom
max.	maximal
MBO	Musterberufsordnung
MCH	mittleres korpuskuläres Hämoglobin
MCL	Medioklavikularlinie
MCT	Medium Chain Triglycerides
MCTD	Mixed Connective Tissue Disease
MCV	mittleres korpuskuläres Volumen
MD	Medizinischer Dienst
MDK	Medizinischer Dienst der Krankenversicherung
MDS	myelodysplastisches Syndrom
Meningok.	Meningokokken
MFA	Medizinische(r) Fachangestellte(r)
$Mg2^+$	Magnesium(-ionen)
MKG	Mund-Kiefer-Gesichtschirurgie
min.	minimal
Min.	Minute(n)
mind.	mindestens
Mio.	Million(en)
mittl.	mittlere
MKS	medizinischer Kompressionsstrumpf
ML	manuelle Lymphdrainage
mm	Millimeter
Mon.	Monat(e)
MÖT	Mitralöffnungston
MPS	myeloproliferatives Syndrom
MR-A	Magnetresonanz-Angiografie
MRC(P)	Magnetresonanz-Cholangio(-Pankreatiko)grafie
MRE	multiresistente Erreger
MRGN	multiresistente gramnegative Erreger
MRSA	methicillinresistente Staphylococcus aureus
MRT	Magnetresonanztomografie
ms	Millisekunde(n)
MS	multiple Sklerose

MSH	melanozytenstimulierendes Hormon
MSM	Männer, die Sex mit Männern haben
MSU	Mittelstrahlurin
MTS	Manchester Triage System
MÜZ	mittlere Überlebenszeit
MVZ	Medizinisches Versorgungszentrum

N

N., Nn.	Nervus, Nervi
Na^+	Natrium(-ionen)
NAS	Numerische Analog-Skala
NAW	Notarztwagen
neg.	negativ
NG	Neugeborene
NHFTR	nicht hämolytische febrile Transfusionsreaktion
NIHSS	National Institutes of Health Stroke Scale
NIV	nichtinvasive Ventilation
NMH	niedermolekulares Heparin
NNH	Nasennebenhöhlen
NNR	Nebennierenrinde
NO	Stickstoffmonoxid
NOAK	neue orale Antikoagulanzien
NPP	Nucleus-pulposus-Prolaps
NRM	Non-Rebreather Mask
NRS	Numeric Rating Scale
NSAID/NSAR	nichtsteroidale Antiphlogistika
NSTE-ACS	akutes Koronarsyndrom ohne ST-Strecken-Hebung
NSTEMI	Nicht-ST-Elevationsinfarkt
NT-proBNP	N-terminales pro B-Typ natriuretisches Peptid
NTx	Nierentransplantation
NW	Nebenwirkung

O

OAK	orale Antikoagulation
o. B.	ohne Besonderheit, ohne pathologischen Befund
OGIB	obere gastrointestinale Blutung
OMI	Occlusive Myocardial Infarction; okklusiver Myokardinfarkt
OMT	Os metatarsale
ONSD	Optic Nerve Sheath Diameter; Nervus-opticus-Nervenscheidendurchmesser
OÖS	oberer Ösophagussphinkter
OP	Operation, Operationssaal
op.	operativ
OrgL	Organisatorischer Leiter Rettungsdienst
Ös.	Ösophagus
OSG	oberes Sprunggelenk
OVT	oberflächliche Venenthrombose

P

P. nodosa	Panarteriitis nodosa
p. a.	posterior-anterior

p. i.	post infectionem
P. m.	Punctum maximum (Herzauskultation)
p. p.	postprandial
PALS	Pediatric Advanced Life Support
PaO_2	arterieller Sauerstoffpartialdruck
Pat.	Patient/in
path.	pathologisch
pAVK	periphere arterielle Verschlusskrankheit
PBC	primäre biliäre Zirrhose
PCN	perkutane Nephrostomie
PCI	perkutane Koronarintervention
PCR	Polymerase Chain Reaction
PCT	Procalcitonin
PE	parenterale Ernährung
PEEP	Positive End-Expiratory Pressure
PEF	Peak Expiratory Flow
PEG	perkutane endoskopische Gastrostomie
PJler	Medizinstudierender im Praktischen Jahr
PjP	Pneumocystis-jiroveci-Pneumonie
Pneumok.	Pneumokokken
PNP	Polyneuropathie
POCT	Point-of-Care-Testing
PoCUS	Point-of-Care-Ultraschall
pos.	positiv
postop.	postoperativ
PPI	Protonenpumpeninhibitor(en)
PPSB	Prothrombinkomplex aus Prothrombin, Proconvertin, Stuart-Faktor, antihämophilem Faktor B
präop.	präoperativ
PRES	posteriores reversibles Enzephalopathie-Syndrom
prim.	primär
progn./Progn.	prognostisch/Prognose
PSC	primär sklerosierende Cholangitis
Pseud.	Pseudomonas
PSA	persönliche Schutzausrüstung
PSR	Patellarsehnenreflex
PTC	perkutane transhepatische Cholangiografie
PTCA	perkutane transluminale koronare Angioplastie
PTCD	perkutane transhepatische Cholangiodrainage
PTS	postthrombotisches Syndrom
PTT	partielle Thrombinzeit

Q

QF	Querfinger(breite)
QM	Qualitätsmanagement

R

RA	rheumatoide Arthritis
RCM	restriktive Kardiomyopathie
RD	Rettungsdienst
re	rechts

respir.	respiratorisch
rezid.	rezidivierend
RF	Rheumafaktor
RG	Rasselgeräusch
Rh	Rhesus
RKI	Robert Koch-Institut
Rö	Röntgen
ROSC	Return of Spontaneous Circulation
RPGN	rapid progressive Glomerulonephritis
RR	Blutdruck nach Riva-Rocci
RSB	Rechtsschenkelblock
RTH	Rettungstransporthubschrauber
rtPA	recombinant tissue-type Plasminogen Activator
RTW	Rettungstransportwagen
RUSH	Rapid Ultrasound in Shock and Hypotension
RV	rechter Ventrikel, rechtsventrikulär

S

s.(a.)	siehe (auch)
s. c.	subkutan
s. l.	sublingual
s. o.	siehe oben
s. u.	siehe unten
S1–S5	Sakralsegment 1–5
SAAG	Serum-Aszites-Albumin-Gradient
SAB	Subarachnoidalblutung
SABA	Short-Acting beta2-Agonist; Beta-2-Sympathomimetikum
Salm.	Salmonellen
SBP	spontan bakterielle Peritonitis
SC	Sternoklavikular-
SCAPE	Sympathetic Crashing Acute Pulmonary Edema; akutes kardiales Lungenödem
SD	Schilddrüse
sek.	sekundär
Sek.	Sekunde(n)
Serol.	Serologie
SGA	Small for Gestational Age
SGB	Sozialgesetzbuch
Sgl.	Säugling(e)
SGLT-2	Sodium Glucose-Linked Transporter 2
SHT	Schädel-Hirn-Trauma
SIADH	Syndrom der inadäquaten ADH-Sekretion
SIH	Schwangerschafts-induzierte Hypertonie
SIMV	Synchronized Intermittent Mandatory Ventilation
SIRS	Systemic Inflammatory Response Syndrome
SJS	Stevens-Johnson-Syndrom
SKAT	Schwellkörper-Autoinjektionstherapie
SLE	systemischer Lupus erythematodes
SM	Schrittmacher
SOFA	Sequential Sepsis-related Organ Failure Assessment
sog.	sogenannte

SOP	Standard Operation Procedure
sPESI	Simplified Pulmonary Embolism Severity Index
SPF	suprapubischer Fistelkatheter
SpO_2	Sauerstoffsättigung
SSNHL	Sudden Sensorineural Hearing Loss
SSRI	Selektive Serotonin-Wiederaufnahme-Inhibitoren
SSSS	Staphylococcal Scalded Skin Syndrome
SSW	Schwangerschaftswoche
Staph.	Staphylokokken
stdl.	stündlich
STEMI	ST-Strecken-Elevationsinfarkt
StGB	Strafgesetzbuch
STIR	Short-Tau-Inversion-Recovery-Sequenz
StPO	Strafprozessordnung
Strept.	Streptokokken
sup.	superior
SVES	supraventrikuläre Extrasystole
SVT	supraventrikuläre Tachykardie; Sinusvenenthrombose
Sy.	Syndrom(e)
sympt./Sympt.	symptomatisch/Symptom(atik)
Syn.	Synonym
syst.	systolisch

T

T3, T4	Triiodthyronin, Thyroxin
TAA	Tachyarrhythmia absoluta
tägl.	täglich
TAH	Thrombozyten-Aggregationshemmer
TASH	Trauma-Associated Severe Hemorrhage Score
Tbc	Tuberkulose
TBG	Thyroxin bindendes Globulin
TBI	Toe Brachial Index
Tbl.	Tablette(n)
TC	Total (Lung) Capacity
TCD	transkranielle Dopplersonografie
TEE	transösophageale Echokardiografie
TEN	toxische epidermale Nekrolyse
TEVAR	thorakale endovaskuläre Aortenreparatur
TFG	Transfusionsgesetz
tgl.	täglich
TLOC	Transient Loss of Consciousness
ther., Ther.	therapeutisch, Therapie
Thrombo(s)	Thrombozyten
TIA	transiente ischämische Attacke
TIPS	transjugulärer intrahepatischer portosystemischer Shunt
TK	Thrombozytenkonzentrat
TKI	Tyrosinkinaseinhibitor
TMA	thrombotische Mikroangiopathie
TNF	Tumornekrosefaktor
TNT	kardiales Troponin T
TOS	Thoracic-Outlet-Syndrome

tox.	toxisch
TPE	totale parenterale Ernährung
TPHA	Treponema-pallidum-Hämagglutinations-Assay
TPPA	Treponema-pallidum-Partikelagglutination
TRALI	transfusionsassoziierte akute Lungeninsuffizienz
TRH	Thyreotropin Releasing Hormone
Trop.	Troponin
Trpf.	Tropfen
TSH	Thyreoidea-stimulierendes Hormon
TSR	Trizepssehnenreflex
TTE	transthorakale Echokardiografie
TTP	thrombotisch-thrombozytopenische Purpura
TVT	tiefe Venenthrombose
Tx	Transplantation
TZ	Thrombinzeit
TZA	trizyklische Antidepressiva

U

u. a.	und andere, unter anderem
UFH	unfraktioniertes Heparin
UHSK	ultrahochdosierte Streptokinase
ÜLR	Überlebensrate
ÜLZ	Überlebenszeit
UÖS	unterer Ösophagussphinkter
US	Ultraschall
usw.	und so weiter

V

V. a.	Verdacht auf
v. a.	vor allem
VA-ECMO	veno-arterielle extrakorporale Membranoxygenierung
vBGA	venöse Blutgasanalyse
VC	Vital Capacity
VCI	Vena cava inferior
VES	ventrikuläre Extrasystole
VF	ventrikuläre Fibrillation, Kammerflimmern
VFS	Vena femoralis superficialis
vgl.	vergleiche
VHF	Vorhofflimmern
VHFL	Vorhofflattern
Vit.	Vitamin
VKA	Vitamin-K-Antagonisten
VRE	Vancomycin-resistente Enterokokken
vs.	versus
VSD	Ventrikelseptumdefekt
VT	ventrikuläre Tachykardie
vWF	von-Willebrand-Faktor
VZV	Varicella-Zoster-Virus

W

Wdh.	Wiederholung
Wo.	Woche(n)
WPW	Wolff-Parkinson-White
WS	Wirbelsäule
WW	Wechselwirkung (von Arzneimitteln)

Z

z. A.	zum Ausschluss
z. B.	zum Beispiel
ZNA	zentrale Notaufnahme
Z. n.	Zustand nach
ZNS	Zentralnervensystem
z. T.	zum Teil
ZVD	zentraler Venendruck
ZVK	zentraler Venenkatheter

Fehler gefunden?

https://else4.de/978-3-437-21931-3

An unsere Inhalte haben wir sehr hohe Ansprüche. Trotz aller Sorgfalt kann es jedoch passieren, dass sich ein Fehler einschleicht oder fachlich-inhaltliche Aktualisierungen notwendig geworden sind.
Sobald ein relevanter Fehler entdeckt wird, stellen wir eine Korrektur zur Verfügung. Mit diesem QR-Code gelingt der schnelle Zugriff.
Wir sind dankbar für jeden Hinweis, der uns hilft, dieses Werk zu verbessern. Bitte richten Sie Ihre Anregungen, Lob und Kritik an folgende E-Mail-Adresse: kundendienst@elsevier.com

Abbildungsnachweis

Der Verweis auf die jeweilige Abbildungsquelle befindet sich bei allen Abbildungen im Werk am Ende des Legendentextes in eckigen Klammern. Alle nicht besonders gekennzeichneten Grafiken und Abbildungen © Elsevier GmbH, München.

A300 Reihe Klinik- und Praxisleitfaden, Elsevier/Urban & Fischer

A300–106 Henriette Rintelen, Velbert in Verbindung mit der Reihe Klinik- und Praxisleitfaden, Elsevier GmbH, Urban & Fischer Verlag, München

A300–157 S. Adler, Lübeck in Verbindung mit der Reihe Klinik- und Praxisleitfaden, Elsevier GmbH, Urban & Fischer Verlag, München

A400–157 S. Adler, Lübeck in Verbindung mit der Reihe Pflege konkret, Elsevier GmbH, Urban & Fischer Verlag, München

E1116 Hutchison's Clinical Methods: An Integrated Approach to Clinical Practice, 25th edition. Elsevier, 2023.

E355 Goldman L et al. Cecil MEDICINE. 23. A. Philadelphia: Elsevier Saunders, 2008

E422 Weston, W. L./Lane, A. T./Morelli, J. G.: Color Textbook of Pediatric Dermatology. Elsevier/Mosby, 4. Aufl. 2007

E536 Colledge, N. R./Walker, B. R./Ralston, S. H.: Davidson's Principles and Practice of Medicine. Elsevier/Churchill Livingstone, 21. Aufl. 2010.

E729 King, T. C.: Elsevier's integrated Pathology, Elsevier/Mosby, 1. Auflage 2007

F201–038 Standl, T. et al.: Nomenklatur, Definition und Differenzierung der Schockformen. In: Deutsches Ärzteblatt Volume 115, Pages 757–68. Deutscher Ärzteverlag GmbH, August 2018.

F492–007 Lalonde, D. H./Wong, A.: Dosage of Local Anesthesia in Wide Awake Hand Surgery. In: The Journal of Hand Surgery. Vol. 38, Issue 10, Page 2025–2028. Elsevier, Oct. 2013.

F740–010 Fessele, K./et al.: Hochrisiko-EKG bei akutem Thoraxschmerz. In: Medizinische Klinik – Intensivmedizin und Notfallmedizin. Springer Nature, March 2021.

F781–005 Maconochie, I. K./et al.: Lebensrettende Maßnahmen bei Kindern („paediatric life support“). In: Notfall + Rettungsmedizin. Volume 18, Issue 8, Pages 932–963. Springer, December 2015.

F781–022 Grossmann, F. F./et al.: Emergency Severity Index. In: Notfall + Rettungsmedizin. Volume 12, Issue 4, Pages 290–292. Springer, June 2009.

F781–035 Soar, J.; Böttiger, B. W.; Carli,P. et al. Erweiterte lebensrettende Maßnahmen für Erwachsene. Leitlinien des European Resuscitation Council 2021 Notfall Rettungsmed (2021) www.springermedizin.de/link/10.1007/s10049-021-00893-x

F781–037 Nolan, J. P.; Sandroni C.; Böttiger, B. W. et al. Postreanimationsbehandlung. Leitlinien des European Resuscitation Council und der European Society of Intensive Care Medicine 2021 Notfall Rettungsmed (2021) www.springermedizin.de/link/10.1007/s10049-021-00892-y

F781–041 Patrick Van de Voorde, P.; Turner, M. N.; Djakow, J. et al. Lebensrettende Maßnahmen bei Kindern („Paediatric Life Support, PLS“). Leitlinien des European Resuscitation Council 2021 Notfall

Rettungsmed (2021) www.springermedizin.de/link/10.1007/s10049-021-00887-9

F802-004 Ring, J. Beyer, K. Biedermann T./et al.: Guideline (S2k) for acute therapy und management of anaphylaxis: 2021 update. In: Allergo Journal Int. Vol. 30, Pages 1–25. Springer Nature, 2021.

F820-011 Thiele, H./et al.: Kommentar zu den 2020er Leitlinien der Europäischen Gesellschaft für Kardiologie (ESC) zum Management des akuten Koronarsyndroms bei Patienten ohne persistierende ST-Strecken-Hebung. In: Der Kardiologe. Vol. 15. Springer Nature, Janaury 2021.

F993-002 Light, R. W. et al: Pleural Effusions: The Diagnostic Separation of Transudates and Exudates. In: Annals of Internal Medicine. Vol. 77, issue 4, Oct. 1972. The American College of Physicians.

F1042-002 Journal of Burn Care & Research. Vol. 38, Issue 4. Oxford University Press, Jul. 2017.

F1113-001 Reininga, I. H. F./et al.: What is the long-term clinical outcome after fragility fractures of the pelvis? – A CT-based cross-sectional study. In: International Journal of the Care of the Injured. Vol. 53, Issue 2. Elsevier, 2022.

F1119-001 Lock, F. J., Germer, C.-T.: Erste deutsche Leitlinie zur Divertikelkrankheit. 12/2017. Bayerisches Ärzteblatt.

F1120 Campos, J. K., Wong; V. M.: The Effect of Socioeconomic Status and Parental Demographics on Activation of Department of Child and Family Services in Pediatric Burn Injury. In: Journal of Burn Care & Research. Vol. 38, Issue 4. Oxford University Press, Jul. 2017.

G539 James, W. D. et al.: Andrews' Diseases of Skin: Clinical Dermatology – Expert Consult, 11th ed. 2011, Elsevier

G923 Uhl, B.: Gynäkologie und Geburtshilfe Compact. Thieme, 6. Auflage 2017.

G970 Ignatavicius, D. D./et al.: Medical-Surgical Nursing: Concepts for interprofessional collaborative care. Elsevier, 10. Aufl. 2020

G1053 Magee, D.: Orthopedic Physical Assessment, 7th Edition. Elsevier India, 2021.

G1173 Goecke, W./Schwerk, W. B.: Die Real-Time Sonographie in der Diagnostik von Pleuraergüssen. Springer Nature, 1990.

G1178 Dosch, J.-C.: Traumatologie du rachis. Elsevier Masson SAS, 2012.

G1179 May, D. A./et al.: Musculoskeletal Imaging: The Core Requisites, 5th ed. Elsevier Inc. 2022.

G1188 Mettler, F. A.: Essentials of Radiology: Common Indications and Interpretation. Elsevier Health Sciences. 2018.

H017-001 Vincent, J.-L./et al.: The SOFA (Sepsis-related Organ Failure Assessment) score to describe organ dysfunction/failure. In: Intensive Care Medicine. Volume 22, Issue 7, Pages 707 710. Springer, July 1996.

H058-006 Bruns, T./Stallmach, A.: Akut-auf-chronisches Leberversagen: Neue Definition eines komplexen Krankheitsbildes. In: Deutsche Medizinische Wochenschrift. Vol. 141, Issue 11. Georg Thieme Verlag KG, January 2016.

H064-002 Moore, N.FE: Metatarsal fracture management. In: Orthopaedics and Trauma. Vol. 1, Issue 6; Elsevier 2018.

H228-004 Nachweis einer Infektion mit Humanem Immundefizienzvirus (HIV): Serologisches Screening mit nachfolgender

	Bestätigungsdiagnostik durch Antikörper-basierte Testsysteme und/ oder durch HIV-Nukleinsäure-Nachweis. In: Bundesgesundheitsblatt – Gesundheitsforschung – Gesundheitsschutz. Vol. 58, Pages 877–886.Springer Nature, Juni 2015.
H277–001	Kitterer, D./Latus, J.: Akute und chronische metabolische Azidose – Grundlagen und Relevanz für die Nephrologie. In: Dialyse aktuell. Vol. 20, Issue 4, Pages 179–185. Georg Thieme Verlag, Jan. 1997.
H287	Halmovich et al.: Development and Validation of the Quick COVID-19 Severity Index: A Prognostic Tool for Early Clinical Decompensation, Annals of Emergency Medicine, 76 (4), Oct 2020, 442–453. Elsevier Health Public Collection.
H288	Knight, S. R./et al.: Risk stratification of patients admitted to hospital with covid-19 using the ISARIC WHO Clinical Characterisation Protocol: development and validation of the 4C Mortality Score BMJ 2020; 370 :m3339 doi:10.1136/bmj.m3339.
L106	Henriette Rintelen, Velbert
L126	Dr. med. Katja Dalkowski, Erlangen
L136	Dr. Ralf Hartenstein, Karlsruhe
L138	Martha Kosthorst, Borken
L139	D. Brokate, Hamburg
L141	Stefan Elsberger, Planegg
L143	Heike Hübner, Berlin
L157	Susanne Adler, Lübeck
L190	Gerda Raichle, Ulm
L217	Esther Schenk-Panic, München
L231	Stefan Dangl, München
L234	Helmut Holtermann, Dannenberg
L235	Willi Schittek, Duisburg
M123	Prof. Dr. med. Thomas Dirschka, Wuppertal
M174	Prof. Dr. Gernot Rassner, Tübingen
M1155	Dr. med. Zsofia Bardonicsek-Depnering, Erlangen
M1160	Dr. med. Andreas Bürkner; Hausham
M1161	Dr. med. Ingrid Baumgartner, Offenbach
P110	Dr. med. Sebastian Casu, Hamburg
P165	PD Dr. med. Christian Hohenstein, Leiter Zentrale Notaufnahme, Universitätsklinikum Jena
P166	Julia Kühnemung, Zentrum für Notfallmedizin, Universitätsklinikum Jena
P461	Dr. Thomas Plappert, Petersberg
P678	Dr. med. Dorothea Sauer, Magdeburg
P1269	Thomas Borgmann – St. Marienkrankenhaus, Ludwigshafen a. Rhein
P1272	Dr. med. Christoph Mathar, Köln
P1279	Dr. med. Ulrike Witt, Hausham
R341	DiCenso, A., et al.: Evidence-Based Nursing, Elsevier, 2005
S026	Peter, H.-H./Pichler, W. J.: Klinische Immunologie. Urban & Schwarzenberg, 2. Aufl. 1996
S700	Sobotta-Archiv: Sobotta. Atlas der Anatomie des Menschen, div. Aufl., Elsevier Urban & Fischer

S700-L126	Dr. med. Katja Dalkowski, Erlangen in Sobotta-Archiv: Sobotta. Atlas der Anatomie des Menschen, div. Aufl., Elsevier Urban & Fischer
T824	Klinikum Dritter Orden, München
T1268	Leopoldina-Krankenhaus d. Stadt Schweinfurt GmbH, Schweinfurt
V763	albrecht GmbH Funktionelle Rehabilitation
W1103	Deutschen Gesellschaft für Kinderschutz in der Medizin e. V. (DGKiM), Köln
W1199	S3-Leitlinie: Diagnostik und Therapie von Spontanpneumothorax und postinterventionellem Pneumothorax. Deutsche Gesellschaft für Thoraxchirurgie e. V. (DGT), Berlin. AWMF-Register-Nr. 010–700, Stand: 05.03.2018.
W177-003	Götz, M./et al. S2k-Leitlinie Gastrointestinale Blutung. Z Gastroenterol (DGVS) 2017; 55: 883–936. AWMF-Register Nr. 021–28.
W854-007	Deutsche Gesellschaft für Kardiologie – Herz-und Kreislaufforschung e. V. (2019) ESC Pocket Guidelines. Diagnose und Management von Synkopen. Börm Bruckmeier Verlag GmbH, Grünwald
X221-023	Ständige Impfkommission: Empfehlungen der Ständigen Impfkommission (STIKO) am Robert Koch-Institut. In: Epidemiologisches Bulletin. Issue 34, Pages 5–6. Robert Koch-Institut, August 2020.

Inhaltsverzeichnis

1 Kernkompetenzen *online*
1.1 Professionalität
1.2 Kommunikation in der Notfallmedizin
1.3 Entscheidungsfindung in der Notfallmedizin
1.4 Rechtliche Aspekte

2 Abläufe in einer Notaufnahme *online*
2.1 Strukturierte Patientenversorgung
2.2 Ersteinschätzung
2.3 Overcrowding
2.4 Schnittstellenmanagement
2.5 Disposition und Entlassmanagement
2.6 Führung und Management

3 Wichtige Skills *online*
3.1 Reanimation
3.2 Analgesie
3.3 Notfall-Analgosedierung
3.4 Atemwegsmanagement
3.5 Beatmung
3.6 Kreislaufmanagement: Bluttransfusion

4 Diagnostische und therapeutische Prozeduren *online*
4.1 EKG und elektrische Kardioversion
4.2 Punktionen
4.3 Sonografie – PoCUS
4.4 Grundzüge der Röntgen-Interpretation
4.5 Neurologische Untersuchungstechniken 11
4.6 Wundversorgung 18
4.7 Gastrointestinale Prozeduren
4.8 Genitourethrale Prozeduren
4.9 Ophthalmologische Untersuchung 27
4.10 HNO-Prozeduren 28

5 Leitsymptome 33
5.1 Schock 34
5.2 Thoraxschmerz 41
5.3 Kurzzeitiger Bewusstseinsverlust 44
5.4 Palpitationen 48
5.5 Akute Atemnot 52
5.6 Bauchschmerzen 56
5.7 Ikterus 66
5.8 Übelkeit und Erbrechen 70
5.9 Diarrhö 73
5.10 Blutungen 75
5.11 Bewusstseinsstörungen 79
5.12 Schwindel 82

5.13 Epileptische Anfälle 86
5.14 Kopfschmerz 91
5.15 Schwäche und Gefühlsstörung einer Extremität 97
5.16 Rückenschmerz 100
5.17 Armschmerzen 105
5.18 Beinschmerzen 107
5.19 Hautveränderungen 110
5.20 Erregungszustände 114
5.21 Erhöhte Körpertemperatur 116
5.22 Miktionsbeschwerden 119
5.23 Allgemeinzustandsverschlechterung 123
5.24 End-of-Life-Care in der ZNA 125

6 Pneumologische Notfälle 129
6.1 ARDS: Acute Respiratory Distress Syndrome 130
6.2 Aspiration 132
6.3 Asthma bronchiale 133
6.4 COPD: Chronisch obstruktive Bronchitis 137
6.5 Pneumonie 140
6.6 Pleuraerguss/Empyem 146
6.7 Pneumothorax 150

7 Kardiovaskuläre Notfälle 153
7.1 Herzrhythmusstörungen 154
7.2 Herzinsuffizienz 163
7.3 Entzündliche Erkrankungen 167
7.4 Ischämische Erkrankungen 172
7.5 Kardiales Trauma 178
7.6 Vaskuläre Notfälle 181

8 Gastrointestinale Notfälle 201
8.1 Gastrointestinale Blutungen 202
8.2 Entzündliche Erkrankungen 207
8.3 Hepatologische Notfälle 222
8.4 Mechanische Probleme 234

9 Säure-Basen-Homöostase und Elektrolythaushalt 243
9.1 Störungen des Säure-Basen-Haushalts 244
9.2 Elektrolytstörungen 249

10 Endokrinologische und metabolische Notfälle 261
10.1 Diabetes mellitus 262
10.2 Schilddrüse 266
10.3 Nebenniere: Addison-Krise 270

11 Hämatologische und onkologische Notfälle 273
11.1 Patienten mit Tumorerkrankungen in der ZNA 274
11.2 Obere Einflussstauung 274
11.3 Tumorlyse-Syndrom 276
11.4 Neutropenie/Neutropenisches Fieber 278
11.5 Zytostatika-Nebenwirkungen 279

11.6 Anämien 281
11.7 Thrombozytopenien 283
11.8 Gerinnungsstörungen 285

12 Immunologische Notfälle 287
12.1 Allergie und Anaphylaxie 288
12.2 Angioödem 291
12.3 Vaskulitiden 294

13 Infektiologische Notfälle 299
13.1 Sepsis und Septischer Schock 300
13.2 COVID-19 304
13.3 Influenza 307
13.4 Tuberkulose 308
13.5 Borreliose 310
13.6 Tetanus 311
13.7 Tollwut 313
13.8 STD: Sexually Transmitted Diseases 314
13.9 HIV und AIDS 315
13.10 Nadelstichverletzung 318
13.11 Tropenerkrankungen 321
13.12 Herpes und Varizella zoster 326

14 Neurologische Notfälle 329
14.1 Meningitis 330
14.2 Enzephalitis 332
14.3 Epileptische Anfälle 333
14.4 Guillain-Barré-Syndrom 337
14.5 Myasthene Krise 339
14.6 Akinetische Krise 340
14.7 ZNS-Trauma 341
14.8 Akute Rückenmarksschädigung 343
14.9 Tumoren 345
14.10 Zerebrale Ischämie und Blutung 346

15 Psychiatrische Notfälle 357
15.1 Delir 358
15.2 Akute psychotische Störungen 360
15.3 Depression 362
15.4 Suizidalität 364
15.5 Zwangsfixierung und Einweisung 366
15.6 Manie 367
15.7 Stupor 369
15.8 Akute Angstzustände 371
15.9 Trauma und psychosoziale Krisen 373

16 Dermatologische Notfälle 377
16.1 Arbeitsauftrag für die Notaufnahme 378
16.2 Entzündliche und infektiöse Notfälle 378
16.3 Immunologische Hauterkrankungen 387
16.4 Kawasaki-Syndrom 391
16.5 Toxisches Schocksyndrom (TSS) 393

17 Urologische und renale Notfälle 395
17.1 Urologische Notfälle 396
17.2 Notfälle an Penis, Hoden und Nebenhoden 408
17.3 Renale Notfälle 417
17.4 Notfälle bei Dialysepatienten 427
17.5 Notfälle beim nierentransplantierten Patienten 428

18 Gynäkologische und geburtshilfliche Notfälle 429
18.1 Gynäkologische Notfälle 430
18.2 Notfälle in der Schwangerschaft 437
18.3 Geburtshilfliche Notfälle 447

19 HNO- und MKG-Notfälle 455
19.1 HNO-Notfälle 456
19.2 MKG-Notfälle 468

20 Ophthalmologische Notfälle 475
20.1 Akuter Sehverlust ohne Schmerzen 476
20.2 Akuter Sehverlust mit Schmerzen und rotem Auge 477
20.3 Verätzungen und Verbrennungen am Auge 478
20.4 Mechanische Verletzungen 480

21 Muskuloskelettale Notfälle und Trauma 481
21.1 Gelenk- und Frakturreposition 482
21.2 Verletzungen der Mund-, Kiefer- und Gesichtsregion 487
21.3 Verletzungen des Schultergürtels 491
21.4 Verletzungen der oberen Extremität 495
21.5 Verletzungen der Wirbelsäule 509
21.6 Verletzungen des Beckens 520
21.7 Verletzungen der unteren Extremität 525
21.8 Thoraxtrauma 535
21.9 Abdominaltrauma 538
21.10 Polytrauma – Schockraum 540
21.11 Muskuloskelettale Notfälle beim Kind 544
21.12 Alterstraumatologie 557
21.13 BG-Wesen: Arbeits- und Wegunfall 558

22 Pädiatrische Notfälle 561
22.1 Notfalltabelle und Checkliste 563
22.2 Leitsymptome 566
22.3 Kardiopulmonale Reanimation im Kindesalter 582
22.4 Indikation zur Schockraumanmeldung 592
22.5 Allgemeine Besonderheiten und Normwerte bei Kindern 593
22.6 Arbeitstechniken 596
22.7 Das nicht kritisch kranke Kind in der ZNA 605
22.8 Das kranke Neugeborene 616
22.9 Häufige pädiatrische Krankheitsbilder 618

23 Missbrauch und Misshandlung 641
23.1 Kindesmisshandlungen und -vernachlässigungen 642
23.2 Sexueller Missbrauch von Kindern 648
23.3 Missbrauch von Älteren und Pflegebedürftigen 650
23.4 Gewalt und Missbrauch in der Partnerschaft 651
23.5 Sexuelle Gewalt durch Fremde 652

24 Notfälle durch Vergiftung und Umwelteinflüsse 653
24.1 Toxikologische Notfälle 654
24.2 Notfälle durch Elektrizität 664
24.3 Thermische und chemische Notfälle 667
24.4 Notfälle durch ionisierende Strahlung 675
24.5 Höhenmedizinische Notfälle 679
24.6 Maritime Notfälle 680

25 Katastrophenmedizin *online*
25.1 Aufnahme- und Versorgungskapazität
25.2 Katastrophenplan
25.3 Sichtung in der Präklinik
25.4 Sichtung in der Klinik
25.5 MANV: Massenanfall von Verletzten
25.6 MANI: Massenanfall an infizierten Personen
25.7 CBRN-Lagen
25.8 Terroranschläge

26 Besondere Patientengruppen *online*
26.1 Geriatrische Patienten
26.2 Obdachlose Patienten
26.3 Patienten mit Beeinträchtigungen
26.4 Aggressive und gewalttätige Patienten

Register 689

1 Kernkompetenzen

Steffen Herdtle, Marian Poetzsch

1.1 Professionalität
Steffen Herdtle
1.1.1 Erwartungen von Patienten und Angehörigen
1.1.2 Erster Eindruck
1.1.3 Wartezeit
1.1.4 Sauberkeit
1.1.5 Lautstärke
1.1.6 Hausarzt
1.1.7 Lob und Kritik
1.1.8 Sprache
1.1.9 Verabschiedung
1.2 Kommunikation in der Notfallmedizin
Marian Poetzsch
1.2.1 Einführung
1.2.2 Kommunikation mit den Hausärzten
1.2.3 Kommunikation mit Patienten
1.2.4 Kommunikation mit dem Rettungsdienst
1.2.5 Schnittstelle Krankenhaus
1.3 Entscheidungsfindung in der Notfallmedizin
Marian Poetzsch
1.3.1 Ethische Prinzipien
1.3.2 Entscheidungen
1.3.3 Entscheiden in der Notfallmedizin
1.3.4 Ich zweifle, also bin ich
1.3.5 Keep it simple
1.3.6 Umgang mit Fehlern
1.4 Rechtliche Aspekte
Steffen Herdtle
1.4.1 Einführung
1.4.2 Grundgesetz (GG)
1.4.3 Bürgerliches Gesetzbuch (BGB)
1.4.4 Sozialgesetzbuch (SGB) V
1.4.5 Strafgesetzbuch (StGB) und Strafprozessordnung (StPO)
1.4.6 Berufsordnung der Ärzte
1.4.7 Bundesärzteordnung (BÄO)
1.4.8 Dokumentation

Mit diesem QR-Code bzw. Kurz-URL erhalten Sie Zugriff auf die online vefügbaren Inhalte des Kapitels

https://else4.de/Sauer_Kap1

2 Abläufe in einer Notaufnahme

Michael Bernhard, Lennert Böhm, Nora Dehina, Steffen Herdtle, Daniel Kiefl, Mark Michael, Jutta Schürmann, Gregor Stolz

2.1 Strukturierte Patientenversorgung
Nora Dehina, Michael Bernhard
2.1.1 Arbeitsauftrag für die Notaufnahme
2.1.2 Definition und Ablauf
2.1.3 Anamnese, Untersuchung, Behandlung
2.2 Ersteinschätzung
Lennert Böhm, Mark Michael, Michael Bernhard
2.2.1 Arbeitsauftrag für die Notaufnahme
2.2.2 Ersteinschätzungssysteme
2.2.3 xABCDE
2.3 Overcrowding
Gregor Stolz
2.3.1 Definition, Ursachen und Risiken
2.3.2 Strategien zur Vermeidung von Overcrowding
2.3.3 Schnittstellenvereinbarungen
2.3.4 Strategien bei Overcrowding
2.4 Schnittstellenmanagement
Steffen Herdtle, Jutta Schürmann, Michael Bernhard
2.4.1 Externe und interne Schnittstellen
Steffen Herdtle
2.4.2 Hauptursachen bei Schnittstellenkonflikten
Steffen Herdtle
2.4.3 Schnittstelle zur Kassenärztlichen Vereinigung
Jutta Schürmann, Michael Bernhard
2.4.4 Schnittstelle zum Rettungs- und Notarztdienst
Jutta Schürmann, Michael Bernhard
2.5 Disposition und Entlassmanagement
Daniel Kiefl
2.5.1 Arbeitsauftrag für die Notaufnahme
2.5.2 Ambulante Therapie
2.5.3 Aufnahme auf „Decision Unit“
2.5.4 Verlegung auf Station
2.5.5 Verlegung in ein anderes Krankenhaus
2.5.6 Beobachtungsstation
2.6 Führung und Management
Daniel Kiefl, Steffen Herdtle
2.6.1 Team-Management
2.6.2 Ressourcenmanagement
2.6.3 Risikomanagement
2.6.4 Beschwerdemanagement
Steffen Herdtle

Mit diesem QR-Code bzw. Kurz-URL erhalten Sie Zugriff auf die online vefügbaren Inhalte des Kapitels

https://else4.de/Sauer_Kap2

3 Wichtige Skills

Steffen Herdtle, Clemens Kill, Anja Kraemer, Joachim Riße

3.1 Reanimation
Clemens Kill, Joachim Riße
3.1.1 Arbeitsauftrag für die Notaufnahme
3.1.2 Advanced Life Support (ALS)
3.1.3 Besonderheiten der Reanimation in der ZNA
3.1.4 Abbruch/Beendigung der Reanimation
3.1.5 Postreanimationsversorgung
3.1.6 Spezielle Situationen
3.2 Analgesie
Steffen Herdtle
3.2.1 Hintergrund
3.2.2 Orale oder parenterale Gabe?
3.2.3 Substanzwahl und Dosierung
3.3 Notfall-Analgosedierung
Steffen Herdtle
3.3.1 Faktencheck
3.3.2 Rahmenbedingungen
3.3.3 Medikamentenwahl 7
3.4 Atemwegsmanagement
Anja Kraemer
3.4.1 Airwaymanagement ZNA
3.4.2 Beatmung mit Ambu-Beutel
3.4.3 Intubation
3.4.4 Larynxmaske und Larynxtubus
3.4.5 Koniotomie
3.5 Beatmung
Anja Kraemer
3.5.1 Nichtinvasive Beatmung (NIV) mit Maske
3.5.2 Maschinelle Beatmung
3.5.3 Extubation
3.6 Kreislaufmanagement: Bluttransfusion
Anja Kraemer
3.6.1 Allgemeines
3.6.2 Gabe von Erythrozytenkonzentraten, Thrombozytenkonzentraten, Fresh Frozen Plasma
3.6.3 Transfusionsreaktionen

Mit diesem QR-Code bzw. Kurz-URL erhalten Sie Zugriff auf die online vefügbaren Inhalte des Kapitels

https://else4.de/Sauer_Kap3

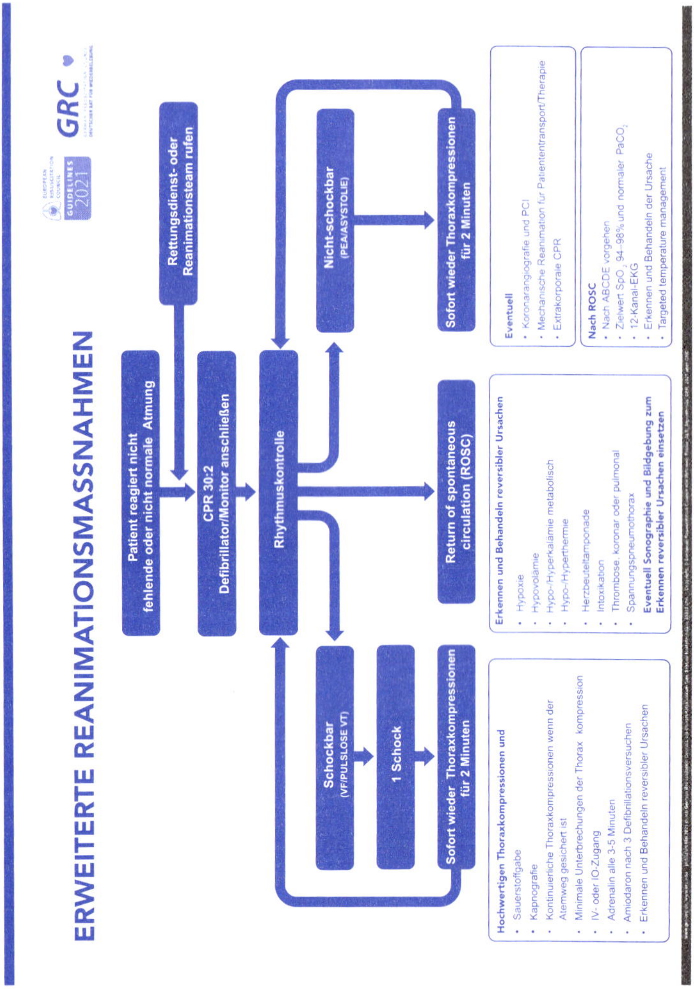

Abb. 3.1 Advanced-Life-Support-Algorithmus (ABCDE: Atemwege, Atmung, Kreislauf, Neurologie, Exposition/Umwelt; CPR: kardiopulmonale Wiederbelebung; EKG: Elektrokardiogramm; PCI: perkutane Koronarintervention; PEA: pulslose elektrische Aktivität; $PaCO_2$: arterieller Partialdruck von Kohlendioxid; ROSC: Rückkehr des spontanen Kreislaufs; SpO_2:arterielle Sauerstoffsättigung; VF: Kammerflimmern; VT: ventrikuläre Tachykardie). © German Resuscitation Council (GRC) und Austrian Resuscitation Council (ARC) 2021 [F781–035]

3.3.3 Medikamentenwahl

Die wichtigste Frage vorab
Wofür genau benötigt der Patient die Analgesie/Analgosedierung?

Wenn diese Frage geklärt ist, sind folgende Fragen zu beantworten:

- *Wie lange muss das Medikament wirken?*
  Für eine Reposition benötigt der Patient eine kurze Wirkung, für eine Fraktur oder einen Bauchschmerz eine deutlich längere.
- *Welche Wirkung erwartet der Patient von dem Medikament/den Medikamenten?*
  Für eine Fraktur reicht ggf. eine Analgesie, für eine Reposition oder Kardioversion auch mit Sedierung.

Jetzt muss man nur noch wissen, wie schnell und wie lange die zur Verfügung stehenden Medikamente wirken und los geht's (▶ Tab. 3.1, ▶ Tab. 3.2).

Indikationsbeispiele:

- Schnelle und kurze Wirkung zur Reposition → Esketamin und Propofol
- Längere Analgesie bei Beckenfraktur → Beginn mit Fentanyl, überlappend dann Piritramid

Tab. 3.1 Analgetika (Auswahl) – Wirkeintritt und Wirkdauer

Analgetikum	Wirkeintritt	Wirkdauer
Morphin	ca. 3–5 Min.	ca. 3–5 h
Fentanyl	ca. 1–2 Min.	ca. 20–30 Min.
Sufentanil	ca. 2–4 Min.	ca. 40–60 Min.
Piritramid	ca. 15 Min.	ca. 4–6 h
Esketamin (Ketamin-S)	ca. 2–3 Min.	ca. 15–20 Min.

Tab. 3.2 Sedativa (Auswahl) – Wirkeintritt und Wirkdauer

Sedativum	Wirkeintritt	Wirkdauer
Midazolam	„zügig"	ca. 1,5–2,5 h
Propofol	ca. 30–40 s	ca. 4–6 Min.
Etomidat	ca. 30–60 s	ca. 3–5 Min.

Piritramid in der Notfallmedizin
Piritramid ist meist aus dem Aufwachraum bekannt. Es entfaltet erst nach ca. 15 Min. seine volle Wirkung, hält dafür lange. Für eine *schnelle* Schmerztherapie ist das Medikament in der Notfallmedizin daher weniger geeignet, für die *längere* Schmerztherapie hingegen schon.

Dosierungsbeispiele: Alle Medikamente sind gemäß Körpergewicht und Packungsbeilage zu dosieren. Aus Erfahrung erscheinen folgende Boli für die Titrierung sinnvoll, ▶ Tab. 3.3, ▶ Tab. 3.4.

Medikamentengabe immer auf eigene Verantwortung, die hier vorgeschlagenen Dosierungen sind grundsätzlich an den aktuellen Patientenzustand anzupassen.

Tab. 3.3 Analgetika (Auswahl) – Boli zur Titrierung beim Erwachsenen

Analgetikum	Startdosis	Repetitionsdosis
Morphin	3–5 mg i. v.	2 mg i. v. nach 5 Min.
Fentanyl	0,05–0,1 mg i. v.	0,05–0,1 mg i. v. nach 5 Min.
Sufentanil	5–10 µg i. v.	5–10 µg i. v. nach 5 Min.
Piritramid	3–5 mg i. v.	3–5 mg nach 10–15 Min.
Esketamin (Ketamin-S)	15–20 mg i. v.	10 mg nach 5 Min.

Wichtiger Hinweis: Für die Angaben wird keine Gewähr übernommen. Die Verordnung von Medikamenten ist vom Nutzer in eigener Verantwortung zu treffen.

Tab. 3.4 Sedativa (Auswahl) – Boli zur Titrierung beim Erwachsenen

Sedativum	Startdosis	Repetitionsdosis
Midazolam	1–2 mg i. v.	1–2 mg nach 5 Min.
Propofol	20–30 mg i. v.	10–20 mg i. v. nach 2 Min.
Etomidat	3–8 mg i. v.	5 mg nach 2 Min.

Wichtiger Hinweis: Für die Angaben wird keine Gewähr übernommen. Die Verordnung von Medikamenten ist vom Nutzer in eigener Verantwortung zu treffen.

4 Diagnostische und therapeutische Prozeduren

Steffen Herdtle, Sebastian Kalverkamp, Daniel Kiefl, Anja Kraemer, Lars Kummer, Caroline Ottomeyer, Christoph Schramm, Christian Stock

4.1 EKG und elektrische Kardioversion
Daniel Kiefl
4.1.1 EKG
4.1.2 Elektrische Kardioversion/Defibrillation
4.1.3 Temporärer Schrittmacher
4.2 Punktionen
Anja Kraemer
4.2.1 Allgemeines Vorgehen beim sterilen Arbeiten
4.2.2 Peripher venöser Zugang
4.2.3 Zentraler Venenkatheter (ZVK)
4.2.4 Injektion in einen implantierten Venenkatheter (Port)
4.2.5 Arterielle Punktion und Zugänge
4.2.6 Pleurapunktion
4.2.7 Pleuradrainage (Thoraxdrainage)
4.2.8 Peritonealpunktion (Aszitespunktion)
4.2.9 Perikardpunktion
4.2.10 Lumbal-/Liquorpunktion
4.3 Sonografie – PoCUS
Daniel Kiefl
4.3.1 Vorgehen
4.3.2 E-FAST-Algorithmus
4.3.3 FEEL-Algorithmus
4.3.4 RUSH-Algorithmus
4.4 Grundzüge der Röntgen-Interpretation
Steffen Herdtle
4.4.1 Touquets 10 Gebote der Notfallradiologie
4.4.2 Die Zweier-Regeln nach Chan
4.4.3 Das Befundungs-ABC
4.5 Neurologische Untersuchungstechniken 11
Caroline Ottomeyer
4.5.1 Orientierende neurologische Untersuchung 11
4.5.2 Untersuchung beim komatösen/vigilanzgeminderten Patienten 14
4.5.3 HINTS-Test 16
4.5.4 Lagerungsproben 17

Mit diesem QR-Code bzw. Kurz-URL erhalten Sie Zugriff auf die online vefügbaren Inhalte des Kapitels

https://else4.de/Sauer_Kap4

4.6 Wundversorgung 18
Sebastian Kalverkamp
4.6.1 Schnitt-, Platz- und Quetschwunden 18
4.6.2 Verband- und Gipstechnik 21
4.6.3 Infektchirurgie 24
4.6.4 Kleine Hand- und Fußchirurgie 25
4.7 Gastrointestinale Prozeduren
Christoph Schramm
4.7.1 Anlage einer Magensonde
4.7.2 Magenspülung
4.7.3 Rektale Spülung/Einlauf
4.8 Genitourethrale Prozeduren
Christian Stock
4.8.1 Transurethraler Blasenkatheter
4.8.2 Suprapubischer Blasenkatheter
4.8.3 Komplikationen von urologischen Prozeduren
4.9 Ophthalmologische Untersuchung 27
Daniel Kiefl
4.10 HNO-Prozeduren 28
Lars Kummer
4.10.1 Periapikaler Block 28
4.10.2 Zahnreposition und Zahnkonservierung 28
4.10.3 Fremdkörperentfernung aus der Nase 29
4.10.4 Fremdkörperentfernung aus dem Ohr 29
4.10.5 Koniotomie (FONA-Technik) 30
4.10.6 Beheben einer Tracheostomadysfunktion 31

4.5 Neurologische Untersuchungstechniken

Caroline Ottomeyer

4.5.1 Orientierende neurologische Untersuchung

Arbeitsauftrag für die Notaufnahme Ziel ist, mit kurzem Zeit- und Materialaufwand akute neurologische Defizite auszuschließen. Insbesondere sollten Symptome, die hinweisend auf einen Schlaganfall oder eine traumatische Hirnschädigung sind, rasch erkannt werden, um eine zeitkritische Therapie zu ermöglichen.

Hilfsmittel Stift-/Taschenlampe, Tupfer, Reflexhammer, neurologische Stimmgabel, Zungenspatel, Frenzelbrille, ggf. Zahnstocher/Kanüle o. Ä.

Durchführung Untersuchung in allen Qualitäten (Motorik, Sensibilität, Koordination etc.; ▶ Tab. 4.5) geordnet in Kompartimenten von oben nach unten (Kopf über Arme, Beine, Fuß) vorgehend. Auch aus hygienischen Gründen sollte nach Untersuchungen am Fuß nicht in den Kopf-/Gesichtsbereich zurückgekehrt werden.

Tab. 4.5 Ablaufschema zur orientierenden neurologischen Untersuchung

Funktion/Prüfung	Untersuchungen
Neuropsychologischer Status	
Vigilanz, GCS (▶ 5.11)	Bewusstsein und Wachheitsgrad spontan, auf Ansprache und taktilen Reiz: • Wach: Pat. spontan alert, bewusstseinsklar • Somnolent: Pat schläft, durch verbale Ansprache erweckbar, ggf. verlangsamt, bleibt aber über Stimulus hinaus wach • Soporös: Pat. nur durch starken Reiz kurz erweckbar, schläft wieder ein, nur Lautproduktion, keine Kommunikation möglich • Komatös: Pat. nicht erweckbar
Kontaktfähigkeit	Adäquate Reaktion auf Ansprache?
Orientierung	Fragen zu Person, Zeit, Ort, Situation
Kooperation	Pat. ist freundlich zugewandt, befolgt Aufforderungen, kann adäquat interagieren
Aphasie (zentrale Sprachverarbeitungsstörung): • motorisch (Sprachverständnis intakt, Sprachproduktion gestört, Wortfindungsstörungen, Agrammatismus) • sensorisch (Sprachverständnis gestört, Sprachproduktion intakt, Paragrammatismus) • gemischt	• Gegenstände (Brille, Telefon, Stift) benennen lassen • Aufforderung befolgen lassen (Augen schließen, Faust ballen)
Akalkulie (Rechenstörung)	Rechenaufgaben (von 100 fortlaufend 7 abziehen)
Agraphie (Unfähigkeit zu schreiben)	Name und Adresse schreiben lassen
Apraxie (Störung willkürlicher Bewegungsabläufe)	Bewegungsabläufe pantomimisch ausführen lassen (z. B. sich kämmen)

Tab. 4.5 Ablaufschema zur orientierenden neurologischen Untersuchung *(Forts.)*

Funktion/Prüfung	Untersuchungen
Kurzzeit-/Langzeitgedächtnisstörung?	• Langzeitgedächtnis: Geburtsdatum? Bundeskanzler? • Kurzzeitgedächtnis: 3 Gegenstände nennen, wiederholen lassen, nach 5 Min. nochmal abfragen
Neglect-Symptomatik (Vernachlässigung von multimodalen Reizen, die von einer Körperhälfte oder Gesichtsfeldhälfte ausgehen, in der Regel links bei rechtshemisphärischer Läsion, also neurologische Ausfallserscheinungen der linken Körperhälfte)?	• Testung visueller Neglect: wie bei Gesichtsfeldmessung jeweils in einer Gesichtsfeldhälfte mit Finger wackeln, dann synchron in beiden. Pat. kann visuelle Reize, wenn separat angeboten, in beiden Gesichtshälften wahrnehmen, bei zeitgleicher Präsentation wird aber nur der Reiz in der gesunden Gesichtshälfte bemerkt. • Testung sensibler Neglect: Pat. kann sensible Reize, wenn separat angeboten, an beiden Körperhälften wahrnehmen, bei zeitgleicher Präsentation wird aber nur der sensible Reiz auf der gesunden Körperhälfte bemerkt.
Kopf und HWS	
Meningismus	Im Liegen Nacken passiv beugen → Widerstand/ Schmerzen?
Axialer Rigor	Kopf passiv rotieren/reklinieren → erhöhter Widerstand bei Rotation → axialer Rigor
Hirnnervenstatus	
I (N. olfactorius): Geruch	Erfragen von Geruchs-/Geschmacksverlust
II (N. opticus): Visus, Gesichtsfeld, Farbsehen	• Grobe monokuläre Visusprüfung durch Fingervorhalten, Gegenstände erkennen, vorlesen lassen • Fingerperimetrische Gesichtsfelderkennung in entgegengesetzten Quadranten
III (N. oculomotorius), IV (N. abducens), VI (N. trochlearis): Pupillo-/ Okulomotorik	• Konsensuelle direkte und indirekte Pupillenreaktion bei Beleuchten der ipsi- und kontralateralen Pupille → Anisokorie? Miosis/ Mydriasis? Lichtreaktion bds. vorhanden? • Beurteilung des spontanen Bulbusstands → Bulbi konjugiert? Skew deviation (vertikal verschoben)? Blickdeviation? Ocular bobbing? Spontannystagmus? • Blickfolge auf Finger mit vertikaler und horizontaler Auslenkung → Bulbusfehlbewegungen? Nystagmus? Sakkaden? Angabe von Doppelbildern?
V (N. trigeminus): sensibel Kornea, Gesichtshaut, vordere ⅔ der Zunge, motorisch Kaumuskulatur	• Mit Tupfer vorsichtig über Kornea streichen (**cave:** über Iris, nicht über Konjunktiven) → Blinkreflex seitengleich? • Sensibilität in allen 3 Trigeminusästen bei Berührung • Druckschmerz über Trigeminusaustrittspunkten? • Mm. masseteri auf beiden Seiten anspannen lassen

Tab. 4.5 Ablaufschema zur orientierenden neurologischen Untersuchung *(Forts.)*

Funktion/Prüfung	Untersuchungen
VII (N. facialis): motorische Innervation Gesicht	Lächeln, Wangen aufpusten, pfeifen, Stirn runzeln, Augenbrauen hochziehen lassen
VIII (N. vestibulocochlearis): Hören und Gleichgewicht	• Finger bds. vor Ohren aneinanderreiben • Gleichgewichtsprüfung siehe Koordination sowie HINTS (▶ 4.5.3)
IX (N. glossopharyngeus), X (N. Vagus): u. a. Pharynxmuskulatur	• Mund öffnen lassen, „Ah" lautieren lassen → Uvula symmetrisch in Ruhe, seitengleiche Hebung • Mit Zungenspatel Rachenhinterwand unterhalb/hinter Uvula auf beiden Seiten berühren → seitengleicher Würgereflex auslösbar?
XI (N. accessorius): Innervation M. trapezius, M. sternocleidomastoideus	• Schulterhebung gegen Widerstand • Kopfdrehung gegen Widerstand
XII (N. hypoglossus): Zungenmotorik	• Zunge in Ruhe beurteilen → Atrophie? • Zunge rausstrecken lassen → Deviation zu einer Seite? • Zungenbrecher nachsprechen lassen → Dysarthrie?
Motorik: obere Extremitäten	
Armvorhalteversuch (AVV)	Pat. hält beide Arme waagrecht mit nach oben weisenden Handflächen, gespreizten Fingern und geschlossenen Augen → Absinken, Pronation eines Armes?
Einzelkraftprüfung	Oberarmelevation über 90°, Ellenbogenbeugung/-streckung, Hand- und Fingerbeugung/-streckung, Fingerspreizen gegen Widerstand seitengleich? Pareseeinteilung in Kraftgrade (KG) 0–5/5? Inspektion → Atrophien? Faszikulationen?
Reflexstatus	Trizeps-, Bizeps-, Radiusperiost-Reflexe (TSR, BSR, RPRR) seitengleich?
Muskeltonus	Obere Extremität passiv durchbewegen, ggf. bahnen durch Heben und Anspannen der kontralateralen Extremität → Rigor, Spastik?
Motorik: untere Extremitäten	
Beinvorhalteversuch (BVV)	Pat. liegt auf Rücken, hält bei geschlossenen Augen beide Beine angewinkelt in die Luft, Unterschenkel waagrecht zur Unterlage; alternativ Beine einzeln in 45° hoch halten lassen → Absinken eines Beines?
Einzelkraftprüfung	Hüftbeugung/-streckung, Beinadduktion, Kniebeugung/-streckung, Fußbeugung/-streckung gegen Widerstand? Fersen-/Hackengang? Pareseeinteilung in KG 0–5/5. Atrophien?
Reflexstatus	Adduktions-, Patellarsehnen-, Achillessehnen-Reflex (PSR, ASR) seitengleich? Babinskireflex nachweisbar?

Tab. 4.5 Ablaufschema zur orientierenden neurologischen Untersuchung *(Forts.)*

Funktion/Prüfung	Untersuchungen
Muskeltonus	Rigor, Spasti, Kloni der Achillessehne bei passiver Bewegung?
Nervendehnungszeichen	Im Liegen passiv gestrecktes Bein in Hüfte beugen → Auftreten von Schmerz entlang Ischiasverlauf? → Lasègue positiv, Winkel notieren
Sensibilität	
Berührung und Schmerz	• Seitengleiche Berührung mit Hand • Schmerzprüfung mit Zahnstocher, abgebrochenem Zungenspatel
Vibrationsempfinden	Vibrationsprüfung mit neurologischer Stimmgabel: Anschwingen lassen, dann auf Großgelenke setzen (Hand-, Knie-, Sprunggelenk), Pat. sagt komplettes Abklingen der Vibration an, visuelle Kontrolle über Skala an Stimmgabel
Lageempfinden	Lagesinn: Auf- und Abwärtsbewegung von Dig II an Hand und Fuß bei fehlender visueller Kontrolle
Temperaturempfinden	Testung der Verdunstungskälte z. B. über Desinfektionsspray
Koordination	
Finger-Nase-Versuch (FNV)	Pat. berührt bei geschlossenen Augen abwechselnd mit Zeigefinger eigene Nase, Ausgangsstellung weit gespreizte und gehobene Arme
Knie-Hacke-Versuch (KHV)	Pat. berührt bei geschlossenen Augen mit Ferse Knie der Gegenseite, fährt mit Knie Schienenbeinkante nach
Diadochokinese	Pat. rotiert Hände in Handgelenk („wie Glühbirnen eindrehen")
Stand- und Gangprüfungen	• Romberg-Stehversuch: Pat. steht mit geschlossenen Beinen mit nach vorne gehaltenen Armen bei geschlossenen Augen • Gangprüfung: mit offenen und geschlossenen Augen, spontane Schrittlänge sowie Strichgang, auf einem Bein stehen und hüpfen lassen

4.5.2 Untersuchung beim komatösen/vigilanzgeminderten Patienten

Bei fehlender Wachheit und Kooperation nur eingeschränkte Untersuchung möglich (▶ Tab. 4.6). Ziel der Untersuchung sollte sein, strukturelle Komaursachen (z. B. Basilaristhrombose) von generalisierten Komaursachen (z. B. Infektion, Intoxikation) abzugrenzen. Beurteilt werden können Vigilanzgrad, motorische Reaktion sowie die Hirnstammreflexe.

Vigilanzgrad

- Graduierung siehe ▶ Tab. 4.5 sowie anhand GCS (▶ 5.11)

Tab. 4.6 Neurologische Untersuchung beim komatösen/vigilanzgeminderten Patienten

Allgemein	• Bewusstsein/Wachheit: wach – somnolent – soporös – komatös? • Orientierung, soweit prüfbar? • Sprach-/Sprechstörungen? • Kommunikation verbal/nonverbal? • Kooperation?
Meningismus	**Cave:** nicht bei V. a. HWS-Trauma, kann bei tiefem Koma fehlen
Okulomotorik	• Bulbi konjugiert in Neutralstellung? Divergent? • Konjugierte Blickwendung? Schwimmend? Skew? • Nystagmus? • Willkürliche vertikale Augenbewegungen?
Pupillen	• Isokorie/Anisokorie? • Miosis/Mydriasis? • Lichtreaktion seitengleich/asymmetrisch/fehlend?
Kornealreflex	Seitengleich/asymmetrisch/fehlend?
Okulozephaler Reflex	Positiv/asymmetrisch/fehlend?
Motorik	Spontanmotorik vorhanden/ein-/beidseitig? Falls keine Spontanmotorik – Abwehr auf Schmerzreiz: • Gezielt/ungezielt? • Einseitig/beidseitig? Bewegungsschablonen: Beuge-/Strecksynergismen? Tonus? Myokloni? Rigor?
Reflexstatus	• Muskeleigenreflexe seitengleich/gesteigert/abgeschwächt? • Pyramidenbahnzeichen, v. a. Babinski nachweisbar? Uni-/bilateral?

- Erweckbarkeit? → Testung mit lauten akustischen oder schmerzhaften Triggern: Schmerzreiz per Druck auf trigeminalen Austrittspunkt (perinasal) oder sternaler Schmerzreiz (mit Knöcheln fest über Sternum reiben)
- Andere Bewusstsseinsstörungen: Mutismus? Stupor/Katatonie? Pat. wach, aber nicht reaktiv

Hirnnervenstatus

- **Bulbusstand:** Konjugiert? Konjugierte Blickdeviation zu einer Seite? Augenfehlstellung? Skew? Spontannystagmus? Schwimmende Bulbi? Nur vertikale Augenbewegungen möglich?
- **Pupillen:** Anisokorie? Miosis/Mydriasis? Lichtreaktion direkt und indirekt?
- **Kornealreflex:** asymmetrisch/fehlend?
- **Okulozephaler Reflex** (OCR, Puppenaugenphänomen): Untersucher bewegt bei passiv geöffneten Augen Kopf des Patienten horizontal ruckartig nach links und rechts (**cave:** nicht bei V. a. HWS-Trauma, Tubus gut sichern) → Rückstellbewegung der Bulbi entgegen Rotationsrichtung beobachtbar (physiologisch)? Fehlende oder asymmetrische Rückstellbewegungen mit möglicher Hirnstammschädigung vereinbar, aber auch bei schweren metabolischen oder toxischen Störungen nachweisbar.
- **Kaudale Hirnnerven:** Würgereflex vorhanden? Bei intubierten Patienten: Reaktion auf Tubusmanipulation? Husten bei Absaugen?

Motorik

- Meningismus (**cave:** nicht bei V. a. HWS-Trauma, kann im tiefen Koma bei Meningitis oder SAB fehlen)? Lasègue?
- Spontane Motorik und Abwehr-Bewegungen bilateral oder nur unilateral? Schmerzreiz: möglichst proximal an Extremität oder Finger-/Zehennagelfalz fest drücken
- Reflexdifferenz? Pyramidenbahnzeichen?
- Muskeltonus?
- Myokloni? Fokal oder generalisiert? Rhythmisch oder asynchron, arhythmisch?
- Tremor? Asterixis („Flapping Tremor“, negativer Myoklonus: repetitiver Haltetonusverlust)?
- Beuge- oder Strecksynergismen?

4.5.3 HINTS-Test

4

HINTS: **H**ead **I**mpuls, **N**ystagmus, **T**est of **S**kew.

Indikation DD peripher-vestibuläres Geschehen vs. ischämische Läsion von Hirnstamm und Kleinhirn bei akuter Schwindelsymptomatik.

Da bei fokalen zerebralen Ischämien im hinteren Stromgebiet in den ersten 2 Tagen die MRT- und CT-Bildgebung noch blande sein kann, kommt diesem klinischen Test große Bedeutung zu.

Durchführung

- **Head Impuls** (Kopfimpulstestung, Halmagyi-Testung): Pat. sitzt auf Augenhöhe vor Untersucher, soll Nase des Untersuchers fest fixieren → Untersucher fasst Patientenkopf lateral und rotiert Kopf möglichst rasch um ca. 20° in beide Richtungen → Fixierung weiterhin problemlos möglich? Auftretende Korrektursakkaden sprechen für eine peripher-vestibuläre Störung auf der betroffenen Seite.
- **Nystagmustestung:** Beobachtung von Augenfolgebewegungen in alle Richtungen mit und ohne Frenzelbrille. Die Richtung eines dabei auftretenden Nystagmus wird nach seiner schnellen Schlagrichtung benannt. → Nystagmen mit Wechsel der Schlagrichtung bei Blickrichtungswechsel sowie alle Up- und Down-Beat-Nystagmen sprechen für eine zentrale Genese. Ein torsioneller Nystagmus mit stets gleicher Schlagrichtung auch bei Blickrichtungswechsel spricht für eine peripher-vestibuläre Genese.
- **Test of Skew:** Ausschluss einer Achsenabweichung in der Vertikalen, der sog. Skew-Abweichung (skew, engl. schräg). Pat. sitzt auf Augenhöhe vor dem Untersucher und fixiert festen Punkt z. B. die Nase des Untersuchers → Untersucher deckt wechselseitig immer ein Auge des Patienten ab → vertikale Einstellbewegungen der Augen nach Aufdecken sprechen für eine Skew Deviation und somit für zerebellär oder hirnstamminduzierte Okulomotorikstörung.

Bewertung ▶ Tab. 4.7

- Für eine **peripher-vestibuläre** Störung sprechen: pathologischer Kopfimpulstest, eindirektionaler, horizontaler, torsioneller Nystagmus mit Intensitätszunahme in Richtung der schnellen Schlagrichtung, keine Skew.
- Für eine **zentrale** Störung in Hirnstamm/Kleinhirn sprechen: Kopfimpulstest normal, Nystagmus mit Wechsel der Schlagrichtung, Nachweis einer Skew.

Tab. 4.7 DD peripher-vestibuläre Läsion vs. zentrale Läsion

	Peripher-vestibuläre Läsion	**Zentrale Läsion**
Halmagyi-Test	Pathologisch	Unauffällig
Nystagmus	Eindirektional, torsionelle Komponente, Intensitätszunahme in Richtung der schnellen Schlagrichtung[1]	Wechsel der Schlagrichtung des Nystagmus mit Blickrichtungswechsel
Skew-Testung	Unauffällig	Skew nachweisbar

[1] Ausnahme: Ein zusätzlicher akuter Hörverlust bei peripher-vestibulär anmutendem HINTS weist auf eine akute Ischämie im Versorgungsgebiet der A. cerebelli anterior inferior hin.

4.5.4 Lagerungsproben

Bei Verdacht auf einen benignen paroxysmalen Lagerungsschwindel (BPLS, engl. BPPV) können verschiedene Lagerungsmanöver durchgeführt werden. Dabei wird der Kopf jeweils in Achse des jeweiligen Bogenganges bewegt und unter der Frenzelbrille nach provozierbaren Nystagmen mit begleitender Schwindelsymptomatik gesucht. Der Nystagmus beim BPLS tritt nach Lagerung mit einer Latenz von einigen Sekunden auf, nimmt dann rasch an Intensität zu und wiederum langsam ab (Crescendo-/Decrescendo), ist vorübergehend (5–20 Sek., immer < 60 Sek.). Die Schlagrichtung kann beim Wiederaufrichten umkehren und die Intensität nimmt bei wiederholter Lagerung ab.

Testung des posterioren Bogengangs (Dix-Hallpike-Manöver, ▶ Abb. 4.17): Pat. sitzt aufrecht → Drehung des Kopfes um 45° nach rechts → Pat. legt sich unter Beibehaltung der Kopfrotation auf den Rücken, Kopf in 45° Drehung geht dabei in Reklination (Kissen unter Schultern legen oder quer über Liege hinlegen lassen, sodass Kopf frei über Liegenende nach unten hängt, ggf. Kopf stützen) → Beobachtungsphase: Nystagmus vertikal zur Stirn schlagend mit torsioneller Komponente, oberer Augenpol schlägt zum unten liegenden Ohr? **Cave:** rein horizontaler Nystagmus spricht für BPLS des horizontalen Bogengangs (→ Supine Roll Test).

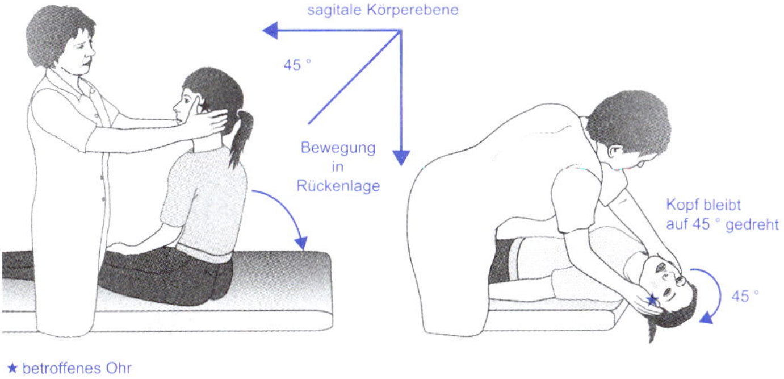

Abb. 4.17 Lagerung nach Dix-Hallpike [L126]

Testung des linken posterioren Bogengangs: analog zu rechtem Bogengang in Seitenverkehrung.

Testung des horizontalen Bogengangs („Supine Roll Test“): Pat. liegt auf Rücken, Kopf 30° angehoben durch z. B. Kissen/Liegenende → Rotation in beide Richtungen mit ausreichend langen Beobachtungsphasen → horizontaler Nystagmus? Auf welcher Seite stärker? Schlagrichtung zum unten liegenden Ohr oder nach oben?

4.6 Wundversorgung

Sebastian Kalverkamp

4.6.1 Schnitt-, Platz- und Quetschwunden

Eine wundumgebende Rasur nur sparsam durchführen, keine Rasur der Augenbrauen.

4

Grundsätzlich gilt für Schnitt-, Platz- und Quetschwunden:

- Vollständige Durchtrennung der Hautschichten → Primärnaht anstreben
- Wunddébridement (▶ Abb. 4.18) → v. a. bei unsauberen oder schlecht durchbluteten Wundrändern oder bei älteren Wunden (>6 h)!

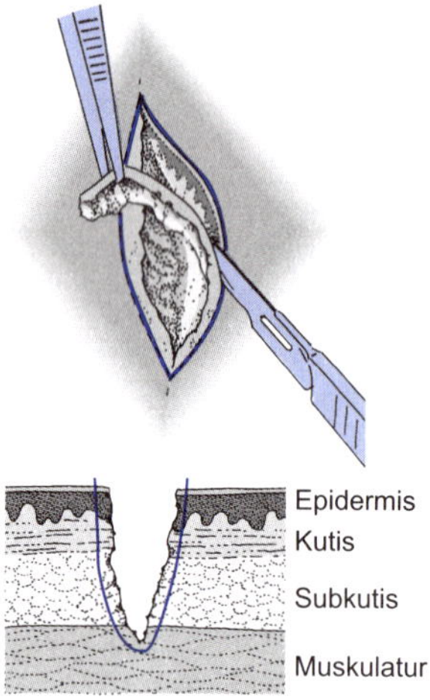

Abb. 4.18 Wundausschneidung [L190]

Nahttechniken

▶ Abb. 4.19

- Primäre Naht:
  - Monofiler nicht resorbierbarer Faden (z. B. Prolene®, Ethilon®)
  - Monofiler resorbierbarer Faden (z. B. Monocryl®)
- Einzelknopf- oder Donati-Rückstichnaht
- Intrakutane Nähte fortlaufend mittels beider o. g. Nahtmaterialien oder
- Intrakutane Einzelknopfversorgung mittels resorbierbarer Fäden

Fadenzug nach 10–12 d (Ausnahmen: Nähte an Gesicht, Hals und bei Kindern: 5–7 d)!

Nahtfreie Techniken

- Histoacryl(haut)kleber (z. B. Dermabond®, Liquiband®)
  - Wundränder adaptiert halten
  - Auf Abstand der Finger zum Wundrand achten
  - Kontakt mit dem Kleber vermeiden
  - Herstellerangaben (v. a. Einwirkzeit) beachten
- Klammerpflaster (z. B. Steri-Strip®, Leukostrip®)

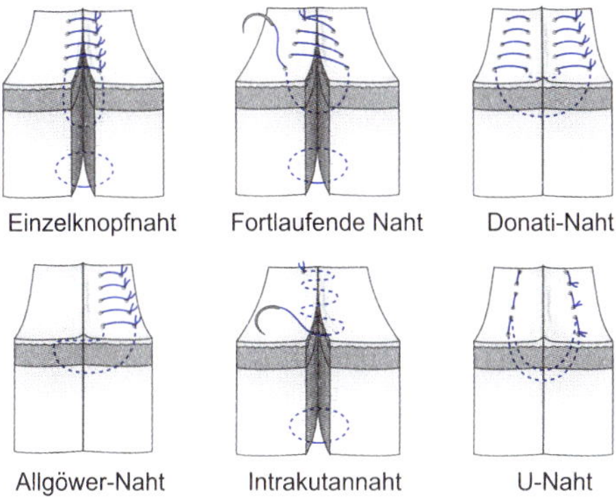

Abb. 4.19 Nahttechniken [L106]

Besondere Wunden

- **Lidverletzung:**
  - Tränenkanal am inneren Augenwinkel nicht alterieren
  - Lidschluss erhalten
  - Bei Gefährdung durch o. g. Probleme Vorstellung Augenarzt/Gesichtschirurg
- **Ohrverletzung:**
  - Knorpelnaht!
  - Othämatom sofort beim HNO-Arzt vorstellen
- **Lippenverletzung:**
  - Einzelne Naht von Mukosa, Muscularis und Epidermis
  - Naht an der Lippenrotgrenze zur sauberen Rekonstruktion
- **Wangenverletzung:**
  - Einzelne Naht von Mukosa, Muscularis und Epidermis
  - Verwendung schnell resorbierbarer Fäden in der Mundhöhle! (z. B. Vicryl® rapide)
- **Bisswunden:**
  - Bisswunden immer entdeckeln bzw. ausschneiden, nicht nur „offen" lassen (Katzenbisse verschließen sich oberflächlich schnell und bedecken dann eine bakt. kontaminierte Höhle, Gefahr der Abszedierung und Weichteilinf.!)
  - Ausreichende desinfizierende Spülung
  - Antibiose eher großzügig (z. B. Amoxicillin/Sulbactam, Clindamycin)
  - Bei Verletzungen durch wilde Tiere (v. a.in Endemiegebieten): **Tollwut → Richtlinien des RKI beachten** (www.rki.de/DE/Content/Infekt/EpidBull/Merkblaetter/Ratgeber_Tollwut.html)
- **Schusswunden:** immer operativ explorieren
- **Stark verunreinigte Wunden:**
  - Ausreichende Desinfektion
  - Ggf. Débridement, Ausbürsten
  - Großzügig sekundäre Wundheilung anstreben

Tetanus-Impfschutz

Für alle Wunden gilt: Tetanus-Impfstatus beachten und ggf. aktualisieren (▶ Tab. 4.8)!

Tab. 4.8 Tetanus-Immunprophylaxe im Verletzungsfall entsprechend den STIKO-Empfehlungen (Epid Bull 34/2020) [X221–023]

	Dokumentierter Tetanus-Impfstatus	Zeit seit letzter Impfung	TDaP/Tdap[2, 5]	Tetanusimmunglobulin (TIG)[3]
Saubere geringfügige Wunden	ungeimpft oder unbekannt		ja	ja
	< 3 Impfstoffdosen		ja[4]	nein
	≥ 3 Impfstoffdosen	≥ 10 Jahre	ja	nein
		< 10 Jahre	nein	nein
Alle anderen Wunden[1]	< 3 Impfstoffdosen oder unbekannt		ja[4]	ja
	≥ 3 Impfstoffdosen	≥ 5 Jahre	ja	nein
		< 5 Jahre	nein	nein

1 Tiefe und/oder verschmutzte (mit Staub, Erde, Speichel, Stuhl kontaminierte) Wunden, Verletzungen mit Gewebszertrümmerung und reduzierter Sauerstoffversorgung oder Eindringen von Fremdkörpern (z. B. Quetsch-, Riss-, Biss-, Stich-, Schusswunden), schwere Verbrennungen und Erfrierungen, Gewebsnekrosen, septische Aborte.
2 Kinder unter 6 J. erhalten einen Kombinationsimpfstoff mit TDaP, ältere Kinder und Jugendliche Tdap. Erwachsene erhalten ebenfalls Tdap, wenn sie noch keine Pertussis-Impfung im Erwachsenenalter (≥ 18 J.) erhalten haben oder sofern eine aktuelle Indikation für eine Pertussis-Impfung besteht.
3 TIG = Tetanus-Immunglobulin. Im Allgemeinen werden 250 IE TIG verabreicht. TIG wird simultan mit dem TDaP- bzw. Tdap-Impfstoff kontralateral appliziert. Die TIG-Dosis kann auf 500 IE erhöht werden bei: (a) infizierten Wunden, bei denen eine angemessene chirurgische Behandlung nicht innerhalb von 24 h gewährleistet ist; (b) tiefen oder kontaminierten Wunden mit Gewebszertrümmerung und reduzierter Sauerstoffversorgung; (c) Eindringen von Fremdkörpern (z. B. Biss-, Stich- oder Schusswunden); (d) schweren Verbrennungen und Erfrierungen, Gewebsnekrosen und septischen Aborten.
4 Für PatientInnen, bei denen die Grundimmunisierung begonnen, aber noch nicht abgeschlossen ist (z. B. Säuglinge), muss der Abstand zur letzten Impfstoffdosis berücksichtigt werden. Eine postexpositionelle Impfung am Tag der Wundversorgung ist nur sinnvoll, wenn der Abstand zu der vorhergehenden Impfstoffdosis mindestens 28 Tage beträgt. Bezüglich des Abschlusses einer Grundimmunisierung gelten im Übrigen die Nachholimpfempfehlungen der STIKO.
5 Nach Mitteilungen der Deutschen Gesetzlichen Unfallversicherung (DGUV) von April 2018 werden die Kosten für Tetanus-Kombinationsimpfungen generell übernommen, soweit nach Empfehlungen der STIKO nach einem Arbeitsunfall eine Tetanus-Prophylaxe erforderlich ist.

Ein kompletter **Tetanus-Impfschutz** muss in folgenden Fällen gewährleistet sein (▶ Tab. 4.8):

- Bei allen offenen Wunden
- Bei Erfrierungen und Verbrennungen
- Bei Wiederöffnung alter Wunden (Fremdkörperentfernung, Osteomyelitisbehandlung)

4.6.2 Verband- und Gipstechnik

Gilchrist-Verband

Schlauchmull in doppelter Armspannweite nach ⅔ einschneiden und den Arm in das längere Ende einführen. Achselpolster einlegen. Kurzes Ende um den Hals führen und danach um das Handgelenk verknoten. Langes Ende um den Rumpf führen, um distalen Oberarm schlingen und fixieren. Öffnungen für Fingergrundgelenke und Daumen einschneiden (▶ Abb. 4.20, ▶ Abb. 4.21).

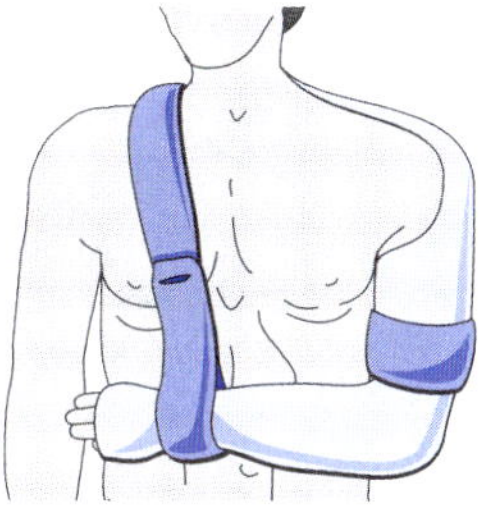

Abb. 4.20 Gilchrist-Verband [L106]

Rucksackverband

Gefüllter Schlauchverband von Armspannenlänge. Schlauchverband über den Nacken legen, über die Schlüsselbeine nach vorn, dann durch die Achseln nach hinten führen und bei rückwärtig geneigten Schultern verknoten (▶ Abb. 4.22). Beim Anlegen des Verbands auf straffe Fixierung ohne Beeinträchtigung der Armdurchblutung achten. Tgl. Kontrolle und ggf. Nachspannen des Verbands erforderlich.

Kopfverband

Schlauchmull von dreifacher Kopflänge nach ⅓ torquieren und das kürzere Ende über den Kopf ziehen. Das längere Ende als zweite Lage über den Kopf ziehen, an der Stirn einschneiden und die entstandenen Zipfel unter dem Kinn verknüpfen.

Gips- bzw. Casttechnik

- **Polsterung** so dünn wie möglich und so dick wie nötig. Hierbei bes. auf druckgefährdete Stellen Rücksicht nehmen (▶ Abb. 4.23, s.S. 124). Es darf nie Haut auf Haut zu liegen kommen.
- Bereits bei der Polsterung auf **regelrechte Gelenkstellung** achten (▶ Abb. 4.23), um Faltenbildung zu

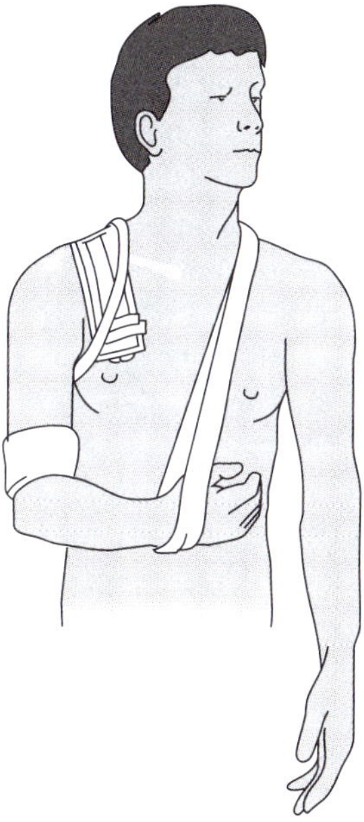

Abb. 4.21 Kombinierter Tape-Gilchrist-Verband (zur Stabilisierung des AC-Gelenks) [L139]

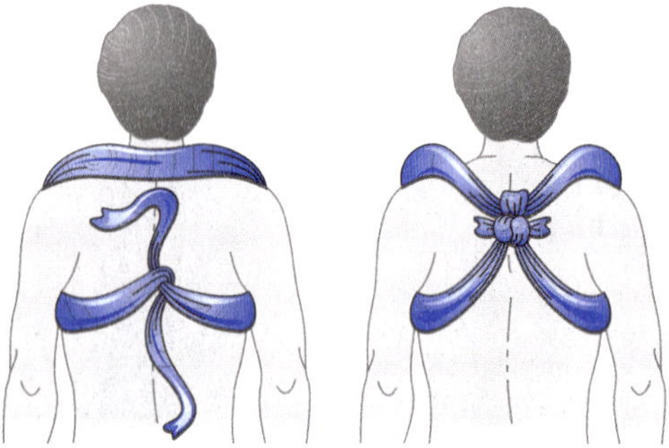

Abb. 4.22 Rucksackverband [L106]

vermeiden. Die Polsterung sollte 2 cm über die geplante Gipslänge hinausgehen. Unterhalb des Verbands dürfen sich keine Pflaster befinden (Allergie), Wundverbände werden durch die Polsterung fixiert. Günstig ist eine 3-lagige Polsterung aus einem Baumwollschlauchverband zum Hautschutz, synthetischer Watte zur Polsterung und Krepp-Papier zur Fixation der Polsterung und Schutz derselben vor Feuchtigkeit.

- Bei einer Temp. des kalten sauberen Tauchwassers von 20 °C beträgt der Zeitraum zwischen erstem Eintauchen und letzter Modellierungsmöglichkeit 5 Min. Mit jedem Grad Temp.-Erhöhung verkürzt sich diese Zeit um 10 Sek. Wassertemp. darf nicht über 30 °C liegen.
- Gips wässern, bis keine Luftblasen mehr auftauchen und anschließend vollständig ausdrücken.

Bei (Gips-)Verbänden unbedingt beachten:

- Jeder zirkulär unelastisch angelegte Verband (auch nach OP oder bei Inf.) muss bis auf die Haut gespalten werden.
- Jeder Klage über einen Gips nachgehen, bis diese ausgeräumt ist.
- Obligatorische Gipskontrolle nach 24 h.
- Alle immobilisierenden Verbände der unteren Extremität erfordern eine Thromboseprophylaxe, auch ambulant.

Dorsale Fingerschiene Anlage von knapp über den Fingerspitzen bis 2 Querfinger (QF) unterhalb der Ellenbeuge. Arm durch Aufstützen des Ellenbogens hochhalten lassen. Interdigitale Mullkompressen.

Kahnbeinschiene Anlage von den Metacarpale-Köpfchen bzw. der Hohlhandfurche bis 2 QF unterhalb der Ellenbeuge unter Einschluss der Daumengrundphalanx.

Dorsale Unterarmgipsschiene Anlage von den Metacarpale-Köpfchen bzw. der Hohlhandfurche bis 2 QF unterhalb der Ellenbeuge. Vor dem Wässern Gipslongette einschneiden, sodass ein Streifen zwischen Daumen und Zeigefinger eingeschlagen werden kann.

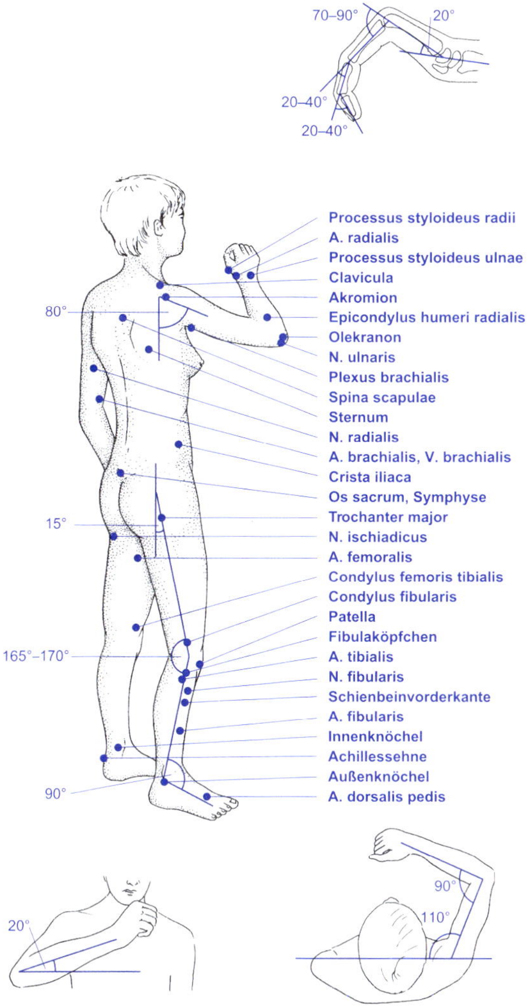

Abb. 4.23 Druckgefährdete Stellen und Funktionsstellung der Gelenke [L157]

Unterschenkelgipsschiene Anlage plantar von den eingeschlossenen Zehenspitzen bis 2 QF unterhalb der Kniekehle. Dorsal müssen alle 5 Zehennägel einsehbar sein. Zum Erzielen der Rechtwinkelstellung im OSG sollte das Kniegelenk bei Gipsanlage gebeugt sein.

Oberschenkelgipsschiene Anlage von einer Handbreit unterhalb der Leistenbeuge bis 1 cm über die Zehenspitzen. Dorsal müssen alle 5 Zehennägel einsehbar sein. Möglichst mit 2 Helfern arbeiten.

Extensionsverbände Eine *kurz dauernde* Extension zur Schmerzreduktion kann mithilfe von rutschfesten Schaumgummibändern (Notac®) über den Weichteilmantel erfolgen (▶ Abb. 4.24). Hierbei Hautläsionen unbedingt vermeiden.

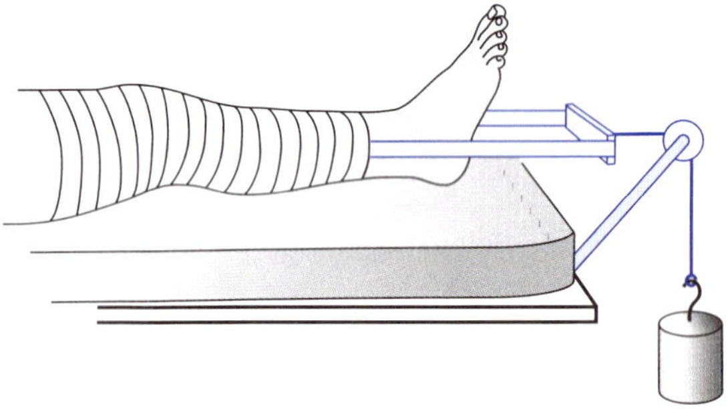

Abb. 4.24 Heftpflasterstreckverband [L139]

4.6.3 Infektchirurgie

Erysipel/Phlegmone

- Eine definitive Trennung beider Krankheitsbilder ist aufgrund der gleichen Ther. und ähnlichen klin. Ausprägung nicht notwendig!
- Vorliegen einer bakt. Inf. der Haut oder tieferer Schichten!
- Verantwortliche Erreger sind typischerweise Streptokokken, manchmal Staphylokokken!

Therapie

- Lokal mit desinfizierenden und kühlenden Verbänden (z. B. Octenisept®, Rivanol®)
- Ruhiglagerung der betroffenen Stelle
- Ggf. Markierung der Infektgrenzen
- Antibiose mit Penicillin (bei Allergie ggf. Cephalosporin/Clindamycin)
- Zeitnahe Verlaufskontrolle empfehlen und dokumentieren!

> **!** Bei rapid progredientem Verlauf, großer Infektfläche, starken Schmerzen oder jeglicher systemischer Symptomatik (z. B. Fieber) stat. Behandlung mit i. v. Ther.!

> Bei Blasenbildung oder tastbarem Emphysem dringend an eine nekrotisierende Fasziitis oder Gasbrand denken! Diese Krankheitsbilder sind akute Notfälle und bedürfen der umgehenden Ther. in einem chir. Zentrum (plastische Chirurgie, Druckkammer)!

Weichteilabszess

Kennzeichen Fluktuierender Verhalt in Komb. mit Entzündungszeichen.

Ursachen

- Endogen: z. B. infiziertes Atherom, Hidradenitis suppurativa
- Exogen: z. B. Fremdkörper, Injektion

Therapie

- Die Ther. eines Abszesses erfolgt immer chirurgisch! Primär steht die Entdeckelung für den Abfluss des Eiters im Vordergrund! (ggf. Abstrichentnahme!)
- Desinfizierender Verband (z. B. Betaisodona®)
- Ursachenbehebung im Verlauf bedenken (z. B. Atheromexstirpation!)
- Ggf. Antibiose bei umgebendem Weichteilinfekt

4.6.4 Kleine Hand- und Fußchirurgie

Nageltrepanation bei Endgliedquetschung

- Bei subungualem Hämatom mit starken Schmerzen
- Meist Abheben des Nagels sichtbar
- Entlastung durch Eindrehen einer Punktionskanüle, bis Blut an der Spitze erscheint, oder
- Einbrennen durch glühend erhitzte Büroklammernadel (▶ Abb. 4.25)

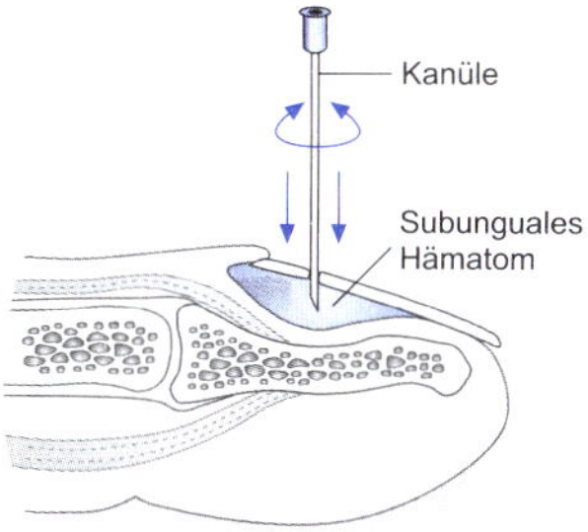

Abb. 4.25 Nageltrepanation [L157]

Nagelkranzfraktur

- Die Versorgung erfolgt i. d. R. konservativ mit Ruhigstellung (Stack-Schiene!) (▶ Abb. 4.26)
- Ggf. Entlastung des subungualen Hämatoms (s. Nageltrepanation!)

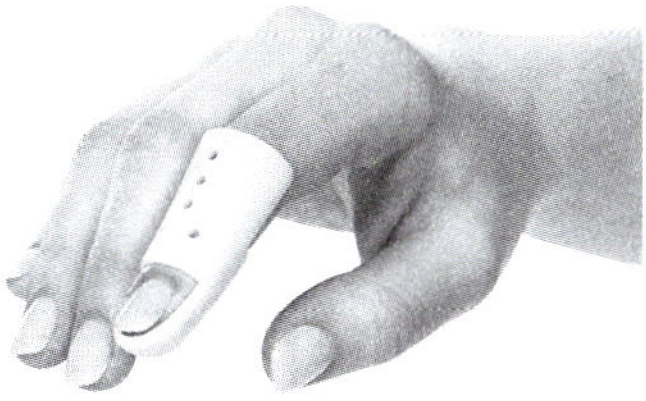

Abb. 4.26 Stack-Schiene [V763]

Nagel- und Nagelbettverletzungen

- Bei Einrissen sollte der Nagel gerade geschnitten werden. In das Nagelbett spießende Fragmente entfernen, damit der Nagel sauber nachwachsen kann.
- Bei Luxation der Nagelwurzel sollte diese wieder unter den

Wall reponiert und mittels zweier lateraler Nähte fixiert werden (traumatische Nadel zur sauberen Durchbohrung des Nagelrandes verwenden!).

Strecksehnenruptur im distalen Interphalangealgelenk

- Häufiges Bagatelltrauma (Einstecken des Bettlakens)
- Unfähigkeit des Streckens im DIP-Gelenk
- Röntgenbild zum Ausschluss eines knöchernen Ausrisses

> **!** Bei geschlossenen Rupturen ist immer eine konservative Ther. mittels Stack-Schiene für 6–8 Wo. indiziert! Offene Verletzungen dieser Art oder alle sonstigen Sehnenverletzungen bedürfen der op. Revision (Rücksprache mit Hintergrund, ggf. Vorstellung in Handchirurgie)!

Weichteilinfektionen am Finger/Zeh

Vorgehen

- Débridement des Infekts mit Abtragen von Nekrosen
- Großzügig antibiotische Ther. indizieren! (z. B. Clindamycin)
- Nur leicht zugängliche Fremdkörper entfernen! (Keine ausgedehnte Gewebealteration zum Aufsuchen eines tief liegenden Fremdkörpers!)
- Die Finger müssen postop. in Funktionsstellung ruhiggestellt werden.
- Wunddrainage.
- **Paronychie** → Abschieben des Nagelwalls, Gegeninzision und Lascheneinlage (▶ Abb. 4.27).
- **Panaritium** → Keilexzision, Débridement und Drainage mit Lascheneinlage (▶ Abb. 4.28).

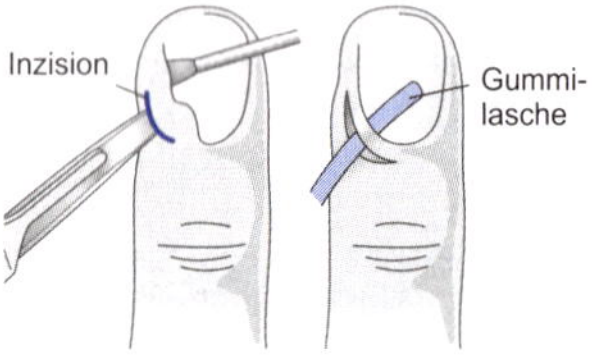

Abb. 4.27 Inzision des Nagelwalls bei Paronychie [L106]

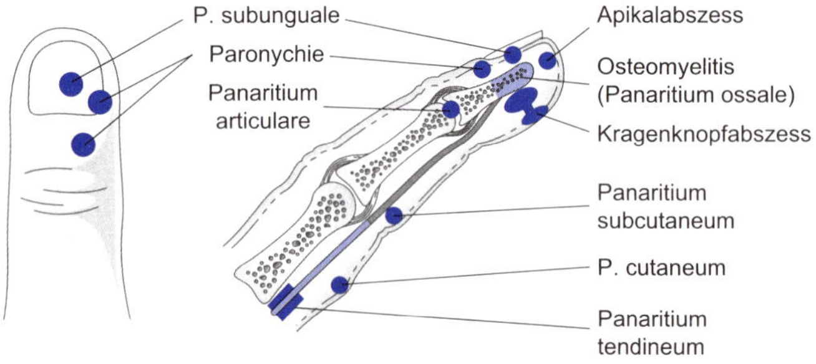

Abb. 4.28 Lokalisation der Panaritien [L106]

> **!** Bei beugeseitiger Inf. mit Funktionseinschränkung ist i.d.R. eine Versorgung im OP indiziert! Hierbei ist auf eine sichere Schonung der Sehnenfächer und der Nerven zu achten!

4.9 Ophthalmologische Untersuchung

Daniel Kiefl

> **First View**
> - Der Anamnese kommt ein wesentlicher Bestandteil zu.
> - Die Basisuntersuchung beinhaltet: Visus, Gesichtsfeld, Pupillenreaktion, Augenbewegung.
> - Inspektion des Auges und Palpation.

4

Arbeitsauftrag für die Notaufnahme Mit einfachen Hilfsmitteln die Gefahr für das Sehvermögen erkennen und entscheiden, ob der Patient ambulant einem Augenarzt oder einer Augenklinik zugeführt werden muss.

In dringlichen Akutfällen muss in der Notaufnahme eine Akuttherapie eingeleitet werden.

Diagnostisches Vorgehen

Fragen zu Beginn:
- Art der Beschwerden (Schmerz, Sehstörung, Rötung, Doppelbilder)
- Lateralität
- Zeitpunkt des Auftretens und Fremdeinwirkung (Chemikalien/Fremdkörper)

> **!** Subjektive Beschwerden des Patienten und Gefahr für das Sehvermögen können deutlich differieren.
> Bei Chemikalienkontakt ist die sofortige Therapie entscheidend!

Anamnese und Untersuchung:
- Familienanamnese
  - Schielen, Refraktionsanomalien
  - Grauer Star (Katarakt)
  - Grüner Star (Glaukom)
  - Netzhautablösungen
- Eigenanamnese
  - Allgemeinerkrankungen wie Diabetes mellitus, arterielle Hypertonie, kardiale Vorerkrankungen, rheumatische Erkrankungen
  - Medikamenteneinnahmen
- Augenanamnese
  - Tragen von Sehhilfe
  - Schielen (Strabismus)
  - Z.n. Verletzungen, Operationen oder Entzündungen an den Augen
- Akutanamnese
  - Art der Störung: Schmerz, Visus, Rötung, Fremdkörper, Chemikalien, etc.

  - Lateralität
  - Zeitpunkt des Auftretens
  - Begleitsymptome
- Augen-Untersuchung
  - Überprüfung der Sehschärfe (z. B. mit Visuskarte)
  - Gesichtsfeld (fingerperimetrisch)
  - Pupillenreaktion und -Aussehen direkt/indirekt
  - Augenmotilitätsstörungen
  - Palpatorische Schätzung des Augeninnendruckes
  - Inspektion des Auges

Disposition

- Direkte Erstbehandlung in der ZNA
- Ambulante Vorstellung Augenarzt
- Verlegung Augenklinik

4.10 HNO-Prozeduren

Lars Kummer

Kiefergelenkluxation ▶ 19.2.2, Epistaxis ▶ 19.1.2, Lagerungsmanöver bei BPLS ▶ 19.1.1

4.10.1 Periapikaler Block

Indikation Bei Pulpitis kann neben systemischer Analgesie eine örtliche Betäubung der Zahnregion rasch Beschwerdelinderung schaffen. Damit ist keine Leitungsanästhesie wie beim Zahnarzt gemeint, sondern die wesentlich risikoärmere lokale Infiltration der Schleimhaut nahe der betroffenen Zahnregion. Bis auf die unteren Backenzähne ist das bei allen anderen Zähnen möglich.

Durchführung In der Mundhöhle an der betroffenen Zahnregion die Wange abheben und mit einer dünnen Nadel parallel zum Zahn in die Schleimhautfalte in Projektion zur Wurzelspitze ca. 1–2 ml Anästhetikum applizieren. Empfehlung: Lidocain 2 % mit 1:100.000 Epinephrin. Eine Kombination mit Bupivacain 0,5 % ist zur Wirkverlängerung möglich.

Das Lokalanästhetikum diffundiert in die Knochenstruktur und betäubt die Nervenden. Dieser periapikale Block schafft nur eine temporäre Symptomlinderung bis zur Vorstellung beim Zahnarzt. Bei Abszessen sollte er nicht angewendet werden.

4.10.2 Zahnreposition und Zahnkonservierung

Zahnavulsion (Luxation): Repositionsversuch bei guter Adaptation in der Alveole und umgehende Vorstellung beim Zahnarzt einleiten (**Cave:** Aspirationsgefahr). Bei vollständiger Luxation entweder Zahn sauber spülen und sofortige Reimplantation, alternativ in Milch oder NaCl oder in die Wangenbackentasche einlegen (nicht in Wasser). Meist ist eine Zahnwurzelbehandlung notwendig. Kommt es im Rahmen einer Zahnfraktur zur Blutung, besteht der Verdacht auf eine Pulpaverletzung.

Die Zahnavulsion ist ein zahnmedizinischer Notfall.

4.10.3 Fremdkörperentfernung aus der Nase

Fremdkörper in der Nase (typischerweise Flachbatterien oder Magnete), die bereits zur Infektion geführt haben (am Ausfluss erkennbar), sollten umgehend entfernt werden.

Durchführung Prämedikation mit abschwellenden Nasentropfen und Lokalanästhetika-Spray. Möglichkeiten zur Entfernung:

- Absaugung, nach außen massieren.
- Einen Tropfen Sekundenkleber an Wattestäbchen anbringen und dieses via Nasenspekulum ca. 30 Sek. an den Fremdkörper halten, dann rausziehen.
- Fremdkörperzange/Hechtmaulzange (Anwendung unter Lokalanästhesie und via Spekulum).
- Modifizierter „mother's kiss" oder „parents kiss": Eine kleine Atemmaske wird dicht auf den Mund gehalten und mit einem Beatmungsbeutel kräftig Luft eingeblasen. Dabei wird das nicht betroffene Nasenloch zugehalten.

4

4.10.4 Fremdkörperentfernung aus dem Ohr

Durchführung Untersuchung mit dem Otoskop und Absaugversuch über den Ohrtrichter. Alternativ kann der Fremdkörper auch vorsichtig ausgespült werden. Anschließend erfolgt eine Kontrolle von Gehörgang und Trommelfell auf Verletzungen.

Lebende Fremdkörper (z. B. Insekten) können mit Lidocaintropfen lebensunfähig gemacht und anschließend via Ohrtrichter abgesaugt oder ausgespült werden. Bei traumatischer Trommelfellperforation den Hörverlust dokumentieren (Weber/Rinne), das Ohr trocken halten. Lokale Antibiotikatropfen nur bei Verschmutzung oder Kontakt mit Flüssigkeiten.

- Bei gleichzeitig bestehendem Schwindel ist eine Innenohrschädigung wahrscheinlich.
- Bei Blutungen umgehend Vorstellung beim HNO-Arzt.

Entfernung von Cerumen obturans

Selten ein Notfall. Otoskopie vor und nach Entfernung notwendig. Aufklärung über Komplikationen (insb. Trommelfellperforation) erforderlich.

Vorgehen:

- Aufweichen mit Ohrenöl, glycerolhaltigen Ohrentropfen, alternativ auch Wasser oder natives Olivenöl
- Cerumen absaugen oder Ohrkanal mittels Spritze und stumpfen Aufsatz bei 37 °C mit geringem Druck ausspülen, anschließend den Gehörgang trocknen
- Alternativ Entfernung mittels kleiner Metallschlinge via Otoskoptrichter

4.10.5 Koniotomie (FONA-Technik)

FONA = Front Of Neck Access.

Indikation „Can't ventilate“ und „Can't intubate“.

> ! Eine Koniotomie ist bei Kindern < 10 J. wenig Erfolg versprechend.

Material In der hier beschriebenen FONA-Methode sind Skalpell, Bougie, Endotrachealtubus Größe 6, Lokalanästhesie (Lidocain) oder Analgosedierung notwendig. Alternativ gibt es diverse kommerzielle Fertigsets.

Durchführung

- Lagerung: Kopf stark überstrecken (Schulterrolle)
- „Modified laryngeal handshake“: von unten mit der nicht dominanten Hand die Trachea nach kranial bis zum ersten Kalibersprung (Ringknorpel) tasten und diesen weiter straff fixieren. Direkt darüber mit der dominanten Hand das Lig. conicum tasten. Noch weiter kranial liegt der prominentere Schildknorpel (▶ Abb. 4.29).
- Vertikale Stichinzision der Haut in der Mittellinie mit einem Skalpell
- Skalpell 90° in der Sagittalebene drehen und weiter nach unten durch das Lig. conicum vorschieben
- Skalpell leicht anwinkeln und einen Bougie entlang der flachen Klinge in die Trachea nach unten einschieben (ggf. Dilatation mit Kilian-Spekulum)
- Über den Bougie einen Endotrachealtubus Größe 6 einführen, Cuff direkt hinter dem Ligament blocken und Bougie entfernen, Beatmung beginnen, Kapnografie anschließen, Tubus fixieren

Häufige Probleme

- Anatomie nicht tastbar wegen Schwellung: 10 cm Hautschnitt, dann stumpfe Präparation und Vorgehen wie oben beschrieben
- Verletzung der Tracheahinterwand, insbesondere bei Punktionskoniotomie

> Der Tracheadurchmesser beträgt am Lig. conicum im Durchschnitt 20 mm, manchmal nur 10 mm.

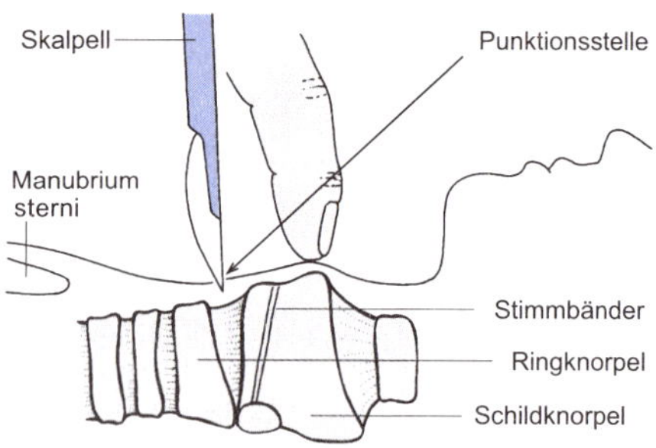

Abb. 4.29 Koniotomie [L157]

4.10.6 Beheben einer Tracheostomadysfunktion

Ursachen Das A-Problem muss entsprechend priorisiert werden und entsteht meist in Folge von Blutungen oder Verlegung durch Sekret und Borken.

Dilatative Tracheostomata sind in den ersten Wochen noch instabil und bedürfen besonderer Aufmerksamkeit. Laryngektomierte Patienten haben keine Ausweichstrategie!

Material Kilian-Spekulum, Absaugung, Ersatzkanüle, Seldinger-Material (Bougie, Tubuswechsler oder stabiler Absaugschlauch, Airwaywagen, Elektrokauter bei Blutungen)

Durchführung

- Lagerung optimieren: liegend und Hals überstreckt, Anatomie überprüfen.
- Entfernung von Filtern, feuchte Nase, Sprechaufsatz und Innenkanüle.
- Trachealkanüle absaugen. Falls nicht möglich, Kanüle seldingern (wenn möglich), entblocken und entfernen.
- Stoma reinigen, Borken abtragen/absaugen, Blutung stillen und Kanüle mit Gleitmittel via Seldinger neu einlegen bzw. das Stoma neu intubieren.

! Beim Laryngektomierten ist im Notfall eine Beatmung nur über das Stoma möglich! Hierzu Kindermaske oder Larnyxmaske dicht auf das Stoma aufsetzen und ventilieren.

5 Leitsymptome

Tobias Becker, Thomas Borgmann, Tony Bruns, Sebastian Casu, Alexander Dinse-Lambracht, Steffen Herdtle, Daniel Kiefl, Lisanne Kostek, Katharina Mayer, Guido Michels, Julia Miller, Patrick Müller-Nolte, Sebastian Nemetz, Caroline Ottomeyer, Matthias Petscher, Thomas Plappert, Marian Poetzsch, Dorothea Sauer, Christoph Schramm

5.1 **Schock** 34
Sebastian Casu
5.2 **Thoraxschmerz** 41
Marian Poetzsch, Steffen Herdtle
5.3 **Kurzzeitiger Bewusstseinsverlust** 44
Dorothea Sauer
5.4 **Palpitationen** 48
Guido Michels
5.5 **Akute Atemnot** 52
Julia Miller
5.6 **Bauchschmerzen** 56
Thomas Borgmann
5.7 **Ikterus** 66
Tony Bruns
5.8 **Übelkeit und Erbrechen** 70
Thomas Plappert
5.9 **Diarrhö** 73
Thomas Plappert
5.10 **Blutungen** 75
Christoph Schramm
5.11 **Bewusstseinsstörungen** 79
Daniel Kiefl
5.12 **Schwindel** 82
Lisanne Kostek
5.13 **Epileptische Anfälle** 86
Caroline Ottomeyer
5.14 **Kopfschmerz** 91
Tobias Becker
5.15 **Schwäche und Gefühlsstörung einer Extremität** 97
Alexander Dinse-Lambracht, Katharina Mayer
5.16 **Rückenschmerz** 100
Steffen Herdtle
5.17 **Armschmerzen** 105
Alexander Dinse-Lambracht, Matthias Petscher
5.18 **Beinschmerzen** 107
Dorothea Sauer
5.19 **Hautveränderungen** 110
Patrick Müller-Nolte
5.20 **Erregungszustände** 114
Patrick Müller-Nolte
5.21 **Erhöhte Körpertemperatur** 116
Sebastian Nemetz
5.22 **Miktionsbeschwerden** 119
Daniel Kiefl
5.22.1 Polyurie 119
5.22.2 Oligurie/Anurie 120
5.23 **Allgemeinzustandsverschlechterung** 123
Daniel Kiefl
5.24 **End-of-Life-Care in der ZNA** 125
Dorothea Sauer

5.1 Schock

Sebastian Casu

First View
- Nach außen gerichtete, relevante Blutung?
- A-, B- oder C-Problem?
- Vorhandenes Team ausreichend oder zusätzliche Fachexpertise vor Ort notwendig?

Arbeitsauftrag für die Notaufnahme

- Schnelles Erkennen und Behandeln des Schocks unter Berücksichtigung der Schockursache
- Abgrenzung der unterschiedlichen Schockformen, die auch verschiedene Therapieansätze begründen
- Organisation der weiterführenden Diagnostik und Therapie

Definition

Der Schock ist eine Perfusionsstörung, die zu einem Missverhältnis zwischen Sauerstoffbedarf und bestehenden Sauerstoffangebot führt. Diese Perfusionsstörung kann durch unterschiedliche Ursachen begründet sein. Unter Berücksichtigung der Ursache werden vier Schockformen unterteilt, die ihrerseits weiteren Unterteilungen unterliegen und auch kombiniert vorliegen können:

- Hypovolämisch
- Distributiv
- Obstruktiv
- Kardiogen

5

! Der Schock ist immer ein lebensbedrohliches Erkrankungsbild, das eine umgehende Behandlung erfordert!

Differenzialdiagnosen

▶ Tab. 5.1

Beispiele für weitere Differenzialdiagnosen:

- AV-Knoten-Reentry-Tachykardie
- Hyperventilation, Psychose
- Delir (**cave:** hat eine somatische Ursache!)
- Hyper-/Hypoglykämie
- Akute zerebrale Ischämie/intrazerebrale Blutung

Ätiologie

! Der Schock wird in verschiedene Schockformen unterteilt, die wiederum unterschiedliche Ursachen haben können (▶ Abb. 5.1).

Tab. 5.1 Schockformen und ihre DD

Hypovolämischer Schock	Distributiver Schock	Obstruktiver Schock	Kardiogener Schock:
• Akute Blutung, nach innen oder nach außen • Diarrhöen, Übelkeit, Erbrechen • Dehydratation, Exsikkose • Verbrennungen, Verätzungen	• Sepsis • Anaphylaxie • Neurogene Ursachen	• Lungenarterienembolie • Perikardtamponade • Spannungspneumothorax	• Tachykardie, Bradykardie • Myokardinfarkt, Koronarischämie • Herzklappeninsuffizienz, Herzklappenstenose

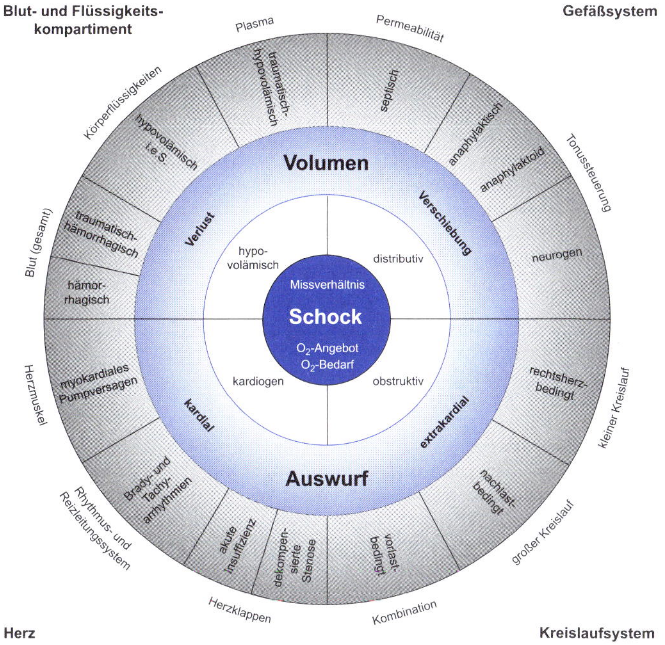

Abb. 5.1 Gegenüberstellung der vier Schockformen (weißes Feld innen) mit den betroffenen Organsystemen (äußere Ecken der Abbildung), den pathophysiologischen Auswirkungen (blauer und grauer Kreis) und den betroffenen Organen bzw. Mechanismen (außerhalb des Kreises) (nach Standl et al.) [F201–038/L143]

Hypovolämischer Schock

- **Absoluter intravasaler Volumenmangel**
  - Akute medizinisch oder traumatisch bedingte Blutungen (Hämorrhagie)
  - Medizinisch oder traumatisch bedingter Verlust von Plasma

Distributiver Schock

- **Relativer intravasaler Volumenmangel**
  - Durch Umverteilung innerhalb des Gefäßsystems aufgrund einer Vasodilatation
  - Durch die Verschiebung des Volumens von intravasal in das Interstitium, verursacht durch eine Permeabilitätsstörung im Gefäßsystem
- Ursachen für den distributiven Schock sind der anaphylaktische, der septische und der neurogene Schock.

Obstruktiver Schock

- **Obstruktion der großen, herznahen Gefäße oder des Herzens selbst**
  - Negative Auswirkungen auf die diastolische oder systolische Funktion des Herzens
  - Reduktion des ventrikulären Füllungsvolumens bzw. des Auswurfs
- Ursache liegt im Gegensatz zum kardiogenen Schock jedoch extrakardial, z. B. Lungenarterienembolie, Perikardtamponade, Spannungspneumothorax, Vena-cava-Kompressionssyndrom, Leriche-Syndrom

Kardiogener Schock

- Kritische Reduktion der kardialen Pumpleistung infolge einer **primär kardialen Funktionsstörung**
- Ursachen:
  - Pathologien an den Herzklappen (Insuffizienz, Stenose)
  - Herzrhythmusstörungen (Bradykardie, Tachykardie)
  - Primär myokardiales Pumpversagen

Diagnostisches Vorgehen

> **!** Der Grund des Schocks ist oft zum Zeitpunkt des Erstkontakts unklar. Ziel des diagnostischen Vorgehens ist es, so schnell wie möglich die Schockform und die genaue Ursache zu erkennen.

Primäre Fragestellung:

- Welche Schockform liegt vor?
- Was ist die konkrete Ursache des Schocks?

> **!** In Anamnese und Untersuchung bei Schockpatienten sollte stets das konsequente Vorgehen nach xABCDE (▶ 2.2.3), SAMPLER (▶ 2.1.3) und OPQRST (▶ 2.1.3) erfolgen.

Anamnese:

- Leitsymptom?
- Begleitsymptome?
- Beginn (akut oder schleichend)?
- Zeitlicher Verlauf?
- Besonderheiten im Beschwerdebild oder Umfeld?

- Vorgeschichte mit Fokus auf
  - Relevante Vorerkrankungen als Hinweis für akutes Schockgeschehen, z. B. Herzinsuffizienz, KHK, bekannte Allergien?
  - Medikation?
  - Infektion?

Körperliche Untersuchung und Vitalparameter:
- Bei anamnesefähigen Patienten fokussierte Untersuchung
- Bei nicht anamnesefähigen Patienten orientierende Untersuchung
- Klinische Hinweise für Perfusionsstörung, z. B. Marmorierung?
- Finden sich Hinweise auf die Schockform oder sogar die Schockursache?

Sonografie:
- Volumenstatus (Füllung von V. Cava inferior und Herzventrikel)
- Orientierende Beurteilung der Pumpfunktion
- Akute Rechtsherzbelastungszeichen?
- Perikarderguss?
- Hinweise auf akute innere Blutung (freie Flüssigkeit)?
- Beurteilung der großen (abdominalen) Gefäße
- Hinweise auf Infektfokus?
- Pneumothorax?

EKG:
- Rhythmus: bradykarde oder tachykardie Herzrhythmusstörung? Hinweise für Bedarfstachykardie?
- Ischämiezeichen?
- Niedervoltage?

Labor:
- Blutgasanalyse
- Blutbild
- Gerinnungswerte
- Serumparameter nach Befund und lokalem Protokoll (Auszug):
  - Ggf. Herzenzyme
  - Ggf. NT-proBNP
  - Nierenretentionsparameter
  - Ggf. Leberenzyme
  - Infektwerte (z. B. Leukozytenzahl, CRP, Procalcitonin)

Bei entsprechendem klinischem Verdacht:
- Sterile Entnahme von Blutkulturen oder ggf. Abstriche (septischer Schock)
- Röntgen- und CT-Diagnostik
- Liquorpunktion

Akuttherapie

Striktes Vorgehen nach xABCDE (▶ 2.2.3) und SAMPLER (▶ 2.1.3). Hierbei werden die Prinzipien **„treat first, what kills first“** sowie **„do no further harm“** konsequent verfolgt. Hierzu gehört auch, dass keine kausalen Therapieansätze auf dem Boden von Vermutungen verfolgt werden. Vielmehr gilt es, mit zunehmendem Erkenntnisgewinn durch Diagnostik und Monitoring **von einer initial symptomatischen Therapie rasch zu einem kausalen Therapieansatz** zu eskalieren (▶ Abb. 5.2), wobei die symptomatische Behandlung auf die Wiederherstellung einer ausreichenden Perfusion abzielt.

5

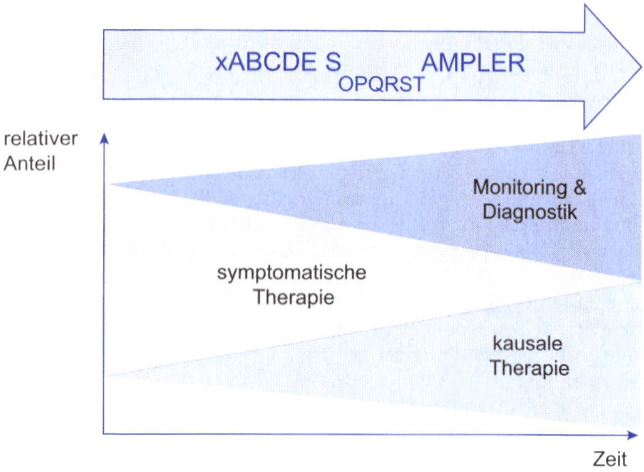

Abb. 5.2 Notfallmanagement: von symptomatischer Behandlung zu kausaler Therapie. xABCDE = Vorgehen nach xABCDE-Schema bei kritischen Patienten (▶ 21.10) und rasche Therapie bis hin zu einer ausführlicheren Anamnese anhand des SAMPLER-Schemas (▶ 2.1.3) [P110/L138]

! Während die klinischen Befunde hinweisend für die Schockform sein können, bestimmt die dahinterstehende Pathophysiologie maßgeblich die Therapie. Aus diesem Grunde müssen die pathophysiologischen Zusammenhänge bekannt sein, um von Beginn an eine adäquate Behandlung zu gewährleisten.

Symptomatische Therapie

Primäres Ziel ist die **Wiederherstellung einer adäquaten Perfusion,** um so rasch wie möglich ein ausreichendes Sauerstoffangebot herzustellen.

Zwar kann der Blutdruck nicht mit der Organperfusion gleichgesetzt werden, doch wird insbesondere der mittlere arterielle Blutdruck (MAD; > 65 mmHg) im klinischen Alltag häufig als Zielparameter verwendet, um die Kreislauftherapie zu steuern.
MAD = Diastolischer Druck + 1/3 × (Systolischer Druck – Diastolischer Druck)

4 Interventionsmöglichkeiten im konventionellen Notfallmanagement (ohne extrakorporale Intervention):

- Intravasales Volumenmanagement
- Steigerung des peripheren Gefäßwiderstandes durch Vasopressoren
- Steigerung der myokardialen Kontraktilität durch Inotropika
- Erhöhung der Sauerstofftransportkapazität durch Erythrozytenkonzentrate (bei transfusionspflichtiger Anämie)

Tab. 5.2 In der Akut- und Notfallmedizin häufig verwendete Medikamente mit direkter Wirkung auf Herz-Kreislauf-System zur Behandlung des Schocks (Auswahl)

Medikament	Indikation	Hauptwirkung	Kommentar
Isotone, balancierte Vollelektrolytlösung	Alle Schockformen mit reduziertem intravasalem Volumen oder reduzierter Vorlast durch Obstruktion	Intravasaler Volumeneffekt mit nachfolgender Steigerung der kardialen Vorlast & des Schlagvolumens	Gesamtinfusionsmenge und Infusionsgeschwindigkeit sind individuell auf die jeweiligen Patienten, die Schockform und den Therapieverlauf anzupassen
Noradrenalin	Alle Schockformen mit reduziertem peripherem Widerstand	Primär Vasokonstriktion, vermittelt über α1-Rezeptoren	Geringfügig positiv inotrope Effekte
Dobutamin	Kardiogener Schock	Positiv inotrope Wirkung, vermittelt über β1-Rezeptoren	Kann zu deutlichem Anstieg der Herzfrequenz führen. Blutdruckabfall möglich, ggf. Indikation zu gleichzeitiger Noradrenalingabe
Adrenalin	Alle Schockformen, wenn andere Katecholamine nicht ausreichend wirksam sind. Mittel der Wahl bei anaphylaktischem Schock. Mittel der Wahl bei Reanimation.	Positiv inotrop, chronotrop sowie vasokonstriktorisch und bronchodilatatorisch wirksam über α1-, β1- und β2-Rezeptoren	Kann zu deutlichem Anstieg der Herzfrequenz führen, wirkt positiv dromotrop!
Glyceroltrinitrat	Kardiogener Schock	Senkung der Vorlast durch NO-vermittelte Vasodilatation	Kopfschmerzen sind eine häufige Nebenwirkung; rasche Toleranzwirkung möglich

Selten kommt nur eine der 4 Möglichkeiten zum Einsatz. In Abhängigkeit von der Ursache ist das richtige Verhältnis der 4 Therapieoptionen zu steuern (Beispiele s. unten). Zudem müssen begleitende Maßnahmen, wie z. B. das Gerinnungsmanagement oder auch die Kortisontherapie in Abhängigkeit von der Schockursache berücksichtigt werden.

Häufige verwendete Medikamente mit direkter Wirkung auf Herz-Kreislauf-System zur Behandlung des Schocks ▶ Tab. 5.2.

Therapie in Abhängigkeit von der Schockform

Unabhängig von der Schockursache gilt es bei allen Schockformen, die Ursache für den Schock rechtzeitig zu erkennen und unter Kenntnis der Pathophysiologie zu behandeln.

Hypovolämischer Schock

- Ziel in der Notaufnahme: Rasche Wiederherstellung der Euvolämie

- Mittel der Wahl: isotone, balancierte Vollelektrolytlösungen
- Im Falle einer Hämorrhagie steht die frühzeitige Blutstillung im Vordergrund; Interventionelle oder operative Eingriffe in Abhängigkeit der Blutungsquelle
- Unter Berücksichtigung eines Ziel-Hb von 7–9 g/dl in akuten Blutungssituationen erfolgt die Gabe von Erythrozytenkonzentraten, Tranexamsäure, Gerinnungsfaktoren und Thrombozyten
- Zusätzliche Gabe von Vasopressoren (Mittel der Wahl: Noradrenalin) oft notwendig

Distributiver Schock

- Ziel in der Notaufnahme: Rasche Wiederherstellung der Euvolämie und eines regelrechten peripheren Gefäßwiderstands
- Mittel der Wahl:
  - Isotone, balancierte Vollelektrolytlösungen
  - Noradrenalin bei Sepsis
  - Adrenalin bei anaphylaktischem Schock
- Weiteres Management bei septischem Schock und Sepsis ▶ 13.1
- Weiteres Management bei anaphylaktischem Schock (▶ 12.1): Begleitmedikation mit Dimetinden und Glukokortikoiden und ggf. β2-Sympathomimetika (inhalativ) angezeigt

Obstruktiver Schock Ziel in der Notaufnahme: Umgehend ursächliche Therapie

- Spannungspneumothorax: Minithorakotomie, Anlage Thoraxdrainage
- Perikardtamponade: Perikarddrainage, ggf. Zuführung zu operativer Entfernung von thrombotischem Material
- Lungenarterienembolie: Thrombolyse, ggf. Zuführung zu interventioneller Thrombektomie
- Vena-cava-Kompressionssyndrom: Linksseitenlagerung
- Leriche-Syndrom: interventionelle, ggf. operative Embolektomie
- Zusätzliche Gabe von Volumen in Form von isotonischen, balancierten Vollelektrolytlösungen

Kardiogener Schock

- Ziel: Rasche Beseitigung der kardialen Schockursache
  - Rhythmusstörung: elektrische Kardioversion oder medikamentöse Therapie
  - Myokardinfarkt: Herzkatheteruntersuchung
  - Herzklappenstenose/-insuffizienz: interventionelle oder operative Therapie
- Symptomatische Behandlung:
  - Einsatz der nichtinvasiven Ventilation (NIV) oder CPAP-Behandlung
  - Katecholamine wie z. B. Dobutamin, Noradrenalin, Adrenalin
  - Differenziertes Volumenmanagement mit isotonen, balancierte, Vollelektrolytlösungen
  - Senkung der Vorlast mit Glyceroltrinitrat
  - Schleifendiuretika: Furosemid als Mittel der Wahl

Disposition

- Verlegung des Patienten auf die Intensivtherapiestation nach initialer Behandlung und Stabilisierung im Schockraum.
- In Abhängigkeit der Schockursache kann abgesehen von den Interventionen im Schockraum auch die umgehende Verlegung in den OP notwendig sein.

- Ist der Grund für den Schock innerhalb der eigenen Klinik nicht behandelbar, umgehende Verlegung in die nächstgelegene geeignete Klinik, insbesondere bei Indikationsstellung extrakorporaler Ersatzverfahren sowie interventioneller bzw. operativer Behandlung.

5.2 Thoraxschmerz

Marian Poetzsch, Steffen Herdtle

First View
- Patient hämodynamisch stabil?
- Atemabhängige Schmerzen?
- Begleitsymptome (Luftnot, Schwindel, kaltschweißig)?
- Schmerzskala?

Arbeitsauftrag für die Notaufnahme
- Schnelle Abklärung gefährlicher Ursachen
- Schnelle Klärung, welche weitere Diagnostik nach dem ersten EKG (< 10 Min. nach Eintreffen!)
- Disposition (richtige Fachrichtung, richtige Intervention, weiterführendes Procedere – ambulant oder stationär)

Definition
Brustschmerz ist eines der häufigsten Symptome in der Notaufnahme: 3–6 % der Notfall-Patienten stellen sich mit dem Leitsymptom „Thoraxschmerzen" vor. 20 % davon haben als Ursache ein Akutes Koronarsyndrom.

Differenzialdiagnosen

! Red-Flag-Diagnosen Thoraxschmerz
RAPID +:
- **Ruptur des Ösophagus**
- **Arterienembolie (Lungenembolie)**
- **Pneumothorax mit Spannungssymptomatik**
- **Infarkt (Akutes Koronarsyndrom)**
- **Dissektion der Aorta**

\+ Perikardtamponade

Weitere häufige Differenzialdiagnosen:
- Pneumothorax (ohne Spannungskomponente)
- Gastritis
- BWS-Syndrom („BWS-Blockade")
- Interkostalneuralgie
- Angstanfall und Somatisierungsstörung

5

Ätiologie

- **Herz- und Gefäße:** Akutes Koronarsyndrom, Aortendissektion, Lungenembolie, Perikarditis, Perikarderguss, Myokarditis, Arrhythmie
- **Lunge:** Pneumothorax, Pleuritis, Pneumonie, Pneumomediastinum
- **Gastrointestinal:** Gastrointestinaler Reflux, Ösophagusspasmen, Ösophagusruptur, Ulkusleiden, Gastritis, Cholezystitis, Milzinfarkt
- **Muskuloskelettal:** Trauma, Interkostalneuralgie, Costochondrales Syndrom, BWS-Syndrom
- **Psychosomatische Störungen:** Angstanfall, Hyperventilation, Somatisierungsstörung

Diagnostisches Vorgehen

Fragen zu Beginn

- Brustschmerzen atemabhängig?
- Seit wann?
- Plötzlicher oder langsamer Verlauf?
- Schmerzskala?
- Gleichbleibende Schmerzstärke (ab-/zunehmend)?
- Wo ist das 12-Kanal-EKG? EKG-Ableitung ▶ 4.1.1.

> **!** Die wichtigste Untersuchung beim Thoraxschmerz gleich am Anfang ist das korrekt geschriebene (!) **12-Kanal-EKG.**

Anamnese und Untersuchung Typische Präsentationen der Red-Flag-Diagnosen sind einfach zu diagnostizieren. Schwierig werden die atypischen Präsentationen.

- xABCDE und SAMPLER-Schema (Symptome, Allergien, Medikamente, Präexistente Erkrankungen, Letzte Mahlzeit, Ereignishergang, Risikofaktoren)
- Erstereignis?
- Ausstrahlung?
- Bewegungsabhängig?
- Unterscheidung sinnvoll in:
  - **Kardialer Schmerz:** Intensives dumpfes Engegefühl oder heftigster brennender Schmerz retrosternal atem-, lage- und bewegungsunabhängig, ggf. mit Ausstrahlung in Schulter, Arme, Rücken oder Hals, teilweise mit vegetativer Symptomatik wie Schweißausbruch oder Erbrechen – ggf. nur vegetative oder atypische Beschwerden möglich.
  - **Pleuritischer Schmerz:** Bei pulmonaler bzw. extrakardialer Genese (z. B. Lungenarterienembolie, Pneumothorax, Pneumonie, Pleuritis, Perikarditis); scharfer Schmerz, verstärkt sich bei Husten oder tiefer Inspiration.
- Schmerz auf Druck auslösbar?
- Fieber, Schüttelfrost, Erkältungsanamnese?
- Körperliche Untersuchung und Vitalparameter:
  - Auskultation: Klappengeräusche (Endokarditis?), pulmonale Rasselgeräusche? Abgeschwächtes Atemgeräusch?
  - Gestaute Halsvenen (Spannungspneumothorax? Einflussstauung? Herzinsuffizienz?)
  - Periphere Ödeme?
- EKG: Ischämiezeichen?

EKG-Beurteilung bei akuter Myokardischämie

- Neue signifikante **ST-Hebungen:** ST-Hebung > 0,1 mm in zwei zusammengehörigen Ableitungen und/oder in Ableitung V_2/V_3 > 0,25 mm bei Männern < 40 J./0,2 mm bei Männern > 40 J./0,15 mm bei Frauen
- Bei V. a. **Rechtsherz- oder posterioren Myokardinfarkt** 12-Kanal-EKG mit Rechtsableitung rV_3 und rV_4 bzw. mit V_7–V_9; bei isoliertem Hinterwandinfarkt ST-Senkung ≥ 0,5 mm in V_1–V_3 und ST-Hebung ≥ 0,5 mm in V_7–V_9
- Bei **Schenkelblock** Beurteilung nach *Sgarbossa/Smith*-Kriterien: konkordante ST-Hebung > 1 mm in Ableitungen mit positivem QRS-Komplex, konkordante ST-Senkung ≥ 1 mm in V_1–V_3, abweichende ST-Senkung ≥ 5 mm in Ableitungen mit einem negativen QRS-Komplex
- Bei Ischämie aufgrund eines Verschlusses der **linken Koronararterie** oder einer Mehrgefäßerkrankung ST-Senkung ≥ 1 mm in 8 oder mehr Ableitungen zusammen und ST-Hebung in aVR und/oder V_1
- Bei **Perikarditis** atypische ST-Hebungen ohne Zuordnung zu einem Versorgungsgebiet
- Bei unspezifischen Hebungen ist eine individuelle Prüfung erforderlich, im Zweifel Expertenrat einholen!

- Röntgen/CT
  - Kein Standardröntgen bei Thoraxschmerz
  - Indikation Röntgen: Pneumothorax, Pneumonie, Herzinsuffizienz mit Dyspnoe
  - Indikation CT-Thorax: Lungenembolie, Aortendissektion, Ösophagusruptur
- Lungensonografie: Pneumothorax? Pneumonie?
- Echokardiografie (orientierend)
  - Perikarderguss?
  - Visuelle Pumpfunktion?
  - Wandbewegungsstörungen?
  - Rechtsherzbelastung?
  - Hinweise Aortendissektion, Füllungszustand der Vena cava
- Laborchemische Untersuchung
  - Blutbild, Elektrolyte, CK, Nieren- und Schilddrüsenwerte, Transaminasen, Gerinnung
  - Bestimmung des high-sensitive Troponin (hs-cTn)
    - Kontrolle nach einer oder alternativ nach 2 h.
    - Symptome > 3 h und erste gemessene Troponin-Wert sehr niedrig (die Grenzwerte sind herstellerabhängig) → Entfall der Kontrolle
  - D-Dimere: nicht standardmäßig, sondern nur bei nach Wells-Score mittelgradigem V. a. eine Lungenembolie (▶ 7.6.7). Eine Aortendissektion kann erhöhte D-Dimere haben, muss aber nicht. Daher ist ein Normalwert kein Rule-Out für dieses Krankheitsbild.
  - Weitere Biomarker werden nicht mehr empfohlen.

! **Keine** routinemäßige D-Dimer-Bestimmung.

Akuttherapie
Bei spezifischer Ursache entsprechende Therapie (s. in den entsprechenden Kapiteln).

Disposition
- STEMI → Herzkatheter (sofort nach EKG-Feststellung erfolgt die Kontaktaufnahme mit dem diensthabenden interventionellen Kardiologen)
- Akutes Koronarsyndrom: HEART-Score (▶ 7.4)
- Lungenembolie: gemäß S-PESI-Score (▶ 7.6.7)
- Aortendissektion: Kontaktaufnahme mit Herz-/Thorax-/Gefäßchirurgie

5.3 Kurzzeitiger Bewusstseinsverlust

Dorothea Sauer

First View
- Patient hämodynamisch stabil? Wenn nein → Schock (▶ 5.1)
- GCS 15? Wenn nein, dann **keine** Synkope → Bewusstseinsstörung (▶ 5.11)
- Begleitsymptome (Thoraxschmerz, Luftnot, Palpitationen)? Wenn ja → High Risk!

5

Arbeitsauftrag für die Notaufnahme
Ziel ist eine schnellstmögliche Erkennung lebensbedrohlicher Ursachen und Abgrenzung von Differenzialdiagnosen. Synkopen werden nach ESC in High Risk, Intermediate Risk und Low Risk eingeteilt. Präsynkopen/Kollaps werden wie Synkopen abgeklärt.

Definition
Vorübergehender Bewusstseinsverlust (TLOC= Transient Loss of Consciousness) im Rahmen einer zerebralen Hypoperfusion. Vorboten eines Bewusstseinsverlustes (Schwindel, Hitzewallung etc.), häufig als Präsynkope bezeichnet, werden wie ein TLOC abgeklärt!
Kennzeichen:
- Schneller Beginn
- Kurze Dauer
- Spontane und komplette Remission

Differenzialdiagnosen
Gefährliche nicht verpassen:
- Subarachnoidalblutung
- Basilaris-TIA (TIA = transitorische ischämische Attacke)
- Kardiale Synkope
- Myokardinfarkt
- Aortendissektion
- Lungenembolie
- Extrauterine Schwangerschaft
- Traumatischer Bewusstseinsverlust → Schädel-Hirn-Trauma (▶ 14.7)

Weitere Differenzialdiagnosen:
- Epilepsie
- Psychogener Anfall

Ätiologie
- Kardiale Ursache:
  - Rhythmogen (AV-Blockierungen, Long-QT-Syndrom, Brugada-Syndrom, Sinusknotensyndrom etc.)
  - Strukturell/mechanisch (Klappenvitien, obstruktive Kardiomyopathie, Myokardinfarkt, Lungenembolie etc.)
- Orthostatisch:
  - Autonome Dysregulation
  - Volumenmangel
  - Medikamenteninduziert
- Neurokardiogen:
  - Vasovagal (durch Vagusreizung)
  - Situationsbedingt
  - Karotissinus-Syndrom

Diagnostisches Vorgehen
Fragen zu Beginn
- War es ein Bewusstseinsverlust?
- War es wirklich eine Synkope (siehe oben)?
- Wenn es eine Synkope war: In welche Risikogruppe gehört der Patient?

Präsynkopen werden wie Synkopen behandelt.

Anamnese und Untersuchung
- **Anamnese zum Ereignis:**
  - Was war vor der Synkope? (Ort, Stress, Sitzen oder Stehen, Husten, Bewegung, Nackenbewegung)
  - Was war während der Synkope? Frage an Zeugen (Initialschrei, Dauer, Bewegungen)
  - Wie verlief die Phase nach der Bewusstlosigkeit? (Reorientierung, Schläfrigkeit, neurologische Ausfälle)
- **Vorgeschichte:**
  - Herzerkrankungen?
  - Bekannte Synkopen?
  - Plötzlicher Herztod in der Familienanamnese?
- **Körperliche Untersuchung** (insbes. Herzgeräusche!) und Vitalparameter
- **EKG:**
  - Rhythmus: Vorhofflimmern? Vorhofflattern? Ventrikuläre Rhythmusstörungen?
  - Überleitungszeiten: AV-Blockierung? QT-Zeit? QRS-Dauer (Schenkelblöcke)?
  - Ischämiezeichen
  - Zeichen einer Kardiomyopathie: V. a. Zeichen einer hypertrophen obstruktiven Kardiomyopathie (HOCM)

! **Keine** routinemäßige Blutentnahme vor Anamnese und Untersuchung!

Weiterführende Diagnostik in der ZNA

- Blutdruckmessung im Liegen und im Stehen: Pathologisch: RR-Abfall mehr als 20 mmHg syst. oder 10 mmHg diast. oder unter 90 mmHg syst.
- Bei entsprechendem klinischem Verdacht:
  - D-Dimer bei V. a. Lungenembolie (▸ 7.6.7)
  - BGA bei V. a. Hypoxie, Hb bei V. a. Anämie etc.
  - Echo bei V. a. Herzerkrankung
  - Neuro-Konsil, wenn V. a. Basilaris-TIA oder Krampfanfall

Risikobewertung Bei unklarer Ursache erfolgt eine Risikostratifizierung nach High Risk und Low Risk, ▸ Tab. 5.3. Einige Patienten lassen sich weder High noch Low Risk zuordnen und verbleiben in der sog. Intermediate Risk Gruppe.

Akuttherapie

Bei eindeutiger Ursache, entsprechende Therapie:

- Kardial: Evaluation Schrittmachertherapie, Revaskularisation, Klappenintervention etc.
- Orthostatisch
  - Autonome Dysregulation: Diabetes mellitus? Parkinson?
  - Volumenmangel: Volumentherapie
  - Medikamenteninduziert: Re-Evaluation der Dauermedikation
- Neurokardiogen
  - Vasovagal (durch Vagusreizung): Aufklärung über Vermeidung entsprechender Situationen, Training von Manövern
  - Situationsbedingt: Aufklärung über Vermeidung entsprechender Situationen, Training von Manövern
  - Karotissinus-Syndrom: Aufklärung über Vermeidung entsprechender Situationen, Training von Manövern

Bei unklarer Ursache: Symptomatische Therapie.

Disposition

Bei eindeutiger Ursache entsprechend der Verdachtsdiagnose (Bsp. AV-Blockierung: Evaluation Herzschrittmacher).

Bei unklarer Ursache:

- In allen 4 Kategorien (▸ Tab. 5.3) nur Low-Risk-Kriterien → Entlassung
- In einer Kategorie 1× High-Risk-Kriterium → stationäre Aufnahme und weitere Diagnostik (Ischämiediagnostik, Echokardiografie, LZ-EKG etc.)

Bei unklarer Ursache und weder High- noch Low-Risk-Kriterien → Beobachtungsstation/Synkopen-Einheit zur weiteren Diagnostik. EKG-Monitoring über 12–24 h, orientierende Echokardiografie, RR alle 15 Min., ggf. kardiologisches Konsil.

Tab. 5.3 Risikostratifizierung Synkope anhand von 4 Kategorien

Low Risk	High Risk
1: Anamnese zum Ereignis	
• Nach unangenehmen Gerüchen, Bildern, Schmerzen, Geräuschen • Während des Essens • Bei Menschenansammlungen/ warmen Plätzen • Bei vorheriger autonomer Gegenregulation (Blässe, Schweißausbruch, Übelkeit) • Kopfdrehung • Aufstehen aus dem Liegen oder Sitzen	**Major:** • Neuer Thoraxschmerz, Atemnot, Bauchschmerz, Kopfschmerz • Synkope bei körperlicher Anstrengung • Palpitationen mit darauffolgender Synkope **Minor:** • Keine Warnsymptome oder diese < 10 Sek. • Familienanamnese für plötzlichen Herztod • Synkope im Sitzen
2: Vorgeschichte/Vorerkrankungen	
• Bekannte vergleichbare Synkopen in der Vorgeschichte • Keine Herzerkrankung	**Major:** Schwere Herzerkrankung und KHK (Herzinsuffizienz, niedrige Ejektionsfraktin (EF), Z. n. Myokardinfarkt)
3: Körperliche Untersuchung	
Unauffällig	**Major:** • Unklarer Blutdruck < 90 mmHg systolisch • Hinweise auf GI-Blutung • Bradykardie < 40/Min. ohne dies durch Trainingszustand erklären zu können • Nicht diagnostiziertes systolisches Herzgeräusch
4: EKG	
Normales EKG	**Major:** • Akute Ischämie • AV-Block Mobitz oder III° • HF < 40/Min. oder repetitive Pausen > 3 Sek. • VT (dauerhaft oder intermittierend) • Schenkelblock, ventrikuläre Hypertrophie oder Q-Zacken mit KHK oder Kardiomyopathie vereinbar • ICD-Dysfunktion • Brugada Typ 1 • QTc > 460 ms **Minor** (nur wenn die Anamnese mit einer arrhythmogenen Synkope vereinbar ist): • AV-Block Wenckebach oder I° • Milde Bradykardie > 40/Min., asymptomatisch in der Notaufnahme • Paroxysmale SVT oder Vorhofflimmern • Atypische Brugada-Muster • T-Negativierungen über den rechtsventrikulären Ableitungen (V. a. ARVC)

5.4 Palpitationen

Guido Michels

First View
- Vitale Bedrohung/Kreislauf instabil? Ja → Schock (▶ 5.1)
- Schwindel/Luftnot/Brustschmerz? Ja → Zeichen der hämodynamischen Relevanz!
- EKG-Aufzeichnung vom Rettungsdienst? Ja → Foto für Patientenakte

Arbeitsauftrag für die Notaufnahme

Ziel ist eine schnellstmögliche Erkennung lebensbedrohlicher Ursachen (z. B. ventrikuläre Tachykardie) und Abgrenzung von Differenzialdiagnosen (z. B. benigne Extrasystolie).

Definition

Unter Palpitationen („Herzstolpern") wird meist das subjektive Gefühl verstanden, dass das Herz zu schnell oder unregelmäßig schlägt. Da es sich um Herzrhythmusstörungen bzw. kardiale Arrhythmien handelt, sollte bei allen Patienten ein 12-Kanal-EKG mit Rhythmusstreifen durchgeführt werden.

5

! Palpitationen sind meist Ausdruck von tachykarden und/oder arrhythmischen Herzrhythmusstörungen, welche sowohl benigner (z. B. Extrasystolie) als auch maligner (z. B. ventrikuläre Tachyarrhythmie bis plötzlicher Herztod) Natur sein können.

Differenzialdiagnosen

Gefährliche nicht verpassen:
- Ventrikuläre Arrhythmien
- Sinustachykardie aufgrund von Sepsis, Thyreotoxikose u. a.

Einteilung von Herzrhythmusstörungen:
- **Frequenz:** tachykarde und bradykarde Rhythmusstörungen
- **Ursprung:** supraventrikuläre und ventrikuläre Rhythmusstörungen
- **Breite des QRS-Komplexes:** Schmal- (QRS-Dauer von ≤ 120 ms) und Breitkomplex-Arrhythmien (QRS-Dauer von > 120 ms)
- **Hämodynamik:** Hämodynamisch stabile und instabile Rhythmusstörungen

Oft praktiziert: Einteilung nach dem Ursprungsort, ▶ Tab. 5.4.

Arrhythmogene Mechanismen: Meistens besteht eine Kreiserregung, sog. Reentry. Selten handelt es sich um eine getriggerte Aktivität oder eine abnorme Automatie (▶ Tab. 5.5).

Ätiologie

- Kardiale Ursachen:
  - Koronare Herzkrankheit
  - Kardiomyopathien
  - Herzklappenvitien

Tab. 5.4 Einteilung von Herzrhythmusstörungen nach dem Ursprungsort

Art der Herzrhythmusstörung	Beispiele
Supraventrikuläre oder atriale Tachyarrhythmien	Adäquate/inadäquate Sinustachykardie, Vorhofflattern/-flimmern, supraventrikuläre Extrasystolie, fokale atriale Tachykardie, multifokale atriale Tachykardie
Atrioventrikuläre (AV) Arrhythmien	AV-junktionale Tachykardien/AV-Knoten-Reentry-Tachykardien (AVNRT) oder AV-Reentry-Tachykardie (AVRT) bei Präexzitation bzw. mit akzessorischer Leitungsbahn
Ventrikuläre Arrhythmien	Mono-/polymorphe ventrikuläre Tachykardien (VT), Torsade-de-pointes-Tachykardien, Kammerflimmern, ventrikuläre Extrasystolie, nicht anhaltende (non-sustained, Dauer <30 Sek.), anhaltende VT (sustained, Dauer ≥30 Sek.)

Tab. 5.5 Arrhthymogene Mechanismen

	Mikro-/Makro-Reentry	Getriggerte Aktivität	Abnorme Automatie
Pathologisches Korrelat	Mit oder ohne anatomisches Korrelat, d. h. anatomischer oder funktioneller Reentry	Zellmembran/Nachdepolarisationen	Zellmembran: gesteigerte Automatie von Schrittmacherzellen oder spontane Depolarisationen von Zellen des Arbeitsmyokards
Beispiel	AV-Knoten-Reentry-Tachykardie, Vorhofflimmern	Torsade-de-pointes-Tachykardie bei Long-QT-Syndrom	Sinustachykardie

  - Herztrauma (Contusio cordis)
  - Arterielle Hypertonie
  - Zustand nach Thorax-/Herzoperationen
- Extrakardiale Ursachen
  - Hyperthyreose
  - Fieber
  - Störung des Elektrolythaushaltes (insbes. Hypokaliämie)
  - Alkohol-/Drogenkonsum
  - Arrhythmien ohne pathologischen Organbefund als somatoforme autonome Funktionsstörung des kardiovaskulären Systems (z. B. Panik, Angst, posttraumatisches Belastungssyndrom)

Diagnostisches Vorgehen

Anamnese und Untersuchung

- Kardiovaskuläre Vorgeschichte: z. B. koronare Herzkrankheit, bekannte Arrhythmien, arterielle Hypertonie, Assoziation mit einer Synkope oder Schwindel

- Extrakardiale Vorgeschichte: z. B. Schilddrüsenerkrankungen, Anämie, psychosomatische/emotionale Belastungs-/Stresssituation
- Medikamentenanamnese: insbes. Frage nach Kardiaka oder neuen – insbes. QTc-Zeit verlängernden – Medikamenten (z. B. Antibiotika, Antidepressiva, Neuroleptika)
- Drogenanamnese: z. B. Amphetamine, Kokain, Lysergsäurediethylamid (LSD), Ecstasy
- Familienanamnese: Frage nach plötzlichem Herztod in der Familie?
- Warm-up- und Cool-down-Phänomen als Hinweis für eine Automatie-Tachykardie (z. B. fokal atriale Tachykardie)
- On-off-Phänomen als Hinweis für eine Reentry-Tachykardie (plötzlicher Beginn und abruptes Ende der Tachykardie, „wie ein Schalter")
- Körperliche Untersuchung (insbes. Herzgeräusche!) und Vitalparameter
- Lungenauskultation: Lungenödem?
- Zeichen der kardialen Dekompensation? z. B. Beinödeme

> **!** Besonders Patienten mit ventrikulärer Extrasystolie empfinden die postkompensatorische Pause als sehr unangenehm („ich habe das Gefühl, dass das Herz stehen bleibt").
> Weitere mögliche Symptome in Zusammenhang mit Palpitationen: z. B. Dyspnoe, pektanginöse Beschwerden, Schwindel, Synkope.

5

- Labor: insbes. Elektrolyte, Blutbild (Hämoglobin), Nierenretentionsparameter, Blutzucker, Schilddrüsenparameter, ggf. Troponin bei zusätzlichen pektanginösen Beschwerden
- EKG:
  - EKG vom Rettungsdienst/Hausarzt geben lassen!
  - 12-Kanal-EKG mit Rhythmusstreifen
- Ggf. Fahrradergometrie zur Evaluierung belastungsinduzierter Arrhythmien und bei Verdacht auf eine chronotrope Inkompetenz
- Ggf. Durchführung einer Langzeit-EKG-Untersuchung, ggf. Diskussion Event-Recorder

> **Strukturierte Beurteilung des 12-Kanal-EKGs**
> 1. Rhythmus: rhythmisch oder arrhythmisch?
> 2. Bestimmung des QRS-Lagetyps?
> 3. Erregungsüberleitungsstörungen: AV-Blockierungen?
> 4. Erregungsausbreitungsstörung (QRS), z. B. Schenkelblockierungen?
> 5. Erregungsrückbildungsstörungen (ST), z. B. Ischämiezeichen?
> 6. Bestimmung/Evaluation der Zeiten: PQ-Zeit, QRS-Zeit, QTc-Zeit
> 7. Sonstige Auffälligkeiten, z. B. Delta-Welle, J-Wave-Syndrom, Brugada, Epsilon-Welle?

- Fokussierte Echokardiografie:
  - Ausschluss/Nachweis von strukturellen Herzerkrankungen: diastolische/systolische Dysfunktion, ggf. Zeichen der Tachykardiomyopathie als Folge einer länger bestehenden Tachyarrhythmie
  - Ausschluss/Nachweis von Vitien

Patienten die eigenen EKGs (mit dem Handy) fotografieren lassen. So hat der Patient eine Dokumentation immer dabei.

Akuttherapie

Bei eindeutiger Ursache entsprechende Therapie:

- **Herzkatheteruntersuchung** bei Ischämiezeichen
- **Kalium-Substitution** bei Hypokaliämie
- **Vagusstimulationsmanöver** bei atrialen oder AV-Arrhythmien
  - Valsalva-Press-Versuch: bevorzugt mit anschließender Rückenlage mit hochgelagerten Beinen (modifiziertes Valsalva-Manöver)
  - Wenn vagale Manöver fehlschlagen, wird die Gabe von Adenosin empfohlen
  - Wenn vagale Manöver fehlschlagen und Gaben von Adenosin fehlschlagen, sollte die Gabe von Betablockern oder Verapamil i. v. erwogen werden
- **Medikamentöse antiarrhythmische Differenzialtherapie:**
  - Adenosin als Mittel der Wahl bei „rhythmischen" Schmalkomplextachykardien, Dosierung: 6–18 mg rasch i. v.
  - Betablocker (Esmolol oder Metoprolol) als Mittel der Wahl bei „arrhythmischen" Schmalkomplextachykardien, meist Tachyarrhythmia absoluta, Dosierung: 5–15 mg Metoprolol i. v. **KI:** dekompensierte Herzinsuffizienz.
  - Verapamil als Alternative zur Behandlung von supraventrikulären Tachykardien, Dosierung: 2,5–10 mg langsam i. v.; bei einer Breitkomplextachykardie unbekannter Ätiologie wird von der Gabe von Verapamil abgeraten. **KI:** bestehende Hypotonie und/oder linksventrikuläre Dysfunktion.
  - Amiodaron als Mittel der Wahl bei Breitkomplextachykardien, Dosierung: 5 mg/kg KG bzw. 300 mg/70 kg KG langsam i. v.; die Gabe von Amiodaron i. v. verlängert das QTc-Intervall, das Auftreten von Torsade-de-pointes-Tachykardien ist jedoch selten.
- **Elektrotherapie:** Frühzeitige Defibrillation/Kardioversion im Falle einer hämodynamischen Instabilität
- **Antikoagulation:** Abhängig vom individuellen Risiko und der Arrhythmie
- **Vorstellung Kardiologie:** ggf. elektrophysiologische Untersuchung/Ablationstherapie

! Idealerweise sollte **nicht** mehr als ein Antiarrhythmikum verabreicht werden. Im ersten Trimester einer Schwangerschaft sollte möglichst auf jegliche Antiarrhythmika verzichtet werden.

5

Disposition

Nach erfolgreicher Therapie einer supraventrikulären Tachykardie ist eine ambulante Weiterbehandlung möglich.

Bei ventrikulären Tachykardien immer Rücksprache mit der Kardiologie und dann meist stationäre Aufnahme.

5.5 Akute Atemnot

Julia Miller

First View

- Patient hämodynamisch instabil? Ja → Schock (▶ 5.1)
- Zeichen des obstruktiven Schocks bei V. a. Spannungspneu? Ja → sofortige Entlastung anstreben! (▶ 4.2.6)
- Atemwegsverlegung? Ja → Atemwege frei machen/sichern
- Drohendes/manifestes Atemversagen? Ja → nichtinvasive/invasive Beatmung einleiten
- Sepsis-Kriterien (▶ 13.1) erfüllt? Ja → frühzeitige Antibiose anstreben
- V. a. Infektiösität? Ja → Eigenschutz, Isolation

Arbeitsauftrag für die Notaufnahme

Diagnostisches Vorgehen nach xABCDE und schnelle Einleitung von Sofortmaßnahmen je nach Erkrankungsschwere und vermuteter Ursache. Die High-Risk-Diagnosen sind meist pulmonaler oder kardialer Genese und lassen sich mittels PoCUS rasch erhärten bzw. ausschließen. Daher sollte jeder Patient mit Dyspnoe so schnell wie möglich einem PoCUS unterzogen werden.

Definition

Akute Atemnot bzw. Dyspnoe ist eine subjektiv wahrgenommene erschwerte Atmung. Sie kann sich in verschiedenen Schweregraden äußern, bei starker oder geringer Belastung, in Ruhe, in verschiedenen Positionen wie im Sitzen oder Liegen.

Patienten können jedoch auch eine lebensbedrohliche Erkrankung haben ohne subjektive Atemnot. Objektive Parameter zur Beurteilung der Atemnot:

- Verstärkte Inanspruchnahme der Atemhilfsmuskulatur
- Erhöhte Atemfrequenz
- Klinische Zeichen der Oxygenierungsstörung (wie Zyanose, Angina pectoris, Kopfschmerz, Vigilanzstörung)
- Klinische Zeichen der Kohlendioxidretention (z. B. Vigilanzminderung, verminderter Atemantrieb)

Ca. 7 % der Patienten, die sich in Notaufnahmen vorstellen, klagen über Dyspnoe.

Differenzialdiagnosen

Kardiale Genese:

- Akutes Koronarsyndrom
- Linksführende kardiale Dekompensation → Lungenödem
- Rechtsführende kardiale Dekompensation → Pleuraerguss

- Dekompensierte Herzklappenvitien
- Myo-/Perikarditis

Pulmonale Genese:
- Atemwegsverlegung z. B. bei Anaphylaxie, Fremdkörperaspiration, Vocal Cord Dysfunction (VCD), thermische Verletzung bei Rauchgasintoxikation
- Entzündliche Genese wie z. B. bakterielle/virale Pneumonie, COP (kryptogen organisierende Pneumonie)
- Pneumothorax mit oder ohne Spannungskomponente
- Restriktive Lungenerkrankungen wie Lungenfibrose
- Obstruktive Lungenerkrankungen wie Asthma/COPD (chronisch obstruktive Lungenerkrankung)
- Lungenembolie
- Toxisches Lungenödem bei Reizgasinhalation

Extrathorakale Genese:
- Zwerchfellhochstand (z. B. bei Adipositas, Aszites, Hepato-/Splenomegalie, Zwerchfellhernie, Magenhochstand)
- Thorakale raumfordernde Prozesse wie Tumoren, ggf. mit Einblutung
- Metabolische Azidose
- Psychische Genese mit einhergehender Hyperventilation
- Anämie

Wichtige Parameter zur Einschätzung der vitalen Bedrohung einer Dyspnoe:
- Atemfrequenz < 6/Min. oder > 20/Min.
- Sauerstoffsättigung < 90 %
- Akutes Einsetzen und rasche Dynamik der Dyspnoe

Klinische Zeichen, relevante Tests und Management wichtiger Differenzialdiagnosen ▶ Tab. 5.6.

Diagnostisches Vorgehen

- Vitalparameter (insbes. SpO_2 und Atemfrequenz, Herzfrequenz, RR)
- BGA (pH, pO_2, pCO_2, [metabolische Azidose?], Hb, CO-Hb)
- Notfallsonografie: B-Linien (= Flüssigkeit in den Alveolen), Lungengleiten (Pneumothorax), Pleuraerguss, EF, Perikarderguss, Rechtsherzbelastung, Blutungszeichen (FAST)
- EKG
- Labor: entsprechend der Verdachtsdiagnose, Blutkulturen
- Ggf. Rö/CT-Thorax

! Für eine initiale Einschätzung ist eine venöse BGA ausreichend!

Akuttherapie

A: Atemwege frei machen und freihalten, ggf. Absaugen, Oberkörperhochlage

B:
- Bei Spontanatmung und AF < 25/Min.: Sauerstoffgabe, Ziel SpO_2 > 90 %, Nasenbrille/Reservoirmaske

Tab. 5.6 Klinische Zeichen, relevante Tests und Management wichtiger Differenzialdiagnosen

DD	Anamnestische und klinische Zeichen	Diagnostik	Management
Akutes Koronarsyndrom	• Angina pectoris, Kaltschweißigkeit, Beklemmung, thorakales Engegefühl • Erhöhtes Risikoprofil (z. B. Heart-Score) • Zeichen der kardialen Dekompensation (Ödeme, Anasarka, feuchte Rasselgeräusche bds.)	• EKG • Troponin • Echokardiografie • Koronarangiografie • Kardio-CT	Koronarangiografie ggf. mit Stent-Implantation Thrombozytenaggregationshemmer, (Lyse)
Lungenembolie (LAE)	• Schlagartiges Auftreten, Thoraxschmerzen • Synkope, Hypotonie, Tachykardie, Tachypnoe • Halsvenenstauung, einseitige Beinschwellung mit Druckschmerz, Rötung, Überwärmung • Erhöhtes Risikoprofil (Wells-Score für LAE)	• PoCUS • D-Dimer • Dopplersonografie der tiefen Beinvenen • CT-Angiografie Thorax	• i. v.-Lyse • Katheter-gestützte Lysetherapie
Pneumonie	• Husten, Auswurf, Fieber • Kontaktanamnese • Feuchte, klingende Rasselgeräusche	• PoCUS • Rö-Thorax • CT-Thorax nativ • Labor • Blutkulturen • Erregerdiagnostik Sputum/Urin	• Beginn antibiotische Therapie • Inhalation
Aspiration	• Husten, Rasselgeräusche • Reste von Fremdkörper in Mund und Rachen • Auftreten in Zusammenhang mit Erbrechen, Blutung, oder Nahrungsaufnahme bei Patienten mit Dysphagie	• PoCUS • Rö-Thorax • Bronchoskopie	• Absaugen/Bronchoskopische Extraktion • Breitbandantibiose
(Spannungs-) Pneumothorax	• Halsvenenstauung, fehlendes einseitiges Atemgeräusch oder Atemexkursion, Trachealdeviation, hypersonorer Klopfschall, trockener Husten • Risikofaktoren wie z. B. COPD	• PoCUS • Rö-Thorax • CT-Thorax	Beobachtung/ Entlastung
Exazerbierte COPD	• Verlängerte Exspiration, Silent Lung, Obstruktive Nebengeräusche, „Emphysemblasen", Fassthorax, Unruhe • Nikotinanamnese, COPD als Vorerkrankung	• BGA • Rö-Thorax • CT-Thorax nativ	• Inhalation Bronchodilatatoren • Kortisonstoßtherapie • NIV/High Flow

Tab. 5.6 Klinische Zeichen, relevante Tests und Management wichtiger Differenzialdiagnosen *(Forts.)*

DD	Anamnestische und klinische Zeichen	Diagnostik	Management
Exazerbiertes Asthma bronchiale	• Verlängerte Exspiration, obstruktive Nebengeräusche • Asthmaanamnese, Auslöser (z. B. Allergie, Belastung, Kälte)	• BGA • Rö-Thorax	• Inhalation Bronchodilatatoren • Ggf. NIV
Atemwegsverlegung	• Inspiratorischer Stridor • Bekannte Allergie • Zeichen der Epiglottitis (hohes Fieber, kloßige Sprache, Speichelfluss)	Fiberoptische Inspektion	• Fremdkörperentfernung • Inhalation von Adrenalin • Anaphylaxietherapie • Intubation/ Notfallkoniotomie
Pleuraerguss	Fehlendes basales Atemgeräusch/gedämpfter Klopfschall	PoCUS	Entlastungspunktion
Hyperventilationssyndrom	• Angst, Panik • Tachypnoe • Kribbelparästhesien Hände und Füße sowie perioral • Pfötchenstellung, Muskelkrämpfe	• BGA • Ausschluss gefährlicher DD	• Beruhigung, „Herunterreden" • Kontrollierte Rückatmung
Anämie	• Blutungszeichen (z. B. Kaffeesatzerbrechen; vaginale, rektale Blutabgänge, Teerstuhl) • B-Symptomatik • Antikoagulation • Synkope, Vigilanzminderung, Blässe, funktionelles Strömungsgeräusch kardial	• Labor: BGA (Laktat), Blutbild, Gerinnung, Blutgruppe, Kreuzblut • Abklärung Blutungsursache (z. B. FAST-Sonografie, rektaldigitale Untersuchung, Sono, CT, Notfallgastroskopie)	• Erythrozytentransfusion bei Hb < 5 mmol/l und physiologischen Transfusionstriggern wie Dyspnoe; ggf. FFP • Ggf. Endoskopische Blutstillung • Koagulopathie behandeln

5

- Bei Spontanatmung, aber AF > 25: nichtinvasive Beatmung, High-Flow-Therapie
- Bei fehlender Spontanatmung oder drohendem Atemversagen: Intubation und Beatmung, Koniotomie bei akut irreversibler Atemwegsverlegung

C: Abhängig von der Kreislaufsituation und der zugrundeliegenden Erkrankung

D: Agitation, Angst und/oder Intoleranz der NIV-Beatmung: vorsichtig Morphin i. v. (z. B. 3–5 mg)

5.6 Bauchschmerzen

Thomas Borgmann

First View

- Akutes Problem? Ja → Patient profitiert voraussichtlich von der ZNA-Behandlung
- Patient hämodynamisch stabil? Nein → konservativer Schockraumalarm
- Zeichen eines akuten Abdomens → frühe chirurgische Mitbeurteilung
- Begleitsymptome (Thoraxschmerz, Schock, Erbrechen, Blutung)? → extraabdominale DD beachten!

Arbeitsauftrag für die Notaufnahme

- Sichere und schnelle Erkennung potenziell lebensbedrohlicher Ursachen
- Anzeichen erkennen für ein „akutes Abdomen" (ca. 20 %)
- Risikostratifizierung und zielgerichtete Disposition bei Bauchschmerzen unklarer Ursache

Definition

Schmerzen im Bauchraum, an den Flanken oder im kleinen Becken mit oder ohne Ausstrahlung, ausgelöst durch gastrointestinale, urogenitale, extraabdominale, metabolische oder toxische Ursachen.

5

- **Akute Bauchschmerzen** (< 5 d) vs. **chron. bzw. rezidiv. Bauchschmerzen** (≥ 3 Mon.) sind mit ca. 10 % ein alltägliches Leitsymptom in der ZNA.
- **Akutes Abdomen:** Symptomkomplex aus meist plötzlichen starken oder zunehmenden abdominalen Schmerzen, peritonealer Reizung mit lokaler/generalisierter Abwehrspannung, gestörter Peristaltik sowie häufig veränderten Vitalparametern (Schock?). Hier muss, bis zum Beweis des Gegenteils, von einem akut operativ zu versorgenden Krankheitsbild ausgegangen werden.
- **Unklares Abdomen:** akute Bauchschmerzen mit der Indikation zur zeitnahen Abklärung ohne die Zeichen eines akuten Abdomens (insbes. ohne Peritonitis).

Ätiologie

Bauchschmerzen sind meist Anzeichen für eine Reizung/Schädigung häufig intraabdominaler, manchmal auch extraabdominaler Strukturen. Ihre Ursache kann von harmlos bis akut lebensbedrohlich sein, die Ausprägung von einmalig bis chronisch/rezidivierend/progredient reichen. Ein direkter Rückschluss von Schmerzstärke auf die Gefährlichkeit ist leider nicht immer möglich. Dennoch geben die Schwere, Art, Lokalisation, Wanderung und Ausstrahlung der Beschwerden häufig Hinweise auf die zugrundeliegende Ursache.

- **Viszerale Bauchschmerzen:** früh im Verlauf, schlecht lokalisierbar, dumpf, drückend, kolikartig durch Dehnung oder Entzündung von Organen, häufig Bewegungsdrang.
- **Somatische (peritonitische) Bauchschmerzen:** meist sekundär durch Reizung des Peritoneums parietale. Gut lokalisierbar, scharf, hell, Abwehrspannung, Druckschmerz.
- **Ausstrahlende Bauchschmerzen:** durch geteilte sensible segmentale Innervation. Beispiel: distale Ureterkolik ausstrahlend ins Skrotum, Gallenkolik in die re Schulter oder Hinterwandinfarkt in das Epigastrium.

Differenzialdiagnosen

Quadrantenmodell (▶ Tab. 5.7) zur Differenzialdiagnostik verwenden. Jedoch auch wandernde Schmerzen, Schmerzverlagerung z. B. bei Schwangerschaft oder auch ausstrahlende Schmerzen bedenken!

Tab. 5.7 Quadrantenmodell der Differenzialdiagnose bei akuten Bauchschmerzen

Diffuse Schmerzen	
• Hämoperitoneum • Hohlorganperforation • Aortendissektion/Perforation • Peritonitis • Mesenterialischämie • Ileus • Pankreatitis • Appendizitis (früh) • Infektionen (Enteritis, Herpes zoster, Malaria) • Familiäres Mittelmeerfieber (FMF) • Chronisch-entzündliche Darmerkrankungen (CED) • Metabolisch: diabetische Ketoazidose, Hyperkalzämie, Porphyrie	
Schmerzen re oberer Quadrant	Schmerzen li oberer Quadrant
• Cholezystitis, Cholangitis, Gallenkolik • Gastritis, Ulkus(-perforation), gastroösophageale Refluxkrankheit (GERD) • Hepatitis • Leberabszess • Rechtsherzinsuffizienz • Pankreatitis • Appendizitis • Pyelonephritis, Urolithiasis • Pneumonie (Pleuritis) re basal • Myokardinfarkt	• Gastritis, GERD • Milzschwellung, -ruptur, -einblutung • Pankreatitis • Myokardinfarkt • Perikarditis, Myokarditis • Pneumonie (Pleuritis) li basal • Myokardinfarkt • Infektionen (Herpes zoster, Mononukleose) • Pyelonephritis, Urolithiasis
Schmerzen re unterer Quadrant	Schmerzen li unterer Quadrant
• Appendizitis • Meckel-Divertikulitis • Divertikulitis (Zökum, Sigma) • Psoas-Abszess • CED (Morbus Crohn) • Lymphadenitis mesenterialis • Extrauteringravidität (EUG) • Ovarialzystenruptur, Ovarialtorsion • Pelvic Inflammatory Disease • Tubo-ovarialer Abszess • Herpes zoster • Endometriose, Mittelschmerz • Aortenaneurysma (Perforation) • Inkarzerierte Hernie • Hodentorsion • Urolithiasis • Urogenitaler Infekt	• Divertikulitis (Sigma) • Psoas-Abszess • CED (Morbus Crohn, Colitis ulcerosa) • Lymphadenitis mesenterialis • Extrauteringravidität (EUG) • Ovarialzystenruptur, Ovarialtorsion • Pelvic Inflammatory Disease • Tubo-ovarialer Abszess • Herpes zoster • Endometriose, Mittelschmerz • Aortenaneurysma (Perforation) • Inkarzerierte Hernie • Hodentorsion • Urolithiasis • Urogenitaler Infekt

Gefährliche nicht verpassen: s. Kasten

Potenziell akut lebensgefährliche Ursachen von akuten Bauchschmerzen
- Hämatoperitoneum jeder Ursache
- Peritonitis jeder Ursache
- Sepsis
- Rupturiertes abdominales Aortenaneurysma und Aortendissektion
- Mesenterialischämie
- Hohlorganperforation
- Pankreatitis, Appendizitis, Divertikulitis
- EUG (Blutung, Perforation), Pelvic Inflammatory Disease
- ACS
- GI-Blutung
- Hoden/Ovarialtorsion
- Ileus
- Maligne Erkrankung
- Komplizierte (obstruktive) Pyelonephritis
- Metabolisch: Pseudoperitonitis bei Ketoazidose, Addison-Krise, Ca↑, Na↓
- CED-Schub/Komplikation
- Intoxikation z. B. Paracetamol oder Pilze
- Infektion (Malaria, Typhus etc.)

Extraabdominale Ursachen nicht vergessen:
- Thorakal: Myokardinfarkt, Pneumonie, Lungenembolie
- Systemisch/Metabolisch: Ketoazidose, Urämie, Glaukom, Porphyrie, Hyperthyreose, Sichelzellanämie, Vaskulitis, systemischer Lupus erythematodes (SLE), Addison Krise, Ca^{2+}↑, etc.
- Muskuloskelettal: Nucleus-pulposus-Prolaps (NPP) v. a. thorakal, Bauchdecken/Rektusscheiden-Hämatom
- Urogenital: Hodentorsion (akutes Skrotum)
- Infektiologisch: z. B. Herpes zoster, Epstein-Barr-Virus (EBV) Malaria, Typhus etc.
- Toxisch: Methanol, Schwermetalle wie Arsen, Paracetamol, Pilze etc.

Diagnostisches Vorgehen

Fragen zu Beginn
- Auffällige Vitalparameter, Schockzeichen? → Schockraum! Stabilisierung und Diagnostik erfolgen zeitgleich nebeneinander!
- Bild eines „Akuten Abdomens" → frühzeitige chirurgische Mitbeurteilung!
- Trauma des Körperstamm/Rumpf vor Symptombeginn? (explizit fragen!)
- Beurteilung der Kommunikationsfähigkeit! Vigilanz↓, Intoxikation, Demenz, Behinderung, Sprachbarriere etc. → erhöhtes Risiko für Unterdiagnostik/-therapie. Hier ist die Fremdanamnese (durch z. B. Rettungsdienst, Angehörige, Pflegeheim, Betreuer) von besonderer Bedeutung.

Weder Stärke, Art noch Lokalisation der Bauchschmerzen korrelieren immer direkt mit der Gefährlichkeit der Erkrankung oder Dringlichkeit der Behandlung.

Anamnese

- **SAMPLERS:** Ziel ist die schnelle Übersicht über alle akut wichtigen Informationen
  - **S**ymptome und Begleitsymptome?
  - **A**llergien bekannt?
  - **M**edikamenteneinnahme? Z. B. Antikoagulation, NSAR, Steroide, Immunsuppressiva, Analgetika
  - **P**ast Medical History: Vorerkrankungen incl. Vor-OPs
  - **L**etzte Nahrungsaufnahme? Wichtig für OP-Planung/Atemwegssicherung
  - **E**vent: Auslösende Faktoren, Situation zu Symptombeginn
  - **R**isikofaktoren? (Red Flags)
  - **S**chwangerschaft bekannt oder möglich? Gebärfähiges Alter?
- **OPQRST:** Ziel ist die strukturierte Beschreibung der Symptomatik → Abgleich mit DD!
  - **O**nset: Beginn der Symptomatik
  - **P**rovokation: Verstärkende oder lindernde Faktoren? Lagerungsabhängig?
  - **Q**uality: Schmerzcharakter; stechend, dumpf, drückend, brennend
  - **R**adiation: Ort und Ausstrahlung
  - **S**everity: Stärke des Schmerzes auf der NRS
  - **T**ime: Verlauf

Weitere sinnvolle Fragen zur differenzialdiagnostischen Eingrenzung: Stuhlgang, Miktion, Übelkeit/Erbrechen, letzte Regelblutung, Familienanamnese (z. B. familiäres Mittelmeerfieber, Porphyrie, Sichelzellanämie), Reiseanamnese (Malaria, Typhus etc.), Beruf (Lebensmittelverarbeitung), weitere Personen im engeren Umfeld betroffen?

> **!**
> - Nutze jede verfügbare Informationsquelle (Eigen-/Fremdanamnese, Arztbriefe, RD etc.)
> - Anamnese + klinische Untersuchung sind von zentraler Bedeutung für die Diagnosestellung und Risikostratifizierung.

Bedside-Untersuchungen

- Körperliche Untersuchung und Vitalparameter (mind. HF, RR, SpO_2, Temperatur, AF, GCS)
  - **Inspektion:** Haut (Ikterus, Spider Nävi, Einblutung, Marmorierung), Verhalten motorisch unruhig oder Schonhaltung, Abdomen aufgetrieben, sichtbare Pulsationen? Narben? Hernien?
  - **Palpation:** Orientierung z. B. nach Quadrantenmodell (▶ Tab. 5.7)! Rückenlage, immer ankündigen, Bauchdecke entspannen durch Anstellen der Beine, von oberflächlich nach tief, vom nicht schmerzhaften zum schmerzhaften Areal vorarbeiten (wenn schmerzbedingt nicht möglich Wdh. nach Analgesie). Schmerz? Raumforderung solide oder pulsierend?
  - **Perkussion:** schmerzhaft bei Peritonitis, tympanisch bei Ileus/Meteorismus
  - **Auskultation:** Obstruktiver Ileus: hochgestellte, klingende Darmgeräusche. Paralytischer Ileus: Stille! Strömungsgeräusche?

5

- **Rektal-digitale Untersuchung:** sinnvoll z. B. bei V. a. GI-Blutung, Ileus, Prostatitis.
- Denke auch an die Untersuchung von Thorax, Skrotum, Bruchpforten, Wirbelsäule, GCS, Delir, fokale Neurologie, Sepsis-Zeichen (qSOFA, ▶ 13.1)

- **EKG:** bei Oberbauchsymptomatik oder Übelkeit sowie älteren Patienten, obligat! Achte auf HRST wie VHF? + Ischämiezeichen?
- **BGA:** venös meist ausreichend. Achte auf pH, BE, Hb, E'lyte, BZ, Laktat.
- **PoCUS:** „Point of Care" Notfallsonografie.
  - Niederschwellige Anwendung bei Bauchschmerzen.
  - Häufig Bestätigung von Verdachtsdiagnosen, manchmal auch Ausschlussdiagnostik möglich! Verkürzung der Zeit bis zur Diagnose und gezielten Therapie.
  - Strukturiertes Vorgehen sinnvoll: Zeitvorteil und Vollständigkeit!

Strukturiertes Vorgehen bei PoCUS zur DD „Bauchschmerzen"

1. Freie Flüssigkeit im Abdomen, Pleura oder Perikard?
2. Zeichen für freie Luft? Bei 30° Oberkörperhochlagerung zwischen Leber und Bauchwand, durch Umlagerung verschieblich, Nachweis bedarf etwas Übung!
3. Hohlorganbeurteilung: Ileuszeichen? Nierenaufstau? Harnblasenfüllung? Beurteilung der Gallenblase und der intra-/extrahepatischen Gallenwege, abdominale Aorta ≥ 3 cm? Hernie (Darm inkarzeriert)?
4. Suche nach Entzündungszeichen/Umgebungsreaktion: z. B. Pankreatitis, Appendizitis, Divertikulitis, Kolitis?
5. Punktum maximum des Schmerzes zeigen lassen und vorsichtig gezielt untersuchen!

! Keine orale Nahrungsaufnahme bei „akuten Bauchschmerzen" vor Abschluss der Diagnostik (Nüchternheit vor OP, Ileus, Pankreatitis etc.).

Weiterführende Diagnostik in der ZNA

- **Labordiagnostik:** als ein(!) Teil der Basisdiagnostik/Risikoeinschätzung
  - Basis: BB (Diff-BB), Na, K, Ca, BZ, Krea, (BUN), GFR, PTT, INR, CRP, Lipase, GGT, GPT, Bilirubin, TSH, BGA venös, LDH, CK, U-Status
  - Erweitert nach Verdachtsdiagnose: z. B. hsTrop, 2–3 Paar BK, Urinkultur, Kreuzblut, PCT, β-HCG, fT4, GOT, AP, Albumin, CHE, NH_3, Ethanol, Medikamentenspiegel, Porphyrine etc.
- **Abdomen-Sonografie:** ausführliche Sonografie meist als Konsil. Ziel ist die Vermeidung von Strahlenbelastung. Abhängig von Klinikstrukturen. Nachteil ist der häufig damit verbundene Zeitverlust.
- **Rö-Thorax:** kann bei V. a. Pneumonie, Pleuraerguss, Pneumothorax sinnvoll eingesetzt werden. PoCUS-Thorax wahrscheinlich meist sinnvoller bei der Suche nach diesen DD. Nebenbefundlich freie abdominale Luft unter den Zwerchfellkuppen (Sensitivität zum Ausschluss zu gering).

- **Rö-Abdomen** stehend oder Linksseitenlage: bis auf Einzelfälle (z. B. Fremdkörpersuche) heute keine Indikation mehr; nicht ausreichende Sensitivität als Ausschlussverfahren für freie Luft.
- **Computertomografie:** Goldstandard für viele DD bei akuten Bauchschmerzen.
  - Vorteil: Häufig hohe diagnostische Sensitivität und Spezifität, meist 24/7 schnell verfügbar, gute Übersicht und Umgebungsbeurteilung.
  - Nachteile: Strahlenbelastung, Allergie auf Kontrastmittel (KM), Iod-induzierte Hyperthyreose, Nierenschädigung durch KM (immer mehr Hinweise für eher geringe Gefährdung).
- **MRT:** Geringer Stellenwert in der Routinediagnostik der ZNA, in Einzelfällen zu erwägen (z. B. Schwangere, Kinder). Nachteile: keine flächendeckende Verfügbarkeit 24/7, lange Untersuchungsdauer, einige KI, KM potenziell nephrotoxisch. Vorteile: gute Weichteilkontrastierung, keine Strahlenbelastung.

Bei instabilen und schwer kranken Patienten erfolgt die stabilisierende Therapie zeitgleich und koordiniert mit der Notfalldiagnostik!

Diagnostik-Algorithmus bei akuten Bauchschmerzen in der ZNA ▶ Abb. 5.3

Risikobewertung Zur Risikoeinschätzung kann es hilfreich sein, den Bauchschmerz als **„Black Box"** anzusehen. Durch Anamnese und Untersuchung, Vitalparameter und ggf. erweiterte Diagnostik kann das individuelle Risiko näher eingeschätzt werden. Hierfür eignen sich typische Risikofaktoren (Red Flags). Bei **Red Flags** sind gefährliche Erkrankungen wahrscheinlicher – eine angemessene Diagnostik muss verhindern, dass diese verpasst werden. Bei anderen Red Flags besteht die vermehrte Gefahr von Über- bzw. Untertherapie. Trotzdem lassen sich bei ca. 30–40 % der „akuten Bauchschmerzen" in der ZNA keine eindeutigen Ursachen feststellen. Die Beschwerden bleiben unspezifisch

Red Flags Bauchschmerzen

Patientenmerkmale

- Alter > 65 J.
- Schwere Komorbiditäten
- Voroperationen (Komplikationen, Verwachsungen, Hernie)
- Immunsuppression (Chemotherapie, Steroidtherapie, HIV)
- (V. a.) Schwangerschaft, Frauen im gebärfähigen Alter
- Vigilanzminderung (Delir, Demenz, Intoxikation)
- Kommunikationsprobleme (Aphasie, Fremdsprache)
- Kinder
- Wiedervorstellung ZNA bei Beschwerdezunahme/-persistenz

Symptome/Befunde

- Tachypnoe, Tachykardie, Hypotonie, Schockzeichen, Synkope, Zeichen der Mikrozirkulationsstörung
- Pathologische Untersuchungsbefunde, z. B.
  - Peritonismus, Murphy-/Psoas-Zeichen, Ikterus, Fieber, Hämatochezie, Hämatemesis

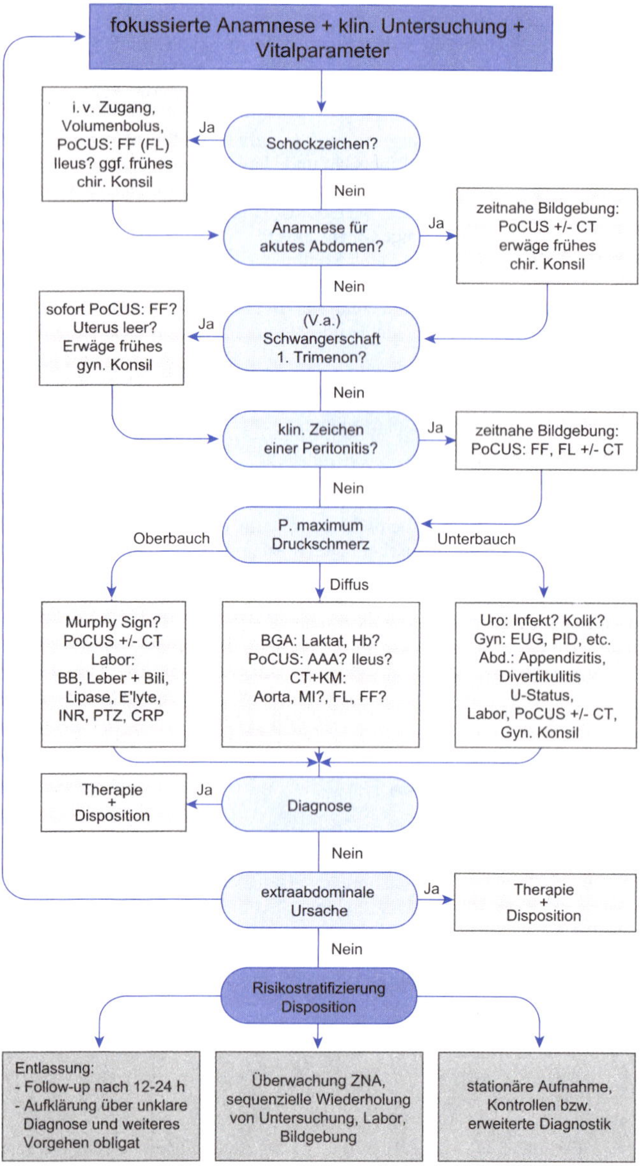

Abb. 5.3 Diagnostik-Algorithmus bei akuten Bauchschmerzen in der ZNA. Vergleiche Fig. 24.4 Rosen's Emergency Medicine, 9th ed. 2017.
FF: freie Flüssigkeit; FL: freie Luft; PoCUS: Point of Care Ultraschall; BB: Blutbild; Leber: GPT, GGT, Albumin; Bili: Bilirubin; AAA: abdominales Aortenaneurysma; MI: Mesenterialischämie; EUG: Extrauteringravidität; PID: Pelvic Inflammatory Disease [P1269/L138]

- PoCUS: freie Flüssigkeit, freie Luft, erweiterte Hohlorgane, Entzündungszeichen
  - Fokal neurologisches Defizit
  - Thoraxschmerz
- Auffällige Laborwerte/BGA (insbes. Laktat↑, BZ↑↓, Hb↓, pH↓, Na↓)
- Plötzlicher Schmerzbeginn und starke oder zunehmende Schmerzen NAS ≥7
- Schlechter Allgemeinzustand
- Uneindeutige Untersuchungsbefunde

! Der **Bauchschmerz als „Black Box"** kann vielseitig untersucht werden. Einen vollständigen Einblick gibt es jedoch nur selten. Deshalb:
- Niemals den Respekt von unspezifischen akuten Bauchschmerzen verlieren.
- Im Verlauf mit (unerwarteten) Entwicklungen rechnen bzw. mit der Entwicklung von unspezifisch zu spezifisch.

Ein engmaschiges Follow-up reduziert die Gefahr von „übersehenen" gefährlichen Diagnosen.

Besondere Patientengruppen

Ältere Patienten: ≥65 J. Gefahr für verzögerte Diagnosen und Untertherapie durch z. B. Kommunikationsprobleme, reduziertes Schmerzempfinden, Polypharmazie, weniger Fieber/Abwehrspannung, atypische Symptomatik. Die Letalität steigt bei Pat. >65 J. deutlich an.
Voroperierte Patienten: Hernien, Briden mit Schmerzen oder Ileus, Infektionen, Rezidive etc.
Kinder: Erschwerte Anamnese und Untersuchung, atypische Symptomatik, häufig geringere Erfahrung des Untersuchers. Starke, im Verlauf zunehmende, oder Schmerzen in Verbindung mit Fieber, Erbrechen, Diarrhö, Stuhlverhalt, Vigilanzminderung, deutlicher Schwäche oder Lethargie müssen als Red Flags immer abgeklärt werden.
Schwangere: Im 1. Trimenon EUG, Frühabort; ab 20. SSW Wehen möglich.

Appendizitis mit Schmerzen im re Oberbauch! Bauchschmerzen mit Fieber, Erbrechen, Abwehrspannung oder vaginaler Blutung immer zeitkritisch abklären inkl. gynäkologischem Konsil.

Immunsuppression: häufig geringere, atypische oder unspezifische Symptome. Fieber und Laborveränderungen häufig geringer ausgeprägt bzw. zeitverzögert, schnelle Entwicklung zur fulminanten Sepsis. An opportunistische Infektionen/Erreger denken. Erschwerte Diagnose bei größerer Gefahr für schwere Verläufe!
Migration/Tourismus: Auch an akute, chron. oder rezidiv. abdominale (Infektions-)Krankheiten denken!

Akuttherapie

Bei eindeutiger Ursache: entsprechende Therapie einleiten und Pat. disponieren!
Bei unklarer Ursache: symptomatische Therapie, ▶ Abb. 5.4.

Schmerzen Jedem Pat. mit VAS ≥3 wird eine schnelle, suffiziente Analgesie angeboten und die Wirkung engmaschig kontrolliert.

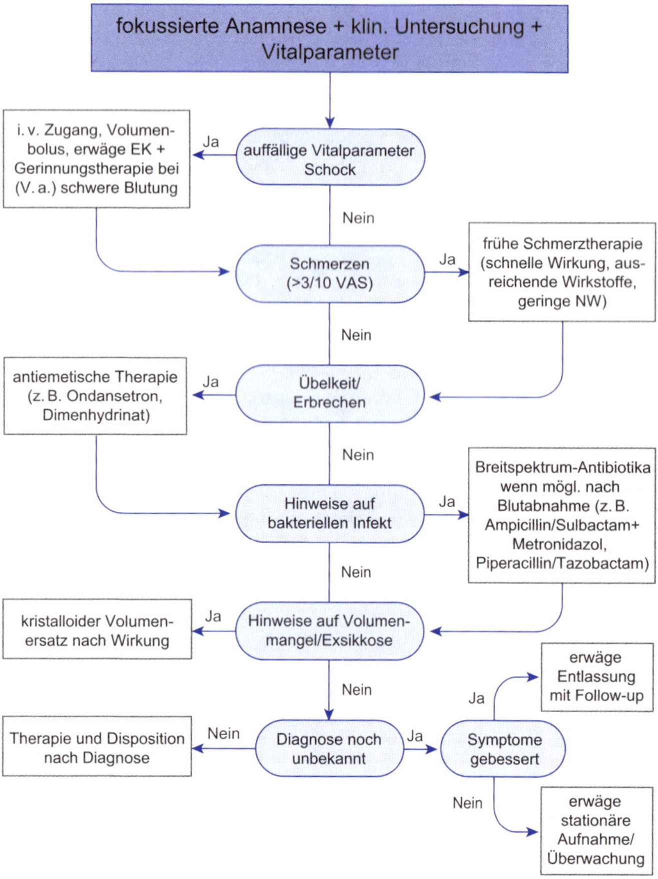

Abb. 5.4 Therapie akuter Bauchschmerzen in der ZNA. Vergleiche Fig. 24.5 Rosen's Emergency Medicine, 9th ed. 2017.
EK: Erythrozytenkonzentrat; VAS: Visuelle Analog-Skala; NW: Nebenwirkungen [P1269/L138]

- **Nicht-Opioid-Analgetika:** z. B. Paracetamol oder Metamizol p. o./i. v. Nachteile: langsamer Wirkungseintritt, limitierte analgetische Potenz, diverse KI + besondere Aufklärungspflicht für NW bei Metamizol. Ketamin S als Alternative zu Opioid-Analgetika bei KI. Aktuell größere Bedeutung im Rahmen der Notfallnarkose und „prozeduralen Analgosedierung".
- **Opioid-Analgetika:** z. B. Piritramid, Morphin, Hydromorphon, Fentanyl, meist i. v. Vorteile: schnellerer Wirkungseintritt, hohe analgetische Potenz, titrierbar nach Wirkung, bei akuten Schmerzen kein Abhängigkeitspotenzial. Akute NW: RR↓, AF↓, Übelkeit/Erbrechen, Sedierung → Monitoring indiziert.

! Eine frühe und suffiziente Schmerztherapie ist obligat. Weder Anamnese und klinische Untersuchung werden dadurch erschwert, eher erleichtert!

Übelkeit und Erbrechen Therapie parallel zur Ursachensuche (Ileus/Magenretention?)
- **5HT3-Rezeptorantagonisten** (z. B. Ondansetron) bieten wahrscheinlich aktuell das beste Wirkungs-NW-Profil.
- **Antihistaminika,** z. B. Dimenhydrinat (Vomex®), sind sehr beliebt insbes. in der Kombination mit Schwindel. Beachte jedoch die NW wie z. B. Müdigkeit oder anticholinerge Wirkung.
- **Metoclopramid:** rückläufige Bedeutung bei evtl. schlechteren Wirkungs-NW-Profil.

Hypotonie/Schock
- Kristalloider Volumenbolus (ca. 10–20 ml/kg KG), ggf. frühzeitig Noradrenalin als Push-Dose oder Perfusor.
- Breitspektrum-Antibiotikum bei Sepsis/septischem Schock (1-h-Bundle)
- An frühes Transfusions- und Gerinnungsmanagement bei hämorrhagischem Schock denken.

Immer an die frühe Behandlung von Angst, Schmerzen und Luftnot denken.

Disposition

Bei klarer Diagnose Ambulante Weiterbehandlung oder stationäre Aufnahme auf die am besten passende Fachdisziplin und Versorgungsstufe (Hausarzt, Facharzt, OP, Endoskopie, IMC, ITS).

Bei unklarer Diagnose Bis zu 40 % bleiben trotz ZNA-Diagnostik ohne klare Ursache („unspecific abdominal pain"). Hier empfiehlt sich ein strukturiertes Vorgehen, um gefährliche Verläufe möglichst frühzeitig zu entdecken und abzuwenden, jedoch ohne die Ressourcen des Gesundheitssystems (stationär/ambulant) unnötig zu belasten

Risikostratifizierung: Alle potenziell gefährlichen Diagnosen ausgeschlossen? Beachte Befunde, Red Flags, Alter etc. sowie Kommunikationsprobleme, Compliance, häusliche und hausärztliche Versorgungssituation.

Optionen:
- Stationäre Aufnahme: Kontrolle + erweiterte Diagnostik
- Weitere Überwachung ZNA (z. B. Kurzliegerstation): z. B. 6–12 h, Kontrolle von Klinik, Labor, Sono-Befunden! Dynamik? Entwicklung von unspezifischen zu spezifischen Beschwerden (z. B. wandernder Schmerz von umbilikal in den rechten Unterbauch)
- Entlassung und ambulantes Follow-up: meist in 12–24 h in ZNA oder bei Hausarzt. Aufklärung über bisher nicht bekannte Ursache der Beschwerden, engmaschiges Follow-up sowie sofortige Vorstellung bei Zunahme oder Veränderung der Beschwerden.

Ist der Patient in der Lage, Ihre Aufklärung zu verstehen und Ihre Anweisungen umzusetzen?

5.7 Ikterus

Tony Bruns

First View
- GCS < 15? Ja → Bewusstseinsstörung (▶ 5.11)
- Patient hämodynamisch stabil? Wenn nein → Schock (▶ 5.1)
- Hepatische Enzephalopathie oder Aszites? → Hepatologische Notfälle (▶ 8.3)

5

Arbeitsauftrag für die Notaufnahme

Ermittlung der zugrundeliegenden Ursache und Einleitung einer adäquaten Diagnostik und Therapie. Sichere Identifikation von unmittelbar dringlichen und intensivpflichtigen Behandlungsindikationen.

Definition

Gelbliche Pigmentierung der Haut und der Konjunktiven sowie anderer Schleimhäute oder Körperflüssigkeiten, die durch die Ablagerung der Gallepigmente Bilirubin und Biliverdin verursacht wird.

Differenzialdiagnosen

Pseudoikterus (Carotinämie, Selbstbräuner).

Ätiologie

Prähepatischer Ikterus (Hämolyse):
- Korpuskuläre Hämolyse
  - Membrandefekte (Sphärozytose, Elliptozytose)
  - Hämoglobinopathien (Thalassämie, Sichelzellanämie)
  - Enzymdefekte (G6PD-Mangel, Pyruvatkinasemangel)
  - Paroxysmale nächtliche Hämoglobinurie
- Extrakorpuskuläre Hämolyse
  - Autoimmunhämolytische Anämien
  - Medikamenteninduziert (Penicillin, Sulfasalazin)
  - Infektionen (Malaria, Mykoplasmen, Sepsis)

- Mechanisch (Herzklappenersatz)
- Transfusionsreaktion
- Thrombotische Mikroangiopathien (HUS, TTP, HELLP-Syndrom)
- Toxisch (Kupfer, Blei, Arsen, Giftschlangenbiss)
- Vitamin-B_{12}-Mangel

Hepatischer Ikterus:

- Unkonjugierter Ikterus
  - Meulengracht-Syndrom (häufigste Form, 4–16 % aller Europäer)
  - Selten: Crigler-Najjar-Syndrom
- Konjugierter Ikterus
  - Leberzirrhose
  - Akute Alkoholhepatitis
  - Medikamentöse Leberschäden (DILI):
    - *Cholestatisch* (Rifampicin, Amoxicillin/Clavulansäure, Cephalosporine, Flucloxacillin, Sulfonylharnstoffe, Cotrimoxazol, Methimazol, anabole Steroide, Kontrazeptiva, Antikonvulsiva)
    - *Hepatitisch* (Isoniazid, inhalative Anästhetika, Nitrofurantoin, NSAR, Verapamil, Enalapril, Phenprocoumon, Phytotherapeutika, Checkpoint-Inhibitoren)
  - Lebertumoren (Metastasen, hepatozelluläres Karzinom, Cholangiokarzinom)
  - Infektiös: HEV, HAV, HBV, HIV, EBV, bakterielle Cholangitis, Sepsis, Leptospirose
  - Autoimmun: autoimmune Hepatitis, primär biliäre Cholangitis
  - Infiltrativ: Tuberkulose, Sarkoidose, Amyloidose
  - Vaskulär: hypoxische Hepatitis, Stauungsleber, Budd-Chiari-Syndrom, veno-okklusive Erkrankung
  - Schwangerschaftsassoziiert (akute Schwangerschaftsfettleber, intrahepatische Schwangerschaftscholestase, HELLP-Syndrom, Hyperemesis gravidarum)
  - Endokrin/metabolisch: Hyperthyreose, Hypopituitarismus, parenterale Ernährung
  - Intoxikationen: Knollenblätterpilz (Amanita phalloides), Drogen (MDMA), Medikamente (Paracetamol), Tetrachlorkohlenstoff
  - Hereditär: Dubin-Johnson-Syndrom, Rotorsyndrom, progressive familiäre intrahepatische Cholestase (PFIC), benigne rekurrierende intrahepatische Cholestase (BRIC), Morbus Wilson, Alagille-Syndrom

Posthepatischer Ikterus: Mechanisch-obstruktive Cholestase

- Obstruktion (Choledocholithiasis, Ascaris)
- Strikturen (primär sklerosierende Cholangitis, IgG4-Cholangitis, Mirizzi-Syndrom, postoperativ, nach Lebertransplantation)
- Kompression von außen/Infiltration (Pankreatitis, Pankreaskopfkarzinom, Gallenblasenkarzinom, Metastasen, Lymphom, Duodenaldivertikel)

Diagnostisches Vorgehen

Anamnese

- Entfärbter, lehmfarbener Stuhl? Dunkler Urin? Dauer des Ikterus? Pruritus?
- Ikterus in der Vergangenheit? In der Familie?
- Bauchschmerz/Koliken? Ausstrahlung?
- Durchfall? Übelkeit? Erbrechen?
- Müdigkeit? Fieber? Frösteln? Gelenkschmerzen?

- Gewichtsverlust? Nachtschweiß? Malignom in der Vorgeschichte?
- Vorbestehende Lebererkrankung, Leberzirrhose, Lebertransplantation?
- Bluttransfusionen, Drogen, Piercings, Tattoos?
- Sexualanamnese
- Alkoholkonsum, Diabetes?
- Schwangerschaft?
- Pilzmahlzeiten? Intoxikationen/Suizidalität?
- Unzureichend gegartes Schweinefleisch, Wild oder Innereien?
- Medikamente, Nahrungsergänzungsmittel und Phytotherapeutika der letzten 3 Mon. gezielt und mehrfach erfragen (Paracetamol, Antibiotika, Phenprocoumon, NSAR, Flupirtin, Narkotika)
- Reiseanamnese, Berufsanamnese, Tierkontakte?

Körperliche Untersuchung

- Hautinspektion: Leberhautzeichen, Xanthome, Xanthelasmen, Petechien, Hämatome, Sugillationen, Ekchymosen, Kratzeffloreszenzen?
- Abdomen: Hepatomegalie? Leberrand? Splenomegalie? Aszites? Murphy-Zeichen? Courvoisier-Zeichen?
- Untersuchung auf hepatische Enzephalopathie: GCS, Orientierung. Flapping Tremor, Animal Naming Test, Schriftprobe?
- Zeichen der Rechtsherzinsuffizienz?

Weiterführende Diagnostik in der ZNA

- Labordiagnostik:
  - Bilirubin inkl. direktem Bilirubin, ALAT/ASAT, AP, Quick/INR, Albumin
  - Schwangerschaftstest
  - Bei isolierter indirekter Hyperbilirubinämie: Diff.-BB, Retikulozyten, LDH, Haptoglobin, Coombs-Test
  - Bei hepatozellulärem Muster (ALAT≫AP) oder Hinweisen auf akutes Leberversagen: Laktat, Paracetamol-Spiegel, Toxikologie, Virusdiagnostik (HEV, HAV, HBV)
  - Bei V.a. Cholangitis, Sepsis oder Akutdekompensation der Leberzirrhose: Blutkulturen

> **!** Haptoglobin ist bei fortgeschrittener Leberzirrhose auch häufig ohne Hämolyse erniedrigt.

- Sonografie zur Beurteilung Gallenwege (Ductus hepatocholedochus [DHC] > 6 mm?), Leberumbauzeichen, Leberperfusion
- Ggf. CT-Abdomen zur Beurteilung sonografisch unzureichend darstellbarer abdominaler Strukturen (Leberparenchym, Pfortader, V. cava inf., intrahepatische Gallenwege, Raumforderungen)
- Bei mechanisch-obstruktiver Cholestase mit akuter Cholangitis: Indikation zur dringlichen endoskopischen retrograden Cholangio-Pankreatikografie (ERCP) prüfen

Risikobewertung ▶ Tab. 5.8

Disposition

▶ Tab. 5.9

Tab. 5.8 Risikobewertung bei Ikterus des erwachsenen Patienten anhand beispielhafter Befunde und Krankheitsbilder

Risikobewertung	Symptome & Befunde	Erkrankungen (Beispiele)
Unmittelbar bedrohlich (intensivmedizinische Überwachung)	Gefährdete Vitalfunktionen, höhergradige hepatische Enzephalopathie, neu aufgetretene Organversagen, schwere Komorbiditäten	Akutes Leberversagen, akut-auf-chronisches Leberversagen (ACLF), akute Cholangitis mit Sepsis, HELLP-Syndrom, akute Schwangerschaftsfettleber, Budd-Chiari-Syndrom
Potenziell bedrohlich (stationäre Aufnahme)	Fieber, anhaltende Schmerzen, Übelkeit, neurologische Störungen, nach Lebertransplantation, mögliche Intoxikation, Komorbiditäten	Akute Cholangitis/Cholezystitis, schwere hepatozelluläre Leberschäden, Hepatitis mit Ikterus und/oder Koagulopathie, symptomatische Choledocholithiasis, Erstdekompensation einer Leberzirrhose, akute Alkoholhepatitis, hämolytische Krisen
Keine unmittelbare Gefährdung (ambulante Abklärung möglich)	Asymptomatische isolierte Hyperbilirubinämien, Erstdiagnose einer kompensierten Leberzirrhose	Morbus Meulengracht, chronische HCV-Infektion, Hämochromatose, primär biliäre Cholangitis

Tab. 5.9 Disposition bei Ikterus

Ätiologie	Befundkonstellation	Disposition
Mechanisch-obstruktive Cholestase	Direktes Bilirubin > Indirektes Bilirubin, AP↑/↑↑, GGT↑/↑↑, ALAT↔/↑ Erweiterte Gallenwege	Konsil Gastroenterologie/Endoskopie. Stationäre Aufnahme zur Dekompression der Gallenwege (ERCP, PTCD, seltener Chirurgie). Intensivstation bei Sepsis.
Hepatozellulärer Leberschaden (Hepatitis)	Direktes Bilirubin > Indirektes Bilirubin, ALAT↑/↑↑, AP↔/↑, INR ↔/↑ Unauffällige Gallenwege	In der Regel stationäre internistische Abklärung. Ambulante Abklärung im Einzelfall nach Konsil Gastroenterologie/Hepatologie möglich. Intensivstation und Rücksprache Transplantationszentrum bei Enzephalopathie oder Koagulopathie.
Cholestatischer Leberschaden (Intrahepatische Cholestase)	Direktes Bilirubin > Indirektes Bilirubin, AP↑/↑↑, GGT↑/↑↑, ALAT↔/↑ Unauffällige Gallenwege	In der Regel stationäre internistische Abklärung. Ambulante Abklärung im Einzelfall nach Konsil Hepatologie möglich.
Hämolyse	Indirektes Bilirubin > Direktes Bilirubin, AP↔, GGT↔, ALAT↔, Haptoglobin↓, LDH↑	Konsil Hämatologie. In der Regel stationäre internistische Abklärung insbes. bei symptomatischen Patienten mit Schmerzen, Instabilität oder Oxygenierungsstörung.

5.8 Übelkeit und Erbrechen

Thomas Plappert

First View
- Patient vitalstabil?
- Begleitsymptome: Vigilanzstörung (▶ 5.11), Thoraxschmerz (▶ 5.2), abdominale Schmerzen (▶ 5.6), Schock (▶ 5.1), Kopfschmerzen (▶ 5.14)?
- Sind weitere Menschen im Umfeld betroffen? Ist eine Isolation erforderlich und sinnvoll?
- Liegen schwere Vorerkrankungen vor?

Arbeitsauftrag für die Notaufnahme

Ausschluss bedrohlicher Ursachen und Symptomlinderung.

Definition

Übelkeit beschreibt ein Unwohlgefühl im Ober- und Mittelbauch, das mit Brechreiz und dem Erbrechen von Speisen oder Bauchschmerzen verbunden sein kann. **Erbrechen** ist dabei das schwallartige, retroperistaltische Entleeren des Magens. Sowohl Übelkeit als auch Erbrechen können akut wie auch chronisch auftreten und Symptome verschiedenster zugrundliegender Erkrankungen sein.

Differenzialdiagnosen

Übersicht über die gefährlichsten und häufigsten Differenzialdiagnosen beim Leitsymptom Erbrechen in der Notfallmedizin ▶ Abb. 5.5.

Ätiologie

Übelkeit und Erbrechen wird durch eine Aktivierung des Brechzentrums in der Medulla oblongata verursacht. Hierfür gibt es verschiedenste Ursachen. Die relevantesten davon sind die Stimulation aus der Chemorezeptor-Triggerzone in der Area postrema, vagale Afferenzen aus dem Gastrointestinum, eine Hirndruckerhöhung sowie eine Stimulation aus dem Großhirn oder aus dem Labyrinth.

Diagnostisches Vorgehen

Bei infektiöser Gastroenteritis ist zum Schutz des Personals und der Mitpatienten eine frühe Isolation nötig. Aber Vorsicht: „In der Isolation stirbt man einsam“: lebensbedrohliche Differenzialdiagnosen beachten!

Anamnese und Untersuchung

- **Anamnese zum Ereignis:**
  - Beginn?
  - Häufigkeit?
  - Tagesverlauf/Nahrungsabhängigkeit?
  - Umfeldanamnese

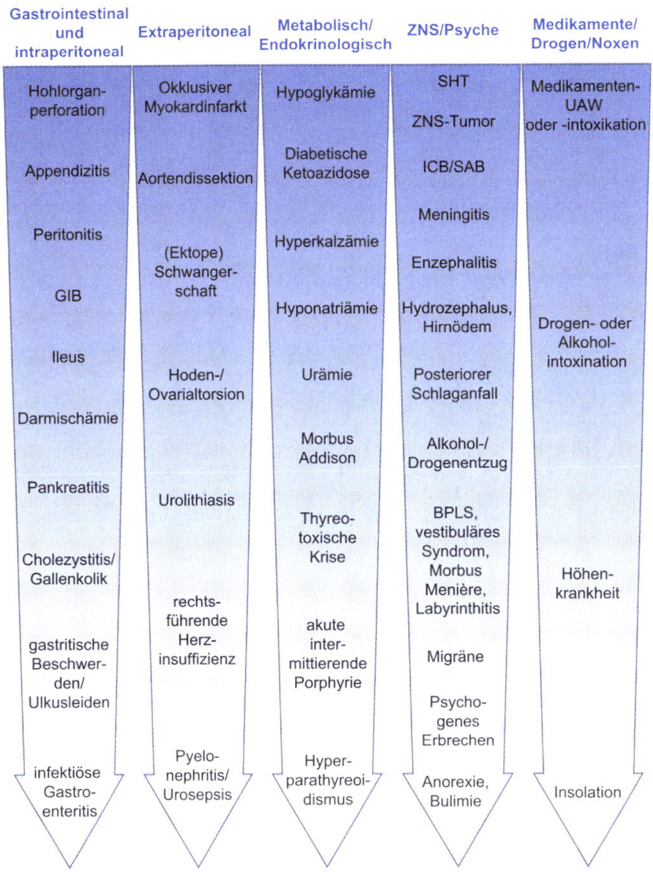

BPLS: benigner paroxysmaler Lagerungsschwindel; GIB: gastrointestinale Blutung; ICB/SAB: intrakranielle Blutung/Subarachnoidalblutung; SHT: Schädelhirntrauma; UAW: unerwünschte Arzneimittelwirkung

Abb. 5.5 Gefährliche und häufige Ursachen von Erbrechen [P461/L138]

- Ist eine Schwangerschaft möglich bzw. bekannt?
- Kaffeesatzerbrechen? Hämatemesis?
- Bestehen akute neurologische Symptome (Kopfschmerzen, Sehstörungen usw.)
- Gibt es Hinweise auf ein Trauma?

- **Vorgeschichte:**
  - Begleiterkrankungen
  - (Abdominale) Vor-OPs

- Aktuelle Medikation
- Allergien
- **Vitalparameter**
- **Körperliche Untersuchung:**
  - Insbesondere: Abdomen (Resistenzen, Druckschmerz, Abwehrspannung, Darmgeräusche)
  - Exsikkose
  - Neurologische Untersuchung (inkl. Pupillenstatus und Nystagmus)
  - Hinweis auf Trauma besonders bei Kindern, Verwirrten oder Intoxikierten
- **EKG:**
  - Rhythmus: Vorhofflimmern? Vorhofflattern?
  - Ischämie?
- **Labor:**
  - Blutbild, Elektrolyte, Krea, Leber (ASAT, ALAT, GGT, AP, Bilirubin), Lipase, CRP
  - Ggf. TSH, β-HCG, Troponin
  - Ggf. Urinstatus
  - Ggf. BGA

> ! Bei der Vielzahl der DD ist eine gezielte Auswahl der Laborwerte sinnvoll und erfolgt daher erst im ärztlichen Erstkontakt.

5

Weiterführende Diagnostik in der ZNA
- Notfallsonografie
- Ggf. CT (Abdomen oder Schädel?)
- Ggf. Endoskopie (bei V. a. obere Gastrointestinalblutung (OGIB) oder gastritischen Beschwerden im Verlauf)

Risikobewertung Nach Ausschluss eines sekundären Erbrechens bei vitalbedrohlicher Erkrankung erfolgt eine Risikostratifizierung nach High Risk und Low Risk, ▶ Tab. 5.10. Einige Patienten erfüllen weder High-Risk- noch Low-Risk-Kriterien und werden der Intermediate-Risk-Gruppe zugeordnet.

Akuttherapie

Bei eindeutiger Ursache: kausale Therapie.
Bei unklarem Erbrechen:
- Symptomatische Therapie mit Antiemetika begleitend zur Abklärung, z. B. Ondansetron 8 mg i. v. oder Dimenhydrinat 62,5 mg i. v.
- Schmerztherapie, z. B. 1 g Paracetamol als Kurzinfusion

Disposition

Bei eindeutiger Ursache entsprechend der Verdachtsdiagnose.
Bei unklarer Ursache:
- Low Risk: ambulant
- High Risk: nach Ursache

Tab. 5.10 Risikostratifizierung Erbrechen/Diarrhö

Low Risk
• Hinweise auf infektiöse Genese (Umfeld betroffen, kein Fieber, etc.) • Laborwerte unauffällig • Benigner vestibulärer Lagerungsschwindel
High Risk
• Bedrohliche Co-Symptome, die einen Hinweis auf eine lebensbedrohliche Erkrankung geben (z. B. ZNS-Symptome, Schock, Thoraxschmerzen, etc.) • Kaffeesatzartiges Erbrechen bzw. Hämatemesis • (Akuter) Gewichtsverlust • Fieber • Dehydrierung/Hypovolämie • Elektrolytentgleisung • Starke Einschränkung des Allgemeinzustandes • Starke Schmerzen • Hinweise auf einen (Sub-)Ileus • Hinweis auf ein akutes Abdomen

5.9 Diarrhö

Thomas Plappert

Die akute Diarrhö ist eine häufige Ursache für eine Vorstellung in der Zentralen Notaufnahme. Sowohl die zugrundeliegende Erkrankung wie auch der Flüssigkeits- und Elektrolytverlust durch die Diarrhö selbst können bedrohlich sein.

First View

- Gibt es Hinweise auf Infektiosität (Umfeldanamnese – sind weitere Menschen im Umfeld betroffen?)? Sind Isolationsmaßnahmen erforderlich?
- Besteht eine vitale Bedrohung (Dehydratation, akutes Abdomen, Hinweise auf mesenteriale Ischämie, Ileus oder gastrointestinale Blutung)?
- Liegt eine Risikokonstellation vor: Fieber, blutige Durchfälle, starke Schmerzen, schwere Vorerkrankungen, Immunsuppression, Schwangerschaft?

Arbeitsauftrag für die Notaufnahme

Ausschluss vital bedrohlicher Ursachen und Folgen der Diarrhö.

Definition

Drei oder mehr breiige oder flüssige Stuhlentleerungen pro Tag. Unterscheidung: akut-wässrige Diarrhö, akut-blutige Diarrhö, persistierende Diarrhö (über mehr als 14 d).

Differenzialdiagnosen

Gefährliche nicht verpassen: Mesenterialischämie, gastrointestinale Blutungen, Intoxikationen, Divertikulitis, inkarzerierte Hernie, Ileus, Tumoren, Malaria.

Weitere Differenzialdiagnosen: Virale Diarrhö, bakterielle Diarrhö, Diarrhö durch Parasiten oder Toxine, endokrine Erkrankungen, Lebensmittelunverträglichkeiten, Medikamentennebenwirkungen, im Rahmen vegetativer Begleitsymptome (Stress, starke Schmerzen wie Koliken, usw.).

Diagnostisches Vorgehen

Fragen zu Beginn Auslandsaufenthalte? Außergewöhnliche Speisen? Andere Betroffene im Umfeld? Besteht eine Schwangerschaft?

Anamnese und Untersuchung

- **Anamnese zum Ereignis:**
  - Beginn?
  - Fieber?
  - Hämatochezie? Teerstuhl?
  - Schmerzen?
  - Krankheitsgefühl?
  - Gewichtsverlust?
  - Ausreichende orale Rehydratation möglich?
- **Vorgeschichte:**
  - Immunsuppression?
  - Abdominale Vor-OP?
  - Tumor? Tumorspezifische Therapie (Chemotherapie/Radiatio)?
- **Körperliche Untersuchung und Vitalparameter:**
  - Insbesondere: Abdomen (Resistenzen, Druckschmerz, Abwehrspannung, Darmgeräusche, Appendizitiszeichen)
  - Exsikkose
  - Wie stark ist der Allgemeinzustand des Patienten eingeschränkt?
  - Atemfrequenz, Blutdruck, Puls

Weiterführende Diagnostik in der ZNA

- Bei schweren Verläufen, schwerem Krankheitsgefühl, immunsupprimierten Patienten oder schwer vorerkrankten Patienten: Labor mit CRP, E'lyten, Kreatinin, Blutbild, ggf. Kreuzblut, ggf. TSH, ggf. Erregerdiagnostik
- Falls Maßnahmen zur Krankheitseindämmung erforderlich sind (etwa: Bewohner von Gemeinschaftseinrichtungen, Küchenpersonal, etc.): Erregerdiagnostik
- Zur Abklärung gefährlicher Ursachen: Sonografie Abdomen, ggf. auch CT
- Bei V. a. mesenteriale Ischämie: CT Abdomen mit i. v.-Kontrastmittel
- Bei V. a. akute gastrointestinale Blutung: Endoskopie

Risikobewertung

- High Risk: Mesenterialischämie, gastrointestinale Blutungen, Intoxikationen, Tumoren, Malaria, Ileus, inkarzerierte Hernie
- Intermediate Risk: schwere Begleiterkrankung, Divertikulitis, begleitende Schwangerschaft, Immunsuppression
- Low Risk: Hinweise auf infektiöse Genese

Akuttherapie

- Flüssigkeitssubstitution (z. B. Vollelektrolytlösung, 1500 ml/24 h)
- Hygienemaßnahmen, ggf. Isolation
- Bei Hinweis auf gastrointestinale Blutung: Blutungs- und Gerinnungsmanagement
- Bei V. a. mesenteriale Ischämie ggf. Notfall-OP
- Bei Fieber bzw. Schmerzen 1 g Metamizol als Kurzinfusion

Disposition

- High Risk: Intervention/OP, dann je nach Verlauf Normalstation, IMC oder IST
- Intermediate Risk: abwägen, ob ambulante Therapie möglich oder Überwachung erforderlich
- Low Risk: ambulant

5.10 Blutungen

Christoph Schramm

First View

- Bewusstseinslage? Atemwege sicher? Wenn nein → Atemwegssicherung (▶ 3.4)
- Hämodynamische Stabilität? Wenn nein → Schock (▶ 5.1)
- Wird Hilfe benötigt? → Gastroenterologie, Chirurgie, Radiologie

Arbeitsauftrag für die Notaufnahme

- Beurteilung der Patienten: instabil vs. stabil
- Hämodynamisch instabile Patienten durch Blutstillung, Transfusionstherapie und Gerinnungsmanagement stabilisieren (Massentransfusion)
- Frühzeitige Alarmierung aller potenziell zu beteiligenden Fachdisziplinen
- Frühzeitig Weiterverlegung organisieren

Differenzialdiagnosen

- Akute Anämie anderer Ursache (▶ 11.6)
- Schock anderer Ursache (▶ 5.1)

Ätiologie

- Nach Lokalisation: naso- und oropharyngeal, pulmonal, gastrointestinal, urogenital, traumatisch, intraabdominal, retroperitoneal
- Nach Auslöser: spontan, iatrogen (z. B. durch gerinnungshemmende Medikamente oder OPs), traumatisch
- Hämorrhagischer Schock bei Traumapatienten am häufigsten infolge einer intraabdominalen Verletzung nach stumpfem Trauma

Diagnostisches Vorgehen

Fragen zu Beginn

- Einnahme von Medikamenten zur Thrombozytenaggregationshemmung oder Antikoagulation?
- Bekannte Koagulopathie/Hämophilie in Eigen- und Familienanamnese?
- Bei Trauma Verletzungsmechanismus?

Anamnese und Untersuchung

- Vitalparameter und Bewusstseinslage erfassen.
- In der körperlichen Untersuchung v. a. auf äußerliche Verletzungen, Purpura und Rekapillarisierungszeit achten.
- Laboruntersuchung: v. a. Blutbild, globale und bei Verfügbarkeit spezielle Gerinnungstests (partielle Thromboplastinzeit, Thromboplastinzeit,

Fibrinogen; ggf. Thromboelastometrie, Einzelfaktorbestimmung), Laktat, Harnstoff, Kalzium, Schwangerschaftstest (bei Frauen im gebärfähigen Alter mit vaginaler Blutung)
- Blutgruppenbestimmung und serologische Verträglichkeitstestung
- E-FAST (Extended Focused Assessment with Sonography in Trauma) zur schnellen Diagnostik auf freie intraabdominale und intrathorakale Flüssigkeit, Perikarderguss und Pneumothorax.
- Bei Traumapatienten frühzeitige kontrastverstärkte Gesamtkörper-Computertomografie (CT) für Detektion und Identifizierung der Verletzungsart und potenziellen Blutungsquelle erwägen.

Risikobewertung

- Einteilung von Blutungen anhand Ausmaßes des Blutverlusts, Blutungslokalisation bzw. beteiligter Organe und systemischer Auswirkung (arterieller Blutdruck, Herzfrequenz, Pulsdruck, Atemfrequenz, Bewusstseinslage, Rekapillarisierungszeit), z. B. nach Weltgesundheitsorganisation (WHO), Advanced Trauma Life Support und International Society of Thrombosis and Haemostasis.
- Einschätzen der Wahrscheinlichkeit für Massivtransfusion mittels verschiedener Risiko-Scores, z. B. Assessment of Blood Consumption (ABC), Trauma-Associated Severe Hemorrhage Score (TASH) und Emergency Transfusion Score (ETS).

5

Akuttherapie

Allgemein

- Zwei großvolumige (mind. 16 G), intravenöse Gefäßzugänge anlegen. Alternativen sind der intraossäre Zugang (▸ 22.6.3) und zentrale Venenkatheter (▸ 4.2.3)
- Gabe von Sauerstoff bei $SpO_2 < 95\,\%$
- Lokale Therapieoptionen, z. B. Kompression, ausschöpfen
- Therapie von Gerinnungsstörungen (▸ 11.7, ▸ 11.8)
- Therapie organspezifischer Blutungen (intrakranielle Blutung ▸ 14.10; gastrointestinale Blutung ▸ 8.1; urogenitale Blutung ▸ 17.1.2, ▸ 17.1.4; traumatische Blutung ▸ 21.10)

Transfusionstherapie

> **!** Für die Verwendung von Blutprodukten besteht eine Dokumentationspflicht gemäß § 14 Transfusionsgesetz (TFG).

- Vor Transfusion optische Qualitätsprüfung (Unversehrtheit des Blutbeutels, Koagelbildung, Verfärbungen, Hämolyse) und Kontrolle des Blutprodukts (einwandfreie Beschriftung, korrekte Zuordnung zum Patienten, Gültigkeit der Verträglichkeitsprobe, Verfallsdatum des Präparats) durchführen
- Transfusion über Transfusionssystems mit Standardfilter, eigenen venösen Zugang und ohne Beimischung von Medikamenten oder Infusionslösungen
- Transfusionsgeschwindigkeit an klinischen Zustand des Patienten unter Berücksichtigung der Gefahr für Hypervolämie, Unterkühlung und Zitratintoxikation (bei Plasma) anpassen

- Erwärmen von Blutprodukten nur bei Massivtransfusion (> 50 ml EK pro Min.), Patienten mit Hypothermie, chronischer Kälteagglutininkrankheit, hochtitrigen Kälteantikörpern, Vasospasmus auf Kältereiz und (Austausch-) Transfusion bei Neugeborenen und Kindern unter ausschließlicher Verwendung dafür zugelassener Geräte
- Kontrolle der Gerinnungsparameter 30–60 Min. nach der Gabe von gerinnungsaktiven Blutprodukten
- Für Transfusionsreaktionen ▶ 3.6.3

Erythrozytenkonzentrat (EK)

- AB0-gleiche Transfusion
- RhD-gleiche Transfusion (Ausnahme bei lebensbedrohlichen Blutungen und fehlender kurzfristiger Verfügbarkeit von RhD-kompatiblen EK; **Cave:** RhD-negative Mädchen/Frauen im gebärfähigen Alter)
- Indikationen:
  - Hb-Wert < 7 g/dl bei fehlender kardiovaskulärer Erkrankung ohne akute, schwere Blutung
  - Hb-Wert ≥ 7 g/dl und < 8 g/dl bei Hinweis auf anämische Hypoxie (physiologische Transfusionstrigger), ggf. bereits bei Hb-Wert ≥ 8 g/dl und < 10 g/dl
  - Hb-Wert < 7 g/dl bzw. < 8 g/dl bei OGIB ohne hämorrhagischen Schock und ohne bzw. mit kardiovaskulärem Risiko
  - Bei Massivblutung und hämorrhagischem Schock abhängig von hämodynamischen und metabolischen Parametern, Anämiesymptomen sowie dem stattgehabten und noch zu erwartenden Blutverlusts
  - Hb-Wert 7–9 g/dl anstreben
- AB0-Identitätstest (Bedside-Test) unmittelbar vor Transfusion durch transfundierenden Arzt oder unter seiner Aufsicht direkt beim Empfänger durchführen und Ergebnis schriftlich dokumentieren
- Eröffnete EK innerhalb von 6 h transfundieren und Behältnis mit Restblut nach der Transfusion steril verschließen und 24 h bei +1 °C bis +10 °C aufbewahren

Thrombozytenkonzentrate (TK)

- TK nach Eintreffen möglichst schnell transfundieren und nicht bei Temperaturen < +20 °C oder > +24 °C oder ohne ständige Agitation zwischenlagern
- AB0- und RhD-identische TK bevorzugen
- Indikationen:
  - Transfusionsbedürftige Blutung bei < 50.000 Thrombozyten/µl
  - Persistierende Blutung und/oder Schädel-Hirn-Trauma bei < 100.000 Thrombozyten/µl
- Bei erwarteter Massivtransfusion frühzeitige Gabe, z. B. ab 6 EK 1 TK, dann 1 TK pro 4 EK

Therapeutisches Plasma

- Ind.: Plasmavolumenersatz bei Massivblutung (frühzeitig zusammen mit EK im festen Verhältnis 1:1 oder 1:2)
- AB0-unabhängige Transfusion von als universell verträglich gekennzeichneten Plasmapräparaten möglich, keine serologische Verträglichkeitsprobe notwendig
- KI: Plasmaunverträglichkeit, nachgewiesener IgA-Mangel

5

Prothrombinkomplex (PPSB)

- Aufgrund besserer Wirksamkeit und geringerer Volumenbelastung gegenüber Plasma zu bevorzugen
- Ind.: leichte Blutung und Faktorenaktivitäten < 20–40 % (entspricht Quick-Wert von 30–50 %), schwere Blutung und Faktorenaktivitäten < 50–60 % (entspricht Quick-Wert von 60–80 %)
- Fibrinogenspiegel oberhalb der kritischen Schwelle von 1 g/l halten (bei schwerer Blutung > 1,5 g/l)
- Bei Einzelfaktorenmangel Substitution des entsprechenden Faktors bevorzugen

!

- 1 EK erhöht Hb-Wert um 1 g/dl beim normalgewichtigen Erwachsenen ohne gesteigerten Erythrozytenumsatz und aktive Blutung
- 1 ml Plasma/kg Körpergewicht erhöht Quick-Wert um 1 % (bei Umsatzsteigerung 0,5–1 %)
- 1 IE PPSB/kg Körpergewicht erhöht Quick-Wert um 1 %

Spezielle Therapie

Vitamin-K-Antagonisten(VKA)-assoziierte Majorblutung

- VKA absetzen und Vitamin K 5–10 mg i. v. geben
- Gabe von 25 Einheiten, 35 Einheiten und 50 Einheiten PPSB/kg Körpergewicht bei INR 2–3,9, INR 4–6 und INR > 6
- Alternativ 1.000 Einheiten PPSB (1.500 Einheiten bei intrakranieller Blutung) unabhängig von Körpergewicht und INR

Andexanet alfa

- Ind.: bei Faktor-Xa-Inhibitor-assoziierter Majorblutung
- Dosierung (unabhängig von Körpergewicht und Nierenfunktion):
- Apixaban und Rivaroxaban mit letztem Einnahmezeitpunkt > 7 h: 400 mg i. v. über 15–30 Min., anschließend 480 mg i. v. über 2 h
- Rivaroxaban mit letztem Einnahmezeitpunkt < 7 h: 800 mg i. v. über 15–30 Min., anschließend 960 mg i. v. über 2 h
- Alternativ 25–50 Einheiten PPSB/kg KG

Idarucizumab

- Ind.: bei Dabigatran-assoziierter Majorblutung
- Dosierung (unabhängig von KG und Nierenfunktion): zweimal 2,5 g Bolus i. v. im Abstand von 15 Min.

Tranexamsäure

- Ind.: bei Traumapatienten mit aktiver Blutung oder Risiko für signifikante Blutung innerhalb von 3 h nach der Verletzung
- Dosierung: 1 g über 10 Min. i. v., anschließend 1 g über 8 h i. v.

Disposition

- Operative Versorgung bahnen, z. B. bei Traumapatienten mit offensichtlicher Blutungsquelle sowie mit ausgeprägtem hämorrhagischem Schock und vermuteter Blutungsquelle zur blutungskontrollierenden Prozedur
- Frühzeitig Bedarf an intensivmedizinischer Therapie zur hämodynamischen Stabilisierung bzw. Überwachung nach ggf. interventioneller oder operativer Stabilisierung evaluieren
- Verlegung in Traumazentrum bei fehlenden Ressourcen zur Behandlung der Verletzungen anstreben

5.11 Bewusstseinsstörungen

Daniel Kiefl

First View
- Unterscheidung qualitative vs. quantitative Bewusstseinsstörung
- Stabilisierung der Vitalparameter mit paralleler Diagnostik, da Symptome häufig reversibel

Arbeitsauftrag für die Notaufnahme
- Stabilisierung nach xABCDE-Schema
- Differenzialdiagnostik zur Ursachenforschung
- Einleitung der Behandlung

Definitionen, Grundlagen
Bewusstseinsstörungen können in qualitative und quantitative unterschieden werden:
- Qualitativ = Wachheit normal, Interaktion mit Umgebung gestört
- Quantitativ = Wachheit eingeschränkt: wach – somnolent – Sopor – Koma

Zur Einteilung wird häufig die Glasgow Coma Scale (GCS) (3–15 Punkte) verwendet (▶ Abb. 5.6).

Differenzialdiagnosen
Gefährliche nicht verpassen:
- Schlaganfall, Hirnblutung, Basilaristhrombose
- Sepsis
- Hypoglykämie/Hyperglykämie
- Hypoxie, Hyperkapnie
- Intoxikation
- Trauma

Weitere Differenzialdiagnosen:
- Weitere endokrine Störungen
- Entzug
- Intoxikation
- Delir
- Hypothermie
- Fieber
- Anämie

Diagnostisches Vorgehen
Anamnese und Untersuchung

! Bei Bewusstseinsstörungen **immer** den Blutzucker messen!

- **Anamnese zum Ereignis:**
  - Zeitlicher Verlauf der Bewusstseinsstörung
  - Symptome, Ausfälle

Summe der jeweils besten Werte und Bewertung		
6–8 **Leichtes Koma,** leichte vegetative Störungen (Atmung, Puls,Temperatur)	**5–6** **Mittelschweres Koma,** zunehmende vegetative Störungen (Puls-, Temperaturanstieg), Paresen	**< 5** **Schweres Koma,** zunehmende vegetative Störungen (RR-Abfall, Atmungsstörungen), schlaffer Muskeltonus

Aktion	Reaktion	Bewertung
Augen öffnen	spontan	4
	auf Ansprache	3
	auf Schmerzreiz	2
	keine Reaktion	1
Beste verbale Aktion	orientiert	5
	verwirrt	4
	unzusammenhängende Worte	3
	unverständliche Laute	2
	keine Reaktion	1
Beste motorische Aktion	befolgt Aufforderungen	6
	lokalisiert Schmerzen	5
	Abwehrbewegung auf Schmerzreiz	4
	Beugesynergismen	3
	Strecksynergismen	2
	keine Reaktion	1

Pupillenreaktion

+	spontan
(+)	verlangsamt
–	keine

Pupillengleichheit

☐ seitengleich
☐ ungleich

Pupillenweite

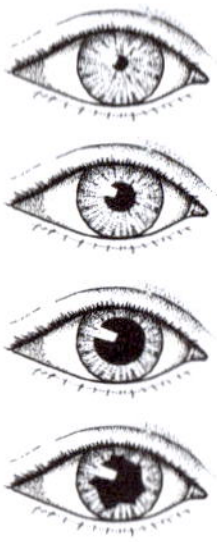

eng
mittel
weit
entrundet

Abb. 5.6 Glasgow Coma Scale [L157]

- – Trauma
- – Wachheit, Orientierung und GCS auch in Anamnese testen
- **Vorgeschichte:** Wenn möglich Angehörige befragen
- **Körperliche Untersuchung** (insbes. Herzgeräusche!) und Vitalparameter:
  - Verletzungen?
  - Exsikkosezeichen?
  - Atemgeruch analysieren (Aceton, Alkohol)
  - Harn-/Stuhlabgang
  - Leberinsuffizienzzeichen?
- **Neurologische Untersuchung:**
  - Pupillen (isokor? Pupillenweite, Lichtreaktion direkt/indirekt)
  - Augenbewegung, Bulbusstellung
  - Sprache
  - Meningismuszeichen
  - Seitenvergleichende und Leitnerven zuordnende Tests auf Kraft, Sensibilität und Reflexe (pathologische Reflexe?)
  - Zungenbiss?

Weiterführende Diagnostik in der ZNA

- Urinstatus, Drogenscreening
- Notfallsonografie
- CT/MRT Bildgebung des Gehirns/Schädels

! Ziel ist eine frühzeitige zerebrale Bildgebung eines stabilisierten Patienten.

- Labor: BB, CRP, BZ, TSH, Krea, Harnstoff, GOT, GPT, GGT, Bilirubin, Laktat, Ammoniak, Na, Cl, K, Ca, Lipase, PTT, INR, Alkoholspiegel
- BGA
- Sonografie: Abdomen, VCI, ggf. ONSD (Optic Nerve Sheath Diameter; N. opticus Nervenscheidendurchmesser < 6 mm?)
- Ggf. Lumbalpunktion

Bei Kindern mit bestehender oder anamnestischer Bewusstseinsstörung immer zuerst eine extrazerebrale Ursache ausschließen, bevor eine Bildgebung durchgeführt wird.
Auch ein „Normalbefund" bei fluktuierender Symptomatik sollte zur Krankenhausaufnahme führen.

Bei Kindern auch an die Möglichkeit einer Misshandlung (▶ 23.1) denken!

Risikobewertung Hohes Risiko, solange ungeklärte Ursache und/oder gefährdeter Atemweg. Die abschließende Risikobewertung hängt von der zugrundeliegenden Ursache ab.

Akuttherapie

Initial Stabilisierung nach dem xABCD-Schema. Dann ursächliche Therapie. Diese richtet sich nach der Ursache.

Stabilisierung:

- A-Problem: Atemwege freimachen/halten, ggf. Intubation
- B-Problem: Sauerstoffgabe, ggf. CPAP-Therapie oder Beatmung
- C-Problem: Kreislaufstabilisierung durch Infusion von kristalloiden Vollektrolytlösungen, ggf. Katecholamintherapie
- D-Problem: Antidot-Gabe bei Intoxikationen, Glukose-Gabe bei Hypoglykämie, Therapie eines anderen endokrinen Komas (Schilddrüse, NNR-Insuffizienz), Delirtherapie, Antibiose bei Sepsis

Weiterführende Therapien richten sich ebenfalls nach der Verdachtsdiagnose.

Disposition

- Immer stationäre Aufnahme bei Kindern
- IMC/ICU-Versorgung von Erwachsenen bei Gefährdung der Vitalparameter und je nach Ursache

5.12 Schwindel

Lisanne Kostek

First View
- Vitale Bedrohung nach ABCD(E), insbes. Brady/Tachykardien?
- Bewusstseinsveränderung?
- Begleitsymptome (Diplopie, Dysarthrie, Dysphagie, Dysmetrie, Ataxie)?
- Intermittierender vs. akut anhaltender Schwindel?

Schwindel aus HNO-ärztlicher Sicht ▶ 19.1.1

Arbeitsauftrag für die Notaufnahme

Das zeitnahe Erkennen und Therapieren einer vitalen Bedrohung hat höchste Priorität. Meist ist die Ursache nicht akut bedrohlich. Die Differenzierung zwischen akut anhaltendem Schwindel und intermittierendem Schwindel bestimmt das weitere diagnostisch-algorithmische Vorgehen.

Definition

Schwindel ist ein subjektives Empfinden von Unsicherheit in der Raumorientierung und entsteht, wenn Informationen der beteiligten Systeme Innenohr, somatosensibles System und optisches System gestört sind. Die Störung der zentralen Verarbeitung kann auch Folge einer kardial-zirkulatorisch bedingten Minderperfusion sein.

Einteilung nach der Symptomqualität:
- Schwindel im engeren Sinn (Vertigo): akut anhaltender oder episodischer Schwindel mit oder ohne Begleitneuropathologie
- Präsynkopaler Schwindel: kardio-zirkulatorische Genese → diagnostischer Algorithmus Synkope (▶ 5.3)
- Disequilibrium: gestörte Propriozeption im Rahmen von Polyneuropathien
- Unspezifischer Schwindel: Toxidrome, Phobien, Medikamente

Ätiologie

- Vasovagale Synkopen und orthostatische Hypotension (22 %)
- Vestibuläre Ursachen (20 %)
- Störungen des Elektrolyt- und Flüssigkeitshaushaltes (18 %)
- Kardio-pulmonale Erkrankungen (15 %)
- Zentral-vaskuläre Ursachen (6 %)

Bei Patienten > 65 J. liegt am häufigsten ein multifaktorieller Schwindel vor.

Differenzialdiagnosen

Gefährliche nicht verpassen:
- Schlaganfall (ischämisch, hämorrhagisch), Tumoren: im Bereich des Hirnstamms und des Kleinhirns
- TIA
- Herzrhythmusstörungen
- Volumenmangel
- Intoxikationen: Alkohol, CO, Methämoglobinbildner oder Zyanidgase, Cannabis
- Hypoglykämien

Weitere Differenzialdiagnosen:
- Vertebrobasiliäre Migräne
- Benigner paroxysmaler Lagerungsschwindel
- Neuritis vestibularis
- Morbus Menière
- Labyrinthitis
- Strukturelle Herzerkrankungen
- Präsynkopaler Schwindel → DD der Synkope (▶ 5.3)
- Orthostatische Hypotonie
- Respiratorisch bedingte Hypoxien
- Anämien
- Vitaminmangelzustände
- Phobischer Schwankschwindel
- Depression

DD akutes vestibuläres Syndrom – benigner paroxysmaler Lagerungsschwindel – zerebrale Ursachen ▶ Tab. 5.11.

Diagnostisches Vorgehen

Anamnese
- Beginn plötzlich/schleichend? Was hat der Patient gemacht (im Bett gedreht oder aufgestanden)?
- Anhaltender (Stunden) oder intermittierender (Sekunden/Minuten) Schwindel?
- Wenn intermittierender Schwindel: Gibt es Auslöser? Lageänderung, körperliche Aktivität, Stress/aktuelle Lebenssituation
- Liegen Begleitsymptome vor?
  - Luftnot, Palpitationen → Hinweis auf Herzrhythmusstörung
  - Sprachstörungen, Doppelbilder, Gangstörung → Hinweis auf zentrale Ursache
- Weitere Faktoren
  - Trauma
  - Drogen/Alkohol
  - Kardiovaskuläres Risikoprofil
  - Medikamente
- Begleiterkrankungen

Tab. 5.11 ABC des isolierten Schwindels

	A – Akutes vestibuläres Syndrom	B – Benigner paroxysmaler Lagerungsschwindel	C – Zerebrale Ursachen (Schlaganfall, Tumor)
Ätiologie	Virale Infektion	Otolithen	Embolie (Schlaganfall)
Symptome	Schleichender Beginn, grippale Symptome	Kurze Episoden (< 1 Min.) bei Kopfbewegungen	Plötzlicher Beginn, andauernd
Bedside-Test	HINTS gutartig	Positiver Dix-Hallpike-Test (▶ 4.5.4)	HINTS besorgniserregend
Therapie	Steroide, ambulant: HNO	Epley-Manöver	cMRT, Stroke-Unit

HINTS: Head Impulse, Nystagmus, Test of Skew Deviation (Kopfimpulstest, Nystagmus, alternierender Abdecktest); cMRT: kraniale Magnetresonanztomografie

Körperliche Untersuchung von Patienten mit akut anhaltendem Schwindel

Neuro-Check-up

- Akut fokale Neurologie: sensomotorische Defizite im Bereich des Gesichtes und der Extremitäten
- Subtile fokale Neurologie
  - Ataxie (Gang-, Stand-, Rumpf- oder Zeigeataxie)
  - Dysmetrie
  - Dysdiadochokinese
  - Diplopie: Doppelbilder?
  - Dysarthrie: Ist die Sprache wie immer?
  - Dysphagie: Schluckbeschwerden?

Sofern eine **Begleitneuropathologie** vorliegt, besteht der V. a. eine zentrale Schwindelursache. Eine weitere Bildgebung mittels cMRT ist somit indiziert.

! Liegt keine Begleitneuropathologie vor, aber ein **Nystagmus,** dann folgt anschließend die HINTS-Untersuchung.

5

HINTS-Untersuchung Head Impulse, Nystagmus, Test of Skew Deviation (Kopfimpulstest, Nystagmus, alternierender Abdecktest). Durchführung und Bewertung ▶ Tab. 5.12.

Periphere Genese:

- Head-Impulse-Test (Halmagyi-Manöver) positiv; Einstellsakkade vorhanden
- Unidirektionaler Horizontalnystagmus mit rotatorischer Komponente
- Keine Skew Deviation; keine Blickrichtungsdivergenz im Abdecktest

Tab. 5.12 HINTS-Test

	Zentral	Peripher
Head Impuls-Test: Kopf des Patienten plötzlich um 10–20° nach links oder rechts drehen, während Pat. Nase des Untersuchers fixieren soll	• „Normal", keine Einstellsakkade vorhanden • Patient schaut durchgehend auf Untersucher	• Einstellsakkade vorhanden • Augen springen plötzlich zurück zum Untersucher
Nystagmus	• Vertikal • Horizontal mit Richtungswechsel	Horizontal nur in eine Richtung
Test of Skew Deviation: Abwechselnd jeweils das rechte, dann das linke Auge abdecken	Vertikale Einstellsakkade	Keine vertikale Einstellung notwendig

Zentrale Genese:
- Head-Impulse-Test (Halmagyi-Manöver) negativ; keine Einstellsakkade
- Vertikaler oder alternierender Nystagmus
- Skew Deviation vorhanden; Blickrichtungsdivergenz im Abdecktest (vertikale Sakkade als Korrekturbewegung)

Festlegung auf eine **akute periphere Vestibulopathie** (periphere Schwindelursache) mit dem HINTS-Test nur wenn alle 3 der oben genannten Kriterien sicher vorliegen.

Sofern eines der 3 Kriterien den V. a. eine zentrale Schwindelursache gibt, ist eine weitere Bildgebung mittels cMRT indiziert.

Bei einer zentralen Schwindelursache ist Laufen meist nicht möglich! Bei peripheren Ursachen können die Patienten meist noch ohne Hilfe laufen.

Körperliche Untersuchung von Patienten mit lageabhängigem, episodischem Schwindel

Benigner paroxysmaler Lagerungsschwindel (BPLS)
Veränderungen der Otolithen bedingen eine Dysfunktion des Gleichgewichtsorgans.
- 90 % im posterioren Bogengang
- 10 % im horizontalen Bogengang

- Nystagmusbeurteilung (Frenzelbrille)
  - Posteriorer Bogengang: Lagerungstest nach Dix-Hallpike (▸ 4.5.4) oder Seitwärtslagerungsmanöver
  - Horizontaler Bogengang: Supine Roll Test (Pagnini-McClure-Manöver)
- Labordiagnostik:
  - Venöse BGA: pH, Laktat, Elektrolyte, Glukose, Hämoglobin, CO-Hämoglobin
  - Ggf. Nierenretentionswerte und Blutbild
  - Ggf. Drogenscreening
- Apparative Diagnostik:
  - EKG
  - Bei V. a. zentrale Schwindelursache: cMRT
  - Bei V. a. Frakturen oder Tumoren: CCT

5

Risikobewertung

- Einheitliche Scores zur Risikostratifikation existieren nicht
- Die Mehrheit der Patienten weist ungefährliche Differenzialdiagnosen auf
- Als gefährliche, häufige zentrale Schwindelursache muss der **Schlaganfall** im Bereich des Kleinhirns und des Hirnstammes sicher evaluiert und ein cMRT veranlasst werden.
- Für Patienten mit **intermittierenden-spontanen Schwindelsensationen** sollte das kardiovaskuläre Risikoprofil genau betrachtet werden. Liegen mehrere Risikofaktoren vor, werden diese Patienten als Hochrisikopatienten in Hinblick auf eine stattgehabte **transitorisch ischämische Attacke** oder **gefährlichen Herzrhythmusstörung** eingestuft.

Akuttherapie

- Stabilisierungsmaßnahmen im Rahmen des ABCD(E)-Algorithmus sind äußerst selten notwendig.
- Für Patienten mit akut anhaltendem Schwindel mit starker Übelkeit und Erbrechen ist eine symptomatische Therapie mit z. B. Antiemetika sinnvoll.

Disposition

- Zentrale Schwindelursache: **Schlaganfall** → Stroke Unit
- Zentrale Schwindelursache: **Tumoren** → Neurochirurgie
- **Periphere Schwindelursache:** bei Symptomkontrolle meist ambulant, ansonsten HNO-Normalstation
- **Hochrisikopatienten** mit intermittierenden, spontanen Schwindelsensationen → internistische oder neurologische Normalstation mit Monitoring

5

5.13 Epileptische Anfälle

Caroline Ottomeyer

First View

- Patient nach Anfallsgeschehen wach, kontaktfähig? GCS? → Bewusstseinsstörung
- Immer noch Anfallsaktivität? → Hinweise auf Status epilepticus (▶ 14.3)?
- Vitalparameter stabil? → Pat. monitorpflichtig?
- Fokal-neurologische Defizite?

Arbeitsauftrag für die Notaufnahme

- Schnelle Sicherstellung, dass das Anfallsgeschehen selbstlimitierend war und z. B. kein epileptischer Status vorliegt, der weiterer Notfalltherapie bedarf.
- Eruierung der Ätiologie des Anfallsgeschehens mittels Fremd- und Eigenanamnese (epileptische vs. nicht-epileptische Genese).
- Evtl. lebensbedrohliche Ursachen für einen epileptischen Anfall müssen schnellstmöglich ausgeschlossen als auch Verletzungsfolgen erkannt werden.

Definition

Als „Krampfanfall“ wird ein vorübergehendes Ereignis mit unwillkürlichen motorischen Entäußerungen, teilweise an einen Bewusstseinsverlust gekoppelt, bezeichnet.

Üblicherweise werden damit epileptische Anfälle bezeichnet. Aber auch Patienten mit z. B. konvulsiven Synkopen und nicht-epileptischen psychogenen Anfälle können unter dem Leitbild „Krampfanfall“ erfasst und in der Notaufnahme vorgestellt werden.

Je nach Lokalisation und Ausweitung können sich epileptische Anfälle in ihrer Semiologie (klinische Anfallssymptome) sehr unterscheiden. Einteilung in:

- Fokale Anfälle, z. B. Jackson-Anfall mit sich ausweitenden sensiblen Symptomen ohne Bewusstseinsveränderung
- Generalisierte Anfälle, z. B. generalisierter tonisch-klonischer Anfall (GTKA).

Typischer Ablauf eines GTKA:

- Fokale Einleitung möglich mit z. B. Kopf-/Blickwendung, aber auch unspezifische Prodromi wie diffuses Unwohlsein, Initialschrei
- Obligater Bewusstseinsverlust, dabei Augen offen, starr oder verdreht
- Tonisierung von Stamm und Extremitäten (Zyanose bei fehlender Atmung, Enuresis, Enkopresis, Zungenbiss meist lateral)
- Rhythmische beidseitige Kloni der Extremitäten mit abfallender Frequenz
- Tonusverlust, Nachschlafen
- Postiktale Phase: mnestische Lücke für Ereignis und Desorientierung mit psychomotorischer Unruhe und teilweise Aggression

Die meisten epileptischen Anfälle sind selbstlimitierend, meist 30 Sek. bis 2 Min. Dauer (iktale Phase). Fester Ablauf der Anfallssymptome (Zu- und Abnahme der Symptomatik), keine undulierende Symptomatik. Danach postiktale Phase, je nach Alter und Ausprägung des Anfalls 10 Min. – 24 h.

5

Jeder epileptische Anfall, der länger als 5 Min. anhält (oder ≥ 2 aufeinanderfolgende Anfälle über einen Zeitraum von mehr als 5 Min. ohne Wiedererlangen des präiktalen neurologischen Ausgangsstatus) ist als Status epilepticus zu werten → umgehende antikonvulsive Therapie (▶ 14.3).

Differenzialdiagnosen

Gefährliche nicht verpassen:

- Konvulsive Synkope:
  - Typische Trigger (Orthostase, Schmerzreiz etc.)
  - Prodromi (Schwindel, Flimmern, „Schwarzwerden“ vor Augen, Kaltschweißigkeit, Ohrensausen)
  - Kurze Bewusstseinsminderung/-losigkeit < 30 Sek., Augen meist nach oben verdreht, offen oder geschlossen, bleiche Gesichtsfarbe, Muskeltonus meist schlaff, aber Streckkrampf Extremitäten und Körperstamm und/oder Armbeugung bds. möglich, asynchrone, arrhythmische, multifokale Myokloni meist < 10 Sek., Enuresis, Zungenbiss apikal durch Sturzereignis möglich, auch Kopfversion, Automatismen, Vokalisation möglich, traumartige Halluzinationen in ca. 60 % möglich, begleitend zur Synkope und bis in Reorientierungsphase reichend
  - Rasche Reorientierung < 1 Min., bei älteren Patienten länger

Bei SHT durch synkopalen Sturz längere postsynkopale Verwirrung und Desorientierung möglich.

- Transiente ischämische Attacke (TIA), zerebrale Ischämie oder Blutung:
  - Transiente oder persistierende neurologische Defizite
  - Bewusstseinsverlust bei Befall des hinteren Stromgebiets möglich
  - Epileptischer Frühanfall möglich

Todd-Parese (postiktale vorübergehende Lähmung) nach iktalem Anfall möglich, klinische Abgrenzung zu zerebraler Ischämie oder Blutung schwierig.

Weitere Differenzialdiagnosen:
- Psychogener nichtepileptischer Anfall: Bewusstlosigkeit > 5 Min., Augen meist geschlossen, bei passivem Öffnungsversuch Zusammenkneifen, undulierende und wechselnde Symptome, triggerbar oder ablenkbar durch Außenreize, partiell erhaltene Kontaktfähigkeit, teilweise dramatischer Ablauf, verzögerte Reorientierung mit teilweise mnestischer Lücke
- Metabolische oder toxische Enzephalopathie: Vigilanzminderung, Tremor, asynchrone und arrhythmische, meist generalisiert auftretende Myokloni, Asterixis (negativer Myoklonus → Pat. hält beide Hände nach vorne mit Handflächen nach unten, hier abrupter Abfall des Haltetonus, Hände schlagen nach unten)
- Paroxysmale Bewegungsstörung kinesiogen/nicht kinesiogen: dystone Bewegungen, durch Bewegung/Anstrengung ausgelöst oder spontan beginnend, erhaltenes Bewusstsein, Dauer sehr unterschiedlich
- REM-/Non-REM-Schlafverhaltensstörungen: aus Schlaf heraus Unruhe, periodisch, mit komplexen Handlungen und Bewegungen, oft wiederholt (undulierende Symptomatik), teilweise Traumerinnerung
- Transiente globale Amnesie: akut einsetzende Störung der Neugedächtnisbildung sowie des Kurzzeitgedächtnisses mit mnestischer Lücke für Akutereignis, sonst fokal-neurologisch unauffällig, typisches repetitives Fragen, Dauer mehrere Stunden
- Migräne mit Aura: Dauer der neurologischen Symptome bis zu 1 h, dann Kopfschmerz-Onset, typische vegetative Begleitsymptome, positive Familienanamnese

Ätiologie

Akut symptomatische Anfälle

Unspezifische Senkung der Krampfschwelle bei intakter Hirnstruktur. Mögliche Auslöser:
- Medikamente: Antibiotika (Cephalosporine, Penicilline, Fluorchinolone etc.), Anticholinergika, Opioide, Chemotherapeutika, Antidiabetika, Antidepressiva, Antipsychotika, Lithium, Theophyllin, Digitalis, Heroin, Kokain, Piracetam, Lidocain i. v./intrathekal
- Medikamentenentzug (und damit Senkung der Krampfschwelle): u. a. Benzodiazepine, Opioide, Barbiturate, Antikonvulsiva

- Drogenintoxikation/-entzug: z. B. Amphetamine, Alkohol, Gammahydroxybuttersäure
- Metabolische Störungen: Fieber, Hypo-/Hyperglykämie, Elektrolytstörungen (Hyponatriämie, -magnesiämie, -kalzämie), Urämie, Hyperthyreose, Porphyrinstoffwechselstörungen

Assoziiert an zerebrale Läsion:
- Enzephalitis/Meningitis
- Zerebrale Ischämie oder intrakranielle Blutung, v. a. Lobärhämatome
- Subduralhämatom
- Subarachnoidalblutung
- Sinusvenenthrombose
- Schädel-Hirn-Trauma
- Eklampsie
- Posteriores reversibles Enzephalopathiesyndrom (PRES)
- Hypoxische Enzephalopathie
- Hirnabszess

Unprovozierte epileptische Anfälle ohne Nachweis einer Epilepsie
Einordnung erst nach Ursachenabklärung möglich → neurologische Abklärung inkl. zerebraler Bildgebung mit MRT nach Epilepsieprotokoll sowie EEG-Diagnostik.

Im Rahmen einer Epilepsie
Erstmaliger oder wiederholter Anfall im Rahmen einer Epilepsie:
- Getriggert durch z. B. Schlafentzug (bei generalisierten Epilepsien), Incompliance bei Einnahme der antikonvulsiven Medikation, Senkung der Krampfschwelle (siehe oben)
- Ungetriggert

5

Diagnostisches Vorgehen

Fragen zu Beginn
- Keine Anfallsaktivität mehr?
- Vitalparameter alle stabil? BZ (Ausschluss Hypoglykämie), Sättigung (Ausschluss Aspiration), Fieber (Hinweis auf infektiösen Fokus); Pat. monitorpflichtig?
- Patient fokal-neurologisch unauffällig? **Cave:** Todd-Parese nach Anfall möglich
- Schmerzen? Verletzungen? → Bodycheck
- War es tatsächlich ein epileptischer Anfall? DD siehe oben (insbes. epileptischer Anfall vs. konvulsive Synkope? „Welche Zeit?")
- Akut symptomatischer Anfall? Ursache primär behandlungsbedürftig?
- Erstmaliger epileptischer Anfall oder ist eine Epilepsie vorbekannt?

Anamnese und Untersuchung
- **Anamnese zum Ereignis** (Fremdanamnese sehr wichtig):
  - Prodromi vor Einsetzen des Anfalls: Aura? Unwohlsein? Unwillkürliche Bewegungen? Kopf-/Rumpfdrehung? Mnestische Lücke ja und wie lange? Symptome, die auf andere Ätiologien hinweisen: Synkopenprodromi (▶ 5.3)? Emotionale Trigger? Andere Begleitsymptome vor Einsetzen des Anfallsereignisses?
  - Ablauf des Anfalls: Erhaltenes Bewusstsein und Erinnerung während Anfall? Motorische, sensible, visuelle und andere Symptome? Wo

lokalisiert? Ausbreitung? Wie lange? Automatismen, z. B. oral (Schmatzen) oder motorisch (Nesteln)? Falls mnestische Lücke und/oder Bewusstseinsminderung: Wie lange? Wann setzt postiktal Erinnerung wieder ein? Enuresis? Enkopresis? Zungenbiss? Kopfschmerzen? Schmerzen an anderer Lokalisation?

- **Vorgeschichte:**
  - Erstereignis?
  - Triggerfaktoren (Schlafentzug, Medikamenten-/Drogen-/Alkoholanamnese, Fieber)?
  - Schädel-Hirn-Trauma in Anamnese?
  - Familienanamnese?
  - B-Symptomatik?
  - Indirekte Hinweise auf weitere nicht beobachtete Anfälle (morgendlicher Zungenbiss, Kopfschmerzen, Muskelkater, Episoden mit mnestischer Lücke)?
- **Körperliche Untersuchung und Vitalparameter** nach xABCDE-Schema:
  - Neurologischer Status inkl. Meningismus
  - Internistischer Status v. a. bei Fieber z. A. Infektfokus
  - Unfallchirurgischer Bodycheck zum Ausschluss einer eventuellen Traumafolge

Weiterführende Diagnostik in der ZNA

5

- Arterielle BGA: postiktal Laktaterhöhung, Azidose, spontaner Ausgleich im Verlauf, Ausschluss BZ-/E'lytstörungen (alles nicht zwingend vorliegend)
- Labor: Blutbild, E'lyte (inkl. Magnesium), Leberfunktions- und Nierenretentionswerte, Kreatinkinase (CK), Glukose, Schilddrüsenhormone, ggf. Toxikologie inkl. Spiegel/Nachweis von Alkohol, Kokain und Amphetaminen. Bei Fieber CRP, ggf. Procalcitonin, Kulturen aus Blut, Urin. Bei vorbekannter Epilepsie ggf. Spiegel der verschriebenen Antikonvulsiva. Ggf. Prolaktin-Bestimmung, wenn unklar, ob DD vorliegt
- Zerebrale Bildgebung:
  - Bei erstmaligem Anfall bei fokal-neurologisch auffälligem, instabilem oder unruhigem Patienten Notfallbildgebung per CCT nativ, ggf. Erweiterung um CT-Angiografie und -Perfusion, insbes. bei lateralisiertem Defizit
  - Bei Sturz/Trauma immer CT-HWS ergänzen
  - Bei fokal-neurologisch unauffälligem, stabilen Patienten ggf. primäre Bildgebung per cMRT anstreben
- Lumbalpunktion: bei V. a. Enzephalitis/Meningitis. Zellzahl, Eiweiß, Laktat, Albumin in Serum und Liquor, Liquorkultur, ggf. Reiberschema, oligoklonale Banden, spezifische Erregerdiagnostik per PCR
- Weitere Bildgebung z. B. Röntgenthorax oder Extremitäten je nach Auffälligkeiten im internistischen Status oder Bodycheck
- EEG: bei unklarer Ätiologie (z. B. Status nonkonvulsivus oder V. a. nichtepileptische psychogene Anfälle), EEG-Ableitung während Anfallsgeschehen sinnvoll

Akuttherapie

Bei spontanem Sistieren bis zur ätiologischen Klärung sowie Risikoeinschätzung für erneuten Anfall vorerst keine antikonvulsive Therapie.

Bei epileptischem Anfall > 5 Min:

- Kopf und Extremitäten vor Verletzungen schützen, nicht in den Mund greifen bzw. nur mit Schutz der eigenen Finger, kein Beißkeil etc.

- Monitoring nach xABCDE-Schema
- i. v.-Zugang, kristalloide Lösung zum Freihalten
- O_2 bei Sättigung < 95 %, Fiebersenkung bei Temperatur > 37,5 °C
- Antikonvulsive Therapie: Benzodiazepine 1. Wahl (▸ 14.3)
  - Lorazepam 0,1 mg/kg i. v., max. 4 mg/Bolus mit 2 mg/Min., ggf. nach 5 Min. 1× wiederholen
  - Falls Lorazepam nicht verfügbar: Diazepam 0,15–0,2 mg/kg KG i. v. (max. 10 mg/Bolusgabe, ggf. nach 5 Min. 1× wiederholen, max. ca. 30 mg) **oder** Midazolam 0,2 mg/kg KG i. v. (< 40 kg 5 mg) (max. 10 mg/Bolusgabe, ggf. nach 5 Min. 1× wiederholen)
  - Falls kein i. v.-Zugang verfügbar: Midazolam 10 mg (< 40 kg 5 mg) i. m., ggf. über Applikator, **oder** Midazolam 10 mg intranasal oder bukkal (ggf. 1× wiederholen, max. 20 mg), alternativ Diazepam 10–20 mg rektal (ggf. 1× wiederholen, max. 30 mg)
  - Weiteres Vorgehen bei Benzodiazepin-refraktärem Status epilepticus ▸ 14.3
- Falls Medikamentenincompliance/-fehleinnahme bei vordiagnostizierter Epilepsie ggf. nachfolgend i. v.-Aufsättigung
- Ethanol-assoziierte Anfälle: Thiamin 100 mg i. v., **cave:** immer vor Glukosegabe, da sonst Verstärkung des Thiaminmangels
- Hypoglykämie: Glukose 40 % i. v. 60 ml nach Thiamingabe
- Fieber: Paracetamol 1 g i. v. mit Ziel Normothermie, ggf. Oberflächenkühlung mit vegetativer Blockade
- Bei postiktaler Phase Seitenlagerung zum Aspirationsschutz

Disposition

- Erstmaliger epileptischer Anfall, akut-symptomatisch: stationäre Aufnahme, je nach Ätiologie und Ursache auch auf Monitorbett, ggf. Stroke Unit/Intensiv
- Erstmaliger epileptischer Anfall, unprovoziert, keine Benzodiazepingabe: stationäre Aufnahme auf Normalstation, ggf. mit Schädel-Hirn-Bogen nach SHT zur weiteren Abklärung, Labor am Folgetag mit CK-Bestimmung
- Erneuter epileptischer Anfall bei Epilepsie:
  - Z. n. Benzodiazepingabe, hohes Risiko für erneute Anfälle (Fieber, niedrige Medikamentenspiegel): stationäre Aufnahme, ggf. auch Monitorbett
  - Keine hochdosierte Benzodiazepingabe erhalten, keine überwachungspflichtige Traumafolge, Risiko für erneuten Anfall niedrig: Entlassung nach Hause möglich, optimalerweise im häuslichen Umfeld unter Beobachtung durch Familienangehörige

5.14 Kopfschmerz

Tobias Becker

First View

- Fokal neurologisches Defizit? Ja → Stroke (▸ 14.10)
- Bewusstseinsminderung? Ja → Bewusstseinsstörung (▸ 5.11)
- Fieber? Ja → Isolation bei V. a. Meningitis (▸ 14.1)
- Exposition CO möglich? Ja → Hochdosis-Sauerstofftherapie (▸ 24.1.4)
- Donnerschlagartig? Ja → z. B. aneurysmale Subarachnoidalblutung (▸ 14.10.2), schnellstmöglich CT

Arbeitsauftrag für die Notaufnahme

Unterscheidung von primären und sekundären Kopfschmerzen:

- Primäre Kopfschmerzen sind deutlich häufiger in der Notaufnahme und grundsätzlich benigne. Die Diagnosestellung erfolgt nach definierten klinischen Kriterien. Nach suffizienter symptomatischer Therapie können diese Patienten meist ambulant weiterbehandelt werden.
- Identifizieren der „Red Flags" zur Erkennung der selteneren sekundären Kopfschmerzursachen in Anamnese sowie klinischer, insbes. der fokussiert neurologischen Untersuchung sowie Akutdiagnostik

Definition

Zu den primären Kopfschmerzursachen gehören:

- Migräne
- Cluster-Kopfschmerz
- Spannungskopfschmerz

Sekundäre Kopfschmerzen wie z. B. die intrakranielle Blutung oder der Hirntumor mit erhöhtem Hirndruck können zeitkritische Therapien erfordern. Langsam progrediente Prozesse ohne erhöhten Hirndruck können zwar für den Patienten schwerwiegend, aber nicht zeitkritisch sein.

Die weiterführende Diagnostik während der Notaufnahmevorstellung (Bildgebung, Labor) sollte zielgerichtet auf die Erkennung zeitkritischer behandelbarer Ursachen eingesetzt werden.

Differenzialdiagnosen

Sekundäre, zeitkritische Kopfschmerzursachen:

- Intrakranielle Blutungen (z. B. Subarachnoidalblutung)
- Meningitis/Enzephalitis
- Ischämischer Stroke
- Intrakranieller Abszess
- Dissektion der hirnzuführenden Gefäße
- Hypertensive Enzephalopathie
- Riesenzellarteriitis
- Präeklampsie
- Kohlenmonoxidintoxikation
- Engwinkelglaukom
- Intrakranielle Hypertension (z. B. bei Shunt-Dysfunktion)

Sekundäre, nicht zeitkritische Kopfschmerzursachen:

- Kopfschmerz im Rahmen einer viralen Infektion oder bei Fieber
- Trigeminusneuralgie
- Unkomplizierte Sinusitis
- Vertebragener Kopfschmerz
- Postpunktioneller Kopfschmerz/Liquorunterdrucksyndrom

> Die häufigeren „Do not miss"-Diagnosen sind:
> - Subarachnoidalblutung und andere intrakranielle Blutungen
> - Meningitis, Enzephalitis
> - Fokale Läsionen wie Tumoren
> - Kohlenmonoxidintoxikation

Diagnostisches Vorgehen

Es ist eine Herausforderung, die wenigen Patienten mit schwerwiegenden zeitkritischen Kopfschmerzursachen unter der Mehrzahl der Patienten mit benignen Diagnosen durch den gezielten Einsatz weiterführender Diagnostik herauszufiltern. Konkretes Vorgehen:

1. Anamnese und klinische Untersuchung
2. Aufstellung einer Liste relevanter Differenzialdiagnosen
3. Gezielter Einsatz weiterführender Diagnostik
4. Abschließende Beurteilung
5. Disposition

Anamnese und klinische Untersuchung

- Genaue Schmerzanamnese
- Gezielte Suche nach „Red Flags" (▸ Tab. 5.13) und individuellen Risikofaktoren für schwerwiegende sekundäre Kopfschmerzursachen
- Wichtig: Fokussierte neurologische Untersuchung:
  - Detektion eines akuten fokal neurologischen Defizits → schwerwiegende zeitkritische Kopfschmerzursache wahrscheinlich
  - Aber: Im Umkehrschluss gilt nicht, dass neurologisch unauffällige Patienten keine schwerwiegende Kopfschmerzursache haben können.

> Auch bei neurologisch unauffälligen Patienten kann eine schwerwiegende zeitkritische Kopfschmerzursache vorliegen.

Liste relevanter Differenzialdiagnosen

Nach Anamnese und Untersuchung sollte eine Liste relevanter Differenzialdiagnosen erstellt werden. Die darin enthaltenen zeitkritischen Differenzialdiagnosen lenken die weiterführende Diagnostik, welche Einzeldiagnosen ein- oder ausschließen kann.

Wichtige Differenzialdiagnosen bei **akutem oder donnerschlagartigem Kopfschmerzbeginn:**

- Subarachnoidalblutung und andere intrakranielle Blutungen
- Nicht rupturiertes symptomatisches Aneurysma
- Posteriores reversibles Enzephalopathiesyndrom/Hypertensive Enzephalopathie
- Reversibles zerebrales Vasokonstriktionssyndrom
- Zerebrale Venenthrombose
- Arterielle Dissektion
- Ischämischer Stroke
- Hypophyseneinblutung
- Spontane intrakranielle Hypotension
- Infektiös (Meningitis, Enzephalitis, Sinusitis sphenoidalis), obwohl donnerschlagartiger Kopfschmerzbeginn als einziges Symptom atypisch ist

In Abhängigkeit vom speziellen Fall ist häufig ist nur eine Auswahl für den individuellen Patienten relevant.

Tab. 5.13 Red Flags und Risikofaktoren für relevante Kopfschmerzursachen

Erkrankung	„Red-Flags"/Symptome/Begleitumstände
Subarachnoidalblutung und andere intrakranielle Blutungen	• Akuter Kopfschmerzbeginn (Intensitätsmaximum oft binnen weniger Minuten erreicht) • Beginn während körperlicher Belastung • Kurzzeitiger Bewusstseinsverlust bei Kopfschmerzbeginn • Antikoagulation oder Thrombozytenaggregationshemmer • Trauma
Meningitis	• Fieber • Meningismus • Antibiotikatherapie in den letzten Wochen • Nackenschmerzen
Erhöhter Hirndruck/intrakranieller Tumor	• Fokal neurologisches Defizit/Bewusstseinsminderung • Krampfanfall • Immunsuppression • Bekanntes Malignom • Chronisch progressiv zunehmender Kopfschmerz • Kopfschmerz im Liegen verstärkt
Dissektion der hirnzuführenden Arterien	• Hals- oder Nackenschmerzen • Horner-Syndrom (bei Karotisdissektion) • Zeichen des posterioren Stroke (bei Vertebralisdissektion) • Trauma
Zerebrale Venenthrombose	• Peripartalzeit • Thrombophilie
Kohlenmonoxid-Intoxikation	• Mögliche CO-Exposition
Präeklampsie	• Schwangerschaft oder Postpartalperiode
Glaukomanfall	• Kopfschmerz mit Augenschmerz • Sehstörung/Sehverlust • Rotes Auge • Mittelweite nicht lichtreagible Pupille • Kornealtrübung • Erhöhter intraokulärer Druck
Weitere Risikofaktoren	• Alter > 50 J. • Einliegender Ventrikel-Shunt • Status nach neurochirurgischer Intervention • Autoimmunerkrankungen • Hypertensive Blutdruckwerte

! Akuter oder donnerschlagartiger Kopfschmerzbeginn ist eine starke „Red Flag", welche schwerwiegende sekundäre Kopfschmerzursachen anzeigt. Hierzu gehört nicht nur die Subarachnoidalblutung!

Gezielte Diagnostik

Tests für relevante Differenzialdiagnosen:

- Intrakranielle Blutung: Natives Schädel-CT
- Dissektion der hirnzuführenden Gefäße, arterielles Aneurysma: CT/MR-Angiografie
- Zerebrale Venenthrombose: CT/MR-Venografie

- Riesenzellarteriitis: Blutsenkungsgeschwindigkeit/CRP
- Kohlenmonoxidintoxikation: Bestimmung des CO-Hb
- Elektrolytstörung: Laborbestimmung
- Meningoenzephalitis: Lumbalpunktion und Liquoranalyse

Diagnostische Strategie bei V. a. aneurysmale Subarachnoidalblutung

- Eine der häufigsten schwerwiegenden Ursachen für einen donnerschlagartig begonnenen Kopfschmerz ist die aneurysmale Subarachnoidalblutung.
- Wichtig: Erkennen eines evtl. zugrundeliegenden Aneurysmas → bei suffizienter Aneurysmaausschaltung können potenziell schwerwiegende Rezidivblutungen verhindert werden.
- Fokus der initialen Diagnostik: Ein- oder Ausschluss von Blut im Subarachnoidalraum. Nur bei bestätigter Blutung wird die Blutungsquelle (Aneurysma) gesucht.
- Ottawa Subarachnoid Haemorrhage Rule: Obwohl kein einzelner klinischer Parameter eine Subarachnoidalblutung ein- oder ausschließen kann, hat die Kombination dieser 6 Parameter eine sehr gute Aussagekraft zum Ausschluss einer Subarachnoidalblutung (▶ Tab. 5.14).

Der am häufigsten angewandte erste Test zur Diagnostik bei Verdacht auf eine Subarachnoidalblutung ist die **native Schädel-CT.** Diese kann bei Erfüllung aller folgender Kriterien eine Blutung ausschließen:

- Zeitpunkt des Kopfschmerzbeginnes klar definiert
- CT binnen 6 h nach Kopfschmerzbeginn durchgeführt
- Moderner CT-Scanner (ab 3. Generation) und technisch adäquate störungsfreie CT-Studie
- Qualifizierte Befundung nach klar kommunizierter Fragestellung
- Hämatokrit > 30 %
- Keine weiteren Hochrisikokriterien (Nackenschmerz, Meningismus, Krampfanfall, Synkope, auffällige neurologische Untersuchung)

<table>
<tr><th colspan="2">Tab. 5.14 Ottawa Subarachnoid Haemorrhage Rule</th></tr>
<tr><th>Bei welchen Patienten kann diese Entscheidungshilfe angewendet werden?</th><th>Bei welchen Patienten sollte diese Entscheidungshilfe nicht angewendet werden</th></tr>
<tr><td>• Alter ≥ 15
• Neuer starker, nicht traumatischer Kopfschmerz
• Schmerzmaximum binnen 1 h nach Beginn erreicht</td><td>• Vorhandenes neurologisches Defizit
• Vorbekanntes intrakranielles Aneurysma oder SAB
• Zerebraler Tumor
• Chronisch rezidivierender Kopfschmerz (3 oder mehr ähnliche Episoden über ≥ 6 Monate)</td></tr>
<tr><th colspan="2">Entscheidungshilfe: Wenn keines der folgenden Kriterien zutrifft, dann gilt eine Subarachnoidalblutung als extrem unwahrscheinlich:</th></tr>
<tr><td colspan="2">• Alter ≥ 40
• Nackenschmerz oder -steifigkeit
• Beobachtete Bewusstlosigkeit
• Beginn bei Belastung
• Donnerschlagartiger Beginn (Schmerzmaximum binnen 1 Sek. erreicht)
• Eingeschränkte Nackenflexion bei der Untersuchung</td></tr>
</table>

Kann mittels der nativen Schädel-CT eine Subarachnoidalblutung nicht sicher ausgeschlossen werden, gibt es mehrere Optionen:

- Lumbalpunktion als definitiver Test für eine stattgehabte Blutung
- Gefäßdarstellung (z. B. CT-Angiografie) zur Suche eines Aneurysmas

Diagnostische Strategie bei V. a. Meningitis

Meningismus (Nackensteifigkeit, Kernig-, Brudzinski-Zeichen, Head Jolt Accentuation) erfordert eine **Lumbalpunktion** als diagnostischen Goldstandard, wenn keine andere Erklärung für diesen Befund vorliegt.

> Viele Patienten mit Meningitis zeigen keinen Meningismus. Diese Erkrankung sollte aber möglichst frühzeitig erkannt und therapiert werden → die Schwelle zur Durchführung einer Lumbalpunktion ist sehr niedrig anzusetzen. So sollte auch bei einzelnen Symptomen der klassischen Trias Fieber, Nackensteifigkeit und Bewusstseinsstörung eine Meningitis vermutet werden und eine Liquoranalyse erfolgen.

Kontraindikationen der Lumbalpunktion Wegen des beschriebenen Risikos einer durch die Lumbalpunktion forcierten zentralen Herniation sollte vor einer Lumbalpunktion bei V.a. Meningoenzephalitis ein erhöhter Hirndruck ausgeschlossen werden. Klinisch ist hierzu die Augenhintergrundsonografie und Augenhintergrundspiegelung hilfreich. Häufig wird auch eine kranielle CT durchgeführt. Diese ist jedoch nicht immer nötig und kann den definitiven diagnostischen Prozess verzögern.

> Eine kranielle Bildgebung vor einer Lumbalpunktion bei V.a. Meningitis ist nicht zwingend nötig, wenn alle der folgenden Kriterien erfüllt sind:
> - Alter < 60 J.
> - Keine Immunsuppression
> - Keine maligne Erkrankung in der Anamnese
> - Kein Krampfanfall
> - Normales Bewusstsein
> - Unauffällige neurologische Untersuchung

Akuttherapie

- Sofortiger Therapiebeginn bei Patienten mit instabilen Vitalparametern oder klinisch sehr wahrscheinlichen Diagnosen schon vor dem bestätigenden Test.
- *Beispiel:* komatöser Patient mit Fieber und Nackensteifigkeit ohne andere Erklärung für diese Konstellation → unmittelbarer Beginn der supportiven (Management bei erhöhtem Hirndruck) und spezifischen (Dexamethason, Antibiotika) Therapie; Einleitung von Isolationsmaßnahmen.
- Frühestmöglicher Beginn der analgetischen Therapie unabhängig von der Kopfschmerzursache. Wirkstoffe:
  - Bei nicht spezifischen Kopfschmerzen sollten in erster Linie NSAR, Paracetamol und Metamizol eingesetzt werden.

- Bei primären Kopfschmerzen, insbes. der Migräne, sollten Opioidanalgetika vermieden werden
- Bei intrakraniellen Blutungen ist eine wirksame Blutdruckregulation notwendig, wobei Opioide durch die suffiziente Analgesie unterstützend wirken.

Disposition

Häufig können Kopfschmerzpatienten nach suffizienter Analgesie ins ambulante Management entlassen werden. Kriterien für eine ambulante Weiterbehandlung:

- Keine „Red Flags"
- Normale fokussierte neurologische Untersuchung
- Diagnose eines primären Kopfschmerzes konnte aktiv gestellt werden
- Relevante sekundäre Kopfschmerzursachen sind sehr unwahrscheinlich bzw. ausgeschlossen
- Für neu diagnostizierte sekundäre Kopfschmerzen wurde ein Behandlungsplan erstellt

Bei unklarer Kopfschmerzursache ohne Indikation für notfallmäßige Diagnostik oder Hospitalisierung sollte eine klinische Kontrolle bzw. ambulante Nachsorge kurzfristig gewährleistet sein.

5.15 Schwäche und Gefühlsstörung einer Extremität

Alexander Dinse-Lambracht, Katharina Mayer

First View

Erfassen von Anamnese und (Begleit-)Symptomen, die eine unmittelbares Handeln erforderlich machen:

- Schlaganfall
- Neurotrauma
- Vaskuläres Ereignis

Arbeitsauftrag für die Notaufnahme

- Identifikation von Hochrisikosituationen durch Abarbeiten von Warnzeichen („Red Flags")
- Einleiten der angemessenen Akuttherapie
- Bahnung des weiteren Behandlungsverlaufs

Definitionen, Grundlagen

Unter Schwäche einer Extremität wird eine herabgesetzte und von der Norm abweichende Muskelkraft der betroffenen Extremität verstanden. Hierbei ist der Seitenvergleich ein hilfreiches Instrument.

Unter Gefühlsstörungen können qualitative wie quantitative Veränderungen und Einschränkungen des Empfindens an einer Extremität zusammengefasst werden. Zu differenzieren sind:

- Hypästhesie: Quantitative Minderung der erhaltenen Empfindung
- Anästhesie: Ausfall einer Wahrnehmung in einem (meist umschriebenen) Bereich
- Hypalgesie: Verminderung der Schmerzwahrnehmung
- Hyperalgesie: Verstärkte Schmerzwahrnehmung, Auslösung von Schmerzen durch inadäquate Reize

Differenzialdiagnosen

Schwäche oder Gefühlsstörung in einer Extremität können verschiedene Ursachen haben (▸ Tab. 5.15).

„Red Flags" Lebens- oder funktionsbedrohende Ursachen von Schwäche oder Gefühlsstörung in einer Extremität müssen rasch überprüft werden (▸ Tab. 5.16).

Diagnostisches Vorgehen

Fragen zu Beginn nach lebensbedrohlicher Konstellation (Hinweis auf „Red Flags", ▸ Tab. 5.16)
- Aphasie, Lähmung Gesichtsmuskulatur?
- Bewusstseinslage, Vigilanzminderung?
- Starke oder stärkste Kopfschmerzen?
- Instabile Vitalparameter?
- Anamnestisches Trauma?

Anamnese und Untersuchung

- **Anamnese:**
  - Red Flags ▸ Tab. 5.16
  - Symptomverlauf:
    - Zeitliche Dimension: Wann und wie lange aufgetreten?
    - Schon einmal vergleichbare Symptome gehabt?
    - Vorerkrankungen und Vormedikation, z. B. metabolische Erkrankungen und blutverdünnende Medikation? Epilepsie, Migräne, virale Infektionen?
- **Körperliche Untersuchung:**
  - Untersuchung der betroffenen Extremität im Seitenvergleich
  - Prüfung und Dokumentation von Durchblutung, Motorik und Oberflächensensibilität
  - Prüfung der Koordination und Reflexe sowie des Vorhandenseins von Pyramidenbahnzeichen
- Bei Schwäche oder Gefühlsstörung einer Extremität ist neben der Erfassung der Vitalfunktionen eine **orientierende neurologische Untersuchung** erforderlich:
  - Testung der Schwäche im **Arm- oder Beinvorhalteversuch:** Beide oberen oder unteren Extremitäten werden ausgestreckt und für 10 Sek. gehalten. Pathologisch ist ein Absinken oder Pronieren der Extremität. Ergänzend kann die grobe Kraft getestet werden. Zum Ausschluss eines zerebrovaskulären Geschehens wird die Motorik der Gesichtsmuskulatur überprüft.
  - **Gefühlsstörung:** Obere bzw. untere Extremität werden gleichzeitig von proximal nach kaudal berührt und der Patient nach seitendifferierender Wahrnehmung befragt.
  - Insbes. bei bewusstseinsgetrübten Patienten sollte durch Testung des Babinski-Reflexes das **Vorliegen von Pyramidenbahnzeichen** untersucht werden.

Tab. 5.15 Mögliche Ursachen von Schwäche oder Gefühlsstörung in einer Extremität

Betroffenes Organsystem	Mögliche Ursache/Erkrankung
Nervensystem	• Zerebrale Ischämie und Blutung • Sinusvenenthrombose • Tumor • Infektion • Todd-Parese nach Krampfanfall • Migräne • Schädigung des Plexus oder peripherer Nerven • Neurodegenerative Erkrankungen (ALS, MS) • Akute Radikulopathie
Muskuloskelettal	• Traumatisch bedingte Schädigung von Nerven, Schonung aufgrund von Schmerzen
Vaskulär	• Periphere Embolie
(Infektiologisch)	• Sepsis • Endokarditis • Effloreszenzen (Herpes)
Weitere Ursachen	• Metabolisch (Diabetes) • CRPS • Psychogen

ALS: Amyotrophe Lateralsklerose; MS: Multiple Sklerose; CRPS: Complex Regional Pain Syndrome

5

Tab. 5.16 „Red Flags“ bei Schwäche oder Gefühlsstörung in einer Extremität

Symptomkonstellation	Managementschritte zur Abklärung
Schwäche einer Extremität und/oder Sprachstörungen und/oder Parese der Gesichtsmuskulatur	Schlaganfallabklärung: Anamnese zum zeitlichen Verlauf, Begleitsymptome (Lähmungen der Gesichtsmuskulatur, Aphasie), Bildgebung (CT oder MRT), neurologische Vorstellung
Hemiparese und stärkste Kopfschmerzen, Erbrechen oder Vigilanzminderung	CT zum Ausschluss einer intrakraniellen Blutung
Infektkonstellation, Meningismus, Effloreszenzen	Infektabklärung, Blutentnahme, Liquorpunktion (**cave:** Ausschluss erhöhter intrakranieller Druck)
Schwäche oder Gefühlsstörung einer Extremität und Trauma	Anamnese bzgl. Trauma (SHT, peripheres Trauma?), Untersuchung bzgl. Verletzungen.
Stehende Hautfalten, trockene Schleimhäute oder Vigilanzminderung	Sonografie VCI/Lunge/Herz zur Beurteilung des Volumenstatus. Volumenbolus, anschließend Reevaluation
Schwäche und Gefühlsstörung einer Extremität mit Infektkonstellation und disseminierten septischen Embolien	Abklärung einer Endokarditis mit Blutkulturen und Echokardiografie

  - Grundsätzlich sollte bei Vorliegen von Schwäche oder Gefühlsstörung einer Extremität eine weitergehende neurologische Untersuchung erfolgen (▶ 4.5)

Weiterführende Diagnostik in der Notaufnahme
- Großzügige Indikationsstellung zur kraniellen Computertomografie, bei V. a. auf eine radikuläres oder peripheres Geschehen inkl. einer Darstellung der Neuroachse
- Magnetresonanztomografie oder Angio-CT bei entsprechender Indikation

Akuttherapie
Akut- und weiterführende Therapie richten sich nach der gestellten Verdachtsdiagnose.

5.16 Rückenschmerz
Steffen Herdtle

First View
- Patient hämodynamisch stabil?
- Traumatische oder atraumatische Rückenschmerzen (Folge eines Traumas?)
- Begleitsymptome (Thoraxschmerz, Luftnot, Palpitationen)?
- Schmerzskala?

5

Arbeitsauftrag für die Notaufnahme
- Adäquate Analgesie
- DD unspezifischer oder spezifischer Rückenschmerz
- Erkennen bzw. Ausschluss der Red-Flag-Diagnosen

Definition
Akute Rückenschmerzen zählen zu den häufigsten Vorstellungen in einer Notaufnahme. Dabei wird zwischen spezifischen (mit Ursache) und unspezifischen (meist keine Ursache zuordenbar) unterschieden. Der unspezifische Rückenschmerz hat i. d. R. einen guten und selbstlimitierenden Verlauf und tritt in ca. 85 % der Patienten mit LWS-Schmerzen auf.

Differenzialdiagnosen
Gefährliche nicht verpassen:
- Frakturen traumatisch
- Frakturen pathologisch (z. B. bei Metastasen)
- Epiduraler Abszess/Spondylodiszitis
- Cauda-equina-Syndrom
- Aortenaneurysma/Aortendissektion
- Myokardinfarkt
- Bandscheibenvorfall

Weitere Differenzialdiagnosen:
- Muskuläre Verspannung
- Ligamentöse Veränderungen
- Wirbelkörperblockierungen
- Pankreatitis
- Koliken (Nierenkolik, biliäre Kolik)
- Psychogener Anfall

Ätiologie
- Vaskulär:
  - Aortenaneurysma, Aortendissektion
  - Myokardinfarkt
  - Perikarditis
- Muskuloskelettal:
  - Wirbelkörperfraktur/Wirbelkörpermetastasen
  - Epiduraler Abszess/Spondylodiszitis
  - Osteomyelitis
  - Spinalkanalstenose
  - Bandscheibenvorfall
  - Nervenwurzelkompression
  - Muskulär und ligamentös
  - Cauda-equina-Syndrom
  - Iliosakralgelenk-Blockade (ISG-Blockade; häufig)
- Gastrointestinal:
  - Pankreatitis
  - Biliäre Kolik
  - Cholezystitis
  - Magenulkus
  - Gastroösophagealer Reflux
- Renal:
  - Nierenkolik (Urolithiasis)
  - Pyelonephritis
  - Hydronephrose
  - Nierenabszess
  - Prostatitis
- Rheumatologisch: Spondylitis ankylosans

Diagnostisches Vorgehen

Fragen zu Beginn
- Gab es ein Trauma – auch länger her?
- Begleitsymptome? Neurologische Ausfälle, Blasen- und Mastdarmstörungen?
- Fieber?

> Oft können sich Patienten initial an kein Trauma erinnern. Daher lohnt es sich immer, dezidiert nachzufragen, auch mehrmals.

Anamnese und Untersuchung

- **Anamnese zum Ereignis:**
  - Sofortiger Beginn oder schleichend-zunehmend?
  - Beschwerden vor allem morgens? Abends? Bei bestimmten Bewegungen? Auslöser?
  - Was lindert die Beschwerden (Stufenbettlagerung? Wärme?)
  - Schmerzdauer? (**Cave** bei > 6 Wo.)
  - Schmerzen trotz Analgetika?
  - Infektion? (Fieber, Schüttelfrost?)
- **Vorgeschichte:**
  - Bekannter Rückenschmerz? Ist dieser Schmerz ähnlich oder anders als bisher bekannt?
  - Vorausgegangene „Rücken"-Behandlungen wie Quaddeln etc. → Abszess?
  - Bekannte (Bauch-)Gefäßerkrankungen?
  - Onkologische Erkrankung bekannt? B-Symptomatik (Nachtschweiß, Fieber, ungewollter Gewichtsverlust)? Starker nächtlicher Schmerz? Schmerz, der in Rückenlage zunimmt?
  - Morgensteifigkeit (> 30 Min.), schmerzbedingtes frühmorgendliches Erwachen? (axiale Sponyloarthritis)
- **Körperliche Untersuchung und Vitalparameter:**
  - Lasègue? Pseudolasègue vs. echtem Lasègue?
  - Parästhesien und Lähmungen, Dermatomzuordnung (▶ Abb. 5.7) möglich?
  - Kaudasyndrom: plötzlich einsetzende Blasen- und Mastdarmstörungen, neue Inkontinenz?
  - ISG-Druckschmerz: Schmerzprovokation durch Patrick-Faber-Test (4er-Zeichen), ▶ Abb. 5.8
  - Schwäche L4–S1? (90 % der Bandscheibenvorfälle sind im Bereich L4/L5 oder L5/S1); Prüfung der Kennmuskeln:
    - Extension des Knies (L4 – M. quadriceps femoris)
    - Extension der Großzehe (L5 – M. extensor hallucis longus)
    - Plantarflexion des Fußes (S1 – M. gastrocnemius)
- **EKG:** Ischämiezeichen?
- **Röntgen/CT/MRT:**
  - Bei **unspezifischem** Rückenschmerz **nicht** indiziert!
  - Bei allen traumatisch bedingten Rückenschmerzen. Ggf. bei älteren Patienten direkte CT-Diagnostik.
  - Bei V. a. pathologische Frakturen
  - MRT bei neurologischen und infektiösen Verdachtsdiagnosen
- **Sono-Abdomen**
  - Zur Erkennung eines Aortenaneurysmas
  - Zur Erkennung einer Nierenstauung

> **!**
> - **Keine** routinemäßige Röntgenaufnahme bei unspezifischen Rückenschmerzen.
> - Sono-Abdomen nicht vergessen.

Risikobewertung Bei unklarer Ursache erfolgt eine Risikostratifizierung nach High Risk und Low Risk, ▶ Tab. 5.17

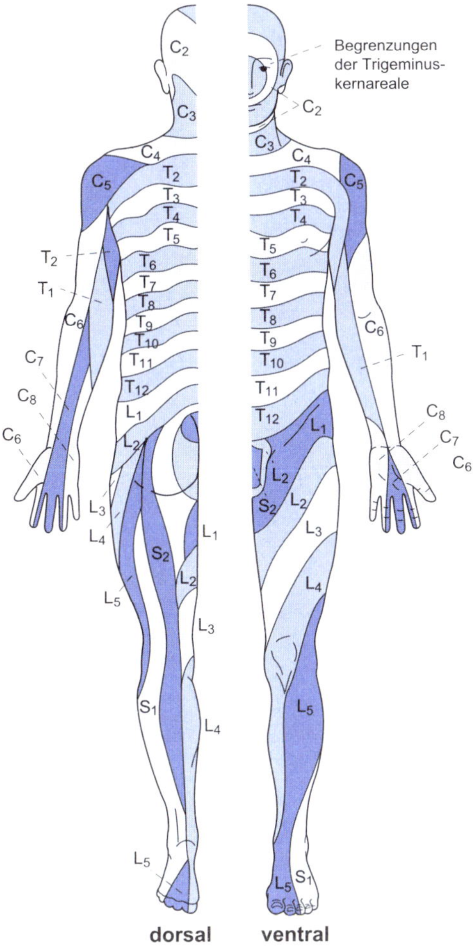

Abb. 5.7 Dermatome [L231]

Akuttherapie

Bei spezifischer Ursache entsprechende Therapie.

Bei unspezifischer Ursache:

- Analgesie, z. B.
  - Ibuprofen 400 mg 1-1-1 + Metamizol 500 mg bis 4×/d
  - Bei starken Schmerzen zusätzlich: Piritramid-Boli á 3 mg
- Bettruhe möglichst vermeiden (soweit seitens der Schmerzen möglich)
- Manche Patienten empfinden Wärme als angenehm → ausprobieren

Disposition

- Bei **spezifischen** Rückenschmerzen: Weiterleitung an entsprechende Fachabteilung je nach Ursache.
- Bei **unspezifischen** Rückenschmerzen: i. d. R. ambulante Therapie möglich. Bei sehr starken Ereignissen kann auch eine stationäre Therapie nötig sein. Meist für eine Nacht → typischer Patient für eine Kurzliegerstation/Observation Unit.

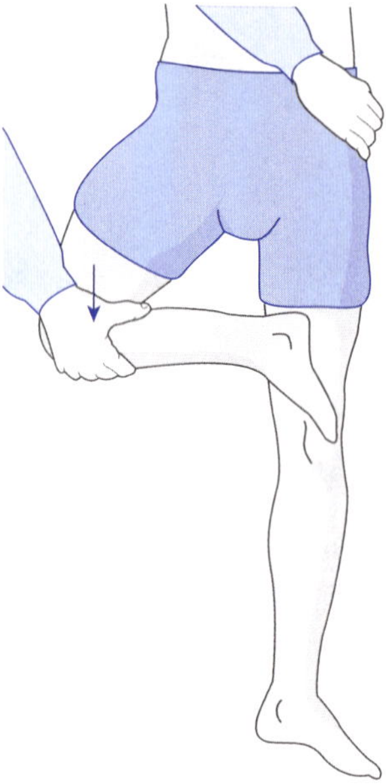

Abb. 5.8 Patrick-Faber-Test oder Viererzeichen: Wenn die kontralaterale Beckenseite fixiert wird, werden Hüftgelenk und ISG passiv aufgedehnt. Ohne Fixation des Beckens wird zusätzlich die untere LWS auf Rotation beansprucht. [L217]

Tab. 5.17 Risikostratifizierung Rückenschmerz

High Risk	• Aortenaneurysma • Wirbelfrakturen • Metastasen • Epiduraler Abszess • Cauda-equina-Syndrom
Low Risk	Unspezifischer Rückenschmerz (85 % der Fälle)
Häufige Ursachen	• Bandscheibenvorfall (90 % im Bereich L4/L5 und L5/S1) • Spinalkanalstenose • Urolithiasis • Nicht spezifischer chronischer Rückenschmerz

5.17 Armschmerzen

Alexander Dinse-Lambracht, Matthias Petscher

First View

- Differenzierung von traumatisch und nicht-traumatisch bedingten Schmerzen der oberen Extremität
- Klinische Beurteilung und Erfassung von Vitalparametern zur Erkennung von lebensbedrohlichen Instabilitäten

Arbeitsauftrag für die Notaufnahme

- Identifikation von Hochrisikosituationen durch Abarbeiten von Warnzeichen („Red Flags")
- Einleiten der angemessenen Akuttherapie
- Bahnung des weiteren Behandlungsverlaufs

Grundlagen

- Schmerzen in oder an der oberen Extremität können vielfältige Ursachen haben.
- Die objektive Messung von Schmerzen ist schwierig und sie erfolgt i. d. R. über standardisierte subjektive Testverfahren, wie z. B. visuelle Analogskalen.
- Eine Schmerztherapie hat frühzeitig zu erfolgen. Schmerzen als unabdingbaren Weichensteller zu betrachten und die Gabe von Schmerzmitteln zu verzögern ist nicht mehr gerechtfertigt. Vielmehr sollte eine frühzeitige und algorithmenbasierte Behandlung schon vor Arztkontakt erfolgen.

5

Differenzialdiagnosen

▸ Tab. 5.18

„Red Flags" Lebens- oder funktionsbedrohende Ursachen von Schmerzen in oberen Extremitäten müssen rasch überprüft werden (▸ Tab. 5.19).

Tab. 5.18 DD von Armschmerzen

Auslösende Körperregion	Mögliche Ursache
Haut	Entzündungen, Weichteilinfektionen, Verletzungen
Nerven	Zentrale (Raumforderungen der Halswirbelsäule) und periphere Nervenläsionen
	Infektiologische Ursachen, z. B. Zosterneuritis
Gefäße	(selten) Gefäßverschlüsse, Phlebothrombosen und Thrombophlebitiden
Muskuloskelettales System	Entzündliche Erkrankungen, Engpass-Syndrome, Traumata
Fortgeleiteter Schmerz	Siehe Red Flags (▸ Tab. 5.19)

Tab. 5.19 „Red Flags" bei Armschmerzen

Ursache	Managementschritte zur Abklärung
Myokardiale Ischämie	Anamnese (Ausstrahlung in einen Arm), EKG, Labor, Echokardiografie
Aortendissektion/-aneurysma	Anamnese (nicht immer typisch mit reißenden Schmerzen zwischen den Schulterblättern), Erhebung Pulsstatus, Echokardiografie, Computertomografie, Bestimmung D-Dimere zum Ausschluss einer Dissektion
(Spannungs-)Pneumothorax	Thoraxsonografie, Röntgenthorax
Arterielle Embolie oder Thrombose	Klinische Untersuchung, (Doppler-)Sonografie der oberen Extremität
Raumforderungen HWS	Orientierende neurologische Untersuchung, Bildgebung HWS (CT oder MRT)
Trauma	Anamnese, klinische Untersuchung

Diagnostisches Vorgehen

Fragen zu Beginn nach lebensbedrohlicher Konstellation (Hinweis auf „Red Flags"):

- Instabile Vitalparameter?
- Gleichzeitig Brust- oder Rückenschmerz?
- Pulsdefizit, minderperfundierte Extremität?
- Trauma?

Anamnese und Untersuchung

- Anamnese
  - Red Flags ▶ Tab. 5.19
  - Schmerzanamnese: Auftreten, Dauer, Intensität, Charakter?
- Körperliche Untersuchung
  - Untersuchung der betroffenen Extremität im Seitenvergleich
  - Prüfung und Dokumentation von Durchblutung, Motorik und Sensibilität

Weiterführende Diagnostik in der Notaufnahme

- Dopplersonografie zur Darstellung arterieller oder venöser Gefäßverschlüsse
- Weichteilsonografie zur Erkennung von muskuloskelettalen Verletzungen oder Hinweisen auf Infektgeschehen
- Röntgenuntersuchung der betroffenen Extremität bei V. a. Trauma, Fraktur oder nicht-oberflächlichen Infekt

Akuttherapie

- Die Akuttherapie richtet sich nach der Verdachtsdiagnose
- Nach Ausschluss von Kontraindikationen soll eine adäquate Analgesie begonnen werden. Schmerz als diagnostisches Hilfsmittel zu nutzen ist obsolet.

Weiterführende Therapien

- Weiterführende Therapien richten sich ebenfalls nach der Verdachtsdiagnose.

- Nach Ausschluss der relevanten Risikokonstellationen („Red Flags“, ▶ Tab. 5.19) kann die Mehrzahl der Patienten mit Armschmerzen ambulant behandelt werden.
- Auch nicht lebensbedrohliche Konstellationen (z. B. Frakturen durch inadäquate Traumata) müssen in der Notaufnahme erkannt und einer Behandlung zugeführt werden.

5.18 Beinschmerzen

Dorothea Sauer

First View
- Kritische Durchblutungsstörung (6P)? → Extremität gefährdet (▶ 7.6.4)
- Zeichen der systemischen Infektion? → chirurgischer Notfall
- Dyspnoe, Husten, Tachykardie → V. a. Lungenembolie (▶ 7.6.7)
- Fehlstellung? Sofortige Reposition notwendig? → ▶ 21.7

Arbeitsauftrag für die Notaufnahme

Erkennen der High-Risk-Diagnosen und Diagnosen mit dringlicher Therapieindikation. Keine voreilige Fokussierung: Es kann eine lokale Pathologie vorliegen oder aber auch eine Folge einer systemischen oder anatomisch entfernten Erkrankung!

Differenzialdiagnosen

Gefährliche nicht verpassen:
- Kompartmentsyndrom
- Nekrotisierende Fasziitis (▶ 16.2.7)
- Tiefe Beinvenenthrombose (TVT, ▶ 7.6.6). Sonderform: Phlegmasia coerulea dolens
- Akuter arterieller Verschluss (▶ 7.6.4)

Ursachen eines akuten arteriellen Verschlusses können sein:
- Aortendissektion
- Aneurysmen
- Vorhofflimmern
- Endokarditis
- Vaskulitiden

Weitere Differenzialdiagnosen:
- Hämarthros
- Frakturen
- Bakterielle Arthritis
- Erysipel
- Baker-Zyste
- Radikuläres Syndrom
- Periphere Neuropathie

Diagnostisches Vorgehen

Anamnese und Untersuchung

Ziel ist zunächst, die **gefährlichen DD zu erkennen** (▶ Tab. 5.20):

- Akute Extremitätenischämie – Fragen nach den **6P** (immer im Seitenvergleich) und Risikofaktoren:
  - Pallor = Blässe
  - Pain = Schmerzen
  - Paresthesia = Sensibilitätsstörungen: Sensibilität prüfen (DMS dokumentieren!)
  - Pulselessness = Pulslosigkeit: Pulsstatus erheben, Doppler einsetzen
  - Paralysis = Paralyse: Motorik überprüfen
  - Prostration = Schock
- Zeichen einer Thrombose?
  - Einseitige Schwellung, positive Thrombosezeichen, Wells-Score?
  - Phlegmasia coerulea dolens: massive Schwellung
- Zeichen einer nekrotisierenden Fasziitis?
  - Zeichen lokaler Infektion? Rötung, Schmerzen, Blasenbildung, Nekrosen.

> Nekrotisierende Fasziitis: zu Beginn wenig Hautveränderung bei starken Schmerzen.

5

  - Zeichen systemischer Infektion? Fieber, Sepsis?
  - Risikofaktoren? i. v. Drogenabusus, Immunsuppression, Diabetes, Trauma, OP
- Kompartmentsyndrom: Stärkste Schmerzen als Alarmsignal („Pain out of proportion“)

Tab. 5.20 Vorgehen zur Abklärung von Beinschmerzen im Hinblick auf die gefährlichen DD

1. Anamnese	• Wells-Score für tiefe Venenthrombose • Risikofaktoren für arteriellen Verschluss, Infektion • Stärkste Schmerzen • Trauma/OP
2. Klinische Untersuchung	• Hautbefund • Umfang, Druckschmerz, Thrombosezeichen • Gelenkuntersuchung • DMS-Untersuchung
3. Sonografie	• Thrombose • Arterieller Verschluss • Abszess • Baker-Zyste • Gelenkerguss
4. Weitere Untersuchungen	• Labor • Röntgen • CT • MRT

Weitere Untersuchungen bei V. a. gefährliche DD:
- Sonografie der Venen bzw. Arterien bei V. a. TVT oder arterieller Verschluss
- Messung des Kompartment-Drucks (> 30 mmHg = hochgradiger V. a. Kompartmentsyndrom)
- Labor: BB, CRP, Gerinnung, CK, Krea (V. a. Kompartment mit Crush-Syndrom), Blutkulturen bei V. a. systemische Infektion/Sepsis
- EKG: Vorhofflimmern als Ursache eines Embolus
- CT-Angiografie bei V. a. akuten arteriellen Verschluss
- Ggf. CT/MRT bei V. a. Fasziitis

> Vorhandene Pulse schließen ein Kompartmentsyndrom nicht aus! Selten reichen die Drücke aus, um einen kompletten arteriellen Verschluss hervorzurufen.

Wenn kein Hinweis auf gefährliche DD, dann Untersuchung der Extremität mit dem Fokus auf:
- Hautstatus: Rötung, Ödem, Verletzungen,
- Fehlstellung, Schwellung,
- Gelenkfunktion, Kniegelenkserguss, Bewegungsumfang,
- neurologische Ausfälle: radikuläres Problem?

Weitere Untersuchungen
- Sonografie: Suche nach Abszess, Muskelfaserriss, Gelenkerguss, Baker-Zyste
- Ggf. Rö/CT der entsprechenden Extremität bei V. a. Fraktur/Luxation

5

Akuttherapie
- Kompartmentsyndrom:
  - **Chirurgischer Notfall!** Sofortige Information an Chirurgie bei Verdacht zur Dekompression
  - Analgesie
  - Jegliches Material entfernen, welches venösen Abfluss verhindert (zirkuläre Verbände etc.)
- Nekrotisierende Fasziitis:
  - **Chirurgischer Notfall!** Sofortige Information an Chirurgie bei Verdacht zum Debridement
  - Breitspektrum-Antibiose, da meist polymikrobieller Genese (Streptokokken + Anaerobier + Enterobacteriaceae)

> Mögliche antibiotische Therapie bei V. a. Nekrotisierende Fasziitis:
> - Piperacillin/Tazobactam 4,5 g i. v. + Clindamycin 600 mg i. v.
> - Bei V. a. MRSA zusätzlich Vancomycin 15–20 mg/kg KG i. v. oder Linezolid 600 mg i. v.

- TVT:
  - Antikoagulation (z. B.: DOAK mit entsprechender Initialdosis, Apixaban 2×10 mg über 7 d, dann 2 × 5 mg)
  - Auslöser?

- Arterieller Verschluss:
  - Heparin-Gabe (80 IE/kg KG i. v. Bolus; meist 5000 IE pauschal, weiter als Perfusor 18 IE/kg KG/h)
  - Extremität nicht hochlagern
  - Angiografische vs. chirurgische Therapie

Bei unklarer Ursache: Symptomatische Therapie und rasche Wiedervorstellung bei ausbleibender Besserung.

Disposition

- Patienten mit gefährlichen DD müssen in den meisten Fällen stationär aufgenommen werden; Ausnahme TVT: Hier meist Entlassung möglich
- Bei den weniger zeitkritischen Diagnosen ist häufig eine zeitnahe ambulante Therapie möglich.

5.19 Hautveränderungen

Patrick Müller-Nolte

Arbeitsauftrag für die Notaufnahme

Akute Veränderungen der Haut stellen einen häufigen Vorstellungsgrund in der Akut- und Notfallmedizin dar. Die Herausforderungen liegen im Erkennen des kritisch kranken Patienten, Identifikation der zugrunde liegenden Ursache und Einleitung der Notfalltherapie.

5

Übersicht über Hautveränderungen, welche mit einem akuten (x)ABCDE-Problem einhergehen können ▸ Tab. 5.21.

Ekchymosen

Petechien, Purpura und Ekchymosen (▸ Abb. 5.9) sind absolute **„Red Flags"** und können auf eine Meningokokken-Sepsis hinweisen. Hierbei korreliert das Ausmaß der Petechien mit dem Grad der Thrombozytopenie. Auch Traumata, Autoimmunerkrankungen oder ein hämolytisch-urämisches Syndrom können Ursache sein.

Furunkel, Karbunkel, Abszess

Definition

- Furunkel: lokale Infektion der Epidermis, meist bakteriell bedingt, i. d. R. keine systemischen Symptome
- Karbunkel: sich ausbreitender Infekt der Epidermis, meist bakteriell, systemische Symptome möglich (Fieber, Krankheitsgefühl)
- Abszess: lokale Infektion tieferer Haut- und Weichteilschichten, meist bakteriell, i. d. R. keine systemischen Symptome

Diagnostisches Vorgehen Die Diagnose wird in allen Fällen klinisch gestellt. Der häufigste Erreger ist Staphylococcus aureus. Eine Weichteilsonografie hilft Ausbreitung und Tiefe zu klären.

Akuttherapie und Disposition Abszesse, große Furunkel und Karbunkel sollten gespalten und drainiert werden. Kleine Furunkel können mit lokalen Maßnahmen (warme Kompressen, Sitzbäder, ggf. Povidon-Iod-Verbände) behandelt werden. Bei Auftreten im Gesicht Vorstellung in der MKG oder Dermatologie. Bei systemischen Zeichen, großer Weichteil- oder Gesichtsbeteiligung sollte eine (orale) Antibiose mit guter Weichteilgängigkeit (z. B. Clindamycin) verabreicht werden. Falls indiziert, sollte eine Endokarditis-Prophylaxe erfolgen.

Tab. 5.21 Hautveränderungen, welche mit einem akuten xABCDE-Problem einhergehen können

Krankheitsbild	Hauterscheinung	Problem	Therapie
Anaphylaxie	Urtikaria, Exanthem, Quincke-Ödem	A: Schwellung der oberen Atemwege und der Zunge B: Broncho-Obstruktion C: Vasodilatation mit Schock	Adrenalin, Kortison, Volumen
Hereditäres Angioödem	Quincke-Ödem, Larynxödem! Kein Juckreiz, Urtikaria oder Exanthem	A: Schwellung der oberen Atemwege	Fresh Frozen Plasma (FFP), im Notfall schnell verfügbar C1-INH-Konzentrat, z. B. Berinert® Rekombinantes C1-INH Bradykinin-Rezeptor-Antagonist, z. B. Firazyr®
Zeichen einer systemischen Infektion, z. B. Staphylococcal Scalded Skin Syndrome	Großflächiger Hautdefekt	C: Schock bei Vasodilatation und Volumenmangel E: Hypothermie und Superinfektion bei Barrierestörung	Volumengabe, Katecholamine, Behandlung der Grunderkrankung, Antibiose nach geltenden ABS-Leitlinien, Vorgehen analog zu Verbrennungen
Zeichen einer Gefäßbeteiligung, z. B. Purpura fulminans	Rasch progrediente hämorrhagische Hautnekrose	C: Schock bei disseminierter intravasaler Koagulopathie und Sepsis	Volumen und Katecholamine, Behandlung der Grunderkrankung, Gerinnungsmanagement
Großer Defekt der Hautbarriere, z. B. SJS-, TEN-, DRESS-Syndrome	Großflächige Exantheme und Blasenbildung	C: Schock bei Volumenmangel E: Hypothermie und Superinfektion bei Barrierestörung	Volumengabe, Katecholamine, Absetzen der auslösenden Medikamente, Vorgehen analog zu Verbrennungen
Misshandlungsmale	Hämatome, Würgemale, Kratz-, Biss-, Platzwunden, Frakturen	A: Schwellung der oberen Atemwege durch z. B. Strangulation B: Pneumothorax, Lungenkontusion C: Volumenmangel bei z. B. hämorrhagischem Schock D: ZNS-Verletzungen E: weitere Verletzungen z. B. auch im Intimbereich	Ggf. lebensrettende Maßnahmen, Foto-Dokumentation

ABS: Antibiotic Stewardship; C1-INH: C1-Esterase-Inhibitor; DRESS: Drug Rash with Eosinophilia and Systemic Symptoms; SJS: Stevens-Johnson-Syndrom; TEN: Toxisch epidermale Nekrolyse

5

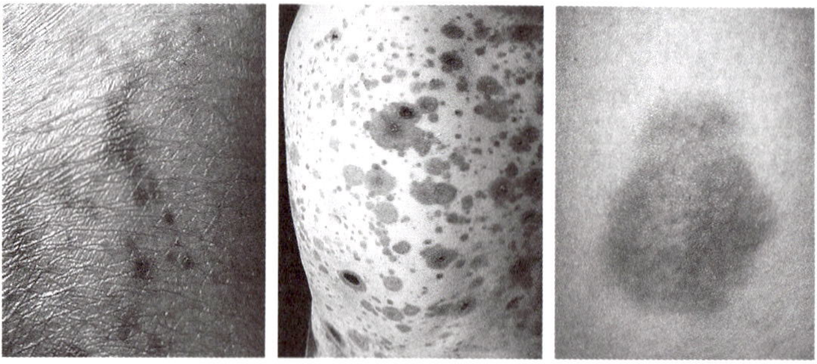

Abb. 5.9 Verschiedene Hautblutungen. Links: punktförmige Petechien, Mitte: kleinflächige Purpura, Rechts: flächenhafte Ekchymosen [E729]

Erythema nodosum

Ätiologie Ursächlich ist eine Entzündung des Unterhautfettgewebes im Rahmen von M. Crohn, Sarkoidose, Colitis ulcerosa oder auch viralen und bakteriellen Infekten sowie Arzneimittel-Reaktionen. Frauen sind häufiger als Männer betroffen.

Diagnostisches Vorgehen Die Diagnose wird klinisch gestellt.

5

Akuttherapie Gabe von NSAR, Kühlung, topische Glukokortikoide; in schweren Fällen systemische Kortison-Behandlung.

Urtikaria, Blasenbildung und generalisiertes Exanthem

Die Urtikaria gehört zu den häufigsten Hauterscheinungen in der Notfallmedizin und kann bei einer einfachen allergischen Kontaktreaktion bis hin zu einem anaphylaktischen Schock vorkommen.

Eine Blasenbildung kann in Abhängigkeit von der Ausbreitung mit einer gestörten Barrierefunktion einhergehen. Typischerweise findet man Bläschen oder Blasen bei z. B. Herpes-Infektion, Impetigo, Verbrennungen, toxischen Dermatitiden (Wolfsmilch-Gewächse, Gift-Eiche, etc.), toxischer epidermaler Nekrolyse (TEN), bullösem Pemphigoid u. a.

Red Flags: Blasenbildung

- Steven-Johnson-Syndrom
- Toxische epidermale Nekrolyse
- Lyell-Syndrom
- Staphylococcal Scalded Skin Syndrome
- Verbrennungen

Nicht kritisch sind:

- Spannungsblasen
- Kleinere Verbrennungen
- Impetigo contagiosa
- Toxische bzw. Kontakt-Dermatitiden

Generalisierte Exantheme können Hinweis auf eine schwere systemische Beteiligung einer Hauterkrankung sein. Bei Kindern sollte man hier an ein Erythema infectiosum (humanes Parvovirus B19), Masern und Scharlach denken; im Erwachsenenalter auch an Arzneimittelexantheme.

Erythema migrans bei Lyme-Borreliose

Ätiologie Die Lyme-Borreliose ist in Europa die mit Abstand häufigste durch Zecken übertragene Krankheit. Die Inzidenz in Deutschland schwankt je nach Region zwischen 26 und 41/100.000. Das auslösende Bakterium ist Borrelia burgdorferi.

Die Krankheit kann in 3 Stadien verlaufen, ▶ Tab. 5.22. Fieber, Schüttelfrost, Myalgien, Arthralgien und Lymphadenopathien können bereits im ersten Stadium (2–30 Tage nach Infektion) mit dem Erythem einhergehen. Tage bis Wochen nach der Infektion folgt das zweite Stadium. Neben den genannten Symptomen kann es zu Neuropathien (insbes. uni- oder bilateriale Faszialis-Lähmungen) und Karditiden (höhergradige AV-Blockierungen und andere Arrhythmien!) kommen, zudem können sich multiple Zielscheiben-artige Exantheme zeigen. Das dritte Stadium tritt Monate bis Jahre nach Infektion auf. Hier können chronische Arthritiden, Myokarditis, subakute Enzephalopathie, Polyneuropathie und Leukenzephalopathie auftreten.

Diagnostisches Vorgehen Die Diagnose wird i. d. R. klinisch gestellt (▶ Abb. 16.4). Ein Erregernachweis gelingt meist nur über eine PCR oder immunologische Tests.

Akuttherapie Die Therapie kann mit z. B. Doxycyclin oder Amoxicillin erfolgen, bei neurologischer Beteiligung Ceftriaxon. Eine wirksame Impfung steht aktuell nicht zur Verfügung. Eine einmalige Antibiotika-Gabe nach Zeckenbiss zur Post-Expositionsprophylaxe wird in Deutschland explizit **nicht** empfohlen (RKI).

Tab. 5.22 Stadieneinteilung der Lyme-Borreliose (RKI)

Stadium	Hautmanifestation	Neurologische Manifestation	Andere Manifestation
I: früh lokalisiert	Erythema migrans, Borrelien-Lymphozytom		
II: früh disseminiert	Multiple Erythemata migrantia, multiple Borrelien-Lymphozytome	Frühe Neuroborreliose (lymphozytäre Meningitis, Meningoradikulitis, Hirnnervenparesen)	Lyme-Karditis; frühe (flüchtige) Lyme-Arthritis; sehr selten Augenbeteiligung
II: spät	Acrodermatitis chronica atrophicans (ACA)	Späte Neuroborreliose (Enzephalomyelitis; zerebrale Vaskulitis, periphere Neuropathie assoziiert mit ACA)	Chronische Lyme-Arthritis (Mon-Oligoarthritis)

5.20 Erregungszustände

Patrick Müller-Nolte

First View

- Erkennen des kritisch kranken Patienten → ABCD-Probleme?
- Ausschluss einer somatischen Ursache
- Differenzialdiagnosen?

Arbeitsauftrag für die Notaufnahme

- Schnellstmögliche Erkennung lebensbedrohlicher Ursachen und Abgrenzung von Differenzialdiagnosen.
- Ausschluss einer schwerwiegenden akuten somatischen Erkrankung, bevor nach psychiatrischen Ursachen gesucht wird.
- Im Vordergrund: der Eigenschutz des Personals und anderer Patienten sowie der Schutz vor Selbstverletzung durch den Patienten selbst.

Differenzialdiagnosen

Gefährliche nicht verpassen:

- Sepsis
- Trauma
- Apoplex
- Epilepsie
- Metabolische Entgleisungen
- Hypoglykämie!
- Malignes neuroleptisches Syndrom
- Myxödem-Koma

Weitere Differenzialdiagnosen: Andere neurologische Erkrankungen.

Ätiologie und Hinweise

Akute Erregungszustände können somatische oder psychiatrische Ursachen haben.

- Akute somatische Grunderkrankung bzw. non-psychiatrisch:
  - Zeichen einer Infektion: qSOFA-Score! (▶ 13.1)
  - Trauma, insbes. Schädel-Hirn-Trauma
  - Kürzlicher Krankenhausaufenthalt
  - Substanzabusus
  - Medikationsänderungen
  - Leere psychiatrische Anamnese
  - Neu aufgetretener Krampfanfall
  - Plötzliche Verhaltensänderung
  - Visuelle Halluzinationen
  - Plötzlicher Gedächtnisverlust
  - Altersextreme: sehr junge (Babys und Kleinkinder) sowie sehr alte Patienten
- Akute Exazerbation einer psychiatrischen Vorerkrankung:
  - Demenz
  - Depression und Suizidalität
  - Bipolare Störungen
  - Psychosen

  - Schizophrenie
  - Substanzabusus
- Akute Belastungsreaktion

Diagnostisches Vorgehen

Fragen zu Beginn

- Eigen-/Fremdgefährdung? Sichere Umgebung?
- Akute Erkrankungen? Fieber?
- Stattgehabtes Trauma?
- Medikation? Drogen/Alkohol?
- Welche Differenzialdiagnosen kommen noch in Betracht?

Anamnese und Untersuchung

- **Anamnese zum Ereignis:**
  - Beginn und Dauer?
  - Akute neurologische Symptomatik? Krampfanfälle? Bewusstseinsverlust? Gedächtnisstörung?
  - Halluzinationen?
  - Akute Belastungssituation?
- **Vorgeschichte:**
  - Vorerkrankungen? Demenz?
  - Psychiatrische Vorerkrankungen?
  - Verletzungen?
- **Körperliche Untersuchung und Vitalparameter:**
  - Akutes ABCD-Problem? Abnorme Vitalzeichen?
  - Fieber?
  - Sepsiszeichen → qSOFA-Score? (▸ 13.1)
  - Hinweise auf Traumata?
  - Akute Hautveränderungen?
  - Fokal neurologische Defizite?
  - Wechselnde Bewusstseinszustände?
  - Auffällige Okulomotorik?

Weiterführende Diagnostik in der ZNA

- Monitorüberwachung, wenn möglich
- Routine-Labor, BGA, Alkohol- und Drogenscreening
- Ggf. Bildgebung → CCT, cMRT

Risikobewertung Hinter jedem Erregungszustand kann eine schwerwiegende akut somatische Erkrankung oder Verletzung stehen, welche eine unmittelbare vitale Bedrohung darstellen kann. Auch eine psychiatrische Ursache kann durch Eigen- und/oder Fremdgefährdung schwerwiegende Folgen für Personal und Patient nach sich ziehen.

Akuttherapie

- Verbale Deeskalation
- Schaffen einer ruhigen und sicheren Umgebung
- Ggf. Fixierung
- Ggf. Sedierung
  - 1. Wahl: Benzodiazepine i. m./p. o./i. v.
  - 2. Wahl ggf. in Kombination mit Benzodiazepinen: Antipsychotika der 2. Generation (z. B. Quetiapin, Olanzapin, Risperidon)

Haloperidol sollte aufgrund der Nebenwirkungen, v. a. der Spätdyskinesien, nicht mehr standardmäßig zum Einsatz kommen, ist aber nach wie vor ein (noch häufig verwendetes) Reserve-Präparat.

- Behandlung von ABC-Problemen
- Kausale Therapie der Grunderkrankung
  - Schädel-Hirn-Traumata/ICB → Neurochirurgie
  - Intoxikationen → Antidote
  - Sepsis → kalkulierte Antibiose und Sepsis-Bundle
  - Apoplex → Lyse/Thrombektomie
  - Hypoglykämie → Glukose
  - Metabolische Entgleisung → E'lyte/Dialyse

Disposition

- Engmaschige Überwachung, bis die Genese des Erregungszustandes geklärt ist. Bei fixierten Patienten ist eine Sitzwache obligat!
- Je nach Grundursache IMC/ITS Aufnahme.
- Bei Vorliegen einer rein psychiatrischen Ursache Verlegung in die Psychiatrie (zumeist geschlossene Abteilung). Hier sind insbesondere die jeweils gültigen Landesvorgaben zur Einweisung und Unterbringung von psychiatrischen Patienten zu beachten. Polizei hinzuziehen.

5

5.21 Erhöhte Körpertemperatur

Sebastian Nemetz

First View

- qSOFA-Score (▶ 13.1) > 1 bzw. V. a. Infektion → Sepsis erwägen
- Temperatur > 41,5 °C → umgehende physikalische Kühlung
- Intoxikationen als Ursache bedenken!

Arbeitsauftrag für die Notaufnahme

- Rasche Identifikation und Therapie lebensbedrohlicher Erkrankungen
- Ursache der erhöhten Körpertemperatur finden
- Bei V. a. infektiöse Genese kalkulierte antimikrobielle Therapie einleiten

Definition

Eine erhöhte Körpertemperatur liegt bei Werten > 37,5 °C vor. Fieber resultiert aus einer Sollwertverstellung im Wärmeregulationszentrum des Hypothalamus. Hyperthermie (Hitzschlag) ist eine hiervon unabhängige unkontrollierte Überwärmung des Körpers, welche die Fähigkeit des Organismus, Wärme abzugeben, übersteigt.

- Erhöhte Körpertemperatur: > 37,5 °C
- Fieber: > 38,3 °C
- Hyperpyrexie: > 41,5 °C

Differenzialdiagnosen

Gefährliche nicht verpassen:

- Hitzschlag
- Meningitis
- Serotonin-Syndrom
- Malignes Neuroleptisches Syndrom
- Thyreotoxikose
- Endokarditis
- Sepsis

Weitere Differenzialdiagnosen:

- Pneumonie
- Harnwegsinfektionen
- Virale Infektionen
- Appendizitis
- Erysipel
- Hitzeerschöpfung
- Medikamentös bedingte Hyperthermie (Drug Fever)

Ätiologie

- Exogene Pyrogene
  - Mikrobielle Toxine (z. B. Lipopolysaccharid)
  - Mikroorganismen (incl. Viren)
  - Superantigene (z. B. Toxic-Shock-Syndrome-Toxin 1)
- Endogene Produktion pyrogener Zytokine
  - Bakterielle, virale oder parasitäre Infektionen, Pilzinfektionen
  - Perikarditis
  - Trauma
  - Schlaganfall
  - Impfung
  - Maligne Erkrankungen (insbes. Lymphome, Phäochromozytom)
  - Interferon-α-Therapie

5

Diagnostisches Vorgehen

Fragen zu Beginn

- Besteht eine Hyperpyrexie, die umgehend kühlende Maßnahmen erfordert?
- Muss der Patient aus infektiologischen Gesichtspunkten isoliert werden?

Fieber ist bei Patienten mit eingeschränkter Immunkompetenz auch bei schweren Infektionen nicht obligat!

Anamnese und Untersuchung

- **Anamnese zum Ereignis:**
  - Zeitpunkt und Dauer des Fiebers
  - Bestand Schüttelfrost?
  - Exposition hoher Umgebungstemperaturen?
  - Körperliche Belastung (Sport, Musikfestivals etc.) in heißer Umgebung?
  - Organspezifische Symptome

Vorgeschichte:
- Kürzlich erhaltene Antibiotikatherapie
- Medikamentenanamnese
- Glukokortikoide/Zytostatika/Immunmodulatoren → eingeschränkte Immunkompetenz
- Neuroleptika/Antiemetika → Malignes Neuroleptisches Syndrom
- MAO-Hemmer, selektive Serotonin-Reuptake-Inhibitoren (SSRI), Trizyklische Antidepressiva (TZA), synthetische Opioide (insbes. Fentanyl, Tramadol, Pethidin) → Serotonin-Syndrom
- Kontakt zu einer Person, die an einer Infektionskrankheit leidet?
- Immunsuppression
- Reiseanamnese
- Intravenöser Drogenabusus
- Sexualanamnese
- Implantiertes Fremdmaterial (Katheter, Prothesen etc.)
- Impfstatus

• **Körperliche Untersuchung** (insbes. Herzgeräusche!) und Vitalparameter
  - Tachypnoe, Hyperpnoe
  - Ausschlag
  - Erysipel
  - Insektenstiche, Eintrittspforten

Weiterführende Diagnostik in der ZNA

5

• Differenzialblutbild, CRP, PCT, BSG, E'lyte, Gerinnung, Kreatinin, Harnstoff, Transaminasen
• Serielle Temperaturmessungen immer mit der gleichen Methode am gleichen Messort, vorzugsweise zentral
• Bei entsprechendem klinischem Verdacht:
  - 2 Paar Blutkulturen bei Sepsis, septischem Schock (▶ 13.1) oder bakterieller Infektion **und** stationärer Aufnahme
  - Urinstatus und Urinkultur bei Infekt unklarer Genese oder V. a. Harnwegsinfektion (▶ 17.1.5)
  - Röntgen Thorax bei Infekt unklarer Genese oder V. a. Pneumonie (▶ 6.5)
  - TSH, fT3, fT4, EKG, bei V. a. thyreotoxische Krise (▶ 10.2.1)
  - EKG, 2 Paar Blutkulturen, transthorakale und ggf. transösophageale Echokardiografie bei V. a. Endokarditis (▶ 7.3.2)
  - AP, GGT, Bilirubin, Lipase, Laktat, Abdomensonografie bei abdominalen Schmerzen
  - Blutausstrich, dicker Tropfen, Malariaschnelltest, LDH bei Reiserückkehrern aus Malariaendemiegebieten (Malaria ▶ 13.11.2)
  - Natives CCT und Lumbalpunktion bei V. a. Meningitis (▶ 14.1)

Akuttherapie

• Hitzschlag: Physikalische Methoden zur Temperaturabsenkung (Verdunstungskühlung mittels Ventilator und Wassersprüher oder Eiswasserimmersion)
• Fieber: 1000 mg Paracetamol i. v. oder p. o. Eine pharmokologische Temperatursenkung ist bei Hyperpyrexie obligat, bei Fieber fakultativ
• Volumenmangel: 10 ml/kg KG Vollelektrolytlösung i. v., Wiederholung nach Bedarf, bei Hypotonie trotz 2000 ml Infusionsvolumen frühzeitig Vasopressoren einsetzen
• Bei infektiöser Ursache entsprechende empirische antimikrobielle Chemotherapie und Fokussanierung

Disposition

Bei stark kompromittierten Patienten und hoher Wahrscheinlichkeit einer Sepsis empirische antimikrobielle Chemotherapie (nach Abnahme von Blutkulturen). Klinisch stabile Patienten mit erhöhter Körpertemperatur und keinem eindeutigem Hinweis auf eine infektiöse Genese sollen keine antimikrobielle Chemotherapie erhalten. Die Entscheidung über eine ambulante oder stationäre Weiterbehandlung hängt vom klinischen Bild ab.

5.22 Miktionsbeschwerden

Daniel Kiefl

5.22.1 Polyurie

First View
- Bei Polyurie frühzeitige Diagnostik und Therapie einleiten
- Akutes Nierenversagen ausschließen

Arbeitsauftrag für die Notaufnahme

Ziel ist die schnellstmögliche Erkennung einer Polyurie und deren Ursache. Eine Therapie muss symptomatisch und kausal eingeleitet werden.

Die Diagnostik ist komplex und geht über die Akutdiagnostik der Notaufnahme hinaus. Die Pfade müssen daher bekannt sein und aktiviert werden.

Definition

Eine Polyurie ist eine vermehrte Urinausscheidung (>2,5 l/24 h).

Differenzialdiagnosen

Gefährliche nicht verpassen:
- Akutes Nierenversagen
- Entgleister Diabetes mellitus
- Diabetes insipidus centralis

Weitere Differenzialdiagnosen:
- Neurogene Blasenentleerungsstörung
- Harnwegsinfekt

Ätiologie

- Diabetes insipidus centralis: Mangel des ADH im ZNS
- Seltener Diabetes insipidus renalis: Konzentrationsdefekt in der Niere
- Diabetes mellitus: Hyperglykämie verursacht osmotisch bedingte Polyurie durch Glukosurie

Diagnostisches Vorgehen

Fragen zu Beginn
- Durstgefühl?
- Vermehrte Trinkmenge?
- Häufiger Harndrang?
- Exsikkosezeichen?

5

Anamnese und Untersuchung

- Anamnese zum Ereignis:
  - Schmerzanamnese, zeitlicher Verlauf
  - Begleitsymptome: Fieber, Erbrechen/Übelkeit, Diarrhö, Dysurie
- Vorgeschichte: Familienanamnese, Anhalt für Diabetes mellitus?
- Körperliche Untersuchung und Vitalparameter
  - Zeichen der Exsikkose?
  - Zeichen einer Elektrolytstörung?
  - Kognitiver Status, Reflexe, Chvostek-Zeichen

Weiterführende Diagnostik in der ZNA

- Urinstatus mit -sediment sowie Bestimmung der Urinosmolarität
- Abdominaler Ultraschall: Sonografie der Nieren und der ableitenden Harnwege, Harnblase inklusive Restharnmessung
- Labor: Serumosmolarität, Serum-Kreatinin und Harnstoff, Blutzucker und HbA1c; ADH-Messung; β-HCG im Serum
- 24-h-Sammelurin ansetzen sowie Trink- und Miktionstagebuch
- Bei entsprechendem klinischem Verdacht: cMRT und neurochirurgische Vorstellung anbahnen

Risikobewertung Selten akut vital bedrohlich. Aber Komplikationen bzw. Nebenbefunde können Situation dringlich werden lassen.

Akuttherapie

5

- Exsikkoseausgleich als wichtigste Maßnahme
- Therapie eines akuten Nierenversagens (Infusionen, Medikamentenumstellungen)
- Bei Diabetes mellitus: Exsikkoseausgleich und BZ-Einstellung
- Bei Diabetes insipidus centralis: Desmopressin oder DDAVP als Analogon des ADH

Disposition

- IMC: Hyponatriämie, Hypokaliämie, Hypokalzämie
- Normalstation: Keine Komplikationen gefunden/zu erwarten
- Ambulant: wenn Patient ambulant abgeklärt werden kann

5.22.2 Oligurie/Anurie

First View
- Bei Oligurie/Anurie frühzeitige Diagnostik und Therapie einleiten
- Akutes Nierenversagen ausschließen

Arbeitsauftrag für die Notaufnahme

- Anamnese und Erstdiagnostik (BGA, Sonografie, Laborentnahme) einleiten
- Therapie der Grundkrankheit

Unterschiedliche Therapieoptionen in der ZNA je nach Ursache (prä-, intra- oder postrenale Problematik)!

Definition

- Oligurie: < 500 ml Urinausscheidung/24 h
- Anurie: < 100 ml Urinausscheidung/24 h

Differenzialdiagnosen

Gefährliche nicht verpassen:

- Prärenal: Infektion, Exsikkose
- Intrarenal: Glomerulonephritiden (GN), hämolytisch-urämisches Syndrom (HUS), thrombotisch-thrombozytopenische Purpura (TTP), Hyperkalzämie
- Postrenal: Harnverhalt

Weitere Differenzialdiagnosen:

- Prärenal: Exsikkose
- Intrarenal: Hämolyse, Rhabdomyolyse, Myelomniere, Hantavirus-Infektion, Medikamentennebenwirkungen

Ätiologie

- Diabetes insipidus centralis: Mangel des ADH im ZNS
- Seltener Diabetes insipidus renalis: Konzentrationsdefekt in der Niere
- Diabetes mellitus: Hyperglykämie verursacht osmotisch bedingte Polyurie durch Glukosurie

5

Diagnostisches Vorgehen

Fragen zu Beginn

- Fehlender Harndrang?
- Verminderte bis fehlende Urinausscheidung
- Zeichen der nephrologischen Grunderkrankung (Urämie, Elektrolytentgleisung, Anämie etc.)
- Bei Harnverhalt: Bauchschmerzen, Blasenhochstand, Harndrang ohne Möglichkeit der Miktion
- Ggf. Prostatavergrößerung tastbar/schallbar

Anamnese und Untersuchung

- **Anamnese zum Ereignis:**
  - Medikamentenanamnese
  - Abdominale Schmerzen (Harnverhalt, Nierenstein)
  - Urämiezeichen?
  - Fieber
- **Körperliche Untersuchung und Vitalparameter:**
  - Zeichen der Exsikkose?
  - Zeichen der Überwässerung?
  - Arthralgien
  - Hautveränderungen, Purpura

Weiterführende Diagnostik in der ZNA

- Urinstatus mit -sediment sowie Bestimmung der Urinosmolarität
- Abdominaler Ultraschall: Sonografie der Nieren und der ableitenden Harnwege, Harnblase inklusive Restharnmessung
- Labor: Serumosmolarität, Serum-Kreatinin und Harnstoff, E'lyte, CRP, BB, CK, LDH, Albumin, Gesamteiweiß, venöse BGA
- Bei V. a. Infekt: 2 Paar Blutkulturen
- EKG: Rhythmusstörungen?

> Na-Ausscheidung im Urin (Urin-Na < 10 mmol/l) und erhöhte Osmolalität sind ein Anhalt für eine prärenale Ursache!

Risikobewertung Bei Sepsis oder Dialyseindikation hohes Risiko.

Akuttherapie

- Exsikkoseausgleich: Sonografisch gesteuerte (VCI-Diameter) Infusionstherapie
- Therapie einer Infektion: Antibiose je nach Fokus
- Therapie der renalen Grunderkrankung: Medikamentenumstellung, Therapie einer GN, Volumengabe bis hin zur Dialysetherapie
- Ausgleich einer metabolischen Azidose: ab einem pH-Wert <7,2 Gabe von 100–200 ml $NaHCO_3$ 8,4 %
- Postrenale Abflussstörung überbrücken (Einmalkatheter, DK-Anlage, DJ-Anlage)

5

> **!** Indikationen zur Akut-Dialysetherapie:
> - Urämiezeichen
> - Hyperkaliämie (> 6,0–6,5 mmol/l) insbes. bei EKG-Veränderungen (dann ggf. Akutgabe von 10 ml 10%-igem Ca-Glukonat zur Membranstabilisierung; **Cave:** Digitalisvortherapie!)
> - Azidose
> - Diuretikaresistente Überwässerung
> - Therapieresistente Hypertonie

Disposition

- Normalstation: Nach Ableitung eines postrenalen Nierenversagens zur Überwachung bei potenzieller Polyurie oder Elektrolytverschiebungen
- IMC: Hyperkaliämie, Erstdialysetherapie, Sepsis, rapid progressive Glomerulonephritis (RPGN)
- Ambulant: wenn keine Pathologie vorliegt

5.23 Allgemeinzustandsverschlechterung

Daniel Kiefl

First View
- Die AZ-Reduktion ist ein Sammelbegriff für unspezifische oder schwer fassbare Symptome
- Häufig liegt gerade bei älteren Patienten ein akutes notfallmedizinisch zu behandelndes Krankheitsbild zugrunde
- Die Arzneimittelinteraktionen nehmen eine große Rolle bei den Ursachen ein

Arbeitsauftrag für die Notaufnahme
- Die Patienten herausfiltern, die akut gefährdet sind (hohe 30-Tage-Mortalität bei älteren Patienten mit unspezifischen Allgemeinsymptomen)
- Das zugrundeliegende Problem herausfiltern und behandeln
- Darauf achten, dass die Patienten nicht bagatellisiert werden

Definition
Es gibt keine einheitliche Definition. Unter AZ-Reduktion versteht man einen über Stunden bis Tage andauernden Prozess mit Schwäche, Wesensveränderungen und weiteren unspezifischen Symptomen, die nicht augenscheinlich auf eine Erkrankung hindeuten.

5

Differenzialdiagnosen
Gefährliche nicht verpassen:
- Schlaganfall
- Myokardinfarkt
- Sepsis

Weitere Differenzialdiagnosen:
- Tumorerkrankung
- Depression/Demenz
- Herzinsuffizienz, Herzrhythmusstörungen
- Anämie
- Elektrolytstörung

Ätiologie
Bei jüngeren Patienten häufig durch Depression oder Angst ausgelöst, bei älteren Gebrechlichkeit. Zusätzlich kann eine Sepsis oder eine Arzneimittelinteraktion häufig Ursache einer AZ-Reduktion sein.

Diagnostisches Vorgehen

Fragen zu Beginn
- Fremdanamnese erhebbar mit Informationen über den vorherigen Status, Lebensumstände und Aktivität
- Zeitlichen Verlauf herausarbeiten

> **!** Patienten mit einer AZ-Reduktion nicht bagatellisieren. Es handelt sich um eine gefährdete Patientengruppe mit einer hohen Hospitalisierungsrate und 30-Tage-Mortalität. Das Herausfinden der Ursache der AZ-Reduktion ist entscheidend für den Behandlungserfolg. Hierbei sollte immer eine Sepsis als Ursache ausgeschlossen werden!

Anamnese und Untersuchung

- **Anamnese zum Ereignis:**
  - Leitsymptome
  - Medikamentenanamnese
  - Sepsiszeichen
- **Körperliche Untersuchung und Vitalparameter:**
  - Vitalparameter: Alle (insbesondere GCS, AF, Blutdruck)
  - Exsikkosezeichen
  - Anämiezeichen
  - Herzinsuffizienzzeichen
  - Neurologische Untersuchung
- **Vorgeschichte:**
  - Beschreibung des Zustands vor Beginn der Verschlechterung
  - Aktivitätsgrad
  - Alltagskompetenz
  - Geistiger Zustand

> Bei der körperlichen Untersuchung und der Erhebung der Vitalwerte darauf achten, dass für ältere Menschen eigene Normwerte gelten.

Weiterführende Diagnostik in der ZNA

- EKG
- Labor inkl. BGA
- Sonografie
- Röntgen
- CT

Risikobewertung

- Bei älteren Menschen sollte ein Screening auf Delir und kognitive Beeinträchtigung als Risikostratifizierung durchgeführt werden.
- Bei einer 30-Tage-Mortalität der > 65-Jährigen mit AZ-Reduktion in der ZNA von bis zu 25 % großzügige Aufnahmeindikation stellen.

Akuttherapie

- Richtet sich nach der Ursache und kann gegensätzlich sein wie z. B. Flüssigkeitsgabe bei Exsikkose oder diuretische Therapie bei Herzinsuffizienz
- Sepsistherapie mit Sepsis-Bundle
- Hausmedikationsplan kritisch überprüfen

Disposition

Großzügige stationäre Aufnahme.

5.24 End-of-Life-Care in der ZNA

Dorothea Sauer

First View
- Patient sterbend bzw. kritisch krank?
- Behandlungswünsche/Therapieziele bekannt?
- Symptome?
- Angehörige/Zugehörige vor Ort bzw. Information gewünscht?

Arbeitsauftrag für die Notaufnahme
- Die belastenden Symptome kontrollieren.
- Die Prognose in Zusammenschau der Grunderkrankung und der akuten Erkrankung abschätzen.
- Therapieziel mit dem Patienten, den Angehörigen bzw. den Bevollmächtigten festlegen bzw. bestehendes Ziel herausarbeiten.
- Möglicherweise eine schlechte Nachricht an Zugehörige und den Patienten überbringen.
- Sterbende Patienten in angemessenem Rahmen begleiten.

Hintergrund
Die Mehrheit der Menschen hat im letzten Lebensjahr mindestens einmal Kontakt zu einer Notaufnahme! Notaufnahmen müssen vorbereitet sein auf diese Patienten. Nicht immer ist die Lebensverlängerung ein Therapieziel.

Die Bundesärztekammer hat Grundsätze zur ärztlichen Sterbebegleitung herausgegeben:
- Menschenwürdige Unterbringung
- Menschliche Zuwendung
- Körperpflege
- Lindern von Schmerzen, Luftnot, Übelkeit oder anderen belastenden Symptomen

Ethische Hintergründe: Ein verbreiteter Ansatz ist die Bioethik von Beauchamp and Childress mit den vier Prinzipien: Fürsorge, Nicht-Schaden, Gerechtigkeit und Autonomie.

Diagnostisches Vorgehen

Erfragen von belastenden Symptomen Die häufigsten Symptome am Lebensende sind:
- Dyspnoe
- Übelkeit/Erbrechen
- Obstipation
- Delir/Unruhe
- Schmerz
- Rasselatmung

Prognose abschätzen Sie setzt sich zusammen aus klinischen Befunden, statistischen Wahrscheinlichkeiten und Erfahrungen des therapeutischen Teams. Sie kann nie den individuellen Krankheitsverlauf vorhersagen. Rücksprache mit der Fachabteilung halten!

Therapieziel finden bzw. festlegen Gemeinsam mit dem Patienten und Zugehörigen erörtern, was ein realistisches Therapieziel ist, unter Berücksichtigung der Prognose und der Wünsche des Patienten!

> **!** Kann der Patient seine Wünsche nicht mehr äußern, dann gibt es folgende Möglichkeiten:
> - Vorausverfügter, erklärter Wille durch eine Patientenverfügung
> - Behandlungswünsche = mündliche Äußerungen gegenüber Angehörigen/Dritten
> - Mutmaßlicher Wille

Adäquate Maßnahmen durchführen Jeder Eingriff ist nur legitimiert, wenn:
- eine ärztliche/medizinische Indikation besteht,
- eine Einwilligung des Patienten (bzw. mutmaßlich oder die des Bevollmächtigten) vorliegt,
- die Durchführung *lege artis* erfolgt

Wichtig ist auch eine Berücksichtigung der religiösen und spirituellen Wünsche des Patienten, soweit auf diese in der ZNA eingegangen werden kann.

Akuttherapie

5

> **!** So wenig invasiv wie möglich, aber so invasiv wie nötig!

Ist eine spezifische Ursache für ein Symptom verantwortlich, dann kann diese auch behandelt werden, wenn der Patient dies wünscht: z. B. Pleuraerguss bei Dyspnoe.

Symptomkontrolle
- Schmerz: Nach WHO-Stufenschema. Bei akuten, starken Schmerzen sind häufig schnellwirksame Opioide notwendig: Bei Opiat-naiven Patienten z. B. Start mit 5 mg Morphin i. v. oder Fentanyl s. l./intranasal (▶ 3.2).
- Dyspnoe:
  - Opioide und bei zusätzlicher Unruhe auch Benzodiazepine.
  - Sauerstofftherapie in jeglicher Form oder NIV nur zur Symptomkontrolle.
  - Nichtmedikamentös: Mund befeuchten, Ventilator, Fenster öffnen, anwesend sein.
- Rasselatmung: Meist **keine** Belastung für den Patienten, sondern mehr für die Anwesenden.
  - Lagerung auf der Seite, Kopf/Oberkörper erhöht, ggf. Scopolamin 0,25 mg s. c.
  - Nicht absaugen!
- Delir: Nichtmedikamentöse Therapie, ggf. Neuroleptika.

> **!** Ein Monitoring sollte nur stattfinden, wenn es zur Reevaluation der therapeutischen Maßnahmen notwendig ist! Beispiel: Messung der Atemfrequenz bei Dyspnoe.
> Eine Blutdruckmessung ist (fast) nie indiziert.

Disposition

Die Disposition ist abhängig von den Wünschen des Patienten, der Zugehörigen und der erforderlichen Unterstützung. Es bestehen grundsätzlich folgende Möglichkeiten:

- Allgemeine ambulante Palliativversorgung (AAPV): Durch Hausärzte und Pflegedienste im häuslichen Umfeld
- Spezialisierte ambulante Palliativversorgung (SAPV): Voraussetzungen sind eine Verordnung durch Vertrags- oder Krankenhausarzt sowie eine nicht heilbare, weit fortgeschrittene Erkrankung bei begrenzter Lebenserwartung, die eine besonders aufwendige ärztliche und pflegerische Versorgung insbes. zur Schmerztherapie und Symptomkontrolle benötigt (§ 37b SGB V)
- Stationäres Hospiz
- Palliativstation: Voraussetzung für eine Aufnahme:
  - Keine kurative Intention, begrenzte Lebenserwartung
  - Ganzheitliche, multiprofessionelle Behandlung erforderlich
  - Symptomkontrolle und/oder psychosoziale Stabilisierung notwendig
  - Betreuung von Angehörigen erforderlich
  - Behandlungsziel erfordert besonders geschultes Pflegepersonal und Leitung eines Facharztes mit Zusatzbezeichnung Palliativmedizin

6 Pneumologische Notfälle

Julia Miller

6.1 ARDS: Acute Respiratory Distress Syndrome 130
6.2 Aspiration 132
6.3 Asthma bronchiale 133
6.4 COPD: Chronisch obstruktive Bronchitis 137
6.5 Pneumonie 140
6.6 Pleuraerguss/Empyem 146
6.7 Pneumothorax 150

6.1 ARDS: Acute Respiratory Distress Syndrome

First View
Drohendes/manifestes Atemversagen → invasive Beatmung einleiten (▶ 3.5)

Arbeitsauftrag für die Notaufnahme

Standardtherapie sind Intubation und invasive Beatmung sowie der Beginn der Therapie der auslösenden Faktoren. Unter engmaschigem Monitoring und ständiger Intubationsbereitschaft kann der Versuch einer NIV-Beatmung oder High-Flow-Sauerstofftherapie in der Notaufnahme unternommen werden. Differenzialdiagnosen sollten ausgeschlossen werden.

Definition

Akutes vital bedrohliches Lungenversagen bei zuvor lungengesunden Patienten durch pulmonale Schädigung verschiedener Ätiologien.

Differenzialdiagnosen

Gefährliche nicht verpassen:
- Linksherzinsuffizienz mit Lungenödem
- Lungenembolie

Weitere Differenzialdiagnosen:
- Pneumonie
- Fluid Lung bei Niereninsuffizienz

Ätiologie

Direkte pulmonale Schädigung durch z. B.
  - **Pneumonie (häufigste Ursache)**
  - Aspiration (Mageninhalt, Ertrinkungsunfall)
  - Intoxikation
  - Inhalation toxischer Gase (NO_2, Rauchgase)

Indirekte pulmonale Schädigung durch z. B.
  - **Sepsis**
  - **Polytrauma mit Fettembolie**
  - TRALI (Transfusion Related Acute Lung Injury)
  - Verbrennung
  - akute Pankreatitis
  - Schock, Verbrauchskoagulopathie

Diagnostisches Vorgehen

Anamnese und Untersuchung

- **Anamnese zum Ereignis:** Akuter Beginn mit progredienter Atemnot, Hyperventilation, im fortgeschrittenen Stadium Bewusstseinsstörung
- **Vorgeschichte:**
  - Meist zuvor lungengesunde Patienten, auslösende Faktoren (siehe Ätiologie)
  - Alkoholabhängigkeit? Extrapulmonale Erkrankungen? (prognoseverschlechternd)

- **Körperliche Untersuchung und Vitalparameter:**
  - Stadium 1: Hypoxämie und Hyperventilation, BGA: respiratorische Alkalose
  - Stadium 2: progrediente Atemnot mit beginnenden Röntgenveränderungen (Verlaufskontrollen sinnvoll), ggf. pulmonal rasselnde Nebengeräusche
  - Stadium 3: hyperkapnische respiratorische Insuffizienz, zunehmende beidseitige Röntgenverschattungen, BGA: respiratorische Azidose

Weiterführende Diagnostik in der ZNA

- Röntgen-/CT-Thorax: bilaterale diffuse Verdichtungen (DD Pneumonie eher unilateral), Ausschluss reversibler Ursachen (Pneumothorax, Pleuraerguss, kardiales/renales Lungenödem)
- Notfallsonografie: Ausschluss Linksherzinsuffizienz

! 3 Diagnosekriterien:
- Auslösende Faktoren
- Therapierefraktäre arterielle Hypoxämie
- Röntgen: diffuse Lungenverschattung bds. ohne Hinweis für kardiale Genese

Schweregrade der Oxygenierungsstörung ▶ Tab. 6.1.

Akuttherapie

- Kausal: (An-)Behandlung auslösender Faktoren (siehe Ätiologie)
- Symptomatische Therapie in Notaufnahme: Therapieversuch mit Oberkörperhochlagerung 45 %, Sauerstoffgabe über Nasenbrille oder High-Flow-Sauerstofftherapie
- Therapieeskalation:
  - Intubation (▶ 3.4.3) und lungenprotektive Beatmung (▶ 3.5)
  - FiO_2/PEEP-Tabellen des ARDS-Network (Mechanical Ventilation Protocol Summary of low tidal volume used in the ALVEOLI study) als orientierende Einstellungshilfe: http://www.ardsnet.org/files/ventilator_protocol_2008-07.pdf

Disposition

Stationäre intensivmedizinische Aufnahme. Ggf. Verlegung in ein Zentrum mit ECMO-Therapie.

Tab. 6.1 ARDS: Schweregrade der Oxygenierungsstörung

Schweregrad	PaO_2/F_IO_2	PEEP	Letalität
Schweres ARDS	≤ 100 mmHg	≥ 5 cmH_2O	Bis 45 %
Moderates ARDS	101–200 mmHg	≥ 5 cmH_2O	Bis 30 %
Mildes ARDS	201–300 mmHg	≥ 5 cmH_2O	Bis 25 %

PaO_2: arterieller Sauerstoffpartialdruck; F_IO_2: inspiratorische Sauerstofffraktion; PEEP: positiver endexspiratorischer Druck

6

6.2 Aspiration

First View
Zeichen der Atemwegsverlegung mit akuter respiratorischer Insuffizienz? → Atemwegsmanagement (▶ 3.4)

Arbeitsauftrag für die Notaufnahme

Risikoeinschätzung anhand von Symptomatik, Art der inhalierten Substanz und vorbestehenden Risikofaktoren → Entscheidung über Therapie und Disposition.

Definition

Aspiration ist die Inhalation von oropharyngealer Flora in den unteren Respirationstrakt. Kommt es hierdurch zu einer Verschleppung infektiöser Erreger und einer nachfolgenden Inflammation des Lungengewebes, spricht man von einer Aspirationspneumonie.

Differenzialdiagnosen

Komplikationen, welche sich durch eine Aspiration ergeben können:

- Akute Atemwegsverlegung
- Aspirationspneumonie
- Lungenabszess
- ARDS
- Pleuraempyem
- Chronisch interstitielle Fibrose
- Diffuse Aspirationsbronchiolitis
- Lipidpneumonie
- Mycobacterium-fortuitum-Pneumonie

6

Ätiologie

Risikofaktoren Unter anderem erhöhtes Lebensalter, reduzierte Vigilanz, anatomische Veränderungen der oberen Atemwege, Demenz, Dysphagie, gastroösophagealer Reflux, schlechte Mundhygiene, Intubation, lange Rückenlage, vorangegangene Aspiration, Schwangerschaft, Notfalloperation.

Erregerspektrum bei Inflammation: 90 % Anaerobier, zusätzlich gramnegative Bakterien.

! Nicht jedes Aspirat versursacht eine Pneumonie! Irritative Substanzen sind:

- Öle
- Saurer Mageninhalt
- Aktivkohle
- Alendronsäure

Tabletten (z. B. Metformin, Kalium, Eisen) neigen zu lokaler Reizung mit möglicher Bronchusobstruktion.

Diagnostisches Vorgehen

Anamnese und Untersuchung

- **Anamnese zum Ereignis:**
  - Schnelle Dynamik und plötzlicher Beginn der Symptomatik innerhalb 2–12 h nach Ereignis mit Husten, Kurzatmigkeit, Hypoxie
  - Bei alten Patienten häufig unspezifische Symptome wie reduzierter Appetit, Abgeschlagenheit, veränderter mentaler Status. Wichtig: Fremdanamnese von Angehörigen und/oder Pflegepersonal bzgl. Ereignis und abweichendem Allgemeinzustand!
- Risikofaktoren erfragen
- **Körperliche Untersuchung und Vitalparameter:** Kurzatmigkeit, Husten, Bronchospasmus, Hypoxie, subfebrile Temperatur, bronchiale Hypersekretion, evtl. Glottiskrampf mit inspiratorischem Stridor, Tachykardie, Blutdruckabfall

Weiterführende Diagnostik in der ZNA

- BGA: niedriges pO_2, niedriges pCO_2, später erhöhtes pCO_2
- Blutkulturen und ggf. Erregerdiagnostik Sputum **vor** Beginn der antibiotischen Therapie
- Röntgen-Thorax: anfangs meist unauffällig, im Verlauf ggf. Atelektase und Infiltrate
- Bei V. a. soliden Fremdkörper oder Lungenabszess CT erwägen

Akuttherapie

- Allgemeinmaßnahmen: Sauerstoffzufuhr, gezieltes Absaugen in Kopftieflage
- Antibiotische Therapie bei ambulant erworbener Aspirationspneumonie: Amoxicillin-Clavulansäure, Ampicillin-Sulbactam, alternativ Moxifloxacin oder Cephalosporine der 3. Generation kombiniert mit Clindamycin oder Carbapenem
- Ggf. Bronchodilatatoren, Kortikosteroide
- In schweren Fällen Intubation und Beatmung mit PEEP

6

Disposition

Stabile Patienten ohne Risikofaktoren, die eine kleine Menge einer nicht reizenden Substanz eingeatmet haben, können nach 1–2 h Überwachung in der Notaufnahme nach Hause entlassen werden. Mäßiger Husten und subfebrile Temperaturen sind zu vernachlässigen und verschwinden i. d. R. binnen 24–48 h. Auf Wiedervorstellung bei Beschwerdezunahme (Dyspnoe, Fieber, AZ-Reduktion) im Entlassungsbrief hinweisen!

Patienten mit Risikofaktoren sind so zu disponieren wie bei Pneumonie (▶ 6.5).

6.3 Asthma bronchiale

First View

- Typische Symptomatik (Atemnot, obstruktive Nebengeräusche, verlängertes Exspirium)? → schnelle Einleitung einer inhalativen Therapie
- Status asthmaticus mit vitaler Bedrohung? → invasive Beatmung erwägen

Arbeitsauftrag für die Notaufnahme

- Schnelle Behandlung des akuten Anfalls mit Stabilisation der respiratorischen Situation. Hierbei stehen inhalative Maßnahmen im Vordergrund.
- Auch bei meist sehr spezifischer Symptomatik: gefährliche Differenzialdiagnosen beachten.
- Im zweiten Schritt: mögliche Auslöser eruieren und Entscheidung bzgl. der Disposition.

Definition

Asthma bronchiale ist eine heterogene Erkrankung, welche typischerweise mit akuter bronchialer Entzündung, Hyperreagibilität und/oder Bronchialkonstriktion einhergeht. Typischerweise tritt das Asthma anfallsartig in Reaktion auf variable Reize auf und geht mit akuter Atemnot und typischer Symptomatik (Giemen, Thoraxenge, Husten, reduzierter exspiratorischer Fluss) einher. Unbehandelt kann die Erkrankung in eine chronische Entzündung der Atemwege übergehen und strukturelle Umbauprozesse verursachen.

Differenzialdiagnosen

Gefährliche nicht verpassen:

- Lungenembolie
- Kardiales Lungenödem
- Obstruktion obere Atemwege durch z. B. Fremdkörperaspiration, Glottisödem (inspiratorischer Stridor), Vocal Cord Dysfunction (intermittierender paradoxer Stimmbandverschluss) ggf. in Kombination mit vorbestehendem Asthma
- Pneumothorax

Weitere Differenzialdiagnosen:

- COPD
- Exogen allergische Alveolitis

6

Ätiologie

Genetische Prädisposition für atopische Erkrankungen **plus** exogene Auslöser:

- Allergisches Asthma: allergisierende Stoffe aus der Umwelt und Berufsleben
- Nichtallergisches Asthma: durch Infekte, infolge gastrointestinalen Refluxes, Aspirin-/NSAR-Intoleranz, Sulfite in der Nahrung, körperliche Anstrengung, kalte Luft

Folgen: bronchiale Entzündung, bronchiale Hyperreagibilität und endobronchiale Obstruktion führen zu Bronchospasmus, Schleimhautödem, Hypersekretion eines zähen Schleims und langfristig zu Umbauvorgängen der Atemwegswände.

Allergisches Asthma beginnt meist im Kindesalter, nichtallergisches Asthma meist im mittleren Alter (> 40 J.), Frauen erkranken doppelt so häufig wie Männer, Adipositas ist ein Risikofaktor für Entstehung und ungünstigen Verlauf.

Diagnostisches Vorgehen

Anamnese und Untersuchung

- **Anamnese zum Ereignis:**
  - Auslösende Ursache: z. B. kalte Luft, Sport, Allergenexposition, inhalative Reizstoffe, auslösende Medikamente (Betablocker, ASS etc.)
  - Anfallsartiges Auftreten
  - Medikamenten-Incompliance, insuffiziente Inhalationstechnik (zeigen lassen!)

Tab. 6.2 Arterielle/kapilläre BGA bei Asthma bronchiale

Stadium	Atemfunktion	BGA-Status
1	Hyperventilation	pO_2: ↔, pCO_2 : ↓, pH: ↑
2	Hypoxische respiratorische Insuffizienz	pO_2: ↓, pCO_2: ↔, pH:↔
3	Hyperkapnische respiratorische Insuffizienz	pO_2: < 60 mmHg, pCO_2: >45 mmHg, pH: ↓

- **Vorgeschichte:** bekanntes Asthma bronchiale oder andere atopische Erkrankungen (allergische Rhinitis, atopische Dermatitis?), familiäre Belastung?
- **Körperliche Untersuchung und Vitalparameter:**
  - Dyspnoe, Thoraxenge, Husten, exspiratorisches Pfeifen
  - Auskultation: exspiratorisches Giemen und Brummen, bei Überblähung „Silent Lung", exspiratorische Atemflusslimitation, verlängertes Exspirium
  - Perkussion: tiefstehende Zwerchfellgrenzen, hypersonorer Klopfschall
  - Erhöhte Atemfrequenz, Betätigung (bis Erschöpfung) der Atemhilfsmuskulatur, Lippenbremse
  - Auswurf klar, zäh, ggf. grün-gelblich bei Infektkomponente
  - Bei schwerem Anfall Zyanose, flache Atmung, Somnolenz bis Koma, Bradykardie, art. Hypotension, Rhythmusstörungen

Weiterführende Diagnostik in der ZNA

- Arterielle/kapilläre BGA: je nach Stadium 1–3 (▶ Tab. 6.2)
- Spirometrie: Reduzierte Einsekundenkapazität (FEV_1 in Liter/Sekunde), Peak-Flow-Messung (PEF in Liter/Min.)
- Rö-Thorax: tiefstehende Zwerchfellgrenzen, vermehrt strahlentransparente Lunge im Sinne einer Überblähung, ggf. Infiltrate bei Infektasthma
- Labor: evtl. Anstieg Eosinophile (allergisches Aktivitätszeichen), Leukozytose, CRP-Erhöhung bei Infektasthma
- EKG: ggf. Sinustachykardie, Zeichen der Rechtsherzbelastung bei Cor pulmonale (P-pulmonale, RSB, Rechtslagetyp, SI/QIII-Typ)

Risikobewertung Schweregradeinteilung ▶ Tab. 6.3

! Die Objektivierung des Schweregrades richtet sich nach PEF, Sprache und Atmung!

Akuttherapie

Leichter Anfall

- Beruhigender Zuspruch, atmungserleichternde Körperhaltung und dosierte Lippenbremse
- 2–4 Hübe eines kurzwirksamen Beta-2-Sympathomimetikums (SABA, z. B. Salbutamol) mittels Vernebler oder Dosieraerosol, ggf. mit Spacer (Achtung: Tachykardie > 130/Min.), ggf. nach 10–15 Min. wiederholen
- Orale Steroide (z. B. 20–50 mg Prednisolonäquivalent)

Tab. 6.3 Schweregradeinteilung bei Asthma bronchiale				
	Leicht-mittel	**Schwer**	**Lebensbedrohlich kompensiert**	**Lebensbedrohlich dekompensiert**
PEF (in % des Soll- oder Bestwerts)	> 50	< 50	< 33	Ggf. nicht messbar
Sprache	Normal	Sprechdyspnoe	Nur noch einzelne Worte möglich	Nicht mehr möglich
Atemfrequenz (/Min.)	< 25	≥ 25	> 35	Frustrane Atemarbeit, flache Atmung
Herzfrequenz (/Min.)	< 110	≥ 110	> 140	Bradykardie, Rhythmusstörungen
Blutdruck	Normoton	Normoton	Normoton	hypoton
SpO_2 in %	≥ 92	< 92, Zyanose	< 92, Zyanose	< 92, Zyanose
Vigilanz	Uneingeschränkt	Uneingeschränkt	Erschöpfung, Konfusion	Somnolenz, Koma

PEF: Peak Flow; SpO_2: Sauerstoffsättigung

! Inhalative Steroide entfalten ihre Wirkung nur über eine dauerhafte regelmäßige Einnahme und sind daher für das Akutgeschehen nicht angebracht.

6

Moderater Anfall

- Beruhigender Zuspruch, atmungserleichternde Körperhaltung, ggf. niedrigdosiert Anxiolytika (Achtung bei CO_2-Retention!), Sauerstoffgabe (Ziel: > 94 % SpO_2), Monitoring
- Inhalation eines SABA wie oben und zusätzlich einmalig Ipratropiumbromid 0,5 mg vernebelt oder 80 µg aus Dosieraerosol mit Spacer
- Orale systemische Steroide (z. B. 40–50 mg Prednisolonäquivalent)
- Bei V. a. Infektasthma zusätzlich Antibiotikum erwägen
- Das beste Sekretolytikum ist die reichliche Flüssigkeitszufuhr (unter Vermeidung einer Überwässerung)

Schwerer Anfall

- Maßnahmen wie bei moderatem Anfall
- Adrenalin 1–2 mg vernebeln
- Systemische Steroide intravenös z. B. 50–100 mg Prednisolonäquivalent
- Ggf. Magnesiumsulfat 25–50 mg/kg KG (max. 2 g) über 20 Min. i. v., 1 × tgl.

Komplikation: Status asthmaticus

- Maßnahmen wie bei schwerem Anfall, ggf. Beta-2-Sympathomimetika parenteral
- NIV/Intubation und mechanische Ventilation; zur Intubationseinleitung und Narkoseaufrechterhaltung eignet sich Ketamin S kombiniert mit einem Benzodiazepin, Spitzendrücke niedrig halten
- Adrenalin kann ähnlich der Anaphylaxie ergänzend im Status angewendet werden (0,5 mg i. m.)

Disposition

Leichter bis moderater Anfall

- Reevaluierung nach Erstmaßnahmen: bei moderaten Symptomen Weiterführung der Therapiemaßnahmen über 1–3 h
- Möglichkeit der Entlassung bei:
  - Stabilisierung des Gesamtzustandes,
  - nachhaltig gebesserter Atemnot,
  - Stabilisierung von AF, HF, PEF

Schwerer Anfall Stationäre Aufnahme, wenn keine Stabilisierung nach 30–60 Min. Initialtherapie, ggf. intensivmedizinische Überwachung.

Bei Entlassung

- Überprüfen/Aktualisieren/Aushändigen eines individuellen Asthma-Aktionsplans
- Evaluation/Beseitigung der Risikofaktoren für den Asthmaanfall
- Schulung Atemtechnik und Inhalationstechnik
- Ambulante pneumologische Weiterbehandlung empfehlen

6.4 COPD: Chronisch obstruktive Bronchitis

6

First View

- Drohende Erschöpfung? → Nichtinvasive Beatmung einleiten
- Vigilanzminderung? → DDs beachten, invasive Beatmung erwägen

Arbeitsauftrag für die Notaufnahme

- Die akute Exazerbation der COPD birgt eine potenzielle Lebensgefahr, weil die bereits eingeschränkte Lungenfunktion mit zunehmender Hypoxie und ventilatorischer Erschöpfung innerhalb kurzer Zeit weiter verschlechtern kann. Dies gilt es aufzuhalten.
- Gefährliche Differenzialdiagnosen wie z. B. die Lungenembolie müssen erkannt und behandelt werden.

Definition

Die chronisch obstruktive Bronchitis ist eine nicht reversible, meist progredient voranschreitende Atemwegserkrankung mit Obstruktion durch eine Entzündung im Bereich der kleinen Atemwege (obstruktive Bronchiolitis) und eine Destruktion des Lungengewebes (Emphysem). Schweregradeinteilung ▶ Tab. 6.4.

Tab. 6.4 Schweregradeinteilung der COPD*

Stadium nach Bronchodilatation	FEV_1 in % vom Soll*
Mild	≤80
Moderat	50–79
Schwer	30–49
Sehr schwer	<30

* Voraussetzung $FEV_1/FVC < 0{,}7$

FEV_1: Forciertes expiratorisches Volumen in 1 Sekunde, FVC: Forcierte Vitalkapazität

Differenzialdiagnosen

Gefährliche nicht verpassen:
- Lungenembolie (LAE)
- Linksherzdekompensation
- Pneumothorax
- Herzinfarkt
- Anaphylaxie

Weitere Differenzialdiagnosen:
- Asthma bronchiale
- Lungenkarzinom

Ätiologie

- Exogene Auslöser: (Passiv-)Rauchen (mit 90 % häufigste Ursache der COPD), Luftverschmutzung (SO_2, NO_2, Feinstaub)
- Endogene Faktoren: Antikörpermangelsyndrome, Alpha-1-Antitrypsinmangel, primäre ziliäre Dyskinesie
- Weitere Risikofaktoren: Rezidivierende Infekte

6

Diagnostisches Vorgehen

Die Diagnose, wenn noch nicht bekannt, ergibt sich aus Anamnese (AHA-Symptome: Atemnot, Husten, Auswurf), Klinik und Ergebnis der Lungenfunktion.

Anamnese und Untersuchung

- **Anamnese zum Ereignis:**
  - Chronisch progressive Dyspnoe, Brustenge, Husten, Auswurf, geringe Hämoptysen möglich, progrediente Belastungsdyspnoe, große Sputummengen bei Bronchiektasen, Infektzeichen, kaltes, feuchtes Wetter, körperliche Belastbarkeit
  - Auslöser der Exazerbation erfragen (80 % Infekt getriggert)
- **Vorgeschichte:**
  - Nikotinabusus, Berufsanamnese
  - Häufigkeiten der Exazerbationen
  - Heim-Sauerstofftherapie, Heimbeatmungstherapie (von Angehörigen mitbringen lassen!)
- **Körperliche Untersuchung und Vitalparameter:**
  - Tachypnoe, Hypoxie, Benutzung der Lippenbremse, Beanspruchung der Atemhilfsmuskulatur

  - Auskultatorisch verlängertes Exspirium, obstruktive Nebengeräusche (Brummen, Pfeifen, Giemen), bis hin zu bds. abgeschwächten Atemgeräuschen bei Emphysem (Silent Lung)
  - Desorientierung, starke Angst, Somnolenz bis Koma (narkotische Wirkung bei CO_2-Retention)
  - Bei Infektexazerbation: Fieber, purulenter Auswurf (im Vgl. zum chronischen Auswurf Farbänderung und Mengenzunahme), feuchte Rasselgeräusche, chronische Veränderungen in Konstitution: Fassthorax, tiefstehendes Zwerchfell, Einziehungen im Bereich der Flanken, periphere Ödeme

Weiterführende Diagnostik in der ZNA

- Kontinuierliches Monitoring
- Labor:
  - BGA: Frühstadium: milde Hypoxie; Spätstadium: Hypoxie, Hyperkapnie, respiratorische Azidose; Bikarbonat gibt Rückschluss auf bereits chronisch kompensierte bestehende respiratorische Azidose
  - Blutbild, CRP
  - Ggf. D-Dimer, TNT, NT-proBNP bei Exazerbation ohne Anhalt für Infekt und entsprechender Vortestwahrscheinlichkeit (Lungenembolie ▶ 7.6.7, Herzinfarkt ▶ 7.4)
- Ggf. EKG bei kardialen DD
- Bildgebung: Sono (Pneu?), Rö-Thorax (Infiltrate?), ggf. CT Thorax nativ bei V. a. atypische Infiltrate, CT-Angiografie bei DD Lungenarterienembolie

> Hinter akuter Dyspnoe bei bekannter vorbestehender COPD kann sich immer auch eine gefährliche Differenzialdiagnose verstecken (z. B. LAE, Pneumothorax)! Dran denken bei Exazerbation ohne Anhalt für Infekt.

Akuttherapie

- Sitzende, aufrechte Lagerung
- Sauerstoffzufuhr bei SpO_2 < 88–92 %, abhängig von der vermuteten Baseline
- Inhalation mit kurzwirksamem Beta-2-Sympathomimetika oder Anticholinergika mittels Vernebler
- Bevorzugt orale, alternativ intravenöse Kortisonstoßtherapie (Prednisolon 10 mg/kg KG)
- Bei drohender ventilatorischer Erschöpfung, zunehmender respiratorischer Azidose oder CO_2-Retention: Beginn nichtinvasive Beatmung (kurze Rampe: 0,1 Sek., PEEP 5–8 mbar, P_{Insp} hochtitrieren auf > 18 mbar) bei führender Oxygenierungsstörung High-Flow-Sauerstofftherapie
- Indikation für Intubation: Atemversagen, NIV-Versagen, kardiorespiratorischer Arrest, Hypotension, Aspiration, persistierende Hypoxämie, Vigilanzminderung oder zunehmende Agitation
- Bei entsprechendem klinischem Verdacht: Beginn kalkulierte antibiotische Therapie (purulentes Sputum, Fieber, Inflammationsparameter, Bildgebung) und bei sehr schwerer Exazerbation mit Notwendigkeit zur Intubation
- Kristalloide Volumenzufuhr zur Sekretolyse, Hustenlöser haben keinen nachgewiesenen Nutzen!

> SpO_2-Standardwerte bei Patienten mit COPD liegen meist unter dem altersentsprechenden Normbereich. Zielbereich in der Notaufnahme 91–92 %. Sauerstoff dem Patienten bei Hypoxie nicht vorenthalten!

Disposition

- Ambulante Behandlung alleinig mit Bronchodilatatoren: bei leichter Exazerbation
- Indikation zur stationären Aufnahme: jede schwere Exazerbation, hohes Alter, nur geringes oder kein Ansprechen auf notfallmäßige Therapie, Rückfall nach bereits erfolgter Notaufnahmebehandlung (oder mehr als 5 Vorstellungen im letzten Jahr), inadäquate häusliche Versorgung, Sauerstoffbedarf, relevante Komorbiditäten (z. B. Herzinsuffizienz, Diabetes mellitus)
- Indikation zur intensivmedizinischen Aufnahme: Hämodynamische Instabilität, Notwendigkeit der (nicht) invasiven Beatmung, therapierefraktäre Dyspnoe, Hypoxie (persistierende Hypoxämie [PaO_2 < 55 mmHg] trotz Sauerstoffgabe), Hyperkapnie mit respiratorischer Azidose, Vigilanzminderung
- Bei Entlassung: ambulante pneumologische Weiterbehandlung empfehlen, Nikotinkarenz, Dosisanpassung/Erweiterung inhalative Therapie, kurzzeitige Weiterführung oraler Kortikosteroide, Patientenschulung (Inhalationstechnik), Achtung: Heim-Sauerstoffbedarf?

6.5 Pneumonie

6

> **First View**
> - qSOFA-Score (▶ 13.1) > 1? → Sepsis
> - Respiratorische Erschöpfung? → Sauerstoffgabe, ggf. Beatmung invasiv/nichtinvasiv

Arbeitsauftrag für die Notaufnahme

Wichtig ist das Erkennen einer pneumogenen Sepsis, Ausschluss von Differenzialdiagnosen, Komplikationen und eine zügige Therapieeinleitung. Viele Patienten können ambulant behandelt werden!

Definition

Akute oder chronische Entzündung des Lungengewebes oder der Lungenbläschen. Eingeteilt wird außerdem nach dem Ort des Erwerbs und der Immunkompetenz des Patienten:

- Ambulant erworben, immunkompetent
- Nosokomial erworben, immunkompetent
- Ambulant oder nosokomial erworben, unter Immunsuppression

> ! Die Pneumonie ist in den Industrieländern die am häufigsten zum Tode führende Infektionserkrankung! 2,4 % der stationär behandelten Patienten mit ambulant erworbener Pneumonie sterben bereits innerhalb von 72 h nach Aufnahme ins Krankenhaus.

Differenzialdiagnosen

- Infarktpneumonie nach Lungenembolie
- Myokardinfarkt

> Dyspnoe und pleuritische Schmerzen können mit einer Pneumonie einhergehen, sind aber auch Warnsignale für gefährliche Differenzialdiagnosen!

- Fremdkörperaspiration
- Exogen allergische Alveolitis
- Lungenkarzinom
- Lungentuberkulose

Komplikationen:

- Lungenabszess
- Pleuraerguss/Pleuraempyem, ▶ 6.6

Ätiologie

Ambulant erworbene Pneumonie (Manifestation außerhalb der Klinik oder binnen 48 h nach stationärer Aufnahme)

- Infektionsweg: aerogen
- Häufig (40–50 %): Streptococcus pneumoniae
- Gelegentlich: Haemophilus influenzae, Mycoplasma pneumoniae, Enterobacteriaceae; respiratorische Viren: Adenovirus, Influenzavirus, RS-Viren
- Selten: Legionella spp., Staphylococcus aureus, Chlamydophila pneumoniae

Nosokomial erworbene Pneumonie (48–72 h nach Hospitalisierung bis 3 Mon. nach Krankenhausaufenthalt)

- Oropharyngeale Flora, ab Tag 4 des stationären Aufenthaltes Besiedlung der oropharyngealen Flora mit gramnegativen Darmbakterien
- Infektionsweg: Mikroaspiration
- Risikostratifizierung hinsichtlich multiresistenter Keime:
  - Antimikrobielle Therapie innerhalb der letzten 60 d
  - Invasive Beatmung > 4 d
  - Krankenhausaufenthalt > 4 d innerhalb der letzten 60 d
  - Intensivstationsaufenthalt
  - Mangelernährung
  - Chronische Lungenerkrankung
  - Bekannte Kolonisation durch multirestente Keime innerhalb des letzten Jahres
  - Herkunft aus Pflegeheim, chronische Dialysepflicht, Tracheostomaträger, offene Hautwunden
  - Einnahme von Protonenpumpeninhibitoren innerhalb der letzten 14 d

> Zur Risikoeinschätzung hinsichtlich multiresistenter Keime eignet sich der Drug Resistance in Pneumonia Score (DRIP-Score, ▶ Tab. 6.5).

6

Tab. 6.5 DRIP-Score (Drug Resistance in Pneumonia Score)

	Nein	Ja
Major Risk		
Antibiotikatherapie in den letzten 60 d	0	2
Bewohner einer Pflegeeinrichtung	0	2
Enterale Ernährungssonde	0	2
Pneumonie durch multiresistente Keime in den letzten 12 Mon.	0	2
Minor Risk		
Hospitalisierung in den letzten 60 d	0	1
Chronische Lungenerkrankung	0	1
Eingeschränkter funktioneller Status (Karnofsky-Index <70 oder bettlägerig)	0	1
H2-Blocker bzw. PPI in den letzten 14 d	0	1
Notwendigkeit einer Wundversorgung bei Aufnahme	0	1
MRSA-Kolonisation innerhalb der letzten 12 Mon.	0	1
Bewertung: <4 Punkte = geringes Risiko, keine Breitspektrum-Antibiose ≥ 4 Punkte = hohes Risiko, Breitspektrum-Antibiose erwägen		

PPI: Protonenpumpeninhibitoren; MRSA: Multiresistente Staphylococcus aureus.

6

Diagnostisches Vorgehen

Anamnese und Untersuchung

Anamnese zur aktuellen Situation:

- Typische Pneumonie (Lobärpneumonie, Erreger häufig Pneumokokken): plötzlicher Beginn mit hohem Fieber und Abgeschlagenheit, Husten, Luftnot, purulenter Auswurf
- Atypische Pneumonie (Chlamydien, Mykoplasmen, Legionellen, Viren): langsamer Beginn, meist monosymptomatisch, Kopf- und Gliederschmerzen, nur geringes Fieber, trockener Husten, fehlende Rhinorrhö
- Weitere Symptome: atemabhängiger Thoraxschmerz, Nachtschweiß, Appetitlosigkeit, Diarrhöen, Desorientierung, Oligurie (Zeichen für akutes Nierenversagen), Gewichtsabnahme/Hämoptysen (Tbc, Malignom), einseitige Beinschwellung (Infarktpneumonie → Wells-Score ▶ 7.6.7)

! Bei älteren Patienten kann die Symptomatik sehr unspezifisch erscheinen! Manchmal sind Diarrhö oder Desorientierung das einzige Symptom!

Vorgeschichte: weitere Familienmitglieder erkrankt, Einatmen von Bioaerosol z. B. bei Aufenthalt in Hotelanlagen (Legionellen!), Aspiration, Reiseanamnese, vorangegangene Therapie, Allergien (z. B. Penicillin!), Pflegeheimbewohner, Immunsuppression, chronische Lungenerkrankung, Berufsanamnese, Allergenexposition (z. B. Wellensittiche, Aspergillus), Immobilisation

Körperliche Untersuchung und Vitalparameter:
- Fieber/Hypothermie, Husten, Dyspnoe, Benutzung Atemhilfsmuskulatur, erhöhte Atemfrequenz, Tachykardie, ggf. Hypotonie, Vigilanzminderung, reduzierter Hautturgor

> **!** qSOFA-Score:
> - Atemfrequenz von ≥ 22/Min.
> - Bewusstseinstrübung
> - Systolischer Blutdruck von ≥ 100 mmHg

- Auskultation:
  - Typische Pneumonie: inspiratorische klingende, feinblasige Rasselgeräusche, verstärkte Bronchophonie
  - Atypische Pneumonie: meist nur geringer Auskultationsbefund!
  - Abgrenzung zur Bronchitis: obstruktive Nebengeräusche beim sonst Lungengesunden, Rasselgeräusche nicht reproduzierbar nach Abhusten

Weiterführende Diagnostik in der ZNA

- Labor: Blutbild (Leukozytose, Linksverschiebung), BGA, CRP, ggf. PCT, erweiterte Sepsismarker ($PaO_2/F_IO_2 < 200$, Laktat > 2 mmol/l), Kreatinin > 2 mg/dl, Bilirubin > 2 mg/dl, Thrombozyten < 100.000/µl, INR > 1,5
- Abnahme von Blutkulturen **vor** der Gabe des Antibiotikums bei Sepsis und/oder geplanter stationärer Aufnahme
- Röntgen-Thorax
  - Lobärpneumonie: dichte, flächige, scharf abgegrenzte Verschattung im Bereich eines Lungenlappens/-Segments mit positivem Bronchopneumogramm (gasgefüllte Bronchien abgrenzbar), ggf. Begleiterguss
  - Bronchopneumonie: konfluierende segmentale Fleckschatten ohne positives Bronchopneumogramm
  - Interstitielle Pneumonie: meist beidseitige netzartig-fleckige hilifugale Verschattung, Zeichnungsvermehrung
  - Multilobäre Infiltrate sind ein Hochrisikoprädiktor für einen schweren Verlauf!
- Thoraxsonografie
  - Hohe Sensitivität und Spezifität, aber **cave:** zentrale Infiltrationen werden nicht erfasst!
  - Sichtbar: randständige Infiltrate, Begleiterguss, Empyem
- Bei V. a. atypische Pneumonie CT-Thorax erwägen, bei Immunsupprimierten meist CT-Thorax statt Röntgen, enge Rücksprache mit behandelnder Fachabteilung der Grunderkrankung halten!
- V. a. Lungenembolie? (▸ 7.6.7) Angio-CT ist Bildgebung der Wahl
- Bei leichtgradiger ambulant erworbener Pneumonie sind die Abnahme von Blutkulturen und Erregerdiagnostik des Sputums i. d. R. nicht erforderlich. Bei Patienten, die stationär aufgenommen werden, hausinterne Handlungsempfehlung beachten!
- Mögliche Diagnostik: Sputum auf atypische Erreger, Pneumokokken-Ag und/oder Legionellen-Ag im Urin, wenn dann möglichst **vor** Antibiotikagabe, saisonal und epidemisch: Influenza-PCR, SARS-CoV-2-PCR, respiratorische Multiplex-PCR

6

! Die Pneumonie ist eine klinische Diagnose!

Akuttherapie

Initiale Fragestellung
- Vasopressorengabe notwendig?
- Nichtinvasive/invasive Beatmung notwendig? → schwere Pneumonie (Therapie bei Schock ▶ 5.1)

Kalkulierte antibiotische Therapie (lokale Resistenzlage berücksichtigen!):
- Leichte ambulant erworbene Pneumonie ohne Risikofaktoren:
  - Aminopenicillin (Amoxicillin), alternativ Makrolide oder Doxycyclin
  - Therapiedauer 5 d, mind. bis 2 d nach Symptomfreiheit
  - Auf ärztliche Wiedervorstellung bei Beschwerdepersistenz > 72 h im Entlassungsbrief hinweisen!
- Leichte ambulant erworbene Pneumonie mit Risikofaktoren (d. h. Antibiotikatherapie in den letzten 3 Mon. und/oder Bewohner einer Senioreneinrichtung und/oder Vorliegen einer chronischen Herzerkrankung, ZNS-Erkrankung mit Dysphagie, schwere COPD, Bronchiektasen): Aminopenicillin und Betalaktamaseinhibitor (Amoxicillin/Clavulansäure), alternativ Fluorchinolon
- Hospitalisierte Patienten mit mittelschwerer Pneumonie (i. v. oder p. o. Therapie): Amoxicillin/Clavulansäure oder Ampicillin/Sulbactam oder Cefuroxim oder Ceftriaxon oder Cefotaxim **plus** Makrolid für 3 d, alternativ Fluorchinolon
- Hospitalisierte Patienten mit schwerer Pneumonie (**immer** i. v.-Therapie): Piperacillin + Tazobactam oder Ceftriaxon oder Cefotaxim **plus** Makrolid für 3 d, alternativ Fluorchinolon

6

! Blutkulturen sollten vor Beginn der antibiotischen Therapie abgenommen werden, im Zweifel sollte die Diagnostik die Therapie jedoch nicht verzögern! Antibiose innerhalb 8 h, bei Sepsis innerhalb 1 h.

Bei Nachweis von Influenza Neuraminidase-Inhibitoren. Therapiebeginn innerhalb 48 h nach Symptombeginn. Aktuelle Handlungsempfehlungen: https://influenza.rki.de/

Allgemeinmaßnahmen
- Oberkörperhochlage
- Orale Flüssigkeitszufuhr oder intravenöse Gabe von Kristalloiden 30 ml/kg KG (fördert Sekretolyse)
- Sauerstoffgabe bei SpO_2 < 92 %

- Antipyretische Therapie (nur bei Kompromittierung von Allgemeinzustand oder Hämodynamik) mit z. B. Ibuprofen/Paracetamol/Metamizol
- Inhalation mit Kochsalz

Bei infektexazerbierter chronisch obstruktiver Bronchitis Steroidstoßtherapie sowie inhalative Maßnahmen zusätzlich zur antibiotischen Therapie.

Bei schwerer Komorbidität mit infauster Prognose ist die Palliation das Therapieziel und sollte gemäß dem mutmaßlichen Patientenwillen gestaltet werden.

Disposition

Hospitalisation, intensiviertes Monitoring, ggf. Intensivstation bei **schwerer Pneumonie:**

- **Majorkriterien:** Beatmung oder septischer Schock; oder
- Mindestens 2 folgender **Minorkriterien:**
  - AF > 30/Min.
  - SpO_2 < 90 %
  - Multilobuläre Infiltrate
  - Neue Bewusstseinsstörung
  - Hypotonie < 90 mmHg systolisch
  - Akutes Nierenversagen
  - Leukopenie < 4.000/µl, Thrombozyten 100.000/µl, Temperatur < 36 °C

Hospitalisation und intensiviertes Monitoring, bis klinische Stabilität erreicht bei **mittelschwerer Pneumonie mit erhöhtem Letalitätsrisiko:**

- 1–2 der Minorkriterien; oder
- Potenziell dekompensierte Komorbidität (v. a. kardialer Form) oder Laktat > 2 mmol/l, chronische Bettlägerigkeit

Zur Identifikation von **Patienten mit einem minimalen Letalitätsrisiko** kann gemäß der S3-Leitlinie zur Behandlung von erwachsenen Patienten mit ambulant erworbener Pneumonie in Ergänzung der klinischen Einschätzung der **CRB-65-Score** verwendet werden. Die relevanten Parameter für eine erhöhte 30-d-Mortalität sind dabei:

- C (Confusion): Bewusstseinstrübung
- R (Respiratory Rate): erhöhte Atemfrequenz (≥ 30/Min.)
- B (Blood Pressure): erniedrigter Blutdruck (diastolisch ≤ 60 mmHg oder systolisch < 90 mmHg)
- Alter ≥ 65 J.

Für jeden Buchstaben kann eine „0“ oder eine „1“ vergeben werden. Die 30-d-Mortalität steigt mit zunehmendem Score:

- Score 0: 30-d-Mortalität 0 %; ambulante Behandlung möglich
- Score 1–2: 30-d-Mortalität 6 %; ggf. Einweisung ins Krankenhaus
- Score 3–4: 30-d-Mortalität 23 %; Überwachungsstation

Bei einer ambulanten Behandlung sollte nach 24–48 h eine erneute Bewertung erfolgen.

Voraussetzung für ein ambulantes Management sind außerdem: fehlende Komplikationen (z. B. Pleuraerguss), fehlende soziale Kontraindikationen, sichergestellte Einnahme und Resorption der oralen Medikation.

Bei palliativem Therapiekonzept kann und sollte, wenn es die ambulante Infrastruktur zulässt, die medizinische und pflegerische Weiterbehandlung außerhalb des Krankenhauses angestrebt werden.

6.6 Pleuraerguss/Empyem

First View
Respiratorische Instabilität? → Notfallmäßige Punktion (▶ 4.2.6), ggf. Intubation und Beatmung

Arbeitsauftrag für die Notaufnahme

- Komplizierende Pleuraergussformen erkennen und eine weiterführende Diagnostik und Therapie bahnen
- Notfallmäßige Punktion nur bei respiratorischer Instabilität oder bei V. a. Empyem

Definition

Ansammlung von Flüssigkeit im Pleuraspalt.

Differenzialdiagnosen

- Lungenembolie
- Pneumonie
- Dekompensierte Herzinsuffizienz, Leberzirrhose, Nierenversagen
- Lungenkarzinom, -metastasen (Ovarial-, Mammakarzinom), maligne Lymphome, gastrointestinale Malignome
- Hämatothorax
- Pneumothorax
- Pleuraschwarte

Ätiologie

- Exsudat:
  - Lungenembolie (auch Transsudat möglich)
  - Malignom (siehe DD oben)
  - Infektiös: Pneumonie, Tuberkulose, iatrogen nach Punktion
  - Risikofaktoren für die Entstehung eines parapneumonischen Ergusses/Empyems: Diabetes mellitus, systemische Kortikosteroidtherapie, gastroösophagealer Reflux und Alkohol- oder i. v. Drogenmissbrauch
  - Häufige Erreger: Streptokokken (S. pneumoniae und Streptokokken der viridans-Gruppe), Staphylococcus aureus, Enterobakterien und Anaerobier
- Transsudat (Stauungstranssudat):
  - Kardiale Dekompensation
  - Niedriger kolloidosmotischer Plasmadruck
  - Proteinmangel, Leberzirrhose, nephrotisches Syndrom
- Begleiterscheinung bei Pankreatitis, bei rheumatischen Erkrankungen
- Posttraumatisch

Diagnostisches Vorgehen

Anamnese und Untersuchung

- **Anamnese** zum Ereignis: Dyspnoe akut/chronisch progredient, ggf. Husten, Fieber; B-Symptomatik, pleuritischer Thoraxschmerz

- **Vorgeschichte:** Grunderkrankung (z. B. Leberzirrhose, Herzinsuffizienz), stattgehabter Eingriff, Auslandsaufenthalt/infektiöser Kontakt, Ausscheidung, B-Symptomatik, Immobilisation, Berufsanamnese (z. B. Asbestexposition)

> ! Die häufigste Ursache des einseitigen Pleuraergusses bei < 40-Jährigen ist die Tuberkulose!

- **Körperliche Untersuchung und Vitalparameter**
  - Auskultatorisch abgeschwächtes bis aufgehobenes Atemgeräusch
  - Zeichen der generalisierten hydropischen Dekompensation: beidseitiger Erguss, Anasarka, gestaute Halsvenen, Unterschenkelödeme, Hypoxie
  - Bei einseitigem nicht entzündlichem Erguss immer an maligne Genese denken
  - Pleurareiben möglich bei parapneumonischem Erguss
- **Thoraxsonografie:**
  - Pleuraerguss (▶ Abb. 6.1), -empyem (▶ Abb. 6.2), -schwarte, -tumor, Pneumothorax
  - Technik: Konvexschallkopf, Position: sitzender Patient, laterodorsal, am tiefsten Punkt (im Bereich der maximalen Ergussmenge)

> ! Zur Diagnose eines Pleuraergusses ist die Thoraxsonografie dem konventionellen Röntgen überlegen!
> Im Vergleich: Minimal detektierbares Volumen im Röntgen-Thorax: ca. 200 ml, Röntgen in Seitenlage ca. 100 ml, **Sonografie ca. 20 ml** (▶ Abb. 6.3)

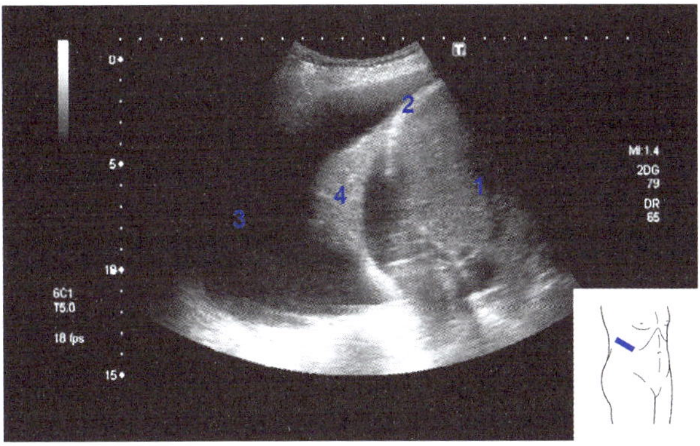

Abb. 6.1 Sonografie bei Pleuraerguss: echofreie Flüssigkeit im Pleuraspalt. 1: Leber, 2: Pleura, 3: Erguss, 4: Atelektase [T824]

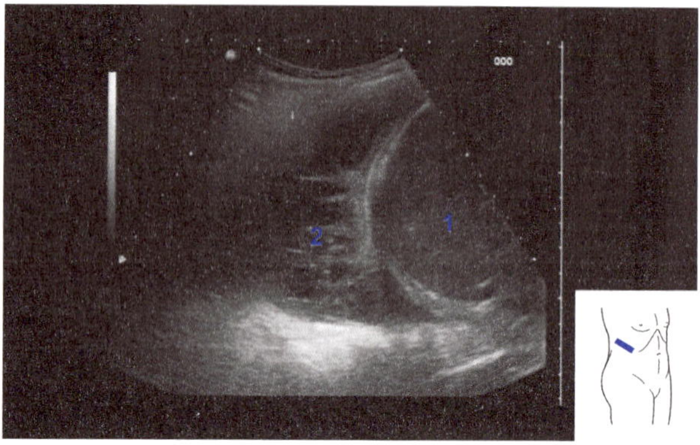

Abb. 6.2 Sonografie bei Pleuraempyem: Septen und spontane Echokontraste sichtbar. 1: Leber, 2: Pleuraempyem [T824]

Weiterführende Diagnostik in der ZNA Punktion in Notaufnahme (▶ 4.2.6):

- Bei drohender respiratorischer Dekompensation oder diagnostisch bei V. a. Empyem
- Voraussetzung: sterile Bedingungen, immer am Rippenoberrand, Punktion in Sonokontrolle, INR < 1,5, Quick > 50 %, Thrombozyten > 50.000/µl
- Immer Erhebung eines Punktatstatus (klinische Chemie)
- Immer zunächst nur einseitig punktieren wegen Komplikationsgefahr
- Ca. 1 h nach Punktion iatrogenen Pneumothorax ausschließen

> - Schneller bettseitiger Hinweis für komplizierenden Erguss: pH des Punktats bestimmen!
> - Ein pH < 7,2 findet sich bei pleuralen Infektionen, Tuberkulose, rheumatoider Arthritis und malignen Ergüssen.

- Bei V. a. entzündliche Genese Blutkulturflasche beimpfen, evtl. spezielle mikrobiologische Untersuchungen wie Nachweis von säurefesten Stäbchen (Tbc)
- Zytologische Untersuchung bei V. a. maligne Genese
- Bei einem blutigen Erguss ist bis zum Beweis des Gegenteils eine maligne Genese anzunehmen.

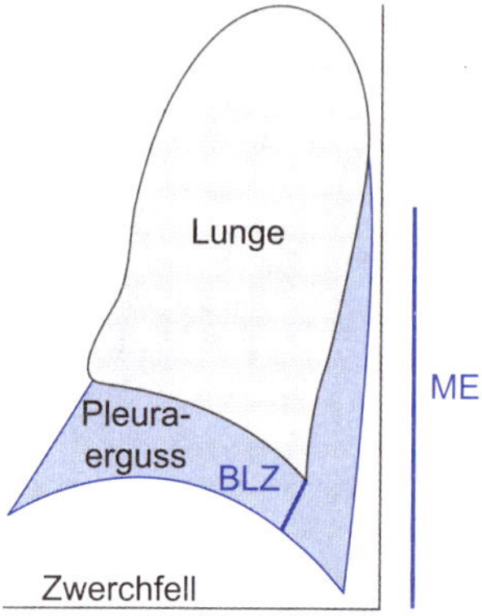

Abb. 6.3 Rechnerische Volumenabschätzung bei Pleuraerguss (cave: nur in sitzender Position evaluiert).
V = 70 × (ME + ZL)
V: Volumen in ml; ME: maximale Ergusshöhe in cm; BLZ: basaler Lungen-Zwerchfell-Abstand in cm [L138]

Differenzierung des Pleurapunktats ▶ Tab. 6.6.

Tab. 6.6 Differenzierung Pleurapunktat

Parameter	Exsudat	Transsudat	Empyem
pH	7,1–7,3	7,64	<7,1
Makroskopisch	Trüb	Klar	Verdickt, Granulationsgewebe, Septen und Kammern
Glukose im Punktat (mg/dl)	<40	>60	<40
Light-Kriterien Differenzierung zwischen Exsudat (mind. 1 Kriterium trifft zu) und Transsudat (kein Kriterium erfüllt)			
Gesamteiweiß-Pleura/-Serum	**>0,5**	<0,5	
LDH im Punktat (U/l)	**>200**	<200	>1000
LDH-Pleura/-Serum	**>0,6** (Malignom >1)	<0,6	

Light RW et al. Pleural effusions: the diagnostic separation of transudates and exudates. Annals of internal medicine 1972; 77(4): 507–513. https://doi.org/10.7326/0003-4819-77-4-507

Nach 1 bis 1,5 l Drainage für mindestens 30 Min. pausieren, da sonst Gefahr des Reexpansionsödems.

Bei typischem Bild eines Empyems Rücksprache mit chirurgischer Abteilung halten → Indikation zur Thoraxdrainagenanlage/Videoassistierten Thorakoskopie.

Akuttherapie

Symptomatisch:

- Sauerstoffgabe
- Diuretikagabe bei ursächlicher Überwässerung
- Nichtinvasive Beatmung mit PEEP, invasive Beatmung
- Pleurapunktion, Pleura-/Thoraxdrainagenanlage

Kausal: Start Behandlung der Grunderkrankung (z. B. Pneumonie, ▶ 6.5)

Disposition

- Stationäre Aufnahme zur Behandlung der Grunderkrankung und/oder weiterführenden Diagnostik
- Pleurapunktion bei palliativer Ausgangssituation mit ambulanter Weiterversorgung möglich
- Bei nur geringem Erguss mit geringer Beeinträchtigung ambulante Diagnostik und Therapie möglich

6.7 Pneumothorax

First View
Zeichen des obstruktiven Schocks (Tachykardie, Hypotonie, Schwindel)? → Sofortige Entlastung anstreben!

Arbeitsauftrag für die Notaufnahme

Bei Verdacht ist eine Bildgebung durchzuführen und abhängig von Größe und Klinik die Indikation zur notfallmäßigen Punktion, stationären Überwachung oder ambulanten Weiterversorgung zu stellen. Komplikationen sind auszuschließen.

Definition

Ansammlung von Luft im Pleuraspalt mit oder ohne Verbindung zur Außenluft mit Aufhebung des physiologischen Unterdrucks.
Komplikationen:
- Spannungspneumothorax: Pneumothorax mit Ventilmechanismus, wodurch eine zunehmende Verdrängung von Herz, Lunge und großen Gefäßen zur Gegenseite und schlimmstenfalls ein obstruktiver Kreislaufschock auftritt
- Pneumomediastinum
- Sero-/Hämatothorax
- Empyem
- Pneumothoraxrezidive

Differenzialdiagnosen

- Spannungspneumothorax
- Pleuritis
- Lungenembolie
- Myokardinfarkt
- Perikarditis

Ätiologie

- Spontan:
  - Idiopathisch: insbes. bei jungen, asthenischen Männern, Risikofaktor: Nikotinabusus
  - Sekundär bei chronischen Lungenerkrankungen wie z. B. COPD, Zystische Fibrose
- Traumatisch: Rippenfrakturen, Stichverletzungen
- Postinterventionell: Pleurapunktion, Anlage zentraler Venenkatheter, Überdruckbeatmung

Diagnostisches Vorgehen

Anamnese und Untersuchung

- **Anamnese zum Ereignis:** Stechende Thoraxschmerzen ipsilateral, Dyspnoe, Hustenreiz
- **Vorgeschichte:** Stattgehabter Pneumothorax, Nikotinabusus, chronische Lungenerkrankung, Trauma, ärztliche Eingriffe, Habitus: männlich, jung, asthenisch

- **Körperliche Untersuchung und Vitalparameter:**
  - Erhöhte Atemfrequenz, Hypoxie, auskultatorisch aufgehobenes Atemgeräusch, asymmetrische Thoraxexkursion, Palpation: ggf. Hautemphysem, Krepitation/Stufe im Bereich der Rippe, Thoraxinstabilität
  - Bei Spannungspneumothorax: Trachealdeviation, Halsvenenstauung, Tachykardie, Hypotonie, respiratorische Insuffizienz bis hin zum Schock

Weiterführende Diagnostik in der ZNA

Eine Bildgebung ist bei V. a. Spontanpneumothorax immer erforderlich. Seitengleiche Atemgeräusche schließen einen Pneumothorax nicht aus!
Im Gegensatz dazu ist ein Spannungspneumothorax immer eine klinische Diagnose. Als lebensbedrohlicher Notfall bedarf es der sofortigen Entlastung!

- **Röntgen-Thorax** (Spezifität 100 %, Sensitivität: 75,5 %): Größenbestimmung des Pneumothorax in Prozent nach Collins (▶ Abb. 6.4)
- **Thoraxsonografie** (Spezifität: 99,2 %, Sensitivität: 98,1 %): mindestens gleichwertig, jedoch Untersucher-abhängig:
  - Position: Rückenlage, Medioklavikularlinie im Seitenvergleich
  - Aufgehobenes Lungengleiten, Barcode-Sign (▶ Abb. 6.5)

Bei unklaren Befunden CT-Thorax erwägen.

! Eine Dekompression ist immer indiziert beim Vorliegen eines Spannungspneus und bei großen Pneumothoraces (A+B+C >4 cm), wenn der Patient instabil ist.
Stabilitätskriterien: AF <24/Min., keine Ruhe- oder Sprechdyspnoe, HF >60 und <120/Min., keine Hypotonie, SpO_2 >90 %, kein Hämatothorax.

Akuttherapie

- Sauerstoffgabe, Monitorüberwachung
- Spannungspneumothorax:
  - Notfalldekompression: mittels Fingerthorakotomie oder mit Nadel (14 G, Länge mind. 5 cm, Bülau-Position = 5. ICR mittlere bis vordere Axillarlinie)
  - Im Anschluss an Notfallversorgung sollte immer die Anlage einer Thoraxdrainage erfolgen (▶ 4.2.7)

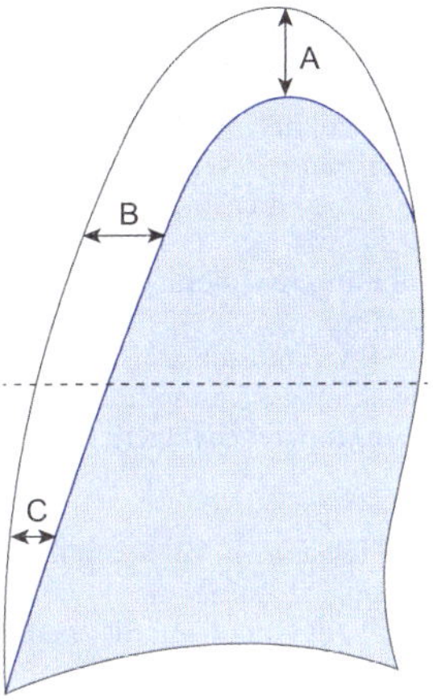

Abb. 6.4 Berechnung der Größe des Pneumothorax anhand einer Röntgen-Thorax-Aufnahme p. a. in Inspiration:
Pneumothorax % = 4,2 + 4,7 × (A+B+C).
Dafür misst man die interpleuralen Abstände am Apex (A), lateral an den Mittelpunkten der oberen (B) und unteren (C) Hälfte der kollabierten Lunge (nach Collins). [L138]

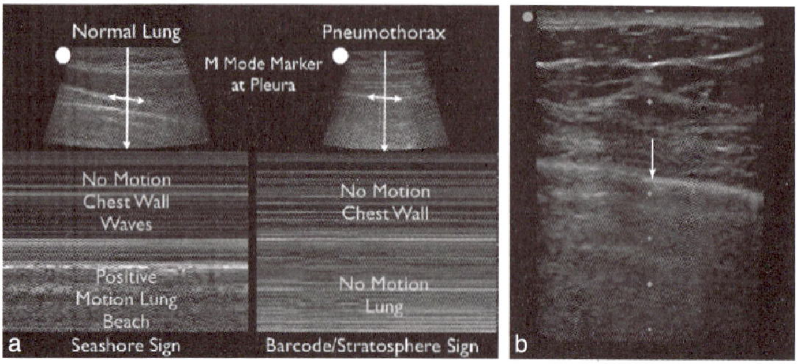

Abb. 6.5 Sonografie bei Pneumothorax [a) F668–002, b) F1115]

- Spontanpneumothorax:
  - Bei kleinen Mantelpneus oder asymptomatischem Patient kann man unter regelmäßiger Kontrolle von Klinik und Bildgebung (frühestens nach 3 h, spätestens nach 24 h) zuwarten, ob sich die Luft spontan resorbiert
  - Alternativ Aspiration oder kleinlumige Thoraxdrainage (≤ 14 Charr.)
- Großer Pneumothorax (Spontan oder Sekundär): Thoraxdrainagenanlage (16–22 Charr.) ggf. mit Sog (10 cmH_2O)

Komplikationen der Thoraxdrainage:

- Reexpansionsverletzung der Lunge (Risikofaktoren: Dauer Pneumothorax > 72 h, großer Pneumothorax, rasche Reexpansion der Lunge, Sogdrainage > 20 cmH_2O)
- Blutung aus Interkostalgefäßen
- Empyem
- Drainagendislokation
- Spannungspneumothorax
- Lungenparenchymverletzung

Disposition

- Bei bilateralem Spontanpneumothorax oder Spannungspneumothorax immer stationäre Aufnahme
- Bei Spontanpneumothorax ohne Drainagenanlage: 24 h Überwachung auf Notaufnahmestation, alternativ direkte Entlassung, sofern Patient einverstanden und ambulante Kontrolle am Folgetag und im Intervall nach 7 d sichergestellt
- Bei Spontanpneumothorax mit Drainagenanlage stationäre Aufnahme oder Entlassung möglich, sofern eine ambulante Rö-Thorax-Kontrolle nach 12–24 h und Weiterversorgung sichergestellt ist
- Bei sekundärem Pneumothorax oder Rezidiv Konsultation behandelnde Fachabteilung (Pneumologie)
- Bei Komplikationen Konsultation Thoraxchirurgie

7 Kardiovaskuläre Notfälle

Andreas Fischbach, Daniel Kiefl, Christoph Lenska-Mathar

7.1 Herzrhythmusstörungen 154
Christoph Lenska-Mathar
7.1.1 Arbeitsauftrag für die Notaufnahme 154
7.1.2 Tachykarde Herzrhythmusstörung 154
7.1.3 Bradykarde Herzrhythmusstörung 161
7.2 Herzinsuffizienz 163
Christoph Lenska-Mathar
7.3 Entzündliche Erkrankungen 167
Christoph Lenska-Mathar
7.3.1 Perikarditis 167
7.3.2 Endokarditis 168
7.3.3 Myokarditis 170
7.4 Ischämische Erkrankungen 172
Christoph Lenska-Mathar
7.4.1 STEMI 172
7.4.2 NSTEMI-ACS 175
7.4.3 Instabile Angina pectoris/NSTE-ACS 175
7.5 Kardiales Trauma 178
Christoph Lenska-Mathar
7.6 Vaskuläre Notfälle 181
Andreas Fischbach, Daniel Kiefl
7.6.1 Aortendissektion 181
7.6.2 Aortenaneurysma 184
7.6.3 Hypertonie und hypertensive Notfälle 185
7.6.4 pAVK und Arterienverschluss 293
7.6.5 Thrombophlebitis 189
7.6.6 Tiefe Venenthrombose 190
7.6.7 Lungenembolie 192
7.6.8 Pulmonale Hypertonie 199

7.1 Herzrhythmusstörungen

Christoph Lenska-Mathar

7.1.1 Arbeitsauftrag für die Notaufnahme

First View
- Kreislauf vorhanden? Wenn nein → Reanimation einleiten (▶ 3.1)
- Zeichen der hämodynamischen Instabilität (Thoraxschmerz, Dyspnoe, Synkope, Vigilanzminderung)? → Analgosedierung +Kardioversion/transkutanes Pacing vorbereiten
- V. a. maligne Herzrhythmusstörungen (HRST) (Breitkomplex, FBI [fast – broad – irregular])? → Kardioversion vorbereiten

- Rasches Erkennen und Behandeln des hämodynamisch instabilen und vital bedrohten Patienten.
- Unterscheidung, ob Rhythmusstörung Ursache oder Folge der klinischen Symptomatik ist.
- Die Therapie ist abhängig von der Kreislaufsituation und der potenziellen Malignität der zugrunde liegenden Rhythmusstörung.

! Bei der Erstbeurteilung immer auf Zeichen und Symptome der hämodynamischen Instabilität achten:
- Hypotonie/Schock
- Kaltschweißigkeit
- (Prä)Synkope
- Brustschmerz (kardiale Ischämie)
- Dyspnoe
- Vigilanzminderung (zerebrale Minderperfusion)

7

7.1.2 Tachykarde Herzrhythmusstörung

Tachykardie bei normalem QRS-Komplex

Definition Kammerfrequenz > 100/Min.

Ätiologie
- Kardial-strukturell: Remodelling bei systolischer/diastolischer Dysfunktion, KHK, Kardiomyopathie , z. B. dilatative (DCM), hypertrope (obstruktive) (H[O]CM), arrhythmogene rechtsventrikuläre (ARVC) Kardiomyopathie, Klappenvitien, Reentry-Mechanismen
- Angeboren: Long-QT, Brugada
- Endokrin/metabolisch: Hyperthyreose, Intoxikation, Hypoxämie, Infektion/Sepsis, E'lytstörungen (Kalium, Magnesium, Kalzium)
- Andere: Stromunfall, iatrogen

Diagnostisches Vorgehen

Fragen zu Beginn:

- Ist der Patient hämodynamisch instabil (▶ 7.1.1)?
- Besteht wirklich eine Herzrhythmusstörung oder ein tachykarder Sinusrhythmus?
- QRS-Komplex breit oder schmal? Regelmäßig vs. unregelmäßig?

> **!** Die Unterteilung tachykarder Herzrhythmusstörungen (▶ Abb. 7.1) erfolgt anhand
> - der Breite des QRS-Komplexes in schmal (< 120 ms) vs. breit (≥ 120 ms) und
> - in Bezug auf die RR-Abstände in regelmäßig und unregelmäßig.

Anamnese und Untersuchung:

- ABCDE + Vitalparameter
- Begleitende Symptomatik? (Herzrasen, Palpitationen, Schwindelgefühl, innere Unruhe, Belastungsdyspnoe)
- Akuter oder schleichender Beginn? Dauer der Herzrhythmusstörung?
- Vorgeschichte
  - Erstereignis oder bekannte HRST?
  - (Prä)Synkopen in der Vergangenheit?
  - Risiko für eine maligne Genese: kardiale Vorerkrankung, Alter > 65 J., arrhythmogene Medikamente? Plötzlicher Herztod in der Familienanamnese?
  - Medikamente, v. a. Antiarrhythmika, Antianginosa, Antihypertensiva, Antikoagulanzien, Diuretika?
- Körperliche Untersuchung: Dekompensationszeichen, Rekapillarisierungszeit, Frog-Sign, Halsvenenstauung, periphere Ödeme, pulmonale Rasselgeräusche, kalte Extremitäten, Zyanose
- Auskultation: vitientypische Herzgeräusche, pulmonale RG, Pulsdefizit?
- Hinweise auf Infekt?
- EKG: 12-Kanal + Rhythmusstreifen
  - Frequenz? Rhythmus? QRS schmal oder breit? Regelmäßig oder unregelmäßig?
  - Ischämiezeichen
  - Falls Breitkomplextachykardie: VT? FBI?
- Labor:
  - aBGA: Hypoxie? K^+, Mg^{2+}, Ca^{2+}? Laktat
  - BB, CRP, E'lyte, Krea, Harnstoff, TSH, BNP, ggf. Troponin
- TTE/RUSH-Exam (transthorakale Echokardiografie/Rapid Ultrasound in Shock and Hypotension Examination)

Disposition

- Bei erstmaligem Ereignis bzw. unklarer Ursache und Breitkomplextachykardie:
  - Aufnahme CPU/IMC/ITS zum Monitoring und Ursachensuche (KHK, DCM, Long QT, Brugada etc.)
  - Evaluierung ICD-Implantation

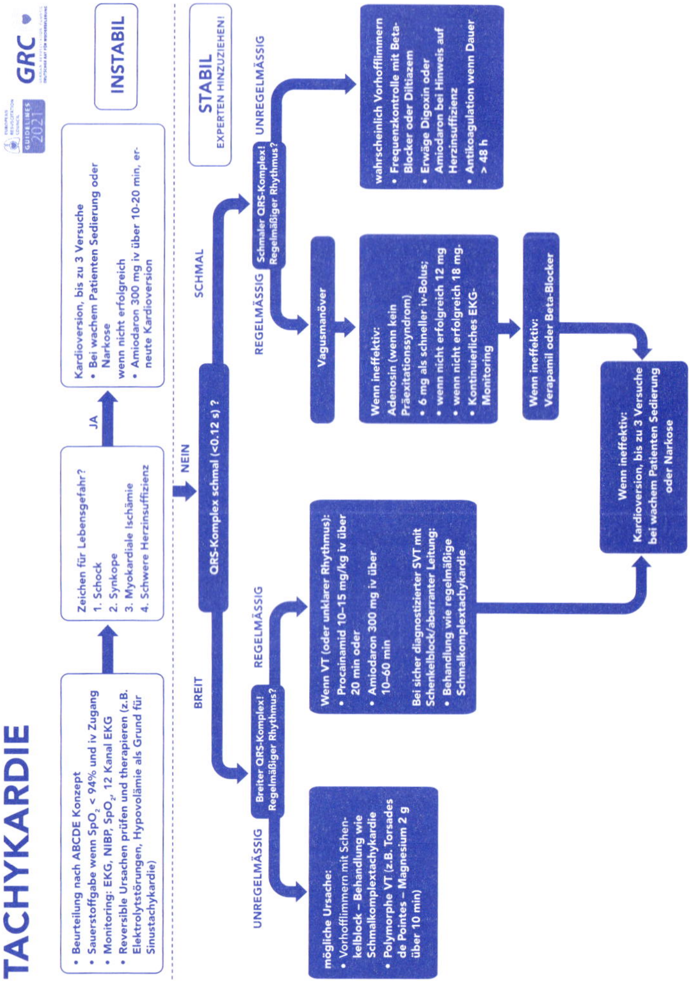

Abb. 7.1 Algorithmus Tachykardie. © German Resuscitation Council (GRC) und Austrian Resuscitation Council (ARC) 2021 [F781–035]

- Bei bekannter HRST und fehlenden High-Risk-Kriterien bzw. benigner HRST:
  - Aufnahme kardiologische Normalstation ± Telemetrie
  - Ggf. Entlassung
- Nach erfolgreicher Kardioversion einer SVT, keinen relevanten Komorbiditäten und unauffälligem EKG nach Kardioversion ist eine Entlassung möglich.

Breitkomplextachykardie

Definition HF > 100/Min. plus QRS ≥ 120 ms.

Differenzialdiagnosen **Die Differenzialdiagnose der Breitkomplextachykardie ist breit – gefährliche nicht verpassen!**

- (Monomorphe) Ventrikuläre Tachykardie (VT)
- Polymorphe ventrikuläre Tachykardie
- Torsade-de-pointes-Tachykardie
- FBI-Tachykardie fast - broad - irregular, (VHF mit Überleitung über akzessorische Leitungsbahn)

Weitere Differenzialdiagnosen:

- VHF mit Schenkelblock
- SVT mit Schenkelblock
- Antidrome AVRT

Akuttherapie ▶ Abb. 7.1

> ! Im Zweifel wird jede regelmäßige Breitkomplextachykardie wie eine VT behandelt!
> Bei **instabilen Patienten immer** Analgosedierung und elektrische Kardioversion.

Stabiler Patient:

- V.a. VT
  - Elektrische Kardioversion und Analgosedierung vorbereiten
  - Ausgleich der E'lyte (Ziel Serumspiegel: K^+ und Mg^{2+} hochnormal, Ca^{2+} normwertig)
  - Amiodaron 300 mg langsam i. v. oder Ajmalin (1 mg/kg KG, max. 50 mg langsam i. v. (KI: strukturelle Herzerkrankung))
- FBI
  - Ggf. Versuch mit Ajmalin (1 mg/kg KG, max. 50 mg langsam i. v.)
  - Analgosedierung und elektrische Kardioversion
- Torsade-de-pointes
  - 2 g Magnesiumsulfat über 10 Min. iv.
  - Ggf. Analgosedierung und elektrische Kardioversion/Defibrillation

> FBI-Tachykardie: breite, (bizarr irreguläre) arrhythmische, Tachykardie mit polymorphen QRS-Komplexen nicht übersehen!
> → Strenge Kontraindikation für AV-blockierende Substanzen (Betablocker, Digitalis, Verapamil, Diltiazem)!

Schmalkomplextachykardie

Definition HF > 100/Min., QRS < 120 ms.

Differenzialdiagnosen Algorithmus zur DD der Schmalkomplextachykardie ▶ Abb. 7.2

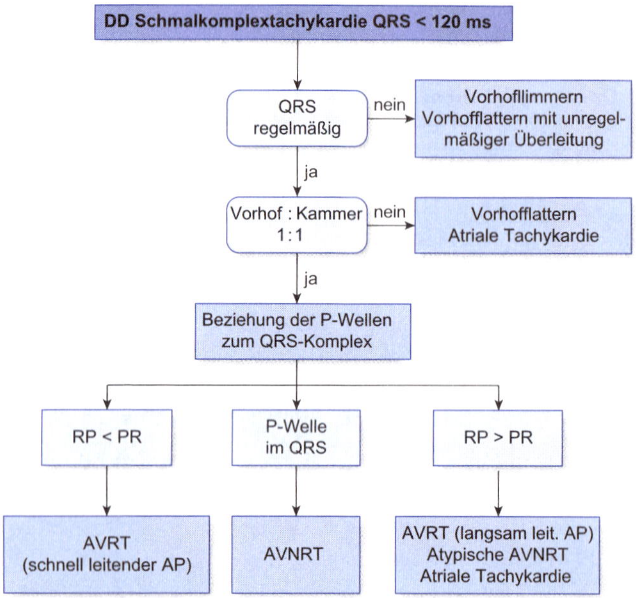

Abb. 7.2 Algorithmus zur DD der Schmalkomplextachykardie (nach Fleischmann) [L231]

- Regelmäßig
  - Sinusrhythmus
  - Fokale atriale Tachykardie
  - AV-Reentry-Tachykardie (AVRT)
  - AV-Knoten-Reentry-Tachykardie (AVNRT)
  - Junktionale Tachykardie
  - Vorhofflattern mit regelmäßiger Überleitung
- Unregelmäßig
  - Vorhofflimmern
  - Vorhofflattern mit unregelmäßiger Überleitung
  - Multifokal atriale Tachykardie

Sinustachykardie

Die Sinustachykardie stellt keine Herzrhythmusstörung dar, sondern ist Symptom einer hierfür ursächlichen Pathologie. Diese muss gesucht und behandelt werden.

Keine Frequenzkontrolle bei Sinustachykardie, sondern immer Ursachensuche und Behandlung der auslösenden Erkrankung!

Hinweis auf Sinustachykardie:

- P positiv in I, II, aVL, negativ in aVR
- PQ-Zeit normwertig (120–200 ms)

Ätiologie

Gefährliche Ursachen nicht verpassen:
- Febriler Infekt/Sepsis
- (Volumenmangel-)Schock
- Intoxikation (Koffein, Amphetamine, SSRI, Anticholinerges Syndrom etc.)
- Entzug (Alkohol, Opiate u. a.)
- Hämorrhagie
- Lungenembolie
- Hypoxie
- Thyreotoxikose

Weitere Ursachen:
- Psychomotorische Erregung/Angst
- Schmerz

Vorhofflimmern (VHF)

Definition
- Absolute Arrhythmie
- P-Wellen nicht eindeutig abgrenzbar
- Flache oder chaotische isoelektrische Linie zwischen QRS-Komplexen
- QRS < 120 ms (Ausnahme bestehender Schenkelblock)

Akuttherapie
- Bei instabilem Patienten:
  - 5000 IE Heparin i. v. falls keine OAK und kein KI und Analgosedierung + elektrische Kardioversion
  - Falls nicht erfolgreich: Amiodaron 300 mg langsam i. v. + Kalium hochnormal + Mg^{2+} hochnormal halten + erneute elektrische Kardioversion
- Bei stabilem Patienten:
  - Rhythmuskontrolle mittels Betablockade (z. B. fraktioniert 5 mg Metoprolol i. v.), ggf. Digitalis
  - Kalium + Magnesium hochnormal halten
  - Schlaganfallrisiko abschätzen (CHA_2DS_2VASc-Score) und ggf. Antikoagulation einleiten

! Bei elektrischer/chemischer Kardioversion postinterventionelle DOAK einleiten:
- Für 4 Wo. bei CHA_2DS_2VASc-Score = 0 (Männer)/≤ 1 (Frauen), wenn Dauer des VHF ≥ 24 h oder unbekannt (optional bei Dauer < 24 h)
- Langzeit-DOAK bei CHA_2DS_2VASc-Score ≥ 1 (Männer)/≥ 2 (Frauen)

Vorhofflattern (VHFL)

Definition
- Atriale Makro-Reentry-Tachykardie mit Vorhoffrequenzen um 260/Min.
- Beim typischen, isthmusabhängigen, gewöhnlichen (counterclockwise) VHFL:
  - P-Wellen negativ, sägezahnartig in inferioren Ableitungen und positiv in V_1
  - Kammerfrequenz abhängig von der Überleitung: 2:1-Überleitung ca. 140/Min., 3:1-Überleitung ca. 70/Min.

Akuttherapie Analog zur Therapie des VHF. Frequenzkontrolle oft frustran, daher häufig TEE + elektrische Kardioversion notwendig. Im Verlauf elektrophysiologische Untersuchung (EPU) + Ablation des kavotrikuspidalen Isthmus als definitive Therapie.

AV-Knoten-Reentry-Tachykardie (AVNRT)

Definition

- Mikro-Reentry-Tachykardie mit Aufspaltung des AV-Knotens in Slow und Fast Pathway
- Typisch akut einsetzendes Herzrasen mit Kammerfrequenzen von meist 150–200/Min.
- EKG: retrograde P-Wellen im QRS-Komplex unmittelbar dahinter. Regelmäßige RR-Abstände

Akuttherapie

- Modifiziertes Valsalva-Manöver
- Falls frustran: Adenosin (schneller i. v. Bolus, Beginn mit 6 mg i. v., steigern bis auf 18 mg), KI: Asthma bronchiale, höhergradige AV-Blockierung, akzessorische Leitungsbahn, u. a.

AV-Reentry-Tachykardie (AVRT)

Definition

- Akzessorische Leitungsbahn zwischen Vorhöfen und Kammer
- Makro-Reentry mit meist orthodromer Leitung (antegrad über AV-Knoten), selten antidrom (antegrad über akzessorische Leitungsbahn [ALB])
- Anfallsartig einsetzendes Herzrasen mit Kammerfrequenzen von 150–200/Min.
- EKG: retrograde P-Wellen mit RP<PR-Abstand (orthodrome Leitung)

Akuttherapie

- Analog zur AVNRT
- Falls AVRT bzw. akzessorische Leitung bekannt: Ajmalin (1 mg/kg KG, max. 50 mg langsam i. v.) anstatt Adenosin

> Adenosin kann VHF induzieren; bei WPW/AVRT-Risiko eine 1:1-Überleitung mit Degeneration zu Kammerflimmern. Gabe **immer** unter Reanimationsbereitschaft!

Ektope atriale Tachykardien

Definition

- Fokal oder multifokale Erregungszentren im linken oder rechten Vorhof
- Häufig über Sekunden schneller werdendes Herzrasen („Einlaufen“) und Palpitationen
- EKG: Konfiguration der P-Welle abhängig vom Fokus. RP>PR-Abstand.

Akuttherapie

- Diagnostisch Vagusreiz und ggf. Adenosin
- Frequenzkontrolle mit Betablockade oder Verapamil

7.1.3 Bradykarde Herzrhythmusstörung

Definition HF < 50/Min.

Ätiologie

Potenziell reversible Ursachen suchen:
- Ischämie
- Hyperkaliämie
- Intoxikation (v. a. mit Betablockern)
- Schwere Hypothyreose
- Gesteigerter Hirndruck (Cushing-Reflex)

Unterteilung nach Fokus:
- Sinusknotensyndrom (Sick-Sinus-Syndrom)
- Sinusbradyarrhythmien
- Sinuatriale Blockierungen (Grad I, II, III analog zum AV-Block)
- Bradykardie-Tachykardie-Syndrom
- Atrioventrikuläre Blockierungen
  - AV-Block I°: PQ-Zeit > 200 ms
  - AV-Block II° Typ Mobitz I: kontinuierliche Zunahme der PQ-Zeit über mehrere Aktionen bis zum Ausfall eines QRS-Komplexes
  - AV-Block II° Typ Mobitz II: Intermittierend Ausfall eines QRS-Komplexes bei konstanter PQ-Zeit
  - AV-Block III°: Vollständige Blockierung der Erregungsüberleitung von den Vorhöfen auf die Kammern. EKG: AV-Dissoziation. Mögliche Asystolie bis zum Einsatz des Ersatzrhythmus

Diagnostisches Vorgehen

Fragen zu Beginn:
- Ist der Patient hämodynamisch instabil?
- Bestehen Zeichen oder Symptome der Herzinsuffizienz?
- Gibt es Hinweise für eine potenziell reversible Ursache?

Anamnese und Untersuchung:
- Anamnese zum Ereignis:
  - Ist der Patient aktuell symptomatisch? (Palpitationen, Schwindelgefühl, Belastungsdyspnoe)
  - Hat der Patient das Bewusstsein verloren oder ist er gestürzt?
- Vorgeschichte
  - Erstereignis oder bekannte HRST?
  - (Prä-)Synkopen in der Vergangenheit?
  - Kardiale Vorerkrankungen (strukturelle Herzerkrankung, KHK, Z. n. Myokardinfarkt, arterieller Hypertonus)?
  - Chronische Nierenerkrankung (Hyperkaliämie möglich)?
  - Medikamente (Antiarrhythmika, v. a. Betablocker, Antianginosa, Antihypertensiva, Antikoagulanzien, Diuretika)?
- Körperliche Untersuchung nach ABCDE-Schema
- Auskultation (vitientypische Herzgeräusche, pulmonale RG, Pulsdefizit)
- EKG: 12-Kanal + Rhythmusstreifen
  - Frequenz? Rhythmus? QRS schmal oder breit? Regelmäßig, unregelmäßig?
  - Ischämiezeichen
  - Sinusknotensyndrom vs. AV-Blockierung?

Weiterführende Diagnostik in der ZNA: aBGA: Hypoxie, Kalium, Kalzium, Azidose?
Bei entsprechendem klinischem Verdacht:
- Troponin, BNP, E'lyte, Kreatinin, Harnstoff
- TTE bei V. a. strukturelle Herzerkrankung

> **!** Höhergradige AV-Blockierungen (AV II° mit 2:1-Überleitung, II° Typ Mobitz II und AV III°) stellen bei Fehlen von reversiblen Ursachen auch ohne Symptomatik eine Schrittmacherindikation dar!

Akuttherapie Die initiale Therapie richtet sich nach der Kreislaufsituation:
- Instabiler Patient
  - Atropin 0,5 mg i. v. (ggf. fraktioniert bis max. 3 mg)
  - Adrenalin 5–10 µg als Bolus i. v. oder via Perfusor (Start mit 2–10 µg/Min.)
  - Transkutaner Schrittmacher unter Analgosedierung als Bridging
  - Transvenöser Schrittmacher
- Stabiler Patient
  - Monitoring
  - Ggf. transkutanes Pacing vorbereiten bei Asystolie-Risiko

Risikobewertung bei bradykarder Herzrhythmusstörung ▶ Tab. 7.1

Disposition
- High Risk: Aufnahme IMC/CPU/ICU zum Monitoring und weiterführender Diagnostik/Therapie. Ggf. Info an interventionellen Kardiologen (Linksherzkatheter, Schrittmacher-Indikation etc.)
- Moderate Risk: Aufnahme kardiologische Normalstation zur weiteren Abklärung: LZ-EKG/Telemetrie. TTE, Einstellen der antiarrhythmischen Therapie
- Low Risk: bei sistierter Herzrhythmusstörung: ambulante Weiterbetreuung möglich

Tab. 7.1 Risikobewertung bei bradykarder Herzrhythmusstörung

High Risk	Major-Kriterien: • Instabiler Patient (Synkope, Schock, Myokardiale Ischämie, dekompensierte Herzinsuffizienz) • V. a. maligne HRST (VT, FBI, AV II° Typ Mobitz/AV III°) Minor-Kriterien: • Persistierende HRST mit drohender Dekompensation (refraktäre Tachyarrhythmia absoluta [TAA] mit HF > 140/Min.)
Moderate Risk	Keine High-Risk-Kriterien + schwere kardiale Vorerkrankung
Low Risk	Fehlende High-Risk-Kriterien + gutes Ansprechen auf Therapie

7.2 Herzinsuffizienz

Christoph Lenska-Mathar

First View

- Kreislauf vorhanden? Wenn nein → Reanimation einleiten (▶ 3.1)
- Patient hämodynamisch instabil? → Schock (▶ 5.1)
- Patient respiratorisch instabil? → NIV/invasive Beatmung einleiten (▶ 3.5)
- V.a. ACS? → ▶ 7.4

Arbeitsauftrag für die Notaufnahme Erkennen und Therapieren des hämodynamisch oder respiratorisch instabilen Patienten. Simultan Suche nach den häufigsten vital bedrohlichen Auslösern der akuten Herzinsuffizienz.

Definition Die Symptome einer Herzinsuffizienz entstehen, wenn das Herz nicht mehr in der Lage ist, den metabolischen Anforderungen des Körpers nachzukommen. Ursachen können eine reduzierte Auswurfleistung oder auch ein hoher metabolischer Bedarf sein.

! Herzinsuffizienz ist immer eine klinische Diagnose!

Typische Symptome sind: Dyspnoe, Schwäche, Stauung, Schock. Es existieren unterschiedliche Einteilungen, z. B. akut vs. chronisch, mit erhaltener Ejektionsfraktion (HFpEF: Heart Failure with preserved Ejection Fraction) vs. mit reduzierter EF (HFrEF: Heart Failure with reduced Ejection Fraction) oder mit leicht reduzierter EF (HFmrEF: Heart Failure with mildly reduced Ejection Fraction) oder auch rechts- vs. linkskardial.

In der Praxis hat sich folgende Einteilung bewährt:

- Hypertensiv mit RR_{sys} > 140 mmHg = SCAPE (Sympathetic Crashing Acute Pulmonary Edema): akut mit begleitendem Lungenödem
- Normotensiv mit RR_{sys} 90–140 mmHg: progrediente Verschlechterung über Tage mit peripheren Ödemen
- Hypotensiv mit RR_{sys} < 90 mmHg = kardiogener Schock: Zeichen der Organ- und peripheren Minderperfusion

Differenzialdiagnosen

Wichtige nicht verpassen:

- Akutes Koronarsyndrom (ACS)
- Lungenarterienembolie
- Akut exazerbierte COPD
- Pneumonie
- Perikardtamponade
- (Spannungs-)Pneumothorax
- Schwere Anämie
- Thyreotoxikose

7

Ätiologie Gezielte Suche und Therapie vital bedrohlicher Ursachen: **CHAMP**

- Akutes **C**oronarsyndrom
- **H**ypertensiver Notfall/Lungenödem
- **A**rrhythmie (▶ 7.1)
- Akute **m**echanische Ursache (akute Mitralinsuffizienz/Aorteninsuffizienz, Ventrikelseptumruptur, Ventrikelperforation)
- **P**ulmonalarterienembolie

Weitere Ursachen:

- Infektion
- Niereninsuffizienz
- Medikamentös/toxisch (NSAR, Kalziumantagonisten)
- Mangelnde Medikamenten-Adhärenz

Diagnostisches Vorgehen

Fragen zu Beginn:

- Ist der Patient hämodynamisch instabil?
- Ist der Patient respiratorisch instabil?

Anamnese und Untersuchung:

- ABCDE + Vitalparameter + EKG: Ischämiezeichen/OMI (okklusiver Myokardinfarkt)?
- Perakuter Beginn der Symptomatik oder langsam progredient?
- Bestehen Zeichen der Stauung oder Hypoperfusion? ▶ Tab. 7.2
- Kardiale Vorerkrankung bekannt: Herzinsuffizienz, Z. n. Myokardinfarkt, arterieller Hypertonus, KHK, strukturelle Herzerkrankung
- Labor: BB, E'lyte, Krea, HST, Leberwerte, TSH, (NT-pro) BNP, Troponin, ggf. D-Dimer, ggf. arterielle BGA.
- Gezielte Suche nach **CHAMP:** Fokussiertes TTE/RUSH

Risikobewertung bei Herzinsuffizienz ▶ Tab. 7.3

Akuttherapie

- Allgemeinmaßnahmen:
  - Oberkörperhochlagerung mit ggf. herabhängenden Beinen.
  - Bei Dyspnoe oder $SpO_2 < 90\,\%$: O_2 Gabe
- Kompensierter Patient = warm + trocken: Optimierung der oralen Dauermedikation

7

Tab. 7.2 Symptome und Zeichen der akuten Herzinsuffizienz

Symptome und Zeichen der Stauung	Symptome und Zeichen der Hypoperfusion
Linkskardial: • Atemnot • Orthopnoe • Paroxysmal nächtliche Dyspnoe • Beidseits pulmonale Rasselgeräusche • Pleuraerguss	**Klinisch:** • Kaltschweißige Extremitäten • Periphere Zyanose • Schwindel • Verwirrtheit • Oligurie
Rechtskardial: • Jugularvenenstauung • Periphere Ödeme • Hepatomegalie • Hepatojugulärer Reflux • Pleuraerguss	**Laborchemisch:** • Erhöhtes Serumlaktat • Erhöhtes Serumkreatinin • Metabolische Azidose • Erniedrigte zentralvenöse/gemischtvenöse Sauerstoffsättigung

Tab. 7.3 Risikobewertung bei Herzinsuffizienz

High Risk	Major-Kriterien: • Instabiler Patient/kardiogener Schock • Lungenödem • Myokardischämie
Moderate Risk	• Deutliche Stauung • Akute Nierenschädigung • Elektrolytentgleisung • Neu diagnostizierte Herzinsuffizienz • Fehlendes Ansprechen auf initiale Therapie
Low Risk	Gutes Ansprechen auf initiale Therapie + bekannte Herzinsuffizienz

- Vorherrschende Hypoperfusion = kalt und trocken: Vorsichtiger Volumenbolus (250 ml Vollelektrolytlösung) + ggf. Dobutamin
- Vorherrschende Stauung = warm und feucht
  - Hypertonie im Vordergrund (SCAPE = akutes kardiales Lungenödem): Nitroglycerin (s. l. oder i. v.) + Schleifendiuretikum (z. B. Furosemid 40–80 mg i. v.) + ggf. Urapidil (fraktionierte Boli a 5 mg i. v.)
  - Stauung im Vordergrund: Schleifendiuretikum + vorsichtig Nitroglycerin + ggf. Dialyse erwägen
- Schwer dekompensierter Patient (kardiogener Schock) = kalt und feucht:
  - RR_{sys} < 90 mmHg: Start Dobutamin Perfusor + ggf. Noradrenalin + im Verlauf ggf. Schleifendiuretikum + mechanische Kreislaufunterstützung erwägen
  - RR_{sys} > 90 mmHg: vorsichtig Nitroglycerin + Schleifendiuretikum + ggf Dobutamin

Vorgehen bei kardiogenem Schock

! Der **kardiogene Schock** wird definiert als:
- RR < 90 mmHg (nach Ausgleich eines Volumendefizits)
- Zeichen und Symptome der Minderperfusion:
  - Veränderter Bewusstseinszustand
  - Kalte, blasse Haut und Extremitäten
  - Oligurie (< 30 ml/h Urinproduktion)
  - Serumlaktat > 2,0 mmol/l

Die **Therapie des kardiogenen Schocks** besteht aus:
- Sauerstoffgabe und ggf. frühzeitiger Intubation mit Ziel-SpO_2 ≥ 90 %
- EKG: STEMI/OMI? → ASS + Heparin + Aktivierung Herzkatheterlabor
- Labor: BB, Troponin, Gerinnung, Laktat, aBGA
- TTE + PoCUS: Differenzialdiagnosen (CHAMP)?
- Invasive RR-Messung + DK-Anlage + ZVK-Anlage
- Beginn Noradrenalin: Ziel RR ≥ 65 mmHg, ggf. + Dobutamin
- Info an interventionellen Kardiologen mit Frage nach Linksherzkatheter + ggf. Implantation mechanisches Assist Device (z. B. Impella)

(modifiziert nach S. Weingart, D. C. Borshoff)

Vorgehen bei akutem Koronarsyndrom ▶ 7.4

Vorgehen bei hypertensivem Lungenödem

> **!** Das **hypertensive Lungenödem** ist ein perakutes Krankheitsbild, das einer sofortigen agressiven Therapie bedarf, in erster Linie Nachlastsenkung und Ventilationssupport
> - Start NIV mit initial 100 % FiO_2, PEEP 5 mbar. Titrieren bis maximal 15 mbar ggf. + IPAP
> - Nitroglycerin 200–400 µg als i. v. Bolus über 1 Min. ggf. wiederholen.
> - Start Nitroglycerin-Perfusor mit 100 µg/Min., ggf. aufdosieren bis maximal 400 µg/Min.
> - Bei Auftreten von hypotensiven RR-Werten: Perfusor Pause + ggf. Volumenbolus 250 ml.
> - i. v. Diuretika nur bei peripherer Stauung
> - TTE + Sonografie Thorax
> - EKG + Troponin zur Ischämie-Suche
> - Transfer ICU/CPU nach Stabilisierung

Vorgehen bei Arrhythmien ▶ 7.1

Vorgehen bei akuten mechanischen Komplikationen
- Identifikation mit TTE
- Akute Aorteninsuffizienz: Suche nach Aneurysma/Dissektion. Vorsichtige Vor- und Nachlastsenkung + Info Kardiochirurgie
- Aortenstenose: Diuretika, falls kein Lungenödem besteht. Bei Hypertension und drohendem Lungenödem vorsichtige Nachlastsenkung + NIV (s. o.)
- Akute Mitralinsuffizienz: Nachlastsenkung. Bei Hypotension und verminderter peripherer Perfusion Start Noradrenalin + Dobutamin + Info Kardiochirurgie

Vorgehen bei Pulmonalarterienembolie ▶ 7.6.7

Disposition
- **Kritisch kranker Patient** → Aufnahme ICU/CPU/IMC
- **Erstdiagnose Herzinsuffizienz** → Aufnahme kardiologische Normalstation zur weiteren Diagnostik/Ursachenabklärung
- **Pat. mit bekannter Herzinsuffizienz:** Stationäre Aufnahme bei:
  - hämodynamischer Instabilität,
  - Ischämiezeichen im EKG,
  - deutlichen Stauungszeichen,
  - akuter Nierenschädigung und/oder E'lytentgleisung (Labor),
  - fehlendem Ansprechen auf initiale Therapie in der ZNA,
  - wenn engmaschiges ambulantes Follow-up/Adhärenz nicht möglich

7.3 Entzündliche Erkrankungen

Christoph Lenska-Mathar

First View

- ACS? ▶ 7.4
- Patient hämodynamisch instabil? → Schock (▶ 5.1); DD: Myokarditis

7.3.1 Perikarditis

Arbeitsauftrag für die Notaufnahme Ziel ist der Ausschluss vitalbedrohlicher DD sowie die Abgrenzung der idiopathischen Perikarditis zur Perimyokarditis.

Definition Isolierte Entzündung des Perikards. Mitbeteiligung des Myokards (Perimyokarditis) möglich!

Differenzialdiagnosen

Gefährliche nicht verpassen:

- ACS
- Aortendissektion
- Lungenarterienembolie
- Pneumothorax
- Mallory-Weiss-/Boerhave-Syndrom

Weitere:

- GERD (gastroösophageale Refluxkrankheit)
- Pleuritis

Ätiologie

- Idiopathisch (90 %)
- Infektiös (v. a. viral, selten bakteriell, Tbc, mykotisch)
- Paraneoplastisch (Leukämie, Lymphom)
- Rheumatologisch (systemischer Lupus erythematodes [SLE], rheumatoide Arthritis [RA])
- Urämisch
- Postinfarkt (Dressler-Syndrom)
- Medikamentös/toxisch (Hydralazin, Procainamid)

Diagnostisches Vorgehen

Fragen zu Beginn:

- Vitalbedrohliche DD möglich?
- Ist der Patient hämodynamisch stabil?
- Bestehen Zeichen der Herzinsuffizienz?

Anamnese und Untersuchung:

- ABCDE + Vitalparameter
- EKG: typische PR- und ST-Streckenveränderungen?
- Typischer Brustschmerz?
- Hinweise auf Beteiligung des Myokards? (Zeichen-/Symptome der Herzinsuffizienz?)
- Hinweise auf systemische Erkrankung?
- Labor: BB, Leberwerte, Nierenwerte, CRP, Troponin, TSH
- TTE: LV-Funktion? Perikarderguss? Ab 20 mm diagnostische Punktion im Verlauf erwägen
- Ggf. Rö-Thorax, kardiales MRT

Diagnosekriterien
Mindestens 2 von 4 müssen erfüllt sein:
- Typischer scharfer, pleuritischer Brustschmerz mit Exazerbation im flachen Liegen und Besserung beim Aufsitzen/Vornüberbeugen
- Perikardreiben in der Auskultation (ca. 30 %)
- Perikarderguss im TTE (ca. 60 %)
- Typische EKG-Veränderungen: ausgedehnte ST-Hebungen (außer V_1, aVR) und/oder PR-Senkungen (v. a. II, aVF, V_{4-6})

Risikobewertung bei Perikarditis ▶ Tab. 7.4

Akuttherapie

- Allgemeinmaßnahmen: körperliche Schonung
- NSAR (z. B. Ibuprofen 3 × 600 mg/d für 7–14 d, anschließend ausschleichen) + Colchicin (< 70 kg: 0,5 mg/d; > 70 kg: 0,5 mg 2×/d für 3 Mon.) + Magenschutz mit PPI

Disposition

- High Risk (▶ Tab. 7.4) oder Hinweis auf nichtvirale/idiopathische Ursache: Hospitalisierung + Ursachenabklärung
- Moderate Risk: Hospitalisierung zur Ursachenabklärung
- Low Risk: Ambulantes Management mit Follow-up. Keine Ursachenabklärung

Tab. 7.4 Risikobewertung bei Perikarditis

High Risk	
Major-Kriterien: • Fieber > 38 °C • Subakuter Beginn • Perikarderguss ≥ 20 mm enddiastolisch/ Tamponade-Zeichen	Minor-Kriterien: • Perimyokarditis • Immunsuppression • Trauma • Bestehende (D)OAK-Therapie
Moderate Risk: Keine High-Risk-Kriterien + kein Ansprechen auf NSAR nach 7 Tagen	
Low Risk: Fehlende High-Risk-Kriterien + Ansprechen auf NSAR innerhalb 7 Tage	

7

7.3.2 Endokarditis

Arbeitsauftrag für die Notaufnahme Stellen der (Verdachts-)Diagnose mit Einleiten der Diagnostik und empirischen antimikrobiellen Therapie.

Definition Meist durch Streptokokken oder Staphylokokken verursachte Infektion des Endokards der Herzklappen bevorzugt des linken Herzens.

Differenzialdiagnosen

Gefährliche nicht verpassen:
- Klappenthrombose
- Pneumonie
- Akute Herzinsuffizienz

Ätiologie

- Infektiös (bakteriell: v. a. Staphylokokken, Streptokokken, Enterokokken, selten mykotisch)
- Rheumatologisch (SLE, RA)

Diagnostisches Vorgehen

Fragen zu Beginn:
- Ist der Patient hämodynamisch stabil?
- Bestehen Zeichen der akuten Herzinsuffizienz?

Anamnese und Untersuchung:
- ABCDE + Vitalparameter
- Prädisponierende Faktoren?
- Fieber? Neu aufgetretenes Herzgeräusch?
- Embolische Komplikationen? Immunologische/Vaskuläre Phänomene?
- EKG
- Labor: BB, Leberwerte, Krea, CRP, Troponin, TSH
- Mindestens 3 × 2 Blutkulturen
- TTE: Vegetationen? Abszess? Vitien? Oder auch TEE: Vegetationen? Pseudoaneurysmen?
- Ggf. Rö-Thorax, Kardio-CT, PET-CT

Risikobewertung bei Endokarditis ▶ Tab. 7.5

Tab. 7.5 Risikobewertung bei Endokarditis

High Risk	Low Risk
• Akute Herzinsuffizienz • Perianulare Komplikationen • Staphylococcus-aureus-Nachweis • Notwendigkeit einer Dialyse • Ausgeprägte Komorbidität (Diabetes mellitus, COPD, Niereninsuffizienz etc.) • Schwere Klappendysfunktion/-insuffizienz • Intrakranielle Blutung (ICB)/moderater – schwerer ischämischer Schlaganfall • Septischer Schock	• Fehlen von High-Risk-Kriterien • Ansprechen auf antimikrobielle Therapie innerhalb von 48 h

Duke-Kriterien

Die Diagnose wird anhand der **modifizierten Duke-Kriterien** gestellt, die sich aus Klinik, Mikrobiologie und Bildgebung zusammensetzen:

Major-Kriterien:
- Mindestens 2 separate positive Blutkulturen mit typischem Erregernachweis
- Nachweis einer Endokardbeteiligung in der Bildgebung, v. a. im TTE/TEE: Vegetation, Abszess, Pseudoaneurysmen, valvuläre Perforation

Minor Kriterien:
- Prädisposition (z. B. i. v. Drogenabusus, kardiale Erkrankung)
- Febrile Temperaturen > 38,0 °C
- Vaskuläre Phänomene
- Immunologische Phänomene
- Positive Blutkulturen ohne Erfüllung der Major-Kriterien

Definitive Diagnosestellung bei Erfüllung von 2 Major- oder 1 Major- + 3 Minor- oder 5 Minor-Kriterien

Akuttherapie
- ABCDE-Support
- Frühzeitige Involvierung Kardiologie + Kardiochirurgie
- Empirische antimikrobielle Therapie nach Entnahme von mindestens 3 BK:
  - Nativklappen/Z. n. Klappenersatz > 12 Mon.: Ampicillin + Flucloxacillin + Gentamicin; bei Penicillin Allergie: Vancomycin + Gentamicin
  - Z. n. Klappenersatz < 12 Mon./Health-Care-assoziierte infektiöse Endokarditis: Vancomycin + Gentamicin + Rifampicin

Disposition
- High Risk: Aufnahme ICU + frühzeitige Involvierung Kardiochirurgie mit Frage nach notfallmäßiger Intervention/mechanischer Kreislaufunterstützung
- Low Risk: Aufnahme kardiologische Normalstation

7.3.3 Myokarditis

Arbeitsauftrag für die Notaufnahme Ziel ist der Ausschluss vitalbedrohlicher DD, in erster Linie des ACS, sowie die Erkennung und Therapie des hämodynamisch instabilen Patienten.

Definition Meist parainfektiös bedingte Inflammation des Myokards, häufig im Rahmen abgelaufener respiratorisch oder gastrointestinaler viraler Infekte beim überwiegend jungen, männlichen Patienten.

Differenzialdiagnosen

Gefährliche nicht verpassen:
- ACS
- Lungenarterienembolie
- Sepsis
- Dekompensierte Herzinsuffizienz

Ätiologie
- Infektiös
  - Vor allem viral: Humanes Herpesvirus, Coxsackie B1-B5, Parvovirus B19
  - Bakteriell: Corynebakterium, Borrelien, Streptokokken
- Rheumatologisch (Kollagenosen, Vaskulitiden)
- Medikamentös/toxisch (Radiatio, Anthrazykline, Ethanol)

Diagnostisches Vorgehen

Fragen zu Beginn:
- ACS als DD möglich?
- Ist der Patient hämodynamisch stabil?
- Bestehen Zeichen der Herzinsuffizienz?

Anamnese und Untersuchung:
- ABCDE + Vitalparameter
- EKG: Erregungsrückbildungsstörungen?
- Brustschmerzen?
- Stattgehabter/bestehender Infekt der oberen Atemwege/des GI-Trakts?

- Labor: BB, CRP, Leberwerte, Krea, CRP, BNP, Troponin, TSH. Auto-AK: AMLA + ASA. Ggf. Serologie.
- TTE: LV-Dilatation? LV-EF? Perikarderguss? Regionäre Kinetikstörungen?
- Ggf. Rö-Thorax, nach Rücksprache Kardiologie: Koronarangiografie, Kardio-MRT im Verlauf.

!

Heterogene Klinik: Asymptomatische, chronische und fulminante Verläufe möglich!
Typische Präsentation: Junger (männlicher) Patient mit abgelaufenem oder bestehendem Infekt, Abgeschlagenheit und Brustschmerzen.
Häufigkeit der Symptome/Befunde:
- Brustschmerzen (90 %)
- Fieber (70 %)
- Symptome des Atemwegsinfekts (50 %), GI-Infekts (30 %)
- Dekompensierte Herzinsuffizienz (5 %)
- EKG: ST-Senkungen, konkavförmige ST-Hebungen ohne Gefäßzuordnung (80 %)
- Troponin-Elevation (90 %)
- TTE: Wandbewegungsstörungen (30 %), reduzierte LV-EF (30 %), LV-Dilatation (5 %)

Immer Rücksprache mit Kardiologie bzgl. ACS-Ausschluss/Notfallindikation LHK!

Akuttherapie
- ABCDE-Support.
- Kardiogener Schock: Inotropika ± Vasopressoren + frühzeitige Rücksprache bzgl. mechanischer Kreislaufunterstützung
- Allgemeinmaßnahmen: körperliche Schonung
- Bei Herzinsuffizienz: Betablocker + ACE-1-/AT-1-Blocker ± Diuretika
- Bei Perikardbeteiligung: NSAR

Disposition
- High Risk: Aufnahme CPU/IMC/ICU
- Stationäre Aufnahme zum Monitoring und Ursachenabklärung

7.4 Ischämische Erkrankungen

Christoph Lenska-Mathar

First View

- Kreislauf vorhanden? Wenn nein → Reanimation einleiten (▶ 3.1)
- Pat. hämodynamisch instabil? → Rücksprache interventionelle Kardiologie bzgl. notfallmäßigem Linksherzkatheter (LHK)/mechanischer Herzkreislaufunterstützung
- STEMI/OMI? → Sofortige Information Katheterlabor zur notfallmäßigen Intervention

Arbeitsauftrag für die Notaufnahme Sofortiges Erkennen des Patienten mit OMI-ACS (Gefäßverschluss = Occlusion Myocardial Infarction) bzw. drohendem Gefäßverschluss und Einleitung der Therapie = Koronarangiografie. Immer Ausschluss der vital bedrohlichen DD!

Definition Das akute Koronarsyndrom umfasst klassisch die Entitäten:

- Instabile Angina pectoris (NSTE-ACS = akutes Koronarsyndrom ohne ST-Strecken-Hebung)
- Nicht-ST-Hebungs-Myokardinfarkt (NSTEMI-ACS)
- ST-Hebungs-Myokardinfarkt (STEMI-ACS)

Leitsymptom ist der retrosternale oder linksthorakale Brustschmerz häufig mit Ausstrahlung in den Unterkiefer, die linke Schulter/Arm oder epigastrisch. Typischerweise Exazerbation der Beschwerden unter körperlicher Belastung. Begleitende Symptomatik wie Dyspnoe, vegetativ (Kaltschweißigkeit, Nausea, Erbrechen, Angst/Agitation) häufig.

Insbesondere bei Frauen und Patienten mit Diabetes mellitus sind atypische Präsentationen, wie Oberbauchschmerzen, Übelkeit und Erbrechen oder allgemeine Schwäche häufig!
Atypisch ist typisch!

Differenzialdiagnosen

Gefährliche nicht verpassen:

- Aortensyndrom
- Lungenarterienembolie
- Pneumothorax
- Mallory-Weiss/Boerhave-Syndrom

Weitere:

- GERD
- (Peri)Myokarditis
- Herpes Zoster

7.4.1 STEMI

Definition Transmuraler Myokardinfarkt mit elektrokardiografisch signifikanten ST-Hebungen im Versorgungsgebiet einer Koronararterie.

STEMI-Kriterien im EKG

Direkte Ischämiezeichen:

- ST-Elevation ≥ 0,1 mV in mindestens 2 zusammenhängenden Ableitungen
- Ausnahme: $V_2 + V_3$:
  - Männer < 40 J.: ≥ 0,25 mV
  - Männer ≥ 40 J.: ≥ 0,2 mV
  - Frauen: ≥ 0,15 mV

Indirekte Ischämiezeichen: spiegelbildliche Senkungen

EKG bei Hinterwand-STEMI ▶ Abb. 7.3

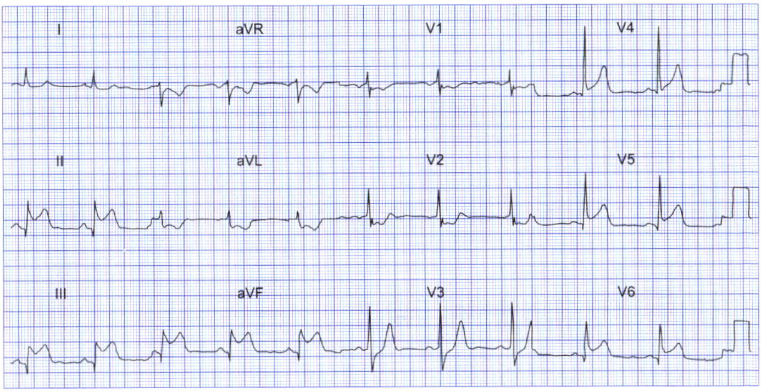

Abb. 7.3 Akuter inferolateraler Infarkt. EKG 2 h nach Beschwerdebeginn. Typische ST-Elevation in II, III und aVF sind beweisend für einen inferioren Myokardinfarkt. Zusätzlich ST-Elevation in V_4–V_6 als Zeichen einer Ausdehnung nach lateral. Es besteht eine reziproke ST-Senkungen in aVL. Prominente R-Zacken zusammen mit ST-Senkungen in V_1 und V_2 weisen auf einen posterioren Infarkt hin. Dieses Muster deutet auf eine Okklusion der rechten Koronararterie oder einer dominanten Zirkumflexarterie hin. [E1116]

25–30 % der Patienten mit akuter Koronarokklusion (OMI) erfüllen nicht die STEMI-EKG-Kriterien. Diese Hochrisiko-EKGs nicht verpassen! → Sonderfälle OMI und STEMI-Äquivalente (▶ Abb. 7.4) beachten.

Sonderfälle OMI Bei isolierter ST-Hebung in V_1 an rechtskardiale (V_3r–V_6r) und bei ST-Senkungen in V_1–V_3 an posteriore Ableitungen (V_7–V_9) denken!

- **Posteriorer STEMI:**
  - Spiegelbildliche ST-Senkungen ≥ 0,05 mV in V_1–V_3
  - ST-Elevation ≥ 0,05 mV in V_7–V_9
- **Rechtsventrikulärer STEMI:** ST-Elevation in V_1 + V_3r–V_6r ≥ 0,1 mV

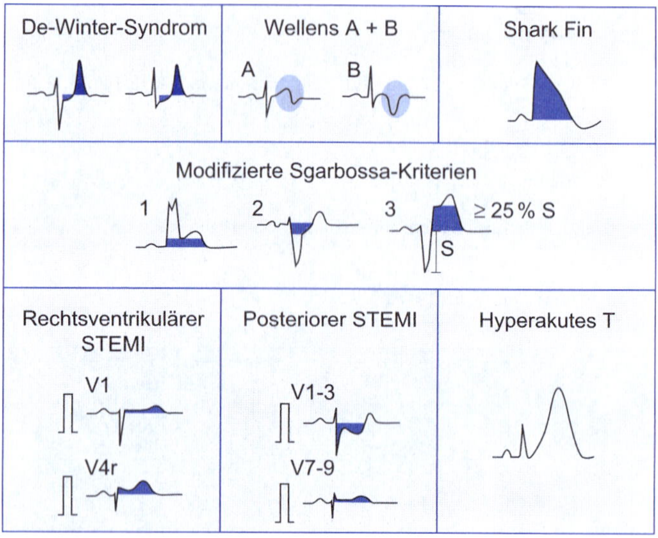

Abb. 7.4 STEMI-Äquivalente (nach Fessele et al. 2021) [F740–010/L138]

STEMI Äquivalente/OMI EKGs

- Neu aufgetretenen **LSB** oder **RSB** mit typischer Angina pectoris (AP) immer als STEMI werten und behandeln!
- **Hyperakute T Wellen:**
  - Sehr hohe, häufig asymmetrische, breitbasige T-Wellen über der Vorderwand
  - Oft in Kombination mit reziproken ST-Senkungen
- **Modifizierte Sgarbossa-Kriterien:** Bei bekanntem LSB und typischer AP folgende ST-Veränderungen als STEMI werten:
  - Konkordante ST-Hebung in mindestens 1 Ableitung ≥ 0,1 mV
  - Konkordante ST-Senkung ≥ 0,1 mV in V_1–V_3
  - Diskordante ST-Hebung ≥ ¼ der S Zacke oder ≥ 5 mV
- **Wellens-Syndrom:** Bei akuter Angina-pectoris-Symptomatik und spontaner Regredienz bei Vorstellung immer an kritische LAD-Stenose mit drohendem akutem Verschluss denken! (LAD = Left Anterior Descending Coronary Artery)
  - Wellens A: biphasische T-Welle in V_2+V_3
  - Wellens B: tiefe T-Negativierung in V_2+V_3
- **De-Winter-Sign:** STEMI-Äquivalent eines Vorderwandinfarkts; hochverdächtig für proximalen LAD-Verschluss.
  - In den präkordialen Ableitungen nach oben geschwungene ST-Senkungen ≥ 1–3 mm am J-Punkt übergehend in überhöhte symmetrische T-Welle
  - Häufig in Kombination mit ST-Elevation in aVR

7

- **Ableitung aVR**
  - Bei isolierter ST-Hebung in aVR ≥ 0,2 mV an kritische Hauptstamm-/LAD-Stenose oder schwere 3-Gefäß-KHK denken!
  - Positive T-Welle in aVR in Abwesenheit eines LSB deutet auf strukturelle Herzerkrankung mit deutlich erhöhter Mortalität hin.

7.4.2 NSTEMI-ACS

Definition Nichttransmuraler Myokardinfarkt mit signifikanter Troponin-Aktivierung/-Dynamik ohne persistierende ST-Elevationen im EKG. Transiente ST-Hebungen, ST-Senkungen oder T-Inversionen möglich.

7.4.3 Instabile Angina pectoris/NSTE-ACS

Definition Symptome einer myokardialen Ischämie in Ruhe oder unter minimaler körperlicher Belastung und jede Erstangina oder signifikante Zunahme einer chronischen Angina-Symptomatik ohne myokardiale Schädigung/Nekrose.

Diagnostisches Vorgehen

Fragen zu Beginn:
- Ist der Patient hämodynamisch instabil?
- Typische Angina-pectoris-Symptomatik?
- Gefährliche Differenzialdiagnose wahrscheinlicher?

Anamnese und Untersuchung:
- ABCDE + Vitalparameter
- EKG: Interpretation innerhalb von 10 Min.! STEMI-/OMI-EKG? Ischämie?
- HEART-Pathway/-Score (▸ Tab. 7.6). Ggf. Revised Geneva-Score, Wells-Score (▸ Tab. 7.11)
- Labor: BB, Leberwerte, Krea, CRP, hsTrop (▸ Abb. 7.5), TSH, BNP, ggf. D-Dimer
- Thorax Sonografie/TTE: LV-Funktion? Kinetikstörungen? Rechtsherzbelastung? Dissektion? Pneumothorax?
- Rö-Thorax, ggf. Linksherzkatheter, ggf. Kardio-CT

Beim akuten Thoraxschmerz immer an die „BIG 5" gefährlichen Differenzialdiagnosen denken:
1. Aortensyndrom
2. (Spannungs-)Pneumothorax
3. Lungenarterienembolie
4. Perimyokarditis/Tamponade
5. Ösophagus-/Boerhaave-Syndrom

ESC 0 h/1 h Rapid Rule-in Rule-out Algorithmus
- Vorgehen nach aktueller ESC NSTEMI-ACS-Guideline von 2020
- 0 h/1 h bezieht sich auf den Zeitpunkt, zu dem Blut entnommen wird
- Bei V. a. NSTEMI-ACS und Symptom-Onset > 3 h zum Zeitpunkt der Vorstellung: Rapid Rule-in Rule-out mit hsTrop-Assay (high-sensitive kardiales Troponin)

Ausschluss (Rule-out) NSTEMI-ACS:
- 0 h hsTrop very low*/0 h hsTrop low
- + Kein signifkantes Delta nach 1 h

Einschluss (Rule-in) NSTEMI-ACS:
- 0 h hsTrop high*
- Signifikantes Delta nach 1 h

Unklares Ergebnis: Intermediäres 0 h hsTrop oder intermediäres 1 h Delta. Vorgehen: Monitoring + TTE + 3 h hsTrop

* Einteilung in *very low, low, intermediary, high* ist Assay-abhängig

Risikobewertung bei instabiler Angina pectoris/NSTE-ACS ▶ Tab. 7.7

Tab. 7.6 HEART-Score: Risikostratifizierung für Brustschmerz

Parameter	Ausprägung	Punkte
Anamnese (**H**istory)	Typische Beschwerden	2
	Mäßig typisch	1
	Atypische Beschwerde	0
EKG	Signifikante ST-Strecken-Veränderungen	2
	Unspezifische Veränderungen	1
	Normal	0
Alter	≥65	2
	45–65	1
	<45	0
Risikofaktoren (Hypercholesterinämie, arterielle Hypertonie, Nikotinabusus, pos. Familienanamnese, Diabetes mellitus, Adipositas)	≥3 RF oder bekannte AVK	2
	1–2	1
	Keine	0
Troponin	≥3× Normwert	2
	1–2× Normwert	1
	Normalbereich	0

Bewertung: 0–3 Punkte Low Risk; 4–6 Punkte Intermediate Risk, 7–10 Punkte High Risk.

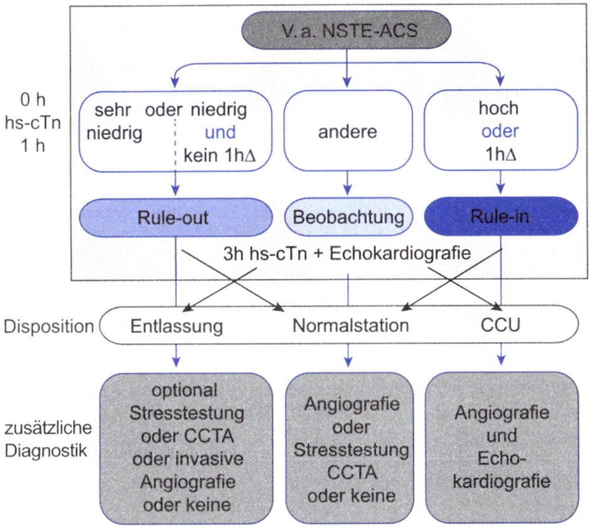

Abb. 7.5 Algorithmus bei NSTE-ACS. CCTA: Kardiale Computertomografie-Angiografie; CCU: Caridac Care Unit (ESC 2020) [F820–011]

Tab. 7.7 Risikobewertung bei instabiler Angina pectoris/NSTE-ACS

High Risk	
Major-Kriterien: • Signifikante (transiente) ST-Elevation/ OMI-EKG-Kriterien • Dynamische EKG-Veränderungen/ Ischämie-Zeichen • Vital bedrohliche Arrhythmien • Zeichen/Symptome des kardiogenen Schocks	Minor-Kriterien: • Anhaltende Beschwerden • GRACE Risk-Score > 140 • HEART-Score (▸ Tab. 7.6): High Risk
Moderate Risk: • Keine High-Risk Kriterien + HEART-Score: Moderate Risk • Ausgeprägtes kardiovaskuläres Risikoprofil	
Low Risk: • Fehlende High-Risk-Kriterien • HEART-Score: Low Risk	

Akuttherapie

- ABCDE-Support, O_2-Gabe nur bei SpO_2 < 90 %!
- Monitoring ggf. mit Defi-Elektroden + Oberkörperhochlagerung (Vorlastsenkung)
- Ggf. Anxiolyse mit Morphin (2,5 mg i. v.)

- Aspirin 150–300 mg p. o., falls nicht möglich 75–250 mg i. v. (**cave:** KI beachten!)
- Antikoagulation, z. B. UFH 70–100 IE/kg i. v. Bolus bei invasiver Strategie
- Bei anhaltenden Beschwerden: Glyceroltrinitrat („Nitrospray") 1–2 Hub s. l. (KI: Rechtsherzinfarkt, RR_{sys} < 90 mmHg, HF < 50/Min. und > 100/Min., PDE-5-Inhibitor-Einnahme in den letzten 24 h)
- Ggf. Betablockade, z. B. Metoprolol 2,5 mg langsam i. v.
- Ggf. Antiemese z. B. mit Metoclopramid 10 mg i. v.
- **Cave:** keine routinemäßige Gabe eines P2Y12-Inhibitors vor perkutaner Koronarintervention (PCI)

Disposition

- High Risk: Info interventionelle Kardiologie zur notfallmäßigen PCI
- NSTEMI + High-Risk-Kriterien: Info interventionelle Kardiologie zur notfallmäßigen bzw. frühzeitigen (< 2 h) PCI
- NSTEMI + Minor High-Risk: CPU + Rücksprache invasive Kardiologie zur frühinvasiven PCI (< 24 h)
- Moderate Risk: Aufnahme CPU/IMC + Verlaufs-Troponin (3 h) + Ausschluss Differenzialdiagnosen + ggf. Koronar-CT
- Low Risk: Ausschluss Myokardverletzung. Nach Ausschluss gefährlicher Differenzialdiagnosen ambulantes Procedere mit Follow-up (z. B. Koronar-CT)

7.5 Kardiales Trauma

Christoph Lenska-Mathar

First View

- Kreislauf vorhanden? Wenn nein → Traumareanimation einleiten (▶ 3.1)
- Pat. mit penetrierender Verletzung + Schock: Notfallthorakotomie

Arbeitsauftrag für die Notaufnahme

- Bei Eintreffen des Patienten initiale Einschätzung, ob sofortige Notfallthorakotomie notwendig.
- Bei kompensiertem Patienten Vorgehen nach ABCDE-Schema mit sofortigem Erfassen des Verletzungsmusters mittels E-Fast/PoCUS und ggf. frühzeitigem Transport in den OP.

7

Definition Direkte (penetrierende) oder indirekte (stumpfe) Verletzung des Peri-/Myokards und/oder der kardialen Gefäße, häufig mit Ausbildung eines hämorrhagischen Perikardergusses oder (verzögerter) Beeinträchtigung der linksventrikulären Funktion (Kontusion).

Differenzialdiagnosen

Gefährliche nicht verpassen:

- Spannungs(hämato)pneumothorax
- Lungenkontusion/-parenchymeinblutung
- Aortendissektion/-ruptur
- Akuter Myokardinfarkt als Auslöser des Traumas (z. B. bei Verkehrsunfall)

! Häufigste Ursache für den traumatisch bedingten Herz-Kreislauf-Stillstand ist der **Spannungs(hämato)pneumothorax!**

Ätiologie

- Penetrierendes kardiales Trauma
  - Messerstichverletzung
  - Schussverletzung
- Stumpfes kardiales Trauma
  - Dezelerationsmechanismus (Hochrasanztrauma: Verkehrsunfall, Sturz aus großer Höhe)
  - Kompressionsmechanismus (Überrolltrauma, Einklemmung)

Diagnostisches Vorgehen

Fragen zu Beginn:

- Ist der Patient hämodynamisch stabil?
- Hinweise auf kardiales Trauma: Unfallmechanismus/äußere Verletzung?
- Bestehen weitere thorakale Verletzungen?

> - 80 % der Patienten mit Thoraxtrauma sind polytraumatisiert.
> - Trauma-CT-Spirale nach initialer Stabilisierung immer notwendig.

Anamnese und Untersuchung:

- Immer Vorgehen nach lokalem Trauma-Schockraumalgorithmus!
- ABCDE + Vitalparameter
- Instabiler Thorax? Sternumfraktur?
- Brustschmerzen? „Unwillingness to lie supine"?
- Unfallmechanismus: Dezeleration? Kompression? Penetrierende Verletzung?
- E-FAST/PoCUS: Perikarderguss/Tamponade? Spannungs(hämato)pneumothorax? LV-Dysfunktion/Dyskinesien?
- EKG: Erregungsrückbildungsstörungen/Ischämie? HRST? Blockbild?
- Labor: BB, CRP, Leberwerte, Krea, CRP, BNP, Troponin, TSH, Kreuzblut, aBGA, Koagucheck/Gerinnung, Fibrinogen, ggf. Thromboelastometrie
- Rö-Thorax, ggf. CT Thorax/Trauma-Spirale

! Klinische Hinweise auf eine kardiale Verletzung:

- Äußere Verletzung innerhalb der „Cardiac Box"
- Sternumfraktur
- Beck-Trias (Halsvenenstauung, leise Herztöne, Schock)
- Zyanose
- Volumenrefraktärer Schock
- „Unwillingness to lie supine" – „Will nicht auf dem Rücken liegen"
- Brustschmerzen
- Dyspnoe
- EKG: Erregungsrückbildungsstörungen/Ischämie

Risikobewertung bei kardialem Trauma ▶ Tab. 7.8

Tab. 7.8 Risikobewertung bei kardialem Trauma

High Risk	
Major-Kriterien: • Äußere Verletzungszeichen innerhalb der Cardiac Box • Hämodynamische Instabilität • Tamponade im E-FAST • Volumenrefraktärer Schock	Minor-Kriterien: • Linksventrikuläre Dysfunktion im TTE • EKG: Erregungsrückbildungsstörung, Ischämie, HRST
Low-Risk	
• Normale kardiale Biomarker • Normales EKG	

Akuttherapie

- **Immer** frühzeitige Info an Thorax-/Kardiochirurgie noch vor Eintreffen des Patienten
- Traumatischer Herzkreislaufstillstand: Reanimation nach aktueller ERC-Guideline mit sofortiger beidseitiger Thoraxentlastung und ggf. Erweiterung zur notfallmäßigen Thorakokotomie („Clamshell-Technik") bei V.a. Herzbeteiligung
- Bei hämodynamisch instabilem Pat. und Perikardtamponade → notfallmäßige links anterolaterale Thorakotomie mit Perikardfensterung, ggf. Erweiterung nach rechts in Clamshell-Technik bei rechtskardialer Verletzung zur Detektion und notfallmäßigen Versorgung von myokardialen Verletzungen ggf. mit Abklemmen der Aorta
- Bei noch kompensiertem Pat. mit Perikardtamponade ggf. Perikardiozentese als Überbrückung bis zur definitiven Thorakotomie im OP-Saal
- Frühzeitige Aktivierung des Massentransfusionsprotokolls + inital 1 g Tranexamsäure als Kurzinfusion bei Vorstellung innerhalb 3 h nach Trauma + weitere 1 g über 8 h, ± Ca^{2+}, ± Fibrinogen
- Konservatives Procedere mit ggf. Volumenbolus ± Inotropika bei stumpfem Trauma ohne signifikante Verletzung im TTE
- Bei hämodynamisch wirksamer HRST (meist ventrikuläre Tachykardie) ▶ 7.1.2

Disposition

- High Risk: Transfer OP – falls hämodynamisch vertretbar vorher CT-Trauma-Spirale → ITS
- Moderate Risk: Aufnahme für mindestens 24 h zum Monitoring. Bei Sistieren der Dysrhythmien/LV-Dysfunktion ambulantes Management mit Follow-up möglich
- Low Risk: Bei unauffälligem EKG und normwertigem Troponin und unauffälliger Bildgebung mit guter LV-Funktion ohne Hinweis auf kardiale Verletzung im TTE: ambulantes Procedere möglich

7.6 Vaskuläre Notfälle

Andreas Fischbach, Daniel Kiefl

7.6.1 Aortendissektion

First View
Daran denken bei stark reißenden Schmerzen (Rücken, Thorax, Abdomen) **und**
- Pulsdefizit/Blutdruckseitendifferenz (< 20 mmHg),
- neurologischen Ausfällen (fluktuierend oder persistierend),
- Diastolikum über der Aortenklappe (Aortenklappeninsuffizienz),
- (unklaren) Schockzeichen

Arbeitsauftrag für die Notaufnahme
- Häufig unspezifische Symptomatik, daher ist die Aortendissektion eine häufige Differenzialdiagnose bei Vorstellungsgründen wie Thoraxschmerz, Synkope oder Schock.
- Eine Hoch-Risiko-Situation gilt es zu identifizieren, die Diagnose zu sichern und den Kreislauf zu stabilisieren.
- Eine thorakale Aortendissektion muss frühzeitig in einem Zentrum mit Herzchirurgie versorgt und die Verlegung hierfür rechtzeitig organisiert werden.

Definition Dissektion der Gefäßwandschichten der Aorta mit Bildung eines wahren und falschen Lumens, ggf. mit Verlegung der abgehenden Arterien.
Einteilung nach der Lokalisation (▶ Abb. 7.6):
- Stanford A: Aorta ascendens
- Stanford B: Beginn distal des Abgangs der A. subclavia links

Differenzialdiagnosen
Gefährliche nicht verpassen:
- Myokardinfarkt
- Lungenembolie
- Perikardtamponade
- Apoplex
- Mesenterialischämie

Weitere Differenzialdiagnosen:
- Hypertensiver Notfall
- Spannungspneumothorax
- Boerhaave-Syndrom (Ösophagusruptur)

Risikofaktoren Arterielle Hypertonie, Arteriosklerose, Bindegewebserkrankungen (Marfan-Syndrom), Traumata, Voroperationen, Vaskulitiden und ein Amphetamin-/Kokain-Missbrauch.

Diagnostisches Vorgehen
Fragen zu Beginn:
- Besteht eine (thorakale) Aortendissektion?
- Ist der Patient kardiopulmonal stabil?
- Welches ist die bestmögliche Bildgebung bei einer Hochrisikosituation (Goldstandard EKG-getriggertes Aorten-Angio-CT)
- Besteht die Indikation für eine Verlegung in ein herzchirurgisches Zentrum?

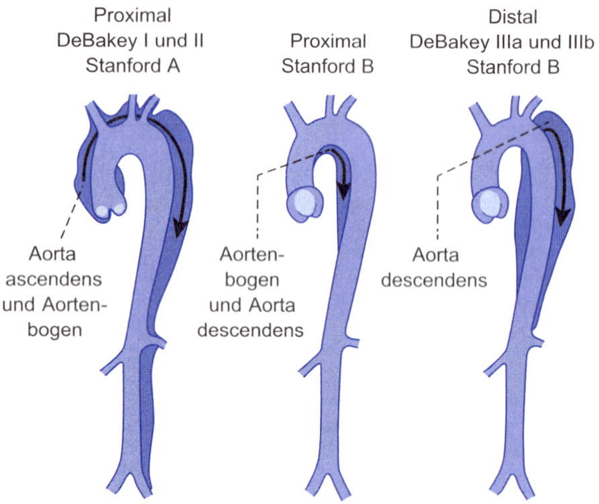

Abb. 7.6 Einteilung der Aortendissektion nach Stanford und DeBakey (modifiziert nach Guidelines for the Diagnosis and Management of Patients with Thoracic Aortic Disease 2010) [L106]

> **!** Beim klinischen Verdacht auf eine Aortendissektion mit Hochrisikomerkmalen erfolgt eine Stabilisierung der Kreislaufparameter und die bestmögliche Bildgebung (CT, TTE, TEE).

Anamnese und Untersuchung

- Anamnese zum Ereignis
  - (Plötzlich einsetzender) stärkster Schmerz in Rücken, Thorax, Abdomen
  - Fokale neurologische Symptome (ggf. fluktuierend)
  - Synkope
- Körperliche Untersuchung und Vitalparameter
  - Seitendifferentes Pulsdefizit
  - Seitendifferenz des Blutdrucks (≥ 20 mmHg)
  - Schockzeichen (Kaltschweißigkeit, Hypotonie, Tachykardie, Verwirrtheit)
  - (Fokale) neurologische Auffälligkeiten
- Vorgeschichte. Abfrage nach den Risikofaktoren für das Entstehen einer Aortendissektion:
  - Arterielle Hypertonie
  - Arteriosklerose
  - Bindegewebserkrankungen (z. B. Marfan-Syndrom)
  - Traumata
  - Voroperationen
  - Vaskulitiden
  - Amphetamin-/Kokain-Missbrauch

Weiterführende Diagnostik in der ZNA:
- EKG: myokardinfarkttypische Veränderungen (ggf. Vorder- und Hinterwandinfarktbild!)
- Monitorüberwachung (EKG, Blutdruck, SpO_2, ggf. arterielles Monitoring)
- Blutentnahme: BB, Gerinnung, E'lyte, Kreatinin, Harnstoff, Laktat, Troponin, D-Dimer, CK, CK-MB
- Sonografie (Dissektionsmembran, Aortenklappeninsuffizienz, Perikardtamponade)

Risikobewertung: Die Risikostratifizierung beruht auf der Klärung von:
- thorakaler/Stanford-A-Dissektion,
- kardiopulmonaler Stabilität (hypo-/hyperton?)

Fehlende Hinweise in der Sonografie auf eine Aortendissektion schließen diese nicht aus!

Akuttherapie

- Prioritätenorientierte Versorgung nach **ABCDE-Schema** mit Fokus auf Hämodynamik
- Sauerstoffgabe mit Ziel-$SpO_2 \geq 90\,\%$
- Hämodynamische Stabilisierung:
  - Herzfrequenz < 60/Min.
  - Blutdruck normoton einstellen; Mittel der Wahl: Betablocker, Ca-Antagonisten, Urapidil:
- Anxiolyse und Schmerztherapie mit Morphin i. v.
- Bei Hypotonie kristalloide Flüssigkeitsgabe; nur bei Versagen Katecholamintherapie

Anfrage OP-Kapazität
So früh wie möglich stellen und folgende Befunde vorbereiten/übermitteln
- Dissektionsausmaß
- Kreislaufstabilität/Katecholaminpflichtigkeit
- Intubation/Beatmung notwendig?
- Klinischer Verlauf
- CT-Befund und/oder Echokardiografiebefund
- Laborparameter

! Vasodilatatoren sind zur Blutdrucksenkung kontraindiziert, da sie die Gefahr der Reflextachykardie bergen.

Disposition

- Stanford-B-Dissektion: Intensivstation
- Stanford-A-Dissektion: Verlegung in ein herzchirurgisches Zentrum

7

7.6.2 Aortenaneurysma

First View
- Mit der Größe des Aneurysmas steigt das Rupturrisiko (>5 cm → Risiko >10 %/J.).
- Das Bauchaortenaneurysma muss bei Ruptur sofort operativ versorgt werden.
- Ein symptomatisches Bauchaortenaneurysma (BAA) ohne Ruptur gehört gefäßchirurgisch angebunden.
- Das thorakale Aneurysma ist selten.

Arbeitsauftrag für die Notaufnahme
- Diagnosesicherung durch Notfallsonografie bei Pat. (v. a. >60 J.) mit stärksten Abdominalschmerzen/Schock
- Schmerztherapie und hämodynamische Stabilisierung

Definition Erweiterung der Aorta, die alle Wandabschnitte betrifft. Meist abdominal lokalisiert und durch Hypertonie und/oder Arteriosklerose bedingt.

Differenzialdiagnosen
Gefährliche nicht verpassen:
- Aortendissektion
- Myokardinfarkt
- Mesenterialischämie

Weitere Differenzialdiagnosen:
- Hypertensiver Notfall
- Spannungspneumothorax
- Boerhaave-Syndrom (Ösophagusruptur)

Risikofaktoren Arterielle Hypertonie, Arteriosklerose, männliches Geschlecht und Alter (>60 J.).

Diagnostisches Vorgehen
Fragen zu Beginn:
- Besteht eine Risikosituation für ein BAA (▶ Tab. 7.9)?
- Ist der Patient kardiopulmonal stabil?
- Frühzeitige Notfallsonografie durchführen.

7

Tab. 7.9 BAA-Rupturrisiko in Abhängigkeit vom Aortendurchmesser (aus Fleischmann T, Hohenstein C. FAQ Klinische Notfallmedizin München: Elsevier Urban & Fischer 2016)

Aortendurchmesser (cm)	Rupturrisiko	Maßnahme
<3	Kein Risiko	
3–4	Minimal	Verlaufskontrolle notwendig
4–5	3 % pro Jahr	Einzelfallentscheidung durch den Gefäßchirurgen
>5	10 % und mehr pro Jahr	OP-Indikation

> ! Beim klinischen Verdacht auf ein (rupturiertes) BAA ist eine zeitnahe Sonografie notwendig.

Anamnese und Untersuchung:
- Anamnese zum Ereignis: (plötzlich einsetzender) stärkster Schmerz im Abdomen, der in Rücken und Flanke ausstrahlt
- Körperliche Untersuchung und Vitalparameter: Zeichen des hämorrhagischen Schocks
- Vorgeschichte. Abfrage nach den Risikofaktoren für das Entstehen einer Aortendissektion:
  - Arterielle Hypertonie
  - Arteriosklerose
  - Bekanntes BAA
  - Alter und Geschlecht (m, > 60 J.)

Weiterführende Diagnostik in der ZNA:
- EKG
- Labor
- Ggf. CT-Angio der Aorta

Risikobewertung:
- Thorakales AA > 5,5 cm: OP-Indikation
- Nicht rupturiertes BAA: semielektive Versorgung in Gefäßchirurgie
- Rupturiertes BAA: schnellstmögliche operative Versorgung (Letalität 30 %)

Akuttherapie
- Prioritätenorientierte Versorgung nach **ABCDE-Schema** mit Fokus auf Hämodynamik
- Sauerstoffgabe mit Ziel-$SpO_2 \geq 90\,\%$
- Hämodynamische Stabilisierung:
  - Herzfrequenz < 60/Min.
  - Blutdruck normoton einstellen. Mittel der Wahl: Betablocker, Ca-Antagonisten, Urapidil
- Anxiolyse und Schmerztherapie mit Morphin i. v.
- Bei Hypotonie kristalloide Flüssigkeitsgabe oder Transfusion; nur bei Versagen Katecholamintherapie

Disposition
- Rupturiertes BAA oder thorakales AA: notfallmäßige operative Versorgung
- Nicht rupturiertes BAA: Versorgung im Verlauf, Wahl der Station je nach Kreislaufsituation und Befund

7.6.3 Hypertonie und hypertensive Notfälle

First View
- Akutbehandlung bei hypertensivem Notfall notwendig
- Schrittweise und situationsangepasste Blutdrucksenkung
- **Cave:** Unreflektierte Nitrogabe vermeiden!

7

Arbeitsauftrag für die Notaufnahme

- Unterscheidung zwischen einem zufällig gemessenen erhöhten Blutdruck, einer hypertensiven Entgleisung und einem hypertensiven Notfall. Eine Akuttherapie benötigt v. a. der hypertensive Notfall.
- Symptomatische Therapie mit blutdrucksenkenden Maßnahmen.
- Organisation des Follow-up.

Definition

- Hypertensive Entgleisung: akuter Blutdruckanstieg auf Werte > 180/120 mmHg ohne klinische Hinweise auf eine Organkomplikation
- Hypertensiver Notfall: akuter Blutdruckanstieg auf Werte >180/120 mmHg mit klinischen Zeichen der Organkomplikation

> **!** Klinische Zeichen der Organkomplikation beim hypertensiven Notfall:
> - Erbrechen
> - Kopfschmerzen
> - Sehstörungen
> - Epileptischer Anfall
> - (Prä-)Eklampsie
> - Dyspnoe
> - Angina pectoris

Differenzialdiagnosen

Gefährliche nicht verpassen:

- Myokardinfarkt
- Apoplex/Hirnblutung
- Symptomatische Aortendissektion, symptomatisches Aortenaneurysma
- Lungenödem

Diagnostisches Vorgehen

Fragen zu Beginn:

- Ist eine arterielle Hypertonie bekannt?
- Bestehen Zeichen einer Organkomplikation?
- Bei Schmerzen: Was ist ursächlich – der Schmerz oder die Hypertonie? Entsprechende Therapieadaptation.

> **!** Bei Schmerzsituationen (z. B. bei einer Fraktur) ist die Hypertonie nicht die Ursache und es muss der Schmerz therapiert werden, dann sinkt auch der Blutdruck!

Anamnese und Untersuchung:

- Anamnese zum Ereignis
  - Welche Organkomplikationszeichen liegen vor?
  - Welche DD müssen ausgeschlossen werden?
- Körperliche Untersuchung und Vitalparameter
  - Erhebung aller Vitalparameter
  - Auskultation Herz/Lunge
  - Ausschluss fokale neurologische Defizite

- Vorgeschichte
  - Hausmedikation. **Cave:** PDE-Hemmer!
  - Vorerkrankungen
  - Blutdruckverhalten der letzten Zeit

Weiterführende Diagnostik in der ZNA:
- EKG
- Schädel-CT
- Labor (BB, Troponin, D-Dimer, E'lyte, CK, CK-MB, BNP, Kreatinin)
- Echokardiografie

Risikobewertung: Klärung der Frage „Liegt ein hypertensiver Notfall vor?"

Akuttherapie
- Prioritätenorientierte Versorgung nach **ABCDE-Schema** mit Fokus auf Hämodynamik
- Blutdrucksenkende Therapie:
  - ACE-Hemmer
  - Urapidil
  - Ca-Antagonisten
  - Clonidin
  - Ggf. Nitrogylcerin
- Therapie der Organkomplikation:
  - Furosemid
  - Betablocker
  - Morphin
  - CPAP-Therapie
  - Notfalldialyse

Blutdruckziel abhängig von Organkomplikationen, Ausgangswert!
Blutdrucksenkung in den ersten 48 h um 30–60 mmHg.

Disposition
- Hypertensive Entgleisung auch ambulant führbar
- Hypertensiver Notfall stationäre Aufnahme, bei Ausschluss weiter bestehender Gefährdung durch anhaltende Organkomplikation Normalstation, sonst IMC.

7.6.4 Arterienverschluss

First View
- Häufig ist eine arterielle Embolie ursächlich für einen Verschluss.
- Eine umgehende Intervention/Therapie ist notwendig zum Erhalt der jeweiligen Extremität.

Arbeitsauftrag für die Notaufnahme
- Klinischer Blick und sofortige Diagnosesicherung mittels Doppler-Sonografie
- Konservative Therapie bis zur Intervention

Definition In 70 % arterielle Embolie mit plötzlich einsetzenden Symptomen. Verschluss oder kritische Stenose einer Arterie mit nachgeschalteter Minderperfusion der Extremität.

Differenzialdiagnosen
Gefährliche nicht verpassen:
- Schlaganfall
- Aortendissektion
- Sepsis
- Schock

Weitere Differenzialdiagnosen: Thrombose.

Risikofaktoren Vorhofflimmern, Klappenfehler, Klappenersatz, Endokarditis, pAVK, Vaskulitis, Z. n. Gefäßpunktion, Kompression von außen.

Diagnostisches Vorgehen
Fragen zu Beginn:
- Besteht ein Pulsdefizit an einer Extremität?
- Dopplersonografische Abklärung

Anamnese und Untersuchung:
- Anamnese zum Ereignis: plötzlich oder langsam entwickelnd
- Klinischer Befund der betroffenen Extremität:
  - Stärkster Schmerz
  - Blässe
  - Kälte
  - Pulslosigkeit
  - Missempfindungen
  - Paresen
  - Schockzeichen
- Vorgeschichte. Abfrage nach den Risikofaktoren für das Entstehen einer arteriellen Embolie:
  - Kardiologische Vorgeschichte
  - pAVK
  - Vaskulitis, Gefäßpunktionen/Interventionen
  - Tumoranamnese

Weiterführende Diagnostik in der ZNA:
- Auskultation: Stenosegeräusch?
- EKG
- Monitorüberwachung
- Blutentnahme: BB, Gerinnung, E'lyte, Kreatinin, Harnstoff, Laktat, Troponin, D-Dimer, CK, CK-MB, CRP
- Sonografie

Risikobewertung: Zeitnahe Intervention/OP notwendig?

Akuttherapie
- Prioritätenorientierte Versorgung nach **ABCDE-Schema**
- Tieflagern der betroffenen Extremität
- Passiver Wärmeerhalt
- Watteverband
- Analgesie i. v.
- Heparin i. v.
- Kristalloide Infusionen

Disposition Schnellstmögliche interventionelle/operative Versorgung anstreben.

7.6.5 Thrombophlebitis

First View
- Meist klinische Blickdiagnose
- Ultraschall zur Abgrenzung einer transfaszialen Ausbreitung
- Infektiöse Ursachen antibiotisch behandeln

Arbeitsauftrag für die Notaufnahme
- Stellen der Blickdiagnose, anamnestische Abgrenzung zu einem entzündlichen Geschehen und sonografische Risikobeurteilung
- Therapieeinleitung

Definition Entzündung oberflächlicher Venen; bei transfaszialer Ausdehnung wie tiefe Beinvenenthrombose (TVT) zu behandeln.

Differenzialdiagnosen
Gefährliche nicht verpassen:
- Erysipel
- TVT

Weitere Differenzialdiagnosen: Lymphödem.

Ätiologie Bagatellverletzung (Stich), Immobilisation.

Diagnostisches Vorgehen
Fragen zu Beginn: Klinische Präsentation (Schwellung, Rötung, tastbarer derber Gefäßstrang)

! Eine Sonografie der Venen sollte zur Abgrenzung TVT bzw. Ausdehnungsbeurteilung erfolgen.

Anamnese und Untersuchung:
- Anamnese zum Ereignis
  - Verletzung
  - Gewebeinfekt
  - Immobilisation
  - Trauma
- Körperliche Untersuchung und Vitalparameter
  - Tastbarer derber Strang
  - Rötung
  - Schwellung
  - Überwärmung
  - RR, Herzfrequenz, Temperatur, Atemfrequenz, GCS
- Vorgeschichte
  - Thrombose/-phlebitis in Vorgeschichte
  - Gerinnungsstörung bekannt

Weiterführende Diagnostik in der ZNA: Sonografie.

Risikobewertung:
- Reine Thrombophlebitis: niedriges Risiko
- TVT bzw. große Ausdehnung: mittleres Risiko

Akuttherapie

- Kompressionstherapie
- Verordnung von NSAR
- Ggf. Antikoagulation (bei großer Ausdehnung und/oder transfaszialem Übergang)
- Bei entzündlichem Geschehen Antibiose

> **!** Bei entzündlichem Geschehen Antibiose mit Penicillin oder Clindamycin.

Disposition

- Ambulante Therapie
- Nur bei komplikativem Verlauf stationäre Therapie indiziert (z. B. i. v. Antibiose notwendig)

7.6.6 Tiefe Venenthrombose

> **First View**
> - Neben Klinik und Anamnese ist die Sonografie wegweisend
> - D-Dimere sind oft „falsch positiv"
> - Therapie mittels Kompression und Antikoagulation

Arbeitsauftrag für die Notaufnahme

- Risikostratifizierung mittels Bestimmung der klinischen Wahrscheinlichkeit einer Beinvenenthrombose (▶ Tab. 7.10)
- Diagnosesicherung mit Sonografie
- Therapieeinleitung

Definition Multifaktorielle Entstehung führt zur Bildung eines venösen Thrombus mit Verschluss der Vene.

Differenzialdiagnosen

Gefährliche nicht verpassen:

- Arterielle Embolie
- Kompartment-Syndrom

Weitere Differenzialdiagnosen:

- Thrombophlebitis
- Baker-Zyste
- Lymphödem
- Lymphknotenschwellung
- Muskelverletzung

Ätiologie

- Reduktion der Blutflussgeschwindigkeit (lokal oder generalisiert)
- Veränderung des Endothels (Entzündung/Trauma)
- Störung der Blutzusammensetzung (Thrombophilie)

7

Tab. 7.10 Wells-Score zur Bestimmung der klinischen Wahrscheinlichkeit einer Beinvenenthrombose (Deutsche Gesellschaft für Angiologie – Gesellschaft für Gefäßmedizin: S2k-Leitlinie Venenthrombose und Lungenembolie: Diagnostik und Therapie, Stand 10/2015, AWMF-Register-Nr. 065–002).

Klinische Charakteristik	Score
Aktive Tumorerkrankung	1
Immobilisation der Beine	1
Bettruhe (> 3 d) oder großer chirurgischer Eingriff (< 12 Wo.)	1
Schmerz und/oder Verhärtung entlang der tiefen Vene	1
Schwellung des gesamten Beines	1
Unterschenkelschwellung > 3 cm im Vergleich zur Gegenseite	1
Eindrückbares Ödem	1
Kollateralvenen	1
Frühere Thrombose	1
Mindestens genauso wahrscheinliche Alternativdiagnose	-2
Wahrscheinlichkeit	
Nicht hoch	< 2
Hoch	≥ 2

Diagnostisches Vorgehen

Fragen zu Beginn:

- Erhöhter Wells-Score zur Bestimmung der klinischen Wahrscheinlichkeit einer Beinvenenthrombose (gemäß AMWF S2k-Leitlinie Venenthrombose und Lungenembolie, ▶ Tab. 7.10)?

Anamnese und Untersuchung:

- Anamnese zum Ereignis
  - Plötzlicher Beginn?
  - Hauptrisikofaktoren: Vor-Thrombose, Tumorerkrankung
- Körperliche Untersuchung und Vitalparameter
  - Schwellung
  - Livide Verfärbung
  - Rötung, Überwärmung
  - Schmerzen

Weiterführende Diagnostik in der ZNA:

- Labor: D-Dimer (negativer D-Dimer und niedrige klinische Wahrscheinlichkeit schließen eine TVT aus)
- Notfallsonografie der Venen (Kompressionssonografie)

Akuttherapie

- Kompressionstherapie
- Antikoagulation
- NMH oder Fondaparinux s. c. oder DOAK p. o.
- Therapiedauer 3–6 Mon., bei Re-Thrombose lebenslang

Im Behandlungsbericht sollte bei unklarer Genese auf die Notwendigkeit einer Gerinnungsanalyse im Verlauf hingewiesen werden.

Disposition

- Meist ambulant
- Nur bei zusätzlichen Faktoren Therapie auf Normalstation erwägen: hohes Blutungsrisiko, fehlende Compliance, Komorbiditäten, interventionelle Therapie notwendig

7.6.7 Lungenembolie

Andreas Fischbach

First View
Erkennen einer hämodynamischen Instabilität (Hochrisiko-Merkmale):
- Herzstillstand
- Obstruktiver Schock: RR < 90 mmHg oder Vasopressor erforderlich, um diesen bei adäquater Vorlast zu erreichen, **und** Zeichen der Endorganminderperfusion
- Anhaltende Hypotonie: RR < 90 mmHg oder Abfall ≥ 40 mmHg > 15 Min., sofern nicht verursacht durch neu aufgetretene Arrhythmie, Hypovolämie oder Sepsis

Arbeitsauftrag für die Notaufnahme

- Ausschluss einer Lungenembolie (LE) bei Dyspnoe, Thoraxschmerz, Synkope oder Hämoptyse
- Patienten mit Hochrisiko-Lungenembolie identifizieren, kreislauf- und ventilationsunterstützende Maßnahmen sowie eine adäquate Antikoagulation und Reperfusionstherapie initiieren
- Bei hämodynamisch stabilen Patienten weitere diagnostische Klärung zur Risikostratifizierung in intermediär-hohes, intermediär-niedriges oder niedriges Risiko zur risikoadaptierten Therapie und Disposition.

Definition

- Obstruktion der arteriellen Lungenstrombahn (meistens durch einen Thrombus verursacht).
- Die hämodynamische und damit auch klinische Situation ist vom Ausmaß der Strombahnobstruktion und der konsekutiven Rechtsherzbelastung abhängig. Bei einer Verlegung von > 75 % des Querschnitts ist mit einer akuten rechtsventrikulären Dekompensation zu rechnen (akutes Cor pulmonale).
- Die Lungenembolie ist die dritthäufigste kardiovaskuläre Todesursache und die mutmaßlich häufigste nicht erkannte Todesursache im Krankenhaus.

Differenzialdiagnosen

Gefährliche nicht verpassen:
- Myokardinfarkt
- Aortendissektion
- Perikardtamponade

Weitere Differenzialdiagnosen:
- Akut exazerbierte COPD
- Akut dekompensierte Herzinsuffizienz
- Spannungspneumothorax
- Boerhaave-Syndrom (Ösophagusruptur)
- Fruchtwasserembolie (Schwangerschaft, Wochenbett)
- Fettembolie (nach Fraktur langer Röhrenknochen)

Ätiologie Mehr als ⅔ der Lungenembolien haben ihren Ursprung in einer TVT.

Diagnostisches Vorgehen

Fragen zu Beginn:
- Besteht eine hämodynamische Instabilität (→ Pfad Hochrisiko-LE, ▶ Abb. 7.8) oder Stabilität (Pfad → Nicht-Hochrisiko-LE)?
- Welches ist die effektive, risikoadaptierte Therapie und Disposition nach Abschätzung des individuellen Risikos?
- Besteht die Indikation zu einer Reperfusionstherapie

!
- Beim klinischen Verdacht auf eine Lungenembolie mit Hochrisiko-Merkmalen (▶ Tab. 7.13) erfolgt am Patientenbett eine Echokardiografie mit der Frage nach Rechtsherzbelastungszeichen oder anderen kardialen Gründen für den vorliegenden Schock.
- Je nach klinischer Situation und Verfügbarkeit erfolgt die Bestätigung einer LE durch eine CT-Pulmonalis-Angiografie (CTPA). Ist dies nicht möglich, wird auf Basis des echokardiografischen Befundes eine Reperfusionstherapie eingeleitet.
- Fehlende Rechtsherzbelastungszeichen in der Echokardiografie schließen eine LE als Schockursache aus.

Anamnese und Untersuchung:
- Anamnese zum Ereignis
  - (Plötzlich einsetzende) Dyspnoe (ca. 50 % der Pat.)
  - (Pleuritischer) Thoraxschmerz (ca. 40 % der Pat.)
  - Hämoptysen (selten)
  - Synkope
- Körperliche Untersuchung und Vitalparameter
  - Tachykardie
  - Tachypnoe (Hypoxie, Hypokapnie), Zyanose
  - Husten, Fieber
  - Zeichen der Rechtsherzinsuffizienz (Halsvenenstauung, Trikuspidalregurgitation, lauter, weit gespaltener, 2. Herzton)
  - Pleurareiben
  - Zeichen einer tiefen Venenthrombose (nur jeder 4. Patient!)

Vorgehen gemäß klinischer Wahrscheinlichkeit: Die Kombination aus Symptomatik, klinischen Befunden und Risikofaktoren erlaubt bei Nicht-Hochrisiko-Verdacht mit Hilfe von Scores (Wells-Score zur Bestimmung der klinischen Wahrscheinlichkeit einer Lungenembolie, ▶ Tab. 7.11, oder Geneva-Score) die Bestimmung einer Vortestwahrscheinlichkeit für das Vorliegen einer LE, die auch das weitere diagnostische Procedere triggert. Hierbei finden sich unabhängig vom Score in der

Tab. 7.11 Wells-Score zur Bestimmung der klinischen Wahrscheinlichkeit einer LE

Kriterium	Punkte
Klinische Zeichen einer tiefen Beinvenenthrombose (TVT)	+3
Klinisch vermutete Lungenembolie (LE)	+3
Herzfrequenz >100/Min.	+1,5
Immobilisation in den letzten 3 d/ OPs innerhalb der letzten 4 Wo.	+1,5
Anamnestisch TVT oder LE	+1,5
Hämoptysen	+1
Aktives Malignom (in den letzten 6 Mon.)	+1
0–2 Punkte: geringe Wahrscheinlichkeit	
3–6 Punkte: mittlere Wahrscheinlichkeit	
≥7 Punkte: hohe Wahrscheinlichkeit	

Kategorie mit niedriger Wahrscheinlichkeit 10 %, in der mittleren 30 % und in der Kategorie mit hoher klinischer Wahrscheinlichkeit 65 % Patienten, bei denen eine LE nachgewiesen werden kann. Die Scores sind nicht für stationäre Pat. validiert!

- Hohe klinische Wahrscheinlichkeit: unmittelbare Bildgebung mittels CTPA.
- Niedrige und mittlere klinische Wahrscheinlichkeit: hochsensitiver Assay auf **D-Dimere** (Degradationsprodukt quervernetzten Fibrins). Sind diese negativ (Cut-off meist 500 µg/l), ist ein thrombembolisches Geschehen mit ausreichender Sicherheit ausgeschlossen.

Zur Steigerung der Spezifität können altersadjustierte Cut-off-Werte verwendet werden (Alter × 10 µg/l, z. B. 70 J.: 700 µg/l), da die Spezifität mit zunehmendem Alter deutlich sinkt (ESC IIa-Empfehlung).

Alternativ kann der **YEARS-Algorithmus** zur Anwendung kommen, der höhere D-Dimer-Cut-off-Werte von 1000 µg/l nach Ausschluss folgender Kriterien zulässt (ESC IIa-Empfehlung):

- Klinische Zeichen einer TVT
- Hämoptyse
- LE wahrscheinlichste Ursache für Symptomatik

Wenn ein oder mehrere Kriterien vorliegen, gilt ein Cut-off von 500 µg/l.

Weiterführende Diagnostik in der ZNA: EKG (▸ Abb. 7.7)

- Sinustachykardie
- Vorhofflimmern, supraventrikuläre Arrhythmien
- P dextroatriale
- (Inkompletter) RSB
- T-Negativierungen rechtspräkordial (V_1–V_3/V_4)
- Sagittale Herzachse, (überdrehter) Rechtstyp
- S1Q3T3-Typ (tiefes S in I, Q in III, kein Q in II)

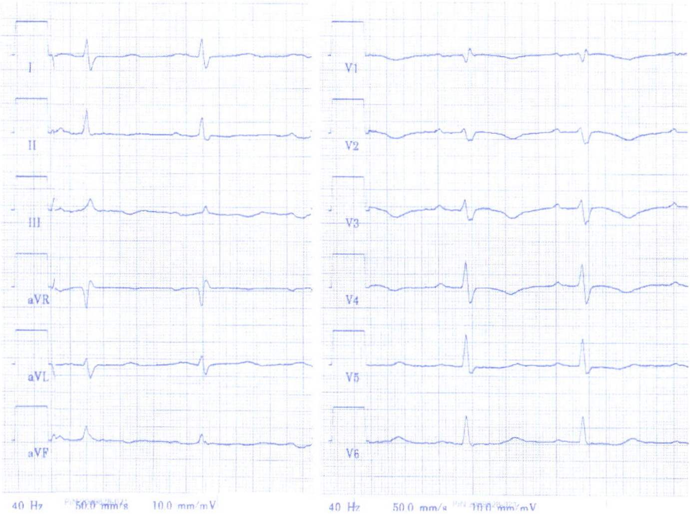

Abb. 7.7 EKG bei Rechtsherzbelastung [T1268]

> **!** Der Ausschluss oder Nachweis einer Lungenembolie ist mittels EKG ist nicht möglich, wohl aber die Suche nach Rechtsherzbelastungszeichen und die differenzialdiagnostische Abgrenzung des Myokardinfarkts. Nur 30 % der Patienten mit gesicherter Lungenembolie präsentieren sich wiederum mit einem unauffälligen EKG.

- Monitorüberwachung (EKG, Blutdruck, SpO_2)
- Blutentnahme: D-Dimere (nach Bestimmung der klinischen Wahrscheinlichkeit!), Troponin, BGA (Hypoxämie je nach Schweregrad, Hypokapnie bei Tachypnoe)
- Rö-Thorax zum Ausschluss von DD (Pneumothorax, Pneumonie), wenn keine CTPA durchgeführt wird. Rö-Thorax-Befunde bei LE:
  - Atelektase, Pleuraerguss, Zwerchfellhochstand
  - Westermark-Zeichen = Oligämie distal des okkludierenden Thrombus
  - Hampton-Hump = keilförmige, pleurale Verdichtung als Korrelat des peripheren Lungeninfarkts

Diagnostischer Algorithmus bei Lungenembolieverdacht ▶ Abb. 7.8

Risikobewertung Die Risikostratifizierung stabiler Patienten mit einer Lungenembolie beruht auf der
- aktuellen klinischen Situation, bestehenden Begleiterkrankungen,
- dem Vorliegen einer rechtsventrikulären Dysfunktion und
- der Bestimmung von Biomarkern (korrelieren mit Ausmaß der RV-Dysfunktion).

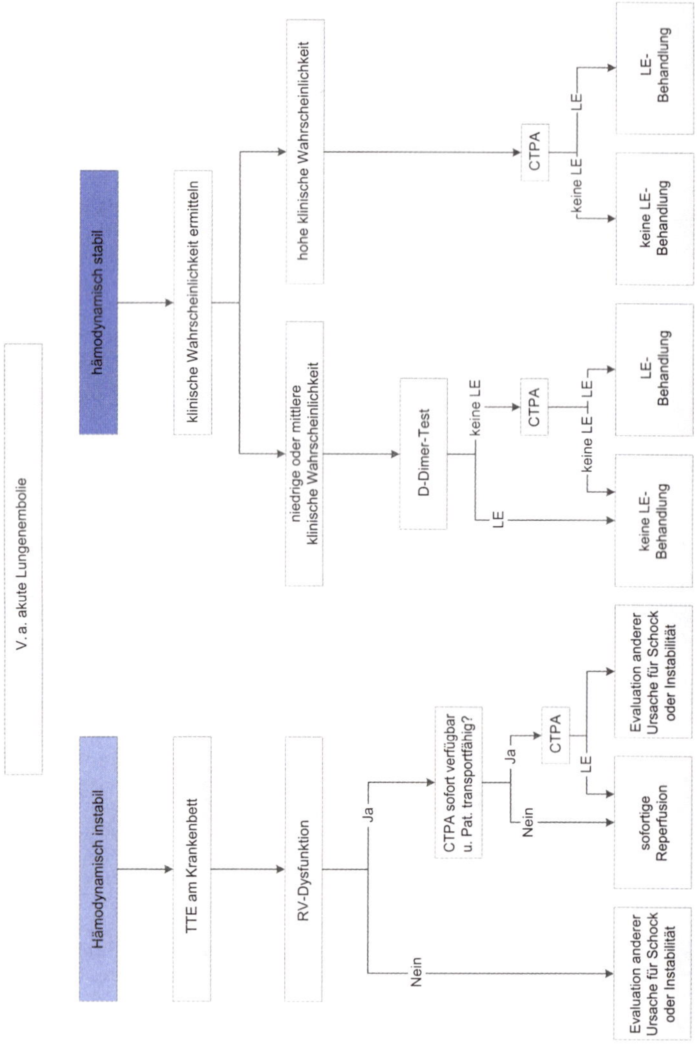

Abb. 7.8 Diagnostischer Algorithmus bei v. a. Lungenembolie (adaptiert nach ESC Pocket Guidelines Management der akuten Lungenembolie, DGK e. V. 2019). CTPA: CT-Pulmonalis-Angiografie, TTE: Transösophageale Echokardiografie [W854–007]

Tab. 7.12 sPESI zur klinischen Prognoseabschätzung bei Lungenembolie

Parameter	Punkte
Alter >80 J.	1
Chronische Lungenerkrankung/Chronische Herzinsuffizienz	1
Krebserkrankung	1
Puls ≥110/Min.	1
Systolischer Blutdruck <100 mmHg	1
SpO_2 <90 %	1
30-Tage-Mortalität: 0 Punkte 1,0 %, ≥1 Punkt 10,9 %	

Hierbei wird für die klinische Einschätzung der originale oder vereinfachte (simplified) **Pulmonary Embolism Severity Index** (sPESI, ▶ Tab. 7.12) empfohlen.
Die **Echokardiografie** nimmt einen zentralen Stellenwert bei der Risikostratifizierung ein. Kriterien für eine Rechtsherzbelastung sind hierbei:

- RV-Dilatation (RV-/LV-Ratio > 1)
- D-Sign (Abflachung des interventrikulären Septums infolge RV-Druckanstiegs)
- Erhöhte trikuspidale Rückflussgeschwindigkeit
- Reduzierte TAPSE (Tricuspid Anular Plane Systolic Excursion, M-Mode < 16 mm)
- Positives McConnell-Zeichen (normale Kontraktilität der RV-Spitze, Hypokinesie des restlichen RV)
- Pleuraergüsse (meist gering)
- Dilatierte V. cava inferior, reduzierte Atemmodulation
- Echoarme polygonale subpleurale Infiltrate (meist dorsobasal) als Korrelat peripherer Lungeninfarkte

! Der nicht adaptierte dünnwandige rechte Ventrikel kann meist nur systolische Druckwerte von max. 45–50 mmHg aufbauen, Werte deutlich darüber können für eine Adaptation im Rahmen eines mehrzeitigen Geschehens sprechen.

Die Echokardiografie dient der Risikostratifizierung und Klärung von DD, der Ausschluss einer Lungenembolie mittels fehlender Rechtsherzbelastungszeichen ist nicht möglich.
Auch bei niedrigem PESI sollte die RV-Funktion bewertet werden, da Pat. mit nachgewiesener Dysfunktion ein erhöhtes Risiko aufweisen (ESC IIa-Empfehlung).

Zusammenfassend ergeben sich aus der Bewertung von hämodynamischer und klinischer Situation, Rechtsherzbelastung und Biomarker-Bestimmung **4 Risikogruppen,** ▶ Tab. 7.13.

Tab. 7.13 Risikostratifizierung bei Lungenembolie

Frühes Mortalitäts-Risiko		Schock/ Hypotension	sPESI ≥ 1	RV-Belastung (Echo/CT)	Troponin
Hoch		+	(+)	+	(+)
Intermediär	Hoch	-	+	Beides pos.	
	Niedrig	-	+	Eins/keins pos.	
Niedrig		-	-	Keins pos.	

RV (Rechter Ventrikel), sPESI (simplified Pulmonary Embolism Severity Index)

! Entscheidend für das Sterblichkeitsrisiko ist mehr die hämodynamische Situation und weniger das Ausmaß der im CT visualisierten Thrombuslast.

Lungenembolieverdacht in der Schwangerschaft
Hohe Vortestwahrscheinlichkeit oder niedrige/mittlere klinische Wahrscheinlichkeit + positive D-Dimere:

- Antikoagulation mit LMW-Heparin
- Kompressionsultraschall der Beinvenen

Der proximale Thrombose-Nachweis (nicht aber eine distale TVT!) sichert bei LE-typischer Symptomatik die Diagnose, sodass die therapeutische Antikoagulation mit LMW-Heparin fortgesetzt wird (+ Risikobewertung wie beschrieben, ▶ Tab. 7.13).

- Wenn keine proximale TVT nachweisbar: Röntgen-Thorax
- Wenn Rö-Thorax o. B.: Lungenperfusionsscan (geringere Mamma-Dosis)
- Wenn Rö-Thorax pathologisch: ggf. CTPA

7

Ebenfalls Eingang in die ESC-Guidelines 2019 hat ein an die **Schwangerschaft** adaptierter validierter **YEARS-Algorithmus** (siehe oben) gefunden. Bei Vorliegen von Zeichen einer tiefen Beinvenenthrombose wird eine Kompressionssonografie der proximalen Venen des betroffenen Beins durchgeführt. Der Thrombusnachweis bestätigt die LE-Diagnose.

Wenn keine der 3 genannten Kriterien erfüllt sind, liegt der D-Dimer-Grenzwert wie oben beschrieben bei 1000 µg/l, treffen ein oder mehrere Kriterien zu, bei 500 µg/l.

Akuttherapie

- Prioritätenorientierte Versorgung nach **ABCDE-Schema** mit Fokus auf Hämodynamik und Gasaustausch
- Sauerstoffgabe mit Ziel-SpO_2 ≥ 90 %
- Hämodynamische Unterstützung bei Erfordernis:
  - Kristalloide ≤ 500 ml, wenn ZVD niedrig (**Cave:** Volumenbelastung des RV)
  - Noradrenalin 0,2–1,0 µg/kg/Min.

- Bei mittlerer und hoher Wahrscheinlichkeit einer Lungenembolie ist bereits während des diagnostischen Prozesses eine Antikoagulanziengabe indiziert (ESC I-Empfehlung).
- Kommt eine unmittelbare Reperfusionstherapie in Frage:
  - Bevorzugt Bolusinjektion unfraktionierten Heparins (70 IE/kg KG, i. d. R. 5000 IE unfraktionierten Heparins i. v. sowie im Verlauf kontinuierliche aPTT-gesteuerte Gabe)
  - Andernfalls subkutane körpergewichtsadaptierte Gabe eines niedermolekularen Heparins oder Fondaparinux
- Bei **Hochrisikopatienten** wird nach Ausschluss von Kontraindikationen eine i. v.-Thrombolyse (ESC 2019 Klasse I) empfohlen.

> **!** Thrombolyse: z. B. rekombinanter Plasminogenaktivator (rtPA):
> - rtPA 100 mg über 2 h i. v.
> - oder bei extremer hämodynamischer Instabilität akzeleriert: 0,6 mg/kg KG über 15 Min. (max. 50 mg). **Cave:** keine offizielle Zulassung

- Bei absoluten oder relativen KI einer systemischen Thrombolyse ggf. kathetergestützte Verfahren (ggf. mit lokaler Lyse; ESC IIa-Empfehlung); in der Reanimationssituation relativieren sich KI.
- Chirurgische Embolektomie ist Therapie der Wahl bei Nachweis eines Embolus in einem persistierenden Foramen ovale oder in den rechten Herzhöhlen.
- Für die Fortsetzung der Antikoagulation (AK) stehen mehrere Optionen zur Verfügung:
  - Initial parenterale Antikoagulanzien (AK) (UFH, NMH, Fondaparinux) gefolgt von neuen oralen Antikoagulanzien (NOAK)/Vitamin-K-Antagonisten (VAK) (NOAK nicht in Schwangerschaft und Stillzeit sowie bei schwerer Niereninsuffizienz)
  - Direkter Start mit NOAK (Apixaban oder Rivaroxaban)
  - VKA (Antiphospholipidsyndrom, schwere Niereninsuffizienz)

Disposition

- Hohes Risiko (▶ Tab. 7.13) → ICU (Reperfusionstherapie, Kreislaufunterstützung)
- Intermediär hohes Risiko → IMC (Reperfusion bei Verschlechterung erwägen)
- Intermediär niedriges Risiko → Normalstation
- Niedriges Risiko → Normalstation mit Ziel einer frühzeitigen Entlassung (48 h)

7.6.8 Pulmonale Hypertonie

> **First View**
> - Seltenes Krankheitsbild, welches nicht in der ZNA diagnostiziert werden kann.
> - Pat mit pulmonaler Hypertonie müssen entsprechend Klinik und Vortherapie behandelt werden.

Arbeitsauftrag für die Notaufnahme

- Pulmonale Hypertonie als Vordiagnose beachten
- Bei Patienten im Bild einer Linksherzinsuffizienz bzw. mit dem Leitsymptom Luftnot entsprechend behandeln.

Definition Pulmonal-arterieller Mitteldruck > 25 mmHg; Druckmessung mittels Rechtsherzkatheter.

Differenzialdiagnosen

Gefährliche nicht verpassen:

- Linksherzinsuffizienz
- Aortenklappenstenose
- Rechtsherzinsuffizienz
- Lungenembolie

Weitere Differenzialdiagnosen: COPD.

Ätiologie Einteilung in:

- Primär
- Linksherzerkrankungen
- Lungenerkrankungen
- Chronisch thrombembolisch
- Systemische Grunderkrankung

Diagnostisches Vorgehen

Fragen zu Beginn:

- Ist eine pulmonale Hypertonie bekannt?
- Wie sieht die Dauertherapie aus (Ca-Antagonist vs. Bosentan/PDE5-Inhibitor)?
- Welche weitere Grunderkrankung liegt vor?

Anamnese und Untersuchung:

- Anamnese zum Ereignis
  - Vorerkrankungen/-Therapie
  - Leitsymptome
- Körperliche Untersuchung und Vitalparameter
  - Blutdruck, Herzfrequenz, SpO_2, Atemfrequenz
  - Auskultation Lunge: spastische Obstruktion/Lungenödem
  - Auskultation Herz: Systolikum Aorta
  - Zeichen der Rechtsherzinsuffizienz

Weiterführende Diagnostik in der ZNA:

- EKG
- Echokardiografie
- Thoraxsonografie
- Rö-Thorax

Akuttherapie Orientiert sich am Leitsymptom und der Grunderkrankung!

- Sauerstoffgabe mit Ziel-$SpO_2 \geq 90\,\%$
- Überwässerung: Schleifendiuretikagabe, später Aldosteronantagonist
- Anämie/Eisenmangel ausgleichen

Disposition Im Verlauf sollten Pat. mit einer pulmonalen Hypertonie in einem Zentrum behandelt werden.

8 Gastrointestinale Notfälle

Martin Bürger, Tony Bruns, Christoph Schramm

8.1 Gastrointestinale Blutungen 202
Christoph Schramm

8.2 Entzündliche Erkrankungen 207
Martin Bürger, Christoph Schramm

8.2.1 Ösophagus und Magen 207
8.2.2 Gallenblase und Gallenwege 210
8.2.3 Akute Pankreatitis 213
8.2.4 Entzündliche Veränderungen unterer GI-Trakt 215
8.2.5 Divertikulose/ Divertikelkrankheit 217

8.3 Hepatologische Notfälle 222
Tony Bruns

8.3.1 Aszites 222
8.3.2 Spontan bakterielle Peritonitis 224
8.3.3 Akutes Leberversagen 227
8.3.4 Dekompensation chronischer Lebererkrankungen 230

8.4 Mechanische Probleme 234
Martin Bürger

8.4.1 Bolus 234
8.4.2 Säure-Laugen-Verätzungen 236
8.4.3 Hernien 237
8.4.4 Ileus und Subileus 240

8.1 Gastrointestinale Blutungen

Christoph Schramm

First View
- Hämodynamische Stabilität? Wenn nein → Schock (▶ 5.1)
- Bewusstseinslage und Aspirationsrisiko?
- Dringlichkeit der Endoskopie?

Arbeitsauftrag für die Notaufnahme
- Unterscheidung von hämodynamisch stabilen und instabilen Pat.; davon abhängig ist auch die Dringlichkeit der Endoskopie
- Vitalfunktionen sichern und hämodynamisch stabilisieren
- Präendoskopische Therapie:
  - Volumen-, Transfusions- und Gerinnungstherapie
  - Medikamentöse Therapie mit Protonenpumpeninhibitoren (bei vermuteter oberer gastrointestinaler Blutung, GIB) sowie Vasopressor und Antibiotikum (bei vermuteter variköser oberer GIB) einleiten

Definition
- Obere GIB (80 %): Blutungsquelle zwischen Ösophagus und Treitz-Ligament
- Mittlere GIB: Blutungsquelle zwischen Treitz-Ligament und Ileozökalklappe
- Untere GIB (20 %): Blutungsquelle zwischen Ileozökalklappe und Rektum
- Obskure GIB: persistierende oder rekurrierende GIB mit unklarer Blutungsquelle bei initial negativer Ösophago-Gastro-Duodenoskopie und Koloskopie
- Chronische GIB: anhaltende GIB mit Hb-Abfall und Eisenmangel ohne Kreislaufinstabilität

Differenzialdiagnose
- Akute Blutungen aus anderen Lokalisationen, v. a. naso-/oropharyngeal, pulmonal und vaginal (▶ 5.10)
- Akute Anämie anderer Ätiologie (▶ 11.6)

Ätiologie Die Blutungsursache variiert in Abhängigkeit von Patientenalter, Vorerkrankungen und Blutungslokalisation. Häufige Ursachen: Erosionen und Ulzera im Gastrointestinaltrakt, gastroösophageale Varizen, portal-hypertensive Gastropathie, Angiodysplasien, Neoplasie, Divertikulose, anorektale Pathologie, Mallory-Weiss-Syndrom, postinterventionell und Kolitis unterschiedlicher Ätiologie.

Diagnostisches Vorgehen
Fragen zu Beginn:
- Blutungszeichen: Kaffeesatzerbrechen? Hämatemesis? Meläna? Hämatochezie?

> Das Fehlen von Blutungszeichen schließt eine GIB nicht aus.

- Blutungsdauer: Beginn? Sistiert, persistierend oder intermittierend?
- Begleitsymptome: Schwindel, Synkope, Dyspnoe, Leistungsminderung, Vigilanzminderung, Aspiration?

- Medikamente: gerinnungshemmende Medikamente (Thrombozytenaggregationshemmer, Vitamin-K-Antagonisten, direkte orale Antikoagulanzien, Heparine)? Nichtsteriodale Antirheumatika? Selektive Serotonin-Wiederaufnahmehemmer?
- Begleiterkrankungen: Chronische Lebererkrankungen? Splanchnische Thrombosen? Bekanntes Ulkusleiden oder stattgehabte variköse oder nichtvariköse gastrointestinale Blutung? Malignome des Gastrointestinaltrakts oder der Bauchorgane? Hämatologische Erkrankungen? Bekannte Koagulopathie/ Hämophilie inkl. Familienanamnese? Kürzliche erfolgte endovaskuläre oder gastrointestinale Eingriffe?

Anamnese und Untersuchung:

- ABCDE
- Immer digital-rektale Untersuchung durchführen!
- Inspektion der Haut: auf Purpura achten
- Labor: Blutbild, globale und wenn verfügbar spezielle Gerinnungstests (partielle Thromboplastinzeit, Thromboplastinzeit, Fibrinogen, ggf. Thromboelastometrie, Einzelfaktorbestimmung), Laktat, Leberwerte

Weitere Diagnostik in der ZNA:

- **Endoskopie:**
  - Die Entscheidung über Zeitpunkt und primären Zugangsweg (peroral oder peranal) ist abhängig von hämodynamischer Stabilität und vermuteter Blutungslokalisation (▶ Tab. 8.1).
  - Bei ausgeprägter Hämatochezie, insbes. bei gleichzeitiger hämodynamischer Instabilität, primär peroraler Zugang zum Ausschluss einer oberen GIB.
- Bei negativer Endoskopie und V. a. aktive GIB **CT mit KM** (mindestens arterielle Phase, i. d. R. triphasisch = nativ, arteriell, venös), ohne enterale Kontrastierung durchführen. Nach negativer CT in adäquater Technik ist eine zusätzliche selektive Angiografie nicht indiziert!

Tab. 8.1 Gastrointestinale Blutung: Wann sollte endoskopiert werden?

Klinische Situation	Zeitpunkt
Varizenblutung/hämorrhagischer Schock	Nach Kreislaufstabilisierung, < 12 h
Beobachtete Hämatemesis und Einnahme von Thrombozytenaggregationshemmern	< 12 h
V. a. variköse GIB und Schock	Unmittelbar, immer < 12 h
Vorliegen einer Hochrisikosituation (bekanntes Ulkusleiden, stattgehabte GIB, gastrointestinale Tumoren, Thrombozytenaggregationshemmung, Antikoagulation, hohes Alter, schwere Komorbiditäten)	< 12 h
Untere GIB mit hämodynamischer Instabilität (nach Ausschluss einer anorektalen Blutungsquelle)	< 12 h Verkürzte Darmvorbereitung: 5–6 l Abführlösung innerhalb von 3 h
V. a. nicht variköse Blutung und hämodynamisch stabil	< 72 h

- Bei V. a. aktive, kreislaufwirksame mittlere GIB primär geräteunterstützte **Enteroskopie** anstelle der Videokapselendoskopie aufgrund der Möglichkeit zur interventionellen Blutstillung.

Zur Risikobewertung sind folgende Scores verbreitet:
- Modifizierter Glasgow-Blatchford-Score (mGBS, ▶ Tab. 8.2) zur Abschätzung der Therapienotwendigkeit
- Rockall-Score zur Abschätzung der Mortalität

Akuttherapie Im Vordergrund steht zunächst die Sicherung der Vitalfunktionen und hämodynamische Stabilisierung des Patienten sowie die Klärung des Patientenwillens bzw. des erreichbaren Therapieziels (präendoskopisches Management ▶ Abb. 8.1).

Tab. 8.2 Modifizierter Glasgow-Blatchford-Score (mGBS) zur Risikoabschätzung bei vermuteter nicht-variköser oberer gastrointestinaler Blutung [W177–003]

Kriterium	Ausprägung	Punktzahl
Herzfrequenz	≥ 100/Min.	1
Systolischer RR	100–109 mmHg	1
	90–99 mmHg	2
	< 90 mmHg	3
Harnstoff (mg/dl)	≥ 18,2 und < 22,4 mg/dl	2
	≥ 22,4 und < 28 mg/dl	3
	≥ 28 und < 70 mg/dl	4
	≥ 70 mg/dl	6
Hämoglobin (m)	≥ 12 und < 13 g/dl	1
	≥ 10 und < 12 g/dl	3
	< 10 g/dl	6
Hämoglobin (w)	≥ 10 und < 12 g/dl	3
	< 10 g/dl	6

Anmerkung: Harnstoff ursprünglich als Blood Urea Nitrogen (BUN) angegeben.
Harnstoff: Umrechnung von mmol/l in mg/dl:
Harnstoff in mmol/l/0,1665 = Harnstoff in mg/dl
Umrechnung von Harnstoff in BUN:
Harnstoff in mg/dl/2,142 = BUN in mg/dl

Bewertung:
Niedrigrisiko-Gruppe: 0–1 Punkt
Maximale Punktzahl: 16 Punkte

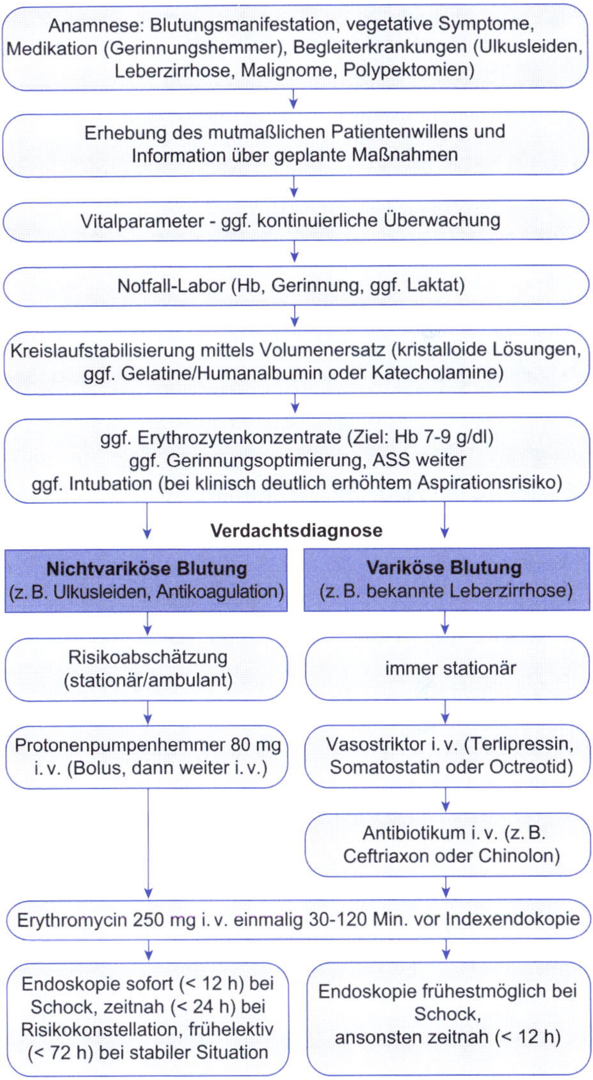

Abb. 8.1 Präendoskopisches Management bei vermuteter gastrointestinaler Blutung (aus AWMF Leitlinie 021/028: Gastrointestinale Blutung) [W177–003, L138]

- Volumenmanagement: Bei hämodynamischer Instabilität unverzüglich Gabe von kristalloiden Lösungen beginnen und bei ausbleibender Stabilisierung Katecholamine
- Transfusions- und Gerinnungsmanagement ▸ 5.10
- Bei akuter Blutung oder klinisch instabiler Situation die Antikoagulation bis zur Notfallendoskopie pausieren und bei schwerer Blutung ggf. Antikoagulation vor der Endoskopie antagonisieren
- Medikamentöse Therapie:
  - Protonenpumpeninhibitoren (PPI) bei vermuteter nicht-variköser oberer GIB, z. B. Pantoprazol 80 mg i. v. als Bolus und anschließend wiederholte Bolusgaben (80 mg 2×/d oder 40 mg 3×/d) oder kontinuierlich (i. d. R. 240 mg/24 h) bis zur Endoskopie

> **!** **PPI auch bei vermuteter variköser GIB trotz fehlendem Nutzen präendoskopisch beginnen, weil eine variköse und nicht variköse GIB präendoskopisch nicht sicher voneinander unterschieden werden können und auch bei Patienten mit portaler Hypertension eine GIB häufig nicht varikös bedingt ist.**

  - Erythromycin 250 mg, alternativ Metoclopramid 10 mg, einmalig intravenös 30–120 Min. präendoskopisch bei vermuteter schwerer oberer GIB zur verbesserten endoskopischen Beurteilbarkeit erwägen
  - Vasokonstriktoren bei vermuteter variköser oberer GIB bereits präendoskopisch geben und für 3–5 d fortführen, z. B. Terlipressin 2 mg Bolus i. v. und anschließend 1 mg 4×/d, Somatostatin 250 µg Bolus i. v. und anschließend kontinuierlich 250 µg/h, Octreotid 50 µg Bolus i. v. und anschließend kontinuierlich 25 µg/h
  - Antibiotikum bei vermuteter variköser oberer GIB bereits präendoskopisch geben und für 5–7 d fortführen, z. B. Ceftriaxon 2 g/d oder Ciprofloxacin 500 mg 2×/d
  - Laktulose oder Rifaximin bei variköser oberer GIB p. o. zur Prävention einer hepatischen Enzephalopathie geben
- Endoskopische Therapie:
  - Keine routinemäßige prophylaktische endotracheale Intubation bei vermuteter oberer GIB durchführen, aber bei schwerer Blutung oder deutlich erhöhtem Aspirationsrisiko (z. B. schwere Hämatemesis oder Enzephalopathie) erwägen
  - Bei refraktärer variköser oberer GIB primär einen beschichteten, selbst expandierenden Metallstent als Überbrückungstherapie anwenden, alternativ oder bei Fundusvarizenblutung Sengstaken- bzw. Linton-Nachlas-Sonde
- Indikationen für radiologisch-interventionelle und offen-chirurgische Therapie:
  - Technisches Versagen der endoskopischen Blutstillung inkl. Reserveversagen
  - Rezidivblutung nach zweiter endoskopischer Intervention
  - Endoskopisch nicht lokalisierbare Blutungsquelle
  - Ggf. nach primär erfolgreicher endoskopischer Therapie bei hohem Rezidivrisiko
- Indikationen für transjugulären intrahepatischen portosystemischen Shunt (TIPS) bei variköser GIB:

- Frühelektiv (innerhalb von 72 h) nach erfolgreicher endoskopischer Blutstillung bei Patienten mit Leberzirrhose Child-Pugh B mit aktiver Blutung während der Endoskopie oder Child-Pugh C (< 14 Punkte)
- Primäres Therapieversagen definiert als fortgesetzte Blutung mit Hämatemesis, fehlender hämodynamischer Stabilisierung, erneutem Hb-Abfall ≥ 3 g/dl oder Reblutung innerhalb der ersten 5 d

Disposition

- Ambulante Abklärung einer vermuteten nicht varikösen oberen GIB bei mGBS ≤ 1 (▶ Tab. 8.2), einer vermuteten unteren GIB mit okkultem Blut im Stuhl oder nur gelegentlichen Blutauflagerungen, eindeutig stabiler klinischer Situation (Hb > 13 g/dl, systolischer Blutdruck > 115 mmHg) und niedrigem Risikoprofil (keine Antikoagulation oder schwere Komorbiditäten) sowie einer chronischen GIB erwägen.
- Frühzeitige Verlegung auf eine Intensivstation anstreben bei Kreislaufinstabilität oder Verdacht auf eine variköse obere GIB.
- Verlegung an ein Zentrum mit Möglichkeit zur interventionellen Angiografie inklusive TIPS-Anlage bzw. operativem Vorgehen bei unstillbarer bzw. rezidivierender GIB erwägen (TIPS = transjugulärer intrahepatischer portosystemischer Shunt).

8.2 Entzündliche Erkrankungen

Martin Bürger, Christoph Schramm

8.2.1 Ösophagus und Magen

First View

- Akutes Abdomen? Rasche Bildgebung, ▶ 5.6
- Speicheln? Schlucken möglich?
- Patient hämodynamisch stabil? Wenn nein → Schock (▶ 5.1)
- Klinische Blutungszeichen? → GI-Blutung (▶ 8.1)

Arbeitsauftrag für die Notaufnahme Die schwierigste Aufgabe ist die Abgrenzung der potenziell gefährlichen und zeitkritischen Diagnosen, sodass keine Verzögerung einer weiteren notwendigen zeitnahen Abklärung und Einleitung einer Therapie entsteht; dies v. a. im Hinblick auf maligne Erkrankungen oder bei V. a. potenzielle Komplikationen der Grunderkrankung (z. B. [Ulkus-]Blutung, Perforation).

Definition

Häufig stellen sich Patienten mit dyspeptischen Beschwerden vor; Dyspepsie wiederum ist ein breiter Symptomkomplex mit vielfältig zugrundeliegenden Ursachen.

Entzündliche Veränderungen des oberen Verdauungstraktes sind ein großes und komplexes Feld, sodass eine klare Subsummierung bzw. Definition nicht möglich ist: hier muss auf entsprechende Lehrbücher der Gastroenterologie verwiesen werden!

Häufigste inflammatorische Veränderungen:
- des Ösophagus: gastroösophageale Refluxkrankheit (18 % der deutschen Erwachsenen haben moderate bis schwere Symptome),
- des Magens: akute bzw. chronische Gastritis, hervorgerufen meist durch Helicobacter pylori und Einnahme von v. a. nichtsteroidalen Antirheumatika (NSAR).

Differenzialdiagnosen

Gefährliche nicht verpassen:
- Kardiale bzw. thorakale Beschwerden und deren DD, z. B. Angina pectoris ▶ 7.4, ▶ 5.2
- Akutes Abdomen, z. B. bei (Ulkus-)Perforation
- Obere gastrointestinale Blutung ▶ 8.1

Weitere Differenzialdiagnosen:

Bauchschmerzen (▶ 5.6)

DD der Dyspepsie:
- Ösophageale Erkrankungen:
  - Klassische Refluxösophagitis
  - Bei Immunsuppression z. B. CMV- oder Soorösophagitis
  - Eosinophile Ösophagitis
  - Barrett-Ösophagus
  - Funktionelle Störungen
  - Motilitätsstörungen (Achalasie, Ösophagusspasmen)
  - Funktionelle Beschwerden
  - Maligne Erkrankungen
  - Anatomische Veränderungen wie Divertikel, diverse (peptische) Veränderungen
- Gastrale Erkrankungen:
  - Subtypen der akuten und chronischen Gastritis
  - Gastroparesen (z. B. Diabetes mellitus)
  - Maligne Erkrankungen
- Biliäre Erkrankungen wie symptomatische Cholelithiasis (▶ 8.2.2)
- Pankreatische Erkrankungen (▶ 8.2.3)
- Sonstige Erkrankungen wie Medikamentennebenwirkungen, aber auch aus dem psychiatrischen Formenkreis (Bulimie etc.)

> **!** Viele der genannten ösophagealen und gastralen Erkrankungen können erst nach gastroskopischer Evaluation diagnostiziert werden. Trotzdem kann oftmals eine symptomadaptierte empirische Therapie schon in der Notaufnahme begonnen werden.

8

Ätiologie Vielfältig.
- Chemische Reizung z. B. durch Reflux von Magensaft in den Ösophagus (gastroösophageale Refluxkrankheit mit = GERD oder ohne Erosionen = NERD) oder Reflux von Gallensaft in den Magen (Typ-C-Gastritis).
- Medikamente (v. a. NSAR) oder alimentäre Faktoren (Rauchen, Alkohol etc.) können die Integrität der schützende Schleimschicht des Magens kompromittieren (Typ-C-Gastritis) und so zur Inflammation und konsekutiv zu Komplikationen wie Erosionen/Ulkus und Blutung/Perforation führen.

- Infektionen, meistens durch Helicobacter pylori (Typ-B-Gastritis). Bei immunsupprimierten Patienten auch virale (z. B. EBV, CMV, HSV) Erreger.
- Durch Soor bedingte Inflammationen (zumeist Ösophagitiden) bei Patienten, die kortikosteroidhaltige Sprays inhalieren.
- Seltener sind autoimmunbedingte Inflammationen (Typ-A-Gastritis) oder Sonderformen wie Manifestationen durch Autoimmunerkrankungen wie beispielsweise Morbus Crohn (Typ-C-/R-Gastritis).

Diagnostisches Vorgehen

Alarmsymptome
Eine vollständige Anamnese sollte immer die Frage einer möglichen B-Symptomatik, Dys- und Odynophagie sowie eine Familienanamnese bzgl. Tumorerkrankungen beinhalten. Sind diese „Alarmsymptome" vorhanden, muss zeitnah (zumeist ambulant) eine gastroskopische Abklärung erfolgen!

Fragen zu Beginn:
- Welche Beschwerden stehen im Vordergrund?
- Bauchschmerzen? Lokalisation? Charakter?
- Schluckbeschwerden/Schmerzen?
- „Alarmsymptome"?

Anamnese und Untersuchung:
- Anamnese zum Ereignis:
  - Zeitlicher Zusammenhang (z. B. nach bestimmten Nahrungsmitteln wie Kaffee, Schokolade, Alkohol etc.)?
  - Möglichkeit der Lebensmittelvergiftung?
- Vorgeschichte:
  - Bekannte Symptome?
  - Gastroskopische Abklärung bereits erfolgt?
  - Z. n. Gastritis/Ulkus etc.?
  - Medikamentenanamnese?
  - Schluckprobleme („Tablettenulkus")
  - Erkrankungen, die entzündliche Veränderungen und Dyspepsie verursachen können (z. B. Diabetes mellitus, Zöliakie, Morbus Crohn etc.)
- Körperliche Untersuchung und Vitalparameter:
  - Hinweise auf akutes Abdomen?
  - Darmgeräusche?
  - Rektal digitale Untersuchung

Weiterführende Diagnostik in der ZNA: Bei unklarer und ausgeprägter abdominaler Symptomatik
- Abdomensonografie sowie
- Standardlabor mit kleinem BB, E'lyte, Leber- und Choleaste-, Nierenretentions- und Infektparameter
- Bei entsprechendem klinischem Verdacht:
  - CT-Abdomen bei unklarem akutem Abdomen/V. a. Perforation
  - Bei V. a. Blutung ▶ 8.1

Risikobewertung:
- Zumeist keine bedrohlichen Krankheitsbilder; aber die Patienten haben oftmals einen hohen Leidensdruck

- Mögliche Komplikationen wie z. B. Blutung oder Perforationen nicht unterschätzen; hier muss zügig die Diagnose gestellt und eine Therapie eingeleitet werden:
  - Inzidenz der Perforation bei Ulkus 7–10/100.000 Einwohner
  - Inzidenz der Ulkus-Blutung 50–170/100.000 Einwohner

Akuttherapie

- Symptomatische Therapie der dyspeptischen Symptome, beispielweise Antiemetika, Schmerzmittel, Verzicht auf mögliche auslösende Substanzen
- Bei Refluxsymptomen und Magenbeschwerden kann eine Therapie mit Protonenpumpenhemmern (PPI) begonnen werden.
- GI-Blutung ▶ 8.1
- Perforation → Indikation zur OP

Disposition

- In der Regel sind entzündliche Erkrankungen des Ösophagus und Magens initial ambulant zu behandeln.
- Komplikationen müssen ausgeschlossen werden, eine gastroenterologische und/oder viszeralchirurgische Vorstellung erfolgen, um dem Patienten auch Empfehlungen für die notwendige weitere (ambulante) Versorgung geben zu können.
- Bei Komplikationen wie Blutung und Perforation stationäre Überwachung bzw. Aufnahme.

8.2.2 Gallenblase und Gallenwege

First View

- Patient hämodynamisch stabil? Wenn nein → Schock (▶ 5.1)
- Ikterus? → ▶ 5.7

Arbeitsauftrag für die Notaufnahme Herausarbeiten der zugrundeliegenden Ursachen und Zuführen einer adäquaten und falls notwendig zeitgerechten Therapie (akute Cholezystitis, septisches Krankheitsbild bei Cholangitis) im interdisziplinären Setting.

Definition Die Gallenwege bezeichnen die Galle transportierenden Wege, welche nochmals in intra- und extrahepatisch verlaufend unterteilt werden. Die Gallenblase ist über den Ductus cysticus mit diesem System als Speicherreservoir verbunden. Entzündliche Veränderungen entstehen zumeist durch Abflussstörungen verschiedenster Ätiologie mit konsekutiver (infektiöser) Inflammation.

! Erkrankungen der Gallenwege, meist Komplikationen eines Gallensteinleidens, gehören zu den häufigsten gastroenterologischen/viszeralchirurgischen Ursachen einer Notfallvorstellung. Laut der „European Association of the Liver“ (EASL) sind bis zu 20 % der europäischen Bevölkerung von einem Gallensteinleiden betroffen. Allein in Deutschland werden jährlich mehr als 175.000 Cholezystektomien aufgrund von Cholezystolithiasis durchgeführt.

Differenzialdiagnosen

Gefährliche nicht verpassen:
- Myokardinfarkt/Thoraxschmerzen, ▶ 7.4 und ▶ 5.2
- Akutes Abdomen (Bauchschmerzen ▶ 5.6)

Weitere Differenzialdiagnosen zu:
- **Gallenkolik**
  - Nephrolithiasis ▶ 17.1.3
  - Akute Pankreatitis ▶ 8.2.3
  - Leberkapselschmerz
  - Gastroösophagealer Reflux/Gastritis und zugehörige Komplikationen
  - Divertikulitis ▶ 8.2.5
  - Vertebragene Schmerzen
- **Cholezystitis/Cholangitis**
  - Rechtsseitige Pleuritis
  - Pneumonie ▶ 6.5
  - Hepatitis
  - Leberabszess
  - Appendizitis

Ätiologie Cholelithiasis = Lösungsungleichgewicht der Gallenflüssigkeit mit Entstehung von:
- Cholesterinsteinen (90 %): Cholesterinübersättigung durch übermäßige Sekretion, selten durch angeborene ABCB4-Defizienz, Hyposekretion der Gallensäure-Exportpumpe ABCB11, Gallenblasenhypomobilität,
- Bilirubinsteinen (2 %): Hypersekretion von Bilirubin durch Bilirubinüberproduktion (Hämolyse, ineffektive Erythropoese), Erkrankungen mit Gallensäurenverlust (Ileitis terminalis, Ileozökalresektion, Mukoviszidose), vermehrte enterohepatische Zirkulation mit Erhöhung der Bilirubinkonzentration in der Galle,
- braunen Pigmentsteinen (10 %): Entstehung begünstigt durch Stase und bakterielle Besiedlung der Gallenwege

Auslöser für:
- Koliken: Impaktion von Gallensteinen (Sludge kann ebenso Auslöser sein) in den Gallenwegen (meist Ductus cysticus)
- Cholezystitis:
  - Akute: > 90 % der Fälle durch impaktierten Stein im Ductus cysticus, < 10 % der Fälle ohne Assoziation mit Gallensteinen
  - Chronisch: fast immer mit Gallensteinen assoziiert → rezidivierende Reizung der Gallenblasenwand (kann im Verlauf zur Porzellangallenblase führen → Präkanzerose für Gallenblasenkarzinom!)
- Cholangitis:
  - Akute eitrige Cholangitis: Infektion meist durch aszendierende bakterielle Besiedlung und Abflussstörung (durch Steine, Tumoren, anatomische Veränderungen der Gallenwege (z. B. primäre sklerosierende Cholangitis [PSC], Vor-OPs mit biliodigestiven Anastomosen etc.)
  - Nicht eitrige Cholangitiden: PSC, primär biliäre Cholangitis (PBC)

!

6F-Risikofaktoren für die Bildung von Gallensteinen
- female (weiblich)
- fertile (fruchtbar)
- fair (blond, hellhäutig)
- forty (vierzig)
- fat (dick)
- family (familiäre Veranlagung)

Diagnostisches Vorgehen

Anamnese und Untersuchung:
- Anamnese und Vorgeschichte:
  - Zeitpunkt der ersten Koliken?
  - Möglicher Auslöser/Triggerfaktoren → z. B. Nahrungsmittel (fettreiche Mahlzeiten?)
  - Rechtsseitige Oberbauchschmerzen? Vorbestehende Gallenkoliken?
  - Bekannte Gallensteine? Z. n. Cholezystektomie?
  - Fieber?
  - Ikterus? ▶ 5.7
  - Risikofaktoren?
- Körperliche Untersuchung und Vitalparameter:
  - Hinweise/Symptome einer bakteriellen Infektion?
  - Ausschluss anderer potenzieller Infektfoci
  - Hinweise auf eine Lebererkrankung? Hauterscheinungen?
  - Murphy-Zeichen (als Leitsymptom einer akuten Cholezystitis)?

!

Die „Charcot-Trias II" mit Schmerzen im rechten Oberbauch + Fieber + Ikterus gilt als pathognomonisches Zeichen einer Cholangitis.

Weiterführende Diagnostik in der ZNA:
- Labor: kleines BB, CRP, Cholestaseparameter, Transaminasen, Bilirubin, Lipase, Gerinnung
- Abdomensonografie
  - Intra- oder extrahepatische Cholestase
  - Gallenblase: Steine/Sludge? Hydrops? Dreischichtung?
  - Freie Flüssigkeit?
  - Tumoren?
- Bei entsprechendem klinischem Verdacht:
  - Röntgen: Abdomenübersicht in Linksseitenlage/im Stehen zum Nachweis freier abdominaler Luft/Ileus
  - Endoskopische retrograde Cholangiopankreatikografie (ERCP)
- Magnetresonanz-Cholangiopankreatikografie (MRCP)

Akuttherapie

- Patient nüchtern lassen (ggf. OP oder ERCP notwendig)
- Bei V. a. bakterielle Infektion: Entnahme von Blutkulturen, dann sofort Beginn antibiotische Therapie
- Bei Koliken: symptomatische Therapie mit Spasmolytikum z. B. Butylscopolaminbromid (Parasympatholytikum) und Analgesie nach WHO-Schema (▶ 3.2)

Disposition Akute Erkrankungen der Gallenwege und Gallenblase erfordern die interdisziplinäre Zusammenarbeit von Internisten und Chirurgen:

- Bei Cholestase Konsil Gastroenterologie, ggf. ERCP, zumeist stationäre Aufnahme erforderlich
- Bei Cholezystitis Konsil Chirurgie, stationäre Aufnahme
- Bei unklarer/neu diagnostizierter Lebererkrankung Anbindung Leberzentrum

8.2.3 Akute Pankreatitis

First View

- Bewusstseinslage?
- Akute Schmerzen? → Schmerztherapie
- Hinweise auf Volumendefizit? → Kreislaufstabilisierung

Arbeitsauftrag für die Notaufnahme

- Diagnose etablieren und relevante DD mit ähnlicher klinischer Präsentation und/oder Laborwertveränderung ausschließen
- Risiko für schweren Verlauf frühzeitig einschätzen
- Volumensubstitution und Analgesie frühzeitig einleiten
- Unnötige Diagnostik (z. B. frühzeitige CT) und Therapie (z. B. Antibiotikagabe) vermeiden

Definition

- Akute Pankreatitis (AP): primär sterile Entzündung des Pankreas durch unphysiologische Enzymaktivierung mit nachfolgend Ödem, Gefäßschädigung und Zelluntergang
- Rezidivierende Pankreatitis: ≥ 2 Episoden derselben Ätiologie oder idiopathischer Genese mit symptomfreien Intervallen ohne Hinweis auf chronische Pankreatitis
- Asymptomatische Hyperlipasämie: Serum-Lipase ≥ 3× des oberen Referenzbereiches in Abwesenheit von klinischen Symptomen und bildmorphologischen Kriterien für eine akute Pankreatitis

! Die Diagnose der akuten Pankreatitis ist bei Vorliegen von mindestens 2 von 3 Kriterien zu stellen:

- Typische Beschwerden (akut beginnende, anhaltende Oberbauchschmerzen, gürtelförmige Ausstrahlung in den Rücken)
- Erhöhung der Serum-Lipase auf ≥ 3-Fache des oberen Referenzbereiches
- Typischer bildmorphologischer Befund

Differenzialdiagnosen

- Akute Appendizitis
- Akute Cholezystitis
- Hohlorganperforation
- Akuter mechanischer Ileus

- Mesenterialinfarkt
- Aortendissektion/-aneurysmaruptur
- Myokardinfarkt
- Ketoazidose
- Porphyrie

Ätiologie

- Häufige Ursachen (ca. 80 %): Gallenstein, Alkohol
- Seltene Ursachen (ca. 10–15 %): Hypertriglyzeridämie (i. d. R. ≥ 1000 mg/dl), Hyperkalzämie, postinterventionell/-operativ, infektiös (viral, bakteriell, parasitär), anatomische Varianten/Pathologien (z. B. Pankreas divisum, Pankreastumor), medikamentös, (stumpfes) Bauchtrauma
- Idiopathisch (15 %)

Diagnostisches Vorgehen

Fragen zu Beginn:

- Symptome: Beginn und zeitlicher Verlauf? Schmerzlokalisation, -qualität, -intensität, -ausstrahlung? Verschlimmernde und lindernde Faktoren? Begleitsymptome?
- Ursachen: Bekanntes Gallensteinleiden? Alkoholkonsum? Kürzlich zurückliegende endoskopische Intervention oder Operation? Bekannte metabolische Erkrankungen? Medikamenteneinnahme?
- DD: Kardiovaskuläre Risikofaktoren? Begleiterkrankungen?

Anamnese und Untersuchung:

- Vitalparameter, Bewusstseinslage und Urinausscheidung erfassen.
- In der körperlichen Untersuchung auf Hautverfärbungen in Flanken (Grey-Turner-Zeichen), periumbilikal (Cullen-Zeichen) oder inguinal (Fox-Zeichen) als Hinweis auf schweren Verlauf, auf Peristaltik, abdominalen und thorakalen Klopfschall (Hinweis auf Meteorismus, Aszites, Pleuraerguss), Peritonismuszeichen, Gummibauch und positiven Ballottement-Test achten.
- Labordiagnostik: v. a. AP, GGT, Bilirubin, GPT, GOT, Triglyzeride, LDH, Glukose, Albumin-/Eiweiß-korrigiertes Calcium, CRP, Blutbild

> ! Ausmaß und Dauer der Hyperlipasämie korrelieren nicht mit Schweregrad oder Verlauf.

- Bei typischer Klinik und signifikanter Hyperlipasämie ist eine abdominale Bildgebung zur Diagnosesicherung nicht erforderlich.
- Die transabdominale Sonografie ist erste Wahl bei nicht eindeutigen klinischen und laborchemischen Befunden, zur Beurteilung von Komplikationen und zum Ausschluss von DD. Die kontrastmittelgestützte CT oder MRT ist nachrangig.

> Das Ausmaß von Nekrosen wird innerhalb der ersten 3 d nach Symptombeginn bildmorphologisch unterschätzt.

Risikobewertung:
- Definition des Schweregrads anhand der revidierten Atlanta-Klassifikation:
  - Leichte AP (Letalität 0,1 %): kein Organversagen, keine lokalen oder systemischen Komplikationen
  - Mittelschwere AP (Letalität 2,1 %): temporäres Organversagen (Dauer < 48 h) und/oder lokale oder systemische Komplikationen
  - Schwere AP (Letalität 52,2 %): anhaltendes Organversagen (Dauer ≥ 48 h)
- Ein schwerer Verlauf ist bei Vorliegen eines SIRS (Systemic Inflammatory Response Syndrome) am Aufnahmetag (≥ 2 SIRS-Kriterien erfüllt) sehr wahrscheinlich (85–100 %) und bei Abwesenheit eines SIRS sehr unwahrscheinlich (negativ prädiktiver Wert 98–100 %).
- Risikoeinschätzung täglich durch Erfassung von klinischem Befund, SIRS-Kriterien, Organversagen (gemäß Marshall-Score, siehe unter https://www.msdmanuals.com), SOFA (▸ 13.1) und Labor (v. a. CRP) reevaluieren.

Akuttherapie
- Kontrollierte Volumentherapie frühzeitig beginnen:
  - Initial 200–250 ml/h bis zur zielgerichteten Volumentherapie, die sich an Serum-Harnstoff, Hämatokrit und Parametern des erweiterten hämodynamischen Monitorings (transpulmonale Thermodilution, Pulskonturanalyse) orientiert
  - Ggf. mögliches Volumendefizit durch initiale Bolusgabe ausgleichen, z. B. 7 ml/kg KG über 30 Min.
- Ausreichende Analgesie sicherstellen (bei starken Schmerzen Opioide, bevorzugt Buprenorphin und Pethidin)

> Die akute Pankreatitis ohne begleitende Cholangitis stellt im frühen Erkrankungsverlauf keine Indikation zur Antibiotikatherapie dar.

- Frühe ERCP nur bei begleitender Cholangitis oder anhaltender Gallengangsobstruktion
- Orale Ernährung bei leichter akuter Pankreatitis ab dem 1. Tag nach Krankenhausaufnahme und bei schwerer akuter Pankreatitis möglichst innerhalb von 48 h bei Abwesenheit eines paralytischen Ileus beginnen
- Bei abdominalem Kompartment-Syndrom, definiert als intraabdominaler Druck > 20 mmHg und neu aufgetretenes Organversagen, intraluminale Inhalte und intraabdominale Verhalte entleeren, Bauchwand-Compliance verbessern und Volumentherapie optimieren (Dekompressions-Laparotomie als Ultima ratio)

Disposition Bei Vorliegen prognostisch ungünstiger Prädiktoren und/oder Auftreten von Organversagen/Komplikationen frühzeitige Verlegung auf Intensivstation oder in spezialisiertes Zentrum erwägen.

8.2.4 Entzündliche Veränderungen unterer GI-Trakt

First View
- Akutes Abdomen? Siehe auch Bauchschmerzen (▸ 5.6)
- Patient hämodynamisch stabil? Wenn nein → Schock (▸ 5.1)
- Rektaler Blutabgang? → GI-Blutung (▸ 8.1)

Arbeitsauftrag für die Notaufnahme Abgrenzen der potenziell gefährlichen und zeitkritischen Diagnosen und Herausarbeiten der zugrundeliegenden Ursachen, sodass keine Verzögerung einer weiteren notwendigen zeitnahen Abklärung und Einleitung einer Therapie entsteht; dies vor allem im Hinblick auf maligne Erkrankungen oder bei V.a. potenzielle Komplikationen der Grunderkrankung (z. B. Blutung, akutes Abdomen).

Definition Akut oder chronisch inflammatorische Prozesse, mit unterschiedlichem Befallsmuster der Darmabschnitte unter Einbeziehung von Teilen und/oder der gesamten Darmwandung mit Verlust der Organfunktion.

Differenzialdiagnosen

Gefährliche nicht verpassen:
- Kardiale bzw. thorakale Beschwerden und deren Differenzialdiagnosen, z. B. Angina pectoris (▶ 7.4, ▶ 5.2)
- Akutes Abdomen, z. B. bei Perforation
- Untere gastrointestinale Blutung (▶ 8.1)
- Pankreatitis (▶ 8.2.3)

Weitere Differenzialdiagnosen:
- Siehe Bauchschmerzen, ▶ 5.6
- Durchfallerkrankungen (s. u., Ätiologie)
- Divertikelkrankheit

> **!** Ähnlich den entzündlichen Veränderungen/Erkrankungen des oberen GI-Traktes können auch bei den entzündlichen Veränderungen des unteren GI-Traktes viele Erkrankungen erst im Verlauf und nach Hinzuziehen von (ambulanter) apparativer Diagnostik klar diagnostiziert werden. Trotzdem kann vielen Patienten mit einer adäquaten symptomorientierten Therapie schon in der Notaufnahme geholfen werden.

Ätiologie

Akute Erkrankungen/Enteritis:
- Infektiös; häufige Erreger:
  - Viral: Norovirus, Rotavirus (typische Erreger für Brechdurchfall)
  - Bakteriell: Yersinien, Camplylobacter jejuni, Salmonellen, Shigellen, Escherichia coli
  - Parasitär: Gardia lamblia, Entamoeba histolytica
- Allergisch: Nahrungsmittelallergene

Chronische Erkrankungen:
- Chronisch entzündliche Darmerkrankungen (Morbus Crohn, Colitis ulcerosa, Colitis indeterminata)
- Mikroskopische Kolitis

Medikamenteninduziert: Zytostatika-Enteritis (▶ 11.5)

Diagnostisches Vorgehen

Fragen zu Beginn: Bei Durchfällen: Hinweise auf infektiöse Genese? Kontaktpersonen erkrankt? (Isolation!)

Anamnese und Untersuchung:
- Anamnese zum Ereignis:
  - Seit wann bestehen die Beschwerden?
  - Bauchschmerzen?

- Vorgeschichte: Gibt es Vorbefunde? Z. B. Koloskopiebefund mit bekannter Divertikulose?
- Medikamentenanamnese?
- Bekannte chronisch-entzündliche Darmerkrankung?
- Körperliche Untersuchung und Vitalparameter:
  - Exsikkose?
  - Tachykardie?
  - Fieber?
  - Hinweise auf akutes Abdomen?
  - Darmgeräusche?
  - Rektal-digitale Untersuchung

Weiterführende Diagnostik in der ZNA:
- Abdomensonografie
- Standardlabor mit kleinem BB, E'yte, Leber- und Cholestase-, Nierenretentions- und Infektparameter
- bei Durchfallsymptomatik: nach Möglichkeit Stuhlproben pathogene Erreger und Calprotektin
- Bei entsprechendem klinischem Verdacht:
  - CT-Abdomen bei unklarem akutem Abdomen/V. a. Perforation
  - Bei V. a. Blutung ▶ 8.1

Akuttherapie
- Symptomatische Therapie: beispielweise Antiemetika, Analgesie nach WHO-Schema (▶ 3.2) und bei krampfartigen Schmerzen symptomatische Therapie mit z. B. Butylscopolaminbromid (Parasympatholytikum)
- Bei Durchfallsymptomatik: Volumentherapie und wenn nötig Ausgleich E'lyte (zunächst keine Peristaltikhemmer wie z. B. Loperamid)
- Divertikulitis ▶ 8.2.5
- GI-Blutung ▶ 8.1
- Perforation: Indikation zur OP

Disposition
- Komplikationen müssen ausgeschlossen werden, eine gastroenterologische und/oder viszeralchirurgische Vorstellung erfolgen, um dem Patienten auch Empfehlungen für die notwendige weitere (ambulante) Versorgung geben zu können; dies betrifft insbes. Patienten mit chronisch entzündlichen Darmerkrankungen
- Bei Komplikationen wie Blutung und Perforation stationäre Überwachung bzw. Aufnahme

8.2.5 Divertikulose/Divertikelkrankheit

First View
- Akutes Abdomen? Siehe auch Bauchschmerzen (▶ 5.6)
- Patient hämodynamisch stabil? Wenn nein → Schock (▶ 5.1)
- Rektaler Blutabgang? → GI-Blutung (▶ 8.1)

Arbeitsauftrag für die Notaufnahme Diagnose und Klassifikation einer Divertikulitis und möglicher Komplikationen unter Verwendung der „Classification of diverticular disease" (CDD) sowie Einleitung einer Therapie.

Definition

- **Divertikel:** Kolondivertikel sind erworbene Ausstülpungen der Mukosa und Submukosa durch muskelschwache Lücken der Kolonwand.
- **Divertikelkrankheit:** Auftreten von Symptomen, Entzündungen und oder Komplikationen bei bestehender Divertikulose.
- **Akute Divertikulitis:** von Kolondivertikel ausgehender Entzündungsprozess, der auf die Darmwand und angrenzende Strukturen übergreifen kann.
  - Unkomplizierte Divertikulitis: nicht perforierte Divertikulitis
  - Komplizierte Divertikulitis: Abszess- und/oder Fistelbildung, gedeckte Perforation, offene Perforation mit Peritonitis, Stenosierung, divertikulitischer Tumor (bis hin zum [Sub-]Ileus) sowie Kolondivertikelblutungen
- **Chronische Divertikulitis:** rezidivierende oder persistierende Entzündungsschübe, die zu Komplikationen führen können.
- **Symptomatische unkomplizierte Divertikelkrankheit** (SUDD): Schmerzen, die einen Bezug auf das divertikeltragende Segment haben.

Differenzialdiagnosen

Gefährliche nicht verpassen:

- Akutes Abdomen, z. B. bei Perforation
- Untere gastrointestinale Blutung (▶ 8.1)
- Pankreatitis (▶ 8.2.3)
- Kardiale bzw. thorakale Beschwerden und deren Differenzialdiagnosen, z. B. Angina pectoris (▶ 7.4, ▶ 5.2)

Weitere Differenzialdiagnosen:

- Gastrointestinale Infektionen
- Appendizitis
- Ischämische Kolitis
- Kolorektales Karzinom
- Urozystitis
- Bei Frauen gynäkologische Erkrankungen
- Chronisch entzündliche Darmerkrankungen
- Reizdarmsyndrom

Siehe auch Kapitel Bauchschmerzen (▶ 5.6).

> **!** Die Wahrscheinlichkeit, bei einer Koloskopie nach Divertikulitis ein Adenom oder Karzinom zu diagnostizieren, ist signifikant erhöht.

Ätiologie

Divertikulose: Durch präformierte Schwachstellen (Loci minoris resistentiae) entlang intramuraler Blutgefäße kommt es zur Herniation von Mukosa mit Anteilen der Submukosa. In der westlichen Welt v. a. im linksseitigen Kolon (zumeist im Sigma, da hier u. a. zahlreiche Vasa recta vorliegen); bei der asiatischen Bevölkerung vorzugsweise im rechtsseitigen Kolon.

Divertikelkrankheit:

- Divertikulitis mit möglichen Komplikationen: entzündliche Schleimhautveränderungen durch Kompression der hernierten Blutgefäße mit konsekutiver Minderversorgung der prolabierten Schleimhaut. Stuhlretention in den Divertikeln mit Bildung von Kotsteinen und mechanischer Schleimhautirritation. Diese fokalen Kolitiden können auf die Darmwand übergreifen und zu Komplikationen führen.
- Divertikelblutung: mechanische Ruptur der unter Spannung stehenden Blutgefäße am Divertikelhals (i. d. R. ohne vorausgehende Entzündung).

Diagnostisches Vorgehen

> **!** Die Divertikulitis ist nicht nur eine Diagnose der älteren Bevölkerung: Auch bei jüngeren Patienten sollte bei akuten Bauchschmerzen die Differenzialdiagnose Divertikulitis erwogen werden!

Fragen zu Beginn:

- Bekannte Divertikulose?
- Divertikulitis-Rezidiv?

Anamnese und Untersuchung:

- Anamnese:
  - Seit wann bestehen die Beschwerden?
  - Bauchschmerzen, Lokalisation?
  - Risikofaktoren für Perforation: Einnahme von NSAR, Kortikosteroiden, Opiaten? Tabakkonsum? Immunsuppression?
  - Risikofaktoren für Blutung: Einnahme von ASS/NSAR, DOAK und Vitamin-K-Antagonisten?
- Vorgeschichte: Gibt es Vorbefunde? Z. B. Koloskopiebefund mit bekannter Divertikulose?
- Körperliche Untersuchung und Vitalparameter:
  - Typische Klinik → „linksseitige Appendizitis“
    - Akut einsetzende, primär umschriebene lokalisierte und zunehmende Druckschmerzhaftigkeit im linken Unterbauch
    - Je nach Lokalisation des entzündeten Divertikels kann es zu Abwehrspannung und Loslassschmerz kommen; dies fehlt bei z. B. bei dorsaler oder retrovesikaler Lage

> **!** Auch wenn die Divertikulitis meist im linken Unterbauch zu finden ist, muss bei rechtsseitigen oder suprapubischen Schmerzlokalisationen an eine Divertikulitis gedacht werden. Neben einer rechtsseitigen Divertikulitis kann auch eine weit nach rechts ausladende Sigmaschleife rechtsseitige Beschwerden verursachen.

  - Ausschluss möglicher Hernien durch Palpation der Bruchpforten
  - Digital-rektale Untersuchung: bei tiefem Sitz der Divertikulitis kann dies Schmerzen auslösen

- Darmgeräusche? Hinweise auf (Sub-)Ileus (bei Perforation)? Akutes Abdomen?
- Fieber?
- Exsikkose?
- Tachykardie?

Weiterführende Diagnostik in der ZNA:

> **!** Bei V. a. Divertikulitis ist ein Urinstatus obligat: so können Differenzialdiagnosen wie z. B. Zystitis oder Ureterolithiasis oder auch Komplikationen wie Blasenfistel oder Begleitzystitis erfasst werden.

- Laboruntersuchung mit Bestimmung von Leukozyten, CRP und Urinstatus
- Bei vermuteter Divertikulitis: Abdomen-Sonografie oder Computertomografie

Risikobewertung Die Einteilung der Divertikelkrankheit erfolgt anhand der Klassifikation der Divertikelkrankheit (Classification of Diverticular Disease – CDD, ▶ Tab. 8.3). Danach ergeben sich die verschiedenen Therapieoptionen („stadiengerechte Therapie", ▶ Abb. 8.2).

Tab. 8.3 Klassifikation der Divertikelkrankheit (Classification of Diverticular Disease – CDD) [F1119–001]

Bezeichnung	Synonym	Definition	CDD-Typ
Asymptomatische Divertikulose		Nachweis von Divertikeln im Kolon	0
Akute unkomplizierte Divertikelkrankheit	Nicht perforierte Divertikulitis	CT: Divertikulitis ohne Umgebungsreaktion	1a
		CT: Divertikulitis mit Phlegmone	1b
Akute komplizierte Divertikelkrankheit	Gedeckt perforierte Divertikulitis	CT: Mikroabszess (< 1 cm)	2a
	Frei perforierte Divertikulitis	CT: Makroabszess	2b
Chronische Divertikelkrankheit	Symptomatische unkomplizierte Divertikelkrankheit	Klinische Beschwerden	3a
	Rezidivierende Divertikulitis ohne Komplikationen	Rezidivierende Entzündungszeichen mit CT-Befund wie Typ 1a/b	3b
	Rezidivierende Divertikulitis mit Komplikationen	Nachweis von Stenosen, Fisteln, Konglomerattumor	3c
Divertikelblutung		Nachweis der Blutungsquelle	4

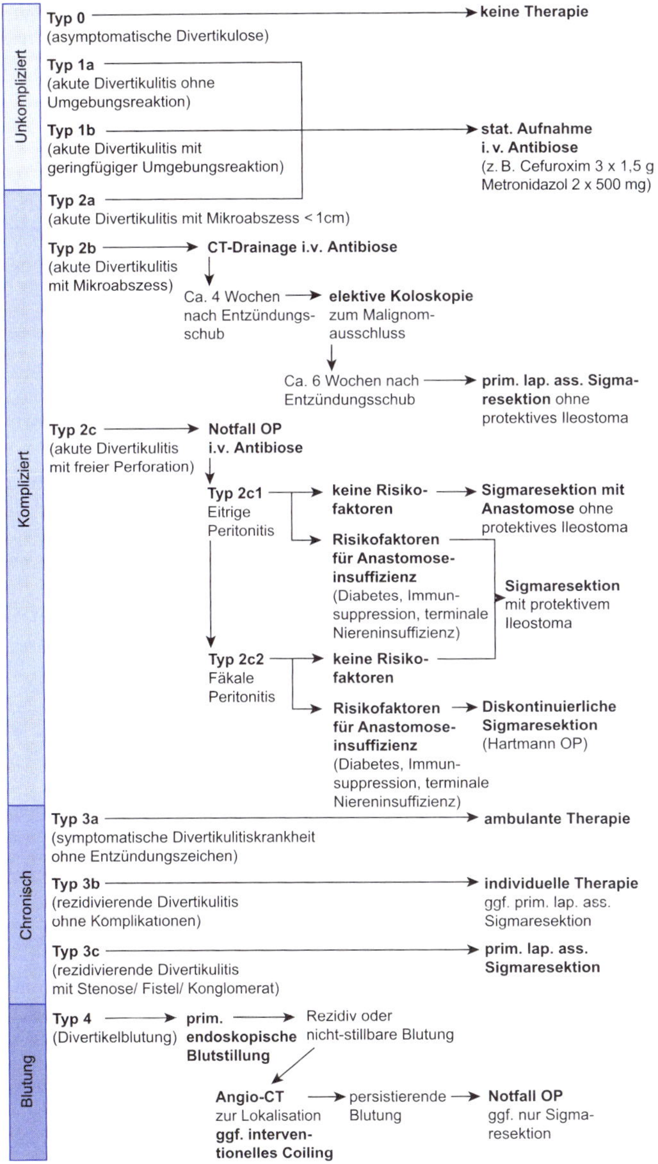

Abb. 8.2 Stadiengerechte Therapie der Divertikelkrankheit [F1119–001, L138]

Therapie und Disposition Stadiengerechte Therapie der Divertikelkrankheit ▸ Abb. 8.2. Zur Disposition siehe auch die Empfehlungen der S3-Leitlinie Divertikelkrankheit/Divertikulitis.

8.3 Hepatologische Notfälle

Tony Bruns

8.3.1 Aszites

First View

- Patient hämodynamisch stabil? Wenn nein → Schock (▸ 5.1)
- GCS < 15? → Bewusstseinsstörung (▸ 5.11)
- Infektzeichen oder neu aufgetretenes Organversagen→ denke an spontan bakterielle Peritonitis (SBP)
- Erstmalig oder V. a. SBP oder Dyspnoe → Aszitespunktion (▸ 4.2.8)

Arbeitsauftrag für die Notaufnahme Ausschluss von Hämatoperitoneum und bakterieller Peritonitis. Abgrenzung von portal-hypertensivem Aszites bei Lebererkrankungen von kardialem oder malignem Aszites.

Definition Pathologische Ansammlung von > 50 ml freier Flüssigkeit in der Peritonealhöhle.

Differenzialdiagnosen

Gefährliche nicht verpassen: Intraperitoneale Blutung (Hämatoperitoneum)

- Posttraumatisch
- Postinterventionell
- Rupturierte Ovarialzyste
- Extrauterine Gravidität
- Spontane Milzruptur
- Blutende Tumoren

Weitere Differenzialdiagnosen:

- Bauchumfangsvermehrung: Adipositas, Meteorismus, Organomegalie, Tumoren, Schwangerschaft
- Lokalisierte Flüssigkeitsansammlungen: flüssigkeitsgefülltes Hohlorgan, (Pseudo-)Zyste, Abszess, Hämatom, Biliom

Ätiologie

- Portaler Aszites (> 80 %): Leberzirrhose, akute Alkoholhepatitis, akutes Leberversagen, Budd-Chiari-Syndrom, sinusoidales Obstruktionssyndrom, Schistosomiasis
- Maligner Aszites (ca. 10 %): Peritonealkarzinose, Peritonealmesotheliom, Pseudomyxoma peritonei, (Pseudo-)Meigs-Syndrom
- Kardialer Aszites (ca. 5 %): Rechtsherzinsuffizienz, Pericarditis constrictiva
- Entzündlicher Aszites: bakterielle Peritonitis, tuberkulöse Peritonitis
- Chylöser Aszites: Lymphom, postoperativ, kongenital, oft begleitend bei portalem oder malignem Aszites
- Andere: nephrogener Aszites, pankreatogener Aszites, Eiweißmangel, Biliperitoneum, Myxödem

8

Diagnostisches Vorgehen

Anamnese und Untersuchung:

- Anamnese zum Ereignis:
  - Erstmaliges Auftreten von Aszites?
  - Dynamik der Gewichts- und Bauchumfangszunahme?
  - Auslösende Faktoren? (Infektion, Alkoholkonsum, Operation, Veränderungen der Medikation etc.)

> **!** Bei mehr als 50 % aller Patienten wird die Diagnose einer Leberzirrhose erstmals mit dem Auftreten von Aszites gestellt.

- Vorgeschichte:
  - Bekannte Lebererkrankung oder Risikofaktoren (Alkohol, Übergewicht, Diabetes, Drogen, sexuelles Risikoverhalten)?
  - Bekannte Tumorerkrankung, Herzerkrankung oder Thromboseneigung?
  - Aszitespunktionen in der Vergangenheit?
  - Vorausgegangene hepatische Dekompensation (Aszites, Varizenblutung, hepatische Enzephalopathie, Ikterus)?
  - Zeichen und Symptome einer bakteriellen Infektion (häufigste Auslöser der akuten Dekompensation einer Leberzirrhose)?
- Körperliche Untersuchung und Vitalparameter:
  - Undulationsphänomen? Wandernde Flankendämpfung? (ab ca. 1 l Aszites durch den Geübten nachweisbar)
  - Komplikationen des ausgeprägten Aszites (gespannte Bauchdecken, Nabelhernie, Hydrozele, Luftnot, Darmpassagestörung)?
  - Gezieltes Suchen nach Leberhautzeichen, hepatischem Hydrothorax und hepatischer Enzephalopathie
  - Bei fehlenden Hinweisen auf Lebererkrankung, Zeichen einer möglichen Rechtsherzinsuffizienz berücksichtigen (gestaute Halsvenen, Ödeme, Hepatomegalie, Pleuraerguss)

Weiterführende Diagnostik in der ZNA:

- Sonografie zur Beurteilung Aszites, Lebervenen, Leberumbauzeichen, Milzgröße
- Diagnostische Aszitespunktion mit visueller Beurteilung, Bestimmung von Zellzahl mit Differenzierung (Neutrophile), Erythrozyten/Hämoglobin, Gesamteiweiß und Asziteskultur (bettseitige Beimpfung von Blutkulturflaschen); ▶ Tab. 8.4
- Bei erstmaligem Auftreten von Aszites: Serum-Aszites-Albumin-Gradient (SAAG; Serumalbuminkonzentration minus Aszitesalbuminkonzentration)
- Bei diagnostischer Unsicherheit ggf. weiterführende Aszitesdiagnostik (Cholesterol, CEA, Triglyzeride, Glukose, Lipase, Bilirubin, Kreatinin)

> **!** Eine diagnostische Aszitespunktion soll bei jedem neu aufgetretenem Aszites sowie bei ungeplanter stationärer Aufnahme von Patienten mit Leberzirrhose zeitnah erfolgen.

Tab. 8.4 Makroskopische und laborchemische Beurteilung von Aszites

Visueller Aspekt	Laborchemie im Aszites	Differenzialdiagnosen
Klar	SAAG ≥ 1,1 g/dl Aszitesprotein < 2,5 g/dl	Portaler Aszites (Leberzirrhose, nichtzirrhotische portale Hypertension, ausgeprägte Lebermetastasen)
	SAAG ≥ 1,1 g/dl Aszitesprotein ≥ 2,5 g/dl	Kardialer Aszites, frühes Budd-Chiari-Syndrom
	SAAG < 1,1 g/dl, oft lymphozytär	Kardialer Aszites, Peritonealkarzinose, Tuberkulose, Pankreatitis, nephrotisches Syndrom, Chlamydieninfektion
Trüb (milchig, keine Sedimentation)	SAAG < 1,1 g/dl Triglyzeride > 200 mg/dl Zellzahl > 550/µl (lymphozytär)	Chylöser Aszites
Trüb (mit Sedimentation)	Zellzahl erhöht (> 250/µl Neutrophile)	Entzündlicher Aszites (bakterielle Peritonitis)
Bräunlich-dunkel	Bilirubin höher als im Serum	Biliperitoneum
Blutig	Erythrozyten/Hb erhöht	Hämatoperitoneum, Pankreatitis, Peritonealkarzinose

SAAG: Serum-Aszites-Albumin-Gradient

Akuttherapie

- Bei ausgeprägten Symptomen therapeutische Parazentese
- Bei Leberzirrhose und großvolumiger Parazentese von mehr als 5 l Aszites: intravenöse Substitution von 6–8 g Humanalbumin pro Liter entferntem Aszites (max. 100 g Humanalbumin, **Cave:** kardiale Dekompensation, Lungenödem)

Disposition

- Bei Leberzirrhose oder Rechtsherzinsuffizienz internistische Aufnahme zur Rekompensation
- Bei bekannter Zirrhose ist auch eine Aszitespunktion mit Überwachung auf der Notaufnahmestation und anschließender ambulanter Weiterbehandlung möglich
- Bei Hämatoperitoneum oder sekundärer Peritonitis chirurgisches Konsil
- Bei anderen Formen des Aszites weitere Diagnostik und Therapie entsprechend der Grunderkrankung

8

8.3.2 Spontan bakterielle Peritonitis

First View

- Patient hämodynamisch stabil? Wenn nein → Schock (▶ 5.1)
- GCS < 15? → Bewusstseinsstörung (▶ 5.11)
- Zeitnah PoCUS (▶ 4.3) und Aszitespunktion (▶ 4.2.8)

Arbeitsauftrag für die Notaufnahme Zeitnaher Ausschluss einer spontan bakteriellen Peritonitis (SBP) bei Patienten mit Leberzirrhose und klinischer Dekompensation (Aszites, Varizenblutung, Enzephalopathie) oder Organfunktionsverschlechterung (Ikterus, Nierenversagen, Kreislaufinsuffizienz, Koagulopathie) und Beginn der Therapie.

> **!** Eine verzögerte Diagnosestellung der SBP geht mit erhöhter Mortalität einher.

Definition Primäre bakterielle Peritonitis bei Patienten mit Aszites infolge Leberzirrhose, akuter Alkoholhepatitis oder akutem Lebersagen.

Diagnosekriterien
- Nachweis von > 250/µl (> 0,25 Gpt/l) neutrophilen Granulozyten im Aszites
- Ausschluss einer anderweitigen intraabdominalen Infektion (Cholezystitis, Divertikulitis etc.) oder Perforation
- Ausschluss anderweitiger Neutrophilenerhöhung infolge Peritonealkarzinose, Tuberkulose oder Hämatoperitoneum

Differenzialdiagnosen

Gefährliche nicht verpassen: sekundäre Peritonitis

Weitere Differenzialdiagnosen:
- Monomikrobieller Bakteraszites (Variante der SBP)
- Polymikrobieller Bakteraszites (akzidentiell)
- Differenzialdiagnosen des Aszites ▶ 8.3.1

Ätiologie In der Regel bei Patienten mit dekompensierter Leberzirrhose. Seltener bei portaler Hypertension infolge akuter Alkoholhepatitis oder bei akutem Leberversagen.

Diagnostisches Vorgehen

Anamnese und Untersuchung:
- Anamnese:
  - Symptome oft unspezifisch und nicht abgrenzbar zur sekundären Peritonitis
  - Fieber, Bauchschmerz, gespanntes Abdomen und Enzephalopathie bei nur ca. 50 %
- Vorgeschichte:
  - Bekannte Leberzirrhose?
  - Risikofaktoren der SBP (SBP in der Vergangenheit, niedriges Aszitesprotein, gastrointestinale Blutung)?
- Körperliche Untersuchung und Vitalparameter:
  - Peritonitische Zeichen wie Abwehrspannung, Druckdolenz und Erschütterungsschmerz fehlen in der Regel!
  - Auf Zeichen der Organdysfunktion (Nierenversagen, Enzephalopathie, Ikterus, Hypotonie) achten

Weiterführende Diagnostik in der ZNA:
- Diagnostische Aszitespunktion mit visueller Beurteilung, Bestimmung von Zellzahl mit Differenzierung (Neutrophile), Aszitesprotein, und Asziteskultur (bettseitige Beimpfung von Blutkulturflaschen mit mind. 10 ml Aszites)
- Abgrenzung SBP zur sekundären Peritonitis ▶ Tab. 8.5

8

Tab. 8.5 Abgrenzung der SBP zur sekundären Peritonitis

	SBP bei Leberzirrhose	Sekundäre Peritonitis bei Leberzirrhose
Mechanismus	Pathologische bakterielle Translokation	50 % infolge Hohlorganperforation; 50 % infolge Inflammation/Ischämie
Häufigkeit	> 95 % aller Peritonitiden bei Leberzirrhose	< 5 % aller Peritonitiden bei Leberzirrhose
Neutrophile im Aszites	Neutrophile im Aszites > 250/µl (> 0,25 Gpt/l), meist > 25 % Abfall nach 48 h konservativer Therapie	Neutrophile im Aszites oft > 10.000/µl (> 10 Gpt/l), meist fehlender Abfall unter konservativer Therapie
Aszitesprotein, Aszitesglukose, Aszites-LDH	Aszitesprotein i. d. R. < 1,0–1,5 g/dl	Hinweisgebend, aber nicht beweisend: Aszitesprotein > 1,0 g/l, Aszitesglukose < 50 mg/dl, Aszites-LDH > 225 U/l (Runyon-Kriterien)
Asziteskultur	Ca. 50 % negativ, ca. 50 % monomikrobiell, < 5 % Anaerobier oder Pilze	100 % kulturpositiv, i. d. R. polymikrobiell, häufig mit Anaerobiern oder Pilzen
Therapie	Konservative Therapie (Antibiotika, Humanalbumin)	Chirurgische Therapie
Prognose	Ca. 30 % Krankenhausmortalität	60–80 % Krankenhausmortalität

Erregerspektrum

- Bei ambulant-erworbener SBP überwiegend gramnegative Erreger (E. coli; Klebsiella spp.)
- Bei nosokomialer SBP überwiegend grampositive Erreger (Enterococcus spp., Streptococcus spp., Staphylococcus aureus)
- Risikofaktoren für Cephalosporin- oder multiresistente Erreger (E. faecium, ESBL-Enterobacterales): nosokomiale SBP, systemische Antibiotikatherapie in letzten 3 Mon.

Akuttherapie

- Beginn der antibiotischen Therapie nach Entnahme von Blutkulturen Auswahl in Abhängigkeit von individuellem Risikoprofil, lokalen Resistenzmustern und Empfehlungen:
  - z. B. Ceftriaxon oder Piperacillin/Tazobactam für ambulant erworbene SBP ohne Risikofaktoren für antimikrobielle Resistenz
  - z. B. Carbapenem ± E. faecium-wirksame Substanz (Vancomycin, Daptomycin, Linezolid) bei nosokomialer SBP mit hohem Risiko für 3MRGN (gegen 3 Wirkstoffgruppen multiresistente gramnegative Erreger) und E. faecium
- Prophylaxe eines akuten Nierenversagens durch Humanalbumin: intravenöse Substitution von 1,5 g Humanalbumin/kg KG am Tag der Diagnosestellung (max. 100 g Humanalbumin. **Cave:** kardiale Dekompensation, Lungenödem) und 1,0 g/kg KG an Tag 3

8

Disposition

- Bei spontan bakterieller Peritonitis internistische Aufnahme zur Therapiefortsetzung
- Bei V. a. sekundäre Peritonitis weiterführende Bildgebung (CT mit oraler Kontrastierung) und chirurgisches Konsil

8.3.3 Akutes Leberversagen

First View

- GCS < 15? → Bewusstseinsstörung (▶ 5.11)
- Patient hämodynamisch stabil? Wenn nein → Schock (▶ 5.1)
- Frühzeitige Verlegung in ein Transplantationszentrum erwägen

Arbeitsauftrag für die Notaufnahme Prüfen der Diagnosekriterien, intensivmedizinische Überwachung, Einleitung allgemeiner und ggf. spezifischer Therapiemaßnahmen. Vorstellung an einem Transplantationszentrum bei Nachweis eines akuten Leberversagens. Auch vor Eintreten einer hepatischen Enzephalopathie Kontaktaufnahme mit Transplantationszentrum empfehlenswert.

Definition Seltenes Syndrom mit erhöhten Leberschädigungsparametern, eingeschränkter Leberfunktion mit **Koagulopathie (INR > 1,5) und hepatischer Enzephalopathie** bei Patienten ohne vorbestehende Lebererkrankung.

! Das akute Leberversagen muss klar von der Leberzirrhose und dem akut-auf-chronischen Leberversagen abgegrenzt werden.

Differenzialdiagnosen

- Akut-auf-chronisches Leberversagen
- Akute Alkoholhepatitis
- Dekompensierte Leberzirrhose
- Sekundäre Ursachen der Leberinsuffizienz
  - Sepsis
  - Kardiogener Schock
  - Infiltrative Lebererkrankungen
  - Hämophagozytotische Lymphohistiozytose (HLH)
  - Morbus Still

Ätiologie In Deutschland:

- Medikamentös-toxisch (Non-Paracetamol; ca. 30 %)
- Medikamentös-toxisch (Paracetamol; ca. 10 %)
- Virushepatitiden (ca. 20 %)
  - HAV, HBV, HDV, HEV
  - HSV-1, HSV-2, VZV, selten: EBV, CMV
  - Adenoviren
- Unbekannt (ca. 25 %)

8

- Andere
  - Morbus Wilson
  - Autoimmune Hepatitis
  - Budd-Chiari-Syndrom
  - Hitzschlag
  - Toxisch: Knollenblätterpilz (Amanita phalloides), Bacillus cereus-Toxin
  - Schwangerschaftsinduziert: HELLP-Syndrom, akute Schwangerschaftsfettleber (AFLP), (Prä-)Eklampsie

Diagnostisches Vorgehen

Anamnese und Untersuchung:

- Anamnese und Vorgeschichte:
  - Abgrenzung zum akut-auf-chronischen Leberversagen essenziell (vorbestehende Lebererkrankung, Leberzirrhose, Alkoholkonsum)
  - Medikamente gezielt erfragen (Paracetamol, Antibiotika, Phenprocoumon, Ibuprofen, Diclofenac, Flupirtin, Checkpoint-Inhibitoren)
  - Phytotherapeutika? Pilzmahlzeit? Organische Lösungsmittel? Risikoverhalten (Drogenkonsum, Sexualanamnese)?
  - Hinweise auf infiltrative Prozesse (Lymphom, Karzinom, hämophagozytische Lymphohistiozytose) oder sekundäre Leberbeteiligung (Rechtsherzversagen, hypoxische Hepatitis, Sepsis)?
  - Suizidalität (Depression, Selbstmordgedanken)?
  - Reise in Endemiegebiete (HAV, HEV, Gelbfieber)?
  - Untersuchung auf Blutungszeichen und Zeichen der bakteriellen Infektion

> **Informationen bei vermutetem medikamentös-toxischem Leberschaden (DILI) bei LiverTox® unter http://livertox.nih.gov.**

- Körperliche Untersuchung und Vitalparameter: systematische Untersuchung auf hepatische Enzephalopathie (GCS, Orientierung, Flapping Tremor, Animal Naming Test, Fremdanamnese, Schriftprobe)?

Weiterführende Diagnostik in der ZNA:

- Labordiagnostik:
  - Blutgasanalyse, Laktat, Glukose, Ammoniak
  - Paracetamolspiegel
  - Toxikologisches Screening im Urin und Serum
- Sonografie zur Beurteilung Lebergröße, Lebertextur und Perfusion
- Bei Suizidalität psychiatrisches Konsil
- CCT bei manifester hepatischer Enzephalopathie oder Verdacht auf Hirnödem

Risikobewertung:

- King's College-Kriterien zur Beurteilung der Dringlichkeit einer Lebertransplantation werden bei Patienten mit akutem Leberversagen und hepatischer Enzephalopathie gemäß deutscher Richtlinie zur Organtransplantation angewandt:
  - Paracetamol: pH, INR, Kreatinin
  - Non-Paracetamol: Ätiologie, Alter, Dauer bis zur Enzephalopathie, Bilirubin, Alter, INR
- Clichy-Kriterien bei fulminanter HBV-Infektion (Enzephalopathie, Faktor V)

- Weitere Prognose-Scores zur Beurteilung sind Absolutwerte und zeitliche Dynamik von:
  - MELD-Score (INR, Bilirubin, Kreatinin),
  - BiLE-Score (Bilirubin, Laktat, Ätiologie)

! Je länger die Dauer zwischen Ikterus und hepatischer Enzephalopathie, desto schlechter die Prognose.

Akuttherapie

- Endotracheale Intubation zur Sicherung der Atemwege bei höhergradiger Enzephalopathie (Grad III West-Haven, ▶ Tab. 8.7)
- Adäquate Lagerung und Ventilation zur Vermeidung eines erhöhten intrazerebralen Drucks
- Kristalline Lösungen bei Hypotension oder Laktatazidose
- Bei Hypoglykämie kontinuierliche Glukosesubstitution
- Bei fehlenden Blutungszeichen keine Routine-Substitution von Gerinnungspräparaten
- Absetzen aller nicht essenziellen Medikamente

Tab. 8.6 Erweiterte Therapieoptionen des akuten Leberversagens

Ätiologie	Spezifische Therapieoptionen
Akute HBV-Infektion	Entecavir, Tenofovir-Disoproxil oder Tenofovir-Alafenamid
Akute HEV-Infektion	Ribavirin
Amanita phalloides	Silibilin i. v.
Autoimmune Hepatitis	Prednisolon (v. a. bei hohen Transaminasen und niedrigem MELD-Score)
Budd-Chiari-Syndrom	TIPS, Thrombolyse, chirurgische Therapie
HELLP/AFLP	Entbindung
HSV-/VZV-Infektion	Aciclovir
Morbus Wilson	Albumin-Dialyse als Bridging zur Lebertransplantation
Paracetamol	N-Acetylcystein nach 21-h-i. v.-Protokoll
Ätiologie	**Unspezifische erweiterte Therapieoptionen**
Nicht Paracetamol mit geringgradiger Enzephalopathie (< Grad III West-Haven)	N-Acetylcystein nach 21-h-i. v.-Protokoll
Alle	Hochvolumigen Plasmaaustausch erwägen

AFLP: Acute Fatty Liver of Pregnancy; HBV; Hepatitis-B-Virus; HELLP: Haemolysis, Elevated Liver Enzyme Levels, Low Platelet Count; HEV: Hepatitis-E-Virus; HSV: Herpes simplex-Virus; VZV: Varicella zoster-Virus; TIPS: transjugulärer intrahepatischer portosystemischer Shunt

- Ggf. erweiterte Therapiemaßnahmen gemäß zugrundeliegender Ätiologie (▶ Tab. 8.6)

Disposition

- Bei manifester hepatischer Enzephalopathie Kontaktaufnahme mit Transplantationszentrum und intensivmedizinische Überwachung zur weiterführenden Diagnostik und Therapie
- Bei Leberschaden ohne Zeichen der hepatischen Enzephalopathie (drohendes Leberversagen) internistische Aufnahme zur Ätiologieklärung und weiteren Überwachung

8.3.4 Dekompensation chronischer Lebererkrankungen

First View

- GCS <15? → Andere DDs der Bewusstseinsstörung nicht übersehen (▶ 5.11)
- Patient hämodynamisch stabil? Wenn nein → Schock (▶ 5.1)
- Aszites, Infektion? → Aszitespunktion zum Ausschluss SBP
- Gastrointestinale Blutung? → ▶ 8.1
- Ikterus? → ▶ 5.7

Arbeitsauftrag für die Notaufnahme Abgrenzung von Akutdekompensation ohne Organversagen und akut-auf-chronischem Leberversagen (ACLF) und Identifikation häufiger Ursachen.

Definition

- Die Akutdekompensation ist eine rasch eintretende Komplikation einer chronischen Lebererkrankung (Leberzirrhose) mit Auftreten von Aszites, gastrointestinaler (Varizen-) Blutung oder hepatischer Enzephalopathie.
- Das akut-auf-chronische Leberversagen (ACLF) ist als Kombination aus Akutdekompensation und Organversagen definiert und kann innerhalb weniger Tage zum Tode führen (▶ Abb. 8.3).

Differenzialdiagnosen

- Akutes Leberversagen
- Akute Hepatitis
- Bei Aszites: DD des Aszites (▶ 8.3.1)
- Bei hepatischer Enzephalopathie:
  - Neurologisch/zetralnervös: intrakranielle Blutung, Apoplex, Krampfanfall, Wernicke-Enzephalopathie
  - Metabolisch: Hypo-/Hyperglykämie, Azidose
  - Elektrolytentgleisungen: Hyponatriämie, Hyperkalzämie
  - Intoxikationen: Alkohol, Drogen, Medikamente
  - Infektionen: Sepsis, Meningitis, Enzephalitis
  - Psychiatrisch: Delirium tremens, Korsakow-Syndrom, demenzielle Syndrome, Psychosen
- Bei gastrointestinaler Blutung:
  - Portal-hypertensive Blutungen (65 %): Ösophagusvarizen, Magenvarizen, portalhypertensive Gastropathie
  - Nichtvariköse Blutungen (35 %): DD der GI-Blutung (▶ 8.1)

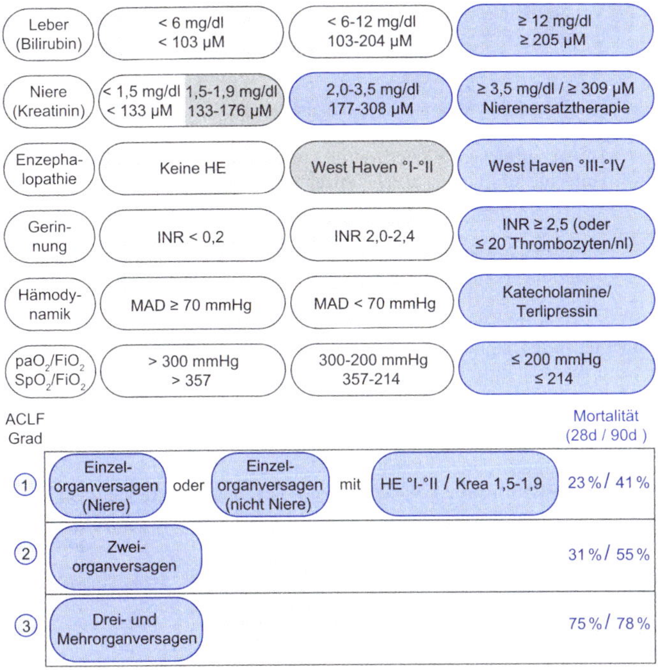

Abb. 8.3 Definition und Stadieneinteilung des ACLF anhand des hepatischen und extrahepatischen Organversagens nach EF-CLIF (European Foundation for the Study of Chronic Liver Failure). HE: hepatische Enzephalopathie [H058–006, L138]

Ätiologie

Auslöser der Akutdekompensation:

- Identifizierbar (40 %)
  - Bakterielle Infektionen (60 %)
  - Akute Alkoholhepatitis (30 %)
  - Neurotoxische Medikamente (Opiate, Benzodiazepine; 5 %)
  - Andere: Operationen, Schock, HBV-Reaktivierung, HEV-Infektion etc.
- Nicht identifiziert (60 %)

Auslöser der hepatischen Enzephalopathie:

- Bakterielle Infektionen
- Gastrointestinale Blutung
- Exsikkose
- Medikamente (Diuretika, Sedativa)

Diagnostisches Vorgehen

Anamnese und Untersuchung:

- Anamnese und Vorgeschichte:
  - Bekannte Lebererkrankung oder Risikofaktoren (Alkohol, Übergewicht, Diabetes, Drogen, sexuelles Risikoverhalten)?

8

- Vorausgegangene hepatische Dekompensation (Aszites, Varizenblutung, hepatische Enzephalopathie, Ikterus)?
- Auslösende Faktoren? (Infektion, Alkoholkonsum, Operation, Veränderungen der Medikation etc.)
- Zeichen und Symptome einer bakteriellen Infektion?
- Körperliche Untersuchung und Vitalparameter:
  - Leberhautzeichen, Hämodynamik und Volumenstatus?
  - Untersuchung auf hepatische Enzephalopathie (GCS, Orientierung. Flapping Tremor, Animal Naming Test, Fremdanamnese, Schriftprobe)? ▶ Tab. 8.7
  - Untersuchung auf Aszites (Undulationsphänomen? Wandernde Flankendämpfung?)
  - Digital-rektale Untersuchung auf Hämatochezie oder Meläna
  - Klinische Untersuchung auf potenziellen Infektionsfokus

Weiterführende Diagnostik in der ZNA:

- Labordiagnostik zur Beurteilung von Organversagen (▶ Abb. 8.3)
- Aszitespunktion zum Ausschluss SBP, bei Infektionsverdacht Blutkulturen
- Bei neu aufgetretenem Aszites: Sonografie zur Beurteilung Aszites, Lebervenen, Pfortader, Milzgröße
- Bei GI-Blutung: Kontaktaufnahme Endoskopie
- Bei Bewusstseinsstörung: Weiterführende Diagnostik, neurologisches Konsil und Bildgebung bei unklarer neurologisch-psychiatrischer Symptomatik

> ! Eine Bestimmung des Plasma-Ammoniaks sollte nicht routinemäßig erfolgen!

Risikobewertung: anhand des Typs der Akutdekompensation (Blutung, Bewusstseinsstörung oder Aszites?), des Ausmaßes des Organversagens (ACLF-Kriterien erfüllt? Schweregrad?) und etablierter Prognose-Scores (MELD-Score).

Akuttherapie

Bei **fehlenden Blutungszeichen:** keine Routine-Substitution von Gerinnungspräparaten.

Bei **symptomatischem Aszites:** therapeutische Parazentese.

Bei **GI-Blutung:**

- 2 großlumige intravenöse Zugänge, Abnahme von Kreuzblut
- Bei hämodynamischer Instabilität: Volumenersatz mittels kristalloider Lösungen, ggf. Katecholamine, Erythrozytenkonzentrate nach klinischer Einschätzung
- Bei hämodynamisch stabilen Patienten: eher restriktive Transfusionsstrategie (Ziel-Hb: 7–9 g/dl; 4,3–5,6 mmol/l)
- Bei erhöhtem Aspirationsrisiko (schwere Blutung, Hämatemesis, Enzephalopathie): endotracheale Intubation
- Antibiotische Prophylaxe bereits vor Endoskopie (z. B. mit Ceftriaxon 1–2 g i. v.)
- Bei vermuteter oberer gastrointestinaler Blutung: Protonenpumpenhemmer als Bolus (z. B. Pantoprazol 80 mg i. v.)

Tab. 8.7 Symptome und Stadieneinteilung der hepatischen Enzephalopathie (HE). West-Haven-Kriterien und ISHEN-Kriterien.

Klinische Symptome	West-Haven-Kriterien inkl. minimale HE	ISHEN-Kriterien
• Klinisch unauffällig • Psychometrische Tests erforderlich	Minimale HE	Covert (verdeckt)
• Klinisch schlecht reproduzierbar. Orientierung erhalten • Kein Flapping Tremor • Verlangsamung, Antriebsstörung, Konzentrationsschwäche, Schlafbedürfnis • Störung der Feinmotorik • Animal Naming Test oft < 15	Grad I	
• Symptome variabel aber z. T. reproduzierbar • Zeitliche Desorientierung • Müdigkeit, Lethargie, Apathie • Verwaschene Sprache • Flapping Tremor	Grad II	Overt (manifest, offensichtlich)
• Symptome meist reproduzierbar • Desorientiert zu Zeit und Ort • Starke Somnolenz oder Sopor • Unzusammenhängende Sprache, bizarres Verhalten, Aggression • Rigor, Kloni, Pyramidenbahnzeichen, Hyperreflexie	Grad III	
• Koma • Keine Reaktion auf Schmerzreize • Rigor, erloschene Muskeleigenreflexe	Grad IV	

- Bei vermuteter portal-hypertensiver Blutung:
  - Therapie mit einem Vasokonstriktor (z. B. Beginn mit Terlipressin 1–2 mg als i. v.-Bolus; **Cave:** bei QT-Zeit-Verlängerung, arterieller Stenose oder KHK)
  - Endoskopische Therapie zur Blutstillung (nach hämodynamischer Stabilisierung, spätestens nach 12 h)
  - Nach erfolgreicher endoskopischer Blutstillung präemptive frühzeitige TIPS-Anlage bei Risikopatienten diskutieren
  - Bei primärem Versagen der endoskopischen Blutstillung Anlage eines beschichteten selbstexpandierenden Stents oder Kompressionssonden (Sengstaken, Linton-Nachlas) zur Überbrückung bis zur TIPS-Anlage (Rescue-TIPS) oder chirurgisches Verfahren (Reserve)

Bei **akuter overter hepatischer Enzephalopathie:**

- Endotracheale Intubation und Beatmung bei komatösem Patienten (Grad IV, West-Haven Kriterien, ▶ Tab. 8.7) oder soporösem Patienten mit hohem Aspirationsrisiko ≥ Grad III
- Identifikation und Therapie alternativer Ursachen der Bewusstseinsstörung
- Identifikation und Therapie der zugrundeliegenden Auslöser ist essenziell (Ausgleich Volumenmangel, Blutstillung, Therapie Infektion, Ausgleich Alkalose)

- Lactulose p. o. (Beginn mit 25 ml alle 12 h) als Mittel der Wahl
- Weitere mögliche Therapieoptionen:
  - Lactulose als Einlauf (300 ml Lactulose plus 700 ml Wasser)
  - Rifaximin (2 × 550 mg p. o.; Off-Label)
  - L-Ornithin-L-Aspartat (20–40 g Tagesdosis i. v.; max. 5 g/h)
  - PEG-Lösung oral (4 l)
  - Ggf. Flumazenil bei vorheriger Benzodiazepinexposition

Disposition

- Internistische Aufnahme zur Rekompensation und Therapie eines Organversagens
- Bei schwerer hepatischer Enzephalopathie ≥ Grad III (▶ Tab. 8.7), hämodynamischer Instabilität oder ACLF Grad 2 oder 3 intensivmedizinische Überwachung

8.4 Mechanische Probleme

Martin Bürger

8.4.1 Bolus

First View

- Aphagie? Kann der Patient noch Flüssigkeiten/Speichel schlucken?
- Stattgehabte Aspiration? Sicherung der Atemwege! → Atemwegsmanagement (▶ 3.4)

Arbeitsauftrag für die Notaufnahme Notfallmäßige Einschätzung einer möglicherweise notwendigen zeitlichen Dringlichkeit einer (endoskopischen) Therapie. Frühzeitige Rücksprache mit der Gastroenterologie.

Definition Impaktion zumeist von Nahrungsmitteln, aber auch Fremdkörpern im Ösophagus mit konsekutiver (in)-kompletter Verlegung. Bei einer kompletten Obstruktion kann es zur Aspiration und bei Verschlucken von spitzen/scharfkantigen Gegenständen zu Verletzungen des Ösophagus kommen; in seltenen Fällen, zumeist bei vorerkrankten Patienten, bis zur Perforation.

Differenzialdiagnosen

Gefährliche nicht verpassen:

- Myokardinfarkt
- Aortendissektion
- Lungenembolie
- Perforation

Weitere Differenzialdiagnosen:

- (Zenker-)Divertikel
- Tumoren der Speiseröhre
- Einschluckstörung

Ätiologie

- Am häufigsten: eosinophile Ösophagitis, eine multifaktorielle, immunvermittelte und chronisch entzündliche Ösophaguserkrankung. Häufigkeitsgipfel

in der 3.–4. Lebensdekade, Männer 3× häufiger als Frauen. Prädisposition bei vorliegenden atopischen Erkrankungen.
- Andere pathologische Veränderungen des Ösophagus, die für Bolusgeschehen prädisponieren: z. B. (peptische) Strikturen, Malignome, Motilitätsstörungen, Divertikel.

Ein Bolusgeschehen muss immer endoskopisch abgeklärt werden, um maligne Erkrankungen auszuschließen und die Ätiologie zu klären!

Diagnostisches Vorgehen

Anamnese und Untersuchung:
- Anamnese zum Ereignis:
  - Wann war das Bolusgeschehen?
  - Welcher Fremdkörper? Beschaffenheit?
  - Welche Symptome? Veränderung der Symptome über die Zeit?
- Vorgeschichte:
  - Vorerkrankungen der Speiseröhre?
  - Erstmaliges Ereignis?
- Körperliche Untersuchung und Vitalparameter:
  - Hypersalivation?
  - Zeichen der stattgehabten Aspiration (pulmonale Rasselgeräusche, Sättigung, Tachypnoe)?
  - Fieber, Tachykardie, Peritonitis?
  - Hautemphysem (als Zeichen einer möglichen Ösophagusperforation)?

Weiterführende Diagnostik in der ZNA:
- **Endoskopische** Evaluation mit ggf. Bolusentfernung:
  - Innerhalb von **2–6 h** bei kompletter Okklusion des Ösophagus oder verschluckten spitzen/scharfen Gegenständen oder Batterien (falls im Ösophagus impaktiert)
  - Innerhalb **24 h** bei nicht komplett verlegtem Ösophagus (und Batterien im Magen)
- **Chirurgie:** Bei Perforation unter Berücksichtigung des endoskopischen Befundes (Verlegung in ein Zentrum mit Expertise in Ösophaguschirurgie!)
- Bei psychisch erkrankten Patienten (z. B. Borderliner) Hinzuziehen eines Psychiaters
- Bei entsprechendem klinischem Verdacht: Bei V. a. Perforation muss zusätzlich zur Endoskopie eine CT-Bildgebung schnellstmöglich erfolgen.

Eine radiologische Bildgebung ist häufig nicht weiterführend, da aufgrund der Röntgendichte Fremdkörper wie Nahrungsbolus, Fischgräten oder Hähnchenknochen, Holz, Plastik, teils auch dünne Metallobjekte nicht detektiert werden können!

Risikobewertung: Die Gefahr von Komplikationen wie einer Perforation ist nicht zu unterschätzen und mit bis zu 35 % (bei spitzen Gegenständen in der Speiseröhre) hoch!

Akuttherapie

- Nur in sehr seltenen Fällen notwendig: Sicherung der Atemwege
- Je nach Anamnese und Symptomatik endoskopische Evaluation
- Bei Perforation → Chirurgie und frühzeitige Kontaktaufnahme und Verlegung in ein Zentrum mit Expertise in Ösophaguschirurgie

Disposition Letztlich ist der endoskopische Befund und die Symptomatik des Patienten ausschlaggebend:

- Kann die Bolusimpaktion komplikationslos gelöst werden, der Patient ist beschwerdefrei und es gab im Vorfeld keine Komplikationen → ambulantes Vorgehen möglich
- Andernfalls sollte die Indikation einer 24-h-Hospitalisierung großzügig gestellt werden.

8.4.2 Säure-Laugen-Verätzungen

First View

- Patient hämodynamisch stabil? Wenn nein → Schock (▶ 5.1)
- Akutes Abdomen → Perforation?
- Atemwege gesichert? → Atemwegsmanagement (▶ 3.4)

Arbeitsauftrag für die Notaufnahme

- Zunächst müssen mögliche lebensbedrohliche Komplikationen einer Laugen- oder Säureingestion erkannt werden.
- Sind diese ausgeschlossen, folgt eine Anamnese mit Ziel der Differenzierung der eingenommenen Substanz. In der Regel kann der Patient Aussagen darüber tätigen.
- Ist die Substanz und eingenommene Menge bekannt, sollte mit der Giftnotrufzentrale eine erste Abschätzung der möglichen klinischen Relevanz vorgenommen werden.

Definition und Ätiologie Akzidentelle oder absichtliche Ingestion von lauge- oder säurehaltigen zumeist liquiden, aber auch viskösen oder festen Substanzen. Insgesamt seltenes Ereignis, bei Kindern meistens akzidentell, Erwachsene sind häufig psychiatrisch erkrankt.

Differenzialdiagnosen

Gefährliche nicht verpassen: Perforation, Aspiration.

Diagnostisches Vorgehen

Fragen zu Beginn:

- Welche Substanz wurde eingenommen? Flüssig, fest, viskös? pH?
- Ist die Menge der Substanz bekannt? Dauer des Schleimhautkontakts?
- Schluckprobleme? Bauchschmerzen?
- Kontakt Giftnotzentrale!

Anamnese und Untersuchung:

- Anamnese zum Ereignis: Siehe „Fragen zu Beginn" **und** Fremdanamnese!
- Körperliche Untersuchung und Vitalparameter: Inspektion Mund-Rachenraum, Foetor ex ore (z. B. Säuren → stechender Geruch, jedoch nicht obligat!)

Weiterführende Diagnostik in der ZNA:
- Gastroskopie zur Einordnung der Lauge- bzw. Säure-assoziierten Verletzungen
- Grunderkrankungen? Z. B. psychiatrische Erkrankung?
- Bei entsprechendem klinischem Verdacht: Akutes Abdomen? Perforation? → CT-Abdomen und chirurgische Vorstellung

(Fehlende) Mund- und Rachenverätzungen lassen keine Einschätzungen möglicher ösophagealer und/oder gastraler Schädigungen zu!

Risikobewertung: Ingestion von Säure oder Lauge kann, falls Komplikationen auftreten, lebensbedrohlich sein! Die Prognose hängt von der Art und Menge der eingenommenen Substanz ab. Häufig kommt es zu lebenslangen Beeinträchtigungen und notwendigen langwierigen medizinischen Behandlungen, beispielsweise bei Ösophagusstenosen. Zudem darf das Risiko für Spätkarzinome nicht vergessen werden.

Akuttherapie
- Sicherung der Atemwege
- Patient nüchtern lassen (mindestens 48 h)
- Gabe von PPI in doppelter Standarddosis i. v.
- Gastroskopie innerhalb von 24 h
- Bei V. a. Perforation aufgrund der klinischen Symptomatik oder Bildgebung → chirurgisches Vorgehen erforderlich

Disposition
- Nur in wenigen Fällen, bei klarer Zuordnung und ungefährlicher Menge der eingenommenen Substanz sowie fehlender Klinik, kann nach einer kurzen Beobachtungsdauer die ambulante Behandlung ausreichend sein.
- Sobald der Patient eine Symptomatik zeigt, ist eine stationäre Beobachtung angezeigt; in schweren Fällen (hier ist die gastroskopische Diagnostik wichtig) ist eine initiale intensivmedizinische Überwachung notwendig. Falls eine Perforation vorliegt, muss dies operativ versorgt werden.

8.4.3 Hernien

First View
- Akutes Abdomen?
- Hinweise auf Inkarzeration?
- Hinweise auf Ileus? → Ileus und Subileus (▶ 8.4.4)

Arbeitsauftrag für die Notaufnahme Hernien stellen ein häufiges Krankheitsbild in der Bevölkerung dar. Hier müssen eine Diagnose und Klassifikation der Hernie gestellt und daraus weitere erforderliche therapeutische Maßnahmen abgeleitet werden. Dies gilt insbesondere bei der zeitkritischen Diagnose und Therapie der inkarzerierten Hernie.

Definition Austritt von Bestandteilen des Bauchraumes über erworbene oder angeborene Bruchpforten. Die Lokalisation der Bruchpforte ist maßgeblich für die Bezeichnung der jeweiligen Hernie.

> ! Unter den Hernien sind mit 75 % die Leistenhernien am häufigsten. Leistenhernien haben eine Lebenszeitprävalenz von 3 % bei Frauen und 27 % bei Männern.

Differenzialdiagnosen

Gefährliche nicht verpassen: skrotale Pathologien (▶ 17.2) können ähnliche Symptomatik und klinische Erscheinungen wie die der Leistenhernie hervorrufen:

- Akut: z. B. Hodentorsion (zeitkritisch!) und Epididymitis
- Nicht akut: z. B. Hydrozele, Varikozele oder Hodentumoren

> Eine inkarzerierte Hernie stellt eine Notfallindikation zur sofortigen Operation dar!

Weitere Differenzialdiagnosen (v. a. für die Leistenhernien):

- Muskuloskelettale/orthopädische Beschwerden, die zu Leistenschmerzen führen (ohne sichtbare Vorwölbung in der Leistenregion).
- (Pseudo-)Aneurysma der Iliakal- oder Femoral-Arterien als Vorwölbung im Bereich der Leiste oder Beckenregion; mit Hilfe von Ultraschall gut zu unterscheiden, da pulsierend.

> Ist das (Pseuso-)Aneurysma thrombosiert, fehlt die Pulsation und die Inflammation/Infektion verursacht eine lokale Hautrötung, was eine inkarzerierte Hernie imitieren kann.

- Haut- und Weichteilerkrankungen können zu Schmerzen und Schwellung führen.

> Bei Frauen während der Schwangerschaft kann die Diagnose einer Hernie herausfordernd sein: nicht jede Leistenvorwölbung ist auch eine Hernie. Hier können, wenn auch selten, Varizen des Ligamentum teres uteri leicht mit einem Leistenbruch verwechselt werden!

Ätiologie Kommt es im Bauchraum zu einer Druckerhöhung (beispielsweise durch Bauchpresse bei schwerer körperlicher Arbeit, Husten, Niesen, Pressen beim Stuhlgang etc.), werden die Bauchorgane gegen die Bauchwand gepresst. Sind dort erworbene oder angeborene Bruchpforten, können durch diese potenziellen Schwachstellen/Lücken Organe hineingedrückt werden.

Diagnostisches Vorgehen

Fragen zu Beginn:

- Erstmaliges Geschehen oder „bekanntes Problem"?
- Stuhlverhalt/Erbrechen (als Hinweis für möglichen Passagestopp)?

Anamnese und Untersuchung:

- Anamnese zum Ereignis: Ereignis erinnerlich (z. B. nach Husten, Pressen etc.)? Relevante Risikovorerkrankungen:
  - Akute oder chronische abdominale Druckerhöhung (Aszites, Schwangerschaft, Husten bei z. B. COPD, abdominales Pressen bei Harnverhalt/Obstipation)
  - Familiäre Prädisposition
  - Nikotinabusus
  - Reduzierter Body-Mass-Index
  - Bindegewebsschwäche (höheres Lebensalter, Untergewicht, Vor-OP etc.)
- Vorgeschichte:
  - Vor-OP?
  - Narben?
  - Z. n. Hernien/Rezidiv?
- Körperliche Untersuchung und Vitalparameter:
  - Zumeist sind Hernien nach gründlicher Anamnese, Inspektion und Palpation klinisch diagnostizierbar. Dies kann je nach Lokalisation als Vorwölbung sicht- und tastbar sein; dies ist aber nicht obligat!
  - Reponible Vorwölbung? → eindeutiges Indiz für Hernie
  - Auskultation Darmgeräusche!
  - Ggf. Diaphanoskopie (Skrotalhernie/Hydrozele)
  - Hinweise auf mögliche Inkarzeration (häufig ausgeprägte Schmerzen, akutes Auftreten, Zeichen des Darmverschlusses)?

Weiterführende Diagnostik in der ZNA:

- Abdomensonografie kann (bei unklaren Befunden) oftmals behilflich sein
- Bei entsprechendem klinischem Verdacht: CT-Abdomen mit Kontrastmittel/MRT je nach Verfügbarkeit

Risikobewertung: Häufiges Krankheitsbild, welches nach klarer Diagnose und Ausschluss Inkarzeration ambulant behandelt und elektiv zur operativen Versorgung geplant werden kann. Immer Viszeralchirurgie konsultieren!

Akuttherapie Indikation zur notfallmäßigen operativen Versorgung bei Inkarzeration.

Disposition Hernien sind ein wichtiges und großes Thema, daher muss bei akuten abdominalen Symptomen immer die Konsultation eines Chirurgen erfolgen und an eine mögliche Herniensymptomatik gedacht werden. Handelt es sich nicht um eine Notfallsituation (wie beispielsweise eine inkarzerierte Hernie), so können elektive (ambulante) Operationen geplant werden.

8.4.4 Ileus und Subileus

First View

- Kreislauf stabil? Akutes Abdomen (Perforation?)? Wenn kreislaufinstabil → Schock (▶ 5.1)
- Atemwege gesichert bei (stuhligem) Erbrechen? → Atemwegsmanagement (▶ 3.4)

Arbeitsauftrag für die Notaufnahme

- Rasche Diagnose und Klassifikation der Ursache des (Sub-)Ileus: oft nicht einfach, aber essenziell für die weiterführenden Therapieansätze.
- Initial rasche Volumensubstitution und Therapie möglicher Elektrolytentgleisungen.
- Bei (stuhligem) Erbrechen eine Magensonde anlegen.
- Zeitnah sollten Gastroenterologie und Viszeralchirurgie gemeinsam die weiteren Maßnahmen auf Grundlage der möglicherweise vorhandenen Krankheitshistorie/Vorerkrankungen und aktuellen Befunde besprechen.

Definition Ileus bezeichnet einen Darmverschluss mit konsekutiver Unterbrechung/Aufhebung der Nahrungsbreipassage. Ist dieser Verschluss (klinisch) noch nicht vollständig entwickelt, wird dies als Subileus bezeichnet. Die Unterscheidung beruht auf der individuellen ärztlichen Einschätzung, ohne dass klare Kriterien dafür existieren. Die Differenzierung hat jedoch weitreichende klinische Konsequenzen im Sinne der weiteren Therapie.

Differenzialdiagnosen

Gefährliche nicht verpassen: Mesenteriale Ischämie.

Besteht auch nur der geringste Verdacht einer Mesenterialischämie, muss umgehend ein CT-Abdomen mit Kontrastmittel erfolgen!

Weitere Differenzialdiagnosen:

- Alle DD des akuten Abdomens/Bauchschmerzen (▶ 5.6)
- Pseudoobstruktionen (z. B. Ogilvie-Syndrom)
- Toxisches Megakolon

8

Ätiologie Ein Ileus ist eine Störung der normalen propulsiven Fähigkeit des Darmes. Er kann durch mangelnde Peristaltik oder durch mechanische Obstruktion verursacht werden.

- Ursachen des mechanischen Ileus, z. B.:
  - Briden (am häufigsten)
  - Darmtumoren
  - Stenosen bei Morbus Crohn
  - Fremdkörper, Kotsteine, Bezoare etc.
- Ursachen des paralytischen Ileus, z. B.:
  - Darmischämie bei Mesenterialinfarkt
  - Vergiftungen (Urämie, Opiatintoxikation)
  - Peritonitis (bei Perforation, akuter Pankreatitis, postoperativ nach Abdomen-OP)
  - Reflektorischer Ileus bei z. B. Koliken

> ! Der Passagestopp ist in 80 % im Bereich des Dünndarms lokalisiert, meistens verursacht durch Briden, 20 % betreffen das Kolon, zumeist durch Malignome ausgelöst. Die Symptomatik bedingt sich durch die Lokalisation des Passagestopps!

Diagnostisches Vorgehen

Fragen zu Beginn:

- Abdominale Voroperationen?
- Vorhandene Voruntersuchungen/Vorbefunde:
  - Koloskopie (Polypen/Karzinom)?
  - Divertikulitiden (mögliche Stenosen)?
  - Obstipationsneigung?
  - Blut im Stuhl (Tumor, Mesenterialischämie, Invagination)
- Risikofaktoren einer Mesenterialischämie:
  - Vorhofflimmern
  - Hohes Alter (bei > 70 J. → 10 % ischämische Ileus-Ursache)
  - Atherosklerotische Vorerkrankungen (KHK, pAVK etc.)
  - Herzinsuffizienz

> Jeder mechanische Ileus entwickelt sich früher oder später zu einem paralytischen Ileus: daher müssen auch dann die DD des mechanischen Ileus bedacht werden!

Anamnese und Untersuchung:

- Anamnese zum Ereignis:
  - Zeitpunkt der ersten Symptome
  - Erbrechen (stuhlig)?
  - Seit wann Stuhlverhalt? Gehen (noch) Winde ab?
- Vorgeschichte (siehe auch „Fragen zu Beginn"):
  - Z. n. (Sub-) Ileus? Vor-OPs (auch an gynäkologische Vor-OPs denken)
  - Vorerkrankungen (z. B. Stenosen bei Morbus Crohn?)?
- Körperliche Untersuchung und Vitalparameter:
  - Auskultation der Lunge → Aspiration?
  - Auskultation des Abdomens: Darmgeräusche hörbar? Ubiquitär? Hochgestellt? Metallisch klingend? Nicht vorhanden?
  - Abdomen: Weich? Abwehrspannung? Gebläht?

Weiterführende Diagnostik in der ZNA:

- Abdomensonografie: damit kann häufig schon die Diagnose Ileus gestellt werden. Zumeist muss zur weiteren Differenzierung und ätiologischen Abklärung eine Schnittbildgebung erfolgen.
- Bei entsprechendem klinischem Verdacht:
  - CT-Abdomen mit Kontrastmittel
  - Interdisziplinäre Besprechung und Therapieplanung durch Gastroenterologie und Viszeralchirurgie auf Grundlage der aktuellen Bildgebung **und** der Vorerkrankungen des Patienten.

Steht der Verdacht eines Ileus im Raum, darf man sich nicht nur auf die klinisch-körperliche Untersuchung verlassen: Die computertomografische Bildgebung des Abdomens ist der Goldstandard in der Diagnostik!

Risikobewertung: Ein Ileus ist mit einer hohen Mortalität und Morbidität verbunden. Beim mechanischen Ileus liegt die Letalität bei ca. 5–25 %, v. a. bei älteren Patienten nach Notfall-OP aufgrund onkologischer Ursachen.

Akuttherapie

- Volumentherapie → Ausgleich E'lyte/exsikkierte Patienten
- Analgesie → nach klinischer Untersuchung
- **Verzicht** auf Vagolytika!
- Anlage Magensonde → bei (stuhligem) Erbrechen oder Hinweisen auf möglichen Benefit bzgl. gastrointestinaler Dekompression
- Frühzeitige Antibiose → falls klinische oder laborchemische Zeichen für Infekt/Sepsis bestehen

Disposition Die Diagnose des (Sub-)Ileus kann vielfältiger Genese sein. Zudem bestimmt die zugrundeliegende Ursache die weitere Therapie. Daher ist es wichtig, die Patienten interdisziplinär mit erfahrenen Viszeralchirurgen und ggf. Gastroenterologen zu besprechen. Nach Komplettierung der initialen Versorgung und Diagnostik muss dann ein Therapiekonzept festgelegt werden: Besteht keine absolute Indikation zur OP (Strangulation/Ischämie/vollständiger Passagestopp) und es fehlen klinische Zeichen eines akuten Abdomens, kann auch eine initial konservative Therapie unter strenger stationärer Überwachung begonnen werden.

9 Säure-Basen-Homöostase und Elektrolythaushalt

Sebastian Nemetz

9.1 Störungen des Säure-Basen-Haushalts 244
9.1.1 Azidose 244
9.1.2 Alkalose 247

9.2 Elektrolyt-Störungen 249
9.2.1 Kalium 249
9.2.2 Natrium 253
9.2.3 Kalzium 256
9.2.4 Magnesium 259

9.1 Störungen des Säure-Basen-Haushalts

9.1.1 Azidose

First View
- Tachypnoe/Hyperventilation? → Wenn ja, metabolische Ursache in Betracht ziehen
- Respiratorische Insuffizienz? → Auswirkungen auf Säure-Basen-Haushalt beachten!
- BGA als POC-Test rasch durchführen

Arbeitsauftrag für die Notaufnahme Bei anamnestischen Hinweisen auf Funktionsstörungen der für die Säure-Basen-Homöostase wichtigen Organe (Nieren, Lungen, Leber) oder auf Verluste von Basen bzw. Akkumulation von Säuren (z. B. Erbrechen, Diarrhö, Intoxikationen), muss anhand der BGA und weiterer Laborparameter eine Azidose identifiziert und zwischen metabolischer und respiratorischer Genese unterschieden werden, um die entsprechende Therapie einzuleiten.

Definition Eine Azidose ist jeder Zustand, der eine Erhöhung der H^+-Konzentration zur Folge hat, unabhängig davon, ob durch Zunahme der endogenen Produktion, Abnahme der Exkretion, reduzierte Pufferkapazität oder exogene Zufuhr. Ab einem pH < 7,35 besteht eine Azotämie.

Differenzialdiagnosen

Gefährliche nicht verpassen:
- Respiratorische Azidose
- Akutes Nierenversagen
- Diabetische Ketoazidose
- Alkoholische Ketoazidose
- Addison-Krise
- Intoxikationen (Kohlenstoffmonoxid, Methanol, Ethylenglykol, Isopropanol, Salizylate)
- Laktatazidose Typ A

Weitere Differenzialdiagnosen:
- Laktatazidose Typ B
- Renal tubuläre Azidose

Ätiologie (▸ Abb. 9.1)

Respiratorische Azidose:
- Chronisch obstruktive Lungenerkrankung
- Obesitas-Hypoventilations-Syndrom
- Schädel-Hirn-Trauma
- Thoraxtrauma
- Sedierung

Metabolische Azidose mit verbreiterter Anionenlücke (Akkumulation von Säuren):
- Nierenversagen
- Ketoazidose (diabetische, alkoholische, Hungerazidose)
- Toxine

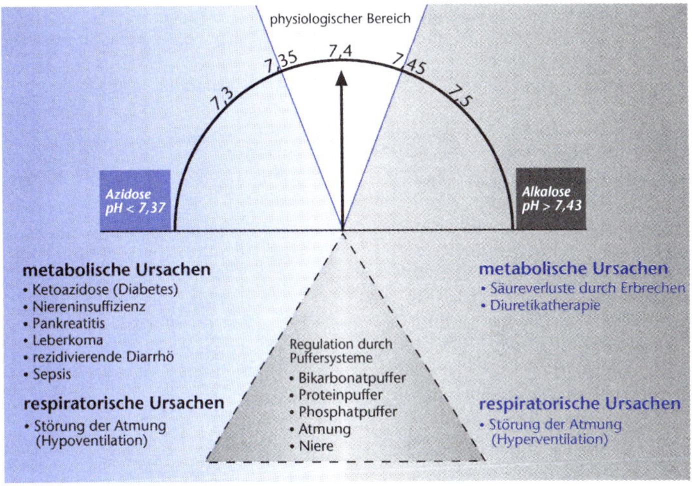

Abb. 9.1 Ursachen von Azidosen und Alkalosen [L136]

- Laktatazidose Typ A (systemische oder lokale Hypoxie)
  - Schock
  - Sepsis
  - Akute Herzinsuffizienz
  - Mesenteriale Ischämie
- Laktatazidose Typ B (Störung des Laktatmetabolismus): akutes Leberversagen

Metabolische Azidose mit normaler Anionenlücke (Verlust von Basen):
- Addison-Krise
- Renal-tubuläre Azidose
- Diarrhö

Diagnostisches Vorgehen

Fragen zu Beginn:
- Besteht eine höhergradige respiratorische Azidose mit Indikation zur Beatmungstherapie?
- Liegt der Azidose ein Schock zugrunde?

Anamnese und Untersuchung:
- Anamnese zum Ereignis:
  - Hat der Patient mehrfach erbrochen oder Durchfälle?
  - Besteht Luftnot?
  - Sind Änderungen der Miktionsfrequenz, der Urinmenge und -farbe aufgetreten?
  - Kam es zur Ingestion von Methanol, Ethylenglykol, Isopropanol oder Salizylaten?
- Vorgeschichte:
  - Herzerkrankungen?
  - Nierenerkrankungen?
  - Lebererkrankungen?
  - Diabetes mellitus (ggf. mit Metformintherapie)?

- Körperliche Untersuchung und Vitalparameter:
  - Atemfrequenz und -muster (Hypopnoe, Hyperpnoe, Kussmaulatmung?)
  - Blutzuckerspiegel

Bei entsprechendem klinischem Verdacht: Klinische Evaluation (siehe Kasten).

Klinische Evaluation einer Azidose

1. Ist der pH < 7,35? Wenn der pH < 7,35 ist, besteht eine Azotämie → weiter mit Schritt 2. Wenn der pH normwertig ist, aber $cHCO_3^-$ und/oder pCO_2 pathologisch sind, erwäge eine gemischte Säure-Base-Störung.

2. Azotämie. Die Ursache der Azotämie kann durch Bestimmung von $cHCO_3^-$ und pCO_2 bestimmt werden.

- Wenn $cHCO_3^-$ erniedrigt ist (< 22 mEq/l) → weiter zu Schritt 3.
- Wenn pCO_2 erhöht (und $cHCO_3^-$ normwertig) ist → weiter zu Schritt 4.

3. Metabolische Azidose

- Wenn $cHCO_3^-$ erniedrigt ist, besteht eine metabolische Azidose und die Anionenlücke sollte bestimmt werden.
- Berechne die Anionenlücke: $AL = cNa^+ - (cHCO_3^- + cCl^-)$
  - Ist die Anionenlücke > 12, besteht eine metabolische Azidose mit vergrößerter Anionenlücke und die Höhe der Abweichung sollte mit der Höhe der Abweichung der $cHCO_3^-$ verglichen werden, um weitere Störungen des Säure-Basen-Haushalts zu identifizieren.
  - Ist die Anionenlücke ≤ 12 besteht eine metabolische Azidose mit normaler Anionenlücke, meistens im Rahmen einer Hyperchlorämie.

Bewertung:

- Wenn der Anstieg der Anionenlücke dem Absinken der $cHCO_3^-$ entspricht, besteht eine reine metabolische Azidose.
- Wenn die Anionenlücke stärker ausgeprägt ist als das Absinken der $cHCO_3^-$, besteht zusätzlich eine metabolische Alkalose.
- Wenn der Anstieg der Anionenlücke schwächer ausgeprägt ist als das Absinken der $cHCO_3^-$, besteht zusätzlich eine metabolische Azidose mit normaler Anionenlücke.

In diesem Schritt erfolgt die Bestimmung der respiratorischen Antwort: Die zu erwartende respiratorische Kompensation ist 1:1, d. h. der pCO_2 sinkt um 1 mmHg pro Absinken der $cHCO_3^-$ um 1 mEq/l.

- Entspricht der gemessene pCO_2 dem erwarteten pCO_2, ist die respiratorische Kompensation adäquat, der pH-Wert wird jedoch nicht normal werden.
- Ist der gemessene pCO_2 höher als erwartet, besteht eine konkomitierende respiratorische Azidose.
- Ist der gemessene pCO_2 niedriger als erwartet, besteht eine konkomitierende respiratorische Alkalose.

4. Respiratorische Azidose: Ist der pCO_2 erhöht, ist die primäre Störung eine respiratorische Azidose.

Im nächsten Schritt wird festgelegt, ob eine akute oder chronische respiratorische Azidose vorliegt. Subtrahiere den gemessenen pH von 7,35 und teile das Hundertfache des Ergebnisses durch die Differenz zwischen dem gemessenen pCO_2 und dem oberen Grenzwert (arteriell 48 mmHg, venös 50 mmHg):

7,35 – gemessener pH = Z

pCO_2 gemessen -50/Z × 100 = Quotient

9

- Ein Quotient von 0,8 weist auf eine akute Störung hin.
- Ein Quotient von 0,33 weist auf eine chronische Störung hin.
- Ein Quotient zwischen 0,33 und 0,8 weist auf eine akute Exazerbation einer chronischen Störung oder eine konkomitierende metabolische Azidose ($cHCO_3^-$ erniedrigt).
- Ein Quotient < 0,33 weist auf eine konkomitierende metabolische Alkalose hin.

Akuttherapie

- Die Therapie der metabolischen Azidose richtet sich nach der zugrunde liegenden Erkrankung, relevant ist außerdem, ob zusätzlich eine respiratorische Azidose vorliegt, da deren Behandlung vorrangig ist.
- Die Gabe von Bikarbonat setzt große Mengen CO_2 frei und kann bei respiratorisch bereits kompromittierten Patienten eine respiratorische Azidose verursachen.

Potenzielle Indikationen für die Gabe von Natrium-Bikarbonat

- Stark erniedrigter Bikarbonat-Spiegel (< 4 mEq/l)
- Ausgeprägte Azotämie (pH < 7,00–7,15) bei Patienten mit verbreiterter Anionenlücke und Schockzeichen, die nicht auf supportive Therapie wie Volumengabe und respiratorische Unterstützung ansprechen
- Schwere hyperchlorämische Azidose

- Dosierung Bikarbonat: 0,5 mEq/kg KG pro gewünschtem mEq/l-Anstieg der $cHCO_3^-$, Ziel ist eine $cHCO_3^-$ > 8 mEq/l.
- Die Therapie der respiratorischen Azidose richtet sich ebenfalls nach der Grunderkrankung. Zusätzlich zur pharmakologischen Akuttherapie einer COPD (▶ 6.4) ist häufig eine nichtinvasive Beatmung (▶ 3.5) oder endotracheale Intubation (▶ 3.4.3) notwendig.

Disposition Über die Indikation zur stationären Aufnahme bzw. Verlegung auf eine Überwachungseinheit entscheidet die Grunderkrankung bzw. deren Schwere.

9.1.2 Alkalose

First View

- Unterscheidung in respiratorische oder metabolische Genese als erster Schritt
- Alkalose ist immer Ausdruck einer zugrundeliegenden Erkrankung

Arbeitsauftrag für die Notaufnahme Eine Alkalose ist meistens ein Zufallsbefund, der während der Interpretation der BGA auffällt. Nachdem eine Alkalose festgestellt wurde, muss zwischen metabolischer und respiratorischer Genese unterschieden werden und die weiteren diagnostischen und therapeutischen Schritte müssen eingeleitet werden.

Definition Eine Alkalose ist jeder Zustand, der eine Erniedrigung der H^+-Konzentration zur Folge hat, sei es durch Verlust von Säuren, Anstieg der Bikarbonatkonzentration oder eine erhöhte Atemtätigkeit. Ab einem pH >7,45 besteht eine Alkalämie.

Differenzialdiagnosen

Gefährliche nicht verpassen: Morbus Cushing

Weitere Differenzialdiagnosen:

- Gastrointestinale Säureverluste (Erbrechen, Magensonde)
- Kontraktionsalkalose durch Diuretikatherapie
- Hyperventilationssyndrom

Ätiologie

- Eine metabolische Alkalose ist entweder die Folge von Säureverlusten (z. B. Erbrechen mit Verlust von Salzsäure) oder einer erhöhten Bikarbonatkonzentration (▶ Abb. 9.1).
- Eine respiratorische Alkalose ist die Folge einer alveolären Hyperventilation (▶ Abb. 9.1), hier wird vermehrt CO_2 abgeatmet und die Bikarbonatkonzentration steigt.

Diagnostisches Vorgehen

Fragen zu Beginn: Hyperventilation?

Anamnese und Untersuchung:

- Hinweise auf Verlust von Säuren:
  - Erbrechen
  - Magensonde
- Medikamentenanamnese:
  - Einnahme von Diuretika
  - Einnahme von Salizylaten (direkte Stimulation von Chemorezeptoren)
  - Einnahme von Glukokortikoiden
- Ernährung mit Sondenkost (hoher Bikarbonatgehalt)
- Schwindel, Luftnot, (periorale) Kribbelparästhesien, Karpopedalspasmen
- Panik, Angstzustände
- Körperliche Untersuchung:
  - Atemfrequenz
  - Untersuchung des extrazellulären Volumenstatus
  - Hautturgor, trockene oder feuchte Schleimhäute?

Weiterführende Diagnostik in der ZNA:

- Serumelektrolyte
- Urinstatus
- Elektrolyte im Urin

Akuttherapie

- Antiemetische Therapie bei Erbrechen, um den Salzsäureverlust zu stoppen.
- Eine respiratorische Alkalose durch falsche Respiratoreinstellungen sollte durch entsprechende Reduktion des Atemminutenvolumens korrigiert werden.
- Das Hyperventilationssyndrom sollte primär durch Zuwendung, Downtalking und Rückatmung behandelt werden. Eine Anxiolyse durch Benzodiazepine sollte seltenen Ausnahmefällen vorbehalten bleiben. Die Patienten sind über die gutartige Natur der Beschwerden aufzuklären.

Disposition Selten stellt eine metabolische Alkalose für sich gesehen eine Aufnahmeindikation dar.

9.2 Elektrolytstörungen

9.2.1 Kalium

First View

- Symptomatische Patienten mit typischen EKG-Veränderungen (▸ Abb. 9.2, ▸ Abb. 9.3) schon vor Erhalt der Elektrolyte auf Verdacht behandeln
- Elektrolytstörung kann Ursache der zur Vorstellung führenden Beschwerden sein oder Zufallsbefund

Arbeitsauftrag für die Notaufnahme Störungen des Kaliumhaushaltes müssen unabhängig davon, ob sie symptomatisch sind oder ein Zufallsbefund sind, gewürdigt werden. Die entsprechenden diagnostischen und therapeutischen Schritte müssen eingeleitet werden.

Definition

- Hypokaliämie: < 3,5 mmol, schwer < 2,5 mmol/l
- Hyperkaliämie: > 5,5 mmol, schwer > 6,5 mmol/l

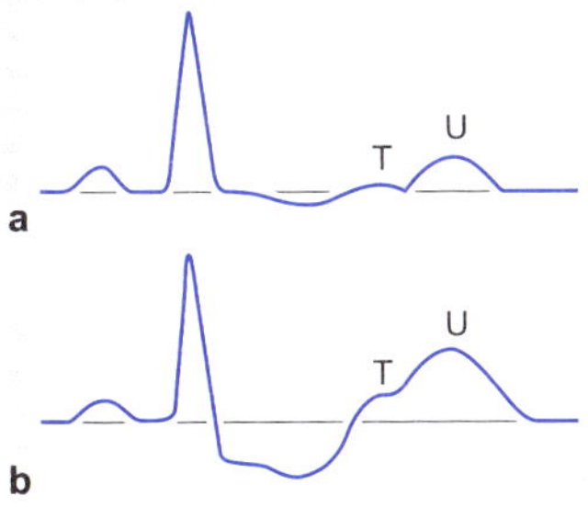

Abb. 9.2 EKG bei Hypokaliämie. a) Leichte Hypokaliämie: Serumkalium 2,5–3,5 mmol/l; geringe ST-Strecken-Senkung, biphasisches bzw. leicht negatives T, U deutlich positiv, QT normal. b) EKG bei erheblicher Hypokaliämie: Serumkalium < 2,5 mmol/l; deutliche ST-Strecken-Senkung, biphasisches T (evtl. negativ), positives U, TU-Verschmelzung, QT-Zeit verlängert oder Pseudo-QT-Verlängerung durch Verschmelzung von T- und U-Welle [L126]

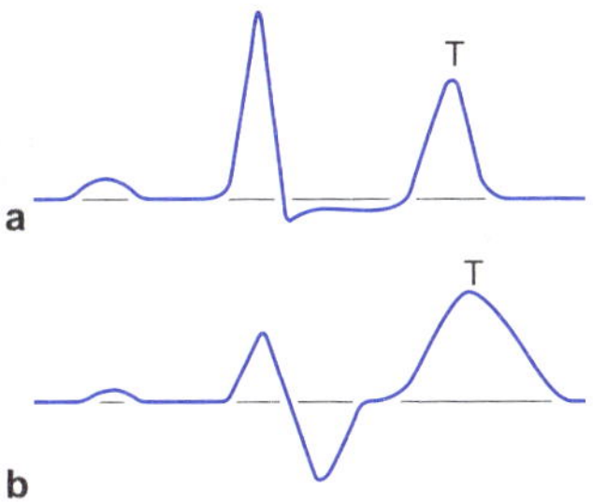

Abb. 9.3 EKG bei Hyperkaliämie. a) Leichte Hyperkaliämie: Serumkalium 5–6,5 mmol/l; ST evtl. leicht gesenkt, schmales und hochpositives T, QT normal, flaches P, verlängertes PQ. b) Erhebliche Hyperkaliämie: Serumkalium > 6,5 mmol/l; QRS breit, plumpes S, T hoch und breit, QT verlängert, Herzrhythmusstörungen [L126]

Hypokaliämie

Ätiologie

▶ Tab. 9.1.

Diagnostisches Vorgehen

Fragen zu Beginn: Ist die Hypokaliämie ursächlich für die zur Vorstellung führenden Beschwerden oder handelt es sich um einen Zufallsbefund?

Anamnese und Untersuchung:

- Anamnese zum Ereignis:
  - Medikamentenanamnese (insbes. Diuretika, Betamimetika, Insulin)
  - Erbrechen, Durchfall
- Vorgeschichte: Renale und endokrinologische Grunderkrankungen
- Körperliche Untersuchung (insbes. Herzgeräusche!) und Vitalparameter:
  - Arrhythmische Herztöne, Bradykardie, Tachykardie
  - Hyporeflexie
  - Lähmungen
  - Krämpfe

Weiterführende Diagnostik in der ZNA:

- 12-Kanal-EKG (QT-Zeit-Verlängerung, T-Wellen-Abflachung, U-Welle, Vorhofflimmern, ventrikuläre Tachykardie, Torsade-de-pointes-Tachykardie), ▶ Abb. 9.2
- Nierenwerte und weitere Elektrolyte (insbes. Hypomagnesiämie, ▶ 9.2.4, tritt häufig begleitend auf)
- Bei entsprechendem klinischem Verdacht:
  - Blutgasanalyse bei V. a. metabolische Alkalose
  - K^+ im Spoturin, wenn die Ursache nicht aus der Anamnese hervorgeht (Urin-K^+ > 20 mmol/l weist auf renalen Verlust hin)

Risikobewertung: Die klinischen Manifestationen einer Hypokaliämie resultieren aus Veränderungen des Membranpotenzials und betreffen fast jedes Organsystem. Das Hauptaugenmerk liegt auf dem Erkennen und der Therapie potenziell lebensbedrohlicher Arrhythmien.

Tab. 9.1 Ätiologie der Hypokaliämie (Auswahl)

Mechanismus	Beispiele
Shifting von extra- nach intrazellulär	• Alkalose • Insulintherapie (z. B.Behandlung der diabetischen Ketoazidose) • Therapie mit Betamimetika oder übermäßiger Gebrauch
Verminderte Aufnahme	• Mangelernährung • Alkoholismus • Essstörungen
Renale Verluste	• Diuretikatherapie • Hyperaldosteronismus • Postobstruktive Polyurie
Extrarenale Verluste	• Erbrechen • Diarrhö

Akuttherapie

- Kontinuierliche EKG-Überwachung
- Stabile Patienten mit mäßiger Hypokaliämie (> 3 mmol/l) werden oral substituiert (Kalium-Brause 40–120 mmol/d, entspr. 1–3 Tabl.)
- Wenn K^+ < 3 mmol/l **zusätzlich** parenterale Substitution. Da Kalium stark venenreizend ist, muss auf ein eine adäquate Verdünnung geachtet werden (z. B. 20 mmol Kaliumchlorid in 500 ml Vollelektrolytlösung über 2 h, bei Bedarf parallele Infusion einer zweiten Infusionslösung über einen weiteren i. v. Zugang)
- Bei schwerer Hypokaliämie parenterale Substitution von Kaliumchlorid über einen ZVK (maximale Flussrate 20 mmol/h)
- Bei begleitender Hypomagnesiämie Substitution, ▶ 9.2.4

Disposition

- Patienten mit mäßiger Hypokaliämie können nach Hause entlassen werden. Kaliumreiche Diät (Früchte, Trockenfrüchte, Nüsse, Gemüse und Fleisch) verordnen. Behandlung der zugrundeliegenden Ursache.
- Patienten mit schweren Symptomen oder QT-Zeit-Verlängerung in einer Monitoreinheit überwachen.

Hyperkaliämie

Ätiologie ▶ Tab. 9.2

! Eine häufige Ursache für eine Hyperkaliämie ist eine Hämolyse durch zu lange Venenstauung während der Blutentnahme. Eine unerwartete Hyperkaliämie daher kontrollieren.

Diagnostisches Vorgehen

Fragen zu Beginn: Besteht eine lebensbedrohliche Hyperkaliämie, die eine sofortige medikamentöse Intervention erfordert?

Anamnese und Untersuchung:

- Anamnese zum Ereignis:
  - Muskuläre Schwäche
  - Übelkeit, Erbrechen, Durchfälle

Tab. 9.2 Ätiologie Hyperkaliämie (Auswahl)

Mechanismus	Beispiele
Shift von intra- nach extrazellulär	• Azidose • Hämolyse
Kaliumüberladung	• Rhabdomyolyse • Tumorlyse-Syndrom • Transfusion alter Erythrozytenkonzentrate
Eingeschränkte Kaliumausscheidung	• Niereninsuffizienz • Nebennierenrindeninsuffizienz • Kaliumsparende Diuretika • ACE-Hemmer • AT-II-Antagonisten • NSAR

  - Aktuelle Chemotherapie
  - Neue Medikamente
  - Dialysepatient
- Vorgeschichte:
  - Nierenerkrankungen
  - Obstruktive Blasenentleerungsstörungen
- Körperliche Untersuchung (insbes. Herzgeräusche!) und Vitalparameter: Reflexstatus
- EKG:
  - Jeder Patient mit V. a. Hyperkaliämie muss umgehend ein EKG erhalten
  - EKG-Veränderungen (▶ Abb. 9.3) treten erst ab einem Kaliumspiegel >6 mmol/l auf und korrelieren grob mit dem Schweregrad der Hyperkaliämie, ▶ Tab. 9.3

Weiterführende Diagnostik in der ZNA:
- Nierenwerte und weitere Elektrolyte
- Blutgasanalyse zum Ausschluss einer metabolischen Azidose
- K^+ im Spoturin, wenn die Ursache nicht aus der Anamnese hervorgeht (Urin-K^+ >20 mmol/l weist auf extrarenale Genese hin, Urin-K^+ <20 mmol/l auf renale Genese)

Risikobewertung: Genau wie bei der Hypokaliämie liegt das Hauptaugenmerk auf potenziell letalen Arrhythmien. Sollten sich typische EKG-Veränderungen bei symptomatischen Patienten oder Risikopatienten (z. B. Dialysepatienten) zeigen, ist – auch **vor Erhalt** der Elektrolyte – eine unmittelbare Notfalltherapie zu beginnen.

Akuttherapie ▶ Tab. 9.4
- Flüssigkeitsgabe erhöht die renale Kaliumexkretion durch Erhöhung der Diurese.
- Bei der Therapie sollten verminderte Kaliumaufnahme, erhöhte Kaliumausscheidung und Shifting von extra- nach intrazellulär nach Möglichkeit kombiniert werden.
- Absetzen von Medikamenten, die den Kaliumspiegel direkt (oder indirekt durch Nephrotoxizität) erhöhen (ACE-Hemmer, Aldosteronantagonisten, AT-Rezeptor-Blocker, NSAR, Antibiotika)
- Dialyse vor allem bei oligurischen Patienten in Betracht ziehen.
- Kalziumglukonat ist bei Patienten mit Digitalistherapie kontraindiziert. Wahrscheinlich sind die Bedenken historisch, daher ist es auch möglich, Kalziumglukonat in diesen Fällen zu geben. Es kann die simultane Gabe von Digitalis-Antidot erfolgen.

Tab. 9.3 EKG-Veränderungen bei Hyperkaliämie

Kaliumspiegel (mmol/l)	EKG-Veränderungen
5,5–6,5	Symmetrische, überhöhte T-Welle
6,5–7,0	Verlängerung des PR-Intervalls, Abflachung der P-Welle
7,5–9,0	Bradykarde Rhythmusstörungen: Sinusbradykardie, Bradyarrhythmia absoluta, AV-Blöcke I.–III. Grades, Schenkelblöcke, QRS-Verbreiterung mit bizarrer Morphologie
>9,0	Sinusoide QRS-Komplexe, Asystolie, Kammerflimmern

Tab. 9.4 Akuttherapie der Hyperkaliämie

Schweregrad	Therapie
Geringgradige Hyperkaliämie	• Calciumpolystyrolsulfat 15 g per os • Furosemid 40–80 mg iv.
Mäßiggradige Hyperkaliämie	Zusätzlich: • 20 IE kurzwirksames Insulin in 200 ml Glukose 20 % i. v.
Schwere Hyperkaliämie	Zusätzlich: • Salbutamol **10 mg** per inhalationem • Natriumhydrogenkarbonat 100 mmol (nur bei metabolischer Azidose)
Schwere Hyperkaliämie mit typischen EKG-Veränderungen	Zusätzlich: • 20 ml Kalziumglukonat 10 % iv.

Disposition Patienten mit geringer Hyperkaliämie können bei Sicherstellung des ambulanten Follow-ups nach Hause entlassen werden. Je höher der Kaliumwert bei Vorstellung, desto enger ist die Indikation zur intensivmedizinischen Überwachung zu stellen.

9.2.2 Natrium

First View
Hypertone NaCl-Lösung ist Hyponatriämien mit schweren Symptomen vorbehalten.

Arbeitsauftrag für die Notaufnahme Störungen des Natriumhaushaltes erkennen und in den klinischen Kontext einordnen, Volumenstatus bestimmen und entsprechende Therapie einleiten.

Definition

- Hyponatriämie: (Na+ < 135 mmol/l)
- Hypernatriämie: (Na+ > 145 mmol/l)

Hyponatriämie

Ätiologie Viele verschiedene Ursachen möglich (▸ Abb. 9.4).

Diagnostisches Vorgehen

Fragen zu Beginn: Besteht ein akut behandlungsbedürftiges Krankheitsbild mit Notwendigkeit der unmittelbaren Gabe von hypertoner Kochsalzlösung?

Anamnese und Untersuchung:

- Anamnese zum Ereignis:
  - Übelkeit und Erbrechen, Durchfälle, Polydipsie, ausgeprägter Bierkonsum
  - Zeichen einer moderaten Hyponatriämie: Verwirrtheit, Kopfschmerzen, Übelkeit, Agitiertheit
  - Zeichen einer schweren Hyponatriämie: therapierefraktäres Erbrechen, Krampfanfälle, Koma, Atemstillstand durch Hirnödem mit Einklemmung

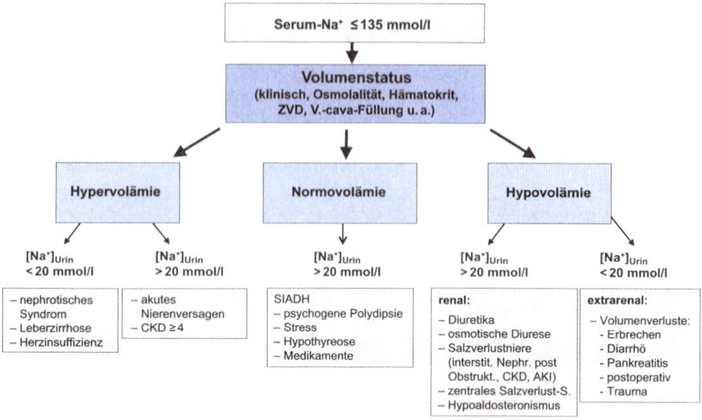

Abb. 9.4 Analyse einer Hyponatriämie anhand des Volumenstatus und der renalen Na^+-Ausscheidung (adaptiert nach Kettritz, Luft, Nephrologie, Thieme Verlag, 2016). ZVD: zentraler Venendruck; SIADH: Syndrom der inadäquaten ADH-Sekretion; CKD: chronische Nierenerkrankung; AKI: akute Nierenschädigung [H277–001]

- Vorgeschichte: Herzinsuffizienz, Leberzirrhose, Niereninsuffizienz, Morbus Addison
- Körperliche Untersuchung und Vitalparameter:
  - Erhöhtes extrazelluläres Volumen? (Ödembildung, Anasarka, Aszites)
  - Erniedrigtes extrazelluläres Volumen (EZV)? (halonierte Augen, trockene Zunge und Mundschleimhaut, stehende Hautfalten)
  - Reflexstatus (Areflexie bei moderater bis schwerer Hyponatriämie)

Weiterführende Diagnostik in der ZNA:

- TSH, kleines Routinelabor inkl. Nierenwerte und weiterer E'lyte
- Bestimmung von Na^+ im Spoturin (eingeschränkte Aussagekraft bei Diuretikatherapie oder intravenöser Flüssigkeitsgabe)
- Bestimmung der Urinosmolalität
- Bestimmung der Serumosmolalität:
  - 280–295 mosm/l: Pseudohyponatriämie durch Messfehler (z. B. bei schwerer Hyperproteinämie oder Hyperlipidämie), Patienten sind asymptomatisch, keine Therapie indiziert
  - >295 mosm/l: Tritt auf bei Vorhandensein größeren Mengen osmotisch aktiver Substanzen, welche einen Wasseraustritt aus den Zellen in den Extrazellulärraum verursachen. In der Regel schwere Hyperglykämie (▶ 10.1.1)
  - <280 mosm/l: Ursachen der hypoosmolaren Hyponatriämie ▶ Tab. 9.5

Kriterien für SIADH (Syndrom der inadäquaten ADH-Sekretion)

- Serumosmolalität <275 mosm/l
- Urinosmolalität >100 mosm/l
- Urin-Na^+ >20 mmol/l

- Euvolämie
- Ausschluss einer NNR-Insuffizienz, Niereninsuffizienz, Hypothyreose, Herzinsuffizienz und Leberfunktionsstörung

Tab. 9.5 Formen der hypoosmolaren Hyponatriämie

	Niedriges EZV	Normales EZV	Erhöhtes EZV
Urin-Na^+ <20 mmol/l	Extrarenale Genese (Erbrechen, Durchfall)	Hypothyreose, Stress oder Post-OP	Herzinsuffizienz oder Leberzirrhose
Urin-Na^+ >20 mmol/l	Renale Genese	SIADH (Syndrom der inadäquaten ADH-Sekretion), Medikamente, Glukokortikoidmangel	Niereninsuffizienz

Risikobewertung: Hypoosmolare Hyponaträmien bedürfen in jedem Fall einer Abklärung in der Notaufnahme, Therapie und Disposition richten sich nach dem Schweregrad und dem klinischen Bild.

Akuttherapie der hypoosmolaren Hyponatriämie

- Bei schweren neurologischen Symptomen 100 ml NaCl 3 % über 10–15 Min. (Herstellung: 30 ml NaCl 10 % + 70 ml Aqua dest.)
- Erniedriges EZV: NaCl 0,9 % 2000 ml/24 h
- Normales EZV: Einfuhrbeschränkung/Behandlung der Grunderkrankung
- Erhöhtes EZV: Einfuhrbeschränkung, Furosemid 20 mg i. v.

Natriumkorrektur max. 10 mmol/l innerhalb der ersten 24 h, um eine osmotische Demyelinisierung zu vermeiden.

Disposition Bei schweren Symptomen Monitorüberwachung, oligo- oder asymptomatische Patienten nach Hause entlassen.

Hypernatriämie

Ätiologie

- Unzureichende Flüssigkeitszufuhr
- Flüssigkeitsverluste (Erbrechen, Diarrhö, Hyperhidrosis)
- Diabetes insipidus
- Cushing-Syndrom

Diagnostisches Vorgehen

Fragen zu Beginn: Patient hämodynamisch stabil? Bei Vigilanzminderung: Schutzreflexe vorhanden?

Anamnese und Untersuchung:

- Anamnese zum Ereignis: Übelkeit und Erbrechen, Durchfälle, eingeschränkte Flüssigkeitsaufnahme (Demenz, Dysphagie), Verwirrtheit

- Vorgeschichte: Morbus Cushing, Steroidtherapie, Diuretika
- Körperliche Untersuchung und Vitalparameter:
  - Hypotonie, Tachykardie
  - Halonierte Augen, trockene Schleimhäute
  - Reflexstatus (Areflexie bei moderater bis schwerer Hyponatriämie)

Weiterführende Diagnostik in der ZNA: Urinosmolalität:
- < 300 mosm/l: Diabetes insipidus
- > 400 mosm/l: Schwitzen, Durchfälle

Risikobewertung:

Die Krankenhausletalität bei einem Serum-Natrium > 160 mmol/l beträgt 50 %!

Akuttherapie Intravenöse Flüssigkeitssubstitution mit Glukose 5 %. Das Natrium darf max. 10 mmol/d sinken.

Disposition Da engmaschige BGA-Kontrollen unabdingbar sind, Monitorüberwachung anstreben.

9.2.3 Kalzium

First View
Lebensbedrohliche Hypo- oder Hyperkalzämien dürfen nicht übersehen werden und müssen rasch und aggressiv behandelt werden.

Hypokalzämie

Arbeitsauftrag für die Notaufnahme Ziel ist es, die Ursache der Hypokalzämie zu identifizieren und neben einer Substitution eine kausale Therapie einzuleiten.

Definition Hypokalzämie ist definiert als ein ionisiertes Kalzium < 1,1 mmol.

! Da etwa die Hälfte des im Plasma vorkommenden Kalziums an Albumin gebunden ist, liegt bei einer Hypalbuminämie ein erniedrigtes Gesamtkalzium vor bei möglicherweise normalem biologisch aktivem (ionisiertem) Kalziumspiegel. Daher sollte stets das ionisierte Kalzium bestimmt werden!

Ätiologie Führende Ursache einer Hypokalzämie ist ein Hypoparathyreoidismus, ausgewählte Ursachen ▶ Tab. 9.6.

Diagnostisches Vorgehen

Fragen zu Beginn: Besteht eine schwere symptomatische Hypokalzämie, die eine umgehende Therapie benötigt?

Tab. 9.6 Ursachen einer Hypokalzämie (Auswahl)

Ursache	Beispiel
Eingeschränkte Kalziumaufnahme/Vitamin D-Mangel	
Eingeschränkte orale Einnahme	Malnutrition
Eingeschränkte gastrointestinale Absorption	Magen-Darm-Operationen
Eingeschränkte Synthese von 25(OH)-Vitamin D_3	Leberinsuffizienz
Eingeschränkte Synthese von 1,25(OH)-Vitamin D_3	Niereninsuffizienz
Erhöhte Kalziumexkretion/reduzierte Resorption aus dem Knochen	
Hypoparathyreoidismus	Endokrine Chirurgie, Autoimmun
Hypomagnesiämie	Hemmung der Parathormonausschüttung
Sepsis	
Pankreatitis	Verseifung von Fettsäuren mit Kalzium
Massentransfusion	Zitrat in Erythrozytenkonzentraten bindet Kalzium
Medikamente	Unterschiedliche Mechanismen

Anamnese und Untersuchung:

- Anamnese zum Ereignis: Akuter Beginn der Beschwerden?
- Vorgeschichte:
  - Chronische Leberinsuffizienz, Alkoholismus
  - Chronische Niereninsuffizienz
  - Z. n. endokriner Chirurgie
- Körperliche Untersuchung (insbes. Herzgeräusche!) und Vitalparameter:
  - Neuromuskuläre Symptome: Tetanie, Parästhesien, Krampfanfälle, Bewusstseinsverlust; Chvostek- oder Trousseau-Zeichen?
  - Kardiovaskuläre Symptome: Hypotonie, ventrikuläre Extrasystolen, Schock, QT-Zeit-Verlängerung

> Kardiovaskuläre Symptome treten erst bei schwerwiegenden Hypokalzämien $< 0{,}65$ mmol/l auf.

Weiterführende Diagnostik in der ZNA:

- Labor: Sämtliche Elektrolyte inkl. Magnesium, Phosphat, Nierenwerte
- Zusätzlich Vitamin D_3 und Parathormon
- 12-Kanal-EKG
- Bei entsprechendem klinischem Verdacht: Blutgasanalyse (Alkalose kann Hypokalzämie verursachen)

Risikobewertung: Eine Hypokalzämie mit schwerwiegenden Symptomen ist ein Notfall und es muss eine Akuttherapie mit parenteraler Kalziumgabe durchgeführt werden.

Akuttherapie

- Die orale Substitution von 500–3000 mg Kalzium in 1–3 Einzeldosen/d bei leichten Beschwerden/asymptomatischen Patienten ist ausreichend.
- Eine Vitamin-D-Substitution sollte bei niedrigem Spiegel ebenfalls erfolgen.
- Die parenterale Kalziumgabe ist mit potenziellen schwerwiegenden Nebenwirkungen behaftet und bleibt daher schweren Fällen vorbehalten.
- Zur Verfügung stehen Kalziumglukonat 10 % und Kalziumchlorid 10 %. Das gleiche Volumen Kalziumchlorid enthält dreimal so viel elementares Kalzium wie Kalziumglukonat, ist aber aufgrund der hohen Osmolalität schlechter verträglich, daher wird die Verwendung von Kalziumglukonat empfohlen.
- Dosierung Kalziumglukonat: 10–30 ml Kalziumglukonat 10 % über 10 Min. i.v., dann entweder Wiederholung der genannten Dosis alle 60 Min. oder Dauerinfusion mit 0,02–0,08 ml/kg/h für mindestens 6 h.

Disposition Bei Notwendigkeit der parenteralen Kalziumsubstitution ist eine Monitorüberwachung obligat, in allen anderen Fällen muss situativ entschieden werden, ob eine stationäre Aufnahme notwendig ist.

Hyperkalzämie

Arbeitsauftrag für die Notaufnahme Identifikation der Ursache der Hyperkalzämie und Erkennen einer hyperkalzämischen Krise.

Definition Die Hyperkalzämie wird definiert durch ein ionisiertes Kalzium > 2,7 mmol/l.

Ätiologie

- In 90 % aller Fälle ist die Ursache einer Hyperkalzämie ein Hyperparathyreoidismus oder eine Krebserkrankung (in Notaufnahmen am häufigsten).
- Man unterscheidet den primären Hyperparathyreoidismus von sekundären und tertiären Formen, die durch eine chronische Niereninsuffizienz verursacht werden.

Diagnostisches Vorgehen

Fragen zu Beginn: Besteht eine schwere symptomatische Hyperkalzämie, die eine umgehende Therapie benötigt?

Anamnese und Untersuchung:

- Anamnese zum Ereignis. Unspezifische klinische Symptome, die in 3 Gruppen unterteilt werden können:
  - Gastrointestinal: Übelkeit und Erbrechen, Obstipation bis zum Ileus, Pankreatitis
  - Neurologisch: Verwirrtheit, Bewusstseinstrübung bis zum Koma
  - Renal: Polyurie, Urolithiasis
- Vorgeschichte:
  - Primärer Hyperparathyreoidismus?
  - Chronische Niereninsuffizienz?
  - Maligne Grunderkrankung (insbes. Lymphome, Leukämien, Multiples Myelom, ossäre Metastasen)?
- Körperliche Untersuchung (insbes. Herzgeräusche!) und Vitalparameter
  - Muskuläre Schwäche, Hyporeflexie
  - Volumenmangel und Hypotonie (durch Polyurie)
  - QT-Zeit-Verkürzung

Weiterführende Diagnostik in der ZNA:
- 12-Kanal-EKG
- Bei entsprechendem klinischem Verdacht: ggf. Röntgen-Thorax zur „kleinen Tumorsuche"

Risikobewertung: Eine Hyperkalzämie ist i. d. R. Ausdruck einer schwerwiegenden Grunderkrankung und sollte stationär abgeklärt werden. Bei schwerwiegenden Symptomen muss aggressiv behandelt werden.

Akuttherapie
- Volumensubstitution: Aufgrund der kalziuminduzierten osmotischen Diurese liegt i. d. R. ein schwerer Volumenmangel vor. Die Substitution erfolgt mit 500–1000 ml NaCl 0,9 %/h innerhalb der ersten 2 h, es sollten 3–4 l innerhalb der ersten 24 h gegeben werden. Eine Diurese von 100–150 ml/h wird angestrebt. Dies alleine reicht selten, um den Kalziumspiegel adäquat zu senken.
- Furosemid: 20–40 mg alle 2 h unterstützen die Kalziurese.

> Furosemid ist bei Hypovolämie kontraindiziert!

- Glukokortikoide: Senken den Kalziumspiegel durch Reduktion der Osteoklastenaktivität. Sinnvoll bei Morbus Addison und malignen Grunderkrankungen. Dosierung: 200 mg Hydrocortison initial, dann 200–400 mg/d für 3–5 d.

> Die Gabe von Glukokortikoiden kann ein Tumorlyse-Syndrom auslösen!

- Bisphosphonate: Wirken ebenfalls über Reduktion der Osteoklastenaktivität. First-line-Therapie bei Hyperkalzämie durch Malignome. Dosierung: Einmalig 4 mg Zolendronat i. v. über 15 Min. oder 90 mg Pamidronat i. v. über 120 Min.
- Dialyse: Sinnvoll bei schwersten Fällen oder Patienten, die ohnehin dialysepflichtig sind.

Disposition Eine stationäre Abklärung ist fast immer sinnvoll, bei hyperkalzämischer Krise ist eine Monitorüberwachung obligat.

9.2.4 Magnesium

First View
- Hypomagnesiämie ist wahrscheinlich die am häufigsten unterdiagnostizierte Elektrolytstörung, da zu selten Magnesiumspiegel bestimmt werden.
- Hypermagnesiämie ist extrem selten und wird im Folgenden daher nicht behandelt.

Arbeitsauftrag für die Notaufnahme Eine Hypomagnesiämie tritt häufig zusammen mit einer Hypokaliämie, Hypokalzämie und Hypophosphatämie auf. Sollte eine der vorgenannten Störungen auftreten, muss der Magnesiumspiegel bestimmt und ggf. korrigiert werden.

Definition Die Hypomagnesiämie ist durch einen Magnesiumspiegel < 0,6 mmol/l definiert.

Ätiologie Die häufigsten Ursachen einer Hypomagnesiämie sind Alkoholismus, Malnutrition, Diuretikatherapie, Therapie mit Protonenpumpenhemmern, Alkalose, Behandlung einer diabetischen Ketoazidose und parenterale Ernährung.

Diagnostisches Vorgehen

Anamnese und Untersuchung:

- Anamnese zum Ereignis:
  - Tetanie, muskuläre Schwäche
  - Diarrhö (die Sekrete des unteren GI-Traktes sind reich an Magnesium)
- Vorgeschichte:
  - Diabetes mellitus
  - Alkoholismus, Leberzirrhose
  - Parenterale Ernährung
  - Medikamentenanamnese: u. a. Thiaziddiuretika, Schleifendiuretika, Protonenpumpenhemmer
- Körperliche Untersuchung (insbes. Herzgeräusche!) und Vitalparameter:
  - Tetanie, muskuläre Schwäche, Ataxie
  - Rhythmusstörungen, insbes. Torsade-de-pointes-Tachykardien.

Weiterführende Diagnostik in der ZNA:

- Bestimmung sämtlicher E'lyte und des Phosphatspiegels
- 12-Kanal-EKG
- Bei entsprechendem klinischem Verdacht: Blutgasanalyse

Risikobewertung: Schwere symptomatische Hypomagnesiämien erfordern eine unverzügliche Magnesiumsubstitution.

Akuttherapie

- Asymptomatische Patienten: Orale Magnesiumsubstitution (5 mg/kg KG) in mehreren über den Tag verteilten Dosen, um Diarrhöen zu vermeiden.
- Hypomagnesiämie < 0,5 mmol/l bzw. bei Kombination mit anderen Elektrolytstörungen: 6 g Magnesiumsulfat in 500 ml NaCl 0,9 % über 3 h, gefolgt von einer Dauerinfusion von 5 g Magnesiumsulfat über 6 h und dann 5 g Magnesiumsulfat alle 12 h für 5 d.
- Schwere, symptomatische Hypomagnesiämien: 2–4 g Magnesiumsulfat in mind. 100 ml NaCl 0,9 % oder Glukose 5 % verdünnt über 10–60 Min. i. v. gefolgt von einer Dauerinfusion von 5 g Magnesiumsulfat über 6 h und dann 5 g Magnesiumsulfat alle 12 h für 5 d.

Disposition Je nach Schweregrad der Symptomatik muss eine stationäre Therapie oder sogar Monitorüberwachung erfolgen.

10 Endokrinologische und metabolische Notfälle

Peter Mertens, Kirsten Reschke, Dorothea Sauer

10.1 Diabetes mellitus 262
10.1.1 Hyperglykäme Stoffwechselstörung 262
10.1.2 Hypoglykämische Stoffwechsellage 265
10.2 Schilddrüse 266
10.2.1 Hyperthyreose und thyreotoxische Krise 266
10.2.2 Hypothyreose und Myxödemkoma 269
10.3 Nebenniere: Addison-Krise 270

10

10.1 Diabetes mellitus

10.1.1 Hyperglykäme Stoffwechselstörung

First View

- Bewusstseinsminderung? Ja → DD der Bewusstseinsstörung (▶ 5.11)
- Schutzreflexe vorhanden? Wenn nein, dann Atemwegssicherung
- Atemfrequenz erhöht? Wenn ja → Ketoazidose? **Cave** bei Intubation!
- Kreislauf instabil? → Massiver Volumenbedarf

Arbeitsauftrag für die Notaufnahme Ziel ist, die hyperglykäme Stoffwechselstörung zu erkennen und zwischen den Ausprägungen der Hyperglykämie, der Ketoazidose und dem hyperglykämischen-hyperosmolaren Notfall zu unterscheiden, da diese Krankheitsbilder unterschiedlich therapiert werden.

Hyperglykämie

Definition Man unterscheidet folgende Ausprägungen:

- Milde Hyperglykämie: Glukose < 11,1 mmol/l (200 mg/dl)
- Moderate Hyperglykämie: Glukose 11,1–33,3 mmol/l (200–600 mg/dl)
- Schwere Hyperglykämie: Glukose > 33,3 mmol/l (600 mg/dl)

Klinik

- Manche Patienten sind komplett asymptomatisch und kommen, da sie selbst einen hohen BZ gemessen haben
- Symptome können sein: Polyurie, Polydipsie, Gewichtsverlust, Sehstörungen

Akuttherapie Keine Akuttherapie notwendig bei milder/moderater Hyperglykämie bei bekanntem Diab. mell., ausgeglichenem Volumenhaushalt und ersichtlicher Ursache für die Hyperglykämie.

Bei schwerer Hyperglykämie: 1–2 l Volumen i. v. Dies senkt meist schon den BZ. Zusätzlich Insulin i. v. 0,1 IE/kg bei bekanntem Diab. mell. mit dem Ziel, den BZ in einen Bereich zu senken, den der Patient zu Hause selbst kontrollieren kann.

Disposition Aufnahme, wenn neu manifestierter Diabetes, p. o. keine Flüssigkeit aufgenommen werden kann, der Patient incompliant ist oder klinisch nicht stabil.

Diabetische Ketoazidose

Diagnostische Kriterien

- Glukose > 13,9 mmol/l (250 mg/dl)
- pH ≤ 7,3
- Serumbikarbonat ≤ 18 mmol/l

Klinik

- Kussmaulatmung, hohe Atemfrequenz
- Azetongeruch
- Exsikkose
- Schwäche, Bewusstseinsminderung
- Bauchschmerzen, Übelkeit, Erbrechen

Ätiologie Es besteht ein absoluter Insulinmangel: Häufig liegt ein Typ-1-Diabetes zugrunde, welcher entweder noch nicht bekannt war oder es wurde unzureichend Insulin substituiert. Für eine unzureichende Substitution können z. B. eine Fehlfunktion der Insulinpumpe, aber auch Traumata, Schwangerschaft, Infektionen und Medikamente Auslöser sein.

Exzessiver Alkoholmissbrauch führt ebenfalls zu einer Ketoazidose, da die Glukoneogenese gehemmt wird und Ketone entstehen.

Im Rahmen des Alkoholmissbrauchs, einer Schwangerschaft oder unter Einnahme von SGLT-2-Hemmern kann auch eine euglykäme (Glukose < 250 mg/dl) Ketoazidose auftreten!

Differenzialdiagnosen

Gefährliche nicht verpassen:

- Hyperosmolares Koma
- Hypoglykämie
- Intoxikationen
- Addison-Krise

Diagnostisches Vorgehen

Labor:

- vBGA: metabolische Azidose? Anionenlücke?
- Serumosmolalität
- Ketone im Urin (**cave:** β-Hydroxybutyrat häufig nicht miterfasst) oder mittels Teststreifen im Blut (bevorzugte Methode!), ggf. auch im Serum
- E'lyte, Phosphat
- CRP, BB (Infekt?), Krea, Leberwerte, TSH

Akuttherapie

- Volumentherapie: Bolus 20 ml/kg KG
- Kaliumsubstitution abhängig vom Ausgangswert:
  - K^+ 3,3–5,3 mmol/l: 20 mval KCl pro 1 l Infusion nach dem Bolus
  - K^+-Zielwert ≥ 3,3 mmol/l vor Insulintherapie
- Insulingabe:
  - Kontinuierliche Gabe von 0,1 IE/kg KG/h (Insulin-Bolus ist nicht überlegen, birgt aber mehr Risiken!)
  - Niemals mehr als 5,6 mmol/l (100 mg/dl) in der 1. h senken
  - Anschließend max. 2,8 mmol/l (50 mg/dl/h). Es droht sonst ein Hirnödem!

> **!** Senkung der Blutglukose maximal:
> - 100 mg/dl in der 1. h
> - 50 mg/dl in den darauffolgenden Stunden

- Bei alkoholischer Ketoazidose: Thiamin 100 mg i. v. und Glukose 5 % in NaCl
- Natriumbikarbonat nur, wenn schwere Hyperkaliämie, Kreislaufstillstand oder Schock aufgrund der Azidose
- Mindestens stündliche BZ-Kontrollen, alle 2 h BGA (Azidose, Anionenlücke, E'lyte) kontrollieren

> Eine Intubation im Rahmen einer Ketoazidose sollte unbedingt vermieden werden! Die Patienten kompensieren die Azidose über die Hyperventilation. Während der Apnoe droht eine weitere Verschlechterung der Azidose mit Kreislaufstillstand.

Disposition Die meisten Patienten werden stationär aufgenommen. Eine ambulante Therapie ist nur möglich bei milder Ketoazidose aufgrund einer fehlenden Insulin-Dosis, welche in der ZNA ausgeglichen wurde, und bei gut geschulten Patienten.

Hyperglykämischer-hyperosmolarer Notfall

Diagnostische Kriterien

- Glukose > 33,3 mmol/l (600 mg/dl)
- Serumosmolalität > 320 mOsm/kg H_2O
- Keine Azidose, bzw. Serumbikarbonat > 18 mmol/l
- Keine Ketonurie/-ämie
- Bewusstseinsveränderung

Klinik

- Exsikkose
- Schwäche, Bewusstseinsminderung
- Schock

Ätiologie Es bestehen ein relativer Insulinmangel sowie eine Insulinresistenz: Häufig liegt ein Typ-2-Diabetes zugrunde. Ausgelöst wird der hyperglykämische-hyperosmolare Notfall (HHN) häufig durch eine Infektion, seltener durch akute Ischämien, Intoxikationen u. Ä. Die Patienten sind oftmals älter. Durch die Insulinresistenz werden Hormone wie Glukagon hochreguliert, wodurch Glukoneogenese und Glykogenolyse weiter gesteigert werden → weiter steigende BZ-Werte → osmotische Diurese → Exsikkose.

Differenzialdiagnosen

Gefährliche nicht verpassen:

- Ketoazidose
- Hypoglykämie
- Intoxikationen
- Addison-Krise
- Sepsis

Diagnostisches Vorgehen

Labor: Siehe oben bei Ketoazidose.

Akuttherapie

- Volumentherapie: Bolus 20 ml/kg KG
- Kaliumsubstitution abhängig vom Ausgangswert:
  - K^+ 3,3–5,3 mmol/l: 20 mval KCl pro 1 l Infusion nach dem Bolus
  - K^+-Zielwert ≥ 3,3 mmol/l vor Insulintherapie
- Insulingabe: kontinuierliche Gabe von 0,05 IE/kg KG/h
  - Niemals mehr als 5,6 mmol/l (100 mg/dl) in der 1. h senken
  - Anschließend max. 2,8 mmol/l (50 mg/dl/h). Es droht sonst ein Hirnödem!
- Thromboseprophylaxe

Disposition Stationäre Aufnahme.

10.1.2 Hypoglykämische Stoffwechsellage

First View
- Unklares Koma/Krampfanfall? Ja → Immer BZ-Messung
- I.v.-Zugang vorhanden? → Sofortige Gabe von Glukose i. v.

Arbeitsauftrag für die Notaufnahme Hypoglykämie erkennen, therapieren und eine adäquate Weiterbehandlung sicherstellen.

Definition Abfall des Blutzuckerspiegels unter 3,3 mmol/l (60 mg/dl). Die klassische Whipple-Trias umfasst neben der Hypoglykämie auch typische Symptome plus rasche Besserung nach Glukosegabe.

Ätiologie
- Zu viel Insulin gespritzt oder zu wenig gegessen
- Ungewohnte körperliche Aktivität beim bekannten Diabetespatienten
- Infektion
- Akute Erkrankung: Myokardinfarkt
- Verschlechterung der Nieren- oder Leberfunktion
- Malignom
- Alkoholabusus

Klinik Symptome einer Hypoglykämie treten bereits ab Werten unter 3,9 mmol/l (50 mg/dl) auf und können in autonome und neuroglykopene Symptome unterteilt werden:
- Autonome Symptome:
  - Kaltschweißigkeit
  - Tachykardie, Hypertension
  - Tremor
  - Hunger
- Neuroglykopene Symptome:
  - Verwirrtheit
  - Schwindel
  - Krämpfe
  - Koma

Differenzialdiagnosen **Gefährliche nicht verpassen:**
- Sepsis (kann auch Auslöser sein!)
- Meningitis
- Entzug (Opiate, Benzodiazepine, Alkohol)
- Intoxikation
- Delir

Diagnostisches Vorgehen
Labor: Point-of-Care BZ-Test, vBGA, CRP, BB (Infekt?), Krea, Leberwerte.

Akuttherapie Wenn möglich ist die orale Therapie vorzuziehen: 5–20 g (Traubenzucker/Dextrose), nach ca. 1–2 h erneut. Auch Fruchtsäfte und z. B. ein Brot mit Butter und Aufschnitt (Kohlenhydrate, Fette, Proteine) sind empfehlenswert, um die Glukosespeicher aufzufüllen.

10

Wenn keine orale Therapie möglich ist:
- 8–16 g Glukose i. v.: z. B. 20 ml Glukose 40 % (= 8 g) langsam i. v., dann weitere 20 ml Glukose 40 % in einer Infusion, da pur sehr starke Venenreizung
- Ohne i. v.-Zugang bei bekanntem insulinpflichtigem Diab. mell.: Glukagon 1 mg i. m. oder als Nasenspray (Baqsimi®) – **Cave:** entleert Glykogen-Speicher
- Octreotid zusätzlich zur Glukose bei rezidivierenden Hypoglykämien 100 µg s. c. alle 6 h

Nach Einnahme oraler Antidiabetika, insbes. Sulfonylharnstoffen, besteht ein hohes Risiko rezidivierender Hypoglykämien über 24–72 h.

Für alle Patienten gilt: stündliche BZ-Kontrollen, bis BZ stabil im Normbereich.

Glukose 5 % kann über einen peripheren Zugang gegeben werden. Höherprozentige Lösungen sollten längerfristig nur über einen zentralen Zugang appliziert werden.

Disposition Ambulante Therapie möglich, wenn:
- Bekannter Diab. mell. und bekannter Auslöser (z. B. zu wenig gegessen/zu viel gespritzt)
- Patient kann essen und trinken und ist klinisch stabil
- BZ ist stabil

Eine stationäre Aufnahme ggf. auf eine IMC ist notwendig bei Patienten mit einer Infektion, Fieber, Sepsis, schlechter Compliance, rezidivierenden Hypoglykämien oder unter oralen Antidiabetika wie Sulfonylharnstoffen oder Gliniden, insbes. bei eingeschränkter Nierenfunktion.

10.2 Schilddrüse

10.2.1 Hyperthyreose und thyreotoxische Krise

First View
- Herzrhythmusstörungen, Herzinsuffizienz, Fieber? Ja → Daran denken!
- Agitation, Psychose? Ja → Daran denken!
- Triggerfaktoren bedenken

Arbeitsauftrag für die Notaufnahme Die Hyperthyreose und die thyreotoxische Krise machen vielfältige Symptome. Daher gilt es, an diese Erkrankungen zu denken und rasch eine Therapie einzuleiten, ohne auf die Diagnostik zu warten!

Ätiologie Vermehrte Ausschüttung von Schilddrüsenhormonen durch Überstimulation (Morbus Basedow), autonomes Schilddrüsengewebe, (selten) Entzündung der Schilddrüse, ektopes Schilddrüsengewebe oder zu hohe Dosis von Schilddrüsenhormonen.

> Die thyreotoxische Krise hat eine hohe Mortalität (ca. 20–40 %).

Klinik

- Fieber/Hyperthermie
- Agitation, Angst, Psychose, Delir (84 %)
- Übelkeit, Erbrechen, Durchfall
- Herzrhythmusstörungen, v. a. Vorhofflimmern, Sinustachykardie
- Herzinsuffizienz
- Insbes. bei älteren Patienten: Schwäche, Müdigkeit, Depression!

Häufige Auslöser einer Krise sind:

- OP
- Fieber, Infektion
- Schwangerschaft
- Kontrastmittel-Exposition

Differenzialdiagnosen

Gefährliche nicht verpassen, z. B.:

- Sepsis (kann auch Auslöser sein!)
- Meningitis
- Entzug (Opiate, Benzodiazepine, Alkohol)
- Myokardinfarkt

Diagnostisches Vorgehen

Labor: TSH, fT3, fT4, ggf. TPO-AK, TRAK, Thyreoglobulin-Antikörper.

> Der sog. Burch-Wartofsky-Score (▶ Tab. 10.1) kann helfen, den Verdacht auf eine thyreotoxische Krise zu erhärten.

Akuttherapie Die Therapie darf bei schweren Symptomen nicht durch Warten auf Diagnostik verzögert werden!

- Blockieren der Schilddrüsenhormon-Effekte:
  - Propranolol 0,5–1 mg i.v (oder Metoprolol 5 mg i. v.): Ziel-Herzfrequenz < 100/Min.
- Serumspiegel der aktiven Schilddrüsenhormone verringern durch Hemmung der Synthese und Ausschüttung:
  - Thiamazol (80 mg als Kurzinfusion, dann 120–240 mg/d als Perfusor oder auf 3 ED aufgeteilt)
  - Kaliumperchlorat (Irenat®): 3 × 40 Trpf. (nicht wirksam, wenn KM-Gabe innerhalb der letzten 3 Mon. erfolgte)
- Auslöser behandeln und symptomatische Therapie:
  - Paracetamol bei Fieber
  - Ggf. Antibiose
  - Entkleiden
  - Ggf. Benzodiazepine bei Agitation

Tab. 10.1 Burch-Wartofsky-Score zur Bestimmung der Wahrscheinlichkeit einer thyreotoxischen Krise vor Bestimmung der Schilddrüsenwerte

Parameter	Wert	Punktzahl
Temperatur	< 37,7 °C	5
	37,8–38,3 °C	10
	38,4–38,8 °C	15
	38,9–39,4 °C	20
	39,5–39,9 °C	25
	≥ 40 °C	30
Herzfrequenz	90–109/Min.	5
	110–119/Min.	10
	120–129/Min.	15
	130–139/Min.	20
	≥ 140/Min.	25
Herzinsuffizienz	Mild (Beinödeme)	5
	Mäßig (basilare Rasselgeräusche bds.)	10
	Schwer (Lungenödem)	15
Vorhofflimmern	Ja	10
ZNS-Symptomatik	Mild (Agitation)	10
	Mäßig (Delirium, Psychose, extreme Lethargie)	20
	Schwer (Krampfanfälle, Koma)	30
Gastrointestinale Dysfunktion, Leberdysfunktion	Mäßig (Diarrhö, Übelkeit, Erbrechen, Bauchschmerzen)	10
	Schwer (Ikterus unklarer Genese)	20
Anamnestische Hinweise	Ja	10

Bewertung: > 25 Punkte → thyreotoxische Krise möglich; > 45 Punkte → thyreotoxische Krise wahrscheinlich

- Keine NSAR zur Fiebersenkung oder Schmerztherapie – diese setzen Schilddrüsenhormon frei!
- Keine aktive Kühlung: Diese führt zu Vasokonstriktion und kann Hypertension verschlechtern.

Disposition Die allermeisten Patienten werden stationär aufgenommen: IMC oder Intensivstation bei thyreotoxischer Krise.

10.2.2 Hypothyreose und Myxödemkoma

First View
- Koma, Hypothermie, Bradykardie → An das Myxödemkoma denken!
- Neue Demenz/Wesensveränderung/Depression → An das Myxödemkoma denken!
- ABC-Probleme therapieren

Arbeitsauftrag für die Notaufnahme Die Hypothyreose und das Myxödemkoma erkennen und rasch eine Therapie einleiten.

Definition Die Hypothyreose ist gekennzeichnet durch eine verminderte Ausschüttung von Schilddrüsenhormonen, das Myxödemkoma ist die lebensbedrohliche Komplikation bei Dekompensation einer Hypothyreose. Hypothyreosen sind häufig, das Myxödemkoma ist selten.

Klinik
- Hyperkapnie, Hypoventilation, Lungenödem
- Herzinsuffizienz, Bradykardie, Hypotonie, Perikarderguss
- Pleuraerguss, Aszites
- Lethargie, Verwirrtheit, Koma
- Hypothermie
- Obstipation, Harnverhalt
- Teigige Ödeme
- Insbes. bei älteren Patienten: Schwäche, Müdigkeit, Depression!

Ätiologie Häufige Auslöser eine Krise sind:
- Fieber, Infektion, Sepsis
- Trauma, OP
- Myokardinfarkt
- Einnahme von Opiaten

Differenzialdiagnosen **Gefährliche nicht verpassen:**
- Coma diabeticum
- NNR-Insuffizienz
- Schlaganfall
- Delir
- Intoxikation
- Sepsis

Klinisch ergeben sich oft Hinweise wie Narbe nach Schilddrüsenoperation, Z. n. Radioiodtherapie, Einnahme von Medikamenten wie Amiodaron.

Diagnostisches Vorgehen
Labor:
- TSH (erhöht), fT3, fT4 (erniedrigt), Kortisol (begleitend NNR-Insuffizienz?)
- Elektrolyte: Häufig ↓ BZ, ↓ Na^+, ↑ K^+

EKG: Häufig Bradykardie oder AV-Blockierungen.

10

Akuttherapie Die Therapie darf bei schweren Symptomen nicht durch Warten auf Diagnostik verzögert werden!

- ABCDE – **Cave:** Häufig Schwellungen im Bereich der Atemwege und geringe Lungenvolumina
- Levothyroxin (T4) 4 µg/kg KG i. v. – kardiovaskuläre Risiken beachten!
- 100 mg Hydrocortison i. v. (DD NNR-Insuffizienz)
- Elektrolyt- und Volumenausgleich
- Passive Erwärmung
- Suche nach Auslösern, insbes. Infektion, ggf. Antibiotikatherapie

Disposition Myxödemkoma mit hoher Mortalität: ICU.

10.3 Nebenniere: Addison-Krise

First View

- Schockzustand? Ja → an die Addison-Krise denken
- Synkope, Schwäche, Verwirrtheit? Ja → an die Addison-Krise denken
- Hypoglykämie, Hyponatriämie, Hyperkaliämie? Ja → an die Addison-Krise denken

Arbeitsauftrag für die Notaufnahme Insbesondere bei unspezifischen Symptomen an die Möglichkeit der NNR-Insuffizienz denken! Die Addison-Krise ist selten, aber es ist wichtig, sie zu erkennen und eine Notfalldiagnostik und -therapie einzuleiten.

Definition Fehlende Ausschüttung der NNR-Hormone: Kortisol, Aldosteron. Meist bedingt durch eine Autoimmunadrenalitis oder eine vorbestehende Steroidtherapie.

Es gibt keine festen Grenzwerte für einen sicheren Bereich von Dosis und Dauer einer Steroidtherapie, unter denen eine Addison-Krise nicht auftreten würde! Daher bei Steroidtherapie **immer** daran denken!

Klinik

- Schwäche, Müdigkeit, Verwirrtheit bis Koma
- Übelkeit, Erbrechen, Bauchschmerz (80 %)
- Hypotonie, Schock (90 %)

Ätiologie Häufige Auslöser einer Krise sind:

- Stress
- OP
- Fieber, Infektion
- Trauma

Differenzialdiagnosen **Gefährliche nicht verpassen:**

- Sepsis (kann auch Auslöser sein!)
- Andere Schockursachen
- Myokardinfarkt

! An die Addison-Krise denken, wenn
- die Hypotension nicht auf Volumengabe und/oder Vasopressoren anspricht,
- klassische Elektrolytverschiebungen vorliegen (Hyperkaliämie, Hyponatriämie),
- oder die Hypoglykämie nicht auf Glukosegabe anspricht.

Diagnostisches Vorgehen

- Labor: Elektrolyte: Natrium (erniedrigt), Kalium (nur bei 50 % erhöht), Kalzium (erhöht), BB, BGA, Krea, TSH, Leberwerte, **Serum-Kortisol und ACTH-Spiegel im Plasma.** Ggf. weitere zur Abklärung der Ursache: CRP, PCT, Blutkulturen
- EKG: DD Myokardinfarkt

Akuttherapie Die Therapie darf bei Verdacht nicht durch Warten auf Diagnostik verzögert werden! Bei klinischem Verdacht wird therapiert, ▶ Tab. 10.2!
- Hydrocortison 100 mg i. v. (anschließend 100 mg alle 8 h) für 24–48 h
- Bei Patienten ohne Schocksymptome alternativ 4 mg Dexamethason i. v.
- Elektrolytausgleich und Volumentherapie:
  - Bevorzugte Lösung ist eine balancierte Vollelektrolytlösung (z. B. E 153)
  - Ggf. Glukose 5 % hinzu bei Hypoglykämie, **Cave:** Steroidtherapie hebt BZ an

In der ZNA **KEINE Mineralokortikoide** – die mineralokortikoide Wirkung von Hydrocortison reicht zunächst aus. Später Fludrocortison 0,05–0,2 mg p. o.

Disposition

- Ambulante Therapie möglich, wenn bekannte NNR-Insuffizienz und leichter Infekt und Anbindung an Endokrinologen. Immer Rücksprache halten und sicherstellen, dass Patient Anpassung der Steroiddosis vornehmen kann (geschulter Patient? Notfallausweis vorhanden?)
- Die allermeisten Patienten werden stationär aufgenommen. IMC oder Intensivstation bei Schock oder High-Risk-Kriterien:
  - Kardiovaskuläre Begleiterkrankungen
  - Prolongierte Hypotension
  - Begleitende schwere Infektion oder Trauma

Viele endokrinologische Notfälle werden durch andere Pathologien getriggert (Infektion, Sepsis, OP, Trauma), oft liegt eine chronische endokrinologische Erkrankung zugrunde. Die Symptomatik ist häufig unspezifisch, was die Diagnosestellung erschwert. Daher gilt: Daran denken!

10

Tab. 10.2 Schritt-für Schritt Vorgehen bei Verdacht auf Addison-Krise

Schritt	Beschreibung
Monitor, i. v. Zugang, Blutentnahme	• Ergebnis nicht abwarten, Therapie beginnen! • Cortisol (Serum) und ACTH (Plasma), E'lyte, BB, CRP, ggf. Blutkulturen
Volumentherapie bei Hypotension	• Erwachsene: 0,9 % NaCl ggf. plus 5 % Glukose • Kinder: 0,9 % NaCl ggf. plus 5 % Glukose 20 ml/kg, max. 60 ml/kg
Steroide i. v.	Bekannte NNR-Insuffizienz oder Schock: • Erwachsene: 100 mg Hydrocortison i. v. (alle 6–8 h) • Kinder: – bis 3 J.: 25 mg i. v. – 3–12 J.: 50 mg i. v. Stabiler Patient, keine bekannte NNR-Insuffizienz: • Dexamethason 4 mg i. v. (erlaubt ACTH-Stimulations-Test)
Persistierende Hypotension nach Steroidgabe	Katecholamintherapie (Noradrenalin)
Behandlung der Hyperkaliämie	• EKG • Therapie ▶ 9.2.1
Behandlung der Hypoglykämie	Wenn 5 % Glukose nicht ausreichen: • Erwachsene: 40 % oder 10 % Glukose via ZVK • Kinder: 0,5–0,1 g/kg KG i. v.
Auslöser identifizieren	Infektion, Myokardinfarkt, Trauma, OP

11 Hämatologische und onkologische Notfälle

Thomas Plappert

11.1 Patienten mit Tumorerkrankungen in der ZNA 274
11.2 Obere Einflussstauung 274
11.3 Tumorlyse-Syndrom 276
11.4 Neutropenie/Neutropenisches Fieber 278
11.5 Zytostatika-Nebenwirkungen 279
11.6 Anämien 281
11.7 Thrombozytopenien 283
11.8 Gerinnungsstörungen 285

Transfusionsreaktionen ▶ 3.6.3

11.1 Patienten mit Tumorerkrankungen in der ZNA

Patienten mit Tumorerkrankungen benötigen häufig ärztliche oder pflegerische Hilfe wegen

- eines Fortschreitens der Grunderkrankung und daraus resultierenden Komplikationen,
- Nebenwirkungen der (meist komplexen und einschneidenden) Therapie
- oder Erkrankungen oder Verletzungen, die aus dem durch Tumorleiden oder Therapie geschwächten Allgemeinzustand resultieren (etwa Infektionen, Sturzfolgen etc.) und die zumeist deutlich rascher zu einer lebensbedrohlichen Situation führen.

Aufgrund der Komplexität der modernen Tumortherapien wie aber auch der großen Individualität des Krankheitsverlaufs wenden sie sich i. d. R. direkt an das behandelnde Zentrum und werden oft in der Zentralen Notaufnahme initial diagnostiziert und behandelt.

Arbeitsauftrag für die Notaufnahme Abschätzung der aktuellen Prognose des individuellen Patienten unter Beachtung

- der Prognose der Grunderkrankung unter der aktuellen Therapie,
- der Begleiterkrankungen
- und der aktuellen Komplikation.

Die Prognose bestimmt, gemeinsam mit dem Patientenwillen, die Invasivität des Vorgehens. Dabei kann einerseits unter einem palliativen Therapieansatz noch ein jahrelanges Überleben bei guter Lebensqualität möglich sein, andererseits kann sich bei kurativem Therapieansatz und Versagen der Therapie ein rasch progredienter Verlauf einstellen.

11.2 Obere Einflussstauung

First View

- Beeinträchtigung der Atemwege?
- Venöse Abflussbehinderung Kopf-Hals und obere Extremität?
- Erste Anordnungen: Labor und CT Kopf, Hals und Thorax mit Kontrastmittel

Patienten mit V. a. auf eine obere Einflussstauung stellen sich häufig vor mit Symptomen wie:

- Ödem im Kopf- und Halsbereich,
- sichtbaren Schwellungen der Venen,
- Druckgefühl in Kopf und den oberen Extremitäten,
- ggf. Dyspnoe.

Arbeitsauftrag für die Notaufnahme

- Erkennen einer möglichen vitalen Bedrohung (Atemwege, Thrombose oder gefäßokkludierender Tumor)

- Einleitung einer spezifischen Therapie (i. d. R.: Chemotherapie, ggf. auch Radiatio, ggf. Gefäßstenting, selten: chirurgische Therapie)
- Erkennen einer Abflussbehinderung aus Kopf, Hals und der oberen Extremität in Folge einer Kompression großer Venen durch Tumormassen.

Differenzialdiagnosen Neben einer Beeinträchtigung des venösen Abflusses durch Tumormassen kommt eine Thrombose im Bereich der V. cava superior oder anderer großer Venen im Kopf-Halsbereich in Frage.

Ätiologie Eine obere Einflussstauung als Zeichen eines V.-cava-superior-Syndroms kann durch Bronchialkarzinome (v. a. kleinzellige Bronchialkarzinome), Lymphome und andere Tumoren des Hals- und Mediastinalbereichs verursacht werden. In der Folge kommt es zu einer venösen Abflussbehinderung und einer Stauung der Hals- und Armvenen, einer diffusen Schwellung der Schleimhäute und des Gewebes. Die Folgen wiederum können bis hin zu einer Beeinträchtigung der Atemwege und Stauungsblutungen reichen. Der Verlauf ist i. d. R. graduell verschlechternd.

Diagnostisches Vorgehen

Fragen zu Beginn:

- Ist die Tumorerkrankung bereits diagnostiziert?
- Wie ist die Prognose der Tumorerkrankung? Wie ist die Prognose in Zusammenschau mit den Begleiterkrankungen und der Therapie?

Anamnese und Untersuchung:

- Anamnese zum Ereignis: Beginn und Ausprägung der Symptome
- Vorgeschichte: Tumoranamnese
- Körperliche Untersuchung und Vitalparameter. Beachte insbesondere Stauungszeichen (Armvenen, V. jugularis externa, Einblutungen)

Weiterführende Diagnostik in der ZNA:

- CT Kopf, Hals und Thorax inkl. Kontrastmittel (venöse Phase)
- Ggf. weitere radiologische Untersuchungen

Risikobewertung:

- Intermediate Risk: venöse Kollateralen ohne weitere Klinik
- High Risk: ausgeprägtes Ödem, Atemnot, Einblutungen, Nachweis einer Thrombose

Akuttherapie

- Oberkörperhochlagerung 45°
- Ggf. Sauerstoffgabe bei Luftnot (z. B. 4 l/Min. über Nasensonde oder 12–15 l/Min. bei schwerer Dyspnoe und starker Beeinträchtigung der Atemwege)
- Flüssigkeitsrestriktion (max. 750 ml/24 h)
- Steroide bei Ödembildung (z. B. Prednisolon 1 mg/kg KG pro Tag)
- Spezifische Therapie initiieren: Chemotherapie, ggf. Radiatio, Gefäßintervention oder OP
- Symptomatische palliative Therapie (z. B. Morphin 10 mg s. c. bei Beschwerden)

Disposition

- Bei gefährdetem Atemweg oder Einblutungen: Intensivstation oder IMC
- Notfall-Radiatio: Normalstation mit onkologischer Expertise
- Oder: Palliativversorgung

11

11.3 Tumorlyse-Syndrom

First View
- Vitale Bedrohung?
- Art des Tumors und bisherige Behandlung?
- Labordiagnostik und radiologische Diagnostik planen
- Überwachungsbereich

Arbeitsauftrag für die Notaufnahme
- Diagnosesicherung Tumorlyse-Syndrom
- Einschätzung der vitalen Bedrohung durch Nierenversagen oder Elektrolytstörungen (insbes. Hyperkaliämie, Hypokalzämie)

Ätiologie Durch massenhaften Zelluntergang kommt es zu einem raschen Ansteigen intrazellulärer Moleküle. Insbesondere Patienten mit Tumoren mit schneller Proliferation oder am Beginn einer Tumortherapie werden deswegen engmaschig laborchemisch überwacht.

Klinik Das Tumorlyse-Syndrom zeigt sich zu Beginn lediglich im Labor, im Verlauf dann durch die klinischen Folgen der Elektrolytverschiebungen und des Nierenversagens (▶ Abb. 11.1).

An ein Tumorlyse-Syndrom muss immer gedacht werden bei Tumorpatienten, die sich
- mit einem schweren allgemeinen Krankheitsgefühl,
- mit Zeichen eines Nierenversagens,
- Muskelkrämpfen,
- Herzrhythmusstörungen oder
- Krampfanfällen

in der Notaufnahme vorstellen. Es tritt am häufigsten auf
- in den Tagen nach dem Beginn einer Chemotherapie,
- bei hoher Tumorlast
- und bei schneller Proliferation.

Differenzialdiagnosen
Gefährliche nicht verpassen:
- Neutropene Sepsis
- Direkt-toxische Wirkung der Tumortherapie oder Wechselwirkung zwischen der Tumortherapie und den Medikamenten der Vormedikation mit Organschäden
- Folgen der Tumorausbreitung

Weitere Differenzialdiagnosen: Akute Verschlechterung einer vorbestehenden Grunderkrankung.

Diagnostisches Vorgehen
Fragen zu Beginn: Wie ist die Prognose der Tumorerkrankung? Wie die Prognose in Zusammenschau mit den Begleiterkrankungen und der Therapie?

Anamnese und Untersuchung:
- Anamnese zum Ereignis:
  - Datum der letzten Tumortherapie
  - Aktuelle Beschwerden

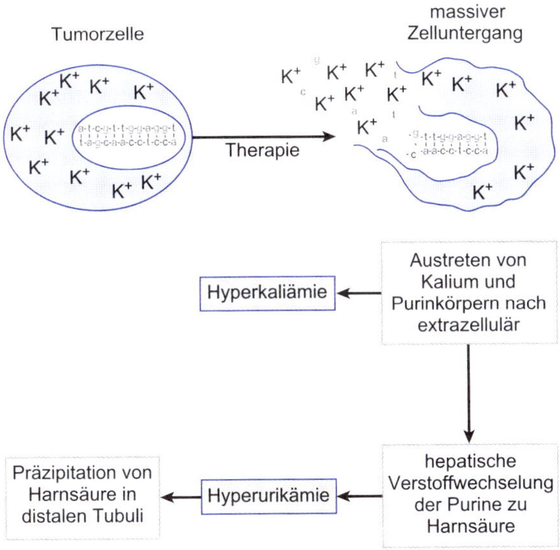

Abb. 11.1 Tumorlyse-Syndrom [G970]

- Vorgeschichte:
  - Tumoranamnese
  - Relevante Begleiterkrankungen, insbes. vorbestehende Niereninsuffizienz
- Körperliche Untersuchung und Vitalparameter

Weiterführende Diagnostik in der ZNA:

Labor: LDH, Krea, Harnstoff, Harnsäure, Kalium, Phosphat (erhöht), Kalzium (erniedrigt)

Risikobewertung: Die Risikostratifizierung erfolgt anhand der Kriterien von Cairo und Bishop (▶ Tab. 11.1).

Akuttherapie

- Flüssigkeitsgabe (z. B. phosphat- und kaliumarme E'lytlösung: 3000 ml/24 h) unter E'lytkontrollen und klinischen Kontrollen des Volumenstatus
- Ggf. forcierte Diurese mit Furosemid i. v. (in Anpassung an die Nierenfunktion und den Volumenstatus)
- Bilanzierung 12-stdl., Ziel: Ausscheidung > 100 ml/h
- Rasburicase 0,2 mg/kg KG 1×/d i. v. bei klinischer Tumorlyse
- Prophylaxe mit Febuxostat oder Allopurinol bei „Labor-Tumorlyse“

Disposition

- High Risk (klinisches Tumorlyse-Syndrom): ITS
- Intermediäres Risiko: Onkologische Normalstation mit engmaschigen Laborkontrollen

Tab. 11.1 Risikostratifizierung des Tumorlyse-Syndroms anhand der Kriterien von Cairo und Bishop

Risiko	Anforderungen	Kriterien
Intermediäres Risiko: „Labor-Tumorlyse"	2 von 4 Kriterien liegen vor	• Harnsäure > 8 mg/dl (475 µmol/l) • Kalium > 6 mmol/l • Phosphat > 1,45 mmol/l • Kalzium < 1,75 mmol/l
High Risk: „Klinisches Tumorlyse-Syndrom"	Zusätzlich liegt mind. 1 der 3 Kriterien vor	• Kreatinin > 1,5× obere Normgrenze • Kardiale Arrhythmie, plötzlicher Herztod • Krampfanfall

11.4 Neutropenie/Neutropenisches Fieber

Bei den regelmäßigen Laborkontrollen der Patienten unter Chemotherapie zeigt sich typischerweise am 5.–7. d nach der Therapie ein Abfall der neutrophilen Granulozyten. Damit verbunden ist eine deutliche Schwächung des Immunsystems; der Körper des Patienten steht Krankheitserregern praktisch wehrlos gegenüber.

First View

- Zeichen eines Infektes, Fieber oder einer Sepsis nach Chemotherapie?
- Zeitpunkt und Art der Chemotherapie?
- Laborchemischer Nachweis einer Neutropenie?

Arbeitsauftrag für die Notaufnahme

- Abgrenzung Neutropenie/Neutropenisches Fieber/Sepsis
- Im Falle eines Infektes: Sicherung von Material zum Erregernachweis und umgehender Start einer antibiotischen Therapie

Definition Eine Neutropenie liegt vor bei einem Absinken der Zahl der neutrophilen Granulozyten unter den Wert von 1000 Zellen/µl, eine schwere Neutropenie bei unter 500 Zellen/µl. Näherungsweise kann von einer relevanten Neutropenie bei einer Leukozytenzahl von unter 1000 in der automatischen Differenzierung des kleinen Blutbildes ausgegangen werden.

Differenzialdiagnosen

Gefährliche nicht verpassen:

- Neutropenisches Fieber: erniedrigte neutrophile Granulozyten und Fieber
- Neutropene Sepsis: erniedrigte neutrophile Granulozyten und septisches Bild

Weitere Differenzialdiagnosen:

- Neutropenie: erniedrigte neutrophile Granulozyten ohne Anzeichen eines Infektes
- Drug Fever als Reaktion auf die Chemotherapie
- Nebenwirkungen der Chemotherapie (Schwäche, Übelkeit etc.) bei ausreichender Zahl der neutrophilen Granulozyten

Ätiologie Die myelosuppressiven Effekte einer Chemotherapie, seltener eine Verdrängung der Leukozyten im Rahmen eines myelodysplastischen oder myeloproliferativen Syndroms (MDS/MPS) oder einer Leukämie, führen zu einem Abfall der Zahl der Leukozyten. Die neutrophilen Granulozyten sind dabei ein Teil der Leukozyten. Sie sind für die unspezifische Immunabwehr wichtige Zellen.

Diagnostisches Vorgehen

Fragen zu Beginn:

- Art der Tumorerkrankung und der Tumortherapie
- Prognose von Grunderkrankung, Begleiterkrankung

Anamnese und Untersuchung:

- Anamnese zum Ereignis. Anzeichen für einen manifestierten Infekt (Fieber, Husten, Dysurie Schwellungen, Rötungen etc.)
- Vorgeschichte, insbes. Tumoranamnese
- Körperliche Untersuchung und Vitalparameter

Weiterführende Diagnostik in der ZNA: Bei geringstem Anhalt für einen Infekt: PCT, 3×2 Blutkulturen, Urinkultur, ggf. Abstriche.

Risikobewertung

- High Risk: PCT erhöht, Fieber, Krankheitszeichen
- Low Risk: PCT unauffällig, keine Infektzeichen

Akuttherapie

- Bei Fieber: Volumen (z. B. 1500 ml Vollelektrolytlösung)
- Sepsis-Therapie
- Empirisch Breitspektrum-Antibiose (z. B. Piperacillin-Tazobactam 4 g/0,5 g i. v.)

Disposition

- High Risk: onkologische Normalstation, bei Sepsis frühzeitig auf IMC oder ITS
- Low Risk: ambulant

11.5 Zytostatika-Nebenwirkungen

Übelkeit und Erbrechen, Mukositis, Enteritis, kardiale und pulmonale Toxizität sind häufige spezifische Nebenwirkungen der Chemotherapie. Im Vordergrund stehen eine Ausschlussdiagnostik und eine suffiziente symptomatische Therapie.

First View

- Vitale Bedrohung?
- Art des Tumors und bisherige Behandlung?
- Labordiagnostik und radiologische Diagnostik planen

Arbeitsauftrag für die Notaufnahme

- Ausschluss vitalbedrohlicher Ursachen
- Symptomatische Therapie

Definition Chemotherapien bergen in sich ein hohes emetogenes Potenzial und die Wirkung auf die Schleimhaut des Gastrointestinaltraktes versursacht zudem häufig Mukositiden und Enteritiden, v. a. 5-Fluorouracin (5-FU) und Irinotecan. Bleomycin, Melphalan, BCNU (Carmustin), AraC (Cytarabin) und Cyclophosphamid können zu einer Lungenfibrose führen, Capecitabin und 5-FU zu

Koronarspasmen, Myokardinfarkten und Herzrhythmusstörungen, Antrazykline zur Herzinsuffizenz.

Differenzialdiagnosen

Gefährliche nicht verpassen:

- Sepsis
- Tumorlyse-Syndrom
- Hyperkalzämie

Weitere Differenzialdiagnosen: Tumorprogress.

Ätiologie Es handelt sich um direkt-toxische Wirkungen der Substanzen und Folgen der Wirkung auf proliferative Gewebe, wie etwa die Schleimhäute.

Diagnostisches Vorgehen

Fragen zu Beginn:

- Art der Tumorerkrankung und der Tumortherapie
- Prognose von Grunderkrankung, Begleiterkrankung

Anamnese und Untersuchung:

- Anamnese zum Ereignis:
  - Beginn, Ausprägung der Beschwerden
  - Aktuelle Therapie und Plan zur Prophylaxe der Chemotherapie-induzierten Nebenwirkungen
- Vorgeschichte: Tumoranamnese
- Körperliche Untersuchung und Vitalparameter:
  - Insbes. Schleimhäute
  - Hydrierung

Weiterführende Diagnostik in der ZNA:

- Labor
- Ggf. Bildgebung (Tumorprogress? Neue Metastasen?)

Risikobewertung:

- High Risk: Akute Kardiotoxizität (Troponin positiv), Dehydratation, gastrointestinale Blutungen; Mukositis führt zu Problemen bei der Flüssigkeitsaufnahme
- Low Risk: gutes Ansprechen auf Erweiterung der Therapie, gutes ambulantes Netzwerk

Akuttherapie

- Flüssigkeitsgabe zum Ausgleich des Flüssigkeitsverlustes, z. B. 1000 ml Vollelektrolytlösung
- Erweiterung der antiemetischen Therapie:
  - Aprepitant 80 mg 1×/d
  - 5-HT3-Antagonist, z. B. Ondansetron 8 mg i. v. bis 3×/d
  - Dexamethason 8 mg 1×/d
  - Olanzapin (5 mg 1×/d), Metoclopramid (10 mg bis 3×/d), Haloperidol (0,5 mg bis 3×/d), Lorazepam Schmelztablette (1 mg bei Bedarf)
- Kardiotoxizität: Etablieren einer Herzinsuffizienztherapie, Chemotherapie stoppen
- Pulmonale Toxizität: Prednisolon 1 mg/kg KG in der Akutphase, Chemotherapie stoppen, bei Bleomycin: Sauerstoff vermeiden (Risikofaktor für Bleomycin-induzierte Lungenfibrose)!

Disposition

- High Risk: onkologische Normalstation, bei ausgeprägter Kardiotoxizität: IMC oder ITS
- Low Risk: ambulant mit SAPV-Dienst oder onkologische Normalstation

11.6 Anämien

Bei Erstdiagnose oder bei Verschlechterung einer Anämie werden betroffene Patienten nicht selten in die Zentrale Notaufnahme eingewiesen.

First View
- Kreislaufstabilität? Symptome einer Anämie?
- Liegen Risikokonstellationen (etwa: Antikoagulation, Hinweis auf akute Blutung, Hinweis auf Hämolyse) vor?
- Leidet der Patient unter relevanten Vorerkrankungen, etwa einer Atherosklerose?

Arbeitsauftrag für die Notaufnahme
- Ausschluss einer vitalen Bedrohung durch eine akute Blutung (z. B. gastrointestinale Blutung ▶ 8.1, retroperitoneale Hämatome etc.)
- Ausschluss einer schweren Anämie mit der Gefahr einer Organhypoxämie

Definition Eine Anämie liegt vor, wenn der Hämoglobinwert (oder die Zahl der Erythrozyten oder der Hämatokrit) unter dem Normwert liegt. Häufige Symptome sind allgemeine Schwäche, Müdigkeit und bei schwerer Anämie oder Vorerkrankungen auch Dypsnoe und andere Zeichen der Hypoxämie.

Differenzialdiagnosen ▶ Tab. 11.2

Gefährliche nicht verpassen:
- Akute Blutungen (**Cave:** zu Beginn ist der Hb noch normal!)
- Hämolyse
- Kritische Organhypoxämie

Ätiologie Blutungen, Produktionsstörungen, beschleunigter Abbau und (selten) gemischte Störungen.

Tab. 11.2 Differenzialdiagnose der Anämien

Diagnose	MCH, MCV	Leitbefunde	Weiterführend, Diagnosesicherung, Kommentar
Produktionsstörungen		Retikulozyten ↓	
Chronischer Eisenmangel	↓↓	Ferritin ↓	Ursachenklärung!
Anämie der chronischen Erkrankung	↓ →	Anamnese	Selten hochgradig. Ggf. zusätzliche Blutung oder Eisenmangel ausschließen
Myelodysplasien	variabel	evtl. Leuko ↓, Thrombo ↓, Atypien im Diff-BB	Knochenmarkpunktion
Multiples Myelom	→	Sturzsenkung, Paraprotein	Immunfixation, Knochenmarkpunktion
Leukämien, Lymphome	→	Leuko ↑↓, atyp. Zellen, Thrombo ↓, Lymphknoten ↑, Milz ↑, LDH ↑	Immuntypisierung, Knochenmarkpunktion

Tab. 11.2 Differenzialdiagnose der Anämien *(Forts.)*

Diagnose	MCH, MCV	Leitbefunde	Weiterführend, Diagnosesicherung, Kommentar
Folsäure- oder Vitamin-B_{12}-Mangel	↑↑	LDH ↑, evtl. Neurologie (Vit. B_{12})	Messung von Vit. B_{12} und Folsäure; Ursachensuche
Aplastische Anämie	→	LDH→, Neutrophile ↓, Thrombo ↓	Knochenmarkpunktion
Zytostatikabedingt	→ ↑↑	Anamnese	
Renale Anämie	→	Anamnese	Ausschluss anderer Ursachen
Alkohol und Leberschaden	→ ↑	Anamnese, Sonografie	Auch direkte Knochenmarktoxizität ohne Leberschaden möglich
Beschleunigter Abbau		**Retikulozyten ↑, LDH ↑, Haptoglobin ↓**	
Autoimmunhämolyse (Wärmetyp)	→ ↑		Coombs-Test, Grunderkrankung? Auslösende Medikamente?
Autoimmunhämolyse (Kältetyp)	→ ↑	Akrozyanose, Agglutination bei Blutabnahme	Coombs-Test, Kälteagglutinine, Grunderkrankung?
Paroxysmale nächtliche Hämoglobinurie	→	Hämoglobinurie, evtl. Leuko (↓)	Durchflusszytometrie; **Cave:** Thrombosen
Mikroangiopathische Hämolyse	→	Thrombo ↓, Kreatinin ↑, Fragmentozyten ↑, Neurologie	Sicherung einer TTP durch Messung von ADAMTS13 in Speziallabors. Bei TTP-Verdacht Plasmaseparation
Mechanische Hämolyse	→	Anamnese (z. B. Herzklappe)	Ursachensuche
Sphärozytose	→	Kugelzellen, evtl. MCHC ↑	Spezialtests
Enzymdefekte	→	Anamnese, schubweiser Verlauf	Enzymmessungen der Erythrozyten
Gemischte Störungen		**Retikulozyten → – ↑**	
Subakute Blutung	→ – ↓	Retikulozyten ↑ – ↓	
Thalassämie	↓↓	LDH → – ↑, Schießscheibenzellen	Hb-Elektrophorese; Minorform i. d. R. mild und asymptomatisch
Sichelzellanämie	→ – ↓	LDH → – ↑, Sichelzellen	Hb-Elektrophorese; Probleme eher durch Kapillarthromben und Schmerzkrisen als durch Anämie

MCH = mittleres korpuskuläres Hämoglobin; MCV = mittleres korpuskuläres Volumen
TTP = thrombotisch-thrombozytopenische Purpura

Diagnostisches Vorgehen

Fragen zu Beginn:

- Beschwerden, insbes. Schwäche, Dyspnoe, Angina pectoris etc.
- Blutverlust?

Anamnese und Untersuchung:

- Anamnese zum Ereignis
- Vorgeschichte, insbes. Vorerkrankungen, Medikamentenanamnese
- Körperliche Untersuchung und Vitalparameter inkl. Rektalstatus. Ikterus?

Weiterführende Diagnostik in der ZNA:

- Labordiagnostik, ggf. Sono Abdomen
- Bei Anhalt für Blutungsanämie: Gastroskopie, Koloskopie, gynäkologische Untersuchung

Risikobewertung:

- High Risk: kritische Symptome wie Thoraxschmerzen, Angina pectoris, Blutungszeichen, schwere Hämolyse
- Low Risk: chronische Verschlechterung einer bekannten Eisenmangelanämie

Akuttherapie

- Blutungsanämie bei gastrointestinaler Blutung ▶ 8.1
- Bei Hämolyse: Prednisolon 1–2 mg/kg KG i. v., Verlegung erwägen
- Transfusionstrigger beachten und ggf. Transfusion einleiten
- Bei gesicherter Eisenmangelanämie: Eisendefizit berechnen und statt Transfusion hochdosiert Eisen i. v. (z. B. Eisencarboxymaltose 500 mg) erwägen
- Bei hämolytischer Anämie: Transfusion nur unter Prednisolon!

Disposition

- High Risk: IMC
- Low Risk: ambulante Behandlung

11.7 Thrombozytopenien

Gemeinsam mit der plasmatischen Gerinnung und den Gefäßen bilden die Thrombozyten die Blutgerinnung. Solange nur eines der Systeme betroffen ist, treten Blutungskomplikationen erst bei annähernd vollständigem Funktionsausfall dieses Systems auf.

First View

- Vitale Bedrohung?
- Blutungszeichen?
- Labordiagnostik komplettieren

Arbeitsauftrag für die Notaufnahme

- Differenzierung zwischen Immunthrombozytopenie (ITP), thrombotischer Mikroangiopathie (TTP/HUS) und heparininduzierter Thrombozytopenie (HIT)
- Einleitung von Notfallmaßnahmen

Differenzialdiagnosen

Gefährliche nicht verpassen:

- Immunthrombozytopenie (ITP)
- Thrombotische Mikroangiopathie (TTP/HUS)
- Heparininduzierte Thrombozytopenie (HIT)

Weitere Differenzialdiagnosen: EDTA-assoziierte Pseudo-Thrombozytopenie.

Ätiologie

- ITP: Auto-Antikörper gegen Thrombozytenantigene (Labor: isolierte Thrombopenie, Anamnese und Untersuchung ansonsten normal)
- TTP: Meist Antikörper gegen ADAMSTS-13 (zinkhaltige Metalloprotease, die den von-Willebrand-Faktor [vWF] spaltet) und in der Folge Thrombosierung in Arteriolen und Kapillaren
- HUS: Typisch nach E. coli-Infekt, durch Toxin kommt es zu Endothelschädigung und in der Folge zu einer mikroangiopathischen hämolytischen Anämie. Atypisch nach verschiedenen Erkrankungen oder Transplantationen.
- HIT: Nach Gabe von Heparin entweder in der Frühphase oder nach 1–2 Wo. Abfall der Thrombozyten. Insbes. die verzögerte HIT II ist mit thrombembolischen Komplikationen und einer konsekutiven Morbidität und Mortalität verbunden.

Diagnostisches Vorgehen

Fragen zu Beginn: Klinik oder Laborbefund?

Anamnese und Untersuchung:

- Anamnese zum Ereignis
- Vorgeschichte
  - Infekte?
  - Hämatologische Erkrankungen?
  - Medikamente?
- Körperliche Untersuchung und Vitalparameter

Weiterführende Diagnostik in der ZNA: Labordiagnostik komplettieren (Differenzialblutbild, ggf. Krea, Harnstoff, LDH, Haptoglobin, ggf. ADAMSTS13-Antikörper, ggf. HIT-Antikörper).

Eine TTP ist ein Notfall! An eine TTP denken, wenn:
- Thrombozytopenie und/oder Petechien,
- Hämolyse-Zeichen (↑LDH, negativer Coombs Test = keine Antikörper nachweisbar),
- Fragmentozyten,
- ZNS-Symptome (Verwirrtheit, fokale Defizite u. Ä.),
- Nierenversagen,
- Fieber und schlechter Allgemeinzustand

!

Typisch für ein HUS sind:
- Akutes Nierenversagen
- Thrombozytopenie
- Hämolytische Anämie

Risikobewertung: High Risk: Alle Thrombopenien mit einer Thrombozytenzahl unter 30.000/µl, TTP, HUS und HIT II.

Akuttherapie

- Vermeidung von Blutungskomplikationen:
  - Bettruhe
  - PPI
  - Stuhlregulation
- Bei klinischem Verdacht:
  - ITP: Prednisolon 2 mg/kg KG pro Tag
  - TTP: Plasmapherese
  - Typisches HUS: Dialyse erwägen
  - Atypisches HUS: Eculizumab

Disposition

- High Risk: ITS, frühzeitig und niederschwellig Rücksprache mit Hämatologie und Nephrologie (Dialyse und Plasmapherese)
- Alle anderen: hämatologische oder internistische Normalstation

> **!** Enge klinische Kontrollen. Indikation zur Substitution:
> - Thrombozyten < 50.000: bei Patienten vor/nach OP oder Intervention mit Blutungsrisiko
> - Thrombozyten < 20.000: bei akut erkrankten Patienten (etwa Infekt, Sepsis)
> - Thrombozyten < 10.000: immer
>
> „Der Dienstarzt darf erst schlafen gehen, wenn alle Patienten im Haus mehr als 10.000 Thrombozyten haben."

11.8 Gerinnungsstörungen

Angeborene Störungen der plasmatischen Gerinnung (etwa Hämophilie A und B, Von-Willebrand-Syndrom) sind gelegentliche Nebendiagnosen bei Patienten, die sich in der ZNA vorstellen. Die Patienten sind in der Regel sehr gut über ihr Krankheitsbild informiert und führen einen Notfallausweis mit.

> **First View**
> - Vitale Bedrohung wegen akuter Blutung?
> - Notfalleingriff mit hohem Blutungsrisiko erforderlich?
> - Notfallausweis vorhanden?

Arbeitsauftrag für die Notaufnahme Erstellung eines Plans zum Umgang mit der Gerinnungsstörung im Kontext der Situation, die zur Vorstellung in der ZNA geführt hat.

Ätiologie

- Hämophilie A: Mutation des Faktor-VIIIC-Gens mit hoher Variabilität in der Merkmalsausprägung (vererbt)
- Hämophilie B: Faktor-IX-Defekt
- Von-Willebrand-Syndrom: von-Willebrand-Faktor und Faktor VIIIC defekt/vermindert

Diagnostisches Vorgehen

Fragen zu Beginn: Eigenmedikation (Desmopressin) bereits durchgeführt?

Anamnese und Untersuchung:
- Anamnese zum Ereignis
- Vorgeschichte
- Körperliche Untersuchung und Vitalparameter

Weiterführende Diagnostik in der ZNA: Blutbild, ggf. Kreuzblut.

Risikobewertung: hängt von der akuten Erkrankung oder Verletzung ab, die durch die Blutungsneigung beeinflusst wird.

Akuttherapie

- Leichte Blutungen: Desmopressin 0,3 µg/kg KG
- Stärkere Blutung (intrakraniell, gastrointestinal, intrathorakal, intraartikulär):
  - Faktor VIII, Ziel: Steigerung der Faktor-VIII-Aktivität auf > 50 %
  - 1 IE/kg KG führt zu einem Anstieg von 1–2 %
  - Regelmäßige Kontrollen

Disposition Je nach Verletzung oder Erkrankung und je nach Gefährdung durch Blutung/Nachblutung.

12 Immunologische Notfälle

Christoph Lenska-Mathar

12.1 Allergie und Anaphylaxie 288
12.2 Angioödem 291
12.3 Vaskulitiden 294
12.3.1 Diffuse pulmonale Hämorrhagie und pulmorenales Syndrom 294
12.3.2 Riesenzellarteriitis und Takayasu-Arteriitis 296

12.1 Allergie und Anaphylaxie

First View
- Kreislaufinstabil? → Reanimation (▶ 3.1) bzw. Adrenalin i. m.
- Gefährdeter Atemweg? → Intubation (Koniotomie-Bereitschaft!) vorbereiten
- Auslösendes Agens noch vorhanden? → sofortiges Unterbrechen der Exposition

12

Arbeitsauftrag für die Notaufnahme Erkennen der schweren allergischen Reaktion mit sofortiger Unterbrechung der Exposition sofern möglich und ABCDE-Support. Einzige evidenzbasierte Therapie der Anaphylaxie ist die sofortige Adrenalingabe, bevorzugt i. m.

Definition Immunologisch vermittelte Überempfindlichkeitsreaktionen. Einteilung nach Coombs und Gell in IgE-vermittelt (Typ I) und nicht IgE-vermittelt (Typ II-IV). Betroffen sind meist Haut, Atemwege, GI-Trakt oder kardiovaskuläres System. Die Anaphylaxie als Maximalvariante ist eine akute, potenziell vitalbedrohliche systemische Reaktion mit Auswirkung auf den gesamten Organismus.

Differenzialdiagnosen

Gefährliche nicht verpassen:
- Akuter Asthmaanfall
- Hereditäres Angioödem
- Thyreotoxische Krise
- Hypoglykämie
- Andere Schockursachen (▶ 5.1)

Andere: Urtikariaerkrankungen.

! Die **Anaphylaxie ist ein Notfall!** Sofortiges Entfernen des auslösenden Agens (z. B. Bienenstachel) sowie ABCDE-Support mit frühzeitiger Sicherung der Atemwege und i. m. Adrenalingabe (ab Schweregrad II).

Ätiologie
- IgE-vermittelte Überempfindlichkeitsreaktion nach Sensibilisierung
  - Nahrungsmittel (v. a. bei Kindern)
  - Insektengifte (v. a. bei Erwachsenen)
  - Medikamente (v. a. bei Erwachsenen)
- Nicht IgE-vermittelte, pseudo-allergische Reaktionen

Diagnostisches Vorgehen

Fragen zu Beginn: Auslösendes Agens bekannt (Insektenstachel, i. v. Antibiose etc.)?

Jede Anaphylaxie kann trotz adäquater Therapie progredient verlaufen! Die typische Urtikaria kann dabei in bis zu 20 % der schweren Reaktionen fehlen! Ein Globusgefühl oder laryngeales Engegefühl muss trotz unauffälliger enoraler Inspektion als drohendes A-Problem gewertet und adressiert werden.

Anamnese und Untersuchung:

- Atemwege:
  - Laryngeales Enge-/Globusgefühl? Heiserkeit? Inspiratorischer Stridor?
  - Angioödem? Enoral: Zungen-/Uvula-/Pharynx-Schwellung?
- Beatmung/Belüftung: Dyspnoe/Tachypnoe? Bronchiale Spastik/Silent Chest?
- Kreislauf:
  - Schwindel? Kaltschweißig? Schock? Brustschmerzen?
  - Synkope? Vigilanzminderung? Pruritus?
- Disability: Kopfschmerzen? Sehstörung?
- Exposition: Inspektion Haut und Schleimhäute: Exanthem?
- Risikofaktoren: Pulmonale/kardiale Vorerkrankungen, Alter (▶ Tab. 12.1)
- Augmentationsfaktoren: Körperliche Belastung? Alkohol? Infektionen? Stress?
- EKG: Erregungsrückbildungsstörungen/Ischämie? HRST?
- Labor: aBGA, BB, CRP; ggf.: Leberwerte, Krea, BNP, Troponin, TSH

Risikobewertung: Schweregradeinteilung gemäß der S2k-Leitlinie zu Akuttherapie und Management der Anaphylaxie, AWMF-Register-Nr. 061–025, ▶ Tab. 12.1.

Faktoren, die den Schweregrad verstärken können:

- Körperliche Belastung, Infektion, psychischer Stress
- Betablocker, Alkohol
- Asthma, kardiale Erkrankungen
- Alter, männliches Geschlecht

Tab. 12.1 Schweregrade der anaphylaktischen Reaktion (nach Ring und Stark) [F802–004]

Grad	Haut	GI-Trakt	Respirations-trakt	Kardiovaskulär
I	Juckreiz Flush Urtikaria Angioödem	-	-	-
II		Nausea Krämpfe Erbrechen	Laufende Nase Heiserkeit Dyspnoe	Tachykardie (Anstieg > 20/Min.) Hypotension (Abfall > 20 mmHg systolisch) Arrhythmie
III		Erbrechen Defäkation	Larynxödem Bronchospasmus Zyanose	Schock
IV			Atemstillstand	Kreislaufstillstand

Akuttherapie

- Sofortiges Entfernen des auslösenden Agens!
- ABCDE-Support mit frühzeitigem Sichern der Atemwege (Vorbereitung Intubation in Koniotomie-Bereitschaft)
- Symptomorientierte Lagerung
- Ab Schweregrad II Adrenalingabe:
  - Erwachsene: 0,5 mg i. m. lateraler Oberschenkel (Ausnahme: isolierte gastrointestinale Symptomatik)
  - Kinder: 10 µg/kg KG, ggf. wiederholen nach 5–10 Min.
  - Bei unzureichender Wirkung: Adrenalin i. v./i. o. nach Wirkung titrieren (1 µg/kg KG). Vorgehen: 1 mg Adrenalin auf 100 ml NaCl 0,9 % aufziehen ≙ 10 µg/ml, davon 1 ml/10 kg KG als Bolus i. v.
- Für Pat. unter Betablockertherapie und frustraner Adrenalingabe: Glucagon i. m.
- Etablieren 2 großvolumiger i. v. Zugänge.
- Bei Hypotonie/Schock: Volumengabe (Erw. initial 1000 ml Vollelektrolytlösung; Kinder 20 ml/kg KG i. v. Bolus, ggf. repetitiv nach Klinik)
- Bei Larynxödem/Bronchospasmus: Adrenalin zusätzlich inhalativ (Adrenalin 1 mg/ml pur 3–5 ml unverdünnt vernebeln). Isolierte bronchiale Spastik: Salbutamol Dosieraerosol 2 Hub initial. Ggf. wiederholen. Falls refraktär: 0,25 mg Terbutalin s. c.
- Ggf. H1-Antihistaminika i. v.: z. B. Dimetinden 1–2 Amp. (0,1 mg/kg KG) i. v. nur gegen kutane Symptome, sonst kaum Evidenz!
- Ggf. Prednisolon i. v.: 1–2 mg/kg KG i. v. – geringe Evidenz
- Bei gastrointestinaler Symptomatik: Antiemetika bei Nausea (z. B. Dimenhydrinat, Ondansetron). Spasmolytika (z. B. Butylscopolamin bei abdominalen Krämpfen)

! Die i. m. Adrenalin-Gabe ist die einzige evidenzbasierte Therapie der Anaphylaxie und darf durch keine andere Maßnahme verzögert werden!

Disposition

! Jeder Pat. mit schwerer anaphylaktischer Reaktion mit Gabe von Adrenalin muss für mind. 6 h überwacht werden, da biphasische Verläufe mit einer zweiten schweren Reaktion in bis zu 20 % auftreten können! Kortikosteroide verhindern diese Spätreaktion nicht zuverlässig!

- High Risk:
  - Persistierende Symptomatik trotz adäquater Therapie: Überwachung auf IMC/ICU
  - Regrediente Symptomatik: Überwachung in der ZNA für mindestens 6–12 h, ggf. 24 h bei zusätzlichen Risikofaktoren (Vorerkrankungen, Betablocker-Therapie etc.)
- Low Risk: bei nur leichtgradiger Reaktion mit Ansprechen auf Therapie und ohne schwere Komorbiditäten und mit max. einmaliger Adrenalingabe → Entlassung nach 1 h möglich

! Jeder Patient mit schwerer anaphylaktischer Reaktion benötigt zeitnah einen Adrenalinautoinjektor (z. B. Epipen) + Notfall-Anaphylaxie-Pass und Follow-up mit allergologischer Abklärung!

12.2 Angioödem

First View

- Kreislauf vorhanden? Wenn nein → Reanimation einleiten (▶ 3.1)
- Akutes A-Problem: Intubation falls notwendig/möglich in transnasaler fiberoptischer Wachintubation und Koniotomie-Bereitschaft vorbereiten

12

Arbeitsauftrag für die Notaufnahme Ziel ist das Erkennen des vital bedrohlichen Angioödems mit drohender Verlegung der Atemwege. Bei erstmaligem Auftreten respektive unklarer Genese zügige Aufklärung der Ätiologie und Einleitung der spezifischen Therapie. Im Zweifel zunächst antiallergische Therapie initiieren. Bei Versagen Einleiten der Anti-Bradykinin-Therapie.

Definition Ödematöse Schwellung der Haut oder Schleimhäute. Beteiligung der Extremitäten, des Rumpfes, der Genitalien (v. a. Bradykinin-vermittelt hereditär) oder des Gesichts sowie der enoralen oder gastrointestinalen Mukosa. Das Angioödem der oberen Atemwege ist ein medizinischer Notfall! Pathophysiologisch Unterscheidung zwischen allergisch (Mastzell-)vermitteltem und Bradykinin-vermitteltem Angioödem.

Differenzialdiagnosen

Gefährliche nicht verpassen:

- Infektiöser Prozess, z. B. Peritonsillar-/Parapharyngealabszess
- Gesichtsphlegmone
- Abszesse des Kiefers
- Neoplasie/Tumor
- Vena-cava-superior-Syndrom
- Kollagenosen/Vaskulitiden

Andere: Parotitis.

! Die **Angioödem der oberen Atemwege ist ein Notfall!** Sofortiges Entfernen des auslösenden Agens bei allergischer Genese sowie ABCDE-Support mit frühzeitigem Sichern der Atemwege unter Koniotomie-Bereitschaft mit Adrenalingabe i. m. und inhalativ bei unklarer Ätiologie (allergische Genese deutlich häufiger).

Ätiologie

- Mastzell-vermittelt:
  - Nahrungsmittel
  - Insektengifte
  - Medikamente, u. v. a.
  - Hausstaubmilben

  - Pollen
  - Parainfektiös
- Bradykinin-vermittelt:
  - Medikamentös induziert (am häufigsten! Vor allem ACE-Inhibitor ± DPP-4-Inhibitor)
  - Erworben (paraneoplastisch, autoimmun)
  - Hereditär

> Das ACE-Inhibitor-assoziierte Angioödem tritt meist innerhalb der ersten 6 Mon. auf, kann aber auch erst 10 J. nach Therapiebeginn einsetzen!

Diagnostisches Vorgehen

Fragen zu Beginn:

- Auslösendes Agens weiterhin vorhanden?
- Akute Gefährdung des Atemwegs?
- Hinweise auf allergische Genese?

> Jedes Angioödem kann trotz adäquater Therapie progredient verlaufen! Bei fehlendem Ansprechen auf antiallergische Therapie und unklarer Ätiologie Wechsel auf Antibradykinin-Therapie.

Anamnese und Untersuchung:

> Das Mastzell-vermittelte Angioödem ist deutlich häufiger! Hinweise für allergische Genese:
> - Akuter Beginn
> - Diffuses, symmetrisches Verteilungsmuster
> - Begleitender Pruritus + Urtikaria
> - Bekannte Atopie
>
> Bei fehlendem Ansprechen auf antiallergische Therapie an Bradykinin-vermittelte Genese denken!

- **A:**
  - Laryngeales Enge-/Globusgefühl?
  - Heiserkeit? Inspiratorischer Stridor?
  - Zungen-/Uvula-/Pharynxschwellung?
- **B:** Dyspnoe/Tachypnoe?
- **Hinweise auf allergische Genese?** → Akuter Beginn, begleitende Urtikaria/Pruritus?
- Bekannte Allergien? Mögliche Auslöser eruieren: neue Medikamente, Nahrungsmittel, Insektenstich, Hygieneartikel etc.
- **Hinweise auf Bradykinin-vermittelte Genese?** → Schleichender Beginn, rezidivierende Ödeme der Extremitäten, des Rumpfes in der Vergangenheit? Positive Familienanamnese? Einnahme von ACE-I/Sartan/ARNI-Therapie ± DPP4-Inhibitoren?

- Labor: aBGA, C1-INH quantitativ + qualitativ + Komplementfaktor 4
- Nasale Laryngoskopie bei klinischem V. a. drohende Atemwegsobstruktion

Risikobewertung:

High Risk:

- Major-Kriterien:
  - Posteriores Angioödem
  - Inspiratorischer Stridor/Globusgefühl/Dyspnoe
  - Unzureichendes Ansprechen auf die initiale Therapie
- Minor-Kriterien:
  - Pulmonale/kardiale Komorbidität
  - Dauermedikation mit Betablockern, ACE-I

Akuttherapie ▶ Abb. 12.1

- Sofortiges Entfernen des auslösenden Agens!
- ABCDE-Support mit frühzeitigem Sichern der Atemwege (Vorbereitung Intubation ggf. als transnasale Wachintubation in Koniotomie-Bereitschaft)
- Oberkörperhochlagerung
- Bei **allergischer oder unklarer Genese** und pharyngealer Beteiligung:
  - Adrenalingabe 0,5 mg i. m. + Adrenalin inhalativ 3–5 mg (1 mg/ml) pur
  - Kinder: inhalativ 3 mg, bei fehlender Besserung i. m. 10 µg/kg KG, ggf. wiederholen nach 5–10 Min.
  - Zusätzlich ggf. H1-Antihistaminikum z. B. Dimetinden 0,1 mg/kg KG i. v. + Prednisolon 1–2 mg/kg i. v. bis max. 500 mg (**Cave:** Histaminliberation möglich! Daher zuvor Antihistaminikumgabe!)
- Bei gastrointestinaler Symptomatik: Supportiv

Disposition

! Jeder Pat. mit Angioödem der oberen Atemwege muss für mind. 6–12 h überwacht werden, da biphasische Verläufe mit einer zweiten schweren Reaktion in bis zu 20 % auftreten können! Kortikosteroide verhindern diese Spätreaktion nicht zuverlässig!

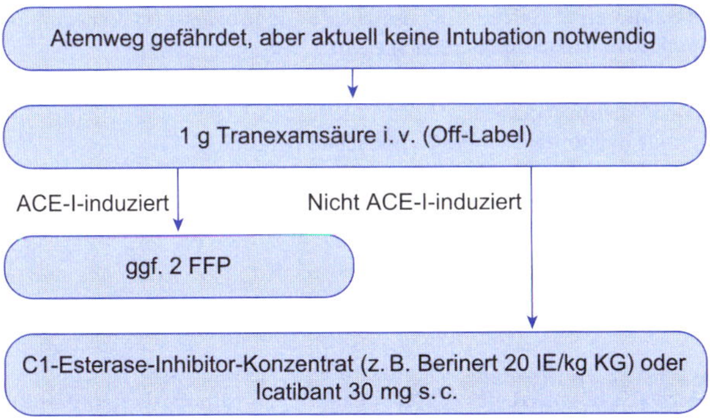

Abb. 12.1 Therapie des Bradykinin-vermittelten Angioödems bzw. bei unklarer Genese und fehlendem Ansprechen auf antiallergische Therapie (modifiziert nach J. Farkas) [P1271/L138]

- High Risk:
  - Persistierende Symptomatik trotz adäquater Therapie: Überwachung auf IMC/ICU
  - Regrediente Symptomatik : Überwachung in der ZNA für mind. 6–12 h, ggf. 24 h bei zusätzlichen Risikofaktoren
- Low Risk: bei anteriorem Angioödem und gutem Ansprechen auf die Therapie: ambulantes Follow-up

! Jeder Patient mit erstmaligem Angioödem benötigt eine weiterführende Abklärung im Verlauf (HNO, ggf. Allergologie), sowie eine medikamentöse Anfallsprophylaxe und ein Notfallset!

12

12.3 Vaskulitiden

Kawasaki-Syndrom ▶ 16.4.

First View
Respiratorisches Versagen unter Hämoptysen → Intubation vorbereiten in Koniotomie-Bereitschaft (▶ 3.4.5).

12.3.1 Diffuse pulmonale Hämorrhagie und pulmorenales Syndrom

Arbeitsauftrag für die Notaufnahme Erkennen und Therapie des vital bedrohten Patienten mit (drohendem) respiratorischem Versagen. Trotz fehlender Hämoptysen (⅓ der Pat.) bei bilateralen Infiltraten daran denken und bei Verdacht notfallmäßige Bronchoskopie veranlassen bzw. in ein entsprechendes Zentrum verlegen.

Definition Vaskulitis der kleinen Gefäße mit Beteiligung der alveolären Kapillaren. Bei pulmorenalem Syndrom zusätzlich rapid progressive Glomerulonephritis mit konsekutivem akutem Nierenversagen.

Differenzialdiagnosen
Gefährliche nicht verpassen:
- Infektiös (bakterielle, virale, mykotische Pneumonie)
- Kardial (akute Herzinsuffizienz, v. a. mechanisch: Mitralstenose/-insuffizienz)
- Thrombembolisch (Lungenarterienembolie)
- Medikamentös/toxisch (Crack inhalativ, Amiodaron, Chemotherapie, TNFα-Inhibitoren etc.)
- Gesichtsphlegmone
- Hämorrhagie des Naso-/Oropharynx oder GI-Trakts

! ⅓ der Pat. präsentiert sich mit hypoxämischem Atmungsversagen und bilateralen Infiltraten **ohne** Hämoptysen trotz alveolärer Hämörrhagie!
Hinweise auf diffuse alveoläre Hämorrhagie:

- Fallende Hb-Werte
- CT-Thorax: typisches Muster aus *ground glass zentrilobulären Nodules*
- Zusätzlich akute renale Schädigung (pulmorenales Syndrom)
- (Mikro)Hämaturie

Ätiologie

- Vaskulitis der kleinen Gefäße
  - Granulomatosis mit Polyangiitis
  - Mikroskopische Polyangiitis
- Kollagenosen (Systemischer Lupus erythematodes)

Diagnostisches Vorgehen

Fragen zu Beginn:

- Ist der Pat. respiratorisch instabil?
- Hinweis auf vaskulitische Genese (s. o.)?
- Hämoptysen oder naso-/oropharyngeale/GI-Blutung?

Nicht jeder Pat. mit Hämoptysen muss notfallmäßig intubiert werden! Die Intubation nimmt den Hustenreiz und kann das respiratorische Versagen verschlimmern!

Anamnese und Untersuchung:

- **Hinweise auf rheumatologische Genese/Vaskulitis?** → Vorerkrankungen (z. B. SLE)? Positive Familienanamnese? Begleitende renale Symptomatik? Hautmanifestationen? Arthralgien? Myalgien? Allgemeine Abgeschlagenheit und B-Symptomatik?
- Labor:
  - aBGA, BB, Gerinnung, CRP, Leberwerte, Krea, BSG, ANA, ANCA, RF, CH50-Komplementanalyse, C3, C4, Anti-dsDNA, Anti-Histon-AK
  - Urin: Status + Kultur + Sediment (Fragmentozyten?), Tox-Screen
- Rö-Thorax, CT-Thorax mit KM, Bronchoskopie

Akuttherapie

- ABCDE-Support mit O_2-Gabe, ggf. HFNC (High Flow Nasal Cannula; High-Flow-Sauerstofftherapie) bei schwerer Hypoxämie
- Notfallmäßige Intubation nur bei insuffizientem Husten/progredientem respiratorischem Versagen
- Tranexamsäure 1 g inhalativ initial, dann 500 mg alle 8 h
- Bei unklarer Ätiologie ggf. empirische Antibiotika-Gabe
- Kritisch kranker Pat: zügige Remissionsinduktion mit Prednisolon + Cyclophosphamid → Verlegung in entsprechendes Zentrum
- Bei Anti-GBM/ANCA assoziierter Vaskulitis Plasmapherese erwägen (keine Routinetherapie)
- Notfallmäßige Bronchoskopie zur Diagnostik/Bestätigung der Diagnose (serielle Lavage)
- Ggf. Notfall-Dialyse

Disposition

- Kritisch kranker Pat.: Aufnahme ICU
- Hämodynamisch + respiratorisch stabiler Pat.: Aufnahme Normalstation mit entsprechender Expertise!

12.3.2 Riesenzellarteriitis und Takayasu-Arteriitis

Arbeitsauftrag für die Notaufnahme Erkennen des Pat. mit drohendem Visusverlust bzw. (drohender) kritischer Extremitätenischämie. Die diffuse Symptomatik mit allgemeiner Abgeschlagenheit, B-Symptomatik, Kopfschmerzen und ggf. Claudicatio erschwert die initiale Diagnosestellung in der ZNA!

Definition Vaskulitis der mittelgroßen und großen Gefäße, häufig granulomatös mit Beteiligung der Aorta/aortalen Äste v. a. der A. carotis und vertebralis sowie temporalis (Riesenzellarteriitis). Riesenzellarteriitis v. a. bei älteren Patienten > 50 J., Takayasu-Arteriitis v. a. bei jüngeren Patienten < 50 J.

Differenzialdiagnosen

Gefährliche nicht verpassen:

- Optikusneuritis
- Zentralarterien-/Zentralvenenverschluss
- Akuter Glaukomanfall
- Dissektion
- Ischämischer Schlaganfall
- ACS

Ätiologie Vaskulitis der mittelgroßen und großen Gefäße.

Diagnostisches Vorgehen

Fragen zu Beginn:

- Akuter Visusverlust, stattgehabte Amaurosis fugax?
- Akute Extremitätenischämie?
- Hinweis auf zerebrale/myokardiale Ischämie?

Anamnese und Untersuchung:

- Diplopien? Gesichtsfeldeinschränkung? Visusverlust?
- Claudicatio v. a. der oberen Extremität? Kieferclaudicatio?
- Einseitiger Kopfschmerz? (Riesenzellarteriitis)
- B-Symptomatik?
- Gefäßstatus erheben mit Auskultation und Palpation der zentralen Pulse und peripheren Pulse der oberen und unteren Extremitäten
- Druckschmerzhafte Aa. temporales
- Druckschmerzhafte Schultergürtel-/Beckengürtelmuskulatur?
- Labor: aBGA, BB, CRP, BSG, Leberwerte, Krea, ANA, ANCA, RF, Urin: Status + Kultur + Sediment (Fragmentozyten?), Tox-Screen
- Ggf. Rö-Thorax, Sonografie A. temporalis, subclavia, axillaris. Goldstandard Riesenzellarteriitis: Biopsie der A. temporalis.

Akuttherapie

- V. a. Riesenzellarteriitis/Takayasu-Arteriitis ohne (transienten) Visusverlust: Rücksprache mit Rheumatologie (ggf. 40–60 mg Prednisolonäquivalent/d).
- Akuter Visusverlust oder Amaurosis fugax: sofort 500–1000 mg Methylprednisolon i. v.

!

Bei Verdacht auf eine Riesenzellarteriitis/Takayasu-Arteriitis und Visusverlust sofort eine Glukokortikoid-Therapie einleiten!
Die Diagnostik darf die Therapie nicht verzögern!

Disposition

- Aufnahme zur weiteren rheumatologischen Diagnostik und differenzierten immunsuppressiven Therapie
- Bei kritischer Erkrankung mit zerebraler/myokardialer Ischämie oder kritischer Extremitäten Ischämie → Aufnahme IMC/ICU.

13 Infektiologische Notfälle

Zsofia Bardonicsek-Depnering, Sebastian Casu, Dorothea Sauer

13.1 Sepsis und Septischer Schock 300
Sebastian Casu

13.2 COVID-19 304
Dorothea Sauer

13.3 Influenza 307
Zsofia Bardonicsek-Depnering

13.4 Tuberkulose 308
Zsofia Bardonicsek-Depnering

13.5 Borreliose 310
Zsofia Bardonicsek-Depnering

13.6 Tetanus 311
Zsofia Bardonicsek-Depnering

13.7 Tollwut 313
Zsofia Bardonicsek-Depnering

13.8 STD: Sexually Transmitted Diseases 314
Zsofia Bardonicsek-Depnering

13.9 HIV und AIDS 315
Zsofia Bardonicsek-Depnering

13.10 Nadelstichverletzung 318
Zsofia Bardonicsek-Depnering

13.10.1 Risiko und Sofortmaßnahmen 318
13.10.2 HIV-PEP 318
13.10.3 Hepatitis B-PEP 320
13.10.4 Hepatitis-C-Verlaufskontrollen 320

13.11 Tropenerkrankungen 321
Zsofia Bardonicsek-Depnering

13.11.1 Übersicht 321
13.11.2 Malaria 322
13.11.3 Dengue-Fieber 323
13.11.4 Amöben 324

13.12 Herpes und Varizella zoster 326
Zsofia Bardonicsek-Depnering

13.1 Sepsis und Septischer Schock

Sebastian Casu

First View
- Patient hämodynamisch stabil? Wenn nein → DD Schock (▶ 5.1)
- GCS < 15? → DD Bewusstseinsstörung (▶ 5.11)
- Begleitsymptome (Thoraxschmerz, Luftnot, Palpitationen)?

Arbeitsauftrag für die Notaufnahme
- Schnelles Erkennen und Behandeln der Sepsis und des septischen Schocks unter Berücksichtigung des Fokus und der wahrscheinlichsten Erreger
- Abgrenzung von DD
- Leitliniengerechte Umsetzung des 1-h-Bündels
- Organisation der weiterführenden Therapie und Behandlung

Definition

13

Sepsis-3-Definition
Lebensbedrohliche Organdysfunktion, die durch eine fehlregulierte Wirtsantwort auf eine Infektion hervorgerufen wird. Die lebensbedrohliche Organdysfunktion wird durch einen Anstieg im SOFA-Score (Sequential Sepsis-related Organ Failure Assessment) um ≥ 2 Punkte objektiviert.

- Die Sepsis ist eine lebensbedrohliche Organdysfunktion infolge einer generalisierten Immunreaktion nach Infektion.
- Der septische Schock ist eine Sepsis, die durch Kreislaufinsuffizienz und metabolische Störung mit erhöhter Mortalität einhergeht. Klinisch zeigen sich eine Serumlaktatkonzentration > 2 mmol/l und eine Hypotonie, die trotz Infusionstherapie eine Behandlung mit Vasopressoren notwendig macht, um einen arteriellen Mitteldruck ≥ 65 mmHg zu erreichen.

Klinische Kennzeichen:
- Beruht immer auf einer Infektion, meist mit Fieber
- Ausgeprägtes Krankheitsgefühl
- Tachypnoe
- Kreislaufreaktion: Tachykardie und im Verlauf auch Hypotonie
- Oft Bewusstseinsstörung (Agitation, Somnolenz bis Koma, Delir)

Differenzialdiagnosen
Gefährliche nicht verpassen:
- Akut dekompensierte Herzinsuffizienz, Lungenödem,
- Allergische (anaphylaktische) Reaktion
- Akute Blutung, z. B. gastrointestinal
- Exsikkose/Dehydratation
- Hyper-/Hypoglykämie
- Intoxikation
- Akuter ischämischer Schlaganfall
- Hyperthyreose

- Lungenarterienembolie
- Perikarderguss

Weitere Differenzialdiagnosen:
- Psychogen
- Delir
- Elektrolytstörung

Ätiologie
- Eine Sepsis kann unabhängig von der Art des Erregers oder des Infektionsfokus entstehen durch: Bakterien, Viren, Pilze, Parasiten
- Häufigste bakterielle Erreger einer Sepsis:
  - Escherichia coli
  - Staphylococcus aureus
  - Streptococcus spp.
  - Enterococcus faecium/faecalis
  - Klebsiella pneumoniae
- Häufige Infektionsorte:
  - Atemwege
  - Abdomen
  - Urogenitaltrakt
  - Primäre Blutstrominfektion
  - Haut- und Weichteile

13

> **!** Für den ersten Überblick bei der Fokussuche kann das Akronym LUC-CAASS zur Hilfe genommen werden:
> L = Lung
> U = Urogenital
> C = Cardiac
> C = CNS
> A = Abdomen
> A = Arthritis
> S = Spine
> S = Skin

Diagnostisches Vorgehen

> **!** Für die frühzeitige Erkennung (Screening) können die SIRS-Kriterien herangezogen werden (mind. 2 Zeichen nötig):
> - Temp. ≥ 38 °C oder < 36 °C
> - Herzfrequenz ≥ 90/Min.
> - Tachypnoe bzw. Atemfrequenz ≥ 20/Min. oder Hyperventilation: $paCO_2$ ≤ 33 mmHg
> - Leukozyten ≥ 12.000/µl

Der **SOFA**-Score (▶ Tab. 13.1) findet gewöhnlich auf einer Intensivstation Anwendung, da er viele spezifische Parameter beinhaltet. Der Anstieg von mind. 2 Punktwerten aufgrund einer Infektion definiert das Vorliegen einer Sepsis.

Der **qSOFA**-Score wird in den aktuellen internationalen Leitlinien nicht mehr empfohlen.

Fragen zu Beginn:

- Gibt es Hinweise auf eine Infektion?
- SOFA ≥ 2 Punkte?
- Wo ist der Fokus?

Anamnese und Untersuchung:

- Anamnese:
  - Hinweise auf akute oder stattgehabte Infektion (Fieber, Schüttelfrost, schweres Krankheitsgefühl)?
  - Infektiologische Erkrankungen im sozialen Umfeld?
  - Akuter oder schleichender Beginn?
- Vorgeschichte:
  - Relevante Vorerkrankungen, z. B. Diabetes mellitus?
  - Immunerkrankungen?
  - Immunsupprimierende Medikation?
- Körperliche Untersuchung und Vitalparameter:
  - Hinweise auf Fokus?
  - Marmorierung der Haut als Anzeichen der Minderperfusion?
  - Hinweise auf wesentliche DD?

13

Tab. 13.1 SOFA-Score (Sequential Sepsis-related Organ Failure Assessment) [H017–001]

	0	1	2	3	4
paO_2/FIO_2 [mmHg]	≤ 400	< 400	< 300	< 200	< 100
Thrombozytenzahl × 10^3/µl	≥ 150	< 150	< 100	< 50	< 20
Bilirubin [mg/dl; µmol/l]	< 1,2; 20	1,2–1,9; 20–32	2,0–5,9; 33–101	6,0–11,9; 102–204	> 12,9; 204
Mittlerer arterieller Druck [mmHg]	≥ 70	< 70			
Katecholamindosen mit µg/kgKG/Min. für mind. 1 h			Dopamin mit < 5 oder Dobutamin	Dopamin 5,1–15 oder Adrenalin ≤ 0,1 oder Noradrenalin ≤ 0,1	Dopamin > 15 oder Adrenalin > 0,1 oder Noradrenalin > 0,1
GCS	15	13–14	10–12	6–9	< 6
Kreatinin [mg/dl; µmol/l]	< 1,2; < 110	1,2–1,9; 110–170	2,0–3,4; 171–299	3,5–4,9; 300–440	> 5; > 440
Urinausscheidung [ml/d]				< 500	< 200

GCS: Glasgow Coma Scale

- Sonografie (PoCUS mit FAST bzw. RUSH-Konzept)
  - Hinweise auf Infektfokus?
  - Volumenstatus (Füllung von V. cava inferior und Herzventrikel)
  - Orientierende Beurteilung der Pumpfunktion
  - Orientierender Ausschluss von DD (Lungenödem, Perikarderguss, etc.)
- EKG:
  - Rhythmus: Bedarfstachykardie?
  - Ischämiezeichen?

! Die frühzeitige Gabe von Breitspektrum-Antibiotika erhöht signifikant die Überlebenswahrscheinlichkeit und sollte bestenfalls umgehend nach der Entnahme von Blutkulturen und innerhalb der ersten Stunde nach Aufnahme erfolgen!

- Bei entsprechendem klinischem Verdacht:
  - Sterile Entnahme von mehreren Blutkulturen (bestenfalls 40–60 ml, also 2–3 Flaschen aerob und anaerob)
  - Röntgen- und CT-Diagnostik zwecks Fokussuche
  - Liquorpunktion

Akuttherapie

1-h-Sepsis-Bündel

Leitliniengerechte Therapie der Sepsis und des Septischen Schocks (gemäß der Surviving Sepsis Campaign, SSC, 2018):
- Messung Serumlaktat inklusive Verlaufskontrolle
- Volumenmanagement (initial 30 ml/kg KG)
- Vasopressoren (Ziel-MAD 65 mmHg), Mittel der Wahl ist Noradrenalin
- Entnahme Blutkulturen
- Beginn Antibiotikatherapie

Die frühzeitige Antibiotikatherapie sollte in Wirkstoff und Dosierung nach Fokus und geltenden Leitlinien erfolgen. Lokale Vorgaben des „Antibiotic Stewardship Teams“ sollten beachtet werden. Hilfreich für das initiale Management ist die sog. „Tarragona-Strategie“, ▶ Tab. 13.2.

Ein chirurgischer Fokus sollte innerhalb der ersten 6 h saniert werden. Dies stellt oft eine große diagnostische und organisatorische Herausforderung dar und muss deshalb im Team sehr gut vorbereitet und kommuniziert sein!

Disposition In Abhängigkeit vom klinischen Bild und der lokalen Infrastruktur erfolgt die stationäre Aufnahme auf Peripherstation, Überwachungsstation oder – z. B. im septischen Schock – auf die Intensivtherapiestation.

TSS (Toxisches Schocksyndrom) ▶ 16.5.

Tab. 13.2 Initiale Antibiotikatherapie nach der Tarragona-Strategie

Aussage	Bedeutung
Hit hard and early	Frühzeitiger Beginn eines Breitspektrum-Antibiotikums in ausreichender Dosierung
Look at your patient	Systematische Suche nach dem Fokus
Focus, focus, focus	Deeskalation der empirischen Initialtherapie nach klinischem Verlauf und mikrobiologischen Befunden
Get to the point	Initiale Unterdosierung von Antibiotika durch Berücksichtigung der Pharmakokinetik-/dynamik vermeiden
Listen to your hospital	Berücksichtigung der Umgebung im Krankenhaus sowie der generellen (regionalen) Resistenzlage bei Auswahl des Antibiotikums

13.2 COVID-19

Dorothea Sauer

13

First View
- Bereits bei Verdacht → Isolation (Einzelzimmer, FFP2-Maske), Eigenschutz
- Atemfrequenz beachten!
- Respiratorische Insuffizienz? → (Nichtinvasive) Beatmung

Arbeitsauftrag für die Notaufnahme Diagnose sichern, dabei DD bzw. Begleiterkrankungen nicht übersehen, bereits bei Verdacht adäquate Isolationsmaßnahmen (mind. FFP2-Maske) und Eigenschutz. Adäquate Therapie einleiten – beachten, dass diese sich aktuell rasch ändert!

Definition Erkrankung durch SARS-CoV-2, ein einsträngiges RNA-Virus. Inzwischen liegen mehrere Varianten bzw. Mutationen vor. Die Inkubationszeit, Übertragungsrate und Mortalität sind abhängig von der Variante und dem Impfstatus des Patienten. Immer Übertragung durch Aerosole! Die Erkrankung wird COVID-19 genannt und ist eine Multisystemerkrankung.

Differenzialdiagnosen
Gefährliche nicht verpassen:
- Lungenembolie
- Bakterielle Pneumonie
- Myokardinfarkt
- Schlaganfall

Weitere Differenzialdiagnosen: Influenza.

Ätiologie Erreger: SARS-CoV-2, ein Coronavirus.

Diagnostisches Vorgehen
Fragen zu Beginn:
- Kontakt zu Erkranktem?
- Impfstatus?
- Symptombeginn?

Anamnese und Untersuchung:
- Anamnese zum Ereignis: Symptomatik?
- Vorgeschichte:
  - Risikofaktoren vorhanden?
  - Kontakt zu Erkrankten?
  - Aufenthalt in Risikogebiet? Virusvariantengebiet?
- Körperliche Untersuchung: Häufig stille Hypoxämien! Atemfrequenz auszählen

Weiterführende Diagnostik in der ZNA:
- Antigen-Schnelltest, Nasen-Rachen-Abstrich zur PCR-Diagnostik
- Labor: Blutbild, Entzündungswerte, D-Dimer, Troponin, Ferritin (Marker der Erkrankungsschwere)
- Röntgen-Thorax, großzügig CT-Thorax

! Symptome sind abhängig vom Impfstatus und der Virusvariante!

Risikobewertung
- Verschiedene Scores zur Risikoabschätzung: z. B. 4C-Score (▶ Tab. 13.3), Quick COVID Severity Index (qCSI; ▶ Tab. 13.4)
- Risiko der Hospitalisierung und der Intensivpflichtigkeit abhängig von Risikofaktoren und Impfstatus sowie der Virusvariante

Therapie

- Die Therapie-Leitlinien unterliegen einen ständigen Wandel! Aktuelle Infos: www.rki.de
- Indikationen kennen, um Patienten ggf. rechtzeitig in ein entsprechendes Zentrum zu verlegen

Tab. 13.3 4C-Score (licensed under CC BY 4.0) (nach Risk stratification of patients admitted to hospital with covid-19 using the ISARIC WHO Clinical Characterisation Protocol: development and validation of the 4C Mortality Score, BMJ 2020; 370) [H288]

Parameter	Wert	Punkte
Alter	< 50	0
	50–59	2
	60–69	4
	70–79	6
	≥ 80	7
Geschlecht bei Geburt	Weiblich	0
	Männlich	1
Anzahl der Komorbiditäten (kardiovaskuläre, pulmonale, renale, hepatische, zentralnervöse etc.)	0	0
	1	1
	2	2

Tab. 13.3 4C-Score (licensed under CC BY 4.0) (nach Risk stratification of patients admitted to hospital with covid-19 using the ISARIC WHO Clinical Characterisation Protocol: development and validation of the 4C Mortality Score, BMJ 2020; 370) [H288] *(Forts.)*

Parameter	Wert	Punkte
Atemfrequenz/Min.	< 20	0
	20–29	1
	≥ 30	2
Periphere Sauerstoffsättigung unter Raumluft	≥ 92 %	0
	< 92 %	2
GCS	15	0
	< 15	2
Kreatinin	< 7 mmol/l	0
	7–14 mmol/l	1
	> 14 mmol/l	3
CRP	< 50 mg/l	0
	50–99	1
	≥ 100	2

Bewertung:
- ≥ 15 → Mortalität 62 %
- ≤ 3 → Mortalität 1 %

GCS: Glasgow Coma Scale; CRP: C-reaktives Protein.

- Symptomatisch: Sauerstoffgabe, (nichtinvasive) Beatmung
- Antiinflammatorische Therapie:
  - Dexamethason (6 mg/d i. v.) ab O_2-Pflicht
  - Tocilizumab (8 mg/kg KG) ab O_2-Pflicht
  - Sotrovimab
  - Tzixagevimab/Cilgavimab
- Antikoagulation:
  - Prophylaktisch bei allen hospitalisierten Pat.
  - Therapeutisch bei allen ICU-Patienten
- Passive Immunisierung mit neutralisierenden Antikörpern
- Antivirale Therapie: z. B. Remdesevir, Nirmatrelvir/Ritonavir und Molnupiravir

Disposition Indikation zur stationären Aufnahme:
- Schwere Komorbiditäten
- Sauerstoffpflicht

Tab. 13.4 Quick COVID Severity Index: Wahrscheinlichkeit kritischer respiratorischer Störungen (Sauerstoffbedarf > 10 l/Min., NIV oder invasive Beatmung) 24 h nach Aufnahme aus der Notaufnahme. Copyright © 2020 by the American College of Emergency Physicians [H287]

Parameter	Wert	Punkte
Atemfrequenz/Min.	≤22	0
	23–28	1
	≥28	2
Periphere Sauerstoffsättigung (niedrigste je gemessene innerhalb der 1. Stunde)	>92 %	0
	89–92 %	2
	≤88 %	5
O_2-Bedarf (l/Min.)	≤2	0
	3–4	4
	5–6	5

Bewertung:
- ≤3 → geringes Risiko
- 10–12 → hohes Risiko (57 %)

13

13.3 Influenza

Zsofia Bardonicsek-Depnering

First View
- Atemnot? ▶ 5.5
- Bei V. a. Influenza → Isolation, Eigenschutz (FFP2)

Arbeitsauftrag für die Notaufnahme Alle Patienten mit Influenza-typischen Beschwerden sollen während einer Epidemie (Saison in Januar/Februar) eine Influenza-Testung erhalten. Eine Isolation soll bereits bei Verdachtsfällen erfolgen.

Definition
- Infektion mit Influenzavirus Typ A oder B
- Tröpfchen- oder Schmierinfektion
- Inkubationszeit: 1–2 d
- Infektiosität: 4–5 d ab Symptombeginn

Differenzialdiagnosen
Gefährliche nicht verpassen:
- Pneumonie durch andere Erreger
- Exazerbation einer chronischen Lungenerkrankung
- COVID-19-Pneumonie

Weitere Differenzialdiagnosen: Gastroenteritis.

Ätiologie Erreger: Influenzavirus Typ A oder B.

Diagnostisches Vorgehen

Fragen zu Beginn: Aktuelle epidemiologische Situation?

Anamnese und Untersuchung: Anamnese zum Ereignis

- Plötzlicher Krankheitsbeginn
- Fieber, Husten, Muskelschmerzen, AZ-Reduktion, ggf. Erbrechen und Diarrhö

Weiterführende Diagnostik in der ZNA:

- Nasen-/Rachenabstrich (PCR-Test)
- Influenza-Schnelltest (geringere Sensitivität)
- Labor: Entzündungswerte, Blutbild

> ! Stark erhöhte Entzündungswerte sprechen für eine bakterielle Superinfektion!

- Bei entsprechendem klinischem Verdacht: mikrobiologische Diagnostik (Blutkulturen, Trachealsekret)

Risikobewertung: Schwere Verläufe v. a. bei älteren Patienten oder bei Menschen mit Risikofaktoren möglich (z. B. chronische Herz-/Lungenerkrankungen, Diabetes, Immunsuppression, Schwangerschaft, usw.).

Akuttherapie Bei hospitalisierten Patienten Therapie mit Neuraminidase-Hemmer, z. B. Oseltamivir (2 × 75 mg per os für 5 d) oder Zanamivir (2 × 600 mg für 5–10 d) innerhalb der ersten 48 h (Empfehlungen des RKI ▶ Abb. 13.1).

> Zusätzliche antibakterielle Therapie bei hospitalisierten Patienten mit Pneumonie und Influenzanachweis erwägen.

Disposition

- Isolierung während des stationären Aufenthalts für mind. 7 d (Empfehlung RKI)
- Ggf. postexpositionelle antivirale Prophylaxe für Kontaktpersonen erwägen

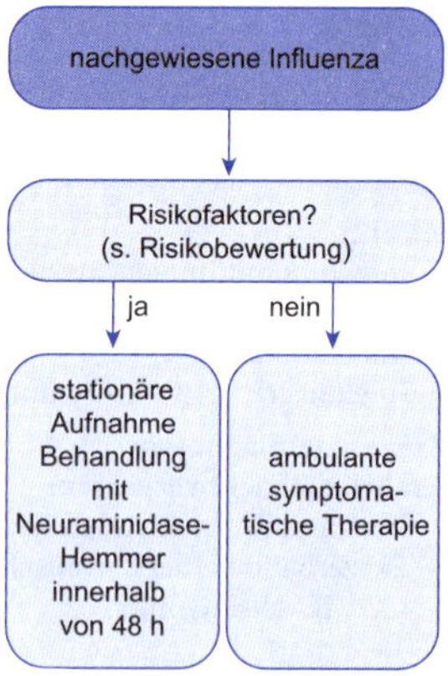

Abb. 13.1 Ablauf bei Influenzanachweis gemäß den Empfehlungen des RKI [M1155]

13.4 Tuberkulose

Zsofia Bardonicsek-Depnering

> **First View**
> Isolation (Einzelzimmer, FFP2-Maske) bei respiratorischer Symptomatik und Risikokonstellation.

Arbeitsauftrag für die Notaufnahme

- Erwägung einer Tuberkulose-Erkrankung bei entsprechender Anamnese und Symptomatik
- Feststellung einer möglichen Infektiosität (offene vs. nicht offene Tuberkulose) und Einleitung adäquater Isolationsmaßnahmen (mind. FFP2-Maske)
- Namentliche Meldepflicht des Indexpatienten und Kontaktpersonen an das Gesundheitsamt

Definition Erkrankung durch Mycobacterium tuberculosis mit meist diffusen Beschwerden in Abhängigkeit von der Organmanifestation (Lungen-, Lymphknoten-, Urogenital-, Knochen-, Miliartuberkulose, Meningitis tuberculosa usw.). In 80 % Manifestation als Lungentuberkulose.
Drei Formen werden unterschieden:

- Latente Tuberkulose (LTBI): positiver Tuberkulintest ohne Organmanifestation, Mehrzahl der Fälle in Deutschland, Reaktivierung unter Immunsuppression möglich
- Offene Tuberkulose: positiver Tuberkulintest mit Organmanifestation, Nachweis von M. tuberculosis in den Atemwegen
- Nicht offene Tuberkulose: positiver Tuberkulintest mit Organmanifestation, keine Ansteckungsgefahr

13

Differenzialdiagnosen

Gefährliche nicht verpassen:

- Invasive Aspergillose
- Pleuraempyem/Lungenabszess

Weitere Differenzialdiagnosen:

- Lungenkarzinom
- Sarkoidose

Ätiologie

- Erreger: Mycobacterium tuberculosis-Komplex (säurefeste Stäbchen)
- Tröpfcheninfektion
- Übertragung durch Menschen mit einer offenen Tuberkulose
- Hämatogene oder lymphogene Streuung möglich

Diagnostisches Vorgehen

Fragen zu Beginn:

- Tuberkulose in der Eigenanamnese oder in der näheren Umgebung?
- Reisen nach oder Migration aus Hochinzidenzländern?

Anamnese und Untersuchung:

- Anamnese zum Ereignis:
  - B-Symptomatik?
  - Husten seit > 2–3 Wo., Hämoptysen?
- Vorgeschichte: Risikofaktoren vorhanden? (s. Risikobewertung)
- Körperliche Untersuchung: (bilaterale) Lymphadenopathie

Weiterführende Diagnostik in der ZNA:

- Labor: Blutbild, Entzündungswerte
- Röntgen-Thorax, ggf. CT-Thorax
- Sputum (bzw. Magennüchternsekret) an 3 aufeinander folgenden Tagen
  - Mikroskopischer Nachweis, PCR-Test
  - Kultureller Nachweis (dauert 6–8 Wo.), insbes. wegen Resistenztestung
- Quantiferontest (IGRA, Interferon-Gamma-Release-Assay)

> **!** Häufig HIV-TB-Koinfektion (in Deutschland ca. 4,5 %). Daher immer HIV-Testung anbieten!

Risikobewertung:
- HIV-Infektion (Tuberkulose ist eine der häufigsten Todesursachen)
- Immunsuppressive Therapie (inkl. Kortikosteroidtherapie > 15 mg/d)
- Migrationshintergrund aus Hochinzidenzgebieten
- Chronische Erkrankungen (Diabetes, Malignom, Niereninsuffizienz)
- Drogenmissbrauch

Therapie Muss nicht in der ZNA eingeleitet werden! Siehe RKI-Ratgeber Tuberkulose.

Disposition
- Indikation zur stationären Aufnahme:
  - Schwere Komorbiditäten
  - Geplante Untersuchungen (z. B. Bronchoskopie)
  - Soziale Indikation (z. B. Risikopatienten in der engen Umgebung, Obdachlosigkeit), bzw. keine häusliche Isolation möglich
- Zur Chemoprophylaxe siehe RKI-Ratgeber Tuberkulose.

13.5 Borreliose

Zsofia Bardonicsek-Depnering

> **First View**
> Vigilanzminderung oder Meningismus → DD Meningitis (▶ 14.1).

Arbeitsauftrag für die Notaufnahme Erwägung der Diagnose bei Vorhandensein von typischen Symptomen und entsprechender Risikokonstellation und Einleitung einer adäquaten Therapie zur Minimierung der Spätfolgen einer Borreliose.

Definition Manifestation:
- Früh lokalisiert: Erythema migrans (▶ 5.19)
- Früh disseminiert: frühe Neuroborreliose, Lyme-Karditis, Lyme-Arthritis
- Spät: späte Neuroborreliose, chron. Lyme-Arthritis → kann nach Jahren auftreten

Differenzialdiagnosen

Gefährliche nicht verpassen:
- Meningitis oder Enzephalitis durch andere Erreger (z. B. Herpes simplex, FSME)
- Akutes Koronarsyndrom

Weitere Differenzialdiagnosen:
- Ringelröteln
- Erysipel

Ätiologie
- Erreger: Borrelia burgdorferi spp.
- Übertragung durch Zeckenstich (Saugen über Stunden erforderlich)
- Manifeste Erkrankung bei 0,3–1,4 % der Menschen mit Zeckenstich

Diagnostisches Vorgehen

Fragen zu Beginn: Zeckenstich in der Anamnese?

Anamnese und Untersuchung:

- Körperliche Untersuchung:
  - Erythema migrans: randbetontes, nicht erhabenes Erythem (mind. 5 cm Durchmesser) mit zentral sichtbarer Einstichstelle
  - Neuroborreliose
    - Frühform: nachts betonte Meningoradikulitis, Fazialisparese
    - Spätform: Enzephalomyelitis
  - Lyme-Karditis: AV-Block, Perimyokarditis
  - Lyme-Arthritis: Befall der Knie- oder Großgelenke
- Weiterführende Diagnostik:
  - Stufendiagnostik: (1) ELISA → falls positiv, dann Stufe (2) Immunoblot
  - Liquorpunktion bei V. a. Neuroborreliose → Liquor/Serum-Index

> **!** Antikörperdiagnostik **nur** bei entsprechendem klinischem Verdacht, da IgG- und IgM-Antikörper noch jahrelang nach einer Infektion persistieren können.

13

Risikobewertung:

- Gehäuftes Auftreten März-Oktober
- Zecken sind deutschlandweit gleich verbreitet (FSME-Risikogebiet: Süddeutschland)

Akuttherapie

- Zeckenentfernung
- Antibiotische Therapie für 10–21 d (Doxycyclin 2 × 100 mg p. o.)

Disposition Meistens ambulante Behandlung.

> **!** Keine empirische antibiotische Prophylaxe nach Zeckenstich empfohlen.

13.6 Tetanus

Zsofia Bardonicsek-Depnering

> **First View**
> Daran denken bei Muskelspasmen und verunreinigter Wunde!

Arbeitsauftrag für die Notaufnahme Tetanus sollte differenzialdiagnostisch in Erwägung gezogen werden, wenn sich Patienten mit Risikofaktoren für Tetanus (Wunden, unklarer Impfstatus) mit unklaren Krämpfen oder Muskelsteifheit in der ZNA vorstellen. Überprüfung des Impfstatus und Initiierung einer Prophylaxe bei Patienten mit Wunden.

Differenzialdiagnosen

Gefährliche nicht verpassen: Meningoenzephalitis.

Weitere Differenzialdiagnosen: Trismus durch peritonsillären/retropharyngealen Abszess, Infektionen im Zahnbereich.

Ätiologie

- Erreger: Clostridium tetani → Klinik durch Exotoxin Tetanospasmin verursacht
- Inkubationszeit: 3 d bis 3 Wo.

Diagnostisches Vorgehen

Fragen zu Beginn:

- Impfstatus? Wundanamnese?
- i. v. Drogenabusus?

Anamnese und Untersuchung: Körperliche Untersuchung → Tonische Muskelspasmen mit Trismus (Kieferklemme), Opisthotonus (erhöhter Tonus der Rückenmuskulatur) und Risus sardonicus (grinsender Gesichtsausdruck).

Weiterführende Diagnostik in der ZNA: Keine spezifische Labordiagnostik.

Akuttherapie

- Chirurgische Wundversorgung
- Antibiotische Behandlung
- Bei manifester Erkrankung:
  - Tetanus-Immunglobulin (bis zu 10.000 IE i. m.)
  - Supportive Therapie, insbes. Atemwegssicherung

Disposition Vervollständigung der Grundimmunisierung empfehlen. Postexpositionsprophylaxe ▶ Tab. 13.5.

> Patienten mit i. v. Drogenabusus haben ein erhöhtes Risiko für Tetanusinfektion.

Tab. 13.5 Immunprophylaxe gegen Tetanus bei Verletzungen (STIKO)

	Dokumentierter Tetanus-Impfstatus	Zeit seit der letzten Impfung	Tetanus-Impfung	Tetanus-Immunglobulin (250–500 IE i. m.)
Saubere, geringfügige Wunden	Ungeimpft/unbekannt		**Ja**	**Ja**
	1 oder 2 Impfstoffdosen		**Ja**	Nein
	≥ 3 Impfstoffdosen	≥ 10 Jahre	**Ja**	Nein
		< 10 Jahre	Nein	Nein
Alle anderen Wunden	< 3 Impfstoffdosen oder unbekannt		**Ja**	**Ja**
	≥ 3 Impfstoffdosen	≥ 5 Jahre	**Ja**	Nein
		< 5 Jahre	Nein	Nein

13.7 Tollwut

Zsofia Bardonicsek-Depnering

First View
Bissverletzung in den letzten 1–8 Wo. plus neuropsychiatrische Symptome (Hydrophobie, Speichelfluss, Schluckstörung).

Arbeitsauftrag für die Notaufnahme Durchführung einer zeitnahen postexpositionellen Immunprophylaxe, da hierdurch eine Manifestation der Erkrankung nahezu immer verhindert werden kann.

Differenzialdiagnosen
Gefährliche nicht verpassen:
- Enzephalitis durch häufigere infektiöse Erreger
- Guillain-Barré-Syndrom

Weitere Differenzialdiagnosen:
- Akute Psychose
- Botulismus
- Tetanus

Ätiologie
- Neurotrope Viren der Familie Rhabdoviridae
- Übertragung durch einen Biss oder direkten Kontakt mit Speichel eines tollwütigen Tieres (Wild- und Haustiere, z. B. Hund oder Fuchs; Fledermäuse).
- Inkubationszeit: 1 Wo. bis 1 J., durchschnittlich 2–3 Mon.
- Deutschland gilt seit 2008 als frei von terrestrischer Tollwut.

Diagnostisches Vorgehen
Fragen zu Beginn:
- Exposition gegenüber erkrankten oder verdächtigen Tieren?
- Impfstatus des Tieres?

Anamnese und Untersuchung:
- Anamnese zum Ereignis:
  - Bissverletzungen (beachte lange Inkubationszeit)
  - Reise in Länder mit hoher Prävalenz (z. B. Asien und Afrika), Migrationshintergrund
- Körperliche Untersuchung und Vitalparameter:
  - Kopf- und Muskelschmerzen, Fieber
  - Hydrophobie, Hypersalivation, Schluckstörung, absteigende Lähmung, Opisthotonus

Akuttherapie Postexpositionelle Maßnahmen:
- Auswaschen und Desinfektion der Wunde
- Simultane Tetanusprophylaxe, ▸ Tab. 13.6!
  - Keine Postexpositionsprophylaxe (PEP) nach Exposition zu Nagetieren
  - Durchführung der PEP unverzüglich nach Exposition, bzw. zum nächstmöglichen Zeitpunkt, falls noch nicht erfolgt
- Supportive Maßnahmen (z. B. Sedierung)

! Namentliche Meldung an das Gesundheitsamt bereits beim klinischen Verdacht.

Tab. 13.6 Indikationen für eine postexpositionelle Tollwut-Immunprophylaxe (laut RKI, Stand: 05.08.2021)

Grad	Art der Exposition (durch tollwütiges oder verdächtiges Haus-/Wildtier oder Fledermaus)	Immunprophylaxe (Fachinfo beachten)
I	Berühren/Füttern von Tieren, Belecken der intakten Haut	Keine Impfung
II	Nicht blutende, oberflächliche Kratzer oder Hautabschürfungen, Lecken oder Knabbern an der nicht intakten Haut	Impfung
III	Bissverletzungen oder Kratzwunden, Kontakt von Schleimhäuten oder Wunden mit Speichel (z. B. durch Lecken), Verdacht auf Biss oder Kratzer durch eine Fledermaus oder Kontakt der Schleimhäute mit einer Fledermaus	Impfung und simultane Verabreichung von Tollwut-Immunglobulin (20 IE/kgKG)

Disposition

- Intensivmedizinische Überwachung bei klinischem Verdacht
- Mortalität sehr hoch bei manifester Symptomatik

13.8 STD: Sexually Transmitted Diseases

Zsofia Bardonicsek-Depnering

First View
Sexualanamnese notwendig → Privatsphäre beachten!

Arbeitsauftrag für die Notaufnahme Beratung und Diagnostik bei Patienten mit entsprechender Anamnese für STD, z. B. Fieber, Dysurie, genitale Ulzera und Unterleibsschmerzen, oder bei Opfern von sexueller Gewalt.

Differenzialdiagnosen Urethritis ▶ Tab. 13.7, genitale Ulzera ▶ Tab. 13.8.

Tab. 13.7 Differenzialdiagnosen der Urethritis

Erkrankung	Erreger	Diagnostik	Therapie
Gonorrhö	Neisseria gonorrhoeae	PCR und Kultur aus Abstrich	Einmalig Ceftriaxon 1 g i. m. + Azithromycin 1,5 g p. o.
Chlamydia trachomatis		PCR aus Abstrich oder Urin	Doxycyclin 2 × 100 mg p. o. 7d
Ureaplasma urealyticum			
Mycoplasma genitalium			
Trichomoniasis	Trichomonas vaginalis	PCR aus Abstrich, Schnelltest	Metronidazol 2 × 500 mg p. o. 7d

Tab. 13.8 Differenzialdiagnosen der infektiösen genitalen Ulzera

Erkrankung	Erreger	Diagnostik	Therapie
Herpes simplex		PCR aus Abstrich	Aciclovir 3 × 400 mg p. o. 7–10 d
Syphilis	Treponema pallidum	Lues-Serologie (TPHA/TPPA), Schnelltest, Liquorpunktion bei V. a. Neurosyphilis	Benzathin-Penicillin G 2,4 Mio. 1× i. m.
Ulcus molle	Haemophilus ducreyi	PCR und Kultur aus Abstrich	Einmalig Azithromycin 1,5 g p. o.
Lymphogranuloma venereum	Chlamydia trachomatis	PCR aus Abstrich oder Urin	Doxycyclin 2 × 100 mg p. o. 21 d

13

Diagnostisches Vorgehen

Anamnese und Untersuchung:

- Anamnese zum Ereignis: Sexualanamnese (Sexualverhalten und -praktiken, Geschlecht und Zahl der Partner)
- Vorgeschichte:
  - HIV-Infektion?
  - Drogenabusus?
- Körperliche Untersuchung:
  - Inspektion der Genitalien, perianalen Region und des Mund-/Rachenraums
  - Inguinale Lymphadenopathie

! An Mehrfachinfektionen beim Nachweis einer STD denken und zusätzlich eine HIV-Testung anbieten!

Disposition

- Bei Patienten mit entsprechender STD (z. B. Gonokokken, Chlamydien) ist eine Mitbehandlung des Partners obligat
- Therapieerfolgskontrolle bei den meisten Infektionen empfohlen
- Auf sexuelle Abstinenz für mind. 7 d nach Abschluss der Behandlung hinweisen

13.9 HIV und AIDS

Zsofia Bardonicsek-Depnering

First View

- V. a. Infektion und mind. 2 SIRS-Kriterien erfüllt → Sepsis (▶ 13.1)
- Ggf. Isolation bei respiratorischer Symptomatik (DD Tuberkulose)

Arbeitsauftrag für die Notaufnahme

- Erkennung und Behandlung von infektiösen und nichtinfektiösen Notfällen bei HIV-Infizierten
- Einleitung einer postexpositionellen Prophylaxe bei entsprechender Anamnese und nach adäquater Risikoabschätzung

Definition 3 Stadien:

- Akutes retrovirales Syndrom: Mononukleose-ähnliche Erkrankung ca. 2–4 Wo. nach der Exposition mit grippeähnlicher Symptomatik bis Meningoenzephalitis
- Chronische HIV-Infektion: asymptomatische oder symptomarme Phase
- AIDS („Acquired Immunodeficiency Syndrome"): Auftreten von opportunistischen Infektionen und Malignomen, ▶ Tab. 13.9

Die Klassifizierung nach CDC erfolgt unidirektional, d. h., jeder Patient wird bei einem Progress höhergestuft, eine Zurückstufung findet trotz adäquater antiretroviraler Therapie nicht statt.

Differenzialdiagnosen

- Immunsuppression anderer Genese (z. B. Chemo- oder Langzeit-Kortisontherapie)
- Nichtinfektiöse Erkrankungen (erhöhtes Risiko bei HIV-Infizierten):
  - Lungenembolie
  - Akutes Koronarsyndrom
  - Herzinsuffizienz
  - Medikamentöse Nebenwirkungen (Hepatitis, Pankreatitis usw.)
- Infektiöse Erkrankungen: opportunistische Infektionen ▶ Tab. 13.9

! Zusätzlich bei entsprechender Anamnese an sexuell übertragbare Krankheiten (z. B. Syphilis, Gonokokken, Hepatitis) denken.

Ätiologie

- **Erreger:** Human Immunodeficiency Virus (HIV), Typ 1 und 2
- **Übertragung:** sexuell, parenteral oder vertikal
- **Inkubationszeit:** Nachweis von HIV-Antikörper ca. 2–10 Wo. nach Infektion

Tab. 13.9 AIDS-definierende Krankheiten

Opportunistische Infektionen	**Bakteriell:** Tuberkulose, atypische Mykobakteriose, rezivid. Salmonellen-Sepsis, rezidiv. Pneumonien **Viral:** CMV, Herpes simplex (bronchopulmonal, ösophageal), progressive multifokale Leukoenzephalopathie **Pilze:** Candidose (bronchopulmonal, ösophageal), Pneumocystis-jirovecii-Pneumonie, Kryptokokkose, Kokzidiomykose, Histoplasmose **Protozoen:** zerebrale Toxoplasmose, Kryptosporidiose, Isosporiasis
Malignome	Kaposi-Sarkom, Non-Hodgkin-Lymphom, invasives Zervixkarzinom
Wasting-Syndrom	Gewichtsverlust > 10 %, chronische Diarrhö
HIV-assoziierte Enzephalopathie	Kognitive, motorische und emotionale Störungen

Diagnostisches Vorgehen

Fragen zu Beginn:

- Sexualverhalten? Infektion mit anderen sexuell übertragbaren Erkrankungen? I. v. Drogenabusus?
- Bekannte HIV-Infektion:
  - Medikation: cART (combined antiretroviral therapy), Prophylaxe
  - Aktuelle Viruslast und CD4-Status
  - Frühere opportunistische Infektionen

Anamnese und Untersuchung:

- Anamnese zum Ereignis: Vorhandensein von Risikofaktoren für eine Neuinfektion? (s. Risikobewertung)
- Körperliche Untersuchung: Generalisierte Lymphadenopathie (> 3 Mon.)

Weiterführende Diagnostik in der ZNA: ▶ Abb. 13.2

- HIV-Serologie (HIV1/2-AK, HIV p24-Antigen)
- HIV-PCR (V. a. akute Infektion, aktuelle Viruslast)
- CD4-Zellzahl (< 200/µl steigt das Risiko für opportunistische Infektionen)

Abschätzung der CD4-Zellzahl anhand des Differenzialblutbildes:
Leukozytenzahl × Lymphozyten (%) = absolute Lymphozytenzahl (Lymph.)

- Lymph. > 2.000/µl → CD4-Zellzahl höchstwahrscheinlich > 200/µl
- Lymph. < 1.000/µl → CD4-Zellzahl höchstwahrscheinlich < 200/µl

Ein HIV-Test darf nur nach Einverständnis der Betroffenen durchgeführt werden!

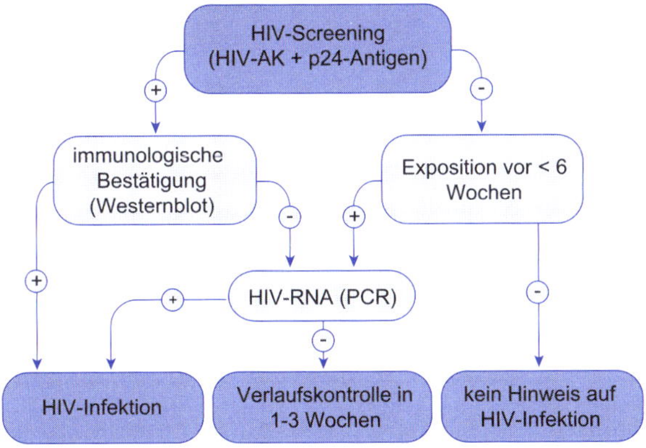

Abb. 13.2 Möglicher Algorithmus zum HIV-Screening [H228–004/M1155, L138]

- Bei entsprechendem klinischem Verdacht:
  - Mikrobiologische Diagnostik (Blutkulturen, Sputum, Trachealsekret, Virusserologie, ggf. Kulturen für Mykobakterien und Pilze)
  - Bildgebung (großzügige Indikationsstellung bzgl. CT)
  - Nach sexueller Exposition: Hepatitis- und Lues-Serologie, Abstrich für sonstige STD

Risikobewertung: Erhöhtes Risiko für HIV-Infektion:
- Kontakt zu HIV-kontaminierten Instrumenten bzw. Injektionsbestecken
- Benetzung von offenen Wunden und Schleimhäuten mit HIV-kontaminierten Flüssigkeiten
- Ungeschützter Geschlechtsverkehr mit einer HIV-infizierten Person
- Transfusion von HIV-kontaminiertem Blutprodukten.

Akuttherapie Leitliniengerechte Sepsistherapie, bei CD4-Zahl < 500/nl ggf. opportunistische Erreger in Betracht ziehen.

Disposition
- Rücksprache mit einem Infektiologen und stationäre Aufnahme bei Hinweis auf Infekt, bei schweren Verläufen ggf. intensivmedizinische Therapie
- Vorstellung in einer HIV-spezialisierten Ambulanz empfehlen

13.10 Nadelstichverletzung

Zsofia Bardonicsek-Depnering

13.10.1 Risiko und Sofortmaßnahmen

Risikobewertung: Das Risiko einer Transmission bei Nadelstichverletzung beträgt:
- HIV: 0,3 %
- Hepatitis C: ca. 1 %
- Hepatitis B: bis zu 30 %

Sofortmaßnahmen:
1. Spülung mit Wasser und Seife, bzw. viruzidem Antiseptikum (bei Augen und Mundhöhle nur mit Wasser)
2. Entscheidung bzgl. einer medikamentösen postexpositionellen Prophylaxe (PEP) (optimalerweise in < 2 h gestartet, max. 72 h) → sofortige Untersuchung der Indexperson (zustimmungspflichtig)
3. Unfalldokumentation (D-Arzt)
4. Ausgangsserologie der Betroffenen (HIV, Hepatitis B/C)

13.10.2 HIV-PEP

Indikation: ▶ Tab. 13.10 ▶ Tab. 13.11
Durchführung: für insges. 4 Wochen z. B. mit Truvada® (Tenofovir-DF/Emtricitabin) 245/200 mg 1×/d und Isentress® (Raltegravir) 400 mg 2×/d.
Verlaufskontrolle: HIV-AK nach 6 Wo. nach Ende der PEP.

Tab. 13.10 Indikation zur HIV-PEP bei beruflicher Exposition (Indexperson HIV-positiv)

Ereignis	Viruslast > 50 Kopien/ml oder unbekannt	Viruslast < 50 Kopien/ml
(Blutende) perkutane Stichverletzung mit Injektionsnadel oder anderer Hohlraumnadel; Schnittverletzung mit kontaminiertem Skalpell, Messer o. Ä.	Empfehlen	Anbieten
Oberflächliche Verletzung (z. B. mit chirurgischer Nadel) ohne Blutfluss; Kontakt von Schleimhaut oder verletzter/geschädigter Haut mit Körperflüssigkeit mit potenziell hoher Viruskonzentration	Anbieten	Nicht indiziert
Perkutaner oder Schleimhautkontakt mit anderen Körperflüssigkeiten als Blut (wie Urin oder Speichel); Kontakt von intakter Haut mit Blut	Nicht indiziert	

Tab. 13.11 Indikation zur HIV-PEP bei nicht-beruflicher Exposition

	Ereignis	PEP
Sexuelle Exposition bei bekannter HIV-Infektion der Indexperson	Ungeschützter insertiver oder rezeptiver vaginaler oder analer Geschlechtsverkehr (z. B. infolge eines geplatzten Kondoms), wenn Indexperson unbehandelt, Viruslast > 1.000 Kopien/ml oder Behandlung nicht eruierbar	Empfehlen
	Ungeschützter insertiver oder rezeptiver vaginaler oder analer Geschlechtsverkehr, wenn Viruslast 50–1.000 Kopien/ml	Anbieten
	Ungeschützter insertiver oder rezeptiver vaginaler oder analer Geschlechtsverkehr, wenn Viruslast < 50 Kopien/ml; Oralverkehr (unabhängig von der Art)	Keine Indikation
Sexuelle Exposition bei unbekanntem HIV-Status der Indexperson	Ungeschützter Anal- oder Vaginalverkehr bei MSM, mit bisexuellem oder i. v.-Drogen konsumierendem Partner, bzw. mit Partner aus HIV-Hochprävalenzgebiet (z. B. Sub-Sahara)	Anbieten
	Ungeschützter oraler Geschlechtsverkehr; Küssen; sonstige Kontakt mit Haut	Keine Indikation
Vergewaltigung/sexualisierte Gewalt	Ungeschützter Anal- oder Vaginalverkehr	Anbieten
	Oralverkehr	Keine Indikation

Tab. 13.11 Indikation zur HIV-PEP bei nicht-beruflicher Exposition *(Forts.)*

	Ereignis	PEP
Biss- und Schnittverletzungen	Tiefe blutige Bissverletzungen durch eine nicht oder nicht ausreichend antiretroviral behandelte HIV-positive Person, die zum Zeitpunkt des Bisses selbst blutende Verletzungen im Mund aufweist (z. B. Zungenbiss bei epileptischem Anfall)	Empfehlen
	Serielle blutende Verletzungen durch das gleiche Instrument, z. B. bei seriellen Verletzungen mit einem Messer und unbekanntem bzw. nur zeitverzögert ermittelbarem HIV-Status der Verletzten	Anbieten
I. v. Drogengebrauch	Gemeinsame Nutzung eines HIV-kontaminierten Injektionsbestecks bzw. Teilen der Drogen mit Kontaminationsgefahr durch mehrere Drogenanwender	Empfehlen
	Gemeinsame Nutzung eines Injektionsbestecks bzw. Teilen der Drogen mit Kontaminationsgefahr durch mehrere Drogenanwender ohne Kenntnis des HIV-Status	Anbieten
	Stichverletzungen Unbeteiligter durch herumliegendes Injektionsbesteck (z. B. bei spielenden Kindern)	Keine Indikation

Nach Empfehlungen der Deutsch-Österreichischen HIV-PEP-Leitlinie, Version 2022

S2-Leitlinie für die HIV-PEP: https://register.awmf.org/de/leitlinien/detail/055-001

13.10.3 Hepatitis B-PEP

- Nach der Verletzung/Kontamination
  - Impfstatus erfragen
  - Anti-HBs innerhalb von 48 h bestimmen
- Aktive und passive Immunisierung (Immunglobuline) gegen Hepatitis B bei Ungeimpften oder bei fehlendem Impfschutz empfehlen, ▸ Tab. 13.12

Weitere Informationen zur Hepatitis-PEP: http://www.rki.de

13.10.4 Hepatitis C-Verlaufskontrollen

- Nach der Verletzung/Kontamination:
  - Bestimmung von Anti-HCV beim Indexpatienten und beim Betroffenen
  - Keine PEP
- Verlaufskontrollen:
  - HCV-RNA nach 2 und 6 Wo.
  - Anti-HCV nach 12 und 24 Wo. nach Exposition

Tab. 13.12 Empfehlung zur postexpositionellen Hepatitis-B-Prophylaxe

Impfstatus	Anti-HBs	Vorgehen	
Vollständig geimpft	≥ 100 IE/l in letzten 10 J.	Keine Maßnahmen	
	Anti-HBs < 10 IE/l oder nicht bestimmt in letzten 10 J.	Anti-HBs je ≥ 100 IE/l	Impfstoff
		Anti-HBs nie ≥ 100 IE/l	Impfstoff + Immunglobulin
Unvollständig geimpft *oder* Anti-HBs vor > 10 J. bzw. nie gemessen *oder* Anti-HBs 10–99 IE/l in den letzten 10 J.	Aktuell ≥ 100 IE/l	Keine Maßnahmen	
	Aktuell 10–99 IE/l	Nur Impfstoff	
	Aktuell < 10 IE/l oder nicht bestimmt	Anti-HBs je ≥ 100 IE/l	Impfstoff
		Anti-HBs nie ≥ 100 IE/l	Impfstoff + Immunglobulin
Ungeimpft	-	Impfstoff + Immunglobulin	

13.11 Tropenerkrankungen

Zsofia Bardonicsek-Depnering

13.11.1 Übersicht

First View

- V. a. Infektion und mind. 2 SIRS-Kriterien erfüllt → Sepsis (▶ 13.1)
- Unklares Fieber nach Tropenaufenthalt → ein Malariaausschluss ist obligat

Arbeitsauftrag für die Notaufnahme Differenzialdiagnostik bei Reiserückkehrern, ▶ Tab. 13.13. Bei Hinweisen auf eine übertragbare Erkrankung müssen ggf. entsprechende Isolationsmaßnahmen eingeleitet werden (z. B. Tuberkulose, hämorrhagisches Fieber).

Tab. 13.13 Vorstellung von Reiserückkehrern in der Notaufnahme

Symptome	Körperliche Untersuchung	Diagnostik
Fieber Diarrhö Respiratorischer Infekt Haut- und Weichteilinfektion Ikterus	Vitalparameter (RR, AF) Neurologie (Meningismus, Vigilanz) Haut (Ausschlag, Petechien) Lymphadenopathie Hepatosplenomegalie	Blutbild Labor (E'lyte, Leberwerte, Nierenfunktion) Blutkulturen (2×) Malaria-Screening Stuhlprobe, Serologie usw.

Länderspezifische Risikogebiete können z. B. auf www.dtg.org eingesehen werden.

13.11.2 Malaria

Definition Parasitenerkrankung, die durch Anopheles-Mücken übertragen wird. Über 90 % der Infektionen ereignen sich in Afrika.

Differenzialdiagnosen
Gefährliche nicht verpassen:
- Sepsis bei Bakteriämie
- Pneumonie
- Meningitis

Weitere Differenzialdiagnosen:
- Dengue-Fieber
- Virales hämorrhagisches Fieber
- Leptospirose

13

Ätiologie Erreger: Plasmodien (intrazelluläre Parasiten). Klinische Formen ▸ Tab. 13.14.

Diagnostisches Vorgehen
Fragen zu Beginn:
- Reise in ein Endemiegebiet?
- Malariaprophylaxe eingenommen?

Anamnese und Untersuchung:
- Anamnese zum Ereignis: Ort und Dauer der Reise? Symptombeginn? Expositionsprophylaxe?
- Körperliche Untersuchung:
  - Fieber, Kopf- und Gliederschmerzen, AZ-Minderung
  - Ikterus, Splenomegalie

Weiterführende Diagnostik in der ZNA:
- Labor: Blutbild (Thrombozytopenie, hämolytische Anämie), Entzündungswerte
- Mikroskopie mit „Dickem Tropfen" und Ausstrich
- Ggf. Antigen-Schnelltest (RDT, Rapid Diagnostic Test), wenn Mikroskopie nicht zeitnah erreichbar
- PCR-Test

Tab. 13.14 Klinische Formen der Malaria

Form	Erreger	Inkubationszeit	Besonderheiten
M. tropica	P. falciparum	6–30 d (ggf. länger)	Lebensbedrohlich Letalität 0,5–1 % Häufigste Form in Deutschland
M. tertiana	P. vivax P. ovale	12–18 d bis > 1 J.	Rezidivprophylaxe Fieberrhythmus: alle 48 h
M. quartana	P. malariae	18–40 d	Fieberrhythmus: alle 72 h
M. knowlesi	P. knowlesi	> 1 Wo.	Lebensbedrohlich Vorkommen in Südostasien

Ein negativer Test schließt eine Erkrankung nicht aus! Bei begründetem Verdacht muss die Diagnostik mehrfach wiederholt werden.

- Bei entsprechendem klinischem Verdacht:
  - Mikrobiologische Fokussuche bei V. a. bakterielle Begleitinfektion
  - Bestimmung der G6PD-Aktivität bei M. tertiana (Gefahr schwerer Hämolysen unter der Therapie)

Risikobewertung ▶ Tab. 13.15.

Akuttherapie

- Supportive Therapie: Kein ASS zur Fiebersenkung (Thrombozytenaggregationshemmung)
- Unkomplizierte Malaria: orale Therapie für 3 d, z. B.
  - Arthemeter/Lumefantrin (Riamet®)
  - Dihydroartemisinin/Piperaquin (Euraertesim®, **Cave:** QTc-Verlängerung)
- Komplizierte Malaria: i. v. Artesunat
- Genaue Dosierung: s. AWMF-Leitlinie: Diagnostik und Therapie der Malaria 2021

Disposition

- **Ambulant:** M. tertiana oder quartana (stationär bei Incompliance oder Risikokonstellation)
- **Stationär:** unkomplizierte M. tropica/knowlesi
- **Intensivstation:** komplizierte Malaria
- Wenn **Speziesbestimmung nicht möglich:** wie. M. tropica behandeln

! Rückfälle sind bei allen Malariaformen möglich, daher Aufklärung der Patienten über Wiedervorstellung bei erneutem Fieber empfohlen.

13.11.3 Dengue-Fieber

Definition Dengue-Fieber ist eine durch Aedes-Mücken übertragene fieberhafte Erkrankung, die überwiegend bei Reiserückkehrern aus Südostasien bzw. Mittel- und Südamerika auftritt.

Tab. 13.15 Kriterien einer komplizierten Malaria

Klinik	• Bewusstseinsstörung, Krampfanfälle (zerebrale Malaria) • Schock trotz Volumengabe • Spontanblutungen • Akutes Nierenversagen (Diurese < 400 ml/d, Kreatinin > 2,5 mg/dl), Hämoglobinurie
Labor	• Hypoglykämie (< 40 mg/dl) • Azidose, Laktat ≥ 5 mmol/l • Hyperkaliämie • Anämie (Hb < 7 g/dl) • Bilirubin > 3 mg/dl
Parasitologie	Parasitämie mit P. falciparum > 250.000/µl (≥ 5 %) oder P. knowlesi > 100.000/µl (≥ 2 %)

Einteilung nach WHO

Dengue-Fieber: Hohes Fieber und ≥ 2 der folgenden Symptome:
- Exanthem
- Schmerzen
- Übelkeit/Erbrechen
- Positiver Tourniquet-Test (Petechien)
- Leukopenie

Schweres Dengue-Syndrom: kritischer Verlauf 2–3 d nach Symptombeginn mit rückläufigem Fieber und Auftreten von folgenden Komplikationen:
- Plasmaleckage mit Flüssigkeitsansammlungen
- ARDS
- Schwere Blutungen
- Organversagen (Bewusstseinsstörung, Leberversagen)

Differenzialdiagnosen

Gefährliche nicht verpassen:
- Malaria
- Virales hämorrhagisches Fieber

Weitere Differenzialdiagnosen:
- Chikungunya-Fieber
- Zika-Virus-Infektion
- Influenza

Ätiologie Erreger: Dengue-Virus (4 verschiedene Serotypen), Inkubationszeit: 3–14 d.

Diagnostisches Vorgehen

Fragen zu Beginn: Reise in Endemiegebiet?

Anamnese und Untersuchung:
- Vorgeschichte: Z. n. Dengue-Fieber? (s. Risikobewertung)
- Körperliche Untersuchung:
  - Fieber, retroorbitale Schmerzen, Myalgien und Arthralgien
  - Diffuses makulopapulöses Exanthem („islands of white in a sea of red")

Weiterführende Diagnostik in der ZNA:
- Labor: Thrombozytopenie, erhöhte Transaminase
- Virusnachweis (PCR-Test)
- Bei entsprechendem klinischem Verdacht: Ausschluss einer Malaria-Erkrankung

Risikobewertung: Sekundäre Infektionen mit einem anderen Serotyp erhöhen die Wahrscheinlichkeit eines schweren hämorrhagischen Verlaufs.

Akuttherapie Supportive Maßnahmen, da keine spezifische Therapie verfügbar.

Disposition Ggf. intensivmedizinische Behandlung bei schwerem Verlauf.

13.11.4 Amöben

Definition Eine Amöbiasis sollte bei jedem Patienten mit persistierenden, blutig-schleimigen Diarrhöen nach einem Aufenthalt in einem Entwicklungsland mit mangelnder Hygiene bedacht werden.

Manifestationen:
- Intestinal: akute Rektokolitis
- Extraintestinal (durch hämatogene Streuung): Leberabszess (~90 %)

Differeztialdiagnosen

Gefährliche nicht verpassen:
- Infektiöse Kolitis (E. coli, Salmonellen, Shigellen, C. difficile usw.)
- Pyogener oder parasitärer Leberabszess

Weitere Differenzialdiagnosen:
- Chronisch entzündliche Darmerkrankung
- Hepatitis, Cholezystitis

Ätiologie

- Erreger: Entamoeba histolytica
- Übertragung: fäkal-oral
- Inkubationszeit: 1 Wo. – 1 Mon., ggf. bis Jahre

Diagnostisches Vorgehen

Fragen zu Beginn: Reiseanamnese (Ort, Verzehr von rohen Lebensmitteln, Trinkwasser).

Anamnese und Untersuchung:
- Körperliche Untersuchung:
  - Fieber, rechtsseitige Oberbauchschmerzen
  - Persistierende Diarrhö

Weiterführende Diagnostik in der ZNA:
- Labor: Blutbild, Elektrolyte, Entzündungs- und Retentionsparameter
- PCR-Nachweis oder ELISA aus Stuhlprobe
- Antikörpernachweis im Serum
- Abdomensonografie:
  - V. a. Leberabszess: runde oder ovale, solitäre, echoarme Raumforderung mit Binnenecho
  - Ausschluss vom Pleura- und Perikarderguss bei zwerchfellnahem Abszess
  - Darmsonografie: Wandverdickung im Kolon
- CT: bei V. a. extrahepatische Streuung oder wenn Sono nicht möglich
- Bei entsprechendem klinischem Verdacht:
  - Stuhlkulturen zum Ausschluss einer infektiösen Kolitis
  - Chirurgisches Konsil bei akutem Abdomen (toxisches Megakolon, nekrotisierende Kolitis)

Risikobewertung: Bei Infektion mit E. histolytica (auch asymptomatisch) soll immer eine antibiotische Therapie erfolgen, um invasive Verläufe oder eine Übertragung an Angehörige zu verhindern.

Akuttherapie

- Flüssigkeitssubstitution
- Antibiotische Therapie:
  - Metronidazol (3 × 800 mg/d i. v./p. o. für 10 d) bei invasiver Infektion
  - Anschließend Eradikation mit Paromomycin (3 × 500 mg/d für 10 d p. o.)
  - Bei Leberabszess: 3. Generation Cephalosporine (Ceftriaxon® 1 × 2 g i. v.)

Disposition Stationäre Aufnahme indiziert:
- Keine adäquate Flüssigkeitsaufnahme möglich
- Zeichen einer Sepsis
- Großer oder kapselnaher Leberabszess (engmaschige sonografische Verlaufskontrollen)

13.12 Herpes und Varizella zoster

Zsofia Bardonicsek-Depnering

First View
- Bewusstseinseintrübung/neurologische Symptomatik + Fieber → Meningoenzephalitis (▶ 14.1, ▶ 14.2)
- Thorakale Schmerzen → ACS (▶ 5.2)

Arbeitsauftrag für die Notaufnahme Eine Diagnose ist durch Anamnese und Lokalbefund meistens möglich. Eine Besonderheit bietet die Erkennung von seltenen Komplikationen (z. B. ZNS-Manifestation).

Definition Zwei klinische Manifestationen verursacht durch ein Virus, wobei **Varizella zoster** (Windpocken) durch eine exogene Erstinfektion, und **Herpes zoster** (Gürtelrose) durch eine endogene Reaktivierung bei Immunschwäche auftritt. Windpocken sind durch Impfung vermeidbar.

Differenzialdiagnosen

Gefährliche nicht verpassen:
- Angina pectoris
- Akutes Abdomen
- Meningoenzephalitis anderer Genese

Weitere Differenzialdiagnosen: Windpocken: Impetigo contagiosa, sonstige Erkrankungen mit Exanthem.

Ätiologie
- Erreger: Varizella-zoster-Virus (HHV-3)
- Infektionsweg: Tröpfchen-/Schmierinfektion (bei Herpes ist nur die Bläschenflüssigkeit infektiös)
- Inkubationszeit: 10–21 d

Diagnostisches Vorgehen

Fragen zu Beginn:
- Impfanamnese? Überstandene Windpocken-Erkrankung? Kontakt zu infizierten Personen?
- Immunsuppression?

Anamnese und Untersuchung:
- Anamnese zum Ereignis:
  - Windpocken: unspezifische Symptome (Fieber, Kopf- und Gliederschmerzen); nach 1–2 d Exanthemstadium mit Juckreiz
  - Gürtelrose: Fieber und AZ-Reduktion, dermatombezogene starke Schmerzen
- Vorgeschichte: Chronische Erkrankungen, immunsuppressive Therapie, Schwangerschaft
- Körperliche Untersuchung:
  - Windpocken: verschiedene Exanthemphasen nebeneinander (Papeln, Vesikeln, Schorf) („Sternenhimmel"); Beteiligung vom Gesicht, Kopf- und Mundschleimhaut
  - Gürtelrose: unilaterale vesikuläre Eruptionen in einem Dermatom (meistens thorakal). Sonderform: Zoster ophthalmicus, oticus oder genitalis

Weiterführende Diagnostik in der ZNA:
- Typische Klinik für die Diagnose meistens ausreichend
- Direktnachweis mittels PCR aus Bläschensekret
- Bei entsprechendem klinischem Verdacht: Liquorpunktion bei V. a. Enzephalitis

Risikobewertung: Komplikationen:
- Varizellenpneumonie
- ZNS-Manifestationen: Meningoenzephalitis, Zerebellitis, Guillain-Barré-Syndrom, zerebrale Vaskulitis
- Bakterielle Superinfektion der Hautläsionen

Disposition
- Stationäre Aufnahme für parenterale antivirale Therapie indiziert (Aciclovir 3 × 800 mg/kg KG i. v. für 7–10 d):
  - Neugeborene
  - Immundefiziente Patienten
  - Patienten mit Komplikationen (z. B. Pneumonie)
- Ambulante Behandlung bei unkomplizierter Gürtelrose und bei Immunkompetenz möglich (Aciclovir 5 × 800 mg oder Valaciclovir 3 × 1000 mg p. o. für 7 d)
- Ggf. passive Immunisierung bei fehlender Immunität bis 4 d nach Exposition erwägen; siehe RKI-Ratgeber: Windpocken (Varizellen), Gürtelrose (Herpes zoster)

14 Neurologische Notfälle

Dorothea Sauer, Zoi Netou-Kandylidou

14.1 Meningitis 330
Zoi Netou-Kandylidou

14.2 Enzephalitis 332
Zoi Netou-Kandylidou

14.3 Epileptische Anfälle 333
Dorothea Sauer

14.4 Guillain-Barré-Syndrom 337
Zoi Netou-Kandylidou

14.5 Myasthene Krise 339
Zoi Netou-Kandylidou

14.6 Akinetische Krise 340
Zoi Netou-Kandylidou

14.7 ZNS-Trauma 341
Zoi Netou-Kandylidou

14.8 Akute Rückenmarksschädigung 343
Zoi Netou-Kandylidou

14.9 Tumoren 345
Zoi Netou-Kandylidou

14.10 Zerebrale Ischämie und Blutung 346

14.10.1 Schlaganfall und TIA 346
Zoi Netou-Kandylidou

14.10.2 Aneurysmatische Subarachnoidalblutung 350
Zoi Netou-Kandylidou

14.10.3 Sinusvenenthrombose 352
Zoi Netou-Kandylidou

14.10.4 Transiente globale Amnesie 354
Zoi Netou-Kandylidou

Viele häufig als „neurologisch" eingeordnete Leitsymptome wie beispielsweise die Bewusstlosigkeit haben *internistische* Ursachen. Ein strukturiertes und interdisziplinäres Vorgehen ist daher wichtig! Viele neurologische Erkrankungen erfordern ein zeitkritisches Handeln.

14.1 Meningitis

Zoi Netou-Kandylidou

First View
- Schock? Wenn ja → ABCDE und DD (▶ 5.1)
- V. a. Meningitis? Wenn ja → Isolation, Antibiose, Liquorpunktion
- Fieber plus neurologische Symptome? Immer an Meningitis denken!

Arbeitsauftrag für die Notaufnahme Schnellstmöglich Diagnose stellen und Therapie beginnen. Eigenschutz beachten und Kontaktpersonen informieren!

- Bei V. a. Meningitis auf entsprechende Hygienemaßnahmen achten!
- Meningokokken sind meldepflichtig!

Definition
- Meningitis: Entzündung der Hirnhäute (Meningen) durch Viren, Bakterien, Pilze oder Parasiten
- Typischerweise mit Kopfschmerzen, Fieber, Übelkeit, Photo- und Phonophobie, Meningismus, Vigilanzminderung

- Nur 50 % der Patienten haben die klassische Trias aus Meningismus, Fieber und Vigilanzminderung!
- Auch bei fokalen Defiziten, Kopfschmerzen, Krampfanfall und Nackenschmerzen an Meningitis denken!

Ätiologie
- Häufigste bakterielle Erreger einer Meningitis im Erwachsenenalter:
  - Streptococcus pneumoniae
  - Neisseria meningitidis
  - Listeria monocytogenes
- Virale Erreger:
  - Enteroviren
  - Herpes simplex
  - CMV, VZV
- Pilze etc. vor allem bei Immunsuppression:
  - Aspergillus, Candida
  - Mukormykose
  - Kryptokokkus

Differenzialdiagnosen

- Grippaler Infekt
- Sinusitis, Mastoiditis
- Autoimmunenzephalitis
- Sinusvenenthrombose
- Hirnabszess
- Malignes neuroleptisches Syndrom
- Zerebrale Malaria
- Hitzschlag

Diagnostisches Vorgehen

Anamnese und Untersuchung:

- Anamnese zum Ereignis:
  - Prodromalstadium? Allgemeinkrankheit?
  - Übelkeit, Erbrechen, Photophobie?
  - Bestimmte Erreger: Tierkontakt? Arthropodenstich? Konsum von Produkten aus unpasteurisierter Milch? Baden im Süßwasser? Reisen? Transfusion/Transplantation?
- Vorgeschichte: Immunsuppression? Zurückliegende Infekte? OPs?
- Körperliche Untersuchung und Vitalparameter:
  - Hautveränderungen? Infektfokus klinisch?
  - Meningeale Reizzeichen (Kernig, Brudzinski, Nackensteifigkeit)? **Cave:** geringe Sensitivität
  - Vigilanzminderung?
  - Fokalneurologische Defizite? Hirnnervenausfälle?

Weiterführende Diagnostik in der ZNA:

- Labor inkl. Glukose, PCT, **Blutkulturen!**
- Lumbalpunktion inkl. Erreger-Diagnostik (Gramfärbung, Kultur, PCR), DD virale vs. bakterielle Meningitis ▶ Tab. 14.1
- Ggf. CCT und CT NNH
  - CCT vor Lumbalpunktion (LP), wenn: GCS < 15, Alter > 60 J., fokales Defizit, Z. n. Schlaganfall, Immunsuppression, Papillenödem, epileptischer Anfall
  - Sonst ist ein CCT vor einer LP nicht zwingend erforderlich und kostet Zeit!

Tab. 14.1 Differenzierung virale vs. bakterielle Meningitis nach DGN (Deutsche Gesellschaft für Neurologie)

Parameter im Liquor	Normal	Viral	Bakteriell
Aussehen	Klar	Klar oder leicht trüb	Trüb/eitrig
Zellzahl/µl	< 5	< 1000 (meist < 300)	> 1000
Zytologie		Lymphozytär	Granulozytär
Laktat	< 3	Max. 4 mmol/l	> 5 mmol/l
Glukose		Normal	Erniedrigt
Liquor-Serum-Glukose-Index		Normal	Erniedrigt (< 3)
Gesamteiweiß mg/dl	< 50	< 100	> 100

Ein fehlender Meningismus oder andere klinische Zeichen schließen eine Meningitis nicht aus! Bei Verdacht immer eine Liquorpunktion durchführen! Blutkulturen nicht vergessen!

Bakterielle Meningitis

- Bei Hirndruckzeichen/Bewusstseinsstörung/fokal-neurologischen Defiziten/epileptischen Anfällen → Blutkulturen → sofort Antibiose + Dexamethason→ CT/MRT→ Lumbalpunktion bei fehlenden Hirndruckzeichen.
- Sonst nach klinischer Untersuchung direkt Lumbalpunktion und dann Antibiose, Bildgebung innerhalb von 24 h.

Akuttherapie

- Intravenöse Gabe von Dexamethason 10 mg plus Ceftriaxon 4 g plus Ampicillin 5 g; bei V. a. virale Genese zusätzlich Aciclovir 10 mg/kg KG (**Cave:** Dosisanpassung bei Niereninsuffizienz)
- Bei Vorliegen eines erhöhten intrakraniellen Drucks → Oberkörperhochlagerung 30°, ggf. Mannitol i. v., ggf. externe Ventrikeldrainage (EVD)
- Bei Auftreten epileptischer Anfälle → antikonvulsive Therapie
- Weitere Therapie je nach Erreger und klinischem Zustand

Disposition Die meisten Patienten müssen auf einer ICU/IMC behandelt werden.

Eine Meningokokken-Meningitis ist kontagiös (Aerosol-Übertragung) und **meldepflichtig** (klären, wer es meldet!).
Chemoprophylaxe mit **einmalig Ciprofloxacin 500 mg p. o.** für Haushaltsmitglieder, Kontaktpersonen in Kindereinrichtungen und bei Kontakt zu oropharyngealen Sekrekten.

14.2 Enzephalitis

Zoi Netou-Kandylidou

Definition

- Entzündung des Hirnparenchyms mit qualitativer und quantitativer Bewusstseinsstörung, Kopfschmerzen, Fieber, fokal-neurologischen Defiziten, epileptischen Anfällen
- Häufig in Kombination mit einer Meningitis = Meningoenzephalitis
- Infektiöse Genese oder autoimmun

Ätiologie Häufigste Erreger: HSV-1 und HSV-2, FSME.

Diagnostisches Vorgehen

Anamnese und Untersuchung:

- Wie bei Meningitis, ▶ 14.1
- Häufiger psychiatrische Auffälligkeiten, wie Agitation, Persönlichkeitsveränderungen, Katatonie

Weiterführende Diagnostik in der ZNA:
- Labor und Liquorpunktion wie bei Meningitis
- Ggf. zusätzliche Autoantikörper (denke an Anti-NMDA-Rezeptor-Enzephalitis!)
- MRT: Auffälligkeiten im Temporallappen (Hypodensität, Ödem, Einblutung) sind pathognomonisch für eine Herpes-Enzephalitis

Akuttherapie Aciclovir 10 mg/kg KG.

14.3 Epileptische Anfälle

Dorothea Sauer

First View
- Atemwege gesichert? Wenn nein → ggf. Intubation
- Persistierender Anfall? Wenn ja → Status epilepticus!
- Auslöser/gefährliche Ursachen: Fieber? Alkohol? Hypoglykämie?

Arbeitsauftrag für die Notaufnahme
- Das zeitnahe Erkennen und Therapieren einer schweren Bewusstseinsstörung und die Sicherung des Atemweges haben höchste Priorität. Ein Status epilepticus muss erkannt und schnellstmöglich durchbrochen werden.
- Ein erstmaliger selbstlimitierender zerebraler Krampfanfall bedarf keiner Therapie in der Notaufnahme, erfordert jedoch eine interdisziplinäre Abklärung.
- Die größte Herausforderung besteht darin, einen epileptischen Anfall von einem nichtepileptischen Anfall abzugrenzen.

Definition
- Synchrone Entladung von Neuronengruppen, sodass diese ihre Funktion nicht mehr ausführen.
- Die Klinik reicht von wenigen Sekunden andauernden motorischen und sensiblen Phänomenen, über Aussetzer (Absencen), bis hin zu komplexen Bewegungs- und Bewusstseinsphänomenen.
- Man unterscheidet provozierte von nicht-provozierten Anfällen und primär-generalisierte von fokalen und komplex-fokalen Anfällen.
- In der Regel dauern **epileptische Anfälle** nicht länger als 2 Min., während derer der Patient sich im **iktalen** Zustand befindet.
- Charakteristisch für einen stattgehabten epileptischen Anfall ist die **postiktale Nachphase** (wenige Min. bis h andauernd). Folgende Störungen können hierbei auftreten:
  - Quantitative Bewusstseinsstörungen: Desorientierung, Somnolenz, Sopor
  - Qualitative Bewusstseinsstörungen: Wahrnehmungsstörungen
  - Sprachstörungen
  - Lähmungen (Todd-Parese)
  - Gedächtnisstörungen

- Ein Status epilepticus ist definiert als
  - > 5 Min.
  - oder ≥ 2 aufeinanderfolgende Anfälle über einen Zeitraum von mehr als 5 Min. ohne Wiedererlangen des neurologischen Ausgangsstatus.

Differenzialdiagnosen

- Konvulsive Synkope
- Psychogener nichtepileptischer Anfall Anfall
- Migräne
- Transiente Globale Amnesie

Klassifikation

Primäre Epilepsie: bedingt als eigenständige Erkrankung epileptische Anfälle, welche nicht Folge einer anderen Erkrankung sind.

- Idiopathisch: Vermutlich direkt bedingt durch einen oder mehrere genetische Defekte u. a. an Ionenkanälen oder Transmitterrezeptoren.
- Kryptogen: Hier wird ein struktureller Defekt vermutet, kann aber mit den zur Verfügung stehenden Methoden nicht nachgewiesen werden.

Sekundäre Epilepsien: treten als Folge von anderen Erkrankungen auf und können in ihrem Verlauf statisch, fortschreitend oder rückläufig sein. Mögliche Ursachen:

- Vaskulär:
  - Ischämischer oder hämorrhagischer Schlaganfall
  - Subarachnoidalblutungen
- Neoplasien: ZNS-Tumoren und Metastasen
- Posttraumatisch: Schädel-Hirn-Traumata mit epiduralen, subduralen und intrazerebralen Blutungen
- Endokrin und metabolisch:
  - Häufig: Hypoglykämien und Hyponatriämien
  - Selten: Urämien, hepatische Enzephalopathie, Hyperglykämien, Hypernatriämien, Störungen des Säure-Basen-Gleichgewichts
- Immunologisch:
  - Systemische Autoimmunerkrankungen: Lupus erythematodes, Vaskulitiden, Sarkoidose
  - Thrombotische Mikroangiopathie: Hämolytisch-urämisches Syndrom (HUS), Thrombotisch-thrombozytopenische Purpura (TTP)
- Gynäkologisch:
  - Generalisierte epileptische Anfälle beim Übergang von der Präeklampsie (Gestationshypertonie mit Proteinurie) zur Eklampsie
  - Vital bedrohliche Komplikation des 3. Schwangerschaftstrimenons, welche sich bis 4 Wo. post partum manifestieren kann
- Infektiologisch: Enzephalitis, Meningitis, Hirnabszess, Sepsis
- Respiratorisch: Akute Hypoxien
- Toxisch und medikamentös:
  - Alkoholexzesse/Alkoholentzugskrämpfe
  - Drogen: Amphetamine, Heroin, Kokain
  - Pharmaka: Chinolone, Penicilline, Imipenem, Tuberkulostatika, typische und atypische Neuroleptika, Antidepressiva, Theophyllin, Lokalanästhetika
  - Chemotherapie: Cisplatin, 5-Fluorouracil, Methotrexat
  - Immunsuppressiva: Cyclosporin, Tacrolimus, monoklonale Antikörper
  - Intoxikationen: Lithium, Ethylenglykol, Salizylsäure, Schwermetalle, Kohlenmonoxid

Diagnostisches Vorgehen

Anamnese und Untersuchung:

- Epilepsie bekannt oder nicht?
  - Einmaliger Anfall = Gelegenheitsanfall
  - Trigger? (Fieber, Schlafentzug, exzessiver Alkoholkonsum oder Alkoholentzugssyndrome, Drogen, Stromunfall, starkes Flackerlicht)
  - Insbesondere, wenn keine Epilepsie bekannt ist → Abgrenzung zur DD Synkope wichtig, ▶ Tab. 14.2!
- Anamnese zum Ereignis:
  - Prodromi (Aura? Unwohlsein? Unwillkürliche Bewegungen?)
  - Ablauf des Anfalls: Erhaltenes Bewusstsein und Erinnerung während Anfall? Motorische, sensible, visuelle und andere Symptome?
  - Einnässen? Zungenbiss? Kopfschmerzen?
- Vorgeschichte:
  - Erstereignis? Bekannte Epilepsie? Triggerfaktoren (Schlafentzug, Medikamenten-/Drogen/-Alkoholanamnese, Fieber)?
  - Trauma?
  - Fieber? Infektzeichen?
  - Tumorerkrankung bekannt?
  - Medikation? Viele Medikamente senken Krampfschwelle!
- Körperliche Untersuchung und Vitalparameter nach ABCDE:
  - Hautveränderungen? Infektfokus klinisch?
  - Traumafolgen?
  - Zungenbiss und Einnässen sind unspezifisch!

Weiterführende Diagnostik in der ZNA:

- Labor: BZ, Elektrolyte, CK (bei ca. 45 % der Pat. erhöht), ggf. Prolaktin (95 % spezifisch für generalisierten Anfall), Laktat, TSH
  - Bei Einnahme von Antiepileptika: Spiegel-Bestimmung
  - Bei Frauen: Schwangerschaftstest (Eklampsie!)
  - Alkoholspiegel
- CCT in der ZNA immer bei (ansonsten ist eine ambulante Bildgebung ausreichend):
  - erstem Ereignis und fokalem Defizit,
  - Ausgangsstatus nicht innerhalb 1 h erreicht,
  - Immunsuppression,
  - bekannter Tumorerkrankung
- Lumbalpunktion bei V. a. Meningitis
- EEG: insbesondere bei V. a. non-konvulsiven Status oder nichtepileptischen Anfällen

Tab. 14.2 Abgrenzung konvulsive Synkope vs. epileptischer Krampfanfall

	Konvulsive Synkope	Epileptischer Krampfanfall
Prodromi	Vegetative Symptome (Übelkeit, Schwitzen, Hitzegefühl, Tinnitus)	Somatosensorische oder motorische Auren
Konvulsionen	Wenig, arrhythmisch, < 30 Sek.	Dauernd, rhythmisch, oft länger
Re-Orientierung	Schnell (< 1 Min.) komplette Re-Orientierung	Verzögert, Ablauf: Person, Ort, Zeit

14

Akuttherapie des Status epilepticus

- ACBDE, i. v.-Zugang, Sauerstoffgabe
- Stufenschema ▶ Abb. 14.1
- Ethanol-assoziierte Anfälle: Thiamin 100 mg i. v. **Cave:** immer vor Glukosegabe, da sonst Verstärkung des Thiaminmangels
- Hypoglykämie: Glukose 40 % i. v. 60 ml nach Thiamingabe
- Fieber: Paracetamol 1 g i. v. mit Ziel Normothermie

Therapie spezifischer Krampfanfälle ▶ Tab. 14.3.

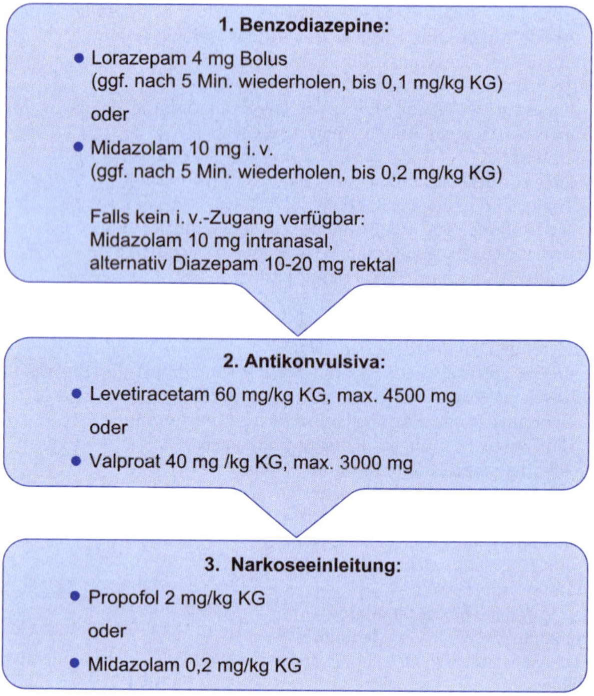

Abb. 14.1 Akuttherapie des Status epilepticus (aus: Status epilepticus im Erwachsenenalter – Leitlinien für Diagnostik und Therapie in der Neurologie, AWMF-Registernummer: 030/079) [P678/L138]

Tab. 14.3 Therapie spezifischer Krampfanfälle

Ursache	Therapie
Eklampsie	Magnesiumsulfat
Hypoglykämie	Glukose 40 %
Schwere Hyponatriämie	NaCl 3 %
Hypokalzämie	Kalziumglukonat
Intoxikation mit Lithium, Ethylenglykol, Salizylsäure, Methanol, Valproat	Hämodialyse

Disposition

- Erstmaliger epileptischer Anfall, kein Hinweis auf symptomatischen Anfall, keine postiktalen Auffälligkeiten: ambulante Abklärung
- Erstmaliger epileptischer Anfall, V. a. symptomatischen Anfall oder fortbestehende Symptome: stationäre Aufnahme, je nach Ätiologie und Ursache auch auf Monitorbett, ggf. Stroke Unit/Intensiv
- Bekannte Epilepsie:
  - Z. n. Benzodiazepingabe, hohes Risiko für erneute Anfälle (Fieber, niedrige Medikamentenspiegel): → stationäre Aufnahme, ggf. auch Monitorbett
  - Keine hochdosierte Benzodiazepingabe erhalten, keine überwachungspflichtige Traumafolge, Risiko für erneuten Anfall niedrig: Entlassung nach Hause möglich

! Immer Aufklärung über Fahruntüchtigkeit durchführen und dokumentieren!

14.4 Guillain-Barré-Syndrom

Zoi Netou-Kandylidou

First View

- Atemwege gefährdet? Wenn, ja → engmaschige Überwachung, ggf. Intubation
- Brady/Tachyarrhythmien und RR-Schwankungen!
- V. a. traumatische Rückenmarksschädigung? Wenn, ja → Immobilisation, Neurochirurgie

Arbeitsauftrag für die Notaufnahme Erkennen eines Guillain-Barré-Syndroms (GBS) und Sicherstellen der Vitalfunktionen, insbes. Atemwegssicherung mittels endotrachealer Intubation.

Definition Autoimmun vermittelte Erkrankung des peripheren Nervensystems mit progressiven, überwiegend symmetrischen, schlaffen Paresen von distal aufsteigend (bis zur Tetraplegie und Ateminsuffizienz), einem Verlust der Muskeleigenreflexe und einer autonomen Dysfunktion – meist über Tage. Vorausgegangen ist meist eine Infektion.

Es existieren allerdings mehrere atypische Varianten, z. B. mit schneller Progression innerhalb von Stunden (Landry-Paralyse).

> Aufgrund der Gefahr einer respiratorischen Insuffizienz und kardialer Arrhythmien sollen GBS-Patienten in einer Klinik mit Intensivstation behandelt werden.

Differenzialdiagnosen

- Spinale Prozesse (Ischämie, Blutung, Raumforderung, Myelitis)
- Bakterielle oder virale Infekte (Botulismus, Diphtherie, Mykoplasmen, HIV)
- Akute Myopathien
- Myasthenia gravis
- Hypokaliämische Lähmung
- Aortendissektion

Hinweise auf DD: Deutlich asymmetrische Paresen, ausgeprägte sensible Defizite bzw. sensibles Niveau, Blasen- oder Mastdarmstörung, hohes Fieber, deutliche Pleozytose im Liquor (> 50/µl).

14

Diagnostisches Vorgehen

Anamnese und Untersuchung:

- Anamnese zum Ereignis: Verlauf der Symptomatik? Aufsteigende Muskelschwäche und Parästhesien, Verlust der Reflexe.
- Vorgeschichte: Vorangegangene Infektion der oberen Atemwege oder gastrointestinal, OP, Trauma, Impfung oder Schwangerschaft?

> ! Am häufigsten ist eine Campylobacter-jejuni-Infektion.

- Körperliche Untersuchung und Vitalparameter:
  - Überwiegend symmetrische Paresen? Beteiligung des Zwerchfells? Hirnnervenausfälle (Nn. facialis, trigeminus, vagus, hypoglossus, accessorius)? Autonome Dysfunktion? Wenn sensible Defizite, dann nur mild.
  - Inkontinenz und Harnverhalt sind untypisch und Zeichen einer Rückenmarksschädigung!

Weiterführende Diagnostik in der ZNA:

- Routine-Labor, EKG, Liquordiagnostik (zytoalbuminäre Dissoziation = erhöhtes Eiweiß und normale bis allenfalls leicht erhöhte Zellzahl), IgA und Gangliosid-AK
- Sichere Diagnosestellung klinisch, liquordiagnostisch und elektrophysiologisch

Akuttherapie

Die Todesfälle bei GBS sind durch kardiale Arrhythmien oder Lungenembolie bedingt.

- Symptomatische Therapie (ABCDE)
- IVIG (Intravenöse Immunglobuline) oder Plasmapherese/Immunadsorption

Disposition Stationäre Aufnahme, bei schwerem Verlauf Verlegung auf die Intensivstation.

14.5 Myasthene Krise

Zoi Netou-Kandylidou

First View

- Atemwege gefährdet? Wenn, ja → Atemwegssicherung
- Bekannte Myasthenia gravis? Auslöser?

Arbeitsauftrag für die Notaufnahme Drohende oder manifeste Krise erkennen, Auslöser eruieren, Vitalfunktionen unterstützen, auf eine Überwachungsstation aufnehmen.

Definition Akute und lebensbedrohliche Exazerbation einer Myasthenie mit Ateminsuffizienz und drohender Aspiration, oft ausgelöst durch Infekte, Hypokaliämie, Umstellungen oder Einnahmefehler bei der Medikation, insuffiziente Immunsuppression oder perioperativen Stress.

Differenzialdiagnosen Cholinerge Krise, Botulismus, Organphosphat-Intoxikation, Schlangenbisse.

! Eine myasthene Krise ist ein lebensbedrohlicher Zustand!

Diagnostisches Vorgehen

Fragen zu Beginn: Bekannte Myasthenie? Auslöser eruierbar?

Anamnese und Untersuchung

- Anamnese zum Ereignis: Infekt, Operation, Medikamente? Steigender/fluktuierender Pyridostigminbedarf?
- Vorgeschichte: Myasthenie-Notfallausweis suchen
- Körperliche Untersuchung und Vitalparameter: Wichtiges Zeichen → schnelle Ermüdbarkeit der Nackenmuskulatur (die ansonsten lange von der Schwäche ausgespart ist)

Weiterführende Diagnostik in der ZNA:
- BGA, Routine-Labor, EKG
- Bei entsprechendem klinischem Verdacht: Infektfokussuche

Akuttherapie Vorgehen nach ABCDE, evtl. nichtinvasive oder invasive Beatmung einleiten. Absetzen Myasthenie-verstärkender Medikamente.
Auf der Intensivstation:
- Plasmapherese/Immunadsorption oder IVIG
- Acetylcholinesterase-Hemmer, ggf. i.v.
- Immunsuppresion (hochdosierte Kortisontherapie)
- Ursache behandeln

Patienten mit Myasthenie haben u.a. eine stark erhöhte Empfindlichkeit gegenüber muskelrelaxierenden Substanzen vom Curare-Typ, Benzodiazepinen, Antiarrhythmika, Antiepileptika sowie einigen Antibiotika. Der Notfallausweis ist hier sehr hilfreich.

Disposition Aufnahme auf der IMC/Intensivstation zur Überwachung und Aufrechterhaltung der Vitalfunktionen und spezifische Therapie.

14.6 Akinetische Krise

Zoi Netou-Kandylidou

First View
- Bekannter Morbus Parkinson und extremer Rigor plus autonome Dysfunktion→ an akinetische Krise denken!
- Infektzeichen? Häufigster Auslöser
- Dysphagie? → Pneumonie ausschließen

Arbeitsauftrag für die Notaufnahme Krankheitsbild erkennen, Auslöser eruieren, Komplikationen diagnostizieren.

Definition Akute Verschlechterung der hypokinetischen Parkinson-Symptomatik mit Immobilität, extremem Rigor, Dysphagie und autonomer Dysfunktion.

Die akinetische Krise ist aufgrund der Komplikationen ein potenziell lebensbedrohlicher Notfall!

Differenzialdiagnosen Malignes neuroleptisches Syndrom.

Ätiologie Auslöser: Infekte, Dehydrierung, OP, Medikamenteneinnahmefehler, Resorptionsstörung, Neuroleptika-Einnahme, Trauma.

Diagnostisches Vorgehen

Anamnese und Untersuchung:
- Anamnese zum Ereignis: Bisheriger Verlauf? Sturz? Auslöser?
- Vorgeschichte: Medikation
- Körperliche Untersuchung und Vitalparameter: Hinweise für Komplikationen → Dehydrierung, Thrombose/Embolie, Pneumonie, Harnwegsinfekt, Dekubitus?

Weiterführende Diagnostik in der ZNA:
- Routine-Labor, EKG
- Bei entsprechendem klinischem Verdacht:
  - Infektfokussuche
  - Traumafolgen nach Sturz ausschließen

Komplikationen bedenken:
- Gastroparese und Obstipation → Aspiration, Pneumonie, Sepsis, Hypotonie
- Fieber → Exsikkose, Nierenfunktionsstörung
- Rhabdomyolyse → Nierenfunktionsstörung

Akuttherapie
- Supportiv
- Spezifische Therapieoptionen:
  - Lösliches L-Dopa/Decarboxylasehemmer (min. 400 mg/d L-Dopa) oral oder per Magensonde (löslich, nicht retardiert!)
  - Amantadin i. v. 200 mg in 500 ml Infusionslösung 2–3×/d
  - Apomorphin s. c., ggf. gleichzeitig Domperidon

Disposition Stationäre Aufnahme, meistens auf IMC oder Intensivstation.

14.7 ZNS-Trauma

Zoi Netou-Kandylidou

First View
- **Immer** ABCDE
- Zusätzliche Verletzungen? → Polytrauma-Versorgung

Arbeitsauftrag für die Notaufnahme Vitalfunktionen unterstützen, engmaschig überwachen, Diagnostik durchführen, Sekundärschäden vermeiden, entsprechende Therapie bzw. Operation einleiten.

Definition
- Schädel-Hirn-Trauma (SHT): Funktionsstörung oder Verletzung des Gehirns durch Gewalteinwirkung. Klassifikation:
  - Leichtes SHT: GCS 13–15
  - Mittelschweres SHT: GCS 9–12
  - Schweres SHT: 3–8

- Epiduralhämatom: arterielle Blutung zwischen Dura und Kalotte, oft temporal bei Riss der A. meningea media durch Schädelfraktur. Sehr selten nicht traumatisch. Im CCT bikonvex, glatt, übergreift die Suturen nicht.
- Subduralhämatom: venöse Blutung zwischen Hirnparenchym und Dura, durch Riss der Hirnbrückenvenen oder kortikalen Kontusionen. Im CCT sichelförmig.
- Subarachnoidale Blutung: Blutung im kraniellen und/oder spinalen Liquorraum. Eigenständiger ungünstiger Prognosefaktor bei Trauma.

> Die GCS-Erhebung ersetzt nicht die neurologische Untersuchung!

Ätiologie Unfall, Sturz, Gewalt.

Diagnostisches Vorgehen

Anamnese und Untersuchung:
- Anamnese zum Ereignis
  - Unfallhergang? Initialer Befund? Verlauf? Bewusstlosigkeit? Epileptischer Anfall?
  - Erbrechen? Kopfschmerzen? Intoxikation?
- Vorgeschichte: Relevante Vorerkrankungen? Antikoagulation? Alkoholabusus?
- Körperliche Untersuchung und Vitalparameter (besonders RR und SpO_2)
  - Pupillen? GCS? Fokal-neurologische Defizite? Einklemmungszeichen? Zungenbiss?
  - Verletzungen (inkl. Begleitverletzungen) suchen

Weiterführende Diagnostik in der ZNA:
- Labor
- EKG
- CCT (Indikationsstellung nach Leitlinie SHT AMWF-Registernummer 008-001 [Erw.] oder 024-018 [Jugendliche und Kinder], Canadian Head CT Rule oder NICE Guideline), ggf. CT HWS
- Bei entsprechendem klinischem Verdacht:
  - HNO und ophthalmologische Mitbeurteilung
  - Neurochirurgische Beurteilung

> Das SHT ist eine dynamische Störung. In der Akutphase wiederholte, engmaschige Kontrollen des neurologischen Befundes durchführen.

Akuttherapie
- Vorgehen nach ABCDE, Vitalfunktionen sichern und unterstützen
- Fremdkörper belassen, Wunden steril abdecken
- 30° Oberkörperhochlagerung, Kopf nicht abknicken
- Vermeidung bzw. Behandlung einer Hypoxie (Ziel $SpO_2 > 95\,\%$) und Hypotonie (Ziel RR 120 mmHg systolisch)
- Ggf. Analgosedierung

- Hirndrucktherapie bei Einklemmungszeichen (Mannitol, hypertone Kochsalzlösung, Hyperventilation)
- Bei Epiduralhämatom: meistens rechtzeitige OP
- Bei Subduralhämatom: ggf. Bohrlochdrainage
- Keine Glukokortikoide verabreichen!

! Hypoxie und Hypotonie vermeiden, um Sekundärschaden abzuwenden.

Disposition Je nach Schwere und Dynamik der Symptomatik.
Stationäre Aufnahme bei operativ zu versorgenden Verletzungsfolgen, Bewusstseinsstörung oder Bewusstlosigkeit, neurologischen Störungen, Schädelfraktur, Liquoraustritt, offener Schädel-Hirn-Verletzung, bildmorphologisch erkennbaren Verletzungsfolgen und im Zweifelsfall.

14.8 Akute Rückenmarksschädigung

Zoi Netou-Kandylidou

First View
- Progrediente, schlaffe, aufsteigende Lähmung? → DD: GBS, ▶ 14.4
- Plötzliche periphere Defizite ohne Trauma? → DD Aortendissektion
- Blasen-/Mastdarmfunktion? Wenn gestört → Kauda-Syndrom = Notfall

14

Arbeitsauftrag für die Notaufnahme Differenzialdiagnostisch einordnen, entsprechende Therapie initiieren.

Definition Eine akute Rückenmarksschädigung äußert sich mit plötzlich aufgetretenen motorischen, sensiblen und vegetativen Defiziten unterhalb des Niveaus der Schädigung. Je nach Lokalisation entstehen diverse spinale Syndrome.

!
- Das Fehlen von Schmerzen spricht eher für eine ischämische Genese.
- Wenn Schmerzen auch in Ruhe → eher Metastasen oder Infektion.

Differenzialdiagnosen

Gefährliche nicht verpassen:
- Guillain-Barré-Syndrom
- Elektrolytstörung (Hypo- oder Hyperkaliämie)

Weitere Differenzialdiagnosen:
- Kompression durch extraspinalen Prozess
- Demyelinisierende Erkrankungen
- Vaskulitis
- Myelitis (z. B. viral, autoimmun, parainfektiös, postvakzinal)

- Metabolische/medikamentöse/toxische Myelopathien
- Funktionell

Ätiologie

- Trauma
- Vaskulär (Ischämie, Blutung, Gefäßmalformation)
- Infektiös (Spondylodiszitis, epiduraler Abszess)
- Neoplasie (Metastasen oder primäre Tumoren)
- Bandscheibenprolaps

Eine Aortendissektion kann eine spinale Ischämie verursachen!

Diagnostisches Vorgehen

Anamnese und Untersuchung:

- Anamnese zum Ereignis: Zeitlicher Verlauf? Schmerzen? Fieber?
- Vorgeschichte: Trauma? Bekannte Neoplasie? Osteoporose? Kardiovaskuläre Risikofaktoren? Injektion paraspinal? Immunsuppression? Zurückliegende bakterielle Infektionen? i. v. Drogenkonsum?
- Körperliche Untersuchung und Vitalparameter:
  - Ausführliche neurologische Untersuchung: Paresen? Sensibilitätsstörung (alle Modalitäten testen!)? Reithosenanästhesie? Blasen- oder Mastdarmstörung? Potenzstörung? Reflexstatus (ggf. Analreflex, Bulbokavernosusreflex)? Lasègue-Zeichen?
  - Rötung, Schwellung, Druckschmerz an der WS?
  - Neurogener Schock?

14

Weiterführende Diagnostik in der ZNA:

- Labor, EKG, MRT der Wirbelsäule, ggf. Lumbalpunktion
- Bei entsprechendem klinischem Verdacht: PoCUS und/oder CT Aorta (Aortendissektion?)

Blasen-/Mastdarm-/Potenzstörung unbedingt erfragen/untersuchen! Deren Vorliegen ist ein Hinweis für ein Konus- oder Kauda-Syndrom → sofort Neurochirurgie informieren.

! Ziel ist die schnelle Durchführung des MRTs.

Akuttherapie

- Vorgehen nach ABCDE, Vitalfunktionen unterstützen
- Bei Trauma: WS-Immobilisation
- Ggf. Notfall-OP
- Bei neurogenem Schock: entsprechende Schocktherapie (▶ 5.1)

Disposition Stationäre Aufnahme.

14.9 Tumoren

Zoi Netou-Kandylidou

First View
- Onkologische Vorerkrankung?
- Angehörige/Zugehörige anwesend?

Arbeitsauftrag für die Notaufnahme Diagnose stellen, Nachricht überbringen, in die geeignete Fachrichtung aufnehmen.

Definition Primäre oder metastasierte Neoplasien. Diese manifestieren sich je nach Lokalisation und Ausmaß des begleitenden Ödems durch epileptische Anfälle, neuropsychologische oder fokal-neurologische Defizite, Kopfschmerzen oder Zeichen eines erhöhten intrakraniellen Drucks (Kopf- und Nackenschmerzen, Übelkeit, morgendliches Erbrechen).

Häufiger sind die Metastasen (Bronchial-Ca, Mamma-Ca, malignes Melanom), gefolgt von Meningeomen und Gliomen.

! Hirntumoren können sich als Stroke Mimic präsentieren!

Differenzialdiagnosen
- Schlaganfall
- Abszess
- Tuberkulose
- Zystizerkose
- Toxoplasmose
- Sarkoidose
- Radionekrose

Ätiologie Ungeklärt, meist sporadisch. Genetisch, familiäre Tumorsyndrome wie Neurofibromatose.

Diagnostisches Vorgehen

Anamnese und Untersuchung:
- Anamnese zum Ereignis: Verlauf? Epileptischer Anfall? Red Flags für erhöhten intrakraniellen Druck?
- Vorgeschichte: Bekanntes Tumorleiden? Risikofaktoren? Antikoagulation? Familienanamnese?
- Körperliche Untersuchung und Vitalparameter: ausführliche neurologische Untersuchung

Weiterführende Diagnostik in der ZNA:
- Labor, EKG, CCT mit post-KM-Sequenzen oder cMRT mit KM
- Bei entsprechendem klinischem Verdacht: Röntgen Thorax

Akuttherapie
- Bei Hirnödem: Dexamethason i. v.
- Bei epileptischem Anfall: Antikonvulsiva (z. B. Levetiracetam)

- Ggf. Schmerztherapie
- Ggf. Hirndrucktherapie
- Ggf. operative Entlastung bei Hirndruckzeichen

Steroide beeinflussen das Biopsie-Ergebnis bei Lymphom.

Disposition Stationäre Aufnahme, interdisziplinäre Entscheidung über weiteres Prozedere.

14.10 Zerebrale Ischämie und Blutung

14.10.1 Schlaganfall und TIA

Zoi Netou-Kandylidou

First View
- ABCDE + Blutzuckerbestimmung
- Fokales neurologisches Defizit? Wenn, ja → schnell natives CCT
- Medikamentenanamnese: Antikoagulation?

Arbeitsauftrag für die Notaufnahme „Time is brain“: Ein Schlaganfall (Stroke) muss schnell erkannt und diagnostiziert werden, ggf. (Tele-)Neurologie hinzuziehen, um eine Reperfusionstherapie schnellstmöglich zu beginnen, wenn indiziert. Stroke Mimics und Stroke Chameleons erkennen!

SOPs und Checklisten (z. B. mit Indikationen/Kontraindikationen einer Lysetherapie) sind unentbehrlich in der Akutbehandlung des Schlaganfalls.

Definition Als Schlaganfall wird ein akutes fokal-neurologisches Defizit bezeichnet, ischämischer oder hämorrhagischer Genese. Eine transiente ischämische Attacke (TIA) bildet sich innerhalb von 24 h ohne Nachweis eines Hirninfarktes in der Bildgebung zurück. Die Symptomatik hängt vom betroffenen Hirnareal ab und kann somit sehr unterschiedlich sein.

Differenzialdiagnosen
Gefährliche nicht verpassen:
- Meningitis/Enzephalitis
- Sinusvenenthrombose
- Subduralhämatom/Epiduralhämatom
- Spinaler Notfall (z. B. spinales Epiduralhämatom)

Weitere Differenzialdiagnosen:

- Epileptischer Anfall mit Todd-Parese
- Migräne mit Aura
- Andere fokale Läsionen (MS-Plaque, Tumor)
- Transiente globale Amnesie (TGA)
- Enzephalopathie (septisch, toxisch-metabolisch)
- Myasthenie
- Periodische Paralyse
- Periphere Nervenläsionen
- Hypo- oder Hyperglykämie
- Akutes vestibuläres Syndrom peripherer Genese
- Hypotonie (Synkope, Arrhythmie, Schock)
- Intoxikation
- Delir

Stroke Mimics und Stroke Chameleons

Stroke Mimics sind Erkrankungen, die ähnliche Symptome zeigen wie ein Schlaganfall.

Häufige Stroke Mimics:

- Fokale epileptische Anfälle oder postiktaler Zustand mit Todd-Parese
- Komplizierte Migräne
- Hypoglykämie
- Hyponatriämie, metabolische Enzephalopathien
- Transiente globale Amnesie (TGA)
- Labyrinthitis
- Sepsis
- Hypertensive Enzephalopathie/Posteriores reversibles Enzephalopathiesyndrom (PRES)

Ein **Stroke Chameleon** (▶ Tab. 14.4) ist ein Schlaganfall mit atypischer Symptomatik.

Die Unterscheidung zwischen Stroke und Stroke Mimic ist unter Umständen erschwert, z. B. bei einem frühen epileptischen Anfall infolge einer kortikalen Ischämie oder Myoklonien/Hyperkinesien bei Basilaristhrombose.

Tab. 14.4 Stroke Chameleons: atypische Stroke-Symptome

Symptom	Erkrankungen, welchen die Symptome fälschlicherweise zugeschrieben werden
Isolierte Monoparese	Periphere Läsion
Neurokognitive Störung	Delir, psychiatrische Erkrankung
Bewegungsstörung, z. B. Myoklonien	Epileptischer Anfall
Bewusstlosigkeit	Synkope

Ätiologie Ischämische (85 %) oder hämorrhagische (15 %) Genese

- Ischämisch: Mikroangiopathie, Makroangiopathie, kardiale Embolie, seltene Ursachen (Vaskulitis, Gerinnungsstörung, Dissektion), kryptogen
- Hämorrhagisch: arterielle Hypertonie, Antikoagulation, zerebrale Amyloidangiopathie, vaskuläre Malformationen, Aneurysma, Gerinnungsstörungen, reversibles Vasokonstriktionssyndrom, Vaskulitis, Sinusvenenthrombose, Tumoren, Drogen

Diagnostisches Vorgehen

Fragen zu Beginn:

- Symptome akut aufgetreten?
- Genauer Zeitpunkt des Symptombeginns (genaue Uhrzeit) bzw. „last seen well“?
- Bewusstseinsstörung? Kopfschmerzen?
- Vorerkrankungen/Hinweise auf Stroke Mimics (z. B. Diabetes)
- Medikation: Gerinnungshemmer als Kontraindikation für Thrombolyse

Anamnese und Untersuchung:

- Anamnese zum Ereignis: Sturz? Thorax-/Bauch-/Rückenschmerzen? Verlauf (rückläufig/fluktuierend)?
- Vorgeschichte: Antikoagulation? Kontraindikationen für Lysetherapie? Ausgangszustand? TIA in den letzten Tagen/Wochen? Risikofaktoren? Medikamente (Antikontrazeptiva)? Drogen?
- Körperliche Untersuchung und Vitalparameter:
  - Neurologische Untersuchung mit Fokus auf: Liegt eine Läsion vor? Wo ist die Läsion lokalisiert
  - Anschließend: (1) Bewusstsein/höhere kortikale Funktionen, (2) Hirnnerven, (3) Sensorische Funktion, (4) Motorische Funktion, (5) Gang und Koordination, (6) Reflexe
  - NIHSS (National Institutes of Health Stroke Scale) erheben
  - Kortikale Symptome (Aphasie, Neglect, Blickparese) → hohe Wahrscheinlichkeit für Large Vessel Occlusion (LVO)
  - Insbes. bei Schwindel: Dysarthrie, Dysphagie, Diplopie, Dysphonie?
  - Bei akutem vestibulärem Syndrom → HINTS-Untersuchung durchführen (Head Impulse, Nystagmus, Test of Skew)
  - Hirndruckzeichen?

Weitere Diagnostik in der ZNA:

- Labor inkl. Troponin (**Cave:** oft erhöht, eher als Ausgangswert nutzen), POCT Gerinnung
- Natives CCT (meistens auch CTA und ggf. Perfusionsmessung)
- EKG: Vorhofflimmern als Ursache?
- Bei entsprechendem klinischem Verdacht: CT Aorta, Röntgen Thorax, Urinstatus, Blutkulturen, Liquordiagnostik, Drogenscreening

- Keine Verzögerung der Bildgebung oder Lyse aufgrund von unnötigen Untersuchungen oder Maßnahmen!
- Die meisten KI gegen die Lyse sind relativ (▶ Tab. 14.5)
- Bei LVO und keiner KI für Lyse → Lyse + mechanische Thrombektomie
- Bei LVO, Möglichkeit zur sofortigen Thrombektomie und relativer Lyse-KI → Thrombektomie ohne Lysetherapie erwägen

- Die Entscheidung für/gegen Lyse/Thrombektomie wird nach Berücksichtigung vieler Faktoren (Symptomatik, Vorzustand, Zeitfenster, Infarktfrühzeichen, Mismatch, Kollateralversorgung, KI) in Konsultation mit der (Tele-)Neurologie getroffen

Tab. 14.5 Kontraindikationen für eine systemische Lysetherapie

Absolute Kontraindikationen	Relative Kontraindikationen
• Intrakranielle Blutung im CT • RR > 185 mmHg und nicht kontrollierbar • Aktive innere Blutung • INR > 1,7 • Thrombozyten < 50.000	• Einnahme NOAK innerhalb von 48 h • Bekanntes Aneurysma • Bekanntes Malignom • Schlaganfall in den letzten 3 Mon. • Z.n. neurochirurgischem Eingriff (3 Mon.)

Akuttherapie

- Vorgehen nach ABCDE, Vitalfunktionen unterstützen
- O_2-Gabe bei SpO_2 < 95 %
- Blutdruckmanagement: hohe Blutdruckwerte vorerst tolerieren, außer bei hypertensivem Notfall oder RR syst. > 220 mmHg, diast. > 120 mmHg
  - Bei Lyse-Pat. RR strikt syst. < 185 mmHg, diast. < 110 mmHg (Urapidil, Clonidin)
  - Bei ICB: RR syst. < 140 mmHg (aber nicht < 110 mmHg)
- Weitere Therapie nach Beurteilung durch den Neurologen und/oder Neurochirurgen, Therapieoptionen:
  - Systemische Lysetherapie mit Alteplase 0,9 mg/kg KG, davon 10 % als Bolus-Gabe, der Rest über Perfusor über 1 h (Ziel Door-to-Needle-Time < 30 Min.)
  - Thrombektomie bei LVO, ggf. Stent
  - Neurochirurgische OP (Hämatomausräumung, dekompressive Kraniektomie bei malignem Hirninfarkt oder Kleinhirninfarkt, externe Ventrikeldrainage [EVD] bei okklusivem Hydrozephalus)
  - Bei spontaner ICB ohne Antikoagulation ggf. Tranexamsäure
  - Bei ICB unter Antikoagulation Normalisierung der Gerinnungsparameter je nach Präparat:
    - Dabigatran: Idarucizumab 2 × 2,5 g
    - Vitamin-K-Antagonist und INR > 1,2: PPSB 30 IE/kg KG und Vitamin K 10 mg
    - NOAK: PPSB 50 IE/kg KG oder ggf. Adnexanet alfa (bei Rivaroxaban/Apixaban)
    - Heparin: Protamin 1 mg pro 100 IE in den letzten 4 h verabreichtes Heparin (bei NMH Dosisanpassung)
  - Bei epileptischem (Früh)Anfall: antikonvulsive Therapie (Levetiracetam)
  - Bei erhöhtem Hirndruck: Oberkörperhochlagerung 30°, Mannitol oder hypertone Kochsalzlösung, Hyperventilation, Analgosedierung
  - Keine Kortikosteroide geben!

!
- Für die Lysetherapie gilt als Zeitfenster 4,5 h nach Symptombeginn, nach Perfusionsstudien können Patienten auch nach > 4,5 h bis 9 h lysiert werden
- Für die mechanische Thrombektomie gilt als Zeitfenster 6 h, je nach Perfusionsstudien möglich bis 24 h
- Lyse-Bolus direkt nach dem CT nativ geben, nicht die Angio/Perfusion abwarten

Disposition Stationäre Aufnahme auf die Stroke Unit, ggf. auf die Intensivstation. Bei TIA:
- Innerhalb der letzten 48 h → Stroke Unit
- Vor 2–14 d: ABCD2 Score ≥ 4, VHF, Stenosen der Hirnarterien, kardiovaskuläre Erkrankungen oder schwere Begleiterkrankungen → Stroke Unit
- Vor > 14 d → zeitnahe ambulante Abklärung

14.10.2 Aneurysmatische Subarachnoidalblutung

Zoi Netou-Kandylidou

First View
- Red Flags Kopfschmerz? Wenn ja, SAB ausschließen
- Atemweg gefährdet? → Atemwegssicherung
- Schnellstmögliche CCT-Durchführung
- Einnahme von Gerinnungshemmern?

Arbeitsauftrag für die Notaufnahme Diagnose stellen, ggf. Verlegung in ein geeignetes Zentrum organisieren.

Definition Eine Subarachnoidalblutung (SAB) ist eine Blutung in den Subarachnoidalraum, diese kann traumatisch oder spontan, meist durch ein rupturiertes Aneurysma auftreten.

Leitsymptom: Vernichtungskopfschmerz. Häufige Symptome und Zeichen: Meningismus, Übelkeit, Erbrechen, Vigilanzstörung (oft als kurze initiale Bewusstlosigkeit), fokal-neurologische Defizite, epileptische Anfälle.

Differenzialdiagnosen

Gefährliche nicht verpassen:
- Reversibles zerebrales Vasokonstriktionssyndrom (RCVS)
- Meningitis/Enzephalitis
- Sinusvenenthrombose
- Intrazerebrale Blutung
- Ischämischer Infarkt
- Aortendissektion/Karotisdissektion
- Myokardinfarkt

Weitere Differenzialdiagnosen: Andere Kopfschmerzen (Migräne, Spannungskopfschmerzen, Cluster).

Ätiologie Atraumatisch:
- Aneurysmatisch
- Nichtaneurysmatisch (arterio-venöse-Malformation, Durafistel, Koagulopathie, Amyloidangiopathie, Vaskulitis, Sinusvenenthrombose, ZNS-Infektionen oder -Tumoren, Hirnmetastasen, toxisch: u. a. Sympathomimetika)

Diagnostisches Vorgehen

Anamnese und Untersuchung:
- Anamnese zum Ereignis:
  - Donnerschlagkopfschmerz (ca. 83 %)
  - „Schlimmster Kopfschmerz des Lebens" (ca. 97 %)
  - Übelkeit/Erbrechen (ca. 77 %)
  - Symptombeginn bei Anstrengung (**Cave:** nur bei ⅓ der Pat.)
  - Kurze Bewusstlosigkeit zu Beginn?
- Vorgeschichte: Hinweise für Warnblutungen in den letzten Tagen/Wochen? Trauma? Familiäre Belastung? Risikofaktoren (arterielle Hypertonie, Nikotin- und Alkoholabusus)?
- Körperliche Untersuchung und Vitalparameter:
  - Ausführliche neurologische Untersuchung, GCS, Meningismus
  - Neurostatus wiederholt erheben
  - Auf RR achten (Pat. oft hyperton)

Weiterführende Diagnostik in der ZNA:
- EKG (oft ST-Strecken-Auffälligkeiten)
- CCT:
  - Wenn innerhalb von 6 h nach Symptombeginn durchgeführt, kann ein negatives CCT eine Blutung ausschließen (Sensitivität 98 %)
  - **Cave:** Nur wenn Hämatokrit > 30 % und keine Bewusstseinsstörung/Krampfanfall
- CT-Angiografie: Wenn CCT-nativ negativ ist oder wenn > 6 h nach Symptombeginn
- Falls Bildgebung negativ → Liquordiagnostik (**Cave:** erst nach 4 h aussagekräftig)

> Es können neurokardiogene Komplikationen wie Herzrhythmusstörungen oder akute neurogene Herzinsuffizienz aufgrund der massiven endogenen Katecholaminausschüttung auftreten.

Risikobewertung: Stadieneinteilung nach Hunt und Hess (▶ Tab. 14.6) oder WFNS SAH Scale (World Federation of Neurosurgical Societies; ▶ Tab. 14.7). Je höher das Stadium desto schlechter die Prognose.

Akuttherapie
- Vorgehen nach ABCDE, Vitalfunktionen unterstützen
- Bettruhe, Abschirmung
- Blutdruck-Management (Ziel RR syst. < 160 mmHg, ggf. sogar < 140 mmHg, Vermeidung von RR-Schwankungen oder Hypotonie)
- Absetzen bzw. Antagonisierung gerinnungshemmender Medikation
- Analgesie
- Bei Liquorzirkulationsstörung → Ventrikeldrainage

- Bei Einklemmungszeichen → Hirndrucktherapie (z. B. mit Mannitol)
- Initiierung der zeitnahen Ausschaltung des Aneurysmas (Coiling oder Clipping)

Tab. 14.6 Stadieneinteilung der SAB nach Hunt und Hess

Stadium	Klinik	Mortalität (perioperativ), %
1	Keine Symptome oder nur geringe Nacken-/Kopfschmerzen	0–5
2	Mäßige/schwere Kopfschmerzen, Nackensteife, ggf. Hirnnervenlähmungen, ansonsten keine neurologischen Ausfälle	1–10
3	Schläfrigkeit, Verwirrtheit, leichte fokale Ausfälle	10–15
4	Stupor, Hemiparese (mäßig/schwer), Dezerebrationsstarre und vegetative Störungen möglich	60–70
5	Koma, Dezerebrationsstarre, moribund	70–100

Tab. 14.7 Stadieneinteilung der SAB nach der WFNS SAH Scale (World Federation of Neurosurgical Societies)

Stadium	GCS	Vorliegen von fokalen ZNS-Zeichen
1	15	–
2	13–14	–
3	13–14	+
4	7–12	±
5	<7	±

Disposition Aufnahme auf die (idealerweise Neuro-)Intensivstation im Zentrum mit erfahrenen vaskulären Neurochirurgen und interventionellen Neuroradiologen.

14.10.3 Sinusvenenthrombose

Zoi Netou-Kandylidou

First View
- Kopfschmerzen → an Sinusvenenthrombose denken!
- Epileptischer Anfall → an Sinusvenenthrombose denken!

Arbeitsauftrag für die Notaufnahme Die Sinusvenenthrombose (SVT) ist selten, Kopfschmerzen sind häufig – die korrekte Diagnose ist schwierig zu stellen! Immer als DD des Kopfschmerzes daran denken.

Definition Thrombosen der zerebralen Venen mit Symptomen wie Kopfschmerzen, fokal-neurologische oder neuropsychiatrische Defizite, epileptische Anfälle, Bewusstseinsstörung, häufig bei Frauen im Alter von 30–40 J.

Die klinische Manifestation einer Sinusvenenthrombose ist vielgestaltig, mit diversen Symptomen von variabler Dynamik und Schweregrad, was die Diagnosestellung erschwert.

Differenzialdiagnosen

Gefährliche nicht verpassen:

- Septische Sinusvenenthrombose
- Enzephalitis
- Hirnödem anderer Ursache (z. B. Elektrolytstörung)

Weitere Differenzialdiagnosen:

- Hämorrhagisch transformierter ischämischer Hirninfarkt
- Raumforderung
- Pseudotumor cerebri
- Kopfschmerzen anderer Ätiologie

Ätiologie Idiopathisch, hormonelle Einflüsse (orale Kontrazeptiva, Puerperium, Schwangerschaft), Gerinnungsstörungen, Malignome, hämatologische oder Autoimmunerkrankungen, medikamentös-toxisch, mechanisch durch Abflussbehinderung (z. B. nach ZVK-Anlage), Liquorunterdrucksyndrom, metabolische Erkrankungen, lokal oder generalisiert infektiös, Dehydratation.

Diagnostisches Vorgehen

Anamnese und Untersuchung:

- Anamnese zum Ereignis: Symptomverlauf (perakut bis chronisch)? Heftige, neue Kopfschmerzen? Übelkeit und Erbrechen? Sehstörung? Fokal-neurologische oder neuropsychologische Defizite? (Fokale) epileptische Anfälle?
- Vorgeschichte: Bekannte Risikofaktoren (s. Ätiologie)?
- Körperliche Untersuchung und Vitalparameter: Ausführliche neurologische Untersuchung, Stauungspapille?

Weiterführende Diagnostik in der ZNA:

- Labor (**Cave:** D-Dimere haben einen unklaren Stellenwert)
- EKG
- CT oder MRT mit venöser Angiografie
- Bei entsprechendem klinischem Verdacht: Liquordiagnostik

!

- Ein Drittel der Fälle manifestiert sich mit dem Bild eines Pseudotumors cerebri (Kopfschmerzen, Sehstörung, Stauungspapille).
- Die Schwere der Symptomatik korreliert nicht zwingend mit der Größe des Thrombus.

Akuttherapie
- Vollheparinisierung mit vorzugsweise niedermolekularem, alternativ unfraktioniertem Heparin (auch bei Vorliegen einer Stauungsblutung!)
- Bei epileptischem Anfall → Antikonvulsiva (Levetiracetam)
- Analgesie
- Ggf. Hirndrucktherapie
- Ggf. Kraniektomie, lokale Lyse oder Thrombektomie (als Ultima Ratio)
- Bei septischer SVT → Antibiose

Disposition Stationäre Aufnahme auf eine Stroke Unit. Bei Bewusstseinsstörung, Status epilepticus oder größeren Stauungsblutungen → Intensivstation.

14.10.4 Transiente globale Amnesie

Zoi Netou-Kandylidou

First View
- Zusätzliche neurologische Defizite → Schlaganfall (▶ 14.10.1)
- Hinweise auf epileptische Genese → epileptischer Anfall (▶ 14.3)
- Zusätzlich Fieber → Enzephalitis (▶ 14.2)

14

Arbeitsauftrag für die Notaufnahme Erkennen des Krankheitsbilds, Ausschluss gefährlicher Differenzialdiagnosen, Dispositionsentscheidung treffen.

Definition Akut einsetzende ausgeprägte reversible Gedächtnisstörung (alle Inhalte betreffend: visuell, taktil, verbal), Dauer 1–24 h.
Die Diagnose wird klinisch anhand folgender Kriterien gestellt:
- Akut aufgetretene und ausgeprägte neue Gedächtnisstörung
- Dauer mindestens 1 h, Rückbildung innerhalb von 24 h
- Keine fokal-neurologischen oder zusätzlichen kognitiven Defizite
- Keine Bewusstseinsstörung oder Desorientierung zur Person
- Kein vorangehendes SHT oder epileptischer Anfall

Nach Abklingen der transienten globale Amnesie (TGA) bleibt eine persistierende mnestische Lücke von mehreren Stunden bestehen.

Differenzialdiagnosen
Gefährliche nicht verpassen:
- Blutung/Ischämie im Thalamus/Hippocampus
- Herpes-Enzephalitis
- Hypoglykämie
- Commotio cerebri

Weitere Differenzialdiagnosen:
- Transiente epileptische Amnesie
- Komplex-fokaler Anfallsstatus
- Intoxikation
- Amnesie nach zerebraler Angiografie

- Psychogene Gedächtnisstörung
- Hypoaktives Delir
- Migräneaura

Ätiologie Nicht geklärt. Passagere Funktionsstörung mediobasaler Temporallappenanteile inkl. Hippocampi bds., am ehesten multifaktoriell: venöse Kongestion, psychische Faktoren, elektrisch (Cortical Spreading Depression), Migräneäquivalent, paradoxe Embolie, arterielle Ischämie.

Diagnostisches Vorgehen

Fragen zu Beginn:
- Isolierte Gedächtnisstörung?
- Red Flags für andere DD?

Anamnese und Untersuchung:
- Anamnese zum Ereignis:
  - Kriterien erfüllt? Selten unspezifische Begleitsymptome
  - Auslöser: körperliche Anstrengung, psychische Belastungssituation, Sprung ins kalte Wasser, Valsalva-Manöver, Geschlechtsverkehr, Schmerzen
  - Fremdanamnese hilfreich!
- Vorgeschichte:
  - Schon mal TGA (Rezidivrisiko 10–18 %)?
  - Hochfrequente ähnliche Episoden? → EEG
- Körperliche Untersuchung und Vitalparameter:
  - Ausführliche neurologische Untersuchung, u. a.: Wiederfinden eines wenige Minuten zuvor vor den Augen des Pat. versteckten Gegenstandes, Ausschluss einer Sprachstörung, 3-Wörter-Test. Patient meistens zu Ort, Zeit, Situation desorientiert, aber nie zur Person
  - Pat. stellt wiederholt die gleichen Fragen, ist kooperativ, allerdings eher unruhig, irritiert und ratlos, kann Aufforderungen befolgen und komplexe erlernte Fähigkeiten trotzdem ausführen (z. B. Autofahren)
  - RR oft erhöht (meistens ohne Handlungsbedarf)

Weiterführende Diagnostik in der ZNA:
- Routine-Labor
- Bei entsprechendem klinischem Verdacht: Tox-Screening, Alkoholspiegel, zerebrale Bildgebung, EEG, Duplexsonografie der hirnversorgenden Arterien, Liquor

Hinweise auf Differenzialdiagnosen:
- Abweichung von Diagnosekriterien
- Alter < 40 J.
- Isolierte retrograde (keine anterograde) Amnesie
- Häufige rezidivierende Episoden (> 3/J.)

! **Kein** erhöhtes Risiko für Schlaganfälle nach einer TGA.

Akuttherapie Keine kausale Therapie bekannt, Symptome spontan reversibel. Patienten und Zugehörige aufklären und beruhigen. Ggf. schriftliche Erklärung in Sichtweite des Patienten anbringen.

Durch gute Kommunikation und Aufklärung lässt sich viel Frustration vermeiden!

Disposition

- Wenn Diagnose sicher, Symptome fortbestehend und Betreuung durch Zugehörige möglich oder Diagnose sicher und Symptome komplett rückläufig → Entlassung
- Wenn Zweifel an Diagnose oder Diagnose sicher, aber Symptome fortbestehend und keine Betreuung durch Zugehörige möglich → stationäre Überwachung bis zum Abklingen der Symptomatik

15 Psychiatrische Notfälle

Malte Beißert, Till Glauner

15.1 Delir 358
15.2 Akute psychotische Störungen 360
15.3 Depression 362
15.4 Suizidalität 364
15.5 Zwangsfixierung und Einweisung 366
15.6 Manie 367
15.7 Stupor 369
15.8 Akute Angstzustände 371
15.9 Trauma und psychosoziale Krisen 373

15.1 Delir

First View
- Besteht Eigen- oder Fremdgefährdung?
- Neurologische Auffälligkeiten?
- An somatische Ursachen denken! Delir = hohe Mortalität!

Arbeitsauftrag für die Notaufnahme
- Klärung der Diagnose
- Identifikation von zu behebenden Ursachen

Definition Plötzlich auftretender, fluktuierender Verwirrtheitszustand.

Differenzialdiagnosen

Gefährliche nicht verpassen:
- Elektrolytentgleisungen, v. a. Hyponatriämien
- Hypo- oder Hyperglykämien
- Schlaganfälle
- Meningoenzephalitiden (bakteriell/viral)
- Intoxikationen (Drogen, aber auch Medikamente)
- Entzugssyndrome, v. a. Alkohol, seltener Benzodiazepine oder GBL (Gamma-Butyrolacton)
- Blutung
- Thyreotoxische Krise

Weitere Differenzialdiagnosen:
- Demenz, häufig schwierig abzugrenzen
- Exsikkose
- Hypertensive Enzephalopathie
- Disseminierte intravasale Gerinnung
- Thrombotisch-thrombozytopenische Purpura
- Hypoadrenalismus
- Hypokaliämie
- Hyperkalzämie
- Postiktaler Dämmerzustand

Ätiologie Vielzahl von begünstigenden Faktoren:
- Erstens: hohes Alter
- Zweitens: bestehende Demenz
- Weitere: bestehende körperliche Erkrankungen, Infektionen, Blutverlust nach Operationen, Medikamente wie Opiate, Antibiotika, Antidepressiva, Antipsychotika, Sedativa, Antiarrhythmika u. a.

Diagnostisches Vorgehen

Fragen zu Beginn: Am besten für den nicht geübten Psychiater nach Confusion Assessment Method (CAM; nach Inouye 1994)
1. Akuter Beginn und fluktuierender Verlauf?
2. Aufmerksamkeitsstörungen? Z. B. ist der Patient leicht ablenkbar? Kann er dem Gespräch folgen?
3. Inkohärenz im Gedankengang?
4. Veränderte Bewusstseinslage?

Dies ist eine stark vereinfachte Diagnostik, zur Diagnose sollten die Kriterien 1+2 sowie 3 oder 4 erfüllt sein.

Anamnese und Untersuchung:

- Anamnese zum Ereignis: Bei verwirrten Patienten meist erschwert und wenig ergiebig, wenn möglich sollte eine Fremdanamnese erfolgen. In dieser wäre zu erheben: Beginn der Symptomatik und Verlauf.
- Vorgeschichte:
  - Körperliche Vorerkrankungen
  - Drogenabhängigkeit
  - Stattgehabte Delirien
  - Psychopathologischer Befund
- Internistische und neurologische Untersuchung
- Blutzuckermessung, Alkoholkontrolle, Temperaturmessung

Weiterführende Diagnostik in der ZNA:

- Labor mit Albumin, Alkohol, Ammoniak, Differenzialblutbild, E'lyte, Entzündungswerte, Gerinnung, Glukose, Harnstoff, Kreatinin, Leberwerte, TSH ggf. Toxikologie (Digitalis oder Lithium)
- Urin auf Drogen
- CT bei neurologischen Auffälligkeiten
- Nach dem CT evtl. LP
- EKG
- Bei entsprechendem klinischem Verdacht:
  - Blutkulturen bei Infektionen
  - Vitamin B1+B12-Spiegel bei V. a. Hypovitaminose

Risikobewertung:

> **Neurologische Auffälligkeiten sind ein absolutes Alarmzeichen! Hier zählt jede Minute („Time is Brain") beispielsweise bei einem Schlaganfall. Auch bei einer Meningoenzephalitis kann die schnelle Einleitung einer Antibiose/antiviralen Therapie Leben retten.**

Das Alkoholentzugsdelir oder Benzodiazepinentzugsdelir sollte anhand der Begleitsymptomatik (Tremor, Unruhe, Schweißneigung) erkannt und durch Substitution behandelt werden.

Akuttherapie

- Richtet sich nach dem auslösenden Ereignis. Teilweise ist kein Auslöser für das Delir erkennbar, oder es gibt eine Vielzahl von möglichen Ursachen, von denen keine heraussticht.
- Symptomatische Therapie beispielsweise bei Agitation oder Aggressivität: Antipsychotikum (z. B. Risperidon je nach Alter 1–6 mg/d).
- Beruhigung des Patienten durch ruhige und freundliche Ansprache.
- Bei Demenz sollten dem Patienten Orientierungspunkte gegeben werden. Beispielsweise durch einen Kalender, Fotos der Angehörigen etc.
- Behandlung der Grunderkrankung
- Bei Entzugsdelirien von Alkohol oder Benzodiazepinen Gabe von Benzodiazepinen in aufsteigender Dosierung.

Info: Delir
Ein Delir ist häufig und hat häufig eine schwere Erkrankung als Ursache. Vorrang hat daher immer die Therapie der zugrundeliegenden Erkrankung! Bei Eigengefährdung oder Fremdgefährdung kann eine Medikation (Antipsychotika, Benzodiazepine) notwendig sein, sollte aber so kurz wie nötig eingesetzt werden.
Insbesondere bei geriatrischen Patienten können bereits Umgebungsveränderungen ein Delir auslösen. Auch Operationen, Infektionen oder Myokardinfarkte erhöhen das Risiko, ein Delir zu entwickeln!

15.2 Akute psychotische Störungen

First View
- Besteht akute Eigen- oder Fremdgefährdung?
- Deutlich sichtbare Zeichen einer Intoxikation (Pupillen)?

Arbeitsauftrag für die Notaufnahme Wenn möglich, Klärung der Ursache. Teilweise ist dies jedoch nicht möglich. Beruhigung des Patienten, evtl. durch Gabe einer antipsychotischen und/oder sedierenden Medikation.

Definition Heterogene Gruppe von Störungen, die durch den akuten Beginn der psychotischen Symptome, wie Wahnvorstellungen, Halluzinationen und andere Wahrnehmungsstörungen, und durch eine schwere Störung des normalen Verhaltens charakterisiert ist.

15

Differenzialdiagnosen
Gefährliche nicht verpassen:
- Delir mit potenziell lebensbedrohlichen Ursachen, ▶ 15.1
- Intoxikationen
- Schlaganfall
- Schwere Infektionen (v. a. Enzephalitiden)

Weitere Differenzialdiagnosen:
- Schizophrenie
- Anhaltende wahnhafte Störung
- Manie
- Bipolare Störung
- Autoimmunenzephalitis

Ätiologie Multifaktoriell. Häufig ist die Diagnose einer akuten psychotischen Störung nur eine vorübergehende, gerade auch als Vorläufer einer paranoiden Schizophrenie. Einteilung nach der ICD-10:
- Akute polymorphe psychotische Störung ohne Symptome einer Schizophrenie (F23.0)
- Akute polymorphe psychotische Störung mit Symptomen einer Schizophrenie (F23.1)
- Akute schizophreniforme psychotische Störung (F23.2)
- Andere akute vorwiegend wahnhafte psychotische Störung (F23.3)

Diagnostisches Vorgehen

Fragen zu Beginn:
- Abklärung möglicher psychotischer Inhalte, z. B. inhaltliche Denkstörungen (Wahn), Sinnestäuschungen (insbesondere Stimmenhören) und Ich-Störungen (Gedankenausbreiten, Gedankeneingebung, Gedankenlautwerden, Fremdbeeinflussungserleben)
- Prüfung des formalen Gedankengangs (fällt im Anamnesegespräch auf, v. a. bei längeren Gesprächen oder emotionaler Belastung): Störung der Ausdrucksfähigkeit, langsames/gehemmtes Denken (zähflüssiger Gesprächsverlauf), beschleunigtes Denken, Ideenflucht (springt von einem zum anderen, andauernde Assoziationen stören den Gesprächsfluss), Zerfahrenheit

Anamnese und Untersuchung:
- Anamnese zum Ereignis: Seit wann tritt die Störung auf? Abrupt (< 48 h) oder akut (< 2 Wo.) oder chronisch?
- Vorgeschichte
  - Ist dies das erste Auftreten einer psychotischen Erkrankung?
  - Wurden Drogen eingenommen?
  - Bestehen starke Stressoren?
  - Psychopathologischer Befund standardisiert nach AMDP (Arbeitsgemeinschaft für Methodik und Dokumentation in der Psychiatrie)
- Internistische und neurologische Untersuchung

Weiterführende Diagnostik in der ZNA:
- Labor mit Albumin, Alkohol, Ammoniak, Differenzial-Blutbild, E'lyte, Entzündungswerte, Gerinnung, Glukose, Harnstoff, Kreatinin, Leberwerte
- Urin auf Drogen
- Blutzuckermessung
- EKG

Risikobewertung: Bei den akuten psychotischen Störungen besteht die größte Gefahr in einer Eigenschädigung beispielsweise durch Flucht bei starken wahnhaft bedingten Ängsten oder auch Gefahr für andere bei aggressivem Verhalten.

Häufig sind vermeintliche akute psychotische Störungen Phasen einer bekannten paranoiden Schizophrenie. Dies kann durch Kontaktaufnahme zu Angehörigen oder auch der sektorversorgenden Psychiatrie abgeklärt werden.

Akuttherapie

- Nach Ausschluss von Intoxikationen kann die Gabe von Sedativa erfolgen, welche meist schnell zu einer Entspannung der Situation führen (Lorazepam 1–2,5 mg oder Diazepam 10 mg)
- Nach Ausschluss einer QT-Zeit-Verlängerung können auch Antipsychotika zum Einsatz kommen, diese sollten aber nur gegeben werden, wenn die Situation es erfordert. Teilweise sistieren die Störungen auch innerhalb eines kurzen Zeitraums (1–3 d). Bei starken psychotisch bedingten Ängsten oder auch belastenden Halluzinationen sind sie jedoch zu empfehlen.

Info: Akute psychotische Störungen
- Meist Exazerbationen von bekannten paranoiden Schizophrenien, meist nicht die erste Episode.
- Sollte der Patient nicht Auskunft geben können, ist dringend eine Fremdanamnese über Familie/Freunde einzuholen.

15

- Bei einer erstmaligen psychotischen Störung muss eine Bestimmung von Drogen im Urin erfolgen. Liegen auch hiernach keine wegweisenden Erkenntnisse vor, so ist eine ausführliche Abklärung indiziert.
- Schizophrenien treten als Erstmanifestationen zu bestimmten Gipfeln auf (Männer 15–35 J./Frauen 25–45 J. sowie postmenopausal). Vorsicht bei Ersterkrankungen außerhalb dieser Zeiträume – hohe Wahrscheinlichkeit einer andersgearteten Genese.

15.3 Depression

First View
- Gleich zu Anfang muss die Frage nach Suizidalität geklärt werden!
- Ggf. muss der Patient 1:1 betreut werden

Arbeitsauftrag für die Notaufnahme
- Diagnosestellung
- Abwendung eines Suizids

Definition Depression ist nach ICD-10 eine Erkrankung, die in drei Schweregrade eingeteilt wird. Dies geschieht nach drei Haupt- und sieben Nebenkriterien, ▶ Tab. 15.1.

Differenzialdiagnosen
Gefährliche nicht verpassen: Epilepsie
Weitere Differenzialdiagnosen:
- Demenz
- Persönlichkeitsstörungen
- Parkinson
- Hypothyreose
- Schlafapnoe
- Folsäuremangel
- Herzinsuffizienz
- Arrhythmien
- COPD
- Abhängigkeiten

Ätiologie Es besteht eine genetisch vererbte Vulnerabilität, die bei Eintritt von belastenden Ereignissen (Tod eines Familienangehörigen, Trennung, Kündigungen, Verlust der Wohnung etc.) oder auch körperlichen Erkrankungen zum Ausbruch einer Depression führen kann.

Die Depression kann jedoch aufgrund der Ätiologie nicht sinnvoll eingeteilt werden, sodass darauf explizit verzichtet wird. Die Einteilung erfolgt aufgrund von Schweregrad, Rezidiven und speziellen zusätzlichen Symptomen (beispielsweise somatische Depression).

Diagnostisches Vorgehen
Fragen zu Beginn:
- Abfragen der 3 Hauptkriterien, da eine Depression ausscheidet, wenn nicht mind. 2 erfüllt sind. Danach Prüfen der Nebenkriterien.

Tab. 15.1 Diagnosekriterien bei Depression und Schweregrad

Hauptkriterien	Nebenkriterien
1. Depressive Stimmung 2. Verminderung des Antriebs mit erhöhter Ermüdbarkeit 3. Anhedonie und Verlust des Interesses	1. Verminderte Konzentration und Aufmerksamkeit 2. Vermindertes Selbstwertgefühl und Selbstvertrauen 3. Schuldgefühle oder Gefühl von Wertlosigkeit 4. Negative und pessimistische Zukunftsperspektiven 5. Suizidgedanken (auch Selbstverletzungen oder erfolgte Suizidhandlungen) 6. Schlafstörungen 7. Verminderter Appetit
Leichte Depression: 2 Hauptkriterien und 2 Nebenkriterien **Mittelgradige Depression:** 2 Hauptkriterien und 3–4 Nebenkriterien **Schwere Depression:** alle 3 Hauptkriterien und > 4 Nebenkriterien länger als 2 Wo. durchgehend.	

- Um vom Syndrom zur Diagnose zu kommen: Prüfung der Dauer (> 2 Wo. = Depression)
- Eigentlich im psychopathologischen Befund gefragt, hier als Erinnerung: Prüfen der Suizidalität!

Anamnese und Untersuchung

- Anamnese: Seit wann besteht die Symptomatik? Ermittlung des Schweregrades (s. o.)
- Vorgeschichte:
  - Liegen besondere Lebensereignisse vor (Verlust von Personen, Arbeitsplatz o. Ä.)?
  - Psychopathologischer Befund nach AMDP
- Internistische und neurologische Untersuchung

Weiterführende Diagnostik in der ZNA:

- Labor mit Alkohol, Blutbild, Elektrolyte, Entzündungswerte, Gerinnung, Glukose, Harnstoff, Kreatinin, Leberwerte, TSH
- EKG

Risikobewertung:

- Das Risiko bei einer Depression ist in erster Linie die Suizidalität.
- Ein extremer Fall ist der depressive Stupor, der durch eine Therapie mit Benzodiazepinen aufgelöst werden kann.
- Bei schweren Formen einer Depression kann es zu Exsikkose und Mangelernährung kommen durch Verweigerung von Flüssigkeit und Nahrung.

Akuttherapie

- Schnelle Entlastung mit Sedativa manchmal unverzichtbar, z. B. Gabe von Lorazepam expidet.
- Im Verlauf sollte den Patienten bei mittelschwerer bis schwerer Symptomatik ein Antidepressivum angeboten werden
- Eine Psychotherapie bzw. psychotherapeutische Betreuung auf Station ist zu empfehlen.

Info: Depression
Die Bandbreite der Depressionen ist groß: zwischen einer leichten Depression und einer schweren liegen Welten.
Auch die Therapien differieren stark:
- Bei einer leichten Depression ist eine Psychotherapie indiziert, eine akutpsychiatrische Behandlung jedoch nicht, sollte keine Suizidalität vorliegen.
- Bei einer mittelgradigen Depression kann schon eine medikamentöse Therapie angeboten werden, ebenso ist jedoch eine Behandlung mit einer Psychotherapie möglich, ggf. eine Kombination von beidem.
- Bei einer schweren Depression sollte die Behandlung meist stationär erfolgen. Häufig werden zusätzlich zu einer antidepressiven Therapie anfangs zur Entlastung Benzodiazepine gegeben (z. B. Lorazepam 1–2,5 mg). Eine klassische Psychotherapie ist meist nicht möglich, lediglich supportive Interventionen.

Ein weiterer wichtiger Punkt ist die „Ruhe vor dem Sturm“, welche bei einer Behandlung eintreten kann. Hier zeigt sich eine deutliche Entlastung des Patienten, die als Besserung fehlgedeutet werden kann. Allerdings ist diese Entlastung darauf zurückzuführen, dass der Patient die Entscheidung zum Suizid getroffen hat. Bei Besserungen muss also sehr genau geschaut werden.

15.4 Suizidalität

15

First View
- Dringend sofortige Abklärung empfohlen, ggf. 1:1-Betreuung bis zum erfolgten Gespräch
- Ist bereits ein Suizidversuch erfolgt? Evtl. bereits erfolgte Tabletteneinnahme?

Arbeitsauftrag für die Notaufnahme
- Verhinderung eines Suizids
- Abklärung der Suizidalität
- Evtl. Unterbringung in einer Psychiatrie

Definition Ein psychischer Zustand, in dem die eigenen Gedanken und/oder Handlungen darauf ausgerichtet sind, den eigenen Tod herbeizuführen beziehungsweise diesen billigend in Kauf zu nehmen.

Ätiologie/Vorkommen
- Persönlichkeitsstörungen, besonders emotional instabile Persönlichkeitsstörungen: Suizidalität tritt meist plötzlich auf durch Geschehnisse, die als emotional belastend erlebt werden. Hin und wieder kommt es durch interpersonelle Konflikte zu einer Isolierung und infolge der ständigen Belastung durch weitere Konflikte zu einer chronischen Suizidalität.
- Depressionen: zunehmende Einengung des Denkens bei gleichzeitiger depressiver Stimmung und Freudlosigkeit. Die Situation wird als nicht

mehr lebenswert und stark belastend erlebt und der Suizid als Ausweg gesehen.
- Psychotische Erkrankungen:
  - Suizidalität tritt am ehesten als Flucht vor der als beängstigend oder belastend erlebten psychotischen Symptomatik auf.
  - Oder Suizidversuch durch imperative Stimmen, die den Patienten zu diesem nötigen.
  - Oder der Suizidversuch ist ein „Unfall" bei Flucht vor vermeintlichen Verfolgern.
- Emotionale Ausnahmesituationen, teils verstärkt bei gedanklicher Einengung durch Intoxikation (beispielsweise bei Alkoholintoxikation)
- Schwere somatische Krankheiten

Suizidalität im Alter
Ein besonderer Fall ist die Suizidalität im Alter bei starken Schmerzen und/oder schweren Erkrankungen, da hier häufig die Frage nach der Einwilligungsfähigkeit geklärt werden muss. Dies trifft besonders zu, wenn Nahrung und/oder Flüssigkeit verweigert wird. Hier ist eine Patientenverfügung von Vorteil, sollte sich der Patient in einem Zustand der Nicht-Einwilligungsfähigkeit befinden. Andernfalls ist der mutmaßliche Wille des Betroffenen zu eruieren, am besten durch Einbeziehung der Angehörigen.

Diagnostisches Vorgehen

Fragen zu Beginn: Besonderes Augenmerk auf die Frage nach der Suizidalität.
- Gibt es schon einen Plan?
- Wurden schon Vorbereitungen getroffen? (Sammeln von Medikamenten, Ausgucken eines Hochhauses/einer Bahnstrecke)

Anamnese und Untersuchung:
- Anamnese zum Ereignis:
  - Seit wann besteht die Suizidalität?
  - Gab es einen Auslöser für die Suizidalität?
- Vorgeschichte:
  - Liegen bekannte psychische Erkrankungen vor?
  - Suizidversuche in der Vorgeschichte?
  - Welche körperlichen Erkrankungen liegen vor?
  - Psychopathologischer Befund nach AMDP
- Internistische und neurologische Untersuchung

Weiterführende Diagnostik in der ZNA:
- Labor mit Alkohol, Blutbild, E'lyte, Entzündungswerte, Gerinnung, Glukose, Harnstoff, Kreatinin, Leberwerte, TSH, ggf. Toxikologie (Digitalis oder Lithium)
- EKG

Risikobewertung: Bei unklarer Suizidalität sollte dringend eine psychiatrische Vorstellung und Einschätzung erfolgen. Im Jahr 2019 starben in Deutschland insgesamt 9041 Personen durch Suizid.

Akuttherapie

- Führung eines entlastenden Gesprächs
- Anbieten von Hilfe

- Aufnahme in eine psychiatrische Klinik ggf. auch gegen den Willen des Patienten
- Sedierung mit Benzodiazepinen (Lorazepam 1–2,5 mg)
- 1:1-Betreuung oder Sichtkontrollen
- Behandlung der Grunderkrankung

15.5 Zwangsfixierung und Einweisung

First View
Besteht eine nicht anderweitig abwendbare Gefahr für den Patienten oder Dritte?

Arbeitsauftrag für die Notaufnahme
- Klärung der Notwendigkeit
- Klärung der rechtlichen Grundlage
- Umsetzung der Fixierung ohne Verletzung des Patienten oder des Personals

Definition Eine Zwangsfixierung des Patienten ist eine Notfallmaßnahme und sollte immer erst am Ende eines Maßnahmenkatalogs stehen. In der Notaufnahme geschieht diese in den nicht-psychiatrischen Disziplinen meist auf Grundlage des § 34 StGB (Strafgesetzbuch) Rechtfertigender Notstand. Für das psychiatrische Fach ist eine Zwangsfixierung i. d. R. im jeweiligen PsychKHG (Psychisch-Kranken-Hilfe-Gesetz) der Länder geregelt. Dies variiert jedoch von Bundesland zu Bundesland. Die Regelung für gesetzlich Betreute über § 1906 BGB (Bürgerliches Gesetzbuch) ist in der Akutsituation meist nicht gangbar. Zudem greift sie ausschließlich bei Eigengefährdung.

15

Vorgehen Fixierung
- Es sollten zuvor alle milderen Mittel, wie z. B. auch eine Medikation, ausgeschöpft sein.
- Unter Aufbietung von möglichst erfahrenem Personal wird der Patient gebeten, sich freiwillig auf das Fixierbett zu legen.
- Kommt er der Bitte nicht nach, kann in einem angemessenen Rahmen körperlicher Zwang angewendet werden. Handelt es sich um körperlich überlegene Personen, so ist im Sinne des Eigenschutzes die Polizei einzuschalten (Amtshilfe).
- Weder der Patient noch das Personal sollte zu Schaden kommen.

Das Personal ist idealerweise eingespielt und kennt das jeweilige Fixiersystem sowie das abgestimmte Vorgehen bei einer Fixierung. Zuvor sollte, wenn es zeitlich möglich ist, eine Absprache erfolgen, damit alle ihren Platz während der Fixierung kennen. Im Verlauf der Fixierung sollte eine Person den Kontakt zum Patienten halten und ihn über alles, was nun geschieht, informieren. Weitere Gespräche sollten nun nach Möglichkeit unterbleiben. Eine weitere Person sollte herumgehen und nacheinander alle Fixiergurte schließen. Erst wenn die Fixierung abgeschlossen ist, entfernen sich alle nach Absprache gleichzeitig von dem Fixierbett.

Vorgehen Zwangseinweisung
- Eine Zwangseinweisung erfolgt nach dem jeweiligen PsychKHG, wenn bei einem durch eine psychische Störung ausgelösten Zustand eine akute

Eigen- oder Fremdgefährdung besteht. In einigen Bundesländern wird es als ausreichend angesehen, wenn eine Gefahr für andere bedeutende Rechtsgüter Anderer besteht.

- Meist gibt es hier einen 24-stündigen Beschluss, der durch speziell über das jeweilige Ministerium bestellte Ärzte angeordnet werden kann. Ein längerer Beschluss kann nach Vorlage eines ärztlichen Attests nur durch einen Richter angeordnet werden.
- Alternativ besteht die Möglichkeit einer geplanten Zwangseinweisung über § 1906 BGB durch einen Betreuer. Diese ist meist jedoch mit der zuständigen Psychiatrie abgesprochen und geplant.
- Die Behandlung des Patienten im Rahmen des rechtfertigenden Notstands gilt nicht direkt als Zwangseinweisung. Konkret geht es um Patienten, die nicht psychiatrisch behandelt werden, bei denen aber keine Einwilligungsfähigkeit vorliegt und die Gefahr einer Eigen- oder Fremdschädigung besteht. Meist handelt es sich um Fixierungen von stark intoxikierten Patienten. Hier ist es wichtig, dass beide Rechtsgüter in der Dokumentation gegeneinander abgewogen werden (körperliche Unversehrtheit des Patienten vs. Entzug der Freiheit). Dies ist insbesondere zur juristischen Absicherung zu empfehlen.

Vorkommen: Meist handelt es sich um Einweisungen bei psychiatrischen Krankheiten oder Intoxikationen. Bei den psychiatrischen Krankheiten sollte der Patient in der jeweiligen Psychiatrie behandelt werden. Bei Intoxikationen kann der Patient auch bis zum Zustand der ausreichenden Detoxikation in der Notaufnahme verbleiben. Eventuell ausstehende Untersuchungen können in dieser Zeit durchgeführt werden oder der Patient entscheidet sich bewusst dagegen (wiedereingetretene Einwilligungsfähigkeit vorausgesetzt).

Risikobewertung Bei einer Fixierung besteht immer die Gefahr einer Verletzung für beide Seiten. Aus diesem Grund sollten sich die fixierenden Personen nicht überschätzen. Als Grundregel hat sich etabliert, dass alle fixierenden Personen sich sicher sein sollten, die Situation kontrollieren zu können. Besteht diese Sicherheit nicht, muss im Rahmen der Amtshilfe die Polizei hinzugezogen werden.

Bei ausgebildeten Kampfsportlern oder Personen mit Nahkampfausbildung sollte immer auf eine Fixierung durch Personal verzichtet und die Polizei hinzugezogen werden. Diese muss über die Gefahr unterrichtet werden!

15.6 Manie

First View

- Patient häufig aufgedreht, sprudelt über vor Ideen und Tatendrang
- Teils auch gereizt im Verlauf, gerade bei Zweifel an seiner Genialität und Plänen

Arbeitsauftrag für die Notaufnahme

- Beruhigung des Patienten, evtl. Gabe einer sedierenden Medikation
- Gefahreneinschätzung für Eigen- oder Fremdgefährdung
- Stellung der Diagnose
- Aufnahme in die Psychiatrie ggf. mit Zwangseinweisung

Definition nach ICD-10

- Situationsinadäquat gehobene Stimmung, die zwischen sorgloser Heiterkeit und fast unkontrollierbarer Erregung schwanken kann.
- Vermehrter Antrieb mit Überaktivität, Rededrang und vermindertem Schlafbedürfnis.
- Die Aufmerksamkeit kann nicht mehr aufrechterhalten werden, es kommt oft zu starker Ablenkbarkeit.
- Häufig weit überhöhte Selbsteinschätzung mit Größenideen oder übertriebenem Optimismus.
- Verlust normaler sozialer Hemmungen, der zu einem leichtsinnigen, rücksichtslosen oder in Bezug auf die Umstände unpassenden und persönlichkeitsfremden Verhalten führen kann.
- Zusätzlich kann eine psychotische Komponente vorliegen; meist Wahn (Größenwahn) und/oder Halluzinationen (meist Stimmenhören).

Davon abzugrenzen ist die Hypomanie, welche sich milder zeigt in der Ausprägung.

Differenzialdiagnosen

Gefährliche nicht verpassen:

- Intoxikationen insbes. Amphetamin, Kokain
- Delir
- Meningoenzephalitiden
- Schlaganfälle

Weitere Differenzialdiagnosen:

- Paranoide Schizophrenie
- ADHS

Ätiologie Nicht vollständig geklärt. Es gilt jedoch als sicher, dass eine noch deutlichere genetische Disposition als bei der unipolaren Depression vorliegt. Weiterhin scheint der Ursprung jedoch multifaktoriell zu sein.

Diagnostisches Vorgehen

Fragen zu Beginn:

- Wie ist die Stimmung?
- Wie ist der Antrieb?
- Wie ist der Schlaf? Wieviel Schlaf benötigen Sie?
- Haben Sie in der letzten Zeit viel Geld ausgegeben?
- Wie lange hält der Zustand schon an?
- Ist dies die erste Episode? Bestehen schon bekannte psychiatrische Krankheiten?

Anamnese und Untersuchung

- Anamnese zum Ereignis und Vorgeschichte: Die Manie tritt nahezu immer im Rahmen einer bipolaren Erkrankung auf. Diese ist also entweder bereits diagnostiziert oder aber es handelt sich um die Erstmanifestation einer Manie bei zuvor diagnostizierter Depression.
- Psychopathologischer Befund nach AMDP. Zu erwarten sind hier Auffälligkeiten bei der Konzentration, dem formalen Denken, teils Größenwahn oder auch weitere psychotische Symptome.
- Internistische und neurologische Untersuchung.

Weiterführende Diagnostik in der ZNA:

- Labor mit Albumin, Alkohol, Ammoniak, Differenzial-Blutbild, E'lyte, Entzündungswerte, Gerinnung, Glukose, Harnstoff, Kreatinin, Leberwerte
- Urin auf Drogen

Risikobewertung:

- Auch innerhalb einer Manie kann es zu plötzlichen Stimmungsabschwüngen kommen, hier kann dann eine Suizidalität aus dem Augenblick heraus auftreten.
- Es besteht das Risiko, den Patienten so zu verärgern, dass es zu Handgreiflichkeiten kommt, etwa wenn die Großartigkeit des Patienten nicht anerkannt wird/werden kann.
- Mittelfristig liegt das Risiko in einer Schädigung des sozialen Lebens. In einer manischen Phase werden häufig Beziehungen und Sachwerte, welche über Jahre aufgebaut wurden, innerhalb von kürzester Zeit irreparabel geschädigt. Nach dem Abklingen der manischen Phase haben die Betroffenen, neben der meist unweigerlich folgenden Depression, mit den Auswirkungen ihres Verhaltens in der Manie zu kämpfen.

Akuttherapie

- Medikation: Je nach Vormedikation, ansonsten haben sich initial Benzodiazepine als wirkungsvoll erwiesen, in diesem Falle z. B. 10 mg Diazepam, teils flankiert von der Gabe eines Antipsychotikums (beispielsweise Haloperidol 5–8 mg).
- Im psychiatrischen Setting dann Einstellung auf einen Stimmungsstabilisierer und Anpassung der Medikation.

Info: Manie

Reine Manien sind selten. Meist besteht bereits eine langjährige Erkrankung im Rahmen einer bipolaren Störung. Diese manifestiert sich zu Beginn häufig als Depression. Die manischen Phasen folgen im weiteren Verlauf der Erkrankung.

Rezidive der Erkrankung treten häufig unter Stress oder bei medikamentöser Incompliance auf. Da meist bereits eine längere Krankheitsgeschichte vorliegt, empfiehlt es sich, den Patienten nach seiner sonstigen Medikation zu fragen oder auch Arztbriefe der behandelnden Klinik oder des Facharztes anzufordern.

15.7 Stupor

First View

- Patient sehr ruhig, unbeweglich, teils Verharren in ungewöhnlicher Position (Flexibilitas cerea)
- Mutismus
- Negativismus (Patient führt gegensätzliche Handlung zu Anweisung aus)

Arbeitsauftrag für die Notaufnahme

- Abklärung anderer Ursachen wie z. B. schwere Infektion oder Hirnblutung
- Am besten Fremdanamnese zum Vorliegen psychischer Krankheiten
- Gabe einer Notfallmedikation

Definition Starre des Körpers bei wachem Bewusstsein.

Differenzialdiagnosen

Gefährliche nicht verpassen:

- Malignes neuroleptisches Syndrom
- Infektionen des Zentralnervensystems

Weitere Differenzialdiagnosen:

- Postiktaler Dämmerzustand
- Drogenintoxikation
- Schwere Depression
- Katatonie im Rahmen einer Schizophrenie

Ätiologie Ein Stupor kann bei verschiedenen Krankheitsbildern auftreten, sicherlich am häufigsten bei der katatonen Schizophrenie. Weiterhin tritt er bei schwer depressiven Zuständen, im Rahmen von Dissoziationen oder auch als Reaktion auf extreme psychische Belastungen auf. In Einzelfällen kann ein Stupor auch durch Medikamente ausgelöst werden.

Diagnostisches Vorgehen

Fragen zu Beginn:

- Ist eine psychische Störung bekannt?
- Wie lange hält der Zustand bereits an?
- Plötzlicher Beginn oder schleichende Entwicklung?
- Akute Belastungen vor dem Ereignis?
- Besteht evtl. seit Längerem eine depressive Symptomatik?
- Werden Medikamente eingenommen (v. a. Valproat, Antipsychotika)?
- Wurden evtl. Drogen eingenommen?

Falls der Patient nicht antworten kann, sollten diese Fragen nach Möglichkeit fremdanamnestisch geklärt werden.

Anamnese und Untersuchung:

- Anamnese zum Ereignis:
  - Wann hat es begonnen?
  - Akut oder schleichend?
  - Vorgeschichte
  - Wenn möglich: Psychopathologischer Befund nach AMDP
- Internistische und neurologische Untersuchung:
- Vitalparameter inklusive SpO_2

Weiterführende Diagnostik in der ZNA:

- Labor mit Alkohol, Ammoniak, CK, Differenzial-Blutbild, E'lyte, Entzündungswerte, Gerinnung, Glukose, Harnstoff, Kalzium, Kreatinin, Leberwerte, LDH
- Valproatspiegel
- Urin auf Drogen
- Blutzuckermessung
- EKG

Risikobewertung:

- Insbes. die katatone Schizophrenie kann gefährlich sein, speziell wenn sie in die perniziöse Katatonie gesteigert ist. Hier meist begleitend: Rigor und Fieber. Schwierig ist die Abgrenzung vom malignen neuroleptischen Syndrom, die teils nicht möglich ist. Dies stellt ein Problem dar, da die Therapien sich widersprechen:
  - Bei der perniziösen Katatonie sollten Antipsychotika gegeben werden.
  - Bei einem malignen neuroleptischen Syndrom müssen diese dringend abgesetzt werden, da die Medikation das Syndrom erst ausgelöst hat.

- Bei Verdacht auf ein malignes neuroleptisches Syndrom ist eine intensivmedizinische Therapie indiziert.
- Bei katatonen Zuständen kann es zu raptusartigen Ausbrüchen kommen, da die Patienten zwar äußerlich ruhig, innerlich jedoch stark angespannt sind. Hierbei kann es zu Verletzungen bei Anwesenden oder auch den Patienten selbst kommen.

Akuttherapie
- Bei katatoner Schizophrenie, depressivem Stupor oder Angststarre Gabe von Benzodiazepinen (Lorazepam 1–2,5 mg). Häufig kann so auch bei zuvor mutistischen Patienten nach 15–20 Min. ein Gespräch geführt werden, um die Hintergründe des Zustandes zu eruieren.
- Bei der perniziösen Katatonie sind Antipsychotika indiziert. Nach Möglichkeit psychiatrisches Konsil zur DD eines malignen neuroleptischen Syndroms.
- Bei einem dissoziativen Stupor zunächst keine medikamentöse Therapie, da insbes. Benzodiazepine die Dissoziation noch verstärken können. Erst wenn nach längerem Zuwarten keine Besserung auftritt, kann auch ein Therapieversuch mit Benzodiazepinen erfolgen.

15.8 Akute Angstzustände

First View
- Hyperventiliert der Patient?
- SpO_2?
- Gefahr einer Ohnmacht? → Patient könnte sich auf Trage legen.
- Gefährliche körperliche Ursache der Ängste (z. B. Brustschmerz, Dyspnoe)?

Arbeitsauftrag für die Notaufnahme
- Ausschluss körperlicher Ursachen
- Behandlung der Panikattacke durch Begleitung
- Wenn nicht anders möglich, Gabe einer anxiolytischen Medikation (**Cave:** Suchtentwicklung)

Definition Nach ICD-10 ist nur die Panikattacke definiert, die einem akuten Angstzustand am nächsten kommt: Das wesentliche Kennzeichen sind wiederkehrende schwere Angstattacken (Panik), die sich nicht auf eine spezifische Situation oder besondere Umstände beschränken und deshalb auch nicht vorhersehbar sind.

Aber, nicht jede Panikattacke stellt gleich eine Störung dar, hierfür müssen weitere Kriterien erfüllt sein (Frequenz der Panikattacken, Angst vor der Angst).

Akute Angstzustände allgemein sind nicht definiert.

Differenzialdiagnosen

Gefährliche nicht verpassen:
- Herzinfarkt
- Lungenembolie
- Pneumothorax
- Herzrhythmusstörungen
- Hypoglykämie

15

- Thyreotoxikose
- Alkohol-/Benzodiazepinentzug

Weitere Differenzialdiagnosen:
- Depression
- Agoraphobie
- Soziale Phobie
- Depersonalisation
- Hyper-/Hypothyreose
- Asthma bronchiale
- Kokainintoxikation
- Amphetaminintoxikation

Ätiologie
- Panikstörung: Hier gab es früher mal einen Auslöser; die Panikattacken haben sich jedoch längst von diesem getrennt und treten ohne Auslöser auf.
- Im Rahmen einer Depression.
- Im Rahmen einer akuten Belastung.

Diagnostisches Vorgehen
Fragen zu Beginn:
- Wovor haben Sie Angst?
- Wie lange haben Sie schon Angst?
- Trat die Angst zum ersten Mal auf? Wann das letzte Mal?
- Welche Symptome: vegetativ, gedanklich, emotional, motorisch?
- Ist eine Panikstörung/Depression/soziale Phobie/generalisierte Angststörung bekannt?

Anamnese und Untersuchung:
- Anamnese zum Ereignis:
  - Frage nach Parästhesien typischerweise in den Fingerspitzen und perioral
  - Frage nach „Pfötchenstellung“ der Hände
- Vorgeschichte:
  - Lag ein auslösendes Ereignis vor (Todesfall/interpersonelle Konflikte/„schlechte Nachrichten“)?
  - Sind diese Zustände bekannt?
  - Psychopathologischer Befund nach AMDP
- Internistische und neurologische Untersuchung

Weiterführende Diagnostik in der ZNA:
- Labor mit Alkohol, Blutbild, E'lyte, Entzündungswerte, Gerinnung, Glukose, Harnstoff, Kreatinin, Leberwerte, TSH ggf. Labor erweitern nach Symptomatik (Brustschmerz/Dyspnoe etc.)
- EKG

Risikobewertung: Liegt keine körperliche Ursache vor, besteht lediglich die Gefahr einer Ohnmacht durch eine fortgesetzte Hyperventilation. Wenn die Ohnmacht eintritt, kommt es zu einer Regulation der Lebensfunktionen. Es besteht somit am ehesten die Gefahr möglicher Sturzfolgen.

Akuttherapie
- Zuwendung, Sicherheit geben
- Versuch der Beruhigung durch z. B. Atemtechniken, Rückatmung in einen Beutel
- Angstzustände sollten von selbst sistieren
- Erklärung der Zusammenhänge („Teufelskreislauf der Angst“)
- In absoluten Ausnahmefällen Gabe von Lorazepam (1–2,5 mg Lorazepam expidet)

Patienten mit einer Angsterkrankung sind prädestiniert für die Entwicklung einer Benzodiazepinabhängigkeit, da durch diese eine sofortige Besserung der Symptomatik eintritt. Dadurch leidet eventuell auch die Therapiemotivation.

Info: Akute Angstzustände
Eine Panikattacke ist eine häufig auftretende Erkrankung, meist jedoch nicht gesteigert zur Panikstörung. Diese unterscheidet sich durch die Regelmäßigkeit von Panikattacken und im Verlauf der Entwicklung des Gefühls von der „Angst vor der Angst". Hierbei entwickeln die Patienten ein Vermeidungsverhalten von als unangenehm erlebten Situationen. Ein solches Verhalten ist jedoch eine Sackgasse, da der Handlungsradius der Person immer weiter eingeschränkt wird. Im Extremfall kann es dazu kommen, dass die Wohnung nicht mehr verlassen wird.
Im weiteren Verlauf sollte idealerweise eine Psychotherapie erfolgen, wobei hier eine Verhaltenstherapie empfohlen werden kann. In dieser Therapieform liegt der Fokus dann auf dem Gewinn der Kontrolle über die Panikattacken.
Eine andere Möglichkeit ist der Versuch einer antidepressiven Therapie. Einige Antidepressiva, gerade in höheren Dosierungen (z. B. Sertalin), haben zusätzlich eine Zulassung zur Behandlung von Angsterkrankungen. Teilweise wird jedoch nur eine Reduktion der Amplitude und Frequenz erlebt, kein Sistieren. Die medikamentöse Therapie kann alleinig ausreichend sein oder aber auch helfen, im Sinne einer Symptomreduktion, die Wartezeit bis zu einem Beginn einer Psychotherapie zu überbrücken.

15

15.9 Trauma und psychosoziale Krisen

First View
- Wie ausgeprägt ist die Belastung?
- Besteht eine Eigengefährdung durch Suizidalität?

Arbeitsauftrag für die Notaufnahme
- Klärung der Situation durch Gespräche. Abschätzung, ob eine stationäre Aufnahme nötig oder eine ambulante Behandlung indiziert ist.
- Abwendung eines möglichen Suizids.

Definition
- Anpassungsstörung: Reaktion auf als belastend erlebte Lebensereignisse mit einer negativen Veränderung des Gemütszustandes oder des Sozialverhaltens

- Akute Belastungsreaktion: Reaktion auf traumatische Ereignisse in der Größe von katastrophalen Ereignissen, die zu Intrusionen, verändertem Verhalten und schnell wechselnden Affekten führen kann
- Posttraumatische Belastungsstörung: entwickelt sich erst Wochen nach dem Ereignis bzw. kann erst dann diagnostiziert werden; ist ebenfalls durch Intrusionen, Vermeidungsverhalten und affektive Übererregtheit gekennzeichnet

Diagnosekriterien

Anpassungsstörung nach ICD-10: Zustände von subjektiver Bedrängnis und emotionaler Beeinträchtigung, die im Allgemeinen soziale Funktionen und Leistungen behindern.

Sie treten während des Anpassungsprozesses nach einer entscheidenden Lebensveränderung oder nach belastenden Lebensereignissen auf. Die Belastung kann das soziale Netz des Betroffenen beschädigt haben (wie bei einem Trauerfall oder Trennungserlebnissen) oder das weitere Umfeld sozialer Unterstützung oder soziale Werte (wie bei Emigration oder nach Flucht). Sie kann auch in einem größeren Entwicklungsschritt oder einer Krise bestehen (wie Schulbesuch, Elternschaft, Misserfolg, Erreichen eines ersehnten Zieles und Ruhestand).

Die Anzeichen sind unterschiedlich und umfassen depressive Stimmung, Angst oder Sorge (oder eine Vermischung von diesen). Außerdem kann ein Gefühl bestehen, mit den alltäglichen Gegebenheiten nicht zurechtzukommen, diese nicht vorausplanen oder fortsetzen zu können. Störungen des Sozialverhaltens können insbesondere bei Jugendlichen ein zusätzliches Symptom sein.

Akute Belastungsreaktion nach ICD-10: Eine vorübergehende Störung, die sich bei einem psychisch nicht manifest gestörten Menschen als Reaktion auf eine außergewöhnliche physische oder psychische Belastung entwickelt. Sie klingt im Allgemeinen innerhalb von Stunden oder Tagen wieder ab.

Die individuelle Vulnerabilität und die zur Verfügung stehenden Bewältigungsmechanismen spielen beim Auftreten und hinsichtlich des Schweregrades der akuten Belastungsreaktionen eine Rolle.

Die Symptomatik zeigt typischerweise ein gemischtes und wechselndes Bild: Beginnend mit einer Art von „Betäubung", mit einer gewissen Bewusstseinseinengung und eingeschränkten Aufmerksamkeit, einer Unfähigkeit, Reize zu verarbeiten, und Desorientiertheit. Diesem Zustand kann ein weiteres „Sichzurückziehen" aus der Umweltsituation folgen (bis hin zu dissoziativem Stupor) oder aber ein Unruhezustand und Überaktivität (wie Fluchtreaktion oder Fugue). Vegetative Zeichen panischer Angst wie Tachykardie, Schwitzen und Erröten treten zumeist auf.

Die Symptome erscheinen im Allgemeinen innerhalb von Minuten nach dem belastenden Ereignis und gehen innerhalb von 2 oder 3 Tagen, oft innerhalb von Stunden zurück. Teilweise oder vollständige Amnesie bzgl. dieser Episode kann vorkommen.

Posttraumatische Belastungsstörung (PTBS) nach ICD-10: Entsteht als eine verzögerte oder protrahierte Reaktion auf ein belastendes Ereignis oder eine Situation kürzerer oder längerer Dauer, mit außergewöhnlicher Bedrohung oder katastrophenartigem Ausmaß, die bei fast jedem eine tiefe Verzweiflung hervorrufen würde.

Typische Merkmale sind das wiederholte Erleben des Traumas in sich aufdrängenden Erinnerungen (Nachhallerinnerungen, Flashbacks), Träumen oder Albträumen, die vor dem Hintergrund eines andauernden Gefühls von Betäubtsein und emotionaler Stumpfheit auftreten. Ferner finden sich Gleichgültigkeit gegenüber anderen Menschen, Teilnahmslosigkeit der Umgebung gegenüber, Freudlosigkeit sowie Vermeidung von Aktivitäten und Situationen, die Erinnerungen an das Trauma wachrufen könnten.

Meist tritt ein Zustand von vegetativer Übererregtheit mit Vigilanzsteigerung, einer übermäßigen Schreckhaftigkeit und Schlafstörung auf. Angst und Depression sind häufig mit den genannten Symptomen und Merkmalen assoziiert und Suizidgedanken sind nicht selten. Der Beginn folgt dem Trauma mit einer Latenz, die wenige Wochen bis Monate dauern kann.

Differenzialdiagnosen

Gefährliche nicht verpassen: Depression.

Weitere Differenzialdiagnosen:

- Angststörungen
- Dysthymie
- Dissoziationsstörungen

Ätiologie Allen 3 Krankheitsbildern ist gleichsam ein auslösendes Ereignis vorausgestellt, welches die Erkrankung auslöst.

Diagnostisches Vorgehen

Fragen zu Beginn:

- Was ist Ihnen passiert?
- Haben Sie Gedanken, sich etwas antun zu wollen?

Anamnese und Untersuchung:

- Anamnese zum Ereignis:
  - Diese sollte ausführlich erfolgen, um die Gesamtheit der Situation zu erfassen. Stellenweise wird eine ausführliche Auskunft nicht möglich sein, da viele Patienten ein Gespräch über bestimmte Punkte vermeiden.
  - Vorgeschichte
  - Psychopathologischer Befund nach AMDP
- Internistische und neurologische Untersuchung: Körperliche Untersuchung. Ggf. kann bei Fällen von Vergewaltigung das Hinzuziehen der Kriminalpolizei und der Gynäkologie nötig sein zur Beweismittelsicherung. Dies muss mit dem Patienten abgestimmt sein.

Weiterführende Diagnostik in der ZNA: Da die Depression eine DD darstellt, sollte die gleiche weiterführende Diagnostik erfolgen.

- Labor mit Alkohol, Blutbild, Elektrolyte, Entzündungswerte, Gerinnung, Glukose, Harnstoff, Kreatinin, Leberwerte, TSH
- EKG

Risikobewertung: Meist besteht eher die Indikation zu einer ambulanten Versorgung. In Einzelfällen kann eine Stabilisierung im stationären Setting nötig sein, auch um hier den Weg in eine Traumatherapie zu einzuschlagen. Das Risiko ist eher als moderat einzustufen. Wichtig ist trotzdem immer die Frage nach suizidalen Gedanken.

Akuttherapie

- Stabilisierendes Gespräch. Bei Unklarheit in der Diagnose oder ausgeprägten Symptomen kann eine stationäre Therapie angeboten werden.
- Die empfohlene Therapie bei der PTBS ist eine Psychotherapie.
- Bei der Anpassungsstörung *kann* eine antidepressive Therapie angebracht sein.
- Bei der akuten Belastungssituation können ebenfalls supportive Gespräche angeboten werden, evtl. sogar zur Entlastung eine stationäre Aufnahme.

Es ist schwierig, hier genaue Empfehlungen zu geben, da die Bandbreite dieser Erkrankungen sehr variiert.

Info: Trauma und psychosoziale Krisen

- Vereinfacht ist die Anpassungsstörung in etwa mit einer „Depression light“ vergleichbar, jedoch klar mit einem auslösenden Ereignis verbunden ist.
- Die akute Belastungsreaktion verlangt nach einem Auslöser katastrophalen Ausmaßes, hierzu zählen Naturkatastrophen, Krieg, Traumatisierungen durch Folter/Vergewaltigung.
- Die akute Belastungsreaktion stellt quasi den frühen Zustand einer PTBS dar, wobei nicht gesagt ist, dass jede akute Belastungsreaktion zu einer PTBS wird.
- Die Entwicklung einer PTBS ist auch möglich, ohne dass eine akute Belastungsreaktion vorliegt, teils entwickelt sich diese mit der Zeit.
- Die Diagnose einer posttraumatischen Belastungsstörung sollte nach DSM-5 erst nach 4 Wo. erfolgen; nach ICD-10 jedoch spätestens 6 Mon. nach dem auslösenden Ereignis.

16 Dermatologische Notfälle

Zsofia Bardonicsek-Depnering, Patrick Müller-Nolte

16.1 Arbeitsauftrag für die Notaufnahme 378
Patrick Müller-Nolte
16.2 Entzündliche und infektiöse Notfälle 378
Patrick Müller-Nolte
16.2.1 Blickdiagnosen 378
16.2.2 Erysipel 378
16.2.3 Abszesse 382
16.2.4 Herpes zoster 383
16.2.5 Eczema herpeticatum 385
16.2.6 Fournier-Gangrän 386
16.2.7 Nekrotisierende Fasziitis 386
16.3 Immunologische Hauterkrankungen 387
Patrick Müller-Nolte
16.3.1 Akute Urtikaria 387
16.3.2 Arzneimittelinduzierte Exantheme 388
16.3.3 Lyell-Syndrom 390
16.3.4 Pyoderma gangraenosum 390
16.4 Kawasaki-Syndrom 391
Patrick Müller-Nolte
16.5 Toxisches Schocksyndrom (TSS) 393
Zsofia Bardonicsek-Depnering

Verbrennungen und Verätzungen ▶ 24.3.2

16.1 Arbeitsauftrag für die Notaufnahme

Patrick Müller-Nolte

First View
- Dermatologische Notfälle sind häufige Vorstellungsgründe in der Notaufnahme.
- Schwere systemische Organschäden können mit ihnen einhergehen.

Arbeitsauftrag für die Notaufnahme
- Kritische Hautzustände erkennen.
- Akute ABC-Probleme und Gefahren erkennen und behandeln.
- Differenzialdiagnosen abklären.

16.2 Entzündliche und infektiöse Notfälle

Patrick Müller-Nolte

16.2.1 Blickdiagnosen

Folgende Erkrankungen können oft bereits via Blickdiagnose diagnostiziert werden (oder zumindest der Verdacht geäußert werden):
- Mumps (▶ Abb. 16.1)
- Masern (▶ Abb. 16.2)
- Röteln (▶ Abb. 16.2)
- Scharlach (▶ Abb. 16.3)
- Erythema migrans, Lyme-Borreliose (▶ Abb. 16.4)
- Tinea corporis (▶ Abb. 16.5)
- Skabies (▶ Abb. 16.6)
- Impetigo contagiosa (▶ Abb. 16.7)
- Waterhouse-Friderichsen-Syndrom (▶ Abb. 16.8)
- Staphylococcal Scalded Skin Syndrome (SSSS, ▶ Abb. 16.9)

16

16.2.2 Erysipel

Definition Am häufigsten am Unterschenkel lokalisiert. Über Eintrittspforten wie kleine Verletzungen oder Tinea pedis gelangen Streptokokken (seltener auch Staphylokokken) in das kutane-subkutane Gewebe und lösen dort Entzündungsreaktionen hervor, welche auch mit Schmerzen und Fieber

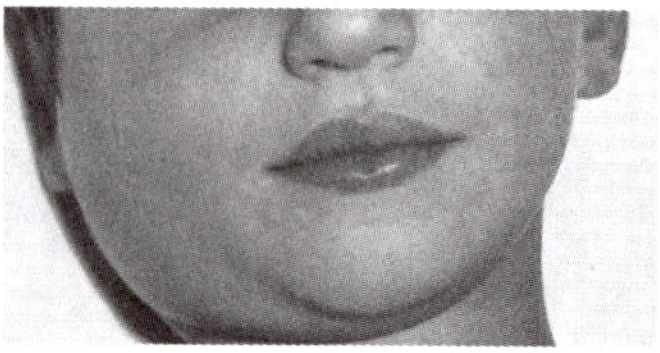

Abb. 16.1 Schwellung der Ohrspeicheldrüsen bei Mumps [E355]

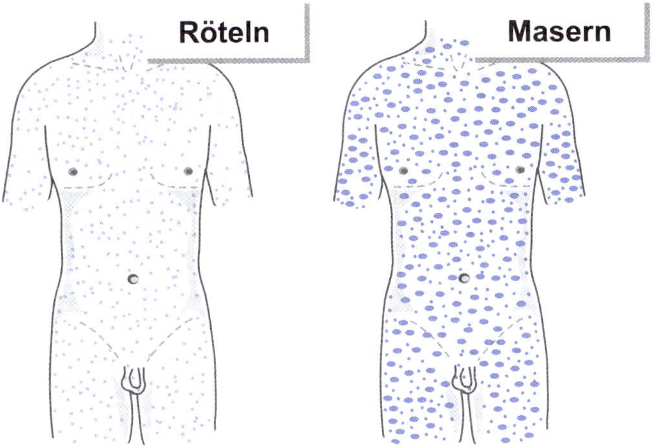

Abb. 16.2 Röteln- und Masernexanthem im Vergleich [L157]

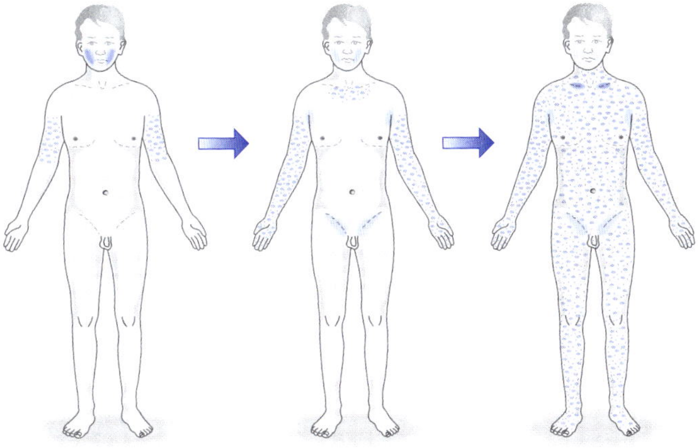

Abb. 16.3 Scharlach. Exanthemausbreitung im zeitlichen Verlauf [L157]

einhergehen können. Die Rötung ist typischerweise scharf begrenzt. Die Diagnose wird klinisch gestellt.

Differenzialdiagnosen

Gefährliche nicht verpassen:

- Phlegmone
- Thrombose der tiefen Beinvenen

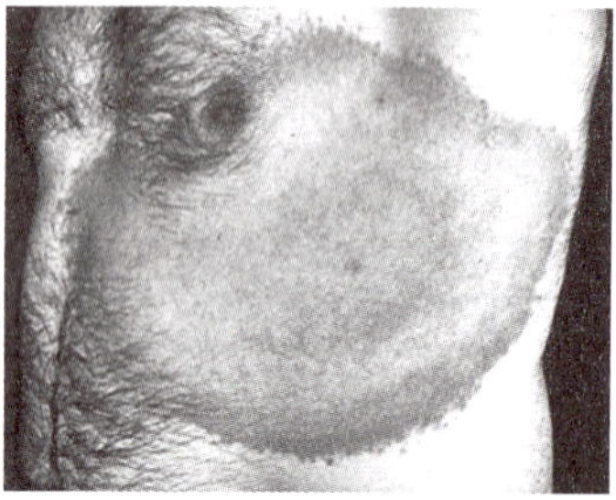

Abb. 16.4 Erythema migrans [M123]

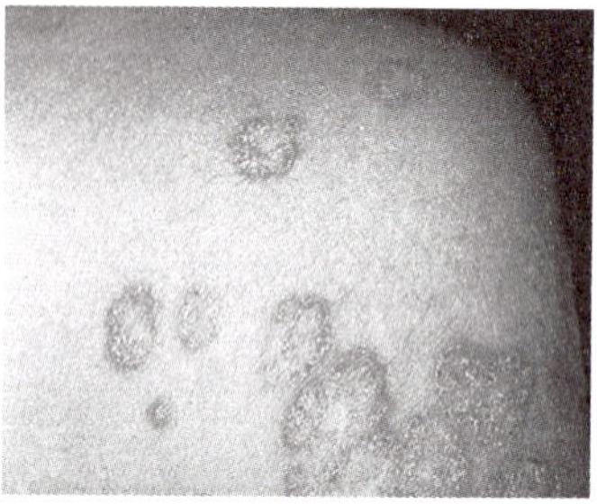

Abb. 16.5 Tinea corporis [M123]

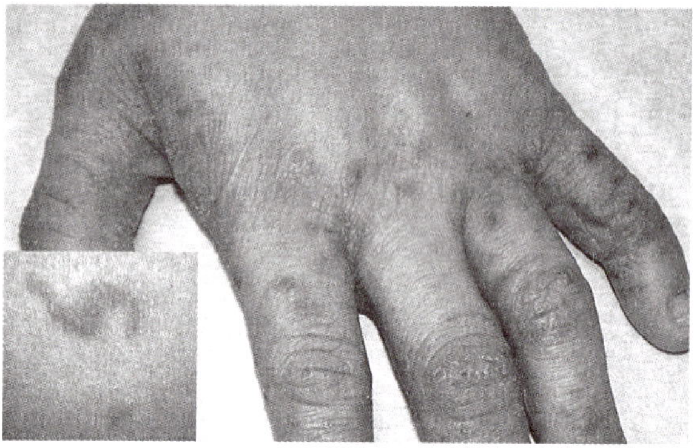

Abb. 16.6 Skabiesgänge und -knötchen an der Hand. Links unten Detailaufnahme eines anderen Patienten [E536; M123]

Weitere Differenzialdiagnosen:

- Stauungsdermatitis
- Allergisches Ekzem

Ätiologie Streptokokken, Staphylokokken (seltener).

Diagnostisches Vorgehen

Fragen zu Beginn:

- Krankheitsgefühl? Fieber?
- Ausbreitung?
- Welche DD kommen noch in Betracht?

Anamnese und Untersuchung:

- Anamnese zum Ereignis:
  - Beginn und Dauer?
  - Schmerzausstrahlung und Intensität?
- Vorgeschichte:
  - Immunsuppression?

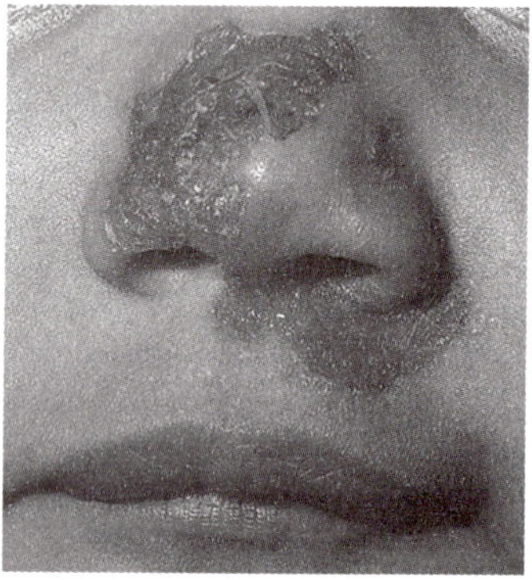

Abb. 16.7 Kind mit Impetigo contagiosa. Charakteristisch sind die honiggelben Krusten und Pusteln auf geröteter Haut [E422]

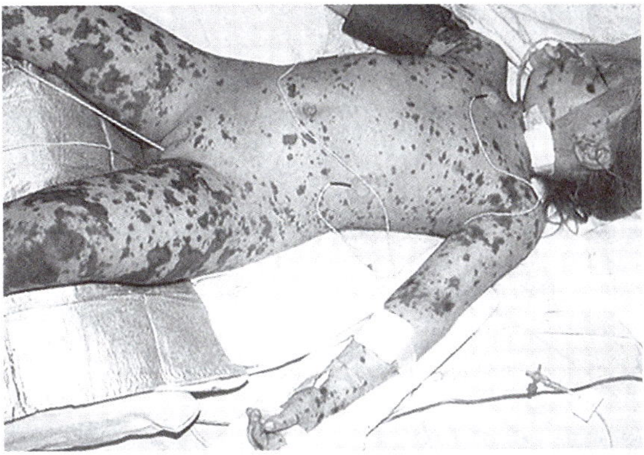

Abb. 16.8 Waterhouse-Friderichsen-Syndrom (Meningokokkensepsis) [S026]

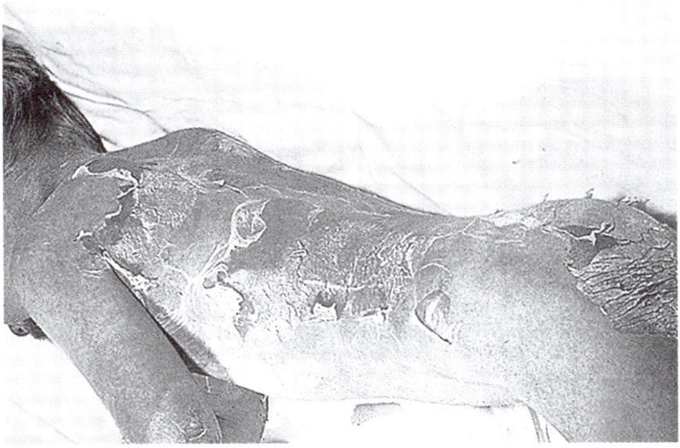

Abb. 16.9 Staphylococcal Scalded Skin Syndrome [M174]

  - Herzinsuffizienz?
  - Verletzungen?
- Körperliche Untersuchung (insbes. Herzgeräusche!) und Vitalparameter:
  - Fieber?
  - Sepsiszeichen → SOFA, ▶ 13.1?
  - Suche nach Eintrittspforten

Weiterführende Diagnostik in der ZNA:
- In erster Linie klinische bzw. Blickdiagnose!
- Beinvenensonografie

Risikobewertung: anhand des SOFA-Scores, ▶ 13.1.

Akuttherapie
- Kalkulierte Antibiose mit Penicillin

- Thromboseprophylaxe
- Körperliche Schonung
- Analgesie

Disposition Prinzipiell ambulante Behandlung möglich. Bei Sepsiszeichen stationäre Therapie und i. v.-Antibiose.

16.2.3 Abszesse

Definition Lokale Infektion tieferer Haut- und Weichteilschichten ohne systemische Infektion. Die Diagnose wird klinisch gestellt.

Differenzialdiagnosen

Gefährliche nicht verpassen:

- Phlegmone
- Karbunkel
- Fournier-Gangrän, ▶ 16.2.6

Weitere Differenzialdiagnosen:

- Furunkel
- Sinus pilonidalis
- Abszess nach chirurgischem Eingriff

Ätiologie Staphylococcus aureus ist der häufigste Erreger.

Diagnostisches Vorgehen

Fragen zu Beginn:

- Krankheitsgefühl? Fieber?
- Ausbreitung?
- Welche DD kommen noch in Betracht?

Anamnese und Untersuchung:

- Anamnese zum Ereignis:
  - Beginn und Dauer?
  - Schmerzausstrahlung und Intensität?
- Vorgeschichte:
  - Immunsuppression?
  - Akne?
  - Verletzungen?
- Körperliche Untersuchung (insbes. Herzgeräusche!) und Vitalparameter:
  - Fieber?
  - Sepsiszeichen → SOFA, ▶ 13.1?
  - Suche nach Eintrittspforten

Weiterführende Diagnostik in der ZNA:

- In erster Linie klinische bzw. Blickdiagnose!
- Sonografisch lassen sich Tiefe und Ausbreitung abschätzen.

Risikobewertung:

- Auftreten im Kopf- und Gesichtsbereich → Mund-Kiefer-Gesichtschirurgie involvieren
- Auftreten im Urogenitalbereich→ Urologie bzw. Gynäkologie involvieren
- Sinus pilonidalis/Infektion nach chirurgischem Eingriff → Chirurgie involvieren

Akuttherapie

- Spaltung/Inzision
- Spülung

- Einlage einer Drainage (z. B. Iodlaschen)
- Topische Behandlung meist ausreichend (z. B. Povidon-Iod-Verband)
- Antibiotikatherapie mit guter Weichteilgängigkeit (z. B. Clindamycin, Flucloxacillin) kann bei ausgedehnten Weichteilinfektionen nötig sein
- Ggf. chirurgische Intervention bei tiefen, ausgedehnten Abszessen oder z. B. Sinus pilonidalis

Disposition

- Prinzipiell ambulante Behandlung möglich
- Bei Sepsiszeichen stationäre Therapie und i. v.-Antibiose

16.2.4 Herpes zoster

Definition Ausbreitung des Varizella-Zoster-Virus (VZV) entlang eines Dermatoms: thorakale Nerven > 50 %, kraniale Nerven oder N. trigeminus 20 %, lumbal 15 %, sakral 5 %.

Differenzialdiagnosen

Gefährliche nicht verpassen: Meningitis

Weitere Differenzialdiagnosen: Kontakt-Ekzem

Ätiologie Das Varizella-Zoster-Virus ist Auslöser, welches nach einer Windpocken-Infektion in den Spinalganglien persistiert und im Alter oder bei Immunsuppression reaktiviert werden kann.

Diagnostisches Vorgehen

Fragen zu Beginn:

- Krankheitsgefühl? Fieber?
- Ausbreitung?
- Welche DD kommen noch in Betracht?

Anamnese und Untersuchung: In erster Linie klinische bzw. Blickdiagnose (▶ Abb. 16.10, ▶ Abb. 16.11)!

- Anamnese zum Ereignis:
  - Beginn und Dauer?
  - Schmerzausstrahlung und Intensität?

16

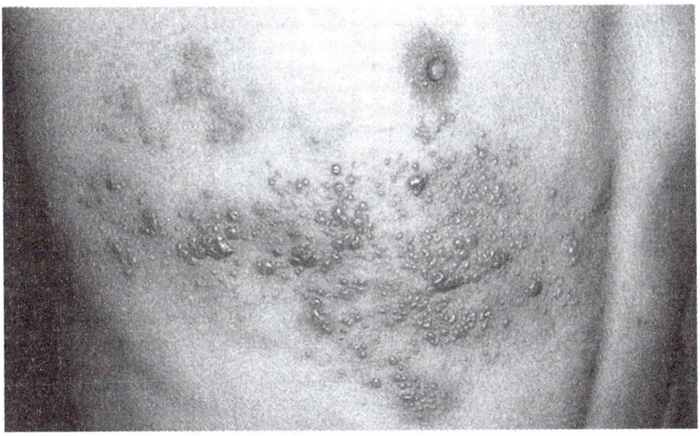

Abb. 16.10 Typischer „halbgürtelförmiger" Bläschenausschlag bei Herpes zoster (Gürtelrose) [G539]

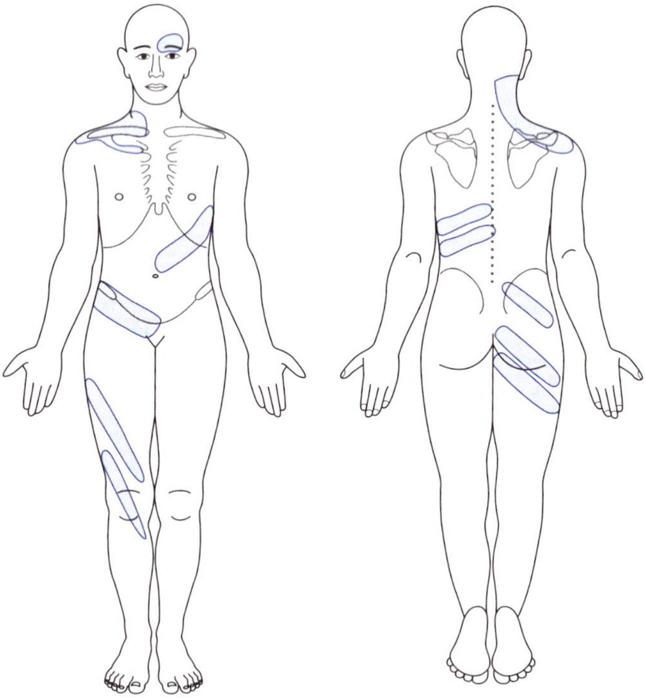

Abb. 16.11 Prädilektionsstellen bei Herpes zoster [L231]

- Vorgeschichte:
  - Immunsuppression?
  - Impfstatus?
  - Durchgemachte Windpocken-Infektion?
  - Kontakt zu infizierter Peron?
- Körperliche Untersuchung (insbes. Herzgeräusche!) und Vitalparameter:
  - Fieber?
  - Sepsiszeichen → SOFA (▶ 13.1) bzw. SIRS-Kriterien oder Early Warning Score

Risikobewertung:

- Hohe Viruslast in den Vesikeln → hohe Infektiosität. VZV-negative bzw. ungeimpfte Personen können sich bei Kontakt infizieren und Windpocken bekommen.
- Chronische Verläufe, v. a. ausgeprägte Neuropathien und Meningitiden möglich.
- Bei immunsupprimierten Patienten kann es zum Zoster generalisatus kommen.

Akuttherapie

- Aciclovir p. o.
- NSAR zur Analgesie
- Antikonvulsiva (z. B. Gabapentin, Pregabalin) bei neuropathischen Schmerzen
- Bei schweren Verläufen bzw. Beteiligung der Augen sollte Aciclovir intravenös verabreicht werden.

Disposition

- Prinzipiell ambulante Behandlung möglich
- Stationäre Aufnahme in schweren Fällen und bei ausgeprägter Immunsuppression

16.2.5 Eczema herpeticatum

Definition Akute, disseminierte, großflächige Infektion der Haut durch Herpes-simplex-Viren. Meist als Komplikation ekzematöser Hauterkrankungen, v. a. der Neurodermitis.

Ätiologie

- Herpes-simplex-Viren, Serotypen 1 und 2
- Primärinfektion als auch Rekrudeszenz möglich
- Ausbreitung durch Autoinokulation, besonders bei Kindern
- Häufig auch mit vorbestehender Neurodermitis assoziiert

Diagnostisches Vorgehen

Fragen zu Beginn:

- Krankheitsgefühl? Fieber?
- Ausbreitung?
- Welche Differenzialdiagnosen kommen noch in Betracht?

Anamnese und Untersuchung: In erster Linie klinische bzw. Blickdiagnose!

- Anamnese zum Ereignis:
  - Beginn und Dauer?
  - Schmerzausstrahlung und Intensität?
- Vorgeschichte:
  - Immunsuppression? Diabetes? Alkoholismus?
  - Kontakt zu anderen Infizierten?
- Körperliche Untersuchung (insbes. Herzgeräusche!) und Vitalparameter:
  - Fieber?
  - Sepsiszeichen → SOFA (▶ 13.1) bzw. SIRS-Kriterien oder Early Warning Score
  - Bakterielle Superinfektion?

Weiterführende Diagnostik in der ZNA: Ggf. Abstriche zur mikrobiologischen Diagnostik.

Risikobewertung:

- Schwere Komplikationen möglich: Herpes-Sepsis, Herpes-Enzephalitis
- Kritischer Patient!

Akuttherapie

- Aciclovir hochdosiert, ggf. intravenös
- Symptomatische Therapie und Analgesie
- Topische Desinfektion

Disposition
- Ambulante Therapie bei leichtem Verlauf möglich
- Je nach Krankheitsschwere und Komplikationen stationäre Therapie bis hin zur ITS-Aufnahme

16.2.6 Fournier-Gangrän

Definition Sonderform der nekrotisierenden Fasziitis im Urogenitalbereich. In 80 % der Fälle Männer.

Differenzialdiagnosen
Gefährliche nicht verpassen: Gasgangrän.
Weitere Differenzialdiagnosen:
- Abszesse
- Phlegmone

Ätiologie
- Hautverletzungen, Abszesse, chirurgische Eingriffe und Injektionen
- In der Regel nekrotisierende Fasziitis Typ I: 80 %, anaerobe und aerobe Bakterien, ≥ 4 verschiedene Keime

Diagnose und Therapie analog zur nekrotisierenden Fasziitis, ▶ 16.2.7.

16.2.7 Nekrotisierende Fasziitis

Definition Foudroyant verlaufende Form einer nekrotisierenden Weichteilinfektion, gekennzeichnet durch fulminanten Verlauf mit systemischer Toxinfreisetzung und ausgedehnter Weichteilbeteiligung.

Differenzialdiagnosen
Gefährliche nicht verpassen:
- Fournier-Gangrän
- Gasgangrän

Weitere Differenzialdiagnosen:
- Abszesse
- Phlegmone

Ätiologie
- Hautverletzungen, Abszesse, chirurgische Eingriffe und Injektionen
- Meistens A-Streptokokken
- Häufig Mischinfektionen

Einteilung in 4 Typen:
- Typ I: 80 %, anaerobe und aerobe Bakterien, ≥ 4 verschiedene Keime
- Typ II: monomikrobial, meistens A-Streptokokken, seltener Staphylococcus aureus
- Typ III: Vibrionen und Aeromonas
- Typ IV: posttraumatisch, Pilzinfektion

Diagnostisches Vorgehen
Fragen zu Beginn:
- Krankheitsgefühl? Fieber?
- Ausbreitung?
- Welche DD kommen noch in Betracht?

Anamnese und Untersuchung: In erster Linie klinische bzw. Blickdiagnose!

- Anamnese zum Ereignis:
  - Beginn und Dauer?
  - Schmerzausstrahlung und Intensität?
  - Auslandsaufenthalt?
  - Vorausgegangener chirurgischer Eingriff, Injektion, o. Ä.?
- Vorgeschichte:
  - Immunsuppression? Diabetes? Alkoholismus?
  - Krankenhausaufenthalte?
  - NSAR-Einnahme?
- Körperliche Untersuchung (insbes. Herzgeräusche!) und Vitalparameter:
  - Fieber?
  - Sepsiszeichen → SOFA, ▶ 13.1?

Weiterführende Diagnostik in der ZNA:
- CT
- Weichteilsonografie
- Blutkulturen
- Wundabstriche

Risikobewertung:
- Hohe Mortalität 15–35 %
- Kritischer Patient!

Akuttherapie
- Initialtherapie analog zur Sepsis, ▶ 13.1
  - Breitband-Antibiose
  - Volumen
  - Ggf. Katecholamine
- Sofortige chirurgische Sanierung

Disposition OP, anschließend Intensivstation.

16.3 Immunologische Hauterkrankungen

Patrick Müller-Nolte

16.3.1 Akute Urtikaria

16

Definition Charakteristisch ist die Quaddelbildung mit Erythem, die Ausbreitung reicht von lokal bis ubiquitär. Die Symptomschwere kann von asymptomatisch bis hin zum anaphylaktischen Schock gehen.

Differenzialdiagnosen

Gefährliche nicht verpassen:
- Angioödem, ▶ 12.2
- Verbrennungen

Weitere Differenzialdiagnosen: Sämtliche Erytheme und Exantheme.

Ätiologie
- Häufig allergisch bzw. pseudo-allergisch sowie infektiös
  - Akut spontan
  - Chronisch spontan
- Mechanisch, thermisch, UV-Strahlung
- Kontakt
- Aquagen

- Cholinerg
- Anstrengungsinduziert

Diagnostisches Vorgehen

Fragen zu Beginn:

- Krankheitsgefühl? Fieber?
- Ausbreitung?
- Welche DD kommen noch in Betracht?

Anamnese und Untersuchung: In erster Linie klinische bzw. Blickdiagnose!

- Anamnese zum Ereignis:
  - Beginn und Dauer?
  - Schmerzausstrahlung bzw. Juckreiz und Intensität?
- Vorgeschichte:
  - Bekannte Allergien?
  - Vermuteter Auslöser? Kontakt, thermisch, usw.?
  - Z. n. Infektion?
- Körperliche Untersuchung (insbes. Herzgeräusche!) und Vitalparameter:
  - Fieber?
  - Barrierestörung?

Risikobewertung:

- Anaphylaktischer Schock
- Drohendes A- und B-Problem bei Angioödem, ▶ 12.2
- Störung der Barrierefunktion

Akuttherapie

- Adrenalin 0,5 mg i. m. bei Anaphylaxie!
- Ggf. Antihistaminika gegen den Juckreiz
- Ggf. Kortikoide zur Membranstabilisierung
- Expositionsprophylaxe

Disposition

- Prinzipiell ambulante Behandlung möglich
- ITS-Aufnahme bei Anaphylaxie oder großflächiger Ausbreitung

16

16.3.2 Arzneimittelinduzierte Exantheme

Definition

- SJS – Stevens-Johnson-Syndrom
- TEN – Toxische epidermale Nekrolyse
- DRESS – Drug Rash with Eosinophilia and Systemic Symptoms

Übersicht ▶ Tab. 16.1.

Diagnostisches Vorgehen

Fragen zu Beginn:

- Krankheitsgefühl? Fieber?
- Ausbreitung?
- Welche DD kommen noch in Betracht?

Anamnese und Untersuchung: In erster Linie klinische bzw. Blickdiagnose!

- Anamnese zum Ereignis:
  - Beginn und Dauer? Zeitverlauf?
  - Schmerzausstrahlung bzw. Juckreiz und Intensität?
- Vorgeschichte:
  - Bekannte Allergien?

Tab. 16.1 Arzneimittelinduzierte Exantheme

Sy.	KOF	Ätiologie	Besondere Symptome	t	Eruptionsverlauf	Mortalität
SJS	10–20 %	In 70–90 % Arzneimittel-induziert Mycoplasma-pneumoniae-Infektion	Prodromi mit Fieber, Husten, Schnupfen, Kopfschmerzen	7–21 d	Erythematöse Maculae → schmerzhafte Papeln → Vesikel und Bullae Schleimhautnekrosen an Mund und Augen	1–5 %
TEN	30 %	In 95 % Arzneimittel-induziert	Prodromi mit Fieber	7–21 d	Schmerzhafte Hautläsionen → Erythematöse Maculae → im Verlauf dunkler → dann verschmelzend Schleimhäute in 90 % d. F. betroffen	25–30 %
DRESS	k. A.	Arzneimittel-induziert Vermutlich genetische Prädisposition und familiäre Häufung	Fieber! Lymphadenopathie, Eosinophilie, Lymphozytose, Quincke-Ödem, Organ-Beteiligung	21–42 d	Masernartiger Ausschlag	10–20 %

KOF: Betroffene Körperoberfläche; t: Zeit bis zum Beginn der Eruptionen

  - Arzneimittel-Anamnese!
  - Z. n. Infektion?
- Körperliche Untersuchung (insbes. Herzgeräusche!) und Vitalparameter:
  - Fieber?
  - Barrierestörung?

Risikobewertung:
- Schock
- Drohendes A- und B-Problem bei Angioödem, ▶ 12.2
- Störung der Barrierefunktion

Akuttherapie
- Behandlung analog zu Verbrennungen
- Vermeiden und Behandeln von Begleitinfektionen
- Ggf. Kortison-Stoßtherapie bei DRESS, insgesamt jedoch geringe Evidenz
- Ggf. Immunglobuline bei TEN
- Tetanus-Impfstatus!

Disposition ITS-Aufnahme.

16

16.3.3 Lyell-Syndrom

Definition Großflächige Epidermolysen verschiedener Genese. Neben einer medikamentösen Ursache (TEN, ▶ 16.3.2) kann es auch infektiöser Genese sein wie beim bullösen Pemphigoid und dem Staphylococcal Scalded Skin Syndrome (SSSS). Das bullöse Pemphigoid ist durch eine lokal begrenzte Ausdehnung gekennzeichnet, das SSSS durch eine breitflächige Ausdehnung über Rumpf bis hin zum Ganzkörperbefall. Während das bullöse Pemphigoid eher bei Neugeborenen und Kleinkindern auftritt, sind beim SSSS Kinder < 5 J. betroffen.

Ätiologie Durch Staphylokokken der Serogruppen A und B produzierte Toxine spalten das Desmoglein der Epidermis und führen zur Epidermolyse und Blasenbildung.

Diagnostisches Vorgehen

Fragen zu Beginn:
- Krankheitsgefühl? Fieber?
- Ausbreitung?
- Welche DD kommen noch in Betracht?

Anamnese und Untersuchung: In erster Linie klinische bzw. Blickdiagnose!
- Anamnese zum Ereignis: Beginn und Dauer?
- Vorgeschichte:
  - Bekannte Allergien?
  - Vermuteter Auslöser? Kontakt, thermisch, usw.?
  - Z. n. Infektion?
- Körperliche Untersuchung (insbes. Herzgeräusche!) und Vitalparameter:
  - Fieber?
  - Barrierestörung?
  - Typisch ist das Nikolsky-Zeichen: Bei Verschiebedruck mit Finger oder Spatel auf der Haut löst sich diese unter oberflächlicher Blasenbildung.
  - Ausbreitung anhand der 9er Regel analog zu Verbrennungen, ▶ 24.3.2

Weiterführende Diagnostik in der ZNA:
- Mikrobiologische Diagnostik (Abstriche, Blutkulturen)
- Blutbild, CRP

Risikobewertung:
- Schock
- Störung der Barrierefunktion (Volumenmangel, Wärmeverlust)
- Weitere Superinfektion

Akuttherapie
- Kalkulierte Antibiotikatherapie
- Wärmeerhalt
- Schockbehandlung

Disposition
- Bullöses Pemphigoid → prinzipiell ambulante Behandlung möglich
- SSSS → ITS-Aufnahme

16.3.4 Pyoderma gangraenosum

Definition Pusteln oder erythematöse Knötchen bis hin zu großem schmerzhaftem Ulkus.

Die Pyoderma gangraenosum ist Ausdruck einer autoimmunen oder myeloproliferativen Erkrankung und befällt häufig die unteren Extremitäten (keine infektiöse Ursache!). Die Diagnose wird klinisch gestellt, oft erst, nachdem erfolglos Débridements durchgeführt wurden und die Abstrichbefunde steril blieben.

Differenzialdiagnosen
Gefährliche nicht verpassen: Hautnekrosen durch Spinnenbisse → in Deutschland Ammen-Dornfinger-Spinne.
Weitere Differenzialdiagnosen: Abszesse u. ä.

Ätiologie Autoimmun, häufig bei Vorliegen einer chronisch-entzündlichen Darmerkrankung (CED), rheumatoider Arthritis oder myeloproliferativen Erkrankungen. Kleinste Verletzungen oder chirurgische Eingriffe führen zu neuen Herden → sogenanntes Pathergiephänomen.

Diagnostisches Vorgehen
Fragen zu Beginn:
- Krankheitsgefühl? Fieber?
- Ausbreitung?
- Welche DD kommen noch in Betracht?

Anamnese und Untersuchung: In erster Linie klinische bzw. Blickdiagnose!
- Anamnese zum Ereignis:
  - Beginn und Dauer? Zeitverlauf?
  - Schmerzausstrahlung bzw. Juckreiz und Intensität?
- Vorgeschichte:
  - Bekannte Allergien?
  - Arzneimittel-Anamnese!
  - Z. n. Infektion?
  - Zurückliegende Verletzungen oder operative Eingriffe?
- Körperliche Untersuchung (insbes. Herzgeräusche!) und Vitalparameter:
  - Fieber?
  - Barrierestörung?

Risikobewertung
- Ggf. Superinfektion
- Pathergiephänomen → weitere Ausbreitung

Akuttherapie
- Therapie der Grunderkrankung
- Kortikoide und Immunsuppressiva

Disposition Prinzipiell ambulante Behandlung möglich.

16

16.4 Kawasaki-Syndrom

Patrick Müller-Nolte

First View
- Erkennen des kritisch kranken Patienten → ABCD-Probleme?
- Erkennen eines kritischen Hautzustandes
- Differenzialdiagnosen?

Arbeitsauftrag für die Notaufnahme Ziel ist eine schnellstmögliche Erkennung lebensbedrohlicher Ursachen und Abgrenzung von DD. Insbesondere ist auf kardiale Komplikationen (Koronar-Aneurysmata, Myokarditis, Vitien, reduzierte LV-Funktion, Perikarditis, Perikarderguss, Arrhythmien) zu achten.

Definition Generalisierte systemische Vaskulitis im Kindesalter. Sie ist eine der führenden systemischen Gefäßerkrankungen bei Kindern und die Hauptursache für erworbene Herzkrankheiten in Nordamerika und Japan.

Differenzialdiagnosen
Gefährliche nicht verpassen:
- Toxisches Schocksyndrom
- Stevens-Johnson-Syndrom
- Staphylococcal Scaled Skin Syndrome

Weitere Differenzialdiagnosen:
- Viral: Masern, Adenovirus, Enterovirus
- Bakteriell: Scharlach, zervikale Adenitis

Ätiologie
- Unbekannt
- Saisonale Häufung im Spätherbst bis zum Frühjahr
- m:w = 1,5:1
- Teilweise endemisch bis epidemisches Auftreten

Diagnostisches Vorgehen ▶ Tab. 16.2.
Risikobewertung: ▶ Tab. 16.3. Ein Myokardinfarkt infolge eines Koronararterien-Aneurysmas ist die führende Todesursache beim Kawasaki-Syndrom und tritt zumeist in den ersten 6 Mon. der Erkrankung auf.

Tab. 16.2 Diagnostische Kriterien für das Kawasaki-Syndrom

Komplettes oder klassisches Kawasaki-Syndrom	Inkomplettes Kawasaki-Syndrom	Atypisches Kawasaki-Syndrom
Fieber ≥ 5 d und 4 der folgenden Kriterien	Fieber für 5 d und 2–3 Kriterien des klassischen Kawasaki-Syndroms	Alle klinischen Kriterien des kompletten Kawasaki-Syndroms
• Bilaterale konjunktivale Injektion • Erdbeerzunge, Schleimhautrötung, Lacklippen • Ausschlag • Erythem und Ödem an Händen und Füßen → Akutphase oder periunguale Abschuppung → Subakutphase • Zervikale Lymphadenopathie	**plus** CRP-Erhöhung und/oder erhöhte BSG > 40 mm/h **plus** Pathologische Echokardiografie oder ≥ 3 Laborveränderungen: • Hypalbuminämie • Anämie • Erhöhte ALT/GPT • Thrombozytose • Leukozytose • Leukozyturie	**plus** Weitere Symptome, welche nicht typisch für das Kawasaki Syndrom sind

Tab. 16.3 Komplikationen des Kawasaki-Syndroms in Abhängigkeit von der Krankheitsdauer

Phase	Krankheitsdauer	Komplikationen
Akut	0–2 Wo.	Myokarditis, Perikarditis, koronare Arteriitis, Arrhythmien
Subakut	2–4 Wo.	Veränderung an den Koronarien
Rekonvaleszenz	4–6 Wo.	Veränderung an den Koronarien

Akuttherapie

- Akuttherapie von ABC-Problemen:
  - Ggf. Antiarrhythmika
  - Ggf. Inotropika
  - Ggf. PCI bei obstruierten Gefäßen
  - Ggf. Behandlung von Vitien
- i. v.-Immunglobuline 2 g/kg KG über 12 h
- Aspirin 30–50 mg/d

Disposition Stationäre Aufnahme und engmaschige Überwachung.

16.5 Toxisches Schocksyndrom (TSS)

Zsofia Bardonicsek-Depnering

First View
Verdacht auf Infektion und mind. 2 SIRS-Kriterien erfüllt → Sepsis (▶ 13.1).

Arbeitsauftrag für die Notaufnahme Frühzeitige Erkennung und Behandlung.

Definition

- Fieber ≥ 39 °C
- Diffuses makulöses Exanthem
- Desquamation an Handflächen und Fußsohlen (ca. 1–2 Wo. nach Symptombeginn)
- Hypotension (systolischer Blutdruck ≤ 90 mmHg)
- Multiorganversagen (mindestens 3 der folgenden Organsysteme):
  - ZNS (Vigilanzstörung, Desorientiertheit)
  - GI-Trakt (Übelkeit, Durchfall)
  - Niere (Anstieg von Kreatinin und Harnstoff um das Doppelte des Normwertes)
  - Leber (Anstieg von Bilirubin und Transaminasen um das Doppelte des Normwertes)
  - Muskulatur (Myalgie, CK-Anstieg)
  - Schleimhäute (konjunktivale oder vaginale Hyperämie)
  - Thrombozytopenie (< 100.000/nl)

Differenzialdiagnosen

Gefährliche nicht verpassen:
- Sepsis durch andere Erreger
- „Staphylococcal Scalded Skin Syndrome“
- Toxische epidermale Nekrolyse

Weitere Differenzialdiagnosen:
- Masern
- Kawasaki-Syndrom
- Scharlach

Ätiologie
- Erreger: Gruppe A-Streptokokken oder Exotoxin-produzierende Stämme von Staphylococcus aureus (TSS-Toxin-1 oder -2)
- Genese:
  - Menstruell: häufig mit Tampon-Gebrauch assoziiert
  - Nekrotisierende Fasziitis, postoperative Wundinfektion oder Verbrennungswunden

Diagnostisches Vorgehen

Fragen zu Beginn: Hinweise auf eine Infektion oder Schockzeichen?

Anamnese und Untersuchung
- Anamnese zum Ereignis: Geburt? Weichteilverletzung?
- Vorgeschichte: Operative Versorgung
- Körperliche Untersuchung: Zeichen einer Weichteilinfektion (Schwellung, Erythema)

Weiterführende Diagnostik in der ZNA:
- Labor: Blutbild, Entzündungswerte, Nieren- und Leberfunktion, CK
- Mikrobiologische Diagnostik (Blutkultur, Abstrich)
- Bei entsprechendem klinischem Verdacht:
  - Gynäkologisches Konsil bei V. a. vaginalen Infekt
  - Chirurgisches Konsil zur Fokussanierung

Akuttherapie
- Therapie des septischen Schocks
- Fokussanierung bzw. Entfernung von infektiösem Material (Tampon, Diaphragma)
- Antibiotische Therapie: z. B. Clindamycin 4 × 600 mg i. v. (Hemmung der Toxinsynthese) + Flucloxacillin 3–6 × 2 g i. v. (oder Vancomycin 2 × 1 g i. v. bei V. a. MRSA)

Disposition
- Bei entsprechendem Fokus: chirurgische Versorgung
- Supportive und antibiotische Therapie auf der Intensivstation

17 Urologische und renale Notfälle

Daniel Kiefl, Sebastian Nemetz, Christian Stock

17.1 Urologische Notfälle 396
Christian Stock
17.1.1 Akuter Harnverhalt 396
17.1.2 Makrohämaturie 397
17.1.3 Harnleiterstein 399
17.1.4 Renale Blutung nach stumpfem Trauma 401
17.1.5 Harnwegsinfektion 402
17.1.6 Pyelonephritis 404
17.1.7 Prostatitis 405
17.1.8 Balanitis 407
17.2 Notfälle an Penis, Hoden und Nebenhoden 408
Christian Stock
17.2.1 Hodentorsion 408
17.2.2 Hydrocele testis 409
17.2.3 Testikuläres Hämatom 411
17.2.4 Epididymitis und Epididymorchitis 411
17.2.5 Priapismus 413
17.2.6 Phimose und Paraphimose 415
17.3 Renale Notfälle 417
Sebastian Nemetz, Christian Stock
17.3.1 Prärenales und renales Nierenversagen 417
Sebastian Nemetz
17.3.2 Postrenales Nierenversagen 421
Christian Stock
17.3.3 Urämie 422
Sebastian Nemetz
17.3.4 Nephrotisches Syndrom 425
Sebastian Nemetz
17.4 Notfälle bei Dialysepatienten 427
Daniel Kiefl
17.5 Notfälle beim nierentransplantierten Patienten 428
Christian Stock

17.1 Urologische Notfälle

Christian Stock

17.1.1 Akuter Harnverhalt

First View
- Bei Unterbauchschmerzen immer an Harnverhalt denken!
- Bei geriatrischen Patienten bei unspezifischen Symptomen dran denken.
- Rasche Sonografie; auch die Nieren sollten geschallt werden, da ein postrenales Nierenversagen entstehen kann.

Arbeitsauftrag für die Notaufnahme Oftmals haben Patienten mit einem Harnverhalt starke Schmerzen. Trotzdem sollte man sich die Zeit nehmen und **bevor** man einen Katheter legt, einen Ultraschall der Harnblase machen.

Definition Unfähigkeit zu miktionieren. Ferner sollte auch an eine Überlaufblase gedacht werden. Hier kann der Patient nur wenig oder tröpfchenweise Urin lassen, in der Harnblase verbleiben jedoch signifikante Restharnmengen (> 100 ml).

Differenzialdiagnosen

Gefährliche nicht verpassen:
- Akutes Abdomen
- Unterbauchtumor
- Anurie

Weitere Differenzialdiagnosen:
- Zystitis
- Blasentamponade

Ätiologie
- Bei Männern: benigne Prostatahyperplasie (häufig), Prostatakarzinom (seltener); Harnröhrenstrikturen
- Neurologische Erkrankungen wie eine MS, ein Bandscheibenvorfall oder Schäden am Rückenmark
- Spinalanästhesie
- Fortgeschrittene gynäkologische oder andere Beckentumoren
- Koagel nach urologischen Eingriffen wie Prostatastanzbiopsie oder transurethralen Eingriffen
- Infektiös: z. B. Prostatitis oder Urethritis
- Medikamente: trizyklische Antidepressiva, Anticholinergika bzw. Sympathomimetika

Diagnostisches Vorgehen

Fragen zu Beginn:
- Plötzlicher oder schleichender Beginn?
- Trinkmenge?

Anamnese und Untersuchung:
- Anamnese: Seit wann bestehen die Beschwerden?
- Vorgeschichte:
  - Vor-OP?
  - Vorerkrankungen
  - Medikation

- Körperliche Untersuchung und Vitalparameter:
  - Palpation des Abdomens
  - Sonografie der Nieren und Blase: Zeigen sich Koagel, besser gleich einen Spülkatheter einlegen
  - Auf Unterschenkelödeme und andere Zeichen der Linksherzinsuffizienz achten

! Findet sich ein beidseitiger Harnstau, ist dies nicht zwangsläufig die Indikation zu einer Doppel-J-Kathetereinlage. Nach erfolgreicher Blasenkathetereinlage kann zunächst abgewartet werden, da sich die Ektasie nach Beseitigung der subvesikalen Obstruktion oftmals rückläufig zeigt.

Akuttherapie
- Transurethrale Katheteranlage oder falls die transurethrale DK-Anlage nicht möglich ist → Anlage eines Bauchdeckenkatheters – **Cave:** nicht bei Blasentumoren
- Ein fraktioniertes Ablassen wird nicht mehr empfohlen, dennoch kann es in seltenen Fällen zu einer Makrohämaturie kommen.
- Bei Säuglingen hilft es auch manchmal, ein warmes feuchtes Tuch auf die Blase zu legen.

Disposition Bei einem akuten Nierenversagen ist eine stationäre Aufnahme notwendig. Bei unveränderter Nierenfunktion kann der Patient mit liegendem Katheter in die weitere ambulante Betreuung entlassen werden.

17.1.2 Makrohämaturie

First View
- Wichtig: schmerzlose oder schmerzhafte Makrohämaturie?
- Ist ein Spülkatheter notwendig?

Arbeitsauftrag für die Notaufnahme
- Die schmerzhafte Makrohämaturie im Rahmen einer hämorrhagischen Zystitis oder eines Harnleitersteins muss von einer schmerzlosen Makrohämaturie als Symptom einer malignen Grunderkrankung differenziert werden.
- Es muss entschieden werden, ob eine spülpflichtige Makrohämaturie vorliegt. Dies ist bei sehr dunkelrotem Urin der Fall.

Definition Blutiger Urin, mit bloßem Auge erkennbar.

Ein roséfarbener Urin bedarf nicht unbedingt einer akuten Therapie. Ist der Urin tief dunkelrot, ähnelt also einem kräftigen Rotwein, sollte ein Spülkatheter eingelegt werden.

! Die schmerzlose Makrohämaturie ist das Leitsymptom eines Blasentumors!

Differenzialdiagnosen

Gefährliche nicht verpassen:

- Prostatakarzinom
- Nierenbeckentumor

Weitere Differenzialdiagnosen:

- Harnleiterstein
- Marcumar- oder NOAK-Überdosierung
- Marschhämaturie
- Urinverfärbung durch
  - Nahrungsmittel (Heidelbeeren, Rote Bete)
  - Rifampicin-Therapie
  - Chronische Bleivergiftung
- Glomeruläre Hämaturie: IgA-Nephropathie, Glomerulonephritiden, Alport-Syndrom, Lupus, Endokarditis
- Hämophilie, Thrombozytopenie
- Zystische Nierenerkrankungen
- Analgetikaabusus
- Sichelzellanämie
- Nierenvenenthrombose
- Endometriose
- Prostatavarizen

Ätiologie Bei der Hämaturie, ob schmerzhaft oder nicht, handelt es sich um ein Symptom und keine Erkrankung. DD siehe oben.

Diagnostisches Vorgehen

Fragen zu Beginn: Schmerzhaft oder nicht?

Anamnese und Untersuchung:

- Anamnese:
  - Raucher?
  - Ausstrahlende Schmerzen?
  - Miktionsanamnese
- Vorgeschichte:
  - Vor-OPs und -Erkrankungen
  - Medikamentenanamnese
- Körperliche Untersuchung: Genaue Beurteilung des Urins

Weiterführende Diagnostik in der ZNA:

- Sonografie der Harnblase → Blasenstein? Koagel? Tumor?
- Sonografie der Nieren → Harnstau?
- Hb, ggf. Blutgruppe und Kreuzblut sowie Gerinnung bestimmen
- Bei entsprechendem klinischem Verdacht: Spülkathetereinlage, am besten einen Silikon-Katheter verwenden

Risikobewertung: Eine Makrohämaturie kann, wenn auch selten, Hb-relevant sein. Hierauf sollte geachtet werden.

Akuttherapie Spülkathetereinlage.

> Der Katheterballon kann problemlos mit 60 ml und mehr geblockt werden. Dies verhindert einerseits eine Dislokation, andererseits kann mit etwas Zug eine Blutung aus Prostatavarizen gestillt werden.

Disposition Auch wenn eine Makrohämaturie nicht spülpflichtig ist und der Patient ohne Spülkathetereinlage ins weitere ambulante Setting entlassen werden kann, ist eine Vorstellung beim niedergelassenen Urologen zwingend nötig!

17.1.3 Harnleiterstein

First View

- Starke kolikartige Flankenschmerzen? ▶ Rasche Analgesie
- Rasche PoCUS-Frage: Nierenstau? Gefährliche DDs
- Urin-Status

Arbeitsauftrag für die Notaufnahme Ein Harnleiterstein kann sehr starke Schmerzen verursachen, ist aber nicht die einzige Erkrankung, die solche Symptome hervorruft, weshalb man nicht „im Eifer des Gefechts" in eine differenzialdiagnostische Falle tappen sollte.

Definition

- Urolithiasis: Überbegriff für Konkremente im Harntrakt.
- Nephrolithiasis: Konkremente in der Niere. Es handelt sich um einen schmerzlosen Zustand, da das Konkrement in der Niere genug Platz hat. Eine seltene Ausnahme sind sogenannte „Ventilsteine" im Nierenbecken, die passager den Übergang zum Harnleiter verlegen können.
- Ureterolithiasis: Wegen einer Verlegung des Ureters durch ein Konkrement und den dadurch bedingten Rückstau des Urins, sonografisch schon sichtbar oder nicht, kommt es zu starken Schmerzen!

Differenzialdiagnosen

Gefährliche nicht verpassen:

- Bauchaortenaneurysma
- Aortendissektion
- Hodentorsion
- Obstruktive Pyelonephritis

Weitere Differenzialdiagnosen:

- Lumboischialgie
- Appendizitis
- Divertikulitis
- Adnexitis
- Extrauterine Gravidität (EUG)
- Harnwegsinfekt
- Nussknacker-Syndrom

Ätiologie Nierensteine gelten als „Wohlstandskrankheit“, da ein Überangebot an Nahrung und Bewegungsmangel zu beispielsweise Harnsäuresteinen führen kann. Aber auch ein Hyperparathyreoidismus und eine familiäre Veranlagung können ursächlich sein.

Diagnostisches Vorgehen

Fragen zu Beginn: Schmerzen einseitig oder beidseitig?

Anamnese und Untersuchung:

- Anamnese zum Ereignis:
  - Plötzlicher Schmerzbeginn?
  - Pollakisurie ohne Algurie?
  - Bewegungsunabhängige Schmerzen?
  - Bewegungsabhängige Schmerzen und/oder Ausstrahlung in die Beine? → eher Rücken
  - Ausstrahlung zwischen die Schulterblätter?
  - Fieber?
  - Übelkeit? Erbrechen?
- Vorgeschichte:
  - Ernährung?
  - Rücken- bzw. Bandscheibenleiden bekannt?
  - Steine in der Familie?
- Körperliche Untersuchung:
  - Nierenlagerklopfschmerz?
  - Palpation des Abdomens
  - Orientierende neurologische Untersuchung (Lasègue-Zeichen?)

Weiterführende Diagnostik in der ZNA:

- Sonografie der Nieren (Harnstau?) und Blase, ggf. auch des Hodens
- Sonografie der Bauchaorta
- Urinstatus (90 % der Harnleiterstein verursachen eine Mikrohämaturie)
- Auch β-HCG bei Frauen, da ggf. weitere radiologische Verfahren eingesetzt werden und eine EUG zu den DD gehört
- Labor mit kleinem Blutbild, CRP, Kreatinin, Natrium, Kalium, Gerinnung
- Bei entsprechendem klinischem Verdacht:
  - Bei erhöhten Infektwerten auch Urinkultur
  - Ggf. CT nativ; „Stein CT“ zur Größen- und Lokalisationsbestimmung des Steins

Risikobewertung: Mögliche Komplikationen eines Harnleitersteins sind eine Urosepsis oder eine Fornixruptur, weshalb eine zügige Diagnosestellung erfolgen sollte. Jedoch sollten auch schwerwiegende DD geprüft werden.

Akuttherapie

- Analgesie:
  - Metamizol 1 g oder 2,5 g oder Diclofenac
  - Bei nicht ausreichender Analgesie Piritramid 5–10 mg i. v.; hier jedoch an antiemetische Begleittherapie denken!
- Bei einem postrenalen Nierenversagen, erhöhten Infektwerten oder therapieresistenten Schmerzen muss die Einlage einer Harnleiterschiene erfolgen!
- Konkrement < 5 mm können spontan abgehen. Hierzu kann auch Tamsulosin 0,4 mg 1×/d Off-label eingesetzt werden (Aufklärung notwendig!).

Info
Der Einsatz von Buscopan, der lange Zeit praktiziert wurde, ist seit Jahren nicht mehr in den Leitlinien empfohlen. Der Einsatz von Buscopan bei einer Harnleiterkolik ist somit obsolet.

Disposition Findet sich kein Konkrement oder ist dies sehr klein und der Patient hat eine ausreichende Analgesie, ist ein ambulantes Procedere mit ambulanter urologischer Kontrolle möglich.

Bei starken therapierefraktären Schmerzen, bei großen, v. a. proximalen Konkrementen oder bei Verschlechterung der Nierenfunktion ist eine stationäre Aufnahme notwendig.

17.1.4 Renale Blutung nach stumpfem Trauma

First View
- Andere Traumafolgen? „Treat first, what kills first"
- Hämodynamisch stabil? Weitere Diagnostik
- Makrohämaturie? → Triphasisches CT

Arbeitsauftrag für die Notaufnahme Es muss neben anderen Unfallfolgen schnell geklärt werden, ob eine hämodynamisch relevante Verletzung der Nieren vorliegt.

Diagnostisches Vorgehen

Fragen zu Beginn: Hämodynamisch stabil?

Anamnese und Untersuchung:
- Anamnese zum Ereignis: Unfallhergang
- Vorgeschichte: An der Niere voroperiert? Einzelniere?
- Körperliche Untersuchung und Vitalparameter:
  - Urinstatus
  - Blutdruck
  - Labor mit kleinem Blutbild und Kreuzblut/Blutgruppe und Gerinnung

Weiterführende Diagnostik in der ZNA:
- PoCUS: FAST
- Sonografie mit der Frage nach freier Flüssigkeit?
- Triphasisches CT:
  - Bei Makrohämaturie oder Mikrohämaturie in Kombination mit Hypotension
  - Bei klinischen Zeichen eines Nierentraumas, wie z. B. Flankenschmerz, Rippenfrakturen oder abdominaler Abwehrspannung

Klassifikation von Nierenverletzungen ▶ Tab. 17.1.

Akuttherapie
- Bei einer Mikrohämaturie und kreislaufstabilem Patienten nur Analgesie.
- Bei einem Urinom (Grad IV) sollte eine Harnableitung (Doppel-J- oder Mono-J-Katheter) erfolgen.

Tab. 17.1 Klassifikation von Nierenverletzungen nach der American Association for the Surgery of Trauma (AAST)

Grad	Verletzungsmuster
I	Nierenkontusion mit Hämaturie oder subkapsulärem Hämatom, intakte Organkapsel, kein retroperitoneales Hämatom
II	Nierenparenchymeinriss < 1 cm und Einriss der Organkapsel mit retroperitonealem Hämatom
III	Nierenparenchymeinriss > 1 cm und Einriss der Organkapsel mit retroperitonealem Hämatom
IV	Parenchymeinriss mit Eröffnung des Hohlsystems und Urinextravasat, Verletzung der Nierenarterie und Nierenvenen mit begrenzter Blutung
V	Komplett zerrissene Niere. Hilusgefäßausriss. Hilusgefäßdissektion, vollständiger Ausfall der Nierendurchblutung

Disposition

- Eine explorative Laparotomie ist indiziert bei hämodynamisch instabilem Patienten, einem größer werdenden perirenalen Hämatom oder eine Verletzung 5. Grades nach AAST
- Bei stabilen Patienten sollte eine Angioembolisation diskutiert werden.
- Bei Fieber, zunehmendem Flankenschmerz oder fallendem Hämatokrit sollte die Bildgebung wiederholt werden.

17.1.5 Harnwegsinfektion

Sepsis ▶ 13.1.

First View

- Liegt Fieber vor?
- Bestehen Flankenschmerzen?

Arbeitsauftrag für die Notaufnahme Schnelle Festlegung, ob eine Urosepsis oder obstruktive Pyelonephritis vorliegt.

Definition Der Harnwegsinfekt (HWI) ist eine entzündliche Reaktion des Urothels auf einen bakteriellen Infekt und geht normalerweise mit Dysurie und Bakteriurie einher. Je nach Lokalisation der Beschwerden erfolgt eine weitere Differenzierung.

17

Differenzialdiagnosen

Gefährliche nicht verpassen: Pyelonephritis mit Fieber und hohen Infektwerten.
Weitere Differenzialdiagnosen:

- Ureterolithiasis
- Aszendierender Harnwegsinfekt – mit Flankenschmerzen, aber ohne Fieber oder Obstruktion
- Urethritis – an STD (▶ 13.8) denken
- Divertikulitis
- Adnexitis

- Extrauterine Gravidität
- Appendizitis

Ätiologie Meistens durch Erreger der Darmflora wie E. coli, Klebsiellen, Proteus mirabilis oder Enterokokken.

Diagnostisches Vorgehen

Fragen zu Beginn:
- Schmerzhaftes Wasserlassen?
- Urinmenge und Miktionshäufigkeit?
- Lokalisation der Beschwerden
- Fieber?

Anamnese und Untersuchung
- Anamnese: (s. bei Fragen zu Beginn)
- Vorgeschichte: Urologische Operation in der Vergangenheit
- Körperliche Untersuchung und Vitalparameter:
  - Suprapubischer Druckschmerz
  - Nierenlagerklopfschmerz

Weiterführende Diagnostik in der ZNA:
- Infektlabor bei Fieber mit kleinem Blutbild, CRP und Kreatinin
- Urinstatus
- Sonografie der Nieren und Blase
- Bei entsprechendem klinischem Verdacht: Urin- und Blutkulturen

Risikobewertung: Nur bei (beginnender) Urosepsis bzw. obstruktiver Pyelonephritis dringender Handlungsbedarf.

Akuttherapie

- Analgesie
- Flüssigkeit
- Antibiotische Therapie. Diese 3 oralen Antibiotika werden in den Leitlinien zur ambulanten Therapie empfohlen:
  - Fosfomycin 3 g einmalig abends
  - Nitroxolin 250 mg 3×/d für 5 d
  - Pivmecillinam 400 mg 3×/d für 3 d
- Bei Urosepsis mit i. v. antibiotischer Therapie nach Entnahme von Urin- und Blutkulturen beginnen.
- **Kein** Cefuroxim!
- Liegt sonografisch ein Harnstau vor, muss eine Ableitung der Nieren (Harnleiterschiene) erfolgen
- Bei Restharn über 100 ml Katheteranlage

Disposition Eine unkomplizierte Harnwegsinfektion wird ambulant therapiert.

Bei Verschlechterung der Nierenfunktion, einer Obstruktion oder V. a. beginnende Urosepsis (SIRS-Kriterien, SOFA ▶ 13.1) sollte eine stationäre Aufnahme zur i. v. Antibiose und Intervention erfolgen.

Keine Therapie einer asymptomatischen Bakteriurie.

17

17.1.6 Pyelonephritis

First View
- Fieber?
- Flankenschmerzen?
- Harnstau?

Arbeitsauftrag für die Notaufnahme Schnelle Festlegung, ob eine Urosepsis oder obstruktive Pyelonephritis vorliegt. Es sollte schnell sonografisch eine Harntransportstörung ausgeschlossen werden bzw. bei deren Vorliegen gehandelt werden!

Definition Eine bakterielle Infektion des Nierenbeckens, die mit Fieber und Flankenschmerz einhergeht, bezeichnet man als Pyelonephritis. Fehlt in dieser Trias das Fieber, spricht man von einem aszendierenden Harnwegsinfekt.

! Liegt zusätzlich zu der Trias aus HWI, Fieber und Flankenschmerz ein Harnstau vor, muss dieser umgehend behoben werden.

Differenzialdiagnosen
Gefährliche nicht verpassen:
- Ureterolithiasis
- Urosepsis

Weitere Differenzialdiagnosen:
- Aszendierender Harnwegsinfekt – mit Flankenschmerzen, aber ohne Fieber oder Obstruktion
- Divertikulitis
- Adnexitis
- Cholezystitis
- Pneumonie (basal)

Ätiologie Ähnliche Erreger wie bei einem „normalen" Harnwegsinfekt: E. coli, Klebsiellen und Proteus mirabilis. Frauen sind häufiger betroffen als Männer.

Diagnostisches Vorgehen
Fragen zu Beginn:
- Schmerzhaftes Wasserlassen?
- Urinmenge und Miktionshäufigkeit?
- Lokalisation der Beschwerden
- Fieber?

Anamnese und Untersuchung
- Anamnese: (s. bei Fragen zu Beginn)
- Vorgeschichte: Nierensteine?
- Körperliche Untersuchung (insbes. Herzgeräusche!) und Vitalparameter
  - Suprapubischer Druckschmerz
  - Nierenlagerklopfschmerz

Weiterführende Diagnostik in der ZNA:
- Infektlabor bei Fieber mit kleinem Blutbild, CRP und Kreatinin
- Urinstatus
- Sonografie der Nieren und Blase
- Bei entsprechendem klinischem Verdacht:
  - Urin- und Blutkulturen
  - Zusätzlich empfiehlt sich einem fieberhaften Harnwegsinfekt ein transurethraler Dauerkatheter, insbes. bei Pyurie und/oder Restharn.

Risikobewertung: Bei einer obstruktiver Pyelonephritis besteht dringender Handlungsbedarf. Es sollte eine Harnableitung im Sinne einer Harnleiterschiene erfolgen.

Akuttherapie
- Analgesie
- Flüssigkeit
- Antibiotische Therapie mit Ceftriaxon 2 g i. v. 1×/d oder Ciprofloxacin 500 mg 1-0-1

Disposition Wichtig ist eine schnelle Therapie bei vorliegendem Harnstau. Hier sollte auch die Anlage eines Nierenfistelkatheters (PCN-Katheter; PCN = perkutane Nephrostomie) mitaufgeklärt werden. Erfolgt die Anlage einer Harnleiterschiene in Narkose, sollte die Anästhesie über einen möglichen Wechsel in eine Bauchlage informiert werden, da dies das Airway-Management beeinflussen kann.

17.1.7 Prostatitis

First View
- Besteht Fieber? Urosepis?
- Liegt Restharn vor? Suprapubischer Katheter!
- Liegt ein Abszess der Prostata vor?

Arbeitsauftrag für die Notaufnahme Schnelle Feststellung, ob ein Abszess der Prostata vorliegt, da dieser operativ entlastet werden muss. Patient bis zur Feststellung nüchtern lassen, da ggf. eine OP unter Narkose erfolgt.

Bei Restharnbildung: Anlage einer suprapubischen Harnableitung (suprapubischer Fistelkatheter, SPF).

Definition Bakterieller Harnwegsinfekt unter Mitbeteiligung der Prostata. Oftmals mit Fieber und perinealen Schmerzen.

Differenzialdiagnosen

Gefährliche nicht verpassen: Divertikulitis

Weitere Differenzialdiagnosen: Chronic pelvic pain syndrome

Ätiologie Meist durch einen Reflux von infiziertem Urin in die Prostatagänge. Aber auch eine hämatogene Infektion ist möglich.

Oftmals handelt es sich bei den Erregern um die klassischen HWI-Erreger. Es kommen aber auch sexuell übertragbare Erreger wie Chlamydien in Betracht.

Diagnostisches Vorgehen

Fragen zu Beginn:
- Akute oder chronische Prostatitis?
- Harnableitung nötig?
- Abszess vorhanden und wenn ja wo?

Anamnese und Untersuchung:
- Anamnese zum Ereignis:
  - Fieber?
  - Schüttelfrost?
  - Übelkeit oder Erbrechen?
  - Perineale oder suprapubische Schmerzen?
  - Symptome eines HWI?
- Vorgeschichte:
  - Phimose?
  - Bekannte benigne Prostatahyperplasie (BPH)
  - Zuvor HWI oder Epididymitis?
  - DK-Anlage
  - Transrektale Prostatastanzbiopsie?
  - Andere urologische oder rektale Eingriffe
  - Analverkehr
- Körperliche Untersuchung und Vitalparameter:
  - Abdomen, insbesondere Unterbauch abtasten
  - Vorsichtige digital-rektale Untersuchung: Auf Abszess achten und nicht zu fest drücken, um eine hämatogene Aussaat zu vermeiden

Weiterführende Diagnostik in der ZNA:
- Sonografie der Blase zum Ausschluss eines Harnverhalts oder von Restharn
- Bei entsprechendem klinischem Verdacht:
  - Urinstatus und Kultur
  - Infektlabor, Blutkulturen und PSA-Wert (ein erhöhter PSA-Wert ist beweisend für eine Prostatitis!)

Akuttherapie
- Bei Restharn oder Harnverhalt sollte eine SPF-Einlage erfolgen. Transurethrale Katheter reizen die Prostata weiter
- Kalkulierte antibiotische Therapie mit Ciprofloxacin 500 mg 1-0-1 p. o. oder i. v., alternativ Ofloxacin 400 mg 1-0-1 p. o.
- Bei schwierigem Verlauf oder V. a. sexuelle Genese Ceftrixaon 2 g i. v. 1-0-0 und Gentamycin 2–5 mg/kg KG 1-0-0
- Bei peripherem Abszess kann eine transrektale Punktion erfolgen, bei zentral gelegenem Abszess eine transurethrale Inzision, ggf. CT-gesteuerte Punktion

17

> **Info**
> Der Rote-Hand-Brief für Fluorchinolone schließt den Einsatz dieser Wirkstoffe bei einer akuten Prostatitis nicht aus.

Disposition
- Ambulante Therapie: guter Allgemeinzustand, gute Symptomkontrolle
- Stationäre Aufnahme: systemische Infektzeichen, schlechte Symptomkontrolle

17.1.8 Balanitis

First View
- Schmerzen im Bereich der Glans penis
- Systemische Infektzeichen? Starke Schmerzen? → **Cave** Fournier-Gangrän

Arbeitsauftrag für die Notaufnahme Als eigentlich mild verlaufende Erkrankung sollte eine zügige Überleitung in die ambulante Betreuung eines niedergelassenen Urologen erfolgen.

Definition Entzündung infektiöser oder nicht-infektiöser Genese der Glans. Ist die Vorhaut ebenfalls betroffen, spricht man von einer Balanoposthitis.

Differenzialdiagnosen
Gefährliche nicht verpassen:
- Peniskarzinom
- Erythroplasie Queyrat (Formkreis M. Bowen – Präkanzerose!)

Weitere Differenzialdiagnosen: Morbus Behçet.

Ätiologie
- Bakterielle oder virale Infekte
- Candida-Befall
- Therapie mit SGLT-2-Hemmern (z. B. Dapagliflozin): Glukosurie begünstigt die Entstehung von Infekten
- Reiter-Syndrom: Balanitis circinata mit erosiven Plaques mit erhabenenen Rändern auf der Glans

Diagnostisches Vorgehen
Fragen zu Beginn: Seit wann bestehen die Beschwerden?
Anamnese und Untersuchung:
- Anamnese:
  - Sonstige Hautveränderungen?
  - Gelenkbeschwerden?
- Vorgeschichte:
  - Harnwegsinfekte innerhalb der letzten 4 Wo.?
  - Therapie mit SGLT-2-Hemmern
- Körperliche Untersuchung und Vitalparameter: Inspektion des äußeren Genitals

Risikobewertung: Bei sicherem Ausschluss der DD handelt es sich um eine unbedenkliche Erkrankung.

Akuttherapie
- Kamillebäder und ggf. antibiotische Therapie bei bakteriellem Infekt
- Clotrimazol-Salbe bei einer Pilzinfektion
- Kortison-haltige Salbe (z. B. Betamethason-Salbe) bei nichtinfektiöser Genese

Disposition In der Regel ist eine ambulante Therapie möglich.

17.2 Notfälle an Penis, Hoden und Nebenhoden

Christian Stock

17.2.1 Hodentorsion

First View
- Schmerzhafter Hoden? → **Eine Hodentorsion ist ein absoluter Notfall!** Sofortige Info Urologie
- Zeitfenster optimal 4 h

Arbeitsauftrag für die Notaufnahme Eine Hodentorsion ist ein absoluter Notfall, der schnellstmöglich behandelt werden muss.

Zwar treten Hodentorsionen überwiegend zwischen 12 und 18 Jahren auf, können aber in jedem Alter vorkommen. Daher ist es wichtig, schnellstmöglich zwischen einer Hodentorsion und beispielsweise einer Epididymitis zu unterscheiden.

Definition Spontane Torsion des Hodens um den Samenstrang mit konsekutiver Ischämie.

Differenzialdiagnosen
Gefährliche nicht verpassen:
- Hydatidentorsion (ggf. Blue Dot-Sign)
- Hodentumor
- Hydrozele

Weitere Differenzialdiagnosen: Epididymitis.

Ätiologie Abnorme Beweglichkeit des Hodens innerhalb der Hodenhöhlen. Oft kommt es zu einer spontanen Torsion. Aber auch ein Trauma oder eine Manipulation können ursächlich sein.

Diagnostisches Vorgehen
Fragen zu Beginn:
- Wann begannen die Schmerzen?
- Spontan oder langsam einsetzend?

Anamnese und Untersuchung:
- Anamnese:
  - Trauma?
  - Einseitig oder beidseitiger Schmerz?
  - Ausstrahlung in den ipsilateralen Unterbauch?
  - Übelkeit oder Erbrechen?
- Körperliche Untersuchung:
  - Skrotalschwellung
  - Deutlich höher liegender Hoden als sonst, ggf. Querlage des Hodens (Brunzel-Zeichen)
  - Hauteinziehung
  - Kremasterreflex erloschen
  - Urinstatus ist oftmals blande

Weiterführende Diagnostik in der ZNA: Doppler-Sonografie der intratestikulären venösen Gefäße.
- Bei inkompletter Torsion kann ein arterielles Signal erhalten bleiben.

17

- Nicht auf Gefäße der Kapsel oder Skrotalwand hereinfallen!
- Die ebenfalls oft darstellbaren verdrehten Gefäße des Samenstrangs werden als „Whirlpool Sign" bezeichnet.

Akuttherapie
- Analgesie
- Operative Freilegung und Fixierung des Hodens
- Eine Detorquierung ersetzt i. d. R. nicht die Freilegung.

> **!** Bei der häufigen Differenzialdiagnose der Hydatidentorsion ist eine analgetische Therapie ausreichend. Oftmals schimmert die Hydatide bläulich durch die Haut (Blue Dot Sign).
> Das entscheidende Kriterium ist jedoch die intakte Perfusion des Hodens!

Disposition Um einen Verlust des Hodens zu vermeiden, ist eine OP innerhalb von 4 h nach Schmerzereignis zwingend nötig. Eine manuelle Detorquierung des Hodens sollte nur zur Überbrückung dienen und stellt keine sichere Therapiealternative zur Freilegung des Hodens dar.

> **!**
> - Vergesst diesen Spruch: „Wird der Hoden dir zur Qual, drehe ihn nach lateral!" Etwa ein Drittel der Torsionen findet nach lateral statt! Eine versuchte Detorquierung kann es also nur noch schlimmer machen.
> - „In case of doubt, take it out!" Was für Anästhesisten gilt, gilt auch für Urologen: Beim geringsten V. a. eine Hodentorsion sollte eine Freilegung erfolgen!

17.2.2 Hydrocele testis

> **First View**
> - Bestehen Schmerzen?
> - Handelt es sich um eine akut aufgetretene oder bereits seit Längerem bestehende Hydrozele?

Arbeitsauftrag für die Notaufnahme Unterscheidung zwischen einer seit Längerem bestehenden Hydrozele und einer neu aufgetretenen Hydrozele mit begleitenden Schmerzen.

Definition Meistens kommen Hydrozelen nur einseitig vor. Aber auch beidseitige Hydrozelen treten gelegentlich auf. Man kann drei Arten von Hydrozelen unterscheiden:
- Hydrocele testis: Mit seröser Flüssigkeitsansammlung im Cavum serosum testis zwischen dem viszeralen und parietalen Blatt der Tunica vaginalis testis.

- Hydrocele funiculi spermatici (auch Funikulozele): Die Flüssigkeit findet sich im nicht obliterierten Anteil des Processus vaginalis testis. Es besteht keine Verbindung zur Bauchhöhle.
- Hydrocele communicans: Aufgrund des noch offenen Processus vaginalis testis kommt es zu wechselnden Flüssigkeitsmengen.

Differenzialdiagnosen

Gefährliche nicht verpassen:

- Hodentorsion
- Hodentumor
- Epididymitis

Weitere Differenzialdiagnosen:

- Spermatozele
- Leistenhernie
- Skrotalödem

Ätiologie

- Physiologisch: bis zu einem Alter von 2 J. möglich, da sich manchmal der Processus vaginalis testis erst spät von selbst verschließt.
- Ansonsten: Ungleichgewicht der absorptiven und sekretorischen Leistung der Tunica vaginalis testis.
- Begleithydrozelen im Rahmen eines Infekts, nach einem Trauma, bei Hodentorsion oder bei Hodentumoren.

Diagnostisches Vorgehen

Fragen zu Beginn:

- Seit wann besteht die Vergrößerung des Skrotums?
- Bestehen Schmerzen?

Anamnese und Untersuchung:

- Anamnese:
  - Wird die Hydrozele im Tagesverlauf oder im Liegen kleiner? Dann liegt ein offener Processus vaginalis testis vor.
  - Sonstige Miktionsbeschwerden?
  - Bestehen Atemnot oder Unterschenkelödeme?
- Körperliche Untersuchung und Vitalparameter:
  - Inspektion und Palpation des Skrotums bzw. des Hodens
  - Druckdolenz?
  - Verhärtung?
  - Fieber?

Weiterführende Diagnostik in der ZNA:

- Sonografie, Duplexsonografie:
  - Eine Hydrozele stellt sich als echofreie Flüssigkeit dar.
  - Bei einer Begleithydrozele finden sich Auffälligkeiten in der Perfusion des Hodens bzw. Nebenhodens.
  - Ein Hodentumor fällt sonografisch als deutliche Parenchymveränderung auf.
- Bei entsprechendem klinischem Verdacht:
  - Eine Hydrozele ist kein Notfall und kann elektiv operiert werden.
  - Bei V.a. Hodentorsion → Sofort Urologie = NOTFALL
  - Bei V.a. Hodentumor → Info Urologie zur weiteren Abklärung

Akuttherapie Eine Hydrozele ist kein Notfall und bedarf keiner akuten Therapie.

Disposition Ambulante Diagnostik und Therapie i. d. R. möglich.

17.2.3 Testikuläres Hämatom

First View
- Liegt ein testikuläres oder nur ein skrotales Hämatom vor?
- Duplexsonografie der Raumforderung → Bei Durchblutung besteht Tumorverdacht!

Arbeitsauftrag für die Notaufnahme Oftmals ist ein stumpfes Trauma ursächlich für ein testikuläres Hämatom, deshalb gilt „Keine Diagnose durch die Hose!". Also auch an anderen Stellen nach möglicherweise weniger schmerzhaften Verletzungen suchen.

Differenzialdiagnosen
Gefährliche nicht verpassen: Hodentumor
Weitere Differenzialdiagnosen: Epididymitis

Diagnostisches Vorgehen
Fragen zu Beginn: Unfallhergang
Anamnese und Untersuchung:
- Anamnese:
  - Seit wann bestehen die Schmerzen?
  - Größenzunahme des Skrotums?
- Vorgeschichte: NOAKs?
- Körperliche Untersuchung:
  - Umfang des Skrotums
  - Druckdolentes Skrotum?
  - Urinstatus

Weiterführende Diagnostik in der ZNA: Sonografie des Hodens mit der Frage nach intakter Tunica albuginea und Perfusion.
Risikobewertung:
- Nimmt das Skrotum an Größe zu, muss an eine Hämatozele gedacht werden. Auch Parenchymunregelmäßigkeiten können ein Hinweis auf eine Ruptur der Tunica albuginea sein. Diese muss chirurgisch versorgt werden.
- Auch ein testikuläres Hämatom ohne Läsion der Tunica albuginea kann im Verlauf zu einer Hodenischämie führen, weshalb eine kurzfristige Kontrolle oder auch eine Freilegung durchaus gerechtfertigt sind.

Akuttherapie Analgesie, ggf. Hodenfreilegung.

Disposition Stationäre Aufnahme zur weiteren Diagnostik meist notwendig:
- Kurzfristige sonografische Kontrolle oder Freilegung des Hodens je nach Klinik.
- Bei nicht eindeutigem Befund ist eine Freilegung die richtige Entscheidung.

17.2.4 Epididymitis und Epididymorchitis

First View
- Liegt ein Abszess vor? Wenn ja → OP
- Zeichen einer Fournierschen Gangrän? Wenn ja → OP

Arbeitsauftrag für die Notaufnahme Schnelle Unterscheidung zwischen einer Epididymitis und einer Fournier-Gangrän, da diese schnellstmöglich operativ saniert werden muss.

Auch bei einer abszedierten Epididymitis bzw. Epididymorchitis ist ggf. eine chirurgische Intervention notwendig.

Definition Bakterielle Infektion des Nebenhodens. Tritt sie zusammen mit einer Infektion des Hodens auf, spricht man von einer Epididymorchitis. Ist nur der Hoden betroffen, handelt es sich um eine Orchitis.

Selten gibt es auch nichtinfektiöse Ursachen für die Entstehung dieses Krankheitsbildes.

Differenzialdiagnosen

Gefährliche nicht verpassen:

- Hodentumor
- Hodentorsion
- Fournier-Gangrän

Weitere Differenzialdiagnosen:

- Hydrocele testis
- Hydatidentorsion
- Spermatozele

Ätiologie

- Prostatahyperplasie mit Restharnbildung
- Nicht auskurierter Harnwegsinfekt
- Mumps: Orchitis tritt bei etwa einem Drittel aller Erwachsenen mit Mumps auf
- Nichtinfektiöse Epididymitis durch Amiodaron oder Trauma möglich

> **Info**
> Bei sexuell aktiven Patienten ist ein verändertes Keimspektrum zu beachten.

Diagnostisches Vorgehen

Fragen zu Beginn: Bestehen Schmerzen und seit wann?

Anamnese und Untersuchung:

- Anamnese:
  - Pollakisurie? Dysurie?
  - Eitriger Ausfluss – eine Urethritis ist nicht obligat!
- Vorgeschichte:
  - Bekannte Prostatahyperplasie?
  - Ungeschützter Geschlechtsverkehr?
  - Mumps?
  - Therapie mit Amiodaron?
- Körperliche Untersuchung und Vitalparameter:
  - Hodenschmerzen: druckschmerzhafter Nebenhoden
  - Ggf. Fieber
  - Gerötetes und geschwollenes Skrotum
  - Erhaltener Kremasterreflex

> **!** Das Prehn-Zeichen ist nicht zuverlässig und sollte nicht mehr verwendet werden.

Weiterführende Diagnostik in der ZNA:

- Urinstatus
- Labor mit kleinem Blutbild und CRP
- Sonografie: ein **hyper**perfundierter (Neben-)Hoden spricht für einen Infekt, ein **hypo**perfundierter Hoden deutet auf eine Hodentorsion!
- Ausschluss von Restharn
- Bei entsprechendem klinischem Verdacht: Urin- und Blutkultur

Risikobewertung: Bei rechtzeitig begonnener antibiotischer Therapie besteht keine große Gefahr. Allerdings ist auf einen möglichen Abszess zu achten.

Akuttherapie

- Hoden hochlagern und kühlen
- Antiphlogistische Therapie mit Diclofenac oder Ibuprofen (auf Magenschutz achten)
- Fluorchinolone (Levofloxacin 500 mg 1-0-1 oder Ciprofloxacin 500 mg 1-0-1 für mind. 10 d)
- Bei Gonokokken-Verdacht: 3. Generation Cephalosporine und Azithromycin. Im Anschluss Doxycyclin
- Bei Chlamydien-Verdacht: Doxycyclin
- Sollte Restharn (> 100 ml nach Miktion) vorliegen, sollte ein Bauchdeckenkatheter eingelegt werden.

Disposition Bei guter Symptomkontrolle und fehlenden Abszesszeichen ist eine ambulante Therapie möglich. Sollten ein Abszess vorliegen, die Symptome schlecht kontrolliert sein oder sich verschlechtern, ist eine stationäre Therapie empfohlen.

17.2.5 Priapismus

> **First View**
> Unterscheidung zwischen High-Flow- und Low-Flow-Priapismus.

Arbeitsauftrag für die Notaufnahme Schnelle Diagnosesicherung und Beginn der Therapie bei einem Low-Flow-Priapismus.

Bei einem länger bestehenden Priapismus (> 48–72 h) kann es zu dauerhaften Schäden und dem Verlust der Erektionsfähigkeit kommen.

Auch gelingen die weniger invasiven Maßnahmen in einer frühen Phase des Priapismus besser als in einer späteren Phase.

Definition Beim Low-Flow-Priapismus handelt es sich um eine schmerzhafte Erektion, die > 2 h andauert. Da es hier zu dauerhaften Schäden der Schwellkörper kommen kann, ist dieser Notfall, im Gegensatz zum High-Flow-Priapismus, dringend zu behandeln.

Der High-Flow-Priapismus ist i. d. R. selbstlimitierend.

Differenzialdiagnosen

- Prolongierte Erektion nach intrakavernöser Injektionstherapie – meist selbstlimitierend, kann jedoch zum Low-Flow-Priapismus werden.
- Schwellkörperprothese.

Ätiologie Am häufigsten ist der Low-Flow-Priapismus, bei dem es zu einer venösen Abflussstörung mit konsekutiver intrakavernöser Gewebehypoxie kommt. Die Auslöser sind vielfältig, z. B.:

- Medikamente: Hydralazin, Prazosin, Clozapin, Lithium, Antiepileptika etc.
- Toxisch: Alkohol, Kokain, Marihuana
- Hämatologisch: Leukämie, Sichelzellanämie, Thalassämie, Faktor V-Leiden
- Gefäßerkrankungen: Thrombose
- Neurologisch: ZNS- oder Spinalkanaltumoren
- Metabolisch: Hyperurikämie, nephrotisches Syndrom, Diabetes mellitus
- Iatrogen: Schwellkörperautoinjektionstherapie (SKAT), Urethrotomie

Ursächlich für einen High-Flow-Priapismus ist oftmals ein Genitaltrauma.

Diagnostisches Vorgehen

Fragen zu Beginn:

- Seit wann besteht der Priapismus?
- Wurden Medikamente oder Drogen eingenommen?
- Trauma?

Anamnese und Untersuchung:

- Anamnese (s. Fragen zu Beginn)
- Vorgeschichte:
  - Erfolgte eine SKAT?
  - Medikamentenanamnese
  - Sonstige relevante Vorerkrankungen?
- Körperliche Untersuchung

Weiterführende Diagnostik in der ZNA: BGA aus dem Schwellkörper, ▶ Tab. 17.2.

Info

In der Literatur wird gelegentlich eine Farbduplexsonografie von Damm und proximalem Penisschaft zur Differenzierung empfohlen. Dies ist jedoch aufgrund der oftmals eindeutigen Ergebnisse der BGA nicht nötig und bietet in der Notfallsituation meist keinen relevanten Informationsgewinn.

Tab. 17.2 Differenzierung von Low-Flow- und High-Flow-Priapismus

	Low-Flow	High-Flow
Ursache	• Grunderkrankungen • Medikamente/Drogen • Iatrogen	Oftmals nach Trauma
Symptome	• Schmerzhafte Dauererektion • Volle Rigidität und Tumeszenz	• Wenig bis keine Schmerzen • Inkomplette Rigidität bei voller Tumeszenz
Kavernöse BGA	pH $<7{,}25$ $pO_2 < 30$ mmHg $pCO_2 > 60$ mmHg	Normale arterielle Werte: pH 7,35–7,45 $pO_2 > 75$ mmHg pCO_2 35–45 mmHg

Akuttherapie des High-Flow-Priapismus Konservativ:
- Eispack
- Treppensteigen
- Warme Beinduschen

Bei ausbleibendem Erfolg angiografische Embolisation.

Akuttherapie des Low-Flow-Priapismus
- Peniswurzelblock!
- Mit einer großlumigen Kanüle Punktion beider Schwellkörper im mittleren Penisschaftdrittel von dorsolateral und Aspiration bis das Blut heller wird.
- Tritt keine Detumeszenz ein, fraktionierte Gabe von α-Sympathomimetika mit einer Insulinnadel (26 G). Wichtig sind hierbei ein Herz-Kreislauf-Monitoring und die fraktionierte Gabe in geringen Boli (1 ml) in der korrekten Verdünnung; Wiederholung des Bolus alle 3–5 Min. möglich. Dosierung:
  - Adrenalin: 0,01–0,02 mg; Off-label use
  - Noradrenalin: 0,01–0,02 mg; Off-label use
  - Etilefrin: In Deutschland nicht erhältlich.

Disposition Sollten die oben genannten Verfahren nicht zu einer Besserung führen, sind operative Maßnahmen notwendig, wie z. B. der Winter- oder Al-Ghoreb-Shunt. Diese Eingriffe sollten jedoch nur von einem Urologen durchgeführt werden.

17.2.6 Phimose und Paraphimose

First View
- Was liegt vor? Paraphimose → Notfall!
- Phimose? → kein Notfall!

Arbeitsauftrag für die Notaufnahme Bei einer Paraphimose handelt es sich um einen Notfall, der zeitnah behandelt werden sollte.

Bei einer Phimose handelt es sich um einen chronischen Zustand, der ambulant weiter behandelt werden kann. Dennoch sollte bei einer Phimose auf eine mögliche Balanitis geachtet werden.

Definition
- Paraphimose: Durch die zurückgestreifte Vorhaut entsteht eine zirkuläre Einengung mit Schwellung und Minderdurchblutung der Glans. Synonym: „spanischer Kragen".
- Eine Phimose ist ein zunächst physiologischer Zustand, der bei 6- bis 7-Jährigen zu 65–80 % vorliegt; in der Gruppe der 16- bis 17-Jährigen noch bei etwa 5–10 %.

Differenzialdiagnosen **Gefährliche nicht verpassen:** Penisödem.

Ätiologie der Paraphimose Durch die Einschnürung der oftmals zu engen Vorhaut kommt es zu einer Abflussbehinderung, die die Minderperfusion der Glans wie auch die Entstehung des Ödems hervorruft.

> **!** Eine häufige Ursache der Paraphimose ist eine nicht wieder in Position gebrachte Vorhaut nach Katheteranlage!

Diagnostisches Vorgehen

Fragen zu Beginn: Bekannte Phimose?

Anamnese und Untersuchung:

- Anamnese: Seit wann besteht die Paraphimose? Auch nach Diabetes mellitus fragen
- Körperliche Untersuchung und Vitalparameter:
  - Liegt ein Katheter?
  - Sieht man die Glans → Paraphimose
  - Sieht man keine Glans → Phimose
- Bei entsprechendem klinischem Verdacht: Reposition der Vorhaut!

Akuttherapie

- Repositionsversuch:
  - Kühlen und Kompression der Paraphimose kann zu einem Rückgang des Ödems führen und die Reposition erleichtern
  - Bei Paraphimose vor dem Repositionsversuch Peniswurzelblock stechen. Bei Kindern ist eine Analgosedierung sinnvoll
  - Bei Paraphimose mit Installa-Xylocain-Gel 2 % vorbehandeln
  - Beim Repositionsversuch wird die Glans zusammengedrückt und die Vorhaut darüber gerollt.
- Ist eine manuelle Reposition nicht möglich, wird eine dorsale Inzision notwendig.

Disposition Eine Paraphimose ist eine Indikation zur Zirkumzision. Ist eine Zirkumzision aufgrund einer Infektion nicht möglich, sollte zunächst eine dorsale Inzision erfolgen und später die Beschneidung.

> **Dundee-Methode**
>
> In der englischsprachigen Literatur wird oft die Dundee-Methode beschrieben: Nach einem Peniswurzelblock oder der Vorbehandlung mit einem Lokalanästhetikum erfolgt die Punktion der geschwollenen Vorhaut mit einer 24-G- oder 26-G-Nadel zum Ablassen des Ödems. Hierdurch kann oftmals eine dorsale Inzision vermieden werden.

Die Indikationen zur Behandlung bei einer Phimose sind:

- Schmerzhafte Erektion/Miktion
- Balanitis
- Paraphimose

Dies sollte zunächst mit Betamethason-Salbe 0,1 % 3–4×/d für 4 Wo. erfolgen.

Bei ausbleibendem Erfolg, rezidivierenden Balanitiden oder dem V. a. eine Balanitis xerotica obliterans ist die Indikation zur Zirkumzision zu stellen.

17.3 Renale Notfälle

Sebastian Nemetz, Christian Stock

17.3.1 Prärenales und renales Nierenversagen

Sebastian Nemetz

First View
- Akute Dialyseindikation (Hypervolämie? Zeichen einer Azidose? Hyperkaliämie) → Rasche Blutgasanalyse durchführen
- Auffälligkeiten bei Diurese? → An renale Genese denken!
- Postrenale Genese der Nierenschädigung ▶ 17.3.2

Arbeitsauftrag für die Notaufnahme Nach Möglichkeit sollte die Ursache der akuten Nierenschädigung herausgefunden werden. Eine bestehende Dauermedikation muss angepasst und Komplikationen müssen behandelt werden.

Definition Eine akute Nierenschädigung (AKI) ist die Verschlechterung der Nierenfunktion über Stunden bis Tage, die in einer Akkumulation toxischer Metabolite und Verlust der internen Homöostase enden kann. Einteilung in:
- Prärenal (eingeschränkte Perfusion einer gesunden Niere)
- Intrarenal (direkte Schädigung des Nierengewebes)
- Postrenal (Obstruktion der harnableitenden Wege)

Info
Die Anwendung der gängigen Klassifikationen der akuten Nierenschädigung (RIFLE, AKIN, KDIGO) ist in der Notaufnahme nicht hilfreich, da diese Klassifikationen voraussetzen, dass die Nierenfunktion einen Steady State erreicht hat.

Differenzialdiagnosen
Gefährliche nicht verpassen:
- Prärenale Genese:
  - Sepsis
  - NSAR-Einnahme
  - Hämorrhagischer Schock
- Intrarenale Genese:
  - Rhabdomyolyse
  - Akute Glomerulonephritis
- Postrenale Genese: Benignes Prostatasyndrom

Weitere Differenzialdiagnosen:
- Prärenale Genese:
  - Eingeschränkte Flüssigkeitsaufnahme
  - Gastrointestinale Verluste (Erbrechen, Durchfall)
  - Diuretika

- Intrarenale Genese: Akute interstitielle Nephritis (medikamentenassoziiert, s. Kasten), im Rahmen von Autoimmunerkrankungen, postinfektiös
- Postrenale Genese:
  - Mechanische Komplikationen durch Dauerkatheter
  - Kompression der harnableitenden Wege durch Tumoren, Gefäße, Strikturen, Steine, etc.

Medikamente, die eine akute Nierenschädigung auslösen können
- Diuretika
- Nichtsteroidale Antirheumatika
- ACE-Hemmer
- AT-1-Rezeptor-Antagonisten
- Aminoglykoside
- Vancomycin
- Antiretrovirale Therapeutika

Ätiologie
- Prärenales Nierenversagen führt aus verschiedenen Ursachen zu einer Minderperfusion der Nieren, welche ihre physiologische Funktion nicht mehr ausführen können.
- Ein intrarenales Nierenversagen betrifft entweder die Glomeruli, die Nierengefäße, das Interstitium der Nieren oder die Tubuli. In den meisten Fällen kommt es durch Vasokonstriktion zu einer ischämischen Tubulusnekrose.
- Postrenales Nierenversagen erhöht den Druck im Tubulus und die Nieren versuchen einen Druckgradienten durch renale Vasokonstriktion aufrecht zu erhalten, was die Nieren wiederum schädigt.

! NSAR können sowohl eine prärenale Nierenschädigung durch Reduktion des renalen Blutflusses und der glomerulären Filtrationsrate als auch eine intrarenale Nierenschädigung durch eine interstitielle Nephritis verursachen.

Diagnostisches Vorgehen
Anamnese und Untersuchung:

! Die akute Nierenschädigung verläuft i. d. R. lange asymptomatisch. Symptome treten oft erst auf, wenn eine relevante Urämie oder relevante Störungen des Elektrolyt- und Säure-Basen-Haushalts entstehen.

- Anamnese zum Ereignis:
  - Urämiesymptomatik? (Übelkeit und Erbrechen, Abgeschlagenheit, Schläfrigkeit, Verwirrtheit, Juckreiz)
  - Symptome des Volumenmangels bei prärenaler Genese (Durst)

  - Volumenverluste (Polyurie, Durchfall, Erbrechen, starkes Schwitzen, Blutverluste, hohes Fieber)
  - Urinfarbe (konzentrierter Urin)
  - Anurie (i. d. R. Zeichen einer postrenalen Genese)
  - Abgelaufener Infekt innerhalb der letzten Wochen (Glomerulonephritis)
- Vorgeschichte:
  - Sorgfältige Medikamentenanamnese
  - Urinfrequenz und -volumen (Wechsel zwischen Oligurie und Polyurie ist fast pathognomonisch für eine postrenale Genese)
- Körperliche Untersuchung und Vitalparameter. Abschätzung des Volumenstatus
  - Hautturgor
  - Inspektion der Zunge und Schleimhäute
  - Hepatojugulärer Reflux
  - Auskultation der Lunge (Lungenödem?)
  - Periphere Ödeme
  - Lidödeme (Hinweis auf Nephrotisches Syndrom, ▶ 17.3.2)
  - Klopfschmerzhaftes Nierenlager

Weiterführende Diagnostik in der ZNA (▶ Abb. 17.1):
- Urinstatus: Proteinurie als Hinweis auf nephrotisches Syndrom, Hämaturie als Hinweis auf nephritisches Syndrom
- Nierensonografie: ein Längsdurchmesser < 9 cm weist auf einen chronischen Nierenschaden hin
- Sonografie der ableitenden Harnwege zum Ausschluss einer postrenalen Genese (stets nach Miktion, Spezifität und Sensitivität um 90 %): Ein Restharnvolumen > 100 ml ist pathologisch.

> **!** **Sollte kein Ultraschallgerät zur Verfügung stehen, kann auch unmittelbar nach Miktion ein Dauerkatheter eingelegt werden und so die Restharnmenge bestimmt werden.**

- Sonografie der Vena cava inferior
  - VCI < 10 mm: Hypovolämie
  - VCI > 10 mm und < 40 % atemvariabel: Hypervolämie
  - VCI > 10 mm und > 40 % atemvariabel: Normovolämie oder Hypovolämie, Volumen kann gegeben werden
- Labor: Kreatinin und GFR (**Cave:** Bei Menschen mit wenig Muskelmasse ist die GFR stets falsch hoch), sämtliche Elektrolyte incl. Magnesium, venöse BGA, Phosphat, Parathormon, 1,25(OH)-Vitamin D_3
- Messung der Diurese: Spielt in der Notaufnahme selbst keine Rolle. Ist bei stationärer Aufnahme aber keine Ein- Ausfuhrkontrolle möglich (z. B. bei intensivpflichtigen Patienten, Harninkontinenz oder dementen Patienten), sollte in der Notaufnahme ein transurethraler Dauerkatheter gelegt werden.
- Bei entsprechendem klinischem Verdacht:
  - CK (bei V. a. Rhabdomyolyse, z. B. Liegetrauma)
  - Cholesterin (bei V. a. Nephrotisches Syndrom)

Risikobewertung: Die Komplikationen eines akuten Nierenversagens, insbes. Elektrolytentgleisungen, können fatal enden.

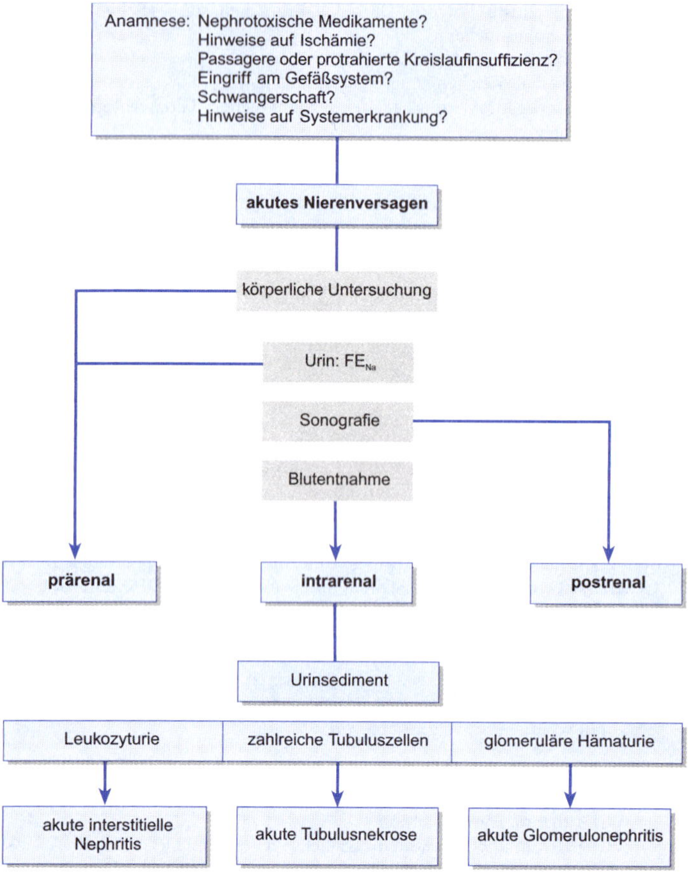

Abb. 17.1 Diagnostik des akuten Nierenversagens (FE_{Na} = Fraktionelle Natriumausscheidung) [L235]

17

Akuttherapie

- Korrektur des Volumenmangels: Einen Volumenmangel mit balancierter Vollelektrolytlösung ausgleichen, wobei 0,9%-ige Kochsalzlösung bei nicht-intensivpflichtigen Patienten nicht unterlegen ist. Eine Überkorrektur muss vermieden werden. Neben dem klinischen Bild kann hier die Sonografie der Vena cava inferior helfen (s. oben).
- Absetzen von nephrotoxischen Medikamenten und Dosisanpassung bei eingeschränkter GFR vornehmen (z. B. www.dosing.de zu Rate ziehen)
- Nutzen-Risiko-Abwägung bei Gabe von i. v.-Kontrastmittel
- Überbrückung einer postrenalen Obstruktion durch einen Dauerkatheter (bei Obstruktionen im Bereich der Ureteren urologische Konsultation)

- Bei Volumenüberladung Diuretikagabe (z. B. Furosemid 1 mg/kg KG i. v.)
- Strenge Blutdruckeinstellung (▶ 7.6.3)
- Azidose: Bei einem pH < 7,1 Gabe von Natriumbikarbonat
- Behandlung von Elektrolytstörungen ▶ 9.2
- Bei V. a. nephrotisches Syndrom ▶ 17.3.4
- Dialyse nach Rücksprache mit einem Nephrologen. Mögliche Indikationen:
  - Hyperkaliämie, die nicht auf pharmakologische Maßnahmen anspricht
  - Refraktäre Volumenüberladung mit respiratorischer Kompromittierung
  - Urämische Perikarditis
  - Schwere metabolische Azidose
- Blutdruck normoton halten. Allgemein wird ein arterieller Mitteldruck > 65 mmHg empfohlen, ein zu hoher Blutdruck hingegen schadet den Nieren.

Disposition Patienten mit leichtem prärenalem Nierenversagen können ambulant behandelt werden, ebenso Patienten mit leichtem postrenalem Nierenversagen, die durch einen Blasenkatheter entstauen. Diese brauchen eine ambulante urologische Weiterbehandlung. Alle anderen Patienten qualifizieren sich für eine stationäre Behandlung. Bei unklarer Ätiologie und schweren Verlaufsformen sollte eine nephrologische Konsultation erfolgen.

17.3.2 Postrenales Nierenversagen

Christian Stock

First View
- Fieber?
- Flankenschmerzen? Einseitig oder beidseitig?
- Unterbauchschmerzen?

Arbeitsauftrag für die Notaufnahme Ursache der Harntransportstörung feststellen, da hierin oftmals auch die Lösung des Problems liegt!

Definition Eine akut (< 48 h) einsetzende Verschlechterung der Nierenfunktion mit Akkumulation harnpflichtiger Stoffe im Blut durch ungenügenden Abfluss von Urin.

Differenzialdiagnosen
Gefährliche nicht verpassen: Prärenales und renales Nierenversagen, ▶ 17.3.1.
Weitere Differenzialdiagnosen:
- Chronisches Nierenversagen
- (Dekompensierte) Subpelvinstenose

Ätiologie Ursächlich für ein postrenales Nierenversagen sind Verlegungen im Urogenitaltrakt. Dies können je nach Lokalisation folgende sein:
- Blase/Harnröhre: Harnröhrenstriktur, Prostatahyperplasie, Prostata- oder Blasenkarzinom
- Harnleiter: Harnleitersteine, Harnleitertumoren, Morbus Ormond und sonstige Tumoren, die zu einer Kompression der Harnleiter führen
- Nierenbecken: Ventilsteine

Diagnostisches Vorgehen

Fragen zu Beginn:
- Schmerzen?
- Urinmenge und Miktionshäufigkeit?
- Lokalisation der Beschwerden
- Fieber?

Anamnese und Untersuchung:
- Anamnese: wie bei prärenalem und renalen Nierenversagen, ▶ 17.3.1
- Vorgeschichte: Tumore? Radiatio? Vor-OPs?
- Körperliche Untersuchung und Vitalparameter:
  - Suprapubischer Druckschmerz
  - Nierenlagerklopfschmerz

Weiterführende Diagnostik in der ZNA:
- Kleines Blutbild, Elektrolyte, Harnstoff, CK, Lipase, Leberwerte, CRP, Gerinnung und Kreatinin
- Urinstatus
- Venöse BGA
- Sonografie der Nieren und Blase

Akuttherapie

- Kathetereinlage, dabei transurethrale Einlage bevorzugen. Ist dies nicht möglich: SPF-Anlage (**Cave:** Gerinnung? Orale Antikoagulation?).
- Liegt ein beidseitiger Harnstau vor, ist eine „Beseitigung" der subvesikalen Obstruktion oft zunächst ausreichend.
- Liegt ein einseitiger Harnstau vor, muss eine Harnleiterschiene bzw. die Anlage eines Nephrostomiekatheters (PCN) erfolgen. Bei einer PCN-Anlage auch unbedingt auf die Gerinnung achten.
- Auch bei einem einseitigen Harnstau sollte die DK-Anlage zur Bilanzierung erfolgen.

Disposition Ambulante Therapie bei akutem Harnverhalt und unveränderter Nierenfunktion möglich. Bei einseitigem Harnstau stationäre Aufnahme, wenn Obstruktion weiterhin vorliegt.

17.3.3 Urämie

Sebastian Nemetz

17

> **First View**
> Patienten mit unspezifischen Beschwerden und erhöhten Nierenwerten → An urämische Komplikationen denken!

Arbeitsauftrag für die Notaufnahme Patienten mit terminaler Niereninsuffizienz können verschiedene typische urämische Komplikationen erleiden. Diese müssen bekannt sein und korrekt behandelt werden.

Definition Urämie ist ein klinisches Syndrom, welches aus der Unfähigkeit der Nieren resultiert, harnpflichtige Substanzen auszuscheiden. Dies kann auf Basis einer chronischen Niereninsuffizienz oder eines akuten Nierenversagens entstehen. Urämie kann sich in vielen allgemeinen, neurologischen, kardiovaskulären, hämatologischen und gastrointestinalen Symptomen ausdrücken (▶ Abb. 17.2)

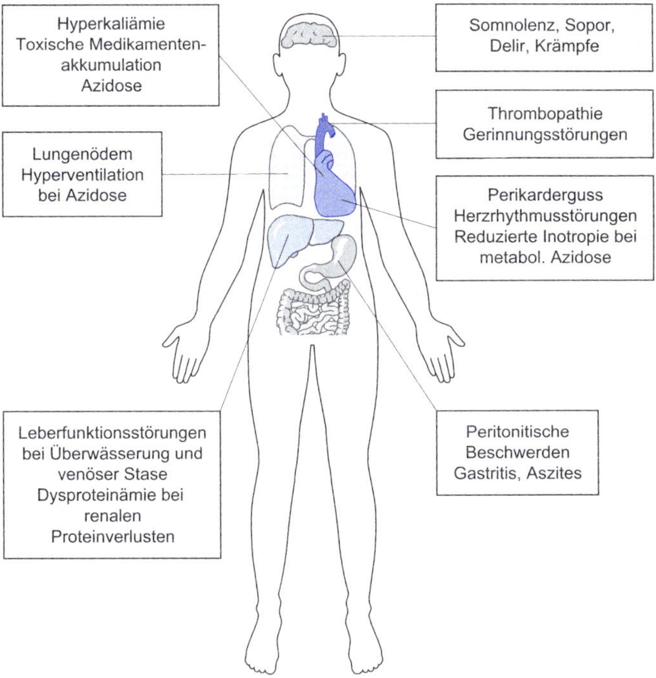

Abb. 17.2 Manifestationsorte der Urämie. Die Urämie ist eine Systemerkrankung, die alle Organsysteme beeinträchtigt [L143]

und führt unbehandelt zum Tod. Als Behandlungsmöglichkeiten existieren zwei grundlegende Therapiemöglichkeiten: Nierentransplantation oder Nierenersatzverfahren, entweder Hämodialyse oder Peritonealdialyse.

Komplikationen

- **Urämische Enzephalopathie:**
  - Ein mit Nierenversagen assoziierter Komplex unspezifischer neurologischer Symptome, betroffen sind hauptsächlich Patienten mit einer GFR < 15 ml/Min.
  - Intoxikationen, strukturelle, vaskuläre, metabolische und infektiöse Ursachen sollten ausgeschlossen werden.
  - Nach Einleitung einer Dialyse Besserung in 70 % der Fälle.
- **Urämische Perikarditis:**
  - Sterile Entzündung der Perikardblätter durch Akkumulation von Toxinen, teils asymptomatisch, teils stechender, ggf. atemabhängiger Brustschmerz.
  - Bei Vorliegen einer Perikardtamponade Zeichen des Schocks.
  - Da das Myokard nicht betroffen ist, fehlen typische EKG-Veränderungen häufig.

17

- **Intrakranielle Blutung/ischämischer Schlaganfall:** Patienten mit terminaler Niereninsuffizienz haben ein > 10fach erhöhtes Risiko eines Subduralhämatoms und ebenfalls ein erhöhtes Risiko eines ischämischen Schlaganfalls.
- **Akute Herzinsuffizienz:** Ein schlecht eingestellter Hypertonus ist bei Patienten mit terminaler Niereninsuffizienz die Hauptursache für eine akute Herzinsuffizienz, gefolgt von koronarer Herzerkrankung und Klappenerkrankungen.
- **Blutungskomplikationen:** Durch die Urämietoxine kommt es bei urämischen Patienten zu einer Thrombozytopathie und vermehrten Blutungen. Im Vordergrund steht neben der Optimierung der Gerinnung eine chirurgische oder interventionelle Behandlung der Blutung.

Ätiologie Nierenversagen verursacht komplexe pathophysiologische Prozesse, die in 3 Bereiche eingeteilt werden können:

- Verlust der exkretorischen Funktion: Neben Harnstoff lassen sich über 70 Toxine im urämischen Plasma nachweisen. Diese verursachen die urämischen Beschwerden.
- Verlust der endokrinen Funktion: Die Synthese von 1,25(OH)$_2$-Vitamin D$_3$ und Erythropoetin ist gestört. Folge sind Hypokalzämie, Osteoporose und Anämie.
- Verlust der regulatorischen Funktion der Nieren: Die Urämie verursacht große Mengen freier Sauerstoffradikale, was in Zusammenhang mit Atherosklerose und Amyloidose gebracht wird.

Diagnostisches Vorgehen

Fragen zu Beginn:

- Ist eine Niereninsuffizienz bekannt?
- Bestehen anamnestische Hinweise auf ein postrenales Nierenversagen?

Anamnese und Untersuchung

- Anamnese zum Ereignis. Urämiesymptome? Z. B.:
  - Neurologische Symptome: Somnolenz, Desorientiertheit, Amnesie, Restless-Legs-Syndrom, Singultus, Polyneuropathie
  - Gastrointestinale Symptome: Appetitlosigkeit, Übelkeit, Erbrechen, Aszites, gastrointestinale Blutung
  - Dermatologische Symptome: Pruritus
  - Sonstige Symptome: Abgeschlagenheit, Foetor uraemicus
- Vorgeschichte:
  - Ursache der terminalen Niereninsuffizienz
  - Dialyseintervall
  - Hat der Patient Dialysetermine verpasst?
  - Trockengewicht des Patienten
  - Vorherige Komplikationen
  - Hat der Patient noch Restdiurese?
- Körperliche Untersuchung (insbes. Herzgeräusche!) und Vitalparameter:
  - Perikardreiben (urämische Perikarditis), Herzgeräusche
  - Feuchte, grobblasige RG über den Lungen (Lungenödem)
  - Kratzexkoriationen
  - Neurologische Untersuchung (Asterixis, fokale neurologische Defizite, Reflexstatus)

Weiterführende Diagnostik in der ZNA:

- Nierenwerte, Elektrolyte, venöse BGA, INR, Blutbild, PTT
- 12-Kanal-EKG

- Bei entsprechendem klinischem Verdacht:
  - CCT zum Ausschluss eines subduralen Hämatoms (bei Dialysepatienten 10fach höhere Inzidenz)
  - Röntgen Thorax bei V. a. Lungenödem
  - Echokardiografie bei V. a. Perikarditis
  - Blutungszeit bei V. a. Blutungen durch Thrombozytopathie

Risikobewertung: Der urämische Patient ist aufgrund der vielen möglichen letalen Komplikationen gefährdet und bedarf großer Aufmerksamkeit.

Akuttherapie

- Bei Patienten mit urämischen Komplikationen, die sich noch keiner Dialyse unterziehen, muss Kontakt zu einem Nephrologen aufgenommen werden, um die Dialyseindikation zu klären.
- Urämische Enzephalopathie: Einleitung einer Dialysetherapie
- Urämische Perikarditis: Bei hämodyamisch relevanter Perikardtamponade aggressive Volumentherapie und Perikardpunktion (▶ 4.2.9). Tritt eine urämische Perikarditis auf, besteht i. d. R. die Indikation zur Dialyse.
- Intrakranielle Blutung/ischämischer Schlaganfall, ▶ 14.10: Bei Vorliegen einer Blutung muss eine evtl. bestehende Antikoagulation antagonisiert werden und ein Neurochirurg konsultiert werden. Ischämische Schlaganfälle können bei Ausschluss von Kontraindikationen lysiert und ggf. einer mechanischen Rekanalisation zugeführt werden.
- Akute Herzinsuffizienz, ▶ 7.2
- Blutungskomplikationen: Optimierung der Gerinnungssituation, ggf. Transfusion von Erythrozytenkonzentraten, ggf. Antagonisierung einer bestehenden Antikoagulation, je nach Blutungslokalisation interventionelle oder chirurgische Therapie.

Disposition Die Behandlung eines urämischen Patienten ist komplex und richtet sich nach den aktuell vorliegenden Komplikationen. In jedem Fall sollte die Behandlung in Abstimmung mit einem Nephrologen erfolgen.

17.3.4 Nephrotisches Syndrom

Sebastian Nemetz

First View

- Häufige Gründe der Einweisung: Ödeme, allgemeine Schwäche, schaumiger Urin, Kreatinin-Anstieg
- Stationäre Aufnahme zur Nierenbiopsie notwendig

Arbeitsauftrag für die Notaufnahme Identifikation des nephrotischen Syndroms und stationäre nephrologische Aufnahme, mögliche Komplikationen verhindern.

Definition Das nephrotische Syndrom besteht aus folgenden Symptomen:

- Große Proteinurie (> 3,5 g/24 h)
- Hypalbuminämie
- Ödeme
- Hypercholesterinämie

Da in der Notaufnahme keine quantitative Bestimmung der Proteinurie möglich ist, gibt der für Protein hochpositive Urinstatus bei i. d. R. schwach ausgeprägter Mikrohämaturie den entsprechenden Hinweis.

Differenzialdiagnosen Diese spielen in der Notaufnahme keine Rolle, da es überhaupt darauf ankommt, das nephrotische Syndrom zu erkennen. Die ätiologische Zuordnung erfolgt über eine Nierenbiopsie.

Ätiologie

- Minimal-Change-Glomerulonephritis (in 10–15 % d. F.)
- Fokal-segmentale Glomerulosklerose (in etwa 10 % d. F., in der schwarzen Bevölkerung bis zu 50 %)
- Membranöse Glomerulonephritis (in 30 % d. F.)
- Diabetische Nephropathie
- Viele weitere seltene Ursachen, z. B. Nierenschädigung durch ein Plasmozytom, Nierenbeteiligung bei anderen Systemerkrankungen wie Amyloidose oder Kollagenosen

Diagnostisches Vorgehen

Anamnese und Untersuchung:

- Anamnese zum Ereignis:
  - Gewichtszunahme (wieviel Kilogramm in welchem Zeitraum?)
  - Schaumiger Urin (Hinweis auf große Proteinurie)
- Vorgeschichte:
  - Diabetes mellitus?
  - Plasmozytom?
  - Kollagenose oder andere Autoimmunerkrankung?
- Körperliche Untersuchung und Vitalparameter:
  - Ödeme (insbes. Lidödeme)
  - Xanthelasmen
  - Blutdruck

Weiterführende Diagnostik in der ZNA:

- Urinstatus
- Kreatinin und GFR, E'lyte, venöse BGA, Albumin, Cholesterin, AT-III-Aktivität
- Phosphat, Parathormon, 1,25(OH)-Vitamin D_3, Eiweißelektrophorese, Albumin-Kreatinin-Quotient im Urin können bereits abgenommen werden. Die Ergebnisse müssen jedoch nicht abgewartet werden, da sie in der ZNA keine klinischen Konsequenzen mit sich bringen.

Risikobewertung: Durch die erhöhten Cholesterinspiegel haben Patienten mit einem nephrotischen Syndrom ein deutlich erhöhtes Risiko für kardiovaskuläre Ereignisse. Bei eingeschränkter AT-III-Aktivität steigt das Risiko thromboembolischer Komplikationen. Eine stationäre Aufnahme zur Nierenbiopsie ist indiziert.

Akuttherapie

- Blutdrucksenkung zur Verhinderung weiterer Nierenschäden. Verordnung eines ACE-Hemmers
- Bei einer AT-III-Aktivität < 70 % Vollantikoagulation
- Bei hydroptischer Dekompensation diuretische Behandlung
- Verordnung eines Statins zur Vermeidung kardiovaskulärer Ereignisse

Disposition Patienten, die ein nephrotisches Syndrom haben, sollten stationär zur Nierenbiopsie aufgenommen werden. Für die Station sollten ein ACE-Hemmer und je nach AT-III-Aktivität eine prophylaktische oder therapeutische

Antikoagulation verordnet werden. Ebenfalls ist ein Statin zu verordnen. Die Patienten sollten proteinreiche und fettreduzierte Nahrung zu sich nehmen.

17.4 Notfälle bei Dialysepatienten

Daniel Kiefl

First View
- Herzrhythmusstörungen: Hypo-/Hyperkaliämie
- Luftnot: Überwässerung, Myokardinfarkt
- Fieber, AZ-Reduktion: Sepsis, Exsikkose
- Gefäßzugangskomplikationen

Unterscheiden werden muss zwischen:
- Komplikationen einer Dialysebehandlung, wie z. B. Blutungen am Gefäßzugang,
- Komplikationen einer unzureichenden Dialysetherapie (Urämie, Hyperkaliämie, Überwässerung) und
- Erkrankungen aufgrund der Grundkrankheiten

! Eine unzureichende Dialysetherapie kann nur durch eine Notfall-/Zwischendialyse behandelt werden.

Hyperkaliämie bei Dialysepatienten

Akut lebensbedrohliche Situation! Therapie:
- Elimination des Kaliums durch Dialyse
- Parallel Stabilisierung der Membranpotenziale an den Herzmuskelzellen zur Rhythmusstabilisierung

Kalziumglukonat ist das Notfallmedikament zur Stabilisierung der Zellmembranpotenziale bei Hyperkaliämie. Eine ursächliche Therapie findet nicht statt.

Volumensteuerung

- Bei Volumenmangel kann eine i. v. Volumengabe erfolgen, diese muss fraktioniert erfolgen, um den Punkt der Überwässerung bei fehlender Ausscheidung der Dialysepatienten nicht zu verpassen.
- Bei Volumenüberladung hilft in aller Regel nur eine Dialysetherapie.

Komplikationen bei Peritonealdialyse

- Infektionen am Dialysezugang
- Peritonitis

! Bei Bauchschmerzen und Reduktion des AZ muss eine Peritonitis ausgeschlossen bzw. diagnostiziert werden. Hierfür muss Dialysat gewonnen und analysiert werden.

- Nicht-infektiöse Komplikationen/Notfälle können Defekte und Fehlfunktionen am Dialysezugang sein; diese zu lösen benötigt entsprechende Expertise

Komplikationen bei Hämodialyse

- Häufig: Kreislaufstörung während der Dialysetherapie. Ursachen:
  - Volumenstatus des Patienten
  - Komplikation der Dialysebehandlung selbst
  - Parallel auftretende Erkrankungen, z. B. Infektionen oder Myokardinfarkt
- Probleme am Gefäßzugang: Infektionen, Thrombosen oder Fehlfunktionen. Die Behandlung ist komplex und benötigt die Rücksprache mit einem Nephrologen, da ein alternativer Dialysezugang zeitnah etabliert werden muss.

Der Umgang mit Dialysepatienten ist komplex und muss immer in Abstimmung mit einem Nephrologen erfolgen.

17.5 Notfälle beim nierentransplantierten Patienten

Christian Stock

First View
- Fieber
- Verminderte Urinausscheidung bei Transplantatdysfunktion

Es gibt einige Komplikationen, die meist auf eine Dysfunktion des Transplantats zurückzuführen sind:
- Akute Abstoßung. Symptomatik: Fieber, Symptome einer Grippe, verminderte Urinausscheidung
- Chronische Transplantatnephropathie
- Infektionen mit wechselndem Erregerspektrum im Abstand zur Transplantation:
  - Im 1. Monat: v. a. perioperativ bakterielle Infektionen
  - Im 2.–6. Monat: Virusinfektionen (v. a. CMV) und Pneumocystis jirovecii (Prophylaxe?)
  - Nach dem 6. Monat: abhängig vom immunsuppressiven Regime, persistierende Infekte
- Malignome unter Immunsuppression

Sonografisch findet sich eine Transplantatniere im kleinen Becken.

Bei Transplantatversagen ggf. Dialyse.

18 Gynäkologische und geburtshilfliche Notfälle

Ingrid Baumgartner, Janna Fries

18.1 Gynäkologische Notfälle 430
18.1.1 Akute Unterbauchschmerzen 430
18.1.2 Vaginale Blutungen 432
18.1.3 Gynäkologische Infektionen 434
18.2 Notfälle in der Schwangerschaft 437
18.2.1 Ektope Schwangerschaften 437
18.2.2 Blutungen im 1. Trimenon 438
18.2.3 Blutungen im 2. und 3. Trimenon 440
18.2.4 Präeklampsie und HELLP-Syndrom 443
18.2.5 Eklampsie 446
18.3 Geburtshilfliche Notfälle 447
18.3.1 Komplikationen beim vorzeitigen Blasensprung 447
18.3.2 Schulterdystokie 448
18.3.3 Fruchtwasserembolie 449
18.3.4 Uterusruptur 450
18.3.5 Postpartale Blutungen 451

18.1 Gynäkologische Notfälle

18.1.1 Akute Unterbauchschmerzen

First View
- Patientin hämodynamisch stabil?
- Begleitsymptome? Abwehrspannung/Peritonismus, vaginale Blutung, Fieber, Übelkeit/Erbrechen, gestörte Peristaltik
- Schwangerschaft?

Arbeitsauftrag für die Notaufnahme Schnellstmögliche Erkennung von infektiösen, schwangerschaftsassoziierten und sonstigen (Ovarialzysten, Myome, Torsion) Pathologien sowie die rasche Einschätzung einer Operationsindikation.

Definition Akutes Abdomen ▶ 5.6. In diesem Kapitel werden nur gynäkologische Ursachen im Bereich des Unterbauchs vorgestellt.

Differenzialdiagnosen ▶ Tab. 18.1

Gefährliche nicht verpassen:
- Appendizitis
- Urolithiasis
- Sigmadivertikulitis
- Perforiertes Aortenaneurysma

Weitere Differenzialdiagnosen:
- Obstipation, Meteorismus
- Harnwegsinfekt
- Gastroenteritis

Ätiologie
- Schwangerschaftsassoziiert:
  - EUG (Extrauteringravidität, ▶ 18.2.1)
  - Frühabort
- Infektiös: PID (Pelvic Inflammatory Disease)
- Sonstige:
  - Ovarialtorsion
  - Ovarialzysten/-ruptur
  - Endometriose
  - Zyklusabhängige Beschwerden (Menstruationsbeschwerden, „Mittelschmerz")

Diagnostisches Vorgehen

Fragen zu Beginn:
- Besteht eine Schwangerschaft/Letzte Periodenblutung?
- Besteht eine vaginale Blutung?
- Fieber?

Anamnese und Untersuchung:
- Anamnese zum Ereignis:
  - Schmerzanamnese: Beginn (Geschlechtsverkehr [GV], ruckartige Bewegung), Qualität (viszeraler/peritonealer Schmerz), Lokalisation
  - Begleitsymptome: Fieber, Erbrechen/Übelkeit, Diarrhö/Obstipation, Dysurie, vaginale Blutung, fötider vaginaler Fluor, Dyspareunie

Tab. 18.1 Gynäkologische Differenzialdiagnosen bei Unterbauchschmerzen

	Schmerzprofil	Begleitsymptomatik	Weitere Diagnostik
Tubargravidität	Seitenbetont	Bei Ruptur hämorrhagischer Schock, ggf. vaginale Blutung	HCG positiv
Frühabort	Krampfartig	Vaginale Blutung	HCG positiv
PID: Tuboovarialabszess	Seitenbetont, gradueller Schmerzbeginn	Infektsymptomatik, auffälliger Fluor	Sonografisches Korrelat
PID: Endomyometritis	Mittig, gradueller Schmerzbeginn	Infektsymptomatik, auffälliger Fluor	Scheiden-pH alkalisch
Ovarialtorsion	Seitenbetont, plötzlicher Beginn	Übelkeit/Erbrechen, stärkste Schmerzen	Sonografisch ovarielle Raumforderung (z. B. große Ovarialzyste > 5 cm), ggf. Laktaterhöhung
Ovarialzystenruptur	Seitenbetont, plötzlich einsetzend	Peritonismus	Freie Flüssigkeit
Endometriose	Zyklisch, prämenstruell	Anamnese, langjähriger Leidensdruck	Ggf. Schokoladenzyste
Zyklusabhängige Beschwerden (Menstruationsbeschwerden, „Mittelschmerz")	Zyklusabhängig, prämenstruell, mittzyklisch	Keine lebensbedrohliche Klinik	

- Vorgeschichte:
  - Zyklusanamnese: letzte Regelblutung, regelmäßig, prä- oder postmenopausal
  - Verhütungsanamnese (liegendes Intrauterinpessar?)
  - Gynäkologische Voroperationen
  - Gynäkologische Vorerkrankungen
  - Vorherige Schwangerschaften und Geburten/Aborte
- Körperliche Untersuchung und Vitalparameter:
  - Abdominal: Peritonismus? Abwehrspannung? Druckdolenz? Resistenz? Seitenbetont? Peristaltik?
  - Vaginale Untersuchung: Vaginale Blutung/Blutungsstärke, Fluor, pH-Metrie, Portioschiebeschmerz

Eingeschränkte Darstellbarkeit von Uterus und Adnexen im Transabdominalschall, deshalb wenn möglich zusätzlich Transvaginalschall.

Weiterführende Diagnostik in der ZNA:
- Urinstatus mit HCG (humanes Choriongonadotropin)
- Abdominaler Ultraschall: Freie Flüssigkeit? Raumforderung im Bereich der Adnexe? Hinweis auf Schwangerschaft?
- Blutbild/Infektparameter

> ! Eine negative Schwangerschaftsanamnese oder Einnahme einer Kontrazeption schließen eine Schwangerschaft nicht aus!

- Bei entsprechendem klinischem Verdacht: allgemeinchirurgische oder urologische Vorstellung bei V. a. extragenitale Ursache

> Appendizitis und Tuboovarialabszess sind klinisch oft schwer zu differenzieren.

Risikobewertung: Anhand der Klinik und der Vitalparameter. Chronische, zyklusabhängige und Endometriose-Beschwerden können einen starken Leidensdruck für die Betroffenen darstellen, stellen jedoch keine Indikation für akute invasive Maßnahmen dar.

Akuttherapie
- EUG ▶ 18.2.1, Abort ▶ 18.2.2, PID ▶ 18.1.3
- Ovarialtorsion: rasche operative Sanierung (i. d. R. Laparoskopie) zum Adnexerhalt
- Ovarialzystenruptur: Therapie hängt von der Klinik der Patientin und dem intraabdominalen Blutverlust ab; in schweren Fällen operative Sanierung
- Intakte, blande Ovarialzysten:
  - Treten bei prämenopausalen Frauen physiologisch im Rahmen des Zyklus auf
  - Ggf. operative Versorgung nach strenger Indikationsstellung und in Abwägung der Operationsrisiken abhängig von der Klinik
- Adäquate Schmerztherapie

Disposition Bei gynäkologischen Ursachen des akuten Unterbauchschmerzes gilt es neben dem Ausschluss potenziell lebensbedrohlicher Risiken für die Patientin auch den Fertilitätserhalt zu sichern.

18.1.2 Vaginale Blutungen

Schwangerschaftsassoziierte Blutungen ▶ 18.2.

> **First View**
> - Patientin hämodynamisch stabil? Schock?
> - Schwangerschaft? (▶ Abb. 18.1)
> - Einschätzung der Blutungsstärke (über-/unter- oder periodenstark)

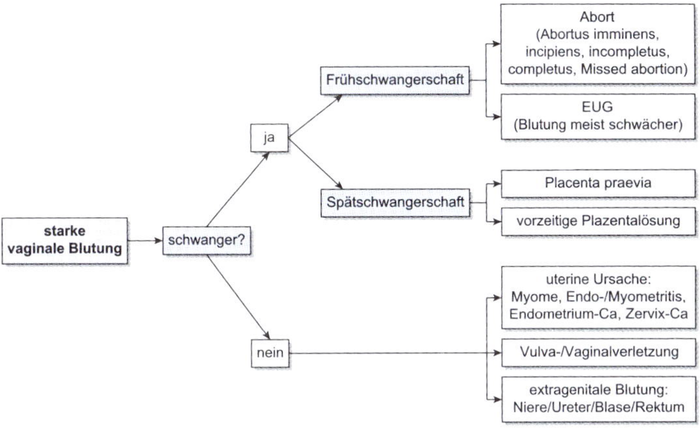

Abb. 18.1 Differenzialdiagnostik vaginaler Blutungen [L231]

Arbeitsauftrag für die Notaufnahme Ziel ist die Einschätzung des Blutverlustes und der Blutungsstärke. Besteht eine sofortige OP-Indikation?

Definition Unterschieden werden akute und chronische vaginale Blutungen, die ihre Ursache in benignen sowie malignen Erkrankungen sowie akuten Verletzungen oder Systemerkrankungen haben können.

Differenzialdiagnosen

Gefährliche nicht verpassen: Untere gastrointestinale Blutung.
Weitere Differenzialdiagnosen: Harnwegserkrankung.

Ätiologie

- Verletzungen (Unfall/Sturz, Gewalteinwirkung)
- Malignome: Endometrium, Vulva-/Vaginalkarzinom, Zervixkarzinom
- Myome
- Gerinnungsstörung
- Hormonelle Dysregulation

Zyklusunregelmäßigkeiten stellen i. d. R. keinen akuten Notfall dar, eine weiterführende Diagnostik sollte im Verlauf im ambulanten Setting, z. B. in einer gynäkologischen Praxis durchgeführt werden.

Diagnostisches Vorgehen

Fragen zu Beginn:
- Prä- oder postmenopausal?
- Zyklusanamnese/Schwangerschaft?
- Blutungsstärke und -dauer?

Anamnese und Untersuchung:
- Anamnese zum Ereignis:
  - Geschlechtsverkehr? Trauma?

- Zyklusanamnese (letzte Regelblutung, regelmäßig/unregelmäßig/Menstruationsdauer und -Stärke)
- Begleitsymptomatik (Schmerzen, Dyspareunie)

- Vorgeschichte:
  - Gerinnungsstörung? Medikamente?
  - Gynäkologische Vorerkrankungen, insbes. Malignome?
- Körperliche Untersuchung und Vitalparameter: Inspektion Vulva/Vagina, Portio

Weiterführende Diagnostik in der ZNA:

- HCG (▶ 18.2.1, ▶ 18.2.2)
- Blutbild, Gerinnung
- Transvaginaler Ultraschall: Beurteilung von Uterusmyometrium (Myom? Polyp?), Endometrium (hoch aufgebaut, karzinomsuspekt?)
- Bei entsprechendem klinischem Verdacht: Bei V. a. Gerinnungsstörung internistische Vorstellung

Risikobewertung:

- Überperiodenstarke Blutung, schwere bis mäßige Anämie (Hb < 10 mg/dl), hämodynamisch instabil: lebensbedrohliche Blutung, Akutmaßnahmen erforderlich
- Unterperiodenstarke bis periodenstarke Blutung, Hb > 10 mg/dl, hämodynamisch stabil: nicht lebensbedrohliche Blutung, keine Akutmaßnahmen erforderlich, ggf. weitere diagnostische Maßnahmen im ambulanten oder stationären Setting erforderlich.

Akuttherapie

- Benigne (Myome, Polypen, Endometriumhyperplasie): Hysteroskopie und Abrasio, ggf. Laparoskopie
- Maligne (vorbekannt): Blutstillung, ggf. im operativen Setting

> Insbesondere Zervixkarzinome können mit lebensbedrohlichen vaginalen Blutungen einhergehen.

- Bei V. a. Malignität und stabiler Patientin: weitere Diagnostik/Biopsie/Bildgebung im weiteren Verlauf
- Bei Verletzung: operative Versorgung, Tetanusschutz überprüfen
- Volumengabe, ggf. Transfusion

Disposition

- Bei lebensbedrohlicher Blutung ist eine sofortige Intervention indiziert. Transfusionsindikation prüfen.
- Bei nicht lebensbedrohlicher Blutung ist die weitere, insbes. interventionelle Diagnostik und Therapie im Verlauf indiziert.

18.1.3 Gynäkologische Infektionen

STD ▶ 13.8.

18

First View

- Patientin wirkt schwer krank? Vorgehen nach ABCDE
- Vitalwerte auffällig? SOFA ≥ 2 → Sepsis?

Arbeitsauftrag für die Notaufnahme Erkennung einer aszendierenden Infektion, die potenziell zu Sepsis und Sterilität führen kann.

Definition Zu unterscheiden sind Infektionen der äußeren und inneren weiblichen Genitalorgane, wobei Infektionen des äußeren Genitals aszendieren und zu einer PID (Pelvic Inflammatory Disease), ggf. mit Abszedierungen und Peritonitis führen können. Die PID ist die häufigste Ursache der sekundären Sterilität.

Mastitis
Ebenfalls zu den gynäkologischen Infektionen zählt die Mastitis. Zu unterscheiden sind die Mastitis puerpuralis und non-puerpuralis.
Therapie: antibiotisch, ggf. operative Versorgung bei Abszedierung.
Wichtigste **DD:** inflammatorisches Mammakarzinom.

Differenzialdiagnosen

Gefährliche nicht verpassen:
- Extrauteringravidität
- Appendizitis
- Nephrolithiasis
- Ovarialtorsion
- Divertikulitis

Weitere Differenzialdiagnosen: Harnwegsinfekt.

Ätiologie

Äußeres Genitale:
- Herpes genitalis (meist Herpes-simplex-Viren 2)
- Bartholin-Abszess (Mischinfektion, Anaerobier, E. coli, Staphylokokken)
- Vulvovaginale Candidose (meist Candida albicans)
- Bakterielle Vaginose (meist Mischinfektion, häufigste Erreger: Gardnerella vaginalis, Anaerobier)

Inneres Genitale:
- Pelvic Inflammatory Disease: Infektion von Endomyometrium, Adnexen, ▶ Abb. 18.2. Häufigste Erreger: Chlamydia trachomatis, Neisseria gonorrhoeae (sexuell übertragbar!), Anaerobier
- Komplikationen: Tuboovarialabszess, Peritonitis, Sepsis

Diagnostisches Vorgehen

Fragen zu Beginn: Fieber? Reduzierter Allgemeinzustand?

Anamnese und Untersuchung:
- Anamnese zum Ereignis:
  - Sexualanamnese
  - Symptombeginn und -Verlauf
  - Begleitsymptomatik (Unterbauchschmerzen, Pruritus, Dysurie, Übelkeit/Erbrechen, Dyspareunie, übelriechender Fluor vaginalis)
- Vorgeschichte:
  - Rezidivierendes Ereignis? Gynäkologische/infektiologische Vorerkrankungen und -operationen
  - Kontrazeption? (liegendes Intrauterinpessar [IUP]!)
- Körperliche Untersuchung und Vitalparameter:
  - Beurteilung von Vulva, Vagina (Fluor vaginalis, Vaginalschleimhaut), Portio (Portioschiebeschmerz) und Abdomen

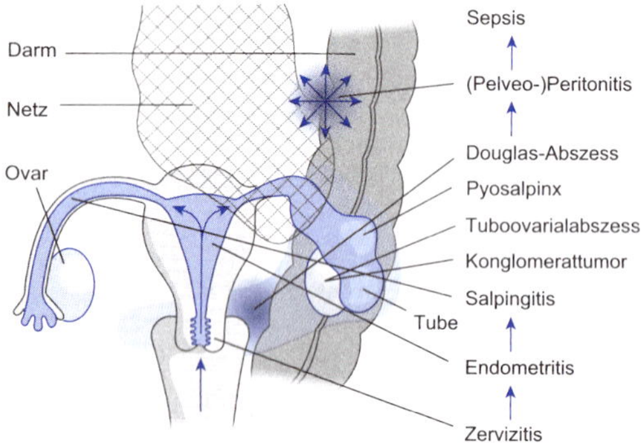

Abb. 18.2 Pelvic Inflammatory Disease [G923]

   - **Herpes genitalis** (meist Herpes-simplex-Viren 2): typische Bläschenbildung
   - **Bartholin-Abszess** (Mischinfektion, Anaerobier, E. coli, Staphylokokken)
   - **Vulvovaginale Candidose:** bröckeliger weißlicher Ausfluss, Pruritus, gerötete Vaginalschleimhaut
   - **Bakterielle Vaginose:** Fischgeruch, grau-wässriger Fluor, Pruritus, pH > 5
   - **Pelvic Inflammatory Disease** (Infektion von Endomyometrium, Adnexen): Unterbauchschmerz, rahmig-eitriger Fluor, Portioschiebeschmerz, druckdolentes Abdomen, ggf. Peritonismus, ggf. Fieber

Weiterführende Diagnostik in der ZNA:
- Blutbild, CRP, ggf. Procalcitonin
- Mikrobiologischer Vaginal- und Zervixabstrich
- Sonografie: Tuboovarialabszess? Freie Flüssigkeit?

Risikobewertung der PID:
- Low Risk: afebril, kreislaufstabil, subjektives Schmerzempfinden eher gering, keine Peritonitiszeichen
- High Risk: febril, Zeichen einer Sepsis, starke Schmerzen, Tuboovarialabszess

Akuttherapie
- **Herpes genitalis:** virostatische Therapie, z. B. mit Aciclovir
- **Bartholin-Abszess:** operative Abszessspaltung
- **Vulvovaginale Candidose:** antifungale Therapie z. B. mit Clotrimazol
- **Bakterielle Vaginose:** antibiotische Therapie, z. B. mit Metronidazol
- **PID:**
  - Low Risk: antibiotische Therapie ambulant möglich, z. B. mit Doxycyclin, Amoxicillin/Clavulansäure, Metronidazol
  - High Risk: stationäre Therapie z. B: mit Ceftriaxon, Doxycyclin, Metronidazol
- **Tuboovarialabszess:** Antibiose wie bei PID, operative Sanierung, i. d. R. laparoskopisch

Disposition
- An Mitbehandlung der Sexualpartner denken.
- Wiederaufbau der Vaginalflora nach Abschluss der antibiotischen Therapie.

18.2 Notfälle in der Schwangerschaft

18.2.1 Ektope Schwangerschaften

First View

- Hämodynamisch instabil? → Wenn ja, siehe hämorrhagischer Schock ▶ 13.1. Sofortige Info an Gynäkologie/OP
- Schnellstmöglich PoCUS-Untersuchung durchführen
- Beta-HCG im Urin

Arbeitsauftrag für die Notaufnahme Ziel ist es, Patientinnen mit EUG (Extrauteringravidität) rasch zu identifizieren und einzuschätzen, ob eine notfallmäßige Operation indiziert oder abwartendes Verhalten bzw. eine medikamentöse Therapie möglich sind.

! Jede Patientin im gebärfähigen Alter mit abdominalen Schmerzen und/oder Kreislaufinstabilität benötigt eine sofortige HCG-Bestimmung im Urin!

Definition Einnistung einer Schwangerschaft außerhalb des Cavum uteri, am häufigsten in der Tuba uterina (Tubargravidität). Eine Ruptur kann innerhalb kurzer Zeit zu schweren inneren Blutungen mit Schocksymptomatik führen. Sie muss als wichtige Differenzialdiagnose bei Unterbauchschmerzen stets bedacht werden.

Differenzialdiagnosen

Gefährliche nicht verpassen:

- Aortendissektion
- Ovarialzystenruptur

Weitere Differenzialdiagnosen:

- Ovarielles Überstimulationssyndrom mit Aszitesbildung
- Frühabort

Risikofaktoren

- Z. n. PID
- Liegendes IUP
- Z. n. EUG
- Z. n. Operation im Bereich der Adnexe

Diagnostisches Vorgehen

Fragen zu Beginn:

- Ist eine Schwangerschaft bekannt?
- Ist HCG positiv?
- Wann war die letzte Regelblutung? → Ausgebliebene Regelblutung oder Schmierblutungen?

Anamnese und Untersuchung:

- Anamnese zum Ereignis: Schmerzbeginn, -verlauf und -lokalisation
- Vorgeschichte:
  - Risikofaktoren?
  - Weitere Vorerkrankungen, bestehender Kinderwunsch?

- Körperliche Untersuchung und Vitalparameter: (einseitiger) Unterbauchschmerz, bei Ruptur Bild des akuten Abdomens

Weiterführende Diagnostik in der ZNA:

- FAST-Sonografie: freie Flüssigkeit?
- Vaginale Sonografie zur Darstellung der Adnexe: Darstellung einer Tubargravidität?
- Labor mit Blutbild, Gerinnung/präoperatives Labor sowie HCG quantitativ im Serum, Blutgruppe
- Bei entsprechendem klinischem Verdacht: bei V. a. Blutung Einkreuzen von Erythrozytenkonzentraten

Risikobewertung:

- Low Risk: moderate Beschwerden, keine freie Flüssigkeit, kreislaufstabil
- Intermediate Risk: ausgeprägte Beschwerden und/oder freie Flüssigkeit, kreislaufstabil
- High Risk: freie Flüssigkeit, **kreislaufinstabil**

Akuttherapie

- Low Risk: operative Therapie (Laparoskopie) zeitnah planen
- Intermediate Risk: eilige operative Therapie
- High Risk: sofortige operative Therapie

Disposition Patientinnen, die sich aufgrund einer typischen Symptomatik in der Notaufnahme vorstellen, sind bei Diagnosestellung einer EUG grundsätzlich einer operativen Therapie zuzuführen. Asymptomatische Zufallsbefunde können ggf. in einem Frühstadium medikamentös (Methotrexat) behandelt werden.

> Nach Einleitung der Akutmaßnahmen bei rhesusnegativen Patientinnen immer an die **Rhesusprophylaxe** denken!

18.2.2 Blutungen im 1. Trimenon

> **First View**
> Patientin hämodynamisch stabil? Wenn nein → Schock (▶ 13.1)

Arbeitsauftrag für die Notaufnahme Die Gesundheit der Schwangeren (Blutverlust) steht im Vordergrund der Therapie. Das Kind ist im 1. Trimenon nicht lebensfähig, somit stellt die Ursachenfindung in der Notfallversorgung eine untergeordnete Rolle dar, relevant ist hier die Stabilisierung und Beschwerdelinderung der Schwangeren.

Definition ▶ Tab. 18.2.

Differenzialdiagnosen

Gefährliche nicht verpassen: Extrauteringravidität.

Weitere Differenzialdiagnosen: Kontaktblutung nach Geschlechtsverkehr.

Ätiologie Ca. 50–70 % aller Schwangerschaften enden im Abort. Häufig gibt es keine eindeutige Ursache. Risikofaktoren sind zunehmendes Alter, habitueller

Tab. 18.2 Einteilung des Aborts

Form	Klinik	Prognose
Abortus imminens	Drohender Abort mit vaginaler Blutung, Schwangerschaft intakt, Muttermund geschlossen	Reversibel
Abortus incipiens	Beginnender Abort, Schwangerschaft irreversibel gestört (Herzaktion negativ), Blutung und Unterbauchschmerzen	Irreversibel
Missed Abortion	Verhaltener Abort, keine Blutung, Muttermund geschlossen, Herzaktion negativ	Irreversibel
Abortus incompletus	Unvollständiger Abort, Schwangerschaft teilweise ausgestoßen, Schwangerschaftsreste in utero persistierend, überperiodenstarke Blutung und wehenartige Schmerzen	Irreversibel
Abortus completus	Vollständiger Abort. Keine Schwangerschaftsreste mehr in utero darstellbar. Überperiodenstarke Blutung und wehenartige Schmerzen, evtl. spontan sistierend	Irreversibel
Febriler/Septischer Abort	Fieberhafter Abort aufgrund von Infektion von Abortresten und Gebärmutter, der komplikativ zur Sepsis führen kann	Irreversibel

Abort, endokrinologische (Polyzystisches Ovarialsyndrom, Schilddrüsenerkrankungen, Diabetes mellitus, Corpus-luteum-Insuffizienz), anatomische Ursachen (Uterus bicornis, Myome), Gerinnungsstörungen (Antiphospholipidsyndrom), Chromosomenaberrationen, mütterliche Infektionen.

Diagnostisches Vorgehen

Fragen zu Beginn:

- Stärke der Blutung
- Liegt ein Mutterpass vor? (Letzte Regelblutung? Wurde im Vorfeld bereits eine Herzaktion festgestellt? Blutgruppe?)

Anamnese und Untersuchung:

- Anamnese zum Ereignis: Blutungsbeginn (Auftreten nach Geschlechtsverkehr?), Blutungsstärke (unter-/über-/periodenstark), Unterleibsschmerzen?
- Vorgeschichte:
  - Wievielte Schwangerschaft/Entbindungsmodi (Sectio?)?
  - Z. n. Abort?
  - Natürliche Konzeption oder Kinderwunschbehandlung?
- Körperliche Untersuchung und Vitalparameter:
  - Vaginale Untersuchung: Einschätzung der Blutungsstärke/Abgang von schwangerschaftstypischem Material? Eröffnung des Muttermundes?
  - Transvaginalsonografie: Schwangerschaftsmaterial in utero? Herzaktion? Hämatom? Adnexe unauffällig?

Weiterführende Diagnostik in der ZNA:

- Bestimmung der Blutgruppe, wenn kein Dokument (Mutterpass) vorliegend
- Bei entsprechendem klinischem Verdacht: bei Fehlen von Schwangerschaftsmaterial in utero: HCG-Bestimmung im Serum (≥ 1000 mlU/ml → V. a. Extrauteringravidität!)

> **!** Ab einem HCG-Wert von ca. 1000 mIU/ml sollte eine Fruchthöhle intrauterin darstellbar sein. Ab ca. der 6.–7. SSW kann eine Herzaktion festgestellt werden.

Risikobewertung:
- Low Risk: Abortus imminens
- Intermediate Risk: irreversibler Abort, unterperiodenstarke Blutung, moderate Beschwerden, Patientin compliant, kein Hinweis auf Infektion
- High Risk: irreversibler Abort, überperiodenstarke Blutung, starke Beschwerden, ggf. Anzeichen einer Infektion

Akuttherapie
- Abortus imminens: ambulante Führung mit erneuter Kontrolle in der betreuenden gynäkologischen Praxis möglich. Supportive Maßnahmen: körperliche Schonung, Verzicht auf Geschlechtsverkehr, Magnesium oral, Progesteronsubstitution vaginal
- Intermediate Risk: in Absprache mit der Patientin, Versuch der konservativen Behandlung mit Analgesie und regelmäßigen Kontrollen bis zum vollständigen Abort möglich. Bei nicht vollständigem Abort oder auf Wunsch der Patientin jederzeit Switch auf Abortabrasio möglich.
- High Risk: eilige operative Ausräumung (Abortabrasio)
- Bei Rhesusfaktor-negativen Patientinnen Applikation der Anti-D-Prophylaxe bei jeder Blutung in der Schwangerschaft.

Disposition Terminungenauigkeiten können in der Frühschwangerschaft zur Fehldiagnose eines irreversiblen Aborts führen, weswegen gerade in frühen Schwangerschaftswochen eine Bestätigung der Diagnose im Verlauf wichtig ist.

18.2.3 Blutungen im 2. und 3. Trimenon

> **First View**
> - Fetus lebensfähig (≥ 23+5 SSW)? → Therapie von Mutter *und* Kind
> - Vitalzeichen Mutter (Kreislaufinstabilität?)
> - Vitalzeichen Kind (Herzaktion, CTG, Doppler)

Arbeitsauftrag für die Notaufnahme Erkennen von Blutungsursachen und Einschätzen, ob ein sofortiges Beenden der Schwangerschaft aus mütterlicher oder fetaler Indikation erforderlich ist.

> **!**
> - Ab **SSW 23+5** stets Maximaltherapie (Lungenreife, ggf. Neuroprotektion) des Fetus.
> - Ab SSW 22+5 kann nach ausführlicher Beratung auf Wunsch der Mutter eine Maximaltherapie durchgeführt werden.
> - Bis zum Erreichen der Lebensfähigkeit steht die Gesundheit der Mutter im Vordergrund, die notfallmäßige Entbindung des Fetus hat keine Indikation, ▶ 18.2.2.

Definition Vaginale Blutung nach der 13. SSW bis zur Geburt.
Aufgrund der klinischen Relevanz fokussieren sich die folgenden Ausführungen auf Blutungen ab der 23+5 SSW.

Differenzialdiagnosen
- Kontaktblutung nach Geschlechtsverkehr
- Hämorrhoiden

Ätiologie
- Physiologisch: Zeichnungsblutung, Schleimpfropfabgang
- Pathologisch:
  - Uterusruptur
  - Placenta praevia
  - Vorzeitige Plazentalösung
  - Insertio velamentosa (▶ Abb. 18.3)
  - Vasa praevia

Diagnostisches Vorgehen
Fragen zu Beginn: Schwangerschaftswoche, Kreislaufstabilität, kindliche Asphyxie, Begleitsymptome.
Anamnese und Untersuchung:
- Anamnese zum Ereignis: Blutungsbeginn (Geschlechtsverkehr?) und -stärke? (unter-/über-/periodenstark), Begleitsymptome insbes. Schmerzen (Wehen?)
- Vorgeschichte: Vorerkrankungen (Gerinnungsstörungen), Vorherige Schwangerschaften/Entbindungsmodi (Sectio?), bisheriger Schwangerschaftsverlauf? Plazentaanomalien bekannt?
- Symptomatik ▶ Tab. 18.3

Weiterführende Diagnostik in der ZNA:
- Labor mit Blutbild, Gerinnung (PTT, INR, Fibrinogen, D-Dimere), Organparameter, Entzündungsparameter
- Sonografie mit Doppler, Fetometrie, Beurteilung von Plazenta und Nabelschnur
- Vorsichtige vaginale Spekulumuntersuchung

Risikobewertung:
- Low Risk: asymptomatischer Zufallsbefund
- Intermediate Risk: symptomatischer (Blutung) Befund ohne vitale Bedrohung von Mutter oder Kind (Kreislaufstabilität der Mutter, CTG)
- High Risk: vitale Bedrohung von Mutter oder Kind

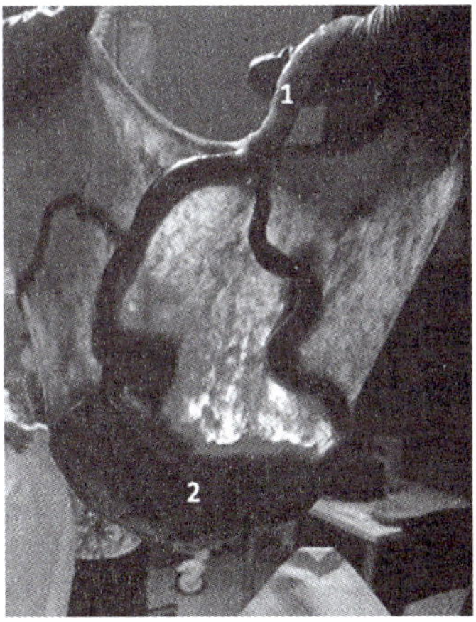

Abb. 18.3 Insertio velamentosa als Zufallsbefund nach komplikationslosem Spontanpartus. 1: Nabelschnur, 2: Plazenta [M1161]

Akuttherapie Transfusionsbereitschaft herstellen!
Placenta praevia:
- Bei Blutungsfreiheit sowie Stabilität von Mutter und Kind → elektive Sectio caesarea ab SSW 37+0

Tab. 18.3 Differenzialdiagnose der vaginalen Blutung im 2./3. Trimenon

	Definition	Klinik	Diagnostik
Placenta praevia	Plazenta liegt vor dem inneren Muttermund	Schmerzlose Blutung bei primär beschwerdefreier Schwangeren	**Cave:** keine vaginale Manipulation Sonografie
Vorzeitige Plazentalösung	Partielle oder vollständige Ablösung der Plazenta vor Geburt des Kindes	Plötzliche starke Unterleibsschmerzen (Dauerschmerz), vaginale Blutung nicht obligat (retroplazentäres Hämatom), druckdolenter, brettharter Uterus (Dauerkontraktion)	Sonografie, pathologisches CTG
Uterusruptur	▶ 18.3.4	Wehensturm → Zerreißungsschmerz → Sistieren der Wehen, Bandl-Furche, ggf. Kindsteile im Abdomen tastbar, vaginale Blutung nicht obligat (Blutung intraabdominal)	Sonografie, pathologisches CTG, bei vollständiger Uterusruptur hämorrhagischer Schock
Insertio velamentosa	Nabelschnur inseriert nicht an der Plazenta, sondern ungeschützt an den Eihäuten	Schmerzlose plötzliche Blutung, Mutter initial beschwerdefrei	Sonografie, pathologisches CTG
Vasa praevia	Nabelschnurgefäße inserieren an den Eihäuten vor dem inneren Muttermund. Symptomatisch durch Blutung bei Blasensprung		
Zeichnungsblutung/Schleimpfropfabgang	Physiologischer Vorgang bei Geburtsbeginn	Leichte Blutung, spontan sistierend, im zeitlichen Zusammenhang mit der beginnenden Wehentätigkeit	CTG physiologisch, ggf. mit beginnender Wehentätigkeit

- Bei Blutungsepisode mit spontanem Sistieren vor der 34+0 SSW stationäre Observatio, Lungenreife und Tokolyse nach Indikation
- Bei persistierender verstärkter Blutung und/oder pathologischem CTG sofortige Beendigung der Schwangerschaft per Sectio

Vorzeitige Plazentalösung:

- Bei unvollständiger Lösung ohne Beeinträchtigung von Mutter oder Kind kann die Schwangerschaft zur Durchführung der Maximaltherapie unter strenger Überwachung und Sectiobereitschaft prolongiert werden.
- Bei starkem Blutverlust oder pathologischem CTG sofortige Entbindung per Sectio

Couvelaire-Syndrom (Apoplexia uteri)
Gefährliche Komplikation der vorzeitigen Plazentalösung. Die Einblutung in das Myometrium führt zu Minderperfusion und Uterusatonie.

Uterusruptur: ▶ 18.3.4.
Insertio velamentosa/Vasa praevia:
- Bei asymptomatischem Zufallsbefund: Aufklärung und engmaschige Betreuung der Patientin. Elektive Sectio frühestmöglich (35.–38. SSW)
- Bei Blasensprung mit oder ohne Blutung sofortige Entbindung per Sectio

Disposition
- Bei Rhesusnegativität der Mutter und Blutung in der Schwangerschaft Anti-D-Prophylaxe verabreichen.
- Bei Blutungen am schwangeren Uterus besteht immer das Risiko einer Koagulopathie.

18.2.4 Präeklampsie und HELLP-Syndrom

First View
- Unmittelbare Gefahr für die Mutter: Anzeichen einer erniedrigten Krampfschwelle (Augenflimmern, Hyperreflexie), Blutdruck, Gerinnung
- Wie geht es dem Kind: CTG (Kardiotokogramm)/Doppler pathologisch?

Arbeitsauftrag für die Notaufnahme Ziel ist, die Gefahr für Mutter und Kind einzuschätzen und die Komplikationen eines eklamptischen Anfalls oder eines intrauterinen Fruchttodes (IUFT) zu vermeiden.

Definition Schwangerschaftsassoziierte Pathologien, Auftreten frühestens in der 20. SSW bis maximal 42. Wochenbetttag, meist im 3. Trimenon.

Präeklampsie: Jeder (auch vorbestehend) erhöhte RR > 140/90 mmHg mit mindestens einer neu aufgetretenen Organmanifestation (Niere, Leber, Plazenta, Lunge, ZNS, hämatologisch, ▶ Abb. 18.4), die mit keiner anderen Ursache erklärbar sind. Jeder (auch vorbestehend) erhöhte RR > 140/90 mmHg mit laborchemisch erhöhten Präeklampsie-Markern.

HELLP-Syndrom: Schwangerschaftsassoziierte Laborkonstellation mit Hämolyse, erhöhten Transaminasen und Thrombozytopenie. Häufige Assoziation mit Präeklampsie.

Differenzialdiagnosen
Gefährliche nicht verpassen:
- Lungenarterienembolie
- Schwangerschaftscholestase, Hepatitis

Weitere Differenzialdiagnosen:
- Isolierter präexistenter Hypertonus
- Essenzielle Thrombozytopenie

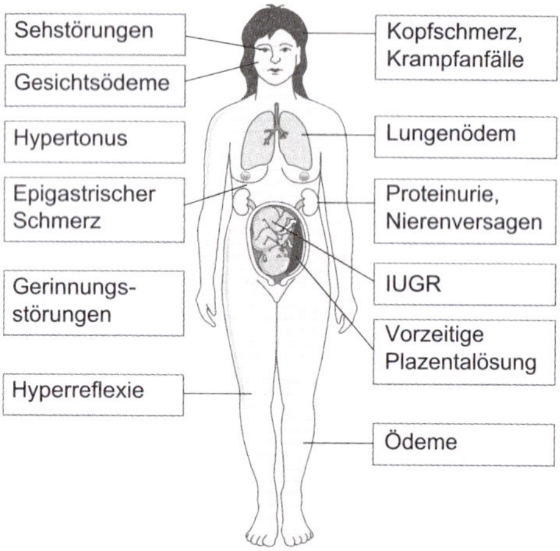

Abb. 18.4 Manifestationen von schweren Komplikationen bei der Präeklampsie (nach Report of the National High Blood Pressure Education Programm 2000) [L157]

Ätiologie Gestörte Trophoblasteninvasion → Fehlentwicklung des plazentaren Gefäßbettes → Erhöhung des uteroplazentaren Gefäßwiderstandes und Dysfunktion des maternalen Endothels → systemische Blutdrucksteigerung, Störung des Gerinnungssystems, Endorganschäden.

Diagnostisches Vorgehen

Fragen zu Beginn: Neurologische Symptomatik?

Anamnese und Untersuchung:

- Anamnese zum Ereignis:
  - Augenflimmern/Sehstörungen, Übelkeit, Oberbauchschmerzen, Ödembildung (starke Gewichtszunahme), Dyspnoe, Cephalgien
  - Welche SSW (Schwangerschaftswoche)?
- Vorgeschichte:
  - Hypertonus seit wann bekannt?
  - Vormedikation
  - Präeklampsie in früheren Schwangerschaften?
- Körperliche Untersuchung und Vitalparameter:
  - Muskeleigenreflexe verstärkt?
  - Periphere Ödeme?
  - Blutdruckmessung beidseits

Weiterführende Diagnostik in der ZNA:

- Labor mit kleinem Blutbild (Thrombozyten, Hb), Haptoglobin, LDH, Transaminasen, Bilirubin, Kreatinin/GFR, Eiweiß/Albumin im Serum, Gerinnung mit PTT, INR, AT III, Fibrinogen
- Proteinurie: 24h-Sammelurin (> 0,3 g/d)
- Sonografie:
  - Fetometrie: SGA (Small for Gestational Age), IUGR (Intrauterine Growth Retardation)
  - Fetomaternale Doppleruntersuchung

Risikobewertung:

- Low Risk: Unter antihypertensiver Therapie klinisch stabile Patientin ohne Hinweis auf ein beginnendes HELLP-Syndrom, Eklampsie, Gerinnungskomplikationen oder Lungenödem. Kein Hinweis auf Gefährdung des Kindes durch Plazentainsuffizienz.
- Intermediate Risk: Therapieresistente arterielle Hypertonie, Zeichen einer Plazentainsuffizienz mit Wachstumsrestriktion, Ödeme (beginnendes Lungenödem), laborchemischer Nachweis von zunehmenden Organbeteiligungen (Leber, Gerinnung, Niere), beginnendes HELLP-Syndrom.
- High Risk: Eklamptischer Anfall, fortgeschrittenes HELLP-Syndrom, nicht medikamentös beherrschbarer hypertensiver Notfall, PRES (Posteriores reversibles Enzephalopathie-Syndrom), zerebrale Blutungen, Leberkapselhämatom, Gerinnungsentgleisung/DIC, schweres Lungenödem, pathologisches CTG/Doppler, vorzeitige Plazentalösung.

Akuttherapie

- Low Risk:
  - Stationäre fetomaternale Überwachung (Blutdruck, Labor, Klinik, CTG/Doppler)
  - Medikamentöse Blutdruckeinstellung (z. B. mit α-Methyldopa, Betablocker; Ziel-RR 130–150/80–100 mmHg)
- Intermediate Risk:
  - Stationäre fetomaternale Überwachung unter Sectiobereitschaft
  - Versuch der Prolongation der Schwangerschaft bis zur 34 + 0 SSW (medikamentöse Lungenreife und Neuroprotektion initiieren)
  - Antihypertensive Therapie (RR > 150–160/100–110 mmHg senken)
  - Krampfprophylaxe mit Magnesium i. v. (Antidot Calciumgluconat 1 g i. v.)
- High Risk: Generell gilt: Stabilisierung der Mutter und sofortige Entbindung anstreben!
  - Eklamptischer Anfall: ▶ 18.2.5
  - Hypertensive Krise: Urapidil (6,25 mg langsam i. v. als Bolus, danach 3–24 mg/h als Perfusor), Dihydralazin (5 mg langsam i. v. als Bolus, danach 2–20 mg/h als Perfusor), Nifedipin (5–10 mg p. o., ggf. Wiederholung nach 30 Min.)
  - Bei Gerinnungs- und Blutungskomplikationen Transfusionsbereitschaft herstellen, ggf. Gerinnungsfaktoren substituieren.
  - HELLP-Syndrom: I. d. R. schubweiser Verlauf, nach Möglichkeit Sectio im Thrombozytenanstieg anstreben.
  - Akutes Lungenödem: Sauerstoffgabe, Nitroglycerin (0,4–0,8 mg s. l., dann 2–10 ml/h i. v. als Perfusor), Furosemid 10–20 mg i. v., ggf. Wiederholung in erhöhter Dosis.

Disposition Die einzige kurative Therapie ist die Beendigung der Schwangerschaft. Auch postpartal können schwerwiegende Komplikationen auftreten (siehe bei „High Risk“). Die Patientin ist über das Wiederholungsrisiko und entsprechende Maßnahmen (ASS-Prophylaxe bis SSW 34 + 0) in einer Folgeschwangerschaft aufzuklären.

In der Praxis ist das Erkennen einer Präeklampsie häufig erschwert, da die Symptomatik in vielen Fällen physiologischen Schwangerschaftsbeschwerden ähnelt.

18.2.5 Eklampsie

First View
- Vitalparameter der Mutter
- Herzaktion des Kindes

Arbeitsauftrag für die Notaufnahme Durchbrechung des Krampfes zur Stabilisierung und zeitnahe Entbindung anstreben.

Definition Im Rahmen einer Schwangerschaft auftretender tonisch-klonischer Krampfanfall, der nicht durch andere Ursachen erklärbar ist, i. d. R. assoziiert mit einer Präeklampsie.

Differenzialdiagnosen
Gefährliche nicht verpassen:
- Hypoglykämie, Elektrolytstörungen
- Hirnvenenthrombose
- Enzephalitis

Weitere Differenzialdiagnosen:
- Vorbestehende Epilepsie
- Psychogener Krampfanfall

Ätiologie Auftreten bei 2–3 % der schweren Präeklampsiefälle und in 0,6 % der leichten Präeklampsiefälle.

Diagnostisches Vorgehen
Fragen zu Beginn:
- Liegt sicher eine Eklampsie als Ursache des Krampfanfalls vor?
- Herzaktion des Kindes positiv?

Anamnese und Untersuchung:
- Anamnese zum Ereignis:
  - Prodromi: Hypertonie, Kopfschmerzen, Visusstörungen
  - Präeklampsie/Hypertonus vorbekannt?

Bei 25 % der Eklampsien treten keine Prodromi auf.

- Körperliche Untersuchung und Vitalparameter:
  - Vitalparameter mit Sauerstoffsättigung der Mutter
  - CTG-Überwachung nach Möglichkeit durchgehend

Weiterführende Diagnostik in der ZNA: BGA, HELLP-Labor.

Risikobewertung: Der eklamptische Anfall stellt eine vitale Bedrohung für Mutter und Kind dar und erfordert ein sofortiges Handeln.

Akuttherapie
- 4 g Magnesium langsam i. v. als Bolus, danach Magnesiumperfusor mit Erhaltungsdosis 1–2 g/h. Bei Persistenz 10 mg Diazepam i. v.
- Sauerstoffgabe
- Traumaprophylaxe
- Ggf. antihypertensive Therapie
- Indikation zur Entbindung nach Beendigung des Krampfes per Notsectio evaluieren

Disposition Fortführung der Krampfprophylaxe auch postpartal per Magnesiumperfusor und engmaschige Überwachung der Vitalparameter. Neurologische Diagnostik anschließen zum Ausschluss von Komplikationen wie PRES und zerebralen Blutungen.

18.3 Geburtshilfliche Notfälle

18.3.1 Komplikationen beim vorzeitigen Blasensprung

First View
CTG → drohende kindliche Asphyxie?

Triple I (Amnioninfektionssyndrom)

Definition „intrauterine infection or inflammation or both"

- Maternales Fieber (> 39,0 °C bzw. 2 × 38,0 °C mit 30minütigem Abstand)
- + Fetale Tachykardie (> 160 bpm > 10 Min.) oder maternale Leukozytose (>15.000/µl) oder purulenter Fluor vaginalis
- + Nachgewiesene Infektion (aus Fruchtwasser, Plazenta, Eihäuten etc.)

Differenzialdiagnosen Fieber/Infektion anderer Genese.

Ätiologie Häufige Assoziation mit einem vorzeitigen Blasensprung mit nachfolgender Aszension von vaginalen Keimen, insbes. GBS (Gruppe B Streptokokken).

Diagnostisches Vorgehen
Anamnese und Untersuchung:

- Anamnese zum Ereignis: Zeitpunkt des Blasensprungs, protrahierter Geburtsverlauf, GBS-Besiedelung bekannt?
- Körperliche Untersuchung und Vitalparameter: druckdolenter Uterus, fötides Fruchtwasser, Fieber, ggf. Schüttelfrost, Wehentätigkeit

Weiterführende Diagnostik in der ZNA: Infektlabor, Gerinnung inkl. Fibrinogen, CTG (tachykard), mikrobiologischer Vaginalabstrich.

Akuttherapie

- Kalkulierte Initialtherapie z. B. mit Ampicillin oder Cefuroxim
- Schwangerschaft beenden

Komplikationen:

- Mutter: Gerinnungskomplikationen, Endomyometritis
- Kind: Neugeboreneninfektion

Nabelschnurvorfall

Definition Vorfall der Nabelschnur vor das vorangehende Kindsteil in die Vagina mit Gefahr der Nabelschnurkompression und Asphyxie des Kindes.

Ätiologie Assoziation mit Blasensprung bei nicht fest im Becken sitzendem vorangehendem Kindsteil (Risikofaktor: andere Kindslage als Schädellage).

Diagnostisches Vorgehen
Untersuchung:

- Plötzlich pathologisches CTG nach Blasensprung
- Nabelschnur bei der vaginalen Untersuchung vor dem Muttermund tastbar

Akuttherapie
- Bolustokolyse mit 12,5–25 µg Partusisten intrapartal (Fenoterol), ggf. Oxytocininfusion stoppen
- Beckenhochlagerung
- Manuelles intravaginales Hochschieben des vorangehenden Teils zur Dekompression der Nabelschnur (Kontrolle: Nabelschnur pulsiert) bis zur Entbindung des Kindes
- Notsectio

18.3.2 Schulterdystokie

Definition Geburtsstillstand nach Geburt des Kopfes durch Fehleinstellung des kindlichen Schultergürtels im Geburtskanal.

Ätiologie Risikofaktoren: fetale Makrosomie (z. B. bei Gestationsdiabetes der Mutter), Adipositas, Z. n. Schulterdystokie.

Diagnostisches Vorgehen
Untersuchung:
- „Turtle-Phänomen“: Kopf zieht sich bei Wehe in die Vagina zurück
- Äußere Kopfdrehung bleibt aus

Akuttherapie
- Bolustokolyse mit 12,5–25 µg Partusisten intrapartal (Fenoterol), ggf. Oxytocininfusion stoppen
- Nicht am Kopf ziehen, keinen Fundusdruck ausüben!
- Suprasymphysärer Druck
- McRoberts-Manöver (1. Wahl, Versuch der Lösung des kindlichen Schultergürtels durch Erweiterung des Beckenringumfangs; ▶ Abb. 18.5): 3 × 3 Ausführungen
- Gaskin-Manöver: Vierfüßlerstand
- Innere Manöver durch manuelles Eingehen in die Vagina und Episiotomie:
  - Rubin-Manöver: Lösen der vorderen Schulter entlang des kindlichen Rückens
  - Woods-Manöver: Lösen der hinteren Schulter entlang der kindlichen Brust
  - Lösen des hinteren Arms über den Bauch des Kindes (→ Mitbewegung des Schultergürtels)
  - Ultima ratio: Zavanelli-Manöver (Kopf wird von vaginal in den Geburtskanal zurückgeschoben und Entbindung per Notsectio)

Komplikationen: Asphyxie, Armplexusparese, Oberarmfraktur.

Disposition Relevant bei allen oben genannten Notfällen ist die interdisziplinäre Zusammenarbeit, insbes. die frühzeitige Organisation der neonatologischen Versorgung.

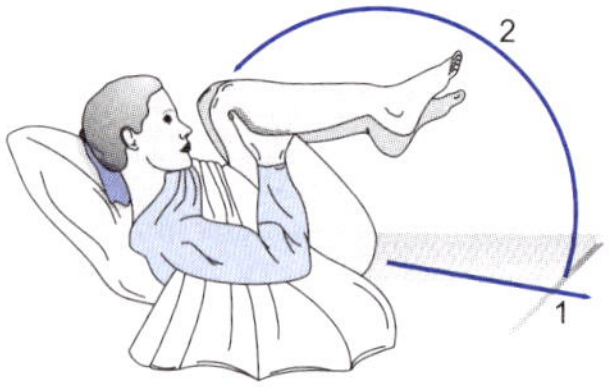

Abb. 18.5 McRoberts-Manöver [L141]

18.3.3 Fruchtwasserembolie

First View
- Kreislaufinstabilität?
- Dyspnoe?
- Blutungszeichen?

Arbeitsauftrag für die Notaufnahme Erkennen der seltenen Diagnose der Fruchtwasserembolie sowie sofortige Einleitung von therapeutischen Maßnahmen.

Definition Fruchtwassereintritt in den mütterlichen Kreislauf über uterine Gefäße. Embolischer Verschluss insbes. der Lungenstrombahn mit möglicher Folge eines Herzversagens. Massive systemische Inflammation und Gerinnungsaktivierung aufgrund der thromboplastischen Eigenschaften von Fruchtwasser.

Die Symptomatik ist akut einsetzend und der Verlauf innerhalb kürzester Zeit lebensbedrohlich.

Differenzialdiagnosen **Gefährliche nicht verpassen:**
- Lungenarterienembolie
- Myokardinfarkt
- Präeklampsie/Eklampsie

Ätiologie Auftreten unter Geburt und bis zu 48 h postpartal möglich. Spezielle Risikofaktoren sind Geburtsverletzungen (z. B. Zervixriss), Uterusruptur, vorzeitige Plazentalösung, Sectio caesarea, Bauchtrauma, Placenta praevia.

! Klassische Symptomtrias bei Fruchtwasserembolie: plötzliche Hypoxie, Hypotonie, DIC (disseminierte intravasale Gerinnung).

Diagnostisches Vorgehen
Anamnese und Untersuchung:
- Anamnese zum Ereignis:
  - Bisheriger Geburtsverlauf, Kind bereits entbunden?
  - Risikofaktoren (siehe oben) bekannt?
  - Prodromi: Agitiertheit, Apathie, Lichtempfindlichkeit, Kältegefühl
- Körperliche Untersuchung (insbes. Herzgeräusche!) und Vitalparameter:
  - Monitoring der Vitalparameter
  - Klinik: Dyspnoe, Zyanose, plötzliche Hypotension, Krämpfe, Somnolenz, Herzstillstand infolge von akutem Rechtsherzversagen
  - Ggf. Hämorrhagie durch Verbrauchskoagulopathie
  - Fetale Hypoxie

Weiterführende Diagnostik in der ZNA:
- Erweitertes Labor mit Blutbild, Herzenzymen, BNP, Gerinnung (PTT, INR, AT III, Fibrinogen, D-Dimere), Transaminasen, Nierenwerte
- BGA
- EKG
- Kardiale Sonografie, wenn möglich transösophageal
- Wenn kreislaufstabil, CT Thorax mit Kontrastmittel

Risikobewertung: Eine Fruchtwasserembolie ist immer als lebensbedrohlich zu werten. Die Mortalität ist hoch (Literaturangaben schwanken zwischen 20–80 %). Todesursächlich sind Herzkreislaufversagen, ARDS, Multiorganversagen und hämorrhagischer Schock.

Akuttherapie

- Reanimationsbereitschaft herstellen
- Die Stabilisierung der Mutter hat Vorrang vor der Stabilisierung des Kindes
- Lagerung: Oberkörper erhöht
- Transfusionsbereitschaft herstellen
- Sauerstoffgabe, ggf. Beatmung mit PEEP
- Kardiovaskuläre Stabilisierung mittels Katecholamingabe
- Therapie der Koagulopathie mittels Gerinnungsfaktoren (Fibrinogen, Tranexamsäure)
- Bei Hämorrhagie frühzeitige Eskalation der Maßnahmen (z. B. Hysterektomie)
- Postpartal Uterotonika

Disposition Bei frustraner Reanimation nach 3–5 Min. Evaluation Notsectio/vaginal-operative Entbindung, ebenso bei erfolgreicher Reanimation zeitnahe Entbindung anstreben.

Prognose: 6–61 % bleibende neurologische Schäden bei der Mutter, 24–50 % beim Kind. Mütterliche Letalität: 20–80 %!

18.3.4 Uterusruptur

First View
Kreislaufstabilität der Mutter.

Arbeitsauftrag für die Notaufnahme Differenzieren einer drohenden Uterusruptur von normaler Wehentätigkeit anhand von Risikofaktoren und Klinik sowie Anstreben der sofortigen Entbindung bei Diagnosestellung.

Definition

- Inkomplette Uterusruptur: Myometrium teils oder vollständig rupturiert mit intakter Serosa
- Komplette Uterusruptur: Myometrium mit Serosa vollständig rupturiert
- Gedeckte Ruptur: Komplette Uterusruptur mit Deckung des Risses durch ein anderes Organ (z. B. Harnblase)

Differenzialdiagnosen

Gefährliche nicht verpassen:

- Vorzeitige Plazentalösung
- Placenta praevia
- Vasa praevia/Insertio velamentosa

Weitere Differenzialdiagnosen:

- Physiologischer Wehenschmerz
- Zeichnungsblutung

Ätiologie Risikofaktoren: Z. n. Uterusoperationen, insbes. Z. n. Sectio caesarea, Lageanomalie (Querlage), Wehensturm nach medikamentöser Einleitung.

Diagnostisches Vorgehen

Anamnese und Untersuchung:

- Anamnese zum Ereignis:
  - Wehenabstände, ungewöhnlich starker Wehenschmerz?
  - Übergang der drohenden zur manifesten Ruptur: typischerweise Wehensturm → Zerreißungsschmerz → Sistieren der Wehen
- Vorgeschichte: siehe Risikofaktoren
- Körperliche Untersuchung und Vitalparameter:
  - Vaginale Blutung nicht obligat (Blutung nach intraabdominal möglich)
  - Bei drohender Ruptur stark schmerzhafte und hyperfrequente Wehen, Bandl-Furche. Beeinträchtigung des Kindes nicht obligat
  - Bei manifester Uterusruptur akute Zustandsverschlechterung von Mutter (hämorrhagischer Schock) und Kind, Zerreißungsschmerz, danach Sistieren der Wehentätigkeit. Ggf. kindliche Teile intraabdominell tastbar

Weiterführende Diagnostik in der ZNA:

- Sonografie: bei drohender Ruptur keine sichere Diagnostik per Ultraschall möglich, bei eingetretener Ruptur freie Flüssigkeit und Kindsteile außerhalb des Uterus
- Labor mit Blutbild, Gerinnung (INR, PTT, Fibrinogen)

Risikobewertung: Sowohl eine drohende als auch eine eingetretene Uterusruptur sind als akuter Notfall zu werten und erfordern die sofortige Beendigung der Schwangerschaft per Sectio.

Akuttherapie

- Drohende Uterusruptur: i. v. Tokolyse, bei medikamentöser Geburtseinleitung sofortige Beendigung, wenn möglich, sofortige Beendigung der Schwangerschaft per sectionem
- Stattgehabte Uterusruptur: sofortige Beendigung der Schwangerschaft per sectionem, operative Versorgung der Ruptur, ggf. Hysterektomie. Volumen- und Schocktherapie
- Transfusionsbereitschaft herstellen!

Disposition Bei liegender PDA kann die Symptomatik einer Uterusruptur maskiert sein, was die Diagnose erschwert („stille Uterusruptur").

Eine Uterusruptur kann auch postpartal diagnostiziert werden, → siehe Ursachen der postpartalen Blutung ▶ 18.3.5.

18.3.5 Postpartale Blutungen

First View

- Kreislaufsituation der Mutter
- Geschätzter Blutverlust

Arbeitsauftrag für die Notaufnahme Ursachenspezifische Notfalltherapie einleiten mit dem Ziel der Kreislaufstabilisierung.

Definition

- Blutverlust > 500 ml nach vaginaler Geburt
- Blutverlust > 1000 ml nach Sectio caesarea

- Primäre postpartale Blutung: innerhalb von 24 h post partum (95 % aller postpartalen Blutungen)
- Sekundäre postpartale Blutung: 24 h bis 12 Wo. post partum

Differenzialdiagnosen **Gefährliche nicht verpassen:** Fruchtwasserembolie.

Ätiologie: „4 T's"
- Tissue: Plazentareste
- Tonus: Uterusatonie
- Trauma: Verletzung der Geburtswege (Uterusruptur, Zervixriss, Scheiden- und Dammverletzungen, Inversio uteri)
- Thrombin: Koagulopathie (z. B. Thrombozytopenie bei HELLP, DIC, vorbestehende Gerinnungsstörungen, Medikamenteneinnahme)

Diagnostisches Vorgehen

Fragen zu Beginn:
- Plazenta geboren und vollständig?
- Uterus kontrahiert?
- Koagulopathie bekannt?

Anamnese und Untersuchung:
- Anamnese zum Ereignis: Geburtsverlauf und -zeitpunkt? Protrahierte Geburt? Medikamentöse Geburtseinleitung? Besonderheiten (Gemini, fetale Makrosomie, Myome)?
- Vorgeschichte: Vorerkrankungen bekannt? (Uterusanomalien wie Myome, Uterus bicornis, Koagulopathien, Voroperationen am Uterus)
- Körperliche Untersuchung und Vitalparameter:
  - Uteruskontraktion und -höhenstand
  - Spekulumeinstellung (Geburtsverletzungen)
  - Sonografie: Plazentareste, freie Flüssigkeit

Weiterführende Diagnostik in der ZNA:
- Labor mit Blutbild, Gerinnung (PTT, INR, Fibrinogen, AT III) und Organparametern
- BGA (pH, Hb, Kalzium)
- Bei entsprechendem klinischem Verdacht: bei V. a. Hyperfibrinolyse und wenn vorhanden: Thrombelastometrie

Risikobewertung: Der rasche und massive Blutverlust kann zu irreversiblen Endorganschäden (z. B. Nierentubulusnekrose, Myokardischämie) und Kreislaufstillstand aufgrund von Hypoxämie und Hypovolämie führen. Im Rahmen der Blutung besteht das Risiko einer DIC.

Akuttherapie (analog D-A-CH-Algorithmus)

Bis max. 30 Min nach Diagnosestellung:
- Zwei großlumige Zugänge legen und Transfusionsbereitschaft herstellen, Notfalllabor, Volumengabe
- 10–30 IE Oxytocin per Infusion
- Harnblase katheterisieren
- Uteruskompression (Credé-Handgriff, ▶ Abb. 18.6)

18

> Nie Oxytocin und Sulproston gleichzeitig applizieren (Kammerflimmern!).

Bis maximal 60 Min. nach Diagnosestellung:

- Plazentaretention: instrumentelle Nachtastung
- Geburtsverletzungen: Nahtversorgung bei Verletzungen des Geburtskanals, bei Uterusruptur Laparotomie
- Atonie: Sulproston 500 µg in 500 ml über Infusomat (3 Min. 500 ml/h, dann 7 Min. 250 ml/h, ab 10 Min. 120 ml/h und langsame Reduktion, max. 3 × 500 µg/24 h)
- Gerinnungsoptimierung: 2 g Tranexamsäure i. v., 2–4 g Fibrinogen i. v.

Bei Kreislaufinstabilität/hämorrhagischem Schock oder therapierefraktärer Blutung:

- Cavumtamponade, z. B. mit Ballonapplikation
- Zielkriterien:
  - Hb > 8 mg/dl
  - Thrombozyten > 50 Gpt/l
  - RR sys > 80 mmHg
  - pH > 7,2
  - Temperatur > 35 °C
  - Kalzium > 0,8 mmol/l

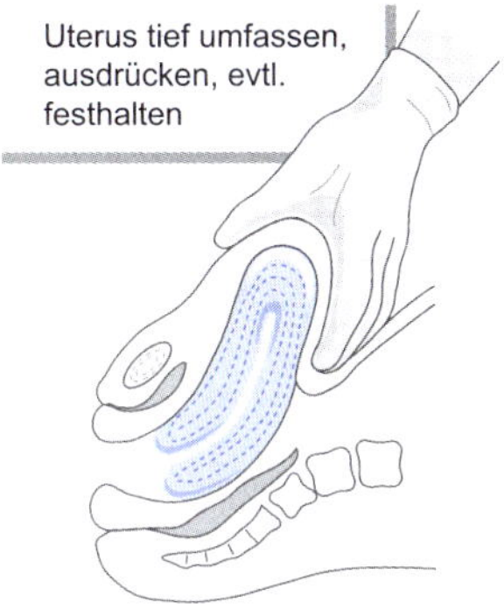

Abb. 18.6 Atonische Nachblutung nach vollständiger Plazentaausstoßung: Der mit Blutkoageln angefüllte Uterus wird mit dem Credé-Handgriff ausgedrückt und gehalten [L157]

Persistierende Blutung:

- Laparotomie, Abklemmen/Kompression der zuführenden Gefäße, Stabilisierung von Kreislauf und Gerinnung, ggf. rekombinanter Faktor VIIa
- Definitive chirurgische Therapie: Kompressionsnähte (z. B. nach Lynch), Gefäßligatur (Aa. uterinae), Hysterektomie, ggf. Embolisation (wenn interventionelle Radiologie verfügbar)

Disposition

- Häufige Fehlerquelle ist die Unterschätzung des Blutverlustes. Zur Quantifizierung können z. B. Nierenschalen verwendet werden.
- Die postpartale Blutung ist selten monokausal bedingt, eine Ursache führt hier zur nächsten, z. B. kann eine Plazentaretention zur Atonie führen.
- Eine Thromboseprophylaxe ist ab 24 h nach Beendigung der zur Blutung führenden Pathologie erforderlich.

19 HNO- und MKG-Notfälle

Lars Kummer

19.1 HNO-Notfälle 456
19.1.1 Schwindel 456
19.1.2 Epistaxis 459
19.1.3 Ohrenschmerzen 461
19.1.4 Akuter einseitiger Hörsturz 464
19.1.5 Tonsillitis/Pharyngitis 466

19.2 MKG-Notfälle 468
19.2.1 Fazialisparese 468
19.2.2 Kiefergelenkluxation 471
19.2.3 Gesichtsschmerz 472

19

19.1 HNO-Notfälle

Angioödem ▶ 12.2, Schwindel aus neurologischer Sicht ▶ 5.12

19.1.1 Schwindel

First View
- Liegen zusätzlich Schlaganfallsymptome vor → Stroke-Abarbeitung
- Vitalwerte stabil? Begleitsymptome?

Arbeitsauftrag für die Notaufnahme Differenzierung zwischen ungefährlichem vs. gefährlichem Schwindel sowie die richtige Fachzuordnung.

Definition Gleichgewichtsstörung, häufig assoziiert mit Übelkeit, Erbrechen, Angst.

Differenzialdiagnosen

Gefährliche nicht verpassen:
- Zentrale Schwindelursachen (Blutung, Ischämie, Tumor meist im Hirnstamm oder Kleinhirn)
- Einige nicht vestibuläre Ursachen (z. B. Lungenarterienembolie)

Weitere Differenzialdiagnosen:
- Phobischer Schwankschwindel: Schwankschwindel mit subjektiver Gangunsicherheit ohne Neurologie und ohne HNO-Befund, häufig bei Angst, Panik, Depression
- Zervikaler Schwindel: fragwürdige Entität, keine Red Flag außer bei Nackenschmerzen → Vertebralisgefäße? und Horner-Syndrom → Karotis?
- Morbus Menière: meist vorbekannt (Drehschwindelattacken > 20 Min.)
- Vestibuläre Migräne: lageabhängiger Dreh- und Schwankschwindel, Kopfschmerz möglich, Phono-/Photophobie (Kriterien der Bárány-Gesellschaft)
- Labyrinthitis, z. B. bei Otitis media
- Multifaktorieller Schwindel (Sehstörung, Hörstörung, Polyneuropathie)

Ätiologie
- Zentral vestibuläre Ursache = neurologische Pathologie, meist Kleinhirn, Hirnstamm
- Peripher vestibuläre Ursache = HNO-Pathologie in Bogengängen, Vestibulopathie, BPLS (Benigner paroxysmaler Lagerungsschwindel)
- Nicht vestibuläre Schwindelgenese = internistische Pathologie: Intoxikation, Orthostase, Medikamente, rhythmogen, Polyneuropathie, Elektrolytstörung, phobischer Schwindel (psychiatrische Pathologie)

Diagnostisches Vorgehen

Fragen zu Beginn:
- Liegen kontinuierliche Schwindelsymptome vor oder intermittierende?
- Liegen Begleitsymptome vor („Schwindel-plus")?
- Sind neurologische Defizite bemerkt worden? → Stroke
- Besteht ein kardiovaskuläres Risikoprofil?

Anamnese und Untersuchung:
- Anamnese zum Ereignis:

- Wann trat der Schwindel erstmalig auf? Situation exakt beschreiben lassen: z. B. Aufrichten, im Bett umdrehen etc. Ist der Schwindel lageabhängig?
- Liegt Drehschwindel vor? (Karussell, Raum/Bilder bewegen sich, im Engl. *vertigo/spinning*)
- Liegt Schwankschwindel vor? (Benommenheitsgefühl, schwummrig, wie auf einem Schiff, im Engl. *dizziness*)
- Gab es ein Trauma? Liegen Infektionszeichen vor? Liegen Begleitsymptome vor? (Kopfschmerz, Palpitationen, Doppelbilder)

- Vorgeschichte:
  - Sind ähnliche Ereignisse bekannt?
  - Gibt es HNO-Vorbehandlungen?
  - Wie ist das kardiovaskuläre Risikoprofil?
- Körperliche Untersuchung:
  - Vitalparameter
  - Gibt es neurologische Defizite, insbes. Hirnnerven (Hirnstamm) und Ataxie/Dysmetrie/Dysarthrie (Kleinhirn), Hemisymptomatik (Kortex)?
  - Blick in die Augen: Spontannystagmus? (ggf. unter Frenzelbrille)
  - Liegt ein Tinnitus oder Hörminderung vor?
- POCT: BGA mit BZ, weiteres Labor und EKG bei V. a. zentralvestibuläre und nicht vestibuläre Ursache
- Bildgebung:
  - cMRT bei Zeichen für zentralen Schwindel (HINTS-Test pathologisch, neurologisches Defizit, vertikaler Nystagmus, richtungswechselnder Nystagmus, Kopfschmerz, Meningismus)
  - CT bei Trauma

! **Eine Bildgebung ist indiziert bei V. a. zentrale Genese und wenn die gründliche Anamnese und Untersuchung (detaillierter Neuro-Scan) nicht kongruent zu einer peripher vestibulären oder nichtvestibulären Störung sind. Besonders achtsam ist vorzugehen bei permanenter Schwindelsymptomatik, bei allen zusätzlichen neurologischen Symptomen oder bei erhöhtem kardiovaskulärem Risikoprofil.**

Risikobewertung: ▶ Tab. 19.1.

Akuttherapie Bei eindeutiger Ursache entsprechende Therapie:

- BPLS hinterer Bogengang: Befreiungsmanöver nach Epley oder Semont (▶ Abb. 19.1), mehrmals wiederholen, ggf. Prämedikation mit Dimenhydrinat, bei ausreichendem Selbstmanagement auch zu Hause möglich
- BPLS lateraler Bogengang: Befreiungsmanöver nach Gufoni
- Einseitige Vestibulopathie (Neuritis vestibularis): symptomatisch Dimenhydrinat oder Ondansetron oder Promethazin für 1–3 d, Methylprednisolon 100 mg/d p. o. mit Dosisreduktion um 20 mg alle 4 d bei Therapiebeginn innerhalb von 3 d nach Symptombeginn
- Bei akutem Gefäßverschluss (< 4,5 h) im posterioren Stromgebiet Thrombolyse erwägen in Abhängigkeit der klinischen Symptomatik (NIHSS nicht anwendbar, bei isoliertem Kleinhirninfarkt hat Lysetherapie eine fragliche Effektivität, am besten Rücksprache mit Neurologen), bei großem Gefäßverschluss Thrombektomie, wenn Symptombeginn < 24 h

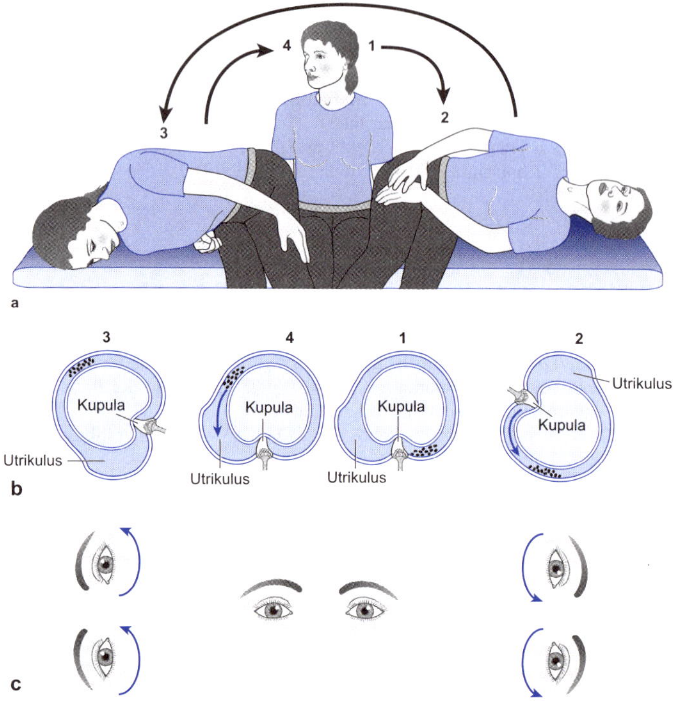

Abb. 19.1 Befreiungsmanöver nach Semont und Epley bei V. a. auf gutartigen Lagerungsschwindel (BPLS): Dargestellt sind die (a) Patientenposition, (b) die Lage des Bogengangs und (c) die Schlagrichtung des Nystagmus.
(a): **1** Der Kopf des Patienten wird um 45° gegen die Lagerungsrichtung gedreht. Dadurch wird der posteriore Bogengang der Lagerungsrichtung (hier links) exponiert. **2** Dann wird der Patient rasch in einer Bewegung auf die zu testende Seite gelegt. Idealerweise hängt der Kopf 10–15° über die 90°-Lagerung nach unten. In jeder der Lagerungspositionen wartet man 1–2 Min., bis Schwindel und Nystagmus sicher abgeklungen sind, um sicherzustellen, dass das Konglomerat sich fertig bewegt hat (siehe b). Bis hier entspricht das Lagerungsmanöver auch der diagnostischen Lagerung. **3** Jetzt wird der Patient in einem raschen Schwung um 180° auf die Gegenseite gelegt. **4** Im letzten Schritt wird der Patient wieder aufgerichtet, dann fällt das Konglomerat über den Utrikulus aus dem Bogengang.
(b) Bewegung des Konglomerats im Bogengang. Dieses Schema erklärt auch die falsche Lagerung: Wenn sich der Patient aus Position 2 wieder in Position 4 aufrichtet, ohne die 180°-Lagerung, kann das Konglomerat nicht aus dem Bogengang befreit werden.
(c) Der Nystagmus tritt so wie dargestellt bei Blick geradeaus auf. [L126]

Tab. 19.1 Risikostratifizierung Schwindel (*timing and trigger*)

1. Assoziierte neurologische Symptome → Wechsel zur Stroke-Abarbeitung	
2. Symptomatik dauerhaft oder intermittierend	
Dauerhaft	Intermittierend
Ohne Spontannystagmus: cMRT, nichtvestibuläre Ursachen s. unten Mit Spontannystagmus: • Pathologischer Nystagmus (vertikaler, richtungswechselnd) → cMRT • Horizontaler richtungsbestimmter Nystagmus → prüfe HINTS: – Pathologisch → cMRT – Vollständig → Vestibulopathie (horizontaler Nystagmus zur gesunden [aktiveren] Seite mit Verstärkung bei Blick zur gesunden Seite)	• Prüfung auf BPLS hinterer Bogengang mit Lagerungstest nach Dix-Hallpike (▶ 4.5.3) oder Semont: für < 1 Min. Drehschwindel und Upbeat-Nystagmus/rotatorischer Nystagmus Richtung unten liegendes Ohr (hinterer/vertikaler Bogengang dieser Seite betroffen) • Prüfung auf BPLS lateraler Bogengang mit Supine-Roll-Manöver: rasche Rotation des Kopfes im Liegen 90° nach links bzw. rechts führt zu Drehschwindel und horizontalen Nystagmus bei jeder Kopfwendung (im Wechsel geotrop auf pathologischer und ageotrop auf gesunder Seite) • Kein eindeutiger BPLS → cMRT bzw. TIA erwägen • Schwindelattacken bei vestibulärer Migräne oder Morbus Menière sind deutlich länger als beim BPLS und bei Migräne zu 60 % mit Kopfschmerzen assoziiert
Anmerkung: Viele Patienten mit intermittierendem Schwindel (z. B. BPLS) geben nach einer Drehschwindelattacke später in der Notaufnahme ein permanentes Unwohlsein mit Benommenheit, Unsicherheit und Schwankschwindel an.	
3. Nichtvestibuläre Schwindelursachen erwägen	
• Palpitationen, Präsynkopen, Fieber, Dyspnoe, AP-Symptomatik, Intoxikation, Medikamente, Anämie, E'lytstörung, Exsikkose • Phobischer/psychischer Schwindel • Vestibuläre Migräne • Multifaktoriell	

Disposition Bei kontrollierbarer Symptomatik Entlassung nach Hause möglich. Verhaltensempfehlungen (langsame kontrollierte Lageänderungen), kalorische Vestibularisprüfung beim HNO-Arzt.

Bei zentraler Ursache stationäre Aufnahme.

19.1.2 Epistaxis

First View
ABC stabil? Wenn nein → sofortige beidseitige posteriore Tamponade z. B. mittels Epistat®, venöser Zugang, Intubation erwägen, HNO-Arzt hinzuziehen, Schocktherapie.

Arbeitsauftrag für die Notaufnahme Lokale Blutstillung mittels Medikamenten, Elektrokauter oder Tamponade.

Definition Veno-arterielle Schleimhautblutung aus dem Gefäßplexus der anterioren oder seltener posterioren Nasenhöhle.

Differenzialdiagnosen **Gefährliche DD nicht verpassen:**
- Mittelgesichtsfraktur
- Postoperative Nachblutungen

Ätiologie Risikofaktoren:
- Vorhergehende Operationen (Nase/Sinus)
- Trauma
- Heimsauerstoff, CPAP-Therapie
- Intranasale Medikamentenapplikation
- Antikoagulation, Hämophilie
- Chronische Nieren- oder Lebererkrankung

> ! Das Management einer posterioren Epistaxis mit nicht sichtbarer Blutungsquelle ist eine notfallmedizinische Herausforderung.

Diagnostisches Vorgehen

Fragen zu Beginn:
- Liegt eine hämorrhagische Diathese oder eine Antikoagulation vor?
- Welche Maßnahmen zur Blutstillung wurden bereits ergriffen?
- Persistiert die Blutung?
- Wieviel Blut wurde verschluckt?

Anamnese und Untersuchung:
- Anamnese zum Ereignis: Fand eine Manipulation im Bereich der Nase statt?
- Vorgeschichte:
  - Operationen an/in der Nase
  - Vorausgegangene Epistaxis
  - Herzschrittmacher, Defi (für den Fall einer Elektrokoagulation)
- Körperliche Untersuchung und Vitalwerte:
  - Vordere Rhinoskopie
  - Racheninspektion
  - Zeichen einer Systemerkrankung (z. B. Granulomatose mit Polyangiitis, Morbus Osler etc.)?

Weiterführende Diagnostik in der ZNA: Blutbild, Gerinnung, Hb.

> Eine RR-Entgleisung bessert sich i. d. R. spontan mit der Blutstillung, daher Vorsicht mit aggressiver antihypertensiver Therapie – sie kann im Verlauf zu Hypotension und Synkope führen. Bleibt der Blutdruck trotz Blutstillung hypertensiv, sollte über 24 h mittels oraler Antihypertensiva gesenkt werden. Die systemische arterielle Hypertension als einzige Ursache einer Epistaxis wird kontrovers diskutiert. Evidenz dazu fehlt.

Akuttherapie

1. Sofort konsequente Kompression der Nasenflügel, Eiskrawatte, Blut nicht schlucken, Kopf nach vorn (im Liegen zur Seite), Vitalwerte

2. Einlage Spitztupfer (alternativ Zahnwatterolle oder Streifentamponade) getränkt mit Xylometazolin („Nasenspray") oder Phenylephrin & Lidocain Fertigmischung, alternativ auch Tranexamsäure oder/und Adrenalin (1:200.000) und Fortführung der Nasenflügelkompression über 10–20 Min. wenn tolerierbar, Rhinoskopie vorbereiten
3. Spitztupfer entfernen und Rhinoskopie mittels Nasenspekulum und Absaugung, Racheninspektion:
   - **Blutungsquelle visualisierbar:**
     - Direkte Therapie durch Blutstillung mittels Elektrokoagulation (alternativ auch Silbernitrat-Stift oder lokaler Gerinnungsaktivator z. B. Gelaspon®-Schwamm)
     - Falls nicht erfolgreich: Anlage anteriore Tamponade (resorbierbare Tamponade: Surgicel®, Nasopore®, Merogel® oder nicht resorbierbare Tamponade: Raucocel®, Merocel®, Rapid Rhino® etc.)
   - **Blutungsquelle nicht visualisierbar/posteriore Blutung:** Packung mittels langer Tamponade (mind. 7,5 cm), bei starker Blutung pneumatische Nasentamponade, Epistax®, Epistat® und Gegenseite mit tamponieren (Gegendruck) oder Bellocq-Tamponade (eher durch HNO-Arzt)
   - Therapierefraktäre Blutung: erwäge Angiografie und Embolisation, Ligatur

Risikoabschätzung: High Risk:
- Starke Blutung, instabil, Hb-Abfall
- Blutungsquelle nicht visualisierbar
- Persistierende Blutung trotz Tamponade
- Posteriore Blutung
- Antikoagulation
- Systemerkrankungen

Disposition Bei sicherer Blutungslokalisation und lokaler Blutstillung ambulantes Management nach Beobachtungsintervall in der ZNA möglich, Vorstellung HNO in den nächsten 48 h, bis dahin Schnäuzverbot, topisch befeuchtende Nasencreme oder antiseptische Salbe.

> Eine nicht stillbare Epistaxis, Rezidivblutungen oder der V. a. eine Systemerkrankung müssen HNO-ärztlich nachuntersucht werden. Besonderes Augenmerk liegt auf der Diagnostik von Tumoren oder Vaskulitiden.

Bei Rezidivblutung in der ZNA, Hochrisikosituation, Komorbidität und wenig Ressourcen zum Selbstmanagement stationäre Aufnahme zur Überwachung und Vorstellung HNO.

19.1.3 Ohrenschmerzen

First View
- Liegt ein septisches Erkrankungsbild vor?
- Bei Trauma: Gibt es zudem andere Begleitverletzungen?

19

Arbeitsauftrag für die Notaufnahme Ziel ist das Identifizieren einer organischen Ursache mit dem Symptom Ohrenschmerz und das Abschätzen einer notwendigen Antibiotikatherapie.

Definition Schmerz, Druck, Brennen, Juckreiz, „komisches Gefühl im Ohr".

Differenzialdiagnosen ▶ Tab. 19.2.

Gefährliche nicht verpassen:

- Otitis media
- Otitis externa: Ekzem oder Furunkel
- Mastoiditis: druckschmerzhaftes Mastoid, abstehendes Ohr, vorausgegangene Otitis media
- Zoster oticus
- Perichondritis
- Trauma (z. B. Othämatom), Barotrauma, Trommelfellruptur, Schädelbasisfraktur
- Gefäßerkrankungen: Sinusvenenthrombose, Arteriitis temporalis, Aneurysma

Weitere Differenzialdiagnosen:

- Cerumen: meist dumpfes Gefühl wie Watte, Hörminderung
- Sialolithiasis
- Dentogene Ohrenschmerzen
- Zervikalneuralgie (C2/C3) oder Trigeminusneuralgie
- Tumoren

Ätiologie

- Infektiöse Ursache (bakteriell/viral):
  - Otitis media

Tab. 19.2 Differenzialdiagnostik Ohrenschmerzen

Erkrankung	Symptomatik
Otogene Ursachen	
Otitis externa	Tragusdruckschmerz, Schwellung Ohr, Gehörgang gerötet, geschwollen, schmerzhaft, ggf. Otorrhoe, Schallleitungsstörung
Otitis media	Krankheitsgefühl mit Fieber, ggf. Infekt der oberen Atemwege, Trommelfell mit Gefäßinjektion, vorgewölbt, Trommelfellreflex aufgehoben, Paukenerguss, ggf. Trommelfellperforation und Otorrhoe, Schallleitungsstörung
Zoster oticus	Bläschenbildung im Gehörgang, Fazialisparese (Ramsay-Hunt-Syndrom), Schallleitungsstörung, neuralgische Schmerzen
Mastoiditis	Schmerzhaftes Mastoid, retroaurikuläre Schwellung und Rötung, ggf. septisches/meningitisches Krankheitsbild
Labyrinthitis	Schwindel, Nystagmus, stechende, klopfende Schmerzen, Komplikation bei Otitis media
Trommelfellruptur	Hörminderung mit Schallleitungsstörung, häufig Tinnitus, bei Drehschwindel V. a. Innenohrbeschädigung; Otoskopie: Ruptur (**Cave:** manchmal nur mikroskopisch), Trommelfellrötung, Blut
Cerumen obturans	Schallleitungsstörung, Wattegefühl im Ohr
Notfallmedizinisch relevante, nichtotogene Ursachen	
• Akute Parotitis • Tonsillitis/Pharyngitis	

  - Otitis externa, Perichondritis, Erysipel
  - Zoster oticus
  - Seltener: Mastoiditis, Parotitis, Sinusitis, Tonsillitis, Pharyngitis
- Trauma:
  - Barotrauma, Verletzung Gehörgang/Trommelfell durch Fremdkörper
  - Othämatom
  - Schädelbasisfraktur
  - Verbrennung
- Neuralgisch: Trigeminusneuralgie, Zoster s. oben
- Obstruktion: Cerumen, Fremdkörper
- Tumoren (häufig übertragener Schmerz)

Diagnostisches Vorgehen

Fragen zu Beginn:
- Gibt es Begleitsymptome: Hörminderung, Schwindel, Tinnitus?
- Ist die Ursache der Schmerzen im Ohr lokalisiert oder wird der Schmerz dorthin projiziert?

Anamnese und Untersuchung:
- Anamnese zum Ereignis:
  - Vorausgegangene Ohrerkrankungen/HNO-Behandlungen?
  - Antibiotische Vorbehandlung?
  - Trauma?
- Vorgeschichte: Systemerkrankungen bekannt?
- Körperliche Untersuchung:
  - Inspektion und Palpation äußeres Ohr (Rötung, Otorrhoe)
  - Otoskopie: erst gesunde Seite, Beurteilung Gehörgang, Cerumen, Fremdkörper, Trommelfell, Paukenerguss
  - Racheninspektion: Tonsillen? Polypen? Raumforderung?
  - Mastoid: Druckempfindlichkeit, Rötung?
  - Hörtest: Weber/Rinne
  - Palpation der Halslymphknoten
  - Fokussierte neurologische Untersuchung (Hirnnerven?)

> **!** **Keine** routinemäßige Blutentnahme vor Anamnese und Untersuchung!

Weiterführende Diagnostik in der ZNA:
- Labor nur bei komplizierter Symptomatik (keine Routine): Blutbild und CRP (bei CRP > 40 mg/dl bakterielle Beteiligung wahrscheinlich)
- CT: bei V. a. Trauma, Mastoiditis

Akuttherapie Bei eindeutiger Ursache entsprechende Therapie:
- Otitis externa: Lokaltherapie mit Prednisolon und/oder Antibiotikasalbe über Streifen einlegen, alternativ Tropfen oder Spray. Bei schwerer Infektion Piperacillin/Tazobactam i. v.
- Akute Otitis media: Paracetamol oder Ibuprofen, ab > 2 Lj. ohne Komplikationen „watchful waiting" für 24–48 h, danach bei Beschwerdepersistenz Amoxicillin 50 mg/kg KG/d über 7 d, alternativ Cefuroxim oder bei Allergie Makrolid, abschwellende Nasentropfen nur bei gleichzeitiger Rhinitis empfohlen
- Cerumen: Aufweichen mittels Olivenöl oder glycerolhaltigen Cerumentropfen (Apotheke) über mehrere Tage und elektive Entfernung beim HNO-Arzt.

Bei starken Beschwerden auch Entfernung mittels Schlinge über den Ohrtrichter möglich und otoskopische Absaugung/Spülung
- Zoster oticus: Lokaltherapie mit antiseptischen Gelen (Polyhexanid), oral mit Aciclovir so früh wie möglich (< 72 h!), bei Ramsay-Hunt-Syndrom Kombination mit Prednisolon
- Trommelfellruptur: keine Ohrspülung (Infektionsgefahr)! Ohr trocken halten, Antibiose (lokal oder Amoxicillin p. o.) nur bei sichtbarer Verschmutzung oder Kontamination mit Wasser/Flüssigkeiten
- Othämatom: Hämatomentlastung durch sterile Punktion oder Inzision, ggf. Drainage
- Einfache Ohrmuschelverletzung: Tetanusschutz, Reinigung und Desinfektion, Adaptation der Wundränder mit monofilem Nahtmaterial 5.0 oder 6.0; Knorpel mit resorbierbarem Nahtmaterial 5.0; komplexe Verletzungen, Teilabrisse oder Amputationen via plastische Chirurgie
- Bei Perichondritis Antibiose mit Ciprofloxacin (alternativ Ceftazidim), bei Furunkel mit V. a. Staphylococcus-aureus-Infektion zusätzlich Clindamycin. Bei Erysipel/Phlegmone Antibiose mit Penicillin (alternativ Makrolid-Antibiotikum). Zusätzlich Kühlung, antiseptische Feuchtverbände und Analgesie.

Disposition
- Ambulant weiter behandelte Patienten sollten sich in den nächsten 48 h beim HNO-Arzt vorstellen.
- Bei Trommelfellruptur Audiometrie und Beurteilung einer traumatischen Affektion der Gehörknöchelchen (ggf. OP-relevant)/Innenohr durch den HNO-Arzt innerhalb von 24 h.
- Stationäre Aufnahme bei akuter Otitis media mit Komplikationen (Sepsis, Meningitis, Mastoiditis, Fazialisparese, Immunsuppression, Kindern < 2 Lj.), komplexen Ohrmuschelverletzungen/Amputation, weiterhin bei neurologischen Ausfallsymptomen.

19.1.4 Akuter einseitiger Hörsturz

First View
- Trauma? Infektion? Intoxikation? Weitere neurologische Defizite?
- Begleitsymptome

Arbeitsauftrag für die Notaufnahme Ziele sind die Abgrenzung einer Schallempfindungsstörung zur Schallleitungsstörung (Weber/Rinne), das Suchen von (nichtidiopathischen) Ursachen und der Ausschluss von Red Flags.

Definition Plötzliche, einseitige sensorineurale Hörminderung (Schallempfindungsstörung) mit und ohne Tinnitus durch Störung der Kochleafunktion. Synonym SSNHL: Sudden Sensorineural Hearing Loss.

Differenzialdiagnosen
- Schallleitungsstörungen (z. B. im Rahmen von Otitis media/externa, Cerumen)
- Morbus Menière

Ätiologie
- Meist idiopathisch

- Selten nichtidiopathisch:
  - Trauma (Schädelbasisfraktur, Knall- oder Barotrauma)
  - Ototoxische Medikamente
  - Infektionen (Meningitis, Borrelien, virale Kochleitis)
  - Schlaganfall (z. B. Kleinhirn oder AICA-Infarkte [AICA: Arteria cerebelli inferior anterior]: Begleitsymptome wie Schwindel oder Tinnitus suchen, andere Hirnnervenausfälle)
  - Multiple Sklerose
  - Tumoren
  - Metabolisch, autoimmun

Zeichen für nichtidiopatisch Hörsturz (Nonidiopathic Sudden Sensorineural Hearing Loss):
- **Plötzlicher beidseitiger Hörverlust**
- **Wiederkehrende Symptomatik**
- **Begleitender Nystagmus oder beidseitiger Vestibularisausfall**
- **Begleitende neurologische Symptome (Kopfschmerz, Bewusstseinsstörung, Doppelbilder, Dysarthrie, Ataxie, fokale Schwäche)**
- **Zurückliegendes SHT, Knall- oder Barotrauma**

Diagnostisches Vorgehen

Fragen zu Beginn:
- Liegt eine Schallleitungs- oder Schallempfindungsstörung vor?
- Gibt es Begleitsymptome, Ursachen? Liegen Zeichen für eine nichtidiopathische Genese vor?

Anamnese und Untersuchung:
- Anamnese zum Ereignis:
  - Beginn? (Symptome: Wattegefühl, dumpfer Druck)
  - Begleitsymptome? (Schwindel, Tinnitus)
  - Trauma des Kopfes oder Barotrauma?
- Vorgeschichte:
  - Ototoxische Medikamente (Antibiotika, ASS, NSAID, Schleifendiuretika, Chloroquin, Cisplatin, Kokain)?
  - Tumorerkrankung?
  - Vorbestehender Hörschaden?
  - Multiple Sklerose?
- Körperliche Untersuchung:
  - Weber: Lateralisierung zum gesunden Ohr
  - Rinne: nicht pathologisch
  - Otoskopie: unauffällig (Cerumen?, Trommelfell?)
  - Fokussierte neurologische Untersuchung; Schwindel, Tinnitus (Stroke, Menière)?, Kopfschmerz?, Diplopie?

Weiterführende Diagnostik in der ZNA:
- Kein Routinelabor, ggf. BZ, Blutbild, CRP, TSH
- Keine ungezielte DCT-Untersuchung

19

Red Flags
- Vollständiger Hörverlust
- Hörsturz mit objektivierbarer vestibulärer Begleitsymptomatik
- Schwere Komorbidität
- Hörsturz betrifft das letzthörende Ohr

Akuttherapie Prednisolon 60 mg p. o. für 7–14 d und danach in absteigender Dosierung (bei Symptombeginn < 14 d). Zusätzlich bei nichtidiopathischer Ursache weitere Abklärung und Therapie der zugrundeliegenden Erkrankung.

Disposition Wenn Red Flags und nichtidiopathischer Hörsturz ausgeschlossen: Pat. ambulant versorgen und Kontrolle beim HNO-Arzt innerhalb 48 h zur Audiometrie. Sonst: umgehend Vorstellung in HNO-Klinik.

19.1.5 Tonsillitis/Pharyngitis

First View
- Airway sicher (bei Dyspnoe oder Stridor)?
- Liegt ein septisches Krankheitsbild vor?

Arbeitsauftrag für die Notaufnahme Symptomkontrolle, Ermittlung der Vortestwahrscheinlichkeit für eine bakterielle Ursache und Klärung der Indikation zur Antibiose (insbes. β-hämolysierende Streptokokken-Tonsillopharyngitis), Vermeidung von Komplikationen.

Definition Entzündung von Rachen und/oder Tonsillen mit Fieber, Lymphknotenschwellung und oft weißlichem Exsudat.

Differenzialdiagnosen

Gefährliche nicht verpassen:
- Tonsillitis durch β-hämolysierende Streptokokken Gruppe A
- Peritonsillarabszess (meist einseitige starke Schwellung der Tonsille mit Exsudat und Umgebungsrötung sowie Gaumenverlagerung zur Gegenseite)
- Kawasaki-Syndrom (Vaskulitis bei Kindern mit Fieber > 40 °C oft > 5 d)

Weitere Differenzialdiagnosen:
- Epiglottitis
- Scharlach: Exotoxin-vermittelte Streptokokkeninfektion mit und ohne Tonsillitis
- EBV-Infektion. Trias: Tonsillenpharyngitis, Fieber, zervikale Lymphknotenschwellung
- Sehr selten Diphtherie: weiß-graue Pseudomembranen auf Tonsillen, Rachen, Gaumen: Bluten beim Ablösen
- Neoplasie

Ätiologie
- Virale Ursache 80 % (Rhino-, Corona-, Adeno-, Herpes-, Influenzaviren)
- Bakterielle Ursachen: meist β-hämolysierende Streptokokken der Pyogenes Gruppe A (Kinder bis 30 %, Erwachsene bis 10 % aller Tonsillitiden)

Diagnostisches Vorgehen

Fragen zu Beginn: Haben Sie Luftnot? Besteht ein Stridor?

> Virale Infektionen, aber auch Scharlach können mit Tonsillitis und/oder Exanthem einhergehen.

Anamnese und Untersuchung:
- Plötzlicher Symptombeginn mit Fieber und Lymphknotenschwellung, auch abdominale Symptomatik möglich
- Liegen Begleiterkrankungen vor: Immunsuppression? Immundefekte? schwere Komorbiditäten?
- Vorgeschichte: Streptokokkeninfektionen bekannt, Rezidiv-Tonsillitis
- Schnelltest für Gruppe-A-Streptokokken (GAS): Rachen und beide Tonsillen gründlich abstreichen
  - Indiziert bei McIsaac ≥ 3 Punkte
  - Sensitivität 86 %, Spezifität 95 %
  - Für Kinder < 3 J. und Erwachsene wird der Schnelltest nicht zur Therapieentscheidung empfohlen
  - Bei negativem Schnelltest mikrobiologische Kultur empfohlen
- Mikrobiologischer Abstrich zur Kultur bzw. PCR bei Red Flags oder Rezidiven insbes. vorangegangene Antibiotikatherapie oder bei klinischem Verdacht trotz negativem GAS-Schnelltest
- Bei V. a. systemische Infektion Abnahme von Blutkulturen
- Laborparameter (CRP, Lymphozyten, PCT) sind nicht zur Differenzierung zwischen bakterieller und viraler Genese geeignet
- Antistreptolysin-Titer in der Notaufnahme **nicht** sinnvoll

Weiterführende Diagnostik in der ZNA:
- Transzervikale Sonografie zur Abszessdarstellung
- Bei vermutetem Peritonsillarabszess mit Kieferklemme oder Schmerzen bei Kopfbewegung CT erwägen z. A. Parapharyngealabszess (MRT bei Kindern)

Risikobewertung:
- McIsaac-Score zur Abschätzung einer Gruppe-A-Streptokokkeninfektion (GAS), ▶ Tab. 19.3. Interpretation:
  - ≥ 3 Punkte: GAS-Schnelltest für Kinder (3–15 J.)
  - < 3 Punkte: virale Tonsillitis wahrscheinlicher
- Red Flags: schwere Komorbidität, Komplikationen, Scharlach-Exanthem, EBV-Infektion, Immunsuppression, Chemotherapie
- Komplikation: Peritonsillarabszess (fieberhafte unilaterale schmerzhafte Tonsillenschwellung, Dysphagie), Otitis media, Sinusitis sowie bei GAS nach 1–5 Wo. akutes rheumatisches Fieber und Post-Streptokokken-GN

Akuttherapie

Stets symptomatische Therapie mit Ibuprofen oder Paracetamol 3×/d für 2 d und auf ausreichende Flüssigkeitszufuhr achten.
- McIsaac-Score > 3 Punkte **und** positiver Schnelltest/klinischer Verdacht, Immunsuppression: **Antibiose**
  - Patienten bis 15. Lj.: Penicillin V 100.000 IE/kg KG/d in 3 ED p. o. für 5–7 d (oder Phenoxymethylpenicillin-Benzathin 50.000 IE/kg KG/d in 2 ED p. o.)
  - Patienten ab 15. Lj.: Penicillin V 3×1 Mio./d p. o. für 5–7 d, alternativ Erythromycin oder Clarithromycin für 5 d

19

Tab. 19.3 McIsaac-Score zur Abschätzung einer Gruppe-A-Streptokokkeninfektion, Symptombeginn ≤3 d

Klinik	Punkte
Kein Husten	1
Fieber >38 °C	1
Geschwollene oder druckschmerzhafte Halslymphknoten vorne	1
Vergrößerte oder belegte Tonsillen	1
Alter 3–15 J.	1
Alter ≥45 J.	-1

- McIsaac-Score ≥ 3 Punkte und negativer Schnelltest: Beratung über Krankheitsverlauf und Risiko/Nutzen einer Antibiotikatherapie, individuelle Antibiotikaentscheidung, ggf. Rezept und „watchful waiting"

Bei V. a. **EBV-Infektion** sollte **keine** Therapie mit Paracetamol (Hepatotoxizität) und Amoxicillin (Arzneimittelexanthem) erfolgen.

- Bei Red Flags individuelle Therapieentscheidung nach mikrobiologischer Diagnostik
- **Prednisolon:** Keine klare Empfehlung. Therapieversuch bei starken Schmerzen, Trismus und Unmöglichkeit, oral Nahrung aufzunehmen
- Bei **Peritonsillarabszess:** Simultan zur Antibiose Nadelpunktion nach Lokalanästhesie mit Lidocainspray mit einer 18G-Nadel max. 1 cm tief oder Inzisionsdrainage, bei Komplikationen eher Abszesstonsillektomie via HNO

Disposition

- Stationäre Aufnahme bei Stridor oder Atemnot, kompliziertem Verlauf, Exsikkosegefahr, Immunsuppression, Neutropenie oder schwerer Komorbidität. Bei Diphtherie und -verdacht ebenso stationäre Aufnahme und Abklärung.
- Ambulant nach Aufklärung über ausreichende Flüssigkeitsaufnahme und die Wahrscheinlichkeit einer viralen oder bakteriellen Genese. Bei zweifelhafter Indikation für eine Antibiose (intermediäres Risiko) auch Rezept und „watchful waiting" möglich oder ärztliche Reevaluation in den nächsten 48 h.

19.2 MKG-Notfälle

19.2.1 Fazialisparese

First View

- Weitere akute neurologische Defizite → Stroke-Abarbeitung
- Stirnrunzeln möglich → Stroke-Abarbeitung

Arbeitsauftrag für die Notaufnahme Differenzierung der peripheren Fazialisparese zur zentralen Fazialisparese, Ausschluss von Red Flags und Therapiebeginn (symptomatisch) bei idiopathischer Genese.

Definition Plötzlicher partieller oder totaler Funktionsausfall des VII. Hirnnervs. Kennzeichen:

- Plötzlicher Beginn
- Einseitigkeit, bei bilateraler Manifestation stets Red Flag!

Differenzialdiagnosen **Gefährliche DD nicht verpassen:**

- Zentrale Fazialisparese (Stroke)
- Herpes zoster
- Frühe Neuroborreliose (hier Radikulitis der Hirnnerven, seltener im Rahmen von Enzephalitis)
- Meningitis
- Trauma

Ätiologie

- Periphere Fazialisparese:
  - Idiopathisch „Bells palsy" ca. 80 % (vermutlich autoimmune Entzündungsreaktion, HSV?)
  - Infektiöse Ursache (VZV, HSV, Meningitis, Borreliose, HIV, CMV)
  - Trauma (Felsenbeinfraktur)
  - Hirnstammläsion des ipsilateralen Nucleus nervi facialis (selten isoliert auftretend!) bzw. der Pons
  - Komplikation im Rahmen einer Otitis media
  - Andere: Guillain-Barré-Syndrom, Sarkoidose, Neoplasie
- Zentrale (supranukleäre) Fazialisparese:
  - Schlaganfall
  - Multiple Sklerose
  - Neoplasie

Diagnostisches Vorgehen

Anamnese und Untersuchung:

- Anamnese zum Ereignis:
  - Plötzlicher Beginn? (Timing)
  - Systemische Infektionszeichen? (Trigger)
  - Schmerzen?
- Vorgeschichte: Erythema migrans in der Anamnese oder noch nachweisbar?
- Körperliche Untersuchung:
  - Stirnrunzeldefizit, hängende Augenbraue, hängender Mundwinkel, Missempfindung der ipsilateralen Wange durch Tonusverlust der Muskulatur, Geschmacksstörung, Hyperakusis, Speichelsekrektion und Tränenproduktion vermindert? Lidschluss möglich? (fehlender Lidschlussreflex bei peripherer Ursache)
  - Otoskopie ist Pflicht! (Ramsay-Hunt-Syndrom)
  - Fokussierte neurologische Untersuchung (insbes. weitere Hirnnervenausfälle?)

Weiterführende Diagnostik in der ZNA:

- Basislabor mit CRP und Leukozyten
- Borrelienserologie, IgM und IgG nur bei klinischem Verdacht (Stufentest), oft falsch positiv als Residuum, lediglich zum Ausschluss einer Borreliose geeignet

- Liquordiagnostik bei Kindern obligat, sonst nach Risikoabwägung bei V. a. nichtidiopatische Genese insbes. bei starkem Schmerz (Zoster, Borreliose), beidseitigem Befall (Neuroborreliose, HIV), Bläschen im Gehörgang (Zoster), Meningitiszeichen, Malignom oder Systemerkrankung
  - Neuroborreliose: lymphozytäre Pleozytose, Gesamteiweiß erhöht, Zellzahl erhöht, IgM und IgG, später IgA und IgG, Laktat meist normwertig, PCR
  - Borrelienspezifischer Liquor-Serum-Antikörper-Index: Neuroborreliose wenn ≥ 1,5
- Weiteres: bei idiopathischer Fazialisparese keine Bildgebung initial indiziert, bei atypischer Manifestation MRT (Hirnstammprozess, Stroke?), CT bei Trauma oder ggf. vor Lumbalpunktion

> **!** Die diagnostische Lumbalpunktion wird zur Differenzialdiagnostik bei Fazialisparese empfohlen (nicht obligat, ggf. hausinterne Leitlinie), aber bei atypischer Manifestation (bilateraler Befall, Fieber, starke Schmerzen, Zosterverdacht, Systemerkrankungen) ist sie immer indiziert.

Risikobewertung:
- **High Risk:**
  - Zentrale Fazialisparese: Stirnrunzeln auf betroffener Seite möglich (bilaterale Versorgung), Parese mittlerer und unterer Gesichtsmuskulatur, zusätzlich andere Hirnnervenausfälle oder fokalneurologisches Defizit
  - Periphere Fazialisparese: Zoster (Schmerzen/Bläschen in Gehörgang, Ohrmuschel, Gesicht, Hals, Gaumen, Mundhöhle), Neuroborreliose (Schmerzen, häufig bilateraler Befall, Zeckenstich), Trauma
- **Low Risk:**
  - Periphere Fazialisparese: idiopathische Genese (unilateral, keine Infektionszeichen, keine Schmerzen, Zellzahl im Liquor unauffällig)

> **!** Bei inkomplettem Lidschluss besteht die Gefahr der Hornhautaustrocknung.

Akuttherapie
- Idiopathische Fazialisparese: Prednisolon Start 60 mg/d über 5 d (Reduktion um 10 mg/d)
- Frühe Neuroborreliose: Doxycyclin 200 mg p. o. oder Ceftriaxon 2 g i. v. über 14 d (Dosisanpassung bei Kindern beachten)
- Generelle antivirale Begleittherapie derzeit ohne ausreichende Evidenz, nur bei Zoster oticus obligat und bei sehr schwerer idiopathischer Parese: Aciclovir 800 mg p. o. 5×/d, alternativ Brivudin 125 mg 1×/d p. o. oder Valaciclovir 1 g 3×/d jeweils über 7 d
- Supportiv bei inkomplettem Lidschluss Uhrglasverband, Tränenersatz, Dexpanthenol-Augensalbe

Disposition
- Bei zentraler Läsion Stroke-Work-up und stationäre Aufnahme
- Bei atypischer Manifestation, Komorbidität, Schwangerschaft, Kindern oder unzureichend verfügbarer Diagnostik in der Notaufnahme stationäre Aufnahme
- Bei idiopathischer Genese und negativem Liquorbefund (normale Zellzahl) ambulante Wiedervorstellung beim HNO-Arzt oder Neurologen innerhalb 48 h

19.2.2 Kiefergelenkluxation

First View
- Liegt eine Okklusionsstörung (Kiefersperre) oder eine Kieferklemme (Einschränkung der Mundöffnung) vor?
- Akzidentielle oder traumatische Ursache?

Arbeitsauftrag für die Notaufnahme Schnellstmögliche Reposition.

Definition Anteriore Luxation des Caput mandibulae im Temporomandibulargelenk vor das Tuberculum articulare.

Differenzialdiagnosen
Gefährliche nicht verpassen: Fraktur.
Weitere Differenzialdiagnosen: Zahnfehlstellungen, Entzündungsprozesse (Peritonsillarabszess/Parapharyngealabszess; häufig fieberhaft mit eingeschränkter Mundöffnung und Halsschmerzen), Tumoren.

Ätiologie
- Meist spontan beim Gähnen, Lachen, starker Kieferöffnung
- Bei Krampfanfall, nach oraler Intubation (Narkose/Endoskopien)
- Begünstigend wirken ein zunehmender Zahnverlust mit Lageänderung des Kiefergelenks

Diagnostisches Vorgehen
Fragen zu Beginn: War es wirklich eine spontane Luxation oder doch ein Trauma?
Anamnese und Untersuchung:
- Anamnese zum Ereignis: Liegen Schmerzen vor? Rezidivereignis?
- Körperliche Untersuchung: Kiefersperre mit unvollständiger Mundschließung unvollständig (DD Kieferklemme mit eingeschränkter Mundöffnung bei Peritonsillarabszess), beidseitige Luxation, leere Gelenkpfanne?

Weiterführende Diagnostik in der ZNA: Röntgen nur bei nicht eindeutigem Befund notwendig, bei V. a. Trauma stets CT-Mittelgesicht.
Risikobewertung
- Bei unklarer Ursache erst Röntgen (Orthopantomogramm, OPG) oder besser CT
- Zeitnahe Reposition erhöht die Erfolgschancen

Akuttherapie Unmittelbarer Repositionsversuch bei nicht traumatischer (habitueller) Luxation:
- Bei unilateraler Luxation extraorale Technik nach Chen et al.: Gelenke werden einzeln reponiert. Daumen von außen auf den Processus coronoideus der Mandibula drücken, Finger der gleichen Hand auf das ipsilaterale Mastoid als Hebel. Mit den Fingern der anderen Hand auf der Unterkiefergegenseite von außen die Mandibula (am Ramus et Angulus mandibulae) nach anterior rotieren, Daumen dabei als Widerlager auf den Oberkiefer legen. Bei Bedarf auf Gegenseite wiederholen.
- Alternativ „Spritzenmethode": 5- oder 10-ml-Spritze zwischen den hinteren oberen und unteren Molaren. Spritze mit den Zähnen leicht andrücken und Unterkiefer erst nach vorn und dann nach hinten schieben. Dabei rollt die Spritze zwischen den Zähnen, ggf. Seitenwechsel.

- Bei bilateraler Luxation intraorale Technik vermutlich vorteilhafter:
  - Hippokrates (▶ Abb. 19.2): dosierter Druck mit Daumen lateral der Backenzähne auf den Knochenvorsprung der Linea obliqua nach kaudal und danach nach dorsal (besser als direkter Druck auf die unteren hinteren Molaren). Die anderen Finger fixieren den Unterkiefer von außen. Gleiches Vorgehen bei Bedarf auf der Gegenseite.
  - Wrist-Pivot-Methode: Mittel- und Zeigefinger beider Hände umgreifen die Unterkieferzähne von innen mit Druck auf den Okklusionsflächen nach unten, die Daumen jeder Hand drücken von unten gegen die Tubercula mentalia, dadurch Hebelwirkung und Druck nach posterior.

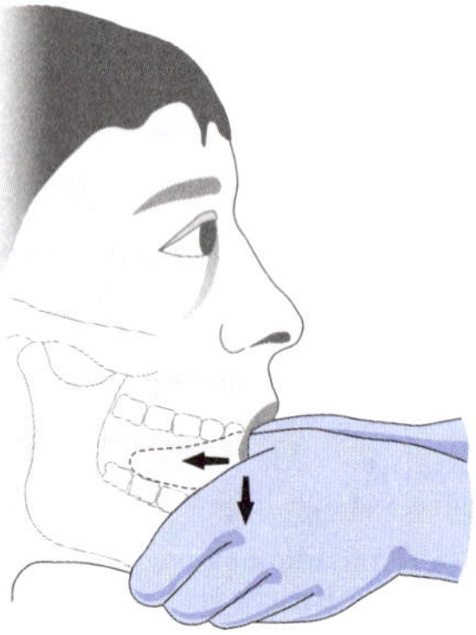

Abb. 19.2 Kiefergelenksreposition nach Hippokrates [L106]

- Bei Bedarf Reposition unter Lokalanästhesie oder Analgosedierung (Ketofol, Benzodiazepine).

> Eigenschutz vor Bisswunden bei intraoraler Reposition.

Disposition Entlassung nach Hause. Begrenzung der maximalen Kieferöffnung. Weiche Kost. Immobilisierung (Kopf-Kinn-Verband) nur nach individueller Abwägung notwendig (z. B. Rezidiv, Demenz). Elektive Vorstellung beim MKG-Arzt.

19.2.3 Gesichtsschmerz

> **First View**
> Traumatologische Ursache → Bildgebung (CT).

Arbeitsauftrag für die Notaufnahme Analytische Differenzialdiagnostik (Neurologie, HNO, Zahnmedizin, Augenheilkunde, Dermatologie) mit der richtigen Disposition des Patienten.

Definition Orofaziale Schmerzen umfassen alle Schmerzen von der Augenregion bis zur Mandibula einschließlich der Mundhöhle.

Differenzialdiagnosen und Ätiologie

- Stärkste einseitige, episodische, elektroschockartige Schmerzen: **Trigeminusneuralgie**
  - Symptomatik: Blitzartige, elektrisierende Schmerzattacken über Sekunden bis Minuten einer oder mehrerer Trigeminusäste, häufig beim Kauen, Rasieren, bei Berührung

  - Klassische Trigeminusneuralgie: typische neuralgische Schmerzen, optional Dauerschmerz/Missempfinden möglich mit nachweisbarer neurovaskulärer Kompression
  - Sekundäre Trigeminusneuralgie im Rahmen von anderen Grunderkrankungen, z. B. Multiple Sklerose, Tumoren, Post Stroke
  - Idiopathische Trigeminusneuralgie (keine Gefäßkompression oder andere Ursache)
  - Bei ähnlicher Schmerzcharakteristik am Zungengrund/Tonsillen an **Glossopharyngeusneuralgie** denken
- Dauerschmerz, brennend, nadelstichartig, Sensibilitätsstörung, einseitig (schmerzhafte Trigeminusneuropathie):
  - **(Post-)Herpes-zoster-Neuropathie**: Hautläsion, Allodynie, Hyperalgesie
  - **Posttraumatische Trigeminusneuropathie:** nach Zahnextraktion, Mittelgesichtsfraktur
- Nichtneuropathischer Schmerz, meist Dauerschmerz spitz/stumpf, einseitig:
  - **Sinusitis:** oft diagnostisch überschätzte Zufallsbefunde
  - **Zahnschmerz:** Pulpitis, Paradontitis, Druck/Kälteempfindlichkeit
  - **Speicheldrüsenerkrankung:** akut entweder obstruktiv (v. a. Glandula submandibularis) oder infektiös (v. a. Glandula parotis); Beschwerdezunahme vor dem Essen
  - **Arteriitis temporalis:** > 50. Lj., Kieferclaudicatio, verdickte/pulslose Arteria temporalis, Sehstörung, BSG/CRP. **Cave:** Symptome auch einzeln, selten beidseitig
  - **Temporomandibuläre Dysfunktion:** Kiefergelenk- oder Muskelschmerz, Ausstrahlung ins Ohr und Auge, Bewegungseinschränkung im Kiefergelenk, Knacken oder „Kieferverhaken“
  - **Faziale Migräne:** meist weitere Migränesymptome und kombiniert mit Kopfschmerz, pochend, auch episodisch
- Periorbitale Schmerzen
  - **Akutes Engwinkelglaukom:** Sehstörung, Übelkeit
  - **Tolosa-Hunt-Syndrom:** Paresen III. + IV. + VI. Hirnnerv
  - **Clusterkopfschmerz:** Lakrimation, Schwitzen, Rhinorrhö, Ptosis, Miosis, einseitig. DD paroxysmale Hemikranie; DD SUNCT-Syndrom (Short-lasting Unilateral Neuralgiform headache with Conjunctival injection and Tearing); DD SUNA-Syndrom (Short-lasting Unilateral Neuralgiform headache attacks with cranial Autonomic symptoms)
  - **Arteriitis temporalis** (s. oben)
  - **Sinus-cavernosus-Thrombose:** Erbrechen, Fieber, Schwellung periorbital, konjunktivale Injektion, Okulomotorik und Pupillomotorik gestört
  - **Zoster ophthalmicus:** Konjunktivitis, später Bläschen, Risiko einer akuten retinalen Nekrose insbes. bei Hutchinson-Zeichen mit Papulovesikeln seitlich der Nase sowie Nasenspitze
  - **Karotisdissektion** (ggf. mit Horner-Symptomatik)
  - **Trochleariskopfschmerz:** Verstärkung v. a. bei vertikaler Augenbewegung z. B. beim Lesen

> In der Differenzialdiagnostik sollte der heterotope Schmerzcharakter beachtet werden: Schmerzwahrnehmung und Schmerzursache sind oft **nicht** kongruent.

Diagnostisches Vorgehen

Fragen zu Beginn: Liegt ein Trauma oder ein neurologisches Defizit vor?

Anamnese und Untersuchung:

- Anamnese zum Ereignis:
  - **O**nset, **P**rovokation/**P**allation, **Q**uality, **R**adiation, **S**everity, **T**ime
  - Assoziierte Symptome
- Vorgeschichte: andere Schmerzerkrankungen, Operationen, Trauma
- Körperliche Untersuchung: fokussierte neurologische Untersuchung, intraorale, dentale, HNO- und Augeninspektion, Palpation Kiefergelenk

Weiterführende Diagnostik in der ZNA:

- Labor mit Entzündungswerten
- Bei entsprechendem klinischem Verdacht: Zahnfilm, CT, Liquorpunktion (bei V. a. Sinus-cavernosus-Thrombose)

Risikobewertung: High Risk:

- Trauma
- Riesenzellarteriitis
- Karotisdissektion
- Herpes zoster
- Engwinkelglaukom

> **!** Anchoring-Bias (Ankereffekt: Arzt wird bei Entscheidungen durch Umgebungsinformation beeinflusst, ohne dass ihm das bewusst ist). Ein kognitiver Fehler, der bei ärztlicher Fachspezialisierung und unzureichender Differenzialdiagnostik entstehen kann.

Akuttherapie Bei eindeutiger Ursache keine Verzögerung, Therapiebeginn in der Notaufnahme! Therapie-Beispiele ▸ Tab. 19.4.

Disposition Nach Ausschluss der Hochrisikodiagnosen Zuordnung des Fachgebiets entsprechend der Verdachtsdiagnose zur elektiven Weiterbehandlung. Bei Glaukom oder Zoster ophthalmicus umgehend Vorstellung Augenarzt und stationäre Aufnahme bei Immunsuppression. Bei Arteriitis temporalis Rheumatologie oder Neurologie und ggf. stationäre Aufnahme. Im Zweifel multidisziplinäre Abarbeitung der DD.

Tab. 19.4 Ursachengerechte Akuttherapie des Gesichtsschmerzes in der ZNA

Verdachtsdiagnose	Akuttherapie
Trigeminusneuralgie	Carbamazepin
Arteriitis temporalis	Prednisolon (die Aussagekraft einer Biopsie wird innerhalb der ersten 14 d der Kortikoidtherapie nicht verändert!)
Sinusitis/dentogener Fokus	Analgetika, ggf. Antibiose
Zoster	Aciclovir, Gabapentin
Obstruktive Sialadenitis	Massage + Zitrusbonbons, bei Superinfektion Antibiose
Ansonsten nach konsiliarischer Vorstellung bzw. elektive Abklärung.	

20 Ophthalmologische Notfälle

Daniel Kiefl

20.1 Akuter Sehverlust ohne Schmerzen 476

20.2 Akuter Sehverlust mit Schmerzen und rotem Auge 477

20.3 Verätzungen und Verbrennungen am Auge 478

20.4 Mechanische Verletzungen 480

20.1 Akuter Sehverlust ohne Schmerzen

First View
Der schmerzlose Visusverlust ist meist zurückzuführen auf Störungen von
- Netzhaut
- Nervus opticus
- Sehbahn

Arbeitsauftrag für die Notaufnahme
- Lebensbedrohliche internistische Begleiterkrankungen ausschließen bzw. therapieren
- Bei V. a. Zentralarterienverschluss Bulbusmassage beginnen
- Bei V. a. Riesenzellarteriitis systemische Prednisolon-Therapie einleiten

Definition Schmerzloser Visusverlust, meist mit plötzlichem Beginn.

Differenzialdiagnosen
Gefährliche nicht verpassen:
- Zentralarterienverschluss
- Akute ischämische Optikusneuropathie
- Apoplex der Sehrinde
- Arteriitis temporalis (Morbus Horton)

Weitere Differenzialdiagnosen:
- Zentralvenenverschluss
- Glaskörperblutung
- Amotio retinae
- Neuritis nervi optici

Diagnostisches Vorgehen
Fragen zu Beginn:
- Besteht eine allgemein-internistische Grunderkrankung mit Augensymptomatik?
- Wie sind die Begleitsymptome?
- Welche Akuttherapie und Disposition sind notwendig?

! Bei V. a. das Vorliegen einer Arteriitis temporalis mit Sehstörungen muss sofort eine systemische Prednisolontherapie erfolgen. Hierfür sollen hochdosiert 500–1000 mg Prednisolon i. v. gegeben werden!

Anamnese und Untersuchung:
- Anamnese zum Ereignis:
  - Zeitlicher Verlauf
  - Einseitigkeit?
  - Lesen möglich?
  - Vorerkrankungen
- Körperliche Untersuchung und Vitalparameter:
  - Monitorüberwachung (EKG, HF, RR, SpO_2)
  - Bei Riesenzellarteriitis Allgemeinsymptome: Kauschmerzen, Gewichtsverlust, reduzierter AZ, Leistungsabfall, Kopfschmerzen, schmerzhafte Kopfhaut, tastbare Temporalarterien

Weitere Diagnostik in der ZNA:
- Blutentnahme: BB, BSG, CRP, Gerinnung, D-Dimer
- Angiografie der Augengefäße

Akuttherapie
- Bei klinischem Verdacht auf eine Riesenzellarteriitis Hochdosis-Prednisolontherapie (500–1000 mg i. v.)

Bei Riesenzellarteriitis kann rasch progredient in 75 % der Fälle das zweite Auge betroffen sein. Daher umgehende Therapieeinleitung!

- Bei V. a. Zentralarterienverschluss sollte in der Notaufnahme mit einer Bulbusmassage begonnen werden.
- Bei V. a. Makuladegeneration oder Glaskörpereinblutung rasche operative Versorgung in einer Augenklinik, sofortige Disposition.

Disposition Bei schmerzlosem akutem Visusverlust Transport in eine Augenklinik.

20.2 Akuter Sehverlust mit Schmerzen und rotem Auge

First View
- Symptomtrias: Augentränen – Lichtscheu – Lidkrampf
- Klinischer Befund einer Pupillenstörung als Warnsignal

Arbeitsauftrag für die Notaufnahme Glaukomanfall muss erkannt werden.

Definition Schmerzhafter Visusverlust mit Augenrötung meist mit schleichendem Beginn.

Differenzialdiagnosen

Gefährliche nicht verpassen:
- Glaukom
- Iridozyklitis
- Orbitaphlegmone

Weitere Differenzialdiagnosen:
- Keratitis photoelectrica
- Ulcus cornae
- Okuläre Myositis

Diagnostisches Vorgehen

Fragen zu Beginn:
- Besteht eine allgemein-internistische Grunderkrankung mit Augensymptomatik?
- Wie sind die Begleitsymptome?
- Welche Akuttherapie und Disposition sind notwendig?

> ! Ein akuter Glaukomanfall kann unterschiedliche Symptome hervorrufen. So können Schmerzen am Auge, Trigeminusneuralgien und abdominale Schmerzen bzw. Übelkeit/Erbrechen Symptome eines Glaukomanfalls sein.

Anamnese und Untersuchung:

- Anamnese zum Ereignis:
  - Zeitlicher Verlauf
  - Einseitigkeit?
  - Lichtscheu?
  - Vorerkrankungen?

> Ein Glaukom wird durch emotional getriggerte Pupillenerweiterung ausgelöst, z. B. Angst, Schrecken („Fernsehkrimi").

- Körperliche Untersuchung und Vitalparameter:
  - Glaukomanfall: einseitig rotes Auge, weite reaktionslose Pupille, „steinharter" Bulbus
  - Monitorüberwachung (HF, EKG, RR, SpO_2)

Weitere Diagnostik in der ZNA: Blutentnahme: BB, BSG, CRP, Gerinnung, D-Dimer.

Akuttherapie Die Therapie des akuten Winkelblockglaukoms ist operativ. Notfallmedizinisch sollte eine Analgesie (**Cave:** KEIN ASS) und Sedierung durchgeführt werden. Lokale Gabe von Betablocker und Gabe von Carboanhydraseblocker!

> Keine Kalzium-Antagonisten i. v. bei Glaukomanfall! Aufgrund der notwendigen Betablockergabe liegt eine Kontraindikation vor.

Disposition Bei V. a. einen akuten Glaukomanfall sofortige Einweisung in eine Augenklinik.

20.3 Verätzungen und Verbrennungen am Auge

> **First View**
> - Hohes Gefährdungspotenzial für die Sehkraft, sofortige Therapie unerlässlich
> - Laugenverätzungen sind gefährlicher als Säuren

Arbeitsauftrag für die Notaufnahme Spültherapie fortsetzen oder direkt bei Ankunft iniitieren.

Definition
- Durch Laugen Kolliquationsnekrose mit schwerwiegenden Augenschäden, ggf. auch zweizeitig
- Durch Säuren Koagulationsnekrose, selbstimitierend

Differenzialdiagnosen
Gefährliche nicht verpassen:
- Laugen, Kalk, Natron
- Säuren

Diagnostisches Vorgehen
Fragen zu Beginn:
- Welcher Stoff hat das Auge verätzt?
- Wurde eine Spülung initiiert?
- Wurde der Kalk entfernt vor der Spülung?

Anamnese und Untersuchung:
- Anamnese zum Ereignis:
  - Zeitlicher Verlauf
  - Stoff
  - Akuttherapie

> Die initiale Spültherapie kann mit fast allem geschehen, nur **keine Milch,** da diese die Epithelbarriere öffnet.
> Meist ist zweite Person notwendig, um die Augen offen zu halten.

- Körperliche Untersuchung und Vitalparameter:
  - Auge inspizieren und dokumentieren
  - Monitorüberwachung (HF, EKG, RR, SpO_2)

Weitere Diagnostik in der ZNA: Blutentnahme: BB, BSG, CRP, Gerinnung, D-Dimer.

> **!** Durch Ektropionieren und Blickwendungen kann das ganze Auge begutachtet bzw. gespült werden!

Akuttherapie
- Spültherapie mit speziellen Lösungen, von Wasser bis hin zum Bier ist alles möglich, nur keine Milch
- In der Notaufnahme Weiterführen der Spülmaßnahmen ggf. mit Pufferlösungen
- Lokale Schmerztherapie

Disposition Verlegung in eine Augenklinik.

20.4 Mechanische Verletzungen

First View
- Oberflächliche Verletzungen können meist ambulant versorgt werden.
- Perforierende Verletzungen müssen operativ versorgt werden.
- Wichtig ist eine adäquate Schmerztherapie.

Arbeitsauftrag für die Notaufnahme
- Erkennen von perforierenden Verletzungen
- Analgesie und ggf. Sedierung
- Vorbereitung der operativen Versorgung

Differenzialdiagnosen
Gefährliche nicht verpassen:
- Perforierende Bulbusverletzung
- Contusio bulbi

Weitere Differenzialdiagnosen:
- Hornhautepitheldefekt
- Subtarsale Fremdkörper

Diagnostisches Vorgehen
Fragen zu Beginn:
- Was ist passiert? Welche Tätigkeit wurde ausgeübt?
- Wie ist der zeitliche Ablauf?

Anamnese und Untersuchung:
- Anamnese zum Ereignis:
  - Zeitlicher Verlauf
  - Vorerkrankungen?
- Körperliche Untersuchung und Vitalparameter:
  - Auge begutachten, Ektropionieren
  - Monitorüberwachung (HF, EKG, RR, SpO_2)

Weitere Diagnostik in der ZNA: Blutentnahme: BB, Gerinnung.

Akuttherapie Schmerztherapie, Abdecken beider Augen.

21 Muskuloskelettale Notfälle und Trauma

Andreas Bürkner, Steffen Herdtle, Dorothea Sauer, Ulrike Witt

21.1 Gelenk- und Frakturreposition 482
Ulrike Witt
21.2 Verletzungen der Mund-, Kiefer- und Gesichtsregion 487
Ulrike Witt
21.3 Verletzungen des Schultergürtels 491
Andreas Bürkner
21.4 Verletzungen der oberen Extremität 495
Andreas Bürkner
21.4.1 Verletzungen des Oberarms und Ellbogen 495
21.4.2 Verletzungen des Unterarms und Handgelenks 498
21.4.3 Verletzungen der Hand 503
21.5 Verletzungen der Wirbelsäule 509
Ulrike Witt
21.5.1 Anamnese und Untersuchung bei Wirbelsäulentrauma 509
21.5.2 Einteilung 511
21.5.3 Verletzungen der HWS 512
21.5.4 HWS-Distorsion 516
21.5.5 Verletzungen der BWS und LWS 518
21.6 Verletzungen des Beckens 520
Andreas Bürkner
21.7 Verletzungen der unteren Extremität 525
Andreas Bürkner
21.7.1 Verletzungen des Oberschenkels und der Knie 525
21.7.2 Verletzungen des Unterschenkels und OSG 527
21.7.3 Verletzungen des Fußes 531
21.8 Thoraxtrauma 535
Ulrike Witt
21.9 Abdominaltrauma 538
Ulrike Witt
21.10 Polytrauma – Schockraum 540
Steffen Herdtle, Dorothea Sauer
21.11 Muskuloskelettale Notfälle beim Kind 544
Ulrike Witt
21.11.1 Trauma beim Kind 544
21.11.2 Atraumatischer Hüftschmerz beim Kind 555
21.12 Alterstraumatologie 557
Andreas Bürkner
21.13 BG-Wesen: Arbeits- und Wegunfall 558
Andreas Bürkner

21.1 Gelenk- und Frakturreposition

Ulrike Witt

First View
- Offene Verletzung?
- Sensible oder motorische Defizite?
- Durchblutungsstörungen?
- Schmerzen? Schonhaltung?

Arbeitsauftrag für die Notaufnahme

- Gelenk- und Frakturluxationen sind traumatologische Notfälle und müssen sofort behandelt werden.
- Ziel ist die adäquate primäre Reposition, um schwerwiegende Folgeschäden zu vermeiden.

Differenzialdiagnosen

Gefährliche nicht verpassen:
- Frakturen
- Luxationen
- Traumatische Durchtrennung von Nerven/Gefäßen
- Mehrfachverletzungen

Weitere Differenzialdiagnosen:
- Ligamentäre Verletzungen
- Atraumatische Schmerzen:
  - Degenerative Veränderungen
  - Entzündliche oder rheumatoide Genese

Diagnostisches Vorgehen

Fragen zu Beginn:
- Verdacht auf Fraktur? Luxation?
- Periphere Sensibilität, Motorik und Durchblutung intakt?
- Hochenergetisches Trauma?

! Patienten mit V.a. eine Luxation müssen sofort reponiert werden, frühzeitige Schmerztherapie, bei der Kniegelenkluxation/Sprunggelenksluxationsfraktur keine Zeitverzögerung durch die Anfertigung eines Röntgenbildes.

Sorgfältige Dokumentation der Sensibilität, Motorik und Durchblutung im zugehörigen Versorgungsgebiet vor und nach erfolgter Reposition zwingend notwendig.

Anamnese und Untersuchung:
- Anamnese zum Ereignis:
  - Wie war das Unfallereignis?
  - Wo sind die Schmerzen?

- Vorgeschichte:
  - Gab es bereits Beschwerden oder Unfälle in der Vorgeschichte?
  - Beruf?
  - Sportlicher Anspruch?
- Körperliche Untersuchung der betroffenen Region und der angrenzenden Gelenke:
  - Inspektion der Haut, Schürfungen oder drohende Perforation durch Fragmente?
  - Sensibilität und Motorik, ausführliche gewissenhafte Dokumente der neurologischen Befunde, Motorik und des Gefäßstatus prä- und post repositionem
  - Fehlstellung
  - Tastbare leere Gelenkpfanne
  - Wie wird die verletzte Extremität in Schonhaltung gelagert? Bei hinterer Hüftluxation: Bein in der Hüfte gebeugt, innenrotiert, adduziert. Bei vorderer Hüftluxation: Bein in der Hüfte außenrotiert, leicht flektiert und in Abduktion fixiert
- Klinische Arbeitsdiagnose stellen
- Auf mögliche Begleitverletzungen achten:
  - Schulter: Bankart-Läsion, Nervus-axillaris-Läsion, Rotatorenmanschettenruptur
  - Ellenbogen: Frakturen des Radiuskopfes und des Processus coronoideus
  - Hüft-TEP: Prothesenlockerung, periprothetische Fraktur
  - Patella: osteochondrale Läsionen der medialen Patella und lateralen Trochlea
  - Knie: Nervus-peroneus-Läsion, Ligamentrupturen, Läsion der A. poplitea
  - Sprunggelenk: Malleolarfrakturen, osteochondrale Läsionen der lateralen Talusschulter

Weitere Diagnostik in der ZNA:

- **Röntgen** (zur Sicherung der Diagnose und Beurteilung der Luxationsrichtung, Ausschluss knöcherner Begleitverletzungen), häufig nur als Behelfsaufnahme möglich:
  - Schulterluxation (50 % aller Gelenkluxationen); Rö Schulter in 2 Ebenen
  - Sternoklavikulargelenkluxation: Thorax in 2 Ebenen, knöcherner Hemithorax der betroffenen Seite, Sternum seitlich, bei Unsicherheit im Röntgenbild: CT Thorax
  - Ellenbogenluxation: Ellenbogen in 2 Ebenen
  - Chassaignac (Subluxation des Radiuskopfes) beim Kleinkind: kein Röntgenbild erforderlich
  - Monteggia-, Galeazzi-, Essex-Lopresti-Kombinationsverletzung: Unterarm in 2 Ebenen
  - Handwurzelknochenluxation: Rö Hand in 3 Ebenen, ggf. zusätzlich CT Hand
  - Fingerluxationen: entsprechender Finger in 2 Ebenen
  - Hüftluxation: Becken Übersicht, sehr schmerzhaft, keine weiteren Aufnahmen
  - Kniegelenksluxation: wenn klinisch eindeutig, primärer Repositionsversuch vor Bildgebung, sonst Kniegelenk in 2 Ebenen

! Bei klinisch eindeutiger Luxation soll die Röntgendiagnostik die erforderliche Reposition nicht unnötig lange verzögern!

- Patellaluxation: Blickdiagnose, die kein Röntgen vor Reposition erfordert
- OSG-Luxation: primäre Diagnostik und Reposition, Gipsanlage unter Durchleuchtung in der Notaufnahme, Rö-Aufnahme post repositionem im Weißgips: OSG in 2 Ebenen
- Luxationen im Bereich Chopart-/Lisfranc-Gelenklinie: Fuß in 3 Ebenen (streng seitlich), bei Unsicherheit und klinischem Verdacht zusätzlich CT
- Zehenluxation: Rö Vorfuß in 2 Ebenen, Rö eines Zehs allein ist meist nicht möglich

! **Insbesondere bei Mehrfachverletzten müssen alle Gelenke auf eine mögliche Luxation untersucht werden. Die Luxationsverletzungen im Fußbereich gehören zu den meist übersehenen Verletzungen mit schwerwiegenden Folgeschäden.**

- **Angio-CT:** zwingend bei der Kniegelenksluxation nach Reposition zur Detektion möglicher Gefäßverletzungen als Begleitverletzungen
- **CT:** ggf. post repositionem, zur Beurteilung des Ausmaßes von Begleitverletzungen, zur OP-Planung; Unfallchirurgie kontaktieren

Akuttherapie Die Reposition sollte so schnell wie möglich erfolgen, der Weichteilschaden nimmt mit zunehmender Luxationsdauer zu. Eine adäquate Schmerztherapie ist Voraussetzung für die schonende Reposition.

Vordere Schulterluxation:
- Genaue Dokumentation vorhandener neurologischer Defizite
- Reposition (▶ 21.3), post repositionem Röntgenkontrolle Schulter in 2 Ebenen, Dokumentation des neurologischen Befundes
- Ruhigstellung in einer Orthese (z. B. Gilchrist, Omohit) für zunächst 1 Woche
- Ggf. CT bei V. a. Bankart-Verletzung und MRT im Verlauf dieser Woche zur Beurteilung von Begleitverletzungen und Planung des weiteren Vorgehens

Hintere Schulterluxation: Humeruskopf und Glenoid auf gleicher Höhe, leicht zu übersehen, Vorgehen s. oben

Sternoklavikulargelenkluxation:
- Bei hinterer Luxation Begleitverletzungen an Trachea und Pleura sowie Kompression großer Gefäße möglich
- Hintere Luxation schwer zu reponieren, meist Vollnarkose notwendig
- Vordere Luxation leicht zu reponieren aber schwer zu retinieren
- Direkte Kontaktaufnahme Unfallchirurgie
- Bei Zweifel, ob eine Luxation besteht: CT Thorax

Ellenbogenluxation:
- Meist Analgosedierung notwendig, da äußerst schmerzhaft, Vorgehen ▶ 21.4.1
- Post repositionem Rö-Kontrolle Ellenbogen in 2 Ebenen
- Genaue Dokumentation eventuell bestehender neurologischer Defizite prä und post repositionem
- Ruhigstellung in Oberarmgipsschiene
- Rö-Kontrolle Ellenbogen in 2 Ebenen, ggf. CT- oder MRT-Diagnostik im Verlauf der ersten Woche zur Beurteilung von Folgeschäden
- Prüfung der Stabilität nach einer Woche, Ruhigstellung durch einen erfahrenen Untersucher, ggf. Umstellung auf Orthese zur weiteren Behandlung oder operative Versorgung

Ellenbogenluxationsfrakturen: Notfallindikation zur operativen Versorgung, Kontaktaufnahme Unfallchirurgie

Chassaignac-Lähmung (Pronation douloureuse):
- Am betroffenen Ellenbogen halten und leichten Druck auf das Radiusköpfchen ausüben, langsam mit der anderen Hand den distalen Unterarm leicht ziehen, währenddessen supinieren und flektieren
- Danach beobachten, ob das Kind mit der betroffenen Hand greift und den Ellenbogen aktiv flektiert, keine Ruhigstellung erforderlich, Eltern auf Rezidivgefahr hinweisen

Luxationsfrakturen Oberarm/Unterarm (▸ 21.4.1, ▸ 21.4.2):
- Kombinationsverletzungen wie Galeazzi, Monteggia-, Essex-Lopresti-Läsionen beachten und bei klinischem Verdacht radiologisch ausschließen
- Direkte Kontaktaufnahme Unfallchirurgie

Luxationen im Bereich der Handwurzelknochen:
- Bedürfen der sofortigen Reposition, meist nur offen chirurgisch möglich und Stabilisierung notwendig
- Direkte Kontaktaufnahme Unfallchirurgie

Luxationen im Bereich der Finger DIP, PIP, MCP:
- Sofortige Reposition nach Bestätigung im Röntgen, schmerzhaft, Oberst-Leitungsanästhesie oder Handblock, vorher Dokumentation pDMS, Kontrolle unter Bildwandler (BW), Reposition durch langsamen Zug, ggf. Hypermochlion nutzen
- Buddy Taping mit Nachbarfinger, Schienenanlage zur Ruhigstellung des betroffenen Gelenks

Luxationsfrakturen Finger:
- Versuch der Reposition, Schienenanlage
- Kontaktaufnahme Unfallchirurgie zur OP-Indikationsklärung, ▸ 21.4.3

Luxation einer Hüft-Totalendoprothese:
- Sofortige Reposition, Zeitdruck < 6 h, Gefahr der Devitalisierung des Femurkopfs, Schädigung des N. ischiadicus durch Dehnung
- Vordere, hintere und zentrale Luxationen werden unterschieden, hintere am häufigsten, nach erfolgter Reposition Stabilitätsprüfung, Anlage einer Orthese zur Vermeidung einer erneuten Luxation, Rö Becken und Hüfte axial post repositionem
  - Hintere Hüftluxation: Methode nach Böhler: Patient in Rückenlage, eine Person stabilisiert mit beiden Händen das Becken, eine zweite Person übt einen axialen Zug entlang der Achse des Femurs aus, wobei das Bein in Hüfte und Kniegelenk 90° gebeugt ist, gleichzeitige vorsichtige Innen- und Außenrotationsbewegungen
  - Vordere Hüftluxation: axialer Zug mit leichter Adduktion und Innenrotation

Traumatische Hüftluxationen:
- Meist als Dashboard Injury
- Post repositionem: CT Becken zur Erfassung von Femurkopf- und/oder Acetabulumfrakturen
- Vorgehen nach Rücksprache mit Unfallchirurgie

Kniegelenksluxation:
- Absoluter Notfall, direkte Information des Dienstarztes Unfallchirurgie
- Notfallmäßige Reposition in Analgosedierung und OP-Bereitschaft zur ggf. notwendigen Fixateuranlage

- Dokumentation Neurologie und periphere Durchblutung vor und nach Reposition
- Nach erfolgreicher stabiler Reposition Anlage Kniegelenksorthese, Rö-Kontrolle Knie in 2 Ebenen + Patella
- Bei Instabilität und Gefahr der Reluxation: operative Anlage eines Fixateur externe

! Eine Kniegelenksluxation ist ein absoluter Notfall, der sofort reponiert werden muss. Gefäßverletzungen müssen mittels CT-Angio nach Reposition ausgeschlossen werden. Stationäre Aufnahme zur Kompartmentkontrolle notwendig.

Patellaluxation:
- Meist laterale Luxation, Sicherung der luxierten Patella mit einer Hand in der Luxationsstellung, um unkontrolliertes Zurückspringen zu vermeiden, zunächst Hüfte beugen, dann Kniegelenk vollständig strecken bzw. überstrecken
- Anlage Kniegelenksorthese, Immobilisierung in 30° Beugung
- Röntgenkontrolle nach erfolgter Reposition: Knie in 2 Ebenen + Patella axial, um Risikofaktoren wie Trochleadysplasie, Valgusfehlstellung oder eine vermehrte Innentorsion des distalen Femurs mit erhöhtem TT-TG-Abstand (tibial tubercle – trochlear groove) einschätzen zu können

Sprunggelenks-Luxationsfraktur (▶ 21.7.2):
- Aufgrund schlechter Weichteildeckung in diesem Bereich kann es in dislozierter Position schnell durch Fragmentdruck, Fehlstellung und Zugwirkung zu einer sekundären Schädigung der Haut kommen
- Häufig zusätzlich Luxation des Talus nach dorsal und lateral
- Sofortige Reposition vor Ort ohne vorherige Röntgenaufnahme, ggf. unter Bildwandlerkontrolle
- Bei der Reposition muss v. a. der Zug der Beugemuskulatur des Sprunggelenkes überwunden werden:
  - Kniegelenk beugen, Hand an die betroffene Ferse, andere Hand auf den Fußrücken (als würde man jemandem einen Stiefel ausziehen)
  - Axialer Zug in Richtung Achse des Unterschenkels, Talus kann nach vorne unter Pilon zurückspringen
  - Bei lateralem Versatz: vorsichtig Druck mit der Handfläche von lateral unter BW-Kontrolle
- Immobilisation im gespaltenen Weißgips in Neutralstellung im Sprunggelenk, Spitzfußstellung vermeiden
- Bei Instabilität und Reluxationstendenz im Gips: Fixateur-externe-Anlage
- Rö Kontrolle post repositionem: OSG in 2 Ebenen, ggf. CT OSG zur OP-Planung, bei Fixateurindikation, CT erst nach erfolgter Fixateur-Anlage

Luxationen im Bereich des Fußes Chopart-/Lisfranc-Gelenklinie:
- Notfallindikation, direkte Kontaktaufnahme Unfallchirurgie
- Meist offene Reposition im operativen Setting notwendig
- Besonders bei polytraumatisierten Patienten nach Autounfällen, Sturz aus großer Höhe müssen Luxationen im Bereich des Fußes ausgeschlossen werden
- Hohe Gefahr der Entwicklung eines Kompartmentsyndroms (▶ 21.7.2)

Zehenluxationen/Luxationsfrakturen:
- Reposition unter Leitungsanästhesie, BW-Kontrolle
- Pflasterzügelverband, harte Schuhsohle
- Nur bei Gelenkbeteiligung D1 operative Versorgung indiziert, dann Kontaktaufnahme Unfallchirurgie

Wurde eine intravenöse Analgesie oder Sedierung verabreicht, so ist auf eine ausreichende Nachbeobachtungsphase zu achten, da es durch den Wegfall der primären Schmerzursache nach erfolgreicher Reposition zu einer plötzlichen Wirkungsverstärkung mit Atemdepression kommen kann.

21.2 Verletzungen der Mund-, Kiefer- und Gesichtsregion

Ulrike Witt

First View
- Atemwegsverlegung?
- Patient hämodynamisch stabil? Wenn nein → Schock
- Begleitverletzungen

Arbeitsauftrag für die Notaufnahme Schnellstmögliche Erkennung lebensbedrohlicher Ursachen und Einschätzung der Schwere der Verletzungen, Sicherung des Atemweges und Abklärung möglicher Begleitverletzungen. Nicht erkannte Verletzungen können infektiologisch und ästhetisch zu schwerwiegenden Folgen führen.

Definition Verletzungen der Mund-, Kiefer- und Gesichtsregion werden in Zahnverletzungen, Knochenfrakturen und Weichteilverletzungen eingeteilt.

Bei den Knochenfrakturen kann zwischen Unterkieferfrakturen, Mittelgesichtsfrakturen und Stirnhöhlenfrakturen unterschieden werden. Weichteilverletzungen können extraoral, intraoral und perforierend vorkommen. Bissverletzungen bedürfen besonderer Beachtung.

Differenzialdiagnosen **Gefährliche nicht verpassen:**
- Luxationen
- Frakturen mit Weichteilverletzungen und Eröffnung nach enoral bzw. in die Nasennebenhöhle
- Offenes SHT
- Beteiligung relevanter Strukturen wie Augen, Ohren, Nase, Lider, N. facialis und Speicheldrüsengang

Ätiologie
- Stürze mit Fremdkörpern im Mund führen zu Pfählungsverletzungen des Gaumens
- Stürze/Schläge auf den Mund führen zu Verletzungen v. a. der Frontzähne

- Stürze des Epileptikers auf das Kinn führen häufig zu Weichgewebsverletzungen und Unterkieferfrakturen, ggf. verbunden mit Kiefergelenkfrakturen
- Schläge auf den Unterkiefer führen häufig zu Kiefergelenkfraktur der kontralateralen Seite
- Kopfstoßverletzungen z. B. beim Fußballspiel als Ursache für Jochbein-/ Jochbogen-/oder Stirnhöhlenfrakturen

Diagnostisches Vorgehen

Fragen zu Beginn:

- Unfallhergang
- Bewusstseinsverlust
- Begleitverletzungen
- Gefahr der Verlegung des Atemweges?
- Suffiziente Atmung/Beatmung möglich?
- Rechtzeitige Sicherung des Atemweges

> Bei jedem Patienten mit Thorax-, Abdomen- oder Extremitätenverletzungen können zusätzlich komplexe Gesichtsverletzungen vorliegen, die anfangs wenig auffällig sind, jedoch gravierende Folgen nach sich ziehen können.

Anamnese und Untersuchung:

- Anamnese zum Ereignis:
  - Wie war der Unfallhergang?
  - Fremdkörper involviert?
- Blutverdünnende Medikamente
- Die körperliche Untersuchung gliedert sich in einen extra- und intraoralen Teil:
  - Inspektion
  - Palpation
  - Funktionsdiagnostik
- Weichteilverletzung:
  - Ausdehnung und Tiefe
  - Hinweise für eine Gefäß-, Nervenläsion?
  - Beteiligung relevanter Strukturen wie Augen, Ohren, Nase, Lider, N. facialis oder Speicheldrüsengang
- Knöcherne Strukturen des Gesichtes:
  - Abtasten
  - Stufen Orbitaboden?
  - Stufen Nasengerüst?
  - Stufen Unterkieferrand?
  - Inspektion der Pupillen, direkte/indirekte Lichtreaktion
  - Visuskontrolle
  - Vorhandensein von Doppelbildern in allen Blickrichtungen prüfen (Kontrolle der Hirnnerven II, III, IV, VI)
  - Geruchssinn (I. Hirnnerv)
  - Sensibilität
  - Trigeminusdruckpunkte
  - Grimassieren, Lidschluss (N. facialis)
  - Stimmgabelversuch, Frage nach Schwindelgefühl (VIII. Hirnnerv)
  - Aktive Elevation der Arme, Herausstrecken der Zunge (Nerven XI und XII)

- Inspektion der Nase mit Spekulum – Weichteilverletzung? Septumhämatom? (führt ggf. unbehandelt zu Septumabzessen und Sattelnase)
- Intraorale Untersuchung:
  - Maximale Mundöffnung
  - Okklusion der Zahnreihen
  - Weichteilverletzungen
  - Unterbrechungen der Kontinuität der Zahnreihe
  - Zahnverletzungen
  - Zahnverluste (**Cave:** Aspiration möglich)

! Auf auffällige Pupillomotorik, Liquorfluss aus Nase und Ohr (Rhino-, Otoliquorrhö) achten.

Weiterführende Diagnostik in der ZNA:
- Vitalparameter
- Bei schweren Verletzungen und ggf. folgender operativer Versorgung: Labor (BB, E'lyte, Niere, Gerinnung, TSH)
- Bei entsprechendem klinischem Verdacht: CT Schädel mit Gesichtsschädel (hat die verschiedenen Röntgenaufnahmen des Gesichtes abgelöst).

Akuttherapie Entscheidend ist die anatomisch exakte Reposition von Frakturen, Stabilisierung dieser, sorgfältige Naht von Weichteilverletzungen, Nerven- und Speicheldrüsenrekonstruktion sowie Gewebeersatz bei Verlusten.

Die Reihenfolge der Behandlung erfolgt von der Tiefe nach oben. Großzügige antibiotische Abdeckung.
- **Skalpverletzungen:** müssen schnell erkannt und primär versorgt werden, da schnell hämodynamisch relevante Blutverluste drohen
- **Isolierte Weichteilverletzungen:**
  - Primäre Versorgung aller Gewebsschichten mit möglichst wenigen Subkutannähten, da hohe Infektionsgefahr
  - Verletzung des Weichgaumens bei Kindern durch Sturz mit Fremdkörper im Mund: Indikation zur Untersuchung und Versorgung in Intubationsnarkose großzügig stellen, da Gefahr einer späteren oronasalen Fistel bei unzureichender Versorgung
- **Quetschwunden Ober- oder Unterlippe:**
  - Perforierende Verletzungen vs. die Kontinuität der Lippe erhaltenen Verletzungen
  - Extra- und intraoral nichtresorbierbares Material verwenden
  - Der korrekte Lippenrot-Lippenweiß-Übergang muss sorgfältig beachtet werden
- **Gewebsdefizite:** Versorgung sekundär
- **Verletzung des N. facialis:** sofortige Versorgung durch mikrochirurgische Naht (ggf. Verlegung in ein größeres Zentrum zur Versorgung)
- **Verletzung Ductus parotideus:** mikrochirurgische Primärnaht, zur Diagnostik Kanülierung des Gangs von der Mundhöhle aus (ggf. Verlegung in ein größeres Zentrum zur Versorgung)

- **Bissverletzungen:**
  - Möglichst keine zusätzlichen Inzisionen, keine Exzision der Wunde
  - Sorgfältige mechanische Reinigung und ausgiebige Spülung, möglichst primärer Wundverschluss
  - Antibiotikatherapie über mehrere Tage, Tetanusschutz klären
- **Tierbisse:** siehe oben
- **Zahnverletzungen** (am häufigsten sind die oberen Frontzähne 11, 12, 21, 22 betroffen): Unterscheidung zwischen
  - Schmelzbeteiligung: Versorgung durch Zahnarzt zeitnah
  - Schmelz- und Dentinbeteiligung: Versorgung durch Zahnarzt zeitnah
  - Schmelz-, Dentin- und Pulpabeteiligung: Versorgung durch Zahnarzt zeitnah
  - In toto beweglich (**Subluxation?**): Schienung und Erhalt möglich, Versorgung am Unfalltag
  - **Vollständige Luxation:** Replantation möglich, so schnell wie möglich (90 Min. kritische Grenze); Zahn in Milch oder der Mundhöhle transportieren. Bei Milchzähnen: Kinder < 4 J. → Replantation sinnvoll als Platzhalter für später; Kinder 5.–8. Lj. → keine Replantation notwendig, da die Platzhalterfunktion bereits erfüllt ist
  - Fraktur im Zahnwurzelbereich:
    - Längsfrakturen: Zahnentfernung
    - Querfrakturen können erhalten werden
  - Alveolarfortsatzfraktur: Kontaktaufnahme mit Zahnarzt/MKG-Chirurg
- **Mittelgesichtsfrakturen:**
  - Kontaktaufnahme MKG-Klinik
  - Zentrale Mittelgesichtsfrakturen: Einteilung nach Le Fort I–III (▶ Tab. 21.1, ▶ Abb. 21.1)
  - Nasenbein und Kombinationsfrakturen, einzeln, kombiniert oder in Verbindung mit lateralen Gesichtsverletzungen
  - Stirnhöhlen-, Nasoethmoidal- und Kalottenfrakturen sowie in Kombination mit Unterkieferfrakturen

Tab. 21.1 Einteilung der Mittelgesichtsfrakturen nach Le Fort

LeFort	Ausprägung	Cave
I	Absprengung Gaumenplatte vom Mittelgesicht	
II	Verläuft retromaxillär schräg nach medial, kranial durch die Kieferhöhle, den Orbitaboden bis zur Nasenwurzel, infraorbital und im Bereich der Crista zygomaticoalveolaris	Beteiligung N.infraorbitalis, Einklemmung des Orbitainhaltes → Doppelbilder
III	Bruchlinien verlaufen von retromaxillär durch den Jochbogen bis zur Sutura zytomaticofrontalis an der lateralen Orbita entlang, dann durch den Orbitatrichter zur Nasenwurzel; bei einer beidseitigen Le-Fort-III-Fraktur ist der gesamte Mittelgesichtskomplex aus dem Schädelskelett herausgesprengt	Gleichzeitiges Vorliegen eines offenen SHT möglich

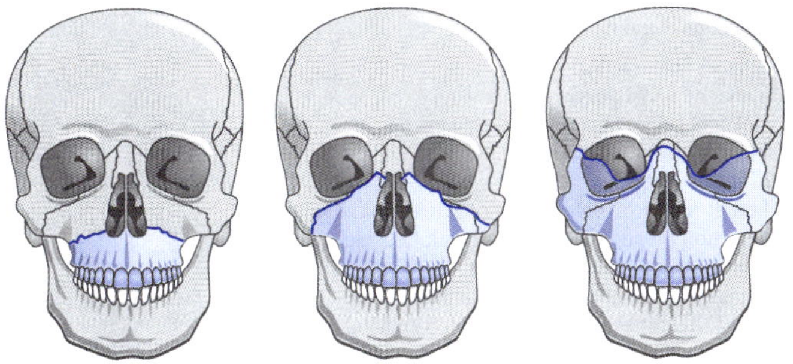

Abb. 21.1 Mittelgesichtsfrakturen, Einteilung nach Le Fort [L157]

- **Laterale Mittelgesichtsverletzung:** Kontaktaufnahme MKG-Klinik
  - Jochbogenverletzung
  - Jochbeinfrakturen
  - Blow-out- und Blow-in-Fraktur: isolierte Fraktur des Orbitabodens
    Spießen die Fragmente in die Kieferhöhle: Blow-out – häufigster Typ
    Spießen die Fragmente in die Orbita: Blow-in
- **Frakturen der Stirnhöhlen und der nasoorbitalen-ethmoidalen Region:** Kontaktaufnahme MKG-Klinik
- **Nasenbeinfrakturen:**
  - Ausschluss Septumhämatom in ZNA
  - Abschwellende Nasentropfen, Schneuzverbot
  - Reposition und Schienung bei Bedarf im Verlauf durch MKG
- **Frakturen im Bereich der zahntragenden Skelettanteile:**
  - Kontaktaufnahme MKG-Klinik
  - Wiederherstellung der für den Patienten normalen Okklusion der Zahnreihen, operative Versorgung mittels Plattenosteosynthesen und intermaxillärer Verschnürung des Unterkiefers zum Oberkiefer für 4–6 Wo.
- **Kiefergelenkfrakturen** (meist indirekte Brüche):
  - Kontaktaufnahme MKG
  - Einerseits Ruhigstellung notwendig, andererseits Mobilisierung notwendig, um Ankylosierung zu vermeiden → Entscheidung des Vorgehens durch einen erfahrenen MKG-Arzt

21.3 Verletzungen des Schultergürtels

Andreas Bürkner

First View
- Alter des Patienten?
- Schmerzen? Schonhaltung?
- Allgemeinzustand?

Arbeitsauftrag für die Notaufnahme Adäquate primäre Ruhigstellung bzw. Erkennen einer Ursache, die einer sofortigen Behandlung bedarf, um schwerwiegende Folgeschäden zu vermeiden.

Differenzialdiagnosen

Gefährliche nicht verpassen:
- Vordere oder hintere Schulterluxation
- Fraktur proximaler Humerus
- Fraktur Klavikula
- Luxation Akromioklavikular-Gelenk (AC-Gelenk)
- Luxation Sternoklavikular-Gelenk (SC-Gelenk)
- Traumatischer Plexusschaden
- Traumatische Rotatorenmanschettenruptur

Weitere Differenzialdiagnosen: Atraumatische Schmerzen:
- Degenerative Veränderungen
- Entzündliche oder rheumatoide Genese
- Tendinitis calcarea

Diagnostisches Vorgehen

Fragen zu Beginn:
- Verdacht auf Gelenksluxation?
- Periphere Sensorik und Motorik intakt?

> Patienten mit dem V.a. eine Gelenksluxation müssen als Notfall behandelt werden, um nach einer zügigen Diagnostik eine schnellstmögliche Reposition zu gewährleisten.

Anamnese und Untersuchung:
- Anamnese zum Ereignis:
  - Wie war das Unfallereignis?
  - Wo sind die Schmerzen?
- Vorgeschichte:
  - Gab es bereits Beschwerden oder Unfälle in der Vorgeschichte?
  - Erfolgten Punktionen oder Infiltrationen?
- Körperliche Untersuchung der betroffenen Region und des angrenzenden Gelenks, inkl. HWS und Thorax
  - Inspektion der Haut, Durchspießungen, Schürfungen oder drohende Perforation durch Fragmente?
  - Nach Frakturausschluss Prüfung der Funktion der Rotatorenmanschette (**Lag-Zeichen?**)

> **Lag-Zeichen**
> Unfähigkeit, den Arm in einer bestimmten Position zu halten, z. B. passives Bewegen des Armes in die Außenrotation, Arm kann in dieser Position nicht gehalten werden: positives Lag-Zeichen für die Außenrotatoren der Schulter (M. infraspinatus und M. teres minor), analog für die Innenrotation für den M. subscapularis.

  - Sensibilität, v. a. im Bereich M. deltoideus (N. axillaris!)
  - Motorik, grobe Kraft der Kennmuskeln?

- Röntgen:
  - V. a. Klavikulafraktur: Röntgen Klavikula in zwei Ebenen
  - V. a. AC-Sprengung: Röntgen Klavikula in zwei Ebenen zum Frakturausschluss, dann Belastungsaufnahmen im Seitenvergleich, sowie Alexander-Aufnahmen zur Beurteilung der horizontalen Instabilität
  - V. a. Fraktur proximaler Humerus oder Schulterluxation: Röntgen Schulter a. p, und Y-View
  - Gegenseite unbedingt mituntersuchen
- Sonografie: Status der Rotatorenmanschette und Ausschluss Gelenkserguss
- CT:
  - Zur weiteren Frakturklassifikation bei proximalen Humerusfrakturen im Verlauf
  - Akut bei V. a. SC-Luxation

> ! Gezieltes Röntgen nach Untersuchung!

Weiterführende Diagnostik in der ZNA:

- Bei V. a. eine traumatische Plexusläsion: neurologischer Status, Schnittbilddiagnostik, optimal MRT Plexus, alternativ CT Plexus
- Bei V. a. ein infektiöses Geschehen: Blutentnahme, Blutkulturen, Gelenkspunktion unter sterilen Kautelen
- Bei entsprechendem klinischem Verdacht: zeitnahe Information der Unfallchirurgen/Orthopäden im Haus

> ! Notfallindikationen zur operativen Versorgung sind Gelenksempyeme, nicht reponible Gelenksluxationen, offene Frakturen, drohende Durchspießungen und begleitende Nerven-Gefäß-Verletzungen!

Akuttherapie und Disposition

Schulterluxation:

- Zügige Reposition unter entsprechender Analgosedierung unter Berücksichtigung folgender Faktoren:
  - Verhakte Luxation mit großer Hill-Sachs-Delle und/oder abgesprengtem Tuberculum majus
  - Muskelkräftiger Patient
  - Frakturgefährdung durch Reposition
  - Dauer der Luxationsstellung
- Gering verhakte Luxationen oder Rezidivluxationen können oft schonend z. B. nach Milch oder in Bauchlage nach Stimpson (ggf. modifiziert mit aktiver Skapulamobilisation) reponiert werden.
- Verhakte Luxationen mit Frakturgefährdung benötigen einen narkotisierten, voll relaxierten Patienten mit Bildwandlerkontrolle und einen erfahrenen Reponateur.
- Nach Reposition Prüfung der Sensibilität im Nervus-axillaris-Versorgungsgebiet sowie der Funktion der Rotatorenmanschette; Immobilisation im Gilchrist-Verband, Röntgenkontrolle der korrekten Artikulation in zwei Ebenen.

- Belassen des Gilchrist-Verbands für eine Woche. Bei erstmaligen und traumatisch bedingten Schulterluxationen wird ein MRT innerhalb der nächsten Wochen empfohlen mit anschließender Vorstellung beim Schulterchirurgen/Schulterorthopäden. Je nach Alter und Befund kann eine operative Stabilisierung sinnvoll sein.
- Bei wiederkehrenden Schulterluxationen ist dem Patienten i. d. R. der Defekt bekannt und man kann die Vorstellung beim Schulterspezialisten (nochmalig) empfehlen.

Klavikulafraktur:

- Schmerztherapie, Immobilisation im Gilchrist-Verband
- *Kontaktaufnahme Unfallchirurgie zum Therapieentscheid*
  - Notfallindikation bei offenen Frakturen, drohender Durchspießung oder begleitenden Nerven-Gefäß-Schäden
  - Konservativ behandelt werden undislozierte Frakturen und gering dislozierte Frakturen mit einer Verkürzung < 2 cm

AC-Gelenkssprengung:

- Schmerztherapie, Immobilisation im Gilchrist-Verband
- *Kontaktaufnahme Unfallchirurgie zum Therapieentscheid*
  - Notfallindikation bei offenen Frakturen, drohender Durchspießung oder begleitenden Nerven-Gefäß-Schäden
  - Konservativ behandelt werden Gelenkssprengungen Typ 1 und 2 nach Rockwood (▶ Abb. 21.2)

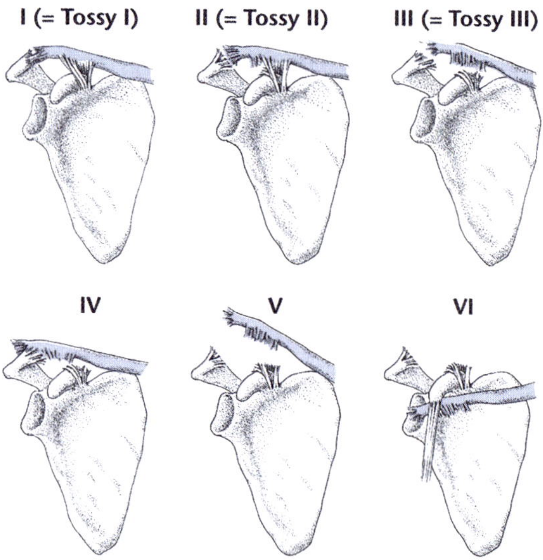

Abb. 21.2 Rockwood-Klassifikation der AC-Gelenksprengung [L190]

Proximale Humerusfraktur: Schmerztherapie, Immobilisation im Gilchrist-Verband

- *Kontaktaufnahme Unfallchirurgie zum Therapieentscheid*
  - Notfallindikation bei offenen Frakturen oder begleitenden Nerven-Gefäß-Schäden
  - Konservativ behandelt werden undislozierte Frakturen mit einer Fragmentverschiebung < 5 mm (2 mm bzgl. Tuberculum majus) und einer Frakturangulation des Kopffragmentes < 20°

Traumatische Plexusläsion:

- Zeitnaher Ausschluss einer akuten Kompression durch Einblutung etc. sowie Quantifizierung der strukturellen Plexusschädigung
- Meist sind Distensionen die Ursache
- Im Falle einer Kompression oder eines Abrisses *Kontaktaufnahme mit einem Zentrum für Neurochirurgie und zügige Verlegung des Patienten*

Traumatische Rotatorenmanschettenruptur:

- Schmerztherapie, Immobilisation im Gilchristverband
- Empfehlung zum zeitnahen ambulanten MRT der Schulter mit Anbindung an eine Schulterchirurgie

21.4 Verletzungen der oberen Extremität

Andreas Bürkner

21.4.1 Verletzungen des Oberarms und Ellbogen

First View

- Alter des Patienten?
- Schmerzen? Schonhaltung?
- Allgemeinzustand?

Arbeitsauftrag für die Notaufnahme

Adäquate primäre Ruhigstellung, bzw. Erkennen einer Ursache, die einer sofortigen Behandlung bedarf, um schwerwiegende Folgeschäden zu vermeiden.

Differenzialdiagnosen

Gefährliche nicht verpassen:

- Humerusschaftfraktur
- Fraktur distaler Humerus
- Fraktur Olecranon
- Fraktur Radiusköpfchen
- Monteggia-Frakturen (proximale Ulnafraktur mit Luxation Radiusköpfchen)
- Luxation Ellbogen
- Traumatischer Nervenschaden
- Ruptur distale Bizepssehne

Weitere Differenzialdiagnosen: Atraumatische Schmerzen:

- Degenerative Veränderungen
- Entzündliche oder rheumatoide Genese
- Chondromatose Ellbogen

Diagnostisches Vorgehen

Fragen zu Beginn:

- Verdacht auf Gelenksluxation?
- Periphere Sensorik und Motorik intakt?

> Patienten mit dem V.a. eine Gelenksluxation müssen als Notfall behandelt werden, um nach einer zügigen Diagnostik eine schnellstmögliche Reposition zu gewährleisten.

Anamnese und Untersuchung:

- Anamnese zum Ereignis:
  - Wie war das Unfallereignis?
  - Wo sind die Schmerzen?
- Vorgeschichte: Gab es bereits Beschwerden oder Unfälle in der Vorgeschichte?
- Körperliche Untersuchung der betroffenen Region und des angrenzenden Gelenks, inkl. HWS
  - Inspektion der Haut, Durchspießungen, Schürfungen oder drohende Perforation durch Fragmente?
  - Nach Frakturausschluss Prüfung der Funktion der distalen Bizepssehne
  - Sensibilität und Motorik aller drei Hauptnerven

Weitere Diagnostik in der ZNA:

- Röntgen:
  - V.a. Humerusfraktur: Röntgen Humerus in zwei Ebenen
  - V.a. distale Humerusfraktur oder Ellbogen: Röntgen Humerus und Ellbogen in zwei Ebenen zum Frakturausschluss, bei V.a. Radiusköpfchenfraktur Radiusköpfchen-Zielaufnahme
  - V.a. Ellenbogenluxation: Röntgen Ellbogen in zwei Ebenen
- Sonografie: Status der distalen Bizepssehne und Ausschluss Gelenkserguss
- CT:
  - Zur weiteren Frakturklassifikation bei distalen Humerusfrakturen im Verlauf
  - Akut bei Luxationsfrakturen

> !
> - Gezieltes Röntgen nach Untersuchung!
> - Notfallindikation zur operativen Versorgung stellen Gelenksempyeme, nicht reponible Gelenksluxationen, offene Frakturen, drohende Durchspießungen und begleitende Nerven-Gefäß-Verletzungen dar!

Akuttherapie und Disposition

Ellenbogenluxation

- Zügige Reposition unter entsprechender Analgosedierung oder Kurznarkose; unter Zug und ggf. Druck auf das Olecranon, ggf. in Zwei-Helfer-Technik unter Bildwandlerkontrolle

- Nach Reposition Prüfung der Stabilität: Reluxationstendenz ab welcher Streckung? Vermehrte mediale oder laterale Aufklappbarkeit ?
- Immobilisation im gespaltenen Oberarmgips, Röntgenkontrolle in zwei Ebenen der korrekten Artikulation
- *Kontaktaufnahme Unfallchirurgie zum Therapieentscheid*
  - Notfallindikation zur operativen Versorgung bei offenen Luxationen, geschlossenen nicht zu reponierenden Luxationen oder begleitenden Nerven-Gefäß-Schäden
  - Konservativ werden nach Reposition zentrierte Gelenke ohne wesentliche seitliche Instabilität behandelt

Humerusschaftfraktur

- Schmerztherapie, Immobilisation im Gilchrist-Verband, ggf. mit unterstützender Oberarmcastschiene
- *Kontaktaufnahme Unfallchirurgie zum Therapieentscheid*
  - Notfallindikation bei offenen Frakturen, drohender Durchspießung oder begleitenden Nerven-Gefäß-Schäden
  - Konservativ behandelt werden können undislozierte Frakturen mit einer Achsen- und Rotationsfehlstellung < 20° und einer Verkürzung < 3 cm
  - Im Falle einer begleitenden Radialisparese: Bei 10–15 % aller Humerusschaftfrakturen treten aufgrund des anatomischen Verlaufs Läsionen des N. radialis auf. Diese sind zu 95 % regredient. Daher kann bei einer primären Radialisläsion primär konservativ vorgegangen werden. Zusätzlich muss bei motorischer Lähmung eine Radialisschiene angepasst werden. Eine neurologische Mitbeurteilung sollte bei Aufnahme erfolgen. Bei starken, neuropathisch anmutenden Schmerzen ist von einer seltenen Interposition des Nervs in der Fraktur auszugehen, dann sollte der Nerv operativ dargestellt werden und die Fraktur osteosynthetisch versorgt werden.

Distale Humerusfraktur

- Schmerztherapie, Immobilisation in der Oberarmcastschiene
- *Kontaktaufnahme Unfallchirurgie zum Therapieentscheid:* Notfallindikation bei offenen Frakturen, drohender Durchspießung oder begleitenden Nerven-Gefäß-Schäden. Die meisten distalen Humerusfrakturen werden operativ versorgt.

Olecranonfraktur

- Schmerztherapie, Immobilisation in der Oberarmcastschiene
- *Kontaktaufnahme Unfallchirurgie zum Therapieentscheid:* Notfallindikation bei offenen Frakturen, drohender Durchspießung oder begleitenden Nerven-Gefäß-Schäden. Die meisten Olecranonfrakturen werden operativ versorgt.

Radiusköpfchenfrakturen

- Schmerztherapie, Immobilisation in der Oberarmcastschiene
- *Kontaktaufnahme Unfallchirurgie zum Therapieentscheid*
  - Notfallindikation bei offenen Frakturen, drohender Durchspießung oder begleitenden Nerven-Gefäß-Schäden.

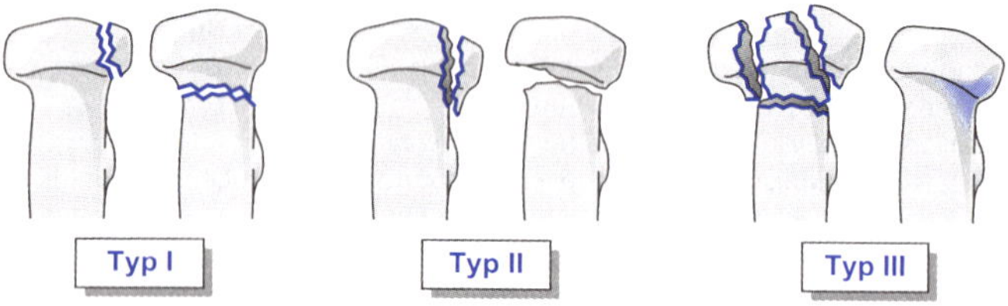

Abb. 21.3 Einteilung der Radiusköpfchenfraktur nach Mason [L106]

  - Radiusköpfchenfrakturen Typ Mason I (▶ Abb. 21.3) mit einer Gelenksstufe oder Spalt < 2 mm werden konservativ behandelt.
  - Meist wird zum Therapieentscheid ein CT benötigt.

Monteggia-Verletzung (▶ Abb. 21.4):
- Schmerztherapie, Immobilisation in der Oberarmcastschiene
- *Kontaktaufnahme Unfallchirurgie zum Therapieentscheid*
  - Notfallindikation bei offenen Frakturen, drohender Durchspießung oder begleitenden Nerven-Gefäß-Schäden.
  - Die meisten Monteggia-Verletzungen werden zeitnah operativ versorgt.

Ruptur der distalen Bizepssehne
- Schmerztherapie, Immobilisation im Gilchrist
- Empfehlung MRT
- *Zeitnahe Kontaktaufnahme Ellbogenchirurgie zum Therapieentscheid:* Die meisten distalen Bizepssehnenrupturen werden zeitnah operativ versorgt.

21.4.2 Verletzungen des Unterarms und Handgelenks

First View
- Alter des Patienten?
- Schmerzen? Schonhaltung?
- Allgemeinzustand?

Arbeitsauftrag für die Notaufnahme
Adäquate primäre Ruhigstellung, bzw. Erkennen einer Ursache, die einer sofortigen Behandlung bedarf, um schwerwiegende Folgeschäden zu vermeiden.

Differenzialdiagnosen
Gefährliche nicht verpassen:
- Unterarmschaftfraktur
- Fraktur distaler Radius
- Galeazzi-Frakturen (distale Radiusfraktur mit Luxation distale Ulna, ▶ Abb. 21.4)
- Essex-Lopresti-Frakturen (proximale Radiusfraktur mit Luxation distale Ulna, ▶ Abb. 21.5)

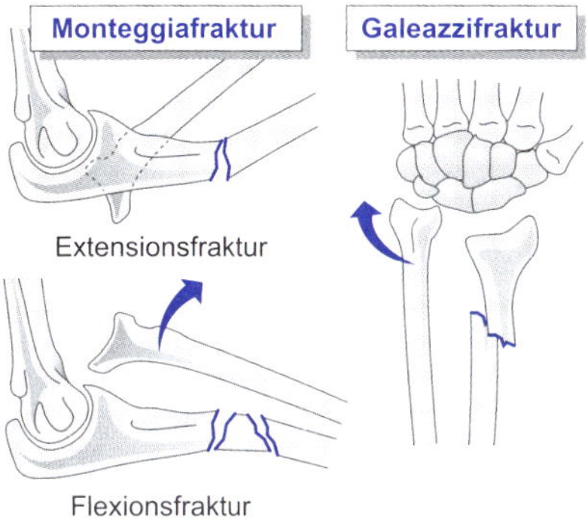

Abb. 21.4 Sonderformen von Unterarmfrakturen: Monteggia-Fraktur, Galeazzi-Fraktur [A300–106]

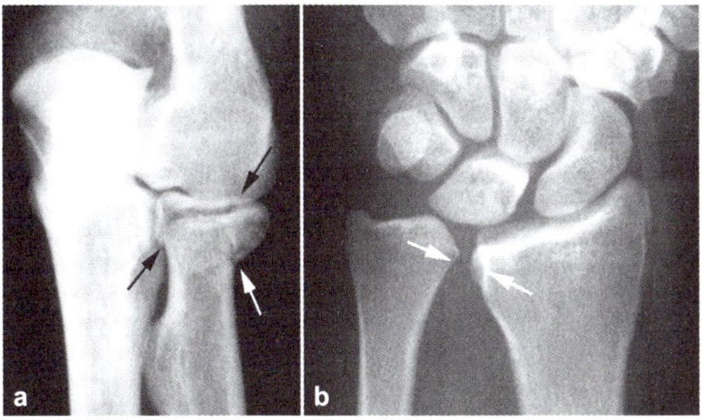

Abb. 21.5 Essex-Lopresti-Fraktur/-Dislokation. Der Ellbogen (a) zeigt eine Radiusköpfchen-Fraktur (Pfeil). Das Handgelenk (b) zeigt eine Dislokation im distalen Radioulnar-Gelenk mit Weitung des Gelenkspalts und Verschiebung der distalen Ulna. Die Verletzung beinhaltet die Ruptur der intraossären Bänder. Dies ist eine instabile Verletzung, die eine operative Stabilisierung benötigt. [G1179]

- Traumatische Durchtrennung Sehne
- Traumatische Durchtrennung Nerven/Gefäße

Weitere Differenzialdiagnosen: Atraumatische Schmerzen:

- Degenerative Veränderungen
- Entzündliche oder rheumatoide Genese

Diagnostisches Vorgehen

Fragen zu Beginn:
- Verdacht auf Gelenksluxation?
- Periphere Sensorik und Motorik intakt?

! Frühzeitige Schmerz- und Kryotherapie schon beim Erstkontakt.

Patienten mit dem Verdacht auf einen traumatischen Nervenschaden müssen als Notfall behandelt werden, um nach einer zügigen Diagnostik eine schnellstmögliche Therapie zu gewährleisten.

Anamnese und Untersuchung:
- Anamnese zum Ereignis:
  - Wie war das Unfallereignis?
  - Wo sind die Schmerzen?
- Vorgeschichte: Gab es bereits Beschwerden oder Unfälle in der Vorgeschichte?
- Körperliche Untersuchung der betroffenen Region und der angrenzenden Gelenke
  - Inspektion der Haut, Durchspießungen, Schürfungen oder drohende Perforation durch Fragmente?
  - Sensibilität und Motorik, Funktion aller drei Hauptnerven

Weitere Diagnostik in der ZNA:
- Röntgen:
  - V. a. Unterarmschaftfraktur: Röntgen Unterarm in zwei Ebenen, inkl. beider angrenzender Gelenke
  - V. a. distale Radiusfraktur: Röntgen Handgelenk in zwei Ebenen zum Frakturausschluss
- Sonografie: Status Sehne oder Karpaltunnel und Ausschluss Gelenkserguss
- CT:
  - Zur weiteren Frakturklassifikation bei distalen Radiusfrakturen im Verlauf
  - Akut bei Luxationsfrakturen

! Kombinationsverletzungen: Monteggia, Galeazzi und Essex-Lopresti beachten!

Akuttherapie und Disposition

Unterarmschaftfraktur
- Schmerztherapie, Immobilisation in Oberarmcastschiene
- *Kontaktaufnahme Unfallchirurgie zum Therapieentscheid*
  - Notfallindikation bei offenen Frakturen, drohender Durchspießung oder begleitenden Nerven-Gefäß-Schäden
  - Die meisten Unterarmschaftfrakturen werden zeitnah operativ versorgt.

Galeazzi-Frakturen

- Schmerztherapie, Immobilisation in Oberarmcastschiene
- *Kontaktaufnahme Unfallchirurgie zum Therapieentscheid*
  - Notfallindikation bei offenen Frakturen, drohender Durchspießung oder begleitenden Nerven-Gefäß-Schäden
  - Galeazzi-Frakturen mit kompletter Luxation der distalen Ulna werden notfallmäßig operativ versorgt.

Essex-Lopresti-Frakturen

- Schmerztherapie, Immobilisation in Oberarmcastschiene
- *Kontaktaufnahme Unfallchirurgie zum Therapieentscheid*
  - Notfallindikation bei offenen Frakturen, drohender Durchspießung oder begleitenden Nerven-Gefäß-Schäden
  - Essex-Lopresti-Frakturen mit kompletter Luxation der proximalen Ulna werden notfallmäßig operativ versorgt.

Distale Radiusfraktur

- Schmerztherapie
- *Kontaktaufnahme Unfallchirurgie zum Therapieentscheid.* Je nach Dislokation und Frakturmorphologie:
  - Undislozierte Frakturen: Immobilisation im gespaltenen Unterarmgips
  - Dislozierte Frakturen mit akzeptabler Achsenstellung und geplanter operativer Versorgung: Aushang im Mädchenfänger (▶ Abb. 21.6) und Immobilisation im gespaltenen Unterarmgips
  - Dislozierte Frakturen mit anzustrebender Reposition und konservativer Therapie: Reposition in Bruchspaltanästhesie (▶ Abb. 21.7) und Immobilisation im gespaltenen Unterarmgips unter Bildwandlerkontrolle
  - Nach Reposition und Gipsanlage Röntgenkontrolle
- Kriterien für eine konservative Therapie:
  - Stabile extraartikuläre Frakturen

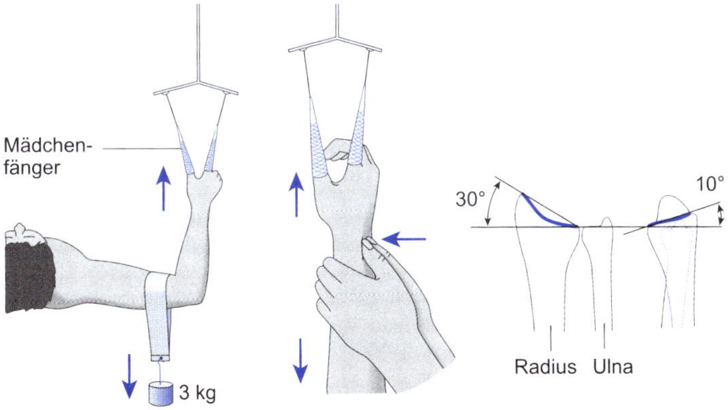

Abb. 21.6 Gut geeignet zur Reposition einer distalen Radiusfraktur ist der Mädchenfänger, eine sich auf Längszug verengende Hülse aus Bast- oder Drahtgeflecht. [L190]

  - Nicht oder gering dislozierte, intraartikuläre Frakturen (radial Inklination ≥ 15°, volare und dorsale Angulation < 15°, intraartikuläre Stufe < 2 mm)
  - Dislozierte extra- und intraartikuläre Frakturen mit einer akzeptablen Reposition
- Entscheidend für die konservative Therapie ist die Compliance des Patienten und die engmaschige ambulante radiologische Kontrolle der Gelenksstellung erstmalig nach einer Woche. Gipswechsel sollten bei reponierten Frakturen nur im Aushang und mit nachfolgender Röntgenkontrolle erfolgen.
- Notfallindikation zur operativen Versorgung bei offenen Frakturen, drohender Durchspießung oder begleitenden Nerven-Gefäß-Schäden.

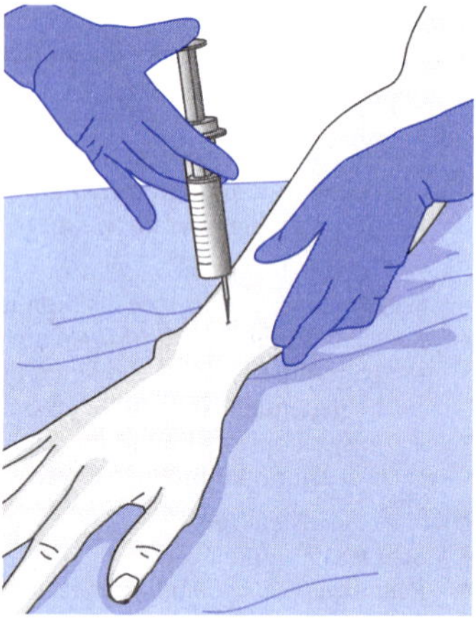

Abb. 21.7 Bruchspaltanästhesie [L138]

Durchführung einer Bruchspaltanästhesie

- Prinzipiell ist diese Intervention nur indiziert, wenn eine endscheidende und bestenfalls dauerhafte Verbesserung der Stellung erreicht werden kann. Keine Bruchspaltanästhesie bei bestehenden OP-Indikationen und akzeptabler Gelenksstellung bis zur OP
- Steriles Arbeiten
- Sondieren des Eintrittspunktes unter Bildwandlerkontrolle dorsal mittig über dem Radius ca. 1–2 cm proximal der Fraktur.
- Eingehen mit der Kanüle aufsteigend in den Frakturspalt und injizieren von 5–10 ml Lokalanästhetikum, ▶ Abb. 21.7
- Reposition nach weiteren 10 Min.

Traumatische Sehnendurchtrennung

- Präzise Prüfung der peripheren Funktion aller möglich beteiligten Strukturen **vor** einer lokalen Anästhesie, nur dann kann das Ausmaß der beschädigten Strukturen abgeschätzt werden.
- Desinfektion des Wundgebietes, steriles Abdecken, lokale Anästhesie, gründliche Wundexploration bis zum definitiven Wundgrund.
- Anatomische Kenntnisse sind unverzichtbar, nur was man kennt, kann man auch sicher identifizieren.
- Kleinere Schnitterweiterungen zur Vervollständigung der Wundexploration sind in einem sterilen Setting in einer Notaufnahme vertretbar, größere rekonstruktive Maßnahmen werden meist im Rahmen einer operativen Versorgung vorgenommen.

! Bei der Wundversorgung sind anatomische Kenntnisse über die betroffenen Strukturen unverzichtbar.

21.4.3 Verletzungen der Hand

First View
- Alter des Patienten?
- Schmerzen? Schonhaltung?
- Offene Verletzung? Aktive Blutung?
- Allgemeinzustand?

Arbeitsauftrag für die Notaufnahme

Adäquate primäre Ruhigstellung bzw. Erkennen einer Ursache, die einer sofortigen Behandlung bedarf, um schwerwiegende Folgeschäden zu vermeiden. Bei offenen Verletzungen ist die Kenntnis der anatomischen Strukturen, die im verletzten Gebiet liegen, unersetzlich.

Differenzialdiagnosen

Gefährliche nicht verpassen:
- Handwurzelfraktur und Luxation
- Mittelhandfraktur
- Fingerfraktur
- Fingerluxationen
- Amputationsverletzungen
- Bissverletzungen
- Hochdruckverletzungen
- Skidaumen
- Beuge- und Strecksehnenverletzung
- Nerven-Gefäß-Verletzungen
- Sehnenscheidenphlegmone oder Hohlhandphlegmone

Weitere Differenzialdiagnosen: Atraumatische Schmerzen:
- Degenerative Veränderungen
- Entzündliche oder rheumatoide Genese

Diagnostisches Vorgehen

Fragen zu Beginn:
- Offene vs. geschlossene Verletzung?
- Verdacht auf Gelenksluxation?
- Periphere Sensorik und Motorik intakt?

! Frühzeitige Schmerz- und Kryotherapie schon beim Erstkontakt.

Patienten mit dem V. a. einen traumatischen Nervenschaden müssen als Notfall behandelt werden, um nach einer zügigen Diagnostik eine schnellstmögliche Therapie zu gewährleisten.

Anamnese und Untersuchung:

- Anamnese zum Ereignis:
  - Wie war das Unfallereignis?
  - Wo sind die Schmerzen?
  - Verschmutzung der Wunde?
  - Tetanusschutz?
- Vorgeschichte: Gab es bereits Beschwerden oder Unfälle in der Vorgeschichte?
- Körperliche Untersuchung der betroffenen Region und der angrenzenden Gelenke:
  - Inspektion der Haut, Durchspießungen, Schürfungen oder drohende Perforation durch Fragmente?
  - Etwaiger Rotationsfehler der Langfinger beim Faustschluss
  - Offene Wunden: Anatomische Lokalisation in Bezug auf tieferliegende Strukturen, Tiefe der Wunde, sichtbare verletzte Strukturen. Detaillierte Prüfung und Dokumentation der Funktion distal der Verletzung vor einer etwaigen Lokalanästhesie
  - Durchblutung, Sensibilität und Motorik

Weitere Diagnostik in der ZNA:

- Röntgen:
  - V. a. Handwurzelfraktur: Röntgen Handwurzel in zwei Ebenen zum Frakturausschluss
  - V. a. Mittelhandfraktur: Röntgen Mittelhand in drei Ebenen
  - V. a. Fingerluxation oder Fingerfraktur: Röntgen Finger in zwei Ebenen
  - V. a. Fremdkörper durch verunreinigte Wunden: Röntgen entsprechende Region in zwei Ebenen.

! Holz ist nicht röntgendicht, Glas ist i. d. R. nicht röntgendicht, außer bleihaltiges Sicherheitsglas. Holz lässt sich in der Sonografie als echoreiche Struktur mit Schallauslöschung darstellen.

- Sonografie: Status Sehne oder Karpaltunnel und Ausschluss Gelenkserguss
- CT:
  - Zur weiteren Frakturklassifikation bei Handwurzelfrakturen im Verlauf
  - Akut bei Luxationsfrakturen
- MRT: Zur weiteren Diagnostik bei karpalen Bandverletzungen, Beurteilung TFCC (triangulärer fibrokartilaginärer Komplex)

Arbeitstechniken und allgemeines Procedere

Grundzüge Wundversorgung Hand

- Arbeiten unter sterilen Bedingungen. Vorbereitung des Instrumententisches mit allen benötigten Materialien (Spülkanüle, Fadenmaterial, Kompressen etc.).

- Bequeme Lagerung des Armes auf einem gepolsterten Beistelltisch.
- Optimale Verhältnisse schaffen, Licht einstellen, passende Instrumente, Personal vor Ort oder in Rufweite, um Unterstützung anzufordern.
- Genaue Kenntnis der Anatomie: Nur was man kennt, kann man auch finden.
- Wundexploration, bis Verletzungen der tieferen Strukturen sicher ausgeschlossen sind, ggf. unter Lokal- oder Leitungsanästhesie mit Schnitterweiterung.
- Die Anlage einer Blutsperre wird häufig vom wachen Patienten nicht toleriert. Alternativ kann ein abgeschnittener Finger eines sterilen Handschuhs mehrfach um die Basis des verletzten Fingers gewickelt werden.
- Single-Shot-Antibiose bei verschmutzten Wunden oder verschmutzten verletzenden Gegenständen (z. B. Amoxicillin/Clavulansäure).
- Gründliche Wundspülung, Hautnaht mit Einzelknopfnaht mit z. B. Prolene 5–0 an den Fingern, 4–0 an der Hand.

Leitungsanästhesie Finger

- Oberst-Block (▶ Abb. 21.8):
  - Mit einer feinen Kanüle wird der Finger distal des Grundgelenks von der Streckseite aus punktiert.
  - Die Kanüle wird dann am Knochen entlang nach palmar geführt und ein Depot von 1 ml Lokalanästhetikum (z. B. Ropivacain) gesetzt, nach leichtem Zurückziehen der Nadel kann der streckseitige Nerv betäubt werden.
  - Insgesamt werden durch nur zwei Injektionen vier Depots gesetzt, die durch das Ausschalten des dorsalen sowie palmaren bzw. plantaren

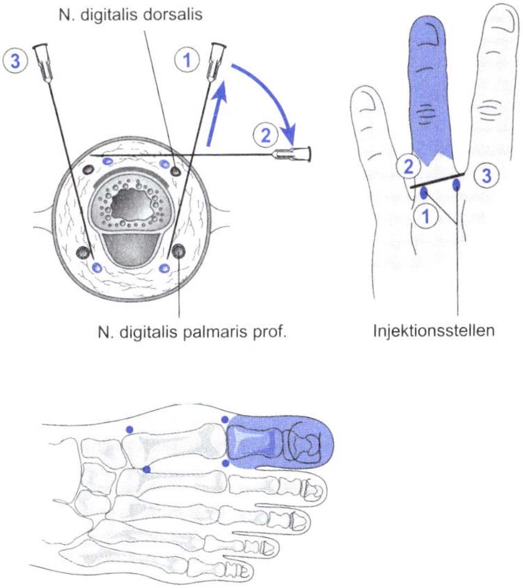

Abb. 21.8 Leitungsanästhesie nach Oberst [L106]

Nervenpaars einen schmerzlosen Eingriff distal der Einstichstellen möglich machen.
- Palmarer Block (▶ Abb. 21.9):
  - Mit einer feinen Kanüle wird beugeseitig zentral distal des Grundgelenks subkutan ein Depot von 3 ml Lokalanästhetikum gesetzt.
  - **Cave:** Kein Injektionswiderstand, Gefahr der intratendinösen Injektion. Dies diffundiert zu den versorgenden Nerven.

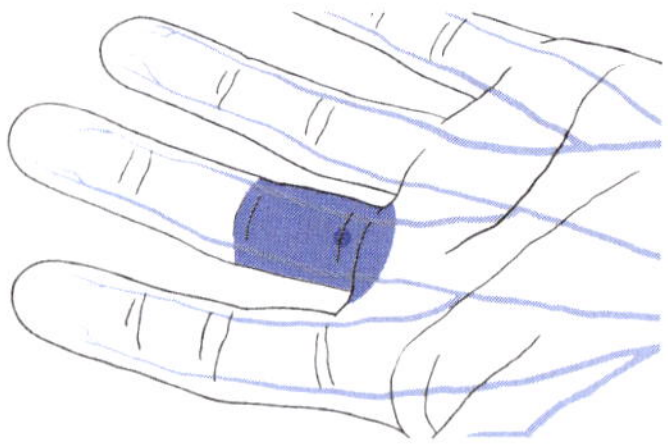

Abb. 21.9 Palmarer Block [F492–007]

Procedere bei verletzten tiefen Strukturen

- Gesicherter oder hochgradiger Verdacht auf eine Nerven-Gefäß-Verletzung: Wundspülung, Hautverschluss, steriler Verband, Anlage eines Unterarm-Cast in Intrinsic-Plus-Stellung und Vorstellung zur handchirurgischen operativen Versorgung mit Rekonstruktion des Nerven-Gefäß-Bündels.
- Aktive arterielle oder venöse Blutungen, die nicht in der ZNA lokalisiert und koaguliert oder ligiert werden können oder deren Ligatur eine kritische Minderperfusion mit sich bringen würde, werden nach Anlage eines Druckverbandes notfallmäßig im Operationssaal operativ versorgt.
- **Sehnenverletzungen:**
  - Nicht retrahierte oder teildurchtrennte Sehnen können je nach Kenntnisstand in der Notaufnahme versorgt werden. Strecksehnenverletzungen meist mit U-Nähten mit einem resorbierbaren Faden (z. B. PDS 4–0 oder 3–0, je nach Sehnenstärke). Partielle Beugesehnendurchtrennungen mit einer Kernnaht (z. B. Kirchmayr-Kessler mit PDS 4–0 oder 3–0, ▶ Abb. 21.10) und Feinadaptation (Prolene 6–0).
  - Vollständige Beugesehnendurchtrennungen sind meist mit einem deutlich retrahierten proximalen Sehnenstumpf gekennzeichnet und bedürfen einer größeren Schnitterweiterung im Operationssaal. Diese kann nach einem primären Wundverschluss auch am Folgetag frühelektiv stattfinden.
  - Anlage eines Unterarm-Cast in Intrinsic-Plus-Stellung. Im Verlauf Anpassen einer Kleinert- (Beugesehne) oder Reversed-Kleinert-Schiene (Strecksehne) zur dynamischen Nachbehandlung durch die Orthopädie-Technik.
  - Einteilung der Strecksehnenverletzungen in Zonen nach Verdan.
  - Ambulante Nachsorge bei einem in handchirurgischen Fragestellungen versierten Unfallchirurgen oder Handchirurgen. Die Nachsorge ist essenziell für das funktionelle Outcome.

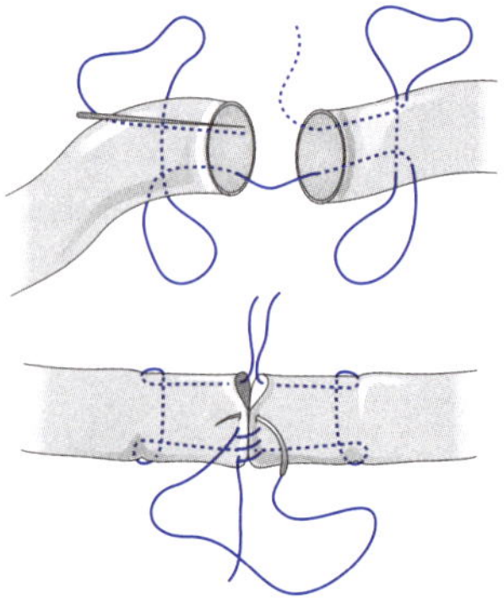

Abb. 21.10 Sehnennaht nach Kirchmayr-Kessler [L106]

Spezielle Akuttherapie und Disposition

Handwurzelfraktur oder Luxation

- Schmerztherapie, Immobilisation in Unterarmcastschiene mit Daumeneinschluss
- *Kontaktaufnahme Unfallchirurgie zum Therapieentscheid*
  - Notfallindikation bei offenen Frakturen, Luxationsfraktur oder begleitenden Nerven-Gefäß-Schäden.
  - Konservativ behandelt werden können undislozierte periphere Scaphoidfrakturen, diese werden für 8–12 Wo. im Daumeneinschlussgips behandelt.
- Röntgenkontrolle nach 1, 2 und 8 Wochen.

Mittelhandfrakturen

- Schmerztherapie, Immobilisation in Unterarmcastschiene in Intrinsic-Plus-Stellung (▶ Abb. 21.11)
- *Kontaktaufnahme Unfallchirurgie zum Therapieentscheid*
  - Notfallindikation bei offenen Frakturen, drohender Durchspießung oder begleitenden Nerven-Gefäß-Schäden.
  - Mittelhandfrakturen ohne Rotationsfehler und ohne relevante Verkürzung können konservativ behandelt werden.

Finger-Frakturen

- Schmerztherapie, Immobilisation in Unterarmcastschiene in Intrinsic-Plus-Stellung
- *Kontaktaufnahme Unfall- oder Handchirurgie zum Therapieentscheid:*
  - Notfallindikation bei offenen Frakturen, drohender Durchspießung oder begleitenden Nerven-Gefäß-Schäden.
  - Ausgewählte Frakturen können in Leitungsanästhesie geschlossen reponiert werden.
- Die Nachbehandlung inkl. Anpassen der Immobilisation im Verlauf sollte durch einen handchirurgisch geschulten Arzt erfolgen.

Finger-Luxation

- Schmerztherapie, zügige geschlossene Reposition in Leitungsanästhesie. Prüfung der Seitenbandstabilität sowie Reluxationstendenz unter Streckung und Beugung.

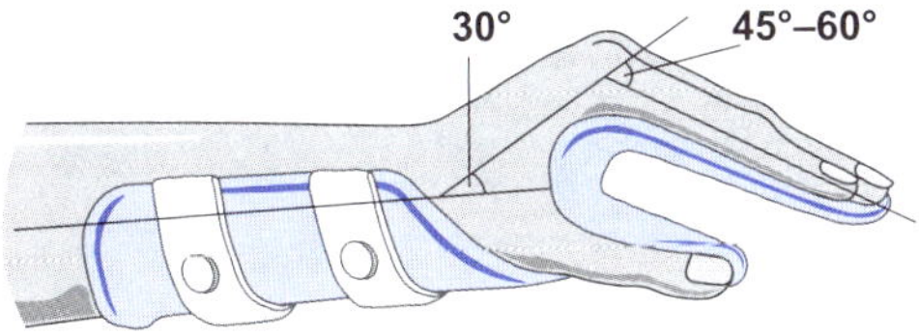

Abb. 21.11 Intrinsic-Plus-Stellung der Hand [L157]

21

- Immobilisation in einer Schiene:
  - MCP-Gelenke in Unterarmcastschiene in Intrinsic-Plus-Stellung
  - PIP-Gelenke in einer PIP-Stack-Schiene
  - DIP-Gelenk in einer Stack-Schiene
- Röntgenkontrolle der Gelenksreposition in zwei Ebenen.
- *Kontaktaufnahme Handchirurgie zum Therapieentscheid:*
  - Notfallindikation bei offenen oder nicht zu reponierenden Frakturen, drohender Durchspießung oder begleitenden Nerven-Gefäß-Schäden.
  - Die meisten Fingerluxationen können in Leitungsanästhesie geschlossen reponiert und dann konservativ behandelt werden.
- Die Nachbehandlung inkl. Anpassen der Immobilisation im Verlauf sollte durch einen handchirurgisch geschulten Arzt erfolgen.

Amputationsverletzungen

- Schmerztherapie, Prüfung Tetanusschutz, intravenöse Antibiotika-Gabe (z. B. Amoxicillin/Clavulansäure)
- Inspektion Amputationshöhe und Amputat (falls vorhanden), Stumpf steril verbinden, Amputat in sterile Kompresse einwickeln, in wasserdichte Tüte, dann in weitere Tüte mit Wasser und Eis, beim Patienten belassen.
- *Kontaktaufnahme replantationsfähige Handchirurgie und zügige Verlegung dorthin.* Ausnahme: Fingerkuppenteilamputation ohne größere Knochendefekte: Wundreinigung in Leitungsanästhesie, Blutstillung und Anlage Semiokklusiv-Verband.

Bissverletzungen

- Schmerztherapie
- Röntgen (Fremdkörper oder Fraktur)
- Bereits Hinweise auf Sehnenscheidenphlegmone?
- Beginn intravenöse antibiotische Therapie (z. B. Ampicillin/Sulbactam 3 g)
- Tetanusschutz?
- Exzision der Bissstellen, bakterieller Abstrich, Spülung mit Kanüle, Einlage einer Kunststoff-Lasche, Anlage einer Cast-Schiene
- Stationäre Aufnahme zur antibiotischen Therapie
- Bei manifester Sehnenscheidenphlegmone: notfallmäßige operative Entlastung
- Bei ausgedehnten Weichteildefekten: notfallmäßige operative Versorgung mit handchirurgischer oder plastischer Kompetenz

> **!** Bissverletzungen an der Hand stellen auch bei punktuellen Eintrittswunden eine Indikation zum Débridement, zur intravenösen Antibiose und Schienenruhigstellung dar.

Hochdruckverletzungen

- Schmerztherapie, Fotodokumentation, steriler Verband
- Tetanusschutz
- Beginn intravenöse antibiotische Therapie (z. B. Ampicillin/Sulbactam 3 g)
- Ggf. Röntgen bei bleihaltiger Farbe
- Notfallmäßige Verlegung Handchirurgie

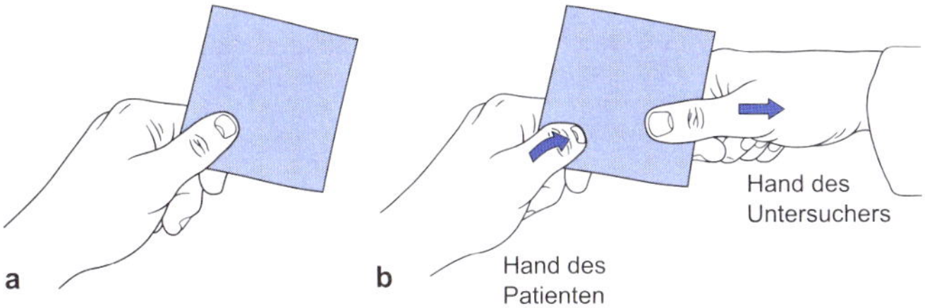

Abb. 21.12 Froment-Zeichen. Der Patient hält ein Stück Papier (a). Während der Untersucher das Papier wegzieht, kommt es zu einer Beugung im Daumenendgelenk (b). [G1053]

! Hochdruckverletzungen an der Hand stellen auch bei punktuellen Eintrittswunden eine Indikation zum radikalen Débridement dar, subkutan zeigen sich meist desaströse Weichteilnekrosen. Diese Verletzungen dürfen nicht unterschätzt werden.

Skidaumen

- Daumengrundgelenksdistorsion mit kompletter Ruptur des ulnaren Kollateralbandes
- Schmerztherapie, Kryotherapie
- Röntgen zum Ausschluss einer knöchernen Verletzung, dann Stabilitätsprüfung nach Froment (▶ Abb. 21.12)
- Daumeneinschluss-Cast
- *Kontaktaufnahme Handchirurgie zum Therapieentscheid:*
  - Komplette Bandrupturen sollten aufgrund der interponierten Aponeurose operativ versorgt werden.
  - Daumendistorsionen ohne Instabilität werden konservativ mit einer Schiene für 3–5 d und dann funktioneller Nachbehandlung versorgt.

21.5 Verletzungen der Wirbelsäule

Ulrike Witt

21.5.1 Anamnese und Untersuchung bei Wirbelsäulentrauma

Fragen zu Beginn:

- Kreislaufstabil? Schockraumpatient?
- Unfallhergang?
- Datum/Zeitpunkt des Traumas?
- Periphere Sensorik und Motorik intakt?

! Bei polytraumatisierten Patienten immer an eine potenzielle Verletzung der Wirbelsäule denken und ausreichend immobilisieren.

Beim geriatrischen Patienten treten Wirbelkörperfrakturen auch ohne adäquates Trauma auf. Gleiches gilt für Patienten mit ossärer Filialisierung und Osteoporose.

Anamnese und Untersuchung:

- Anamnese zum Ereignis:
  - Wie und wann war das Unfallereignis?
  - Wo sind die Schmerzen?
  - Hinweis für Mehrfachverletzung?
- Vorgeschichte:
  - Vorbestehende Beschwerden oder Unfälle in der Vorgeschichte?
  - Voroperationen im Bereich der Wirbelsäule?
  - Vorerkrankungen wie Osteoporose, Morbus Bechterew, Tumorerkrankung?
  - Gerinnungsmodifizierende Medikation?
- Körperliche Untersuchung der betroffenen Region und der zugehörigen sensiblen und motorischen Bereiche:
  - Inspektion der Haut, Schürfungen, Prellmarken
  - Veränderung des Alignment?
  - Druckschmerz über Dornfortsätzen (vorsichtiges Abtasten)
  - Seitengleiche Sensibilität/Motorik
  - Plegie? Abgeschwächte/übersteigerte Reflexe (Kennmuskeln ▶ Abb. 21.13; Dermatome ▶ 5.16)
  - Komplette/inkomplette Paraplegie? Bei thorakaler Verletzung
  - Komplette/inkomplette Tetraplegie? Bei zervikaler Verletzung
  - Sphinktertonus?
  - Perianale Sensibilitätsstörung (Reithosenanästhesie)
  - Hinweise für einen spinalen Schock? (bei RM-Verletzung unterhalb Th6)

Sonderformen der Rückenmarksläsion

Central-Cord-Syndrom

Motorik der Arme stärker abgeschwächt als die der Beine, variable sensible Beeinträchtigung, Blasenentleerungsstörung (verursacht durch Minderdurchblutung der A. spinalis anterior nach Hyperextensionstrauma).

Anterior-Cord-Syndrom

Paraplegie, Verlust von Schmerz- und Temperaturempfinden, variable Sensibilitätsstörungen, Vibrations- und Lageempfinden erhalten (verursacht durch einen Infarkt des Rückenmarks im Versorgungsgebiet der A. spinalis anterior); schlechtes Outcome.

Brown-Séquard-Syndrom

Sehr selten, einseitiger Motorikverlust, kontralateraler Verlust des Temperaturempfindens 2 Segmente unterhalb penetrierender Verletzung.

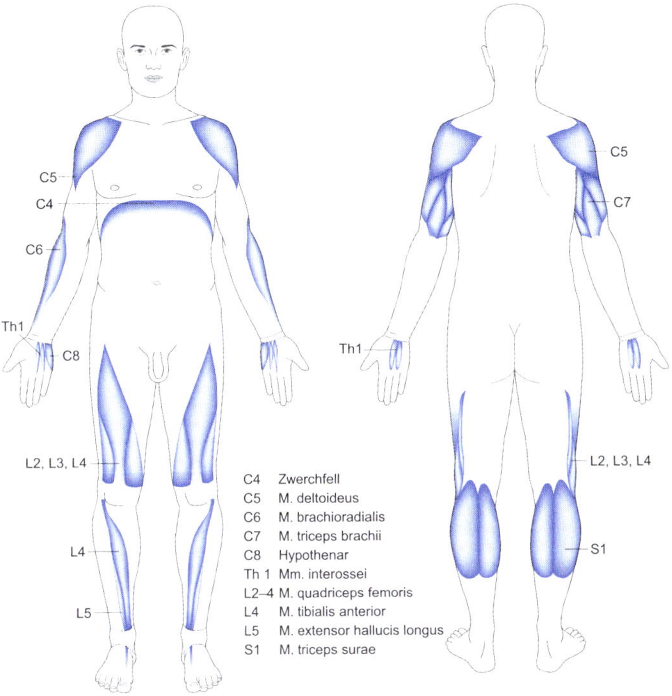

Abb. 21.13 Kennmuskeln ausgewählter Spinalnervenwurzeln [L234]

21.5.2 Einteilung

ABC-Klassifikation der Wirbelsäulenfrakturen ▶ Abb. 21.14

- Typ A Frakturen resultieren aus einer Kompressionsverletzung:
  - A1: Impressionsfrakturen
  - A2: Spaltbrüche
  - A3: Berstungsbrüche
- Typ B Frakturen resultieren aus einer Distraktionsverletzung:
  - B1: Flexionsverletzung
  - B2: Horizontale Zerreißung (Chance-Fraktur) – **Cave:** intraabdominale Mitverletzung ausschließen
  - B3: Extensionsverletzungen
- Typ C Frakturen treten in Folge einer Rotation auf:
  - C1: Keil-, Spalt- und Berstungsbrüche
  - C2: B-Verletzung mit Rotationskomponente
  - C3: Slice- und Rotationsschrägbrüche

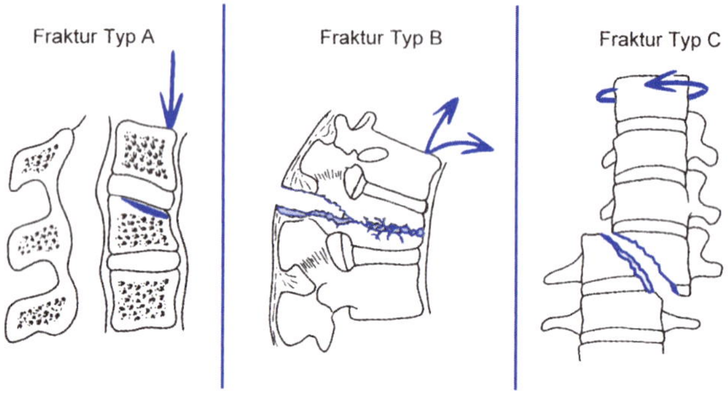

Abb. 21.14 ABC-Klassifikation der Wirbelsäulenfrakturen [L157]

21.5.3 Verletzungen der HWS

First View
- Unfallhergang?
- Schmerzen? Schonhaltung?
- Neurologische Defizite?
- Hinweis für Begleitverletzungen?

Arbeitsauftrag für die Notaufnahme
- Adäquate primäre Ruhigstellung, bzw. Erkennen einer Verletzung, die einer sofortigen Behandlung bedarf, um schwerwiegende Folgeschäden zu vermeiden.
- 55 % der Wirbelsäulenverletzungen im Bereich der HWS, 5 % aller Patienten mit Kopfverletzungen haben zusätzlich HWS-Verletzungen.
- Neurologische Defizite treten v. a. bei Verletzungen der unteren HWS auf.

Differenzialdiagnosen
Gefährliche nicht verpassen: Gefäßverletzungen.
Weitere Differenzialdiagnosen:
- Muskuläre Verspannungen
- Atraumatische Schmerzen:
  - Degenerative Veränderungen
  - Entzündliche oder rheumatoide Genese

Diagnostisches Vorgehen
Fragen zu Beginn: ▶ 21.5.1
Anamnese und Untersuchung: ▶ 21.5.1
Weitere Diagnostik in der ZNA:
- Labor: Basislabor (BB, Gerinnung, Elektrolyte, Niere, TSH)

- Röntgen:
  - HWK-1-Fraktur: HWS Röntgen in 2 Ebenen + Zielaufnahme Dens
  - HWK 2–7: HWS in 2 Ebenen
  - Funktionsaufnahmen durch CT/MRT abgelöst
  - Bei dringendem klinischem V. a. eine HWK-Fraktur ist das CT Mittel der ersten Wahl

! Untersuchung und Dokumentation der neurologischen Untersuchungsergebnisse in regelmäßigen Abständen, zwingend vor Intubation (sofern möglich).

- CT:
  - Hochenergie- und Polytrauma primär mittels Polytraumaspirale
  - Zur weiteren Beurteilung bei frischen Wirbelkörperfrakturen
  - Zur Einschätzung der HWS-Fraktur ist das CT Mittel der Wahl
- MRT:
  - Bei V. a. ligamentäre Verletzungen im Verlauf
  - Bei nachgewiesenen Wirbelkörperfrakturen, zum Ausschluss ligamentärer Begleitverletzungen
  - Bei Wirbelkörperfrakturen ohne Trauma bei Patienten mit Osteoporose u. Ä. zur Definition des Alters der Fraktur als STIR-Suchsequenz (STIR: Short-Tau-Inversion-Recovery-Sequenz)
- CT-Angio: bei Frakturen der HWS, die die Foramina transversaria einbeziehen, da die Gefahr der Dissektion und schwerer Folgeschäden (z. B. Kleinhirninfarkt) besteht

Info
Foramina transversaria existieren nur an der HWS, durch sie verlaufen Arteria, Vena und Nervus vertebralis.

Allgemeine Akuttherapie

- Zeitnahe Information Dienstarzt Neurochirurgie/Unfallchirurgie
- Bei intubationspflichtigen Patienten fiberoptische Intubation, um Dislokation zu vermeiden, vorher Dokumentation des sensiblen/motorischen Status
- Blasenkatheter bei allen Patienten mit V. a. Rückenmarkschädigung
- Magensonde bei Patienten mit Para- und Tetraplegie
- Monitorüberwachung bei Patienten mit V. a. Rückenmarkschädigung und bei Schmerzmedikation, die Atmung und Bewusstsein beeinflusst
- Bei V. a. spinalen Schock Flüssigkeitsmanagement durch einen geübten Behandler

Spezielle Akuttherapie und Disposition

- Frakturausschluss im Röntgen/CT, V. a. HWS-Distorsion, neurologisch unauffälliger Befund: Schmerztherapie, frühzeitige physiotherapeutische Beübung

- Frakturausschluss im Röntgen/CT, neurologisch unauffälliger Befund, aber gefährlicher Traumamechanismus und Möglichkeit der Bandverletzung, ggf. Nachweis Tear Drop im CT: Ruhigstellung in Hartschalenkragen, z. B. Miami J, MRT im Verlauf, ambulant führbar

Frakturen der oberen HWS

- **Atlantoaxiale Dislokation:** endet meist schon am Unfallort tödlich, Ruptur sämtlicher Bandstrukturen zwischen C0 und C1
- **Atlasfrakturen:**
  - Anlage eines Hartschalenkragens
  - Bei Beteiligung der Foramina transversalia Angio-CT, bei Instabilität operative Versorgung
  - Einteilung nach Gehweiler in 5 Typen, Typ 3 = Jefferson-Fraktur (▶ Abb. 21.15), instabil (z. B. durch Kopfsprung ins flache Wasser); bei Instabilitätszeichen operative Versorgung
- **Axisfrakturen:** Unterscheidung ob Dens, Axisring oder Axiskörper betroffen sind:
  - **Densfrakturen:** Einteilung nach Anderson/D'Alonzo in 3 Typen (▶ Abb. 21.16), Ruhigstellung im Hartschalenkragen, bei Beteiligung der Foramina transversalia Angio-CT, bei Instabilitätszeichen operative Versorgung
  - **Axisfrakturen,** z. B. Hangedman-Frakturen (durch Hyperextension): traumatische Spondylolisthesis, Einteilung nach Effendi in 3 Typen (▶ Abb. 21.17), Typ 1 potenziell instabil, Typ 2 und 3 instabil: Anlage Hartschalenkragen, Angio-CT, operative Versorgung

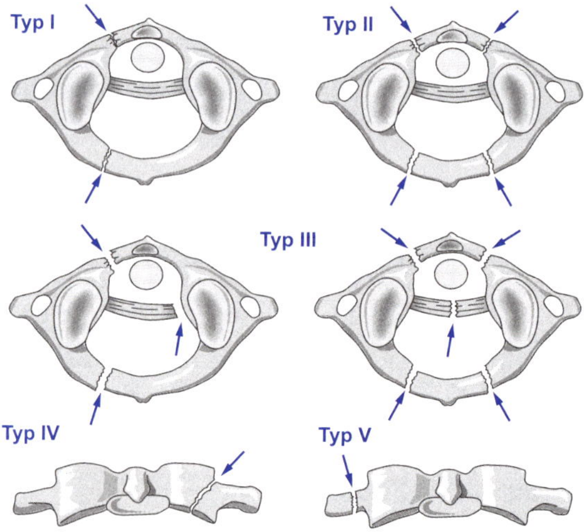

Abb. 21.15 Klassifikation der Atlasfrakturen nach Gehweiler [L157]

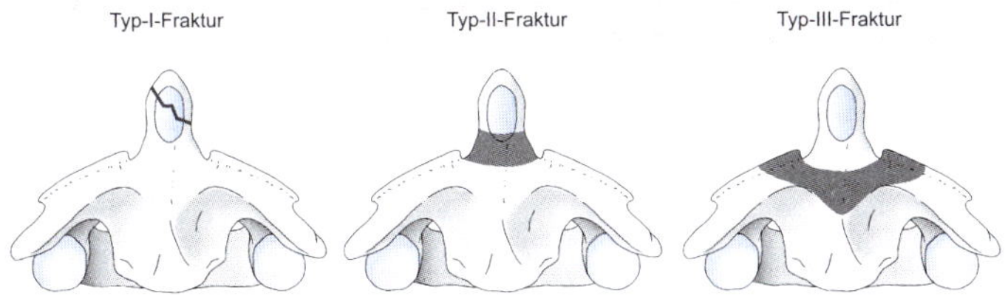

Abb. 21.16 Einteilung der Densfrakturen nach Anderson/D'Alonzo [L190]

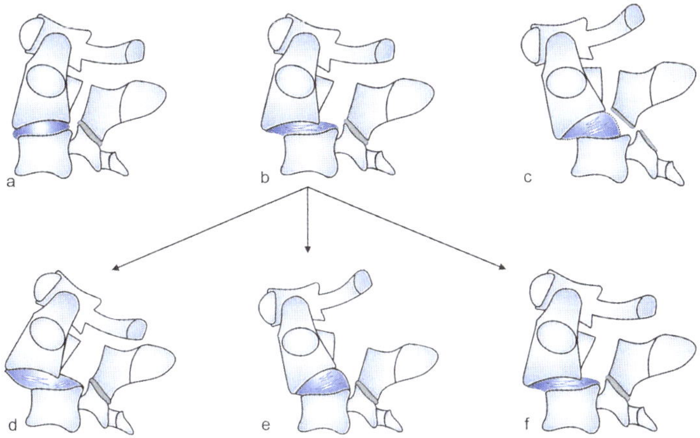

Abb. 21.17 Einteilung der Axisfrakturen nach Effendi [G1178]

Frakturen der unteren HWS Einteilung nach ABC-Klassifikation (▸ Abb. 21.14)

- **Typ-A-Verletzungen HWS:** selten, vielfach neurologische Begleitverletzungen, bei Instabilitätszeichen operationspflichtig
  Impaktionsbrüche: häufig druckstabile Situation, weiche Halskrause, symptomatische Therapie
- **Typ-B-Verletzungen der HWS:** am häufigsten im unteren HWS-Bereich, dringliche Versorgung auch bei fehlender Neurologie, Immobilisierung
- **Typ-C-Verletzungen der HWS:** C-Verletzungen der Wirbelsäule am häufigsten im HWS-Bereich, dringliche Versorgung auch bei fehlender Neurologie, Immobilisierung des gesamten Patienten

OP-Entscheidung anhand der Stabilitätseinschätzung:

- Sofortige OP-Indikation:
  - Zunehmende inkompletter Neurologie (Frankel-Klassifikation, ▸ Tab. 21.2)
  - Lähmung nach freiem Intervall (Frankel B)
  - Offene Rückenmarksverletzung
- Dringliche OP-Indikation innerhalb von 24 h:
  - Radikuläre Neurologie
  - Hochgradige Instabilität (Typ B und C)

21

Tab. 21.2 Frankel-Klassifikation

Grad	Lähmung	Beschreibung
A	Komplett	Vollständige motorische und sensorische Lähmung
B	Nur Sensorik erhalten	Vollständige motorische Lähmung mit teilweise erhaltener Sensibilität unterhalb des Läsionslevels
C	Starke inkomplette Motoriklähmung	Ein Teil der Motorik ist unterhalb des Läsionslevels erhalten, jedoch nicht ausreichend für einen praktischen Nutzen für den Patienten
D	Inkomplette Motoriklähmung	Inkomplette Lähmung der Motorik unterhalb des Läsionslevels; untere Extremität kann bewegt werden, teils ist mit Hilfe Gehen möglich
E	Neurologisch unauffällig	Keine neurologischen Defizite. Abnormale Reflexe möglich

- Elektive Indikation zur operativen Versorgung innerhalb von Tagen:
  - Geschlossene irreponible Verletzungen
  - Posttraumatische Wirbeldeformitäten
  - Traumatische Diskusschäden

Frakturen der Quer- und Dornfortsätze Hartschalenkragen, häufig stabile Verletzungen, die konservativ versorgt werden können.

Frakturen ohne Instabilitätsverdacht Konservatives Vorgehen, Ruhigstellung im Hartschalenkragen, ggf. MRT im Verlauf zum Ausschluss ligamentärer Begleitverletzungen.

Nachweis einer Dissektion Nach Ausschluss von Kontraindikationen Beginn Heparinperfusor 500 IE/h, Ziel-PTT 40–60 Sek., 100 mg ASS/d zur Strokeprävention.

! Alle potenziell instabilen Verletzungen der Halswirbelsäule müssen bis zum Ausschluss in einer harten Halskrause ruhiggestellt werden, diese bleibt auch während der Bildgebung (Rö, CT, MRT) und Intubation geschlossen am Patienten.
Auf achsengerechte Lagerung achten, regelmäßige Wiederholung der neurologischen Untersuchung.

21.5.4 HWS-Distorsion

First View
- Alter des Patienten?
- Unfallhergang
- Zusätzliche ablenkende Verletzungen

Arbeitsauftrag für die Notaufnahme Ausschluss einer schwerwiegenden Verletzung mittels klinischer Untersuchung und Vermeidung unnötiger Strahlenbelastung.

Differenzialdiagnosen

Gefährliche nicht verpassen:

- Wirbelkörperfrakturen
- Ligamentäre Verletzungen
- Gefäßdissektion
- Intrakranielle Verletzungen

Weitere Differenzialdiagnosen: Atraumatische Schmerzen:

- Degenerative Veränderungen
- Entzündliche oder rheumatoide Genese

Diagnostisches Vorgehen

Fragen zu Beginn:

- Eingeschränktes Bewusstsein
- Intoxikation
- Andere ablenkende Verletzungen

> **!** Bei V.a. eine schwerwiegende Verletzung der HWS ist eine ausreichende Immobilisation erforderlich. Bei polytraumatisierten Patienten immer an die Möglichkeit einer HWS-Verletzung denken.

> Die üblichen HWS-Immobilisationskrausen stabilisieren verlässlich nur etwa den Bereich C1–C5. Bei V.a. eine HWS-Verletzung muss grundsätzlich die gesamte Wirbelsäule immobilisiert werden.

Anamnese und Untersuchung (Kriterien der NEXUS-Rule):

1. Ablenkende andere Verletzungen?
2. Druckschmerz über den Dornfortsätzen?
3. Eingeschränktes Bewusstsein?
4. Motorik und Sensibilität eingeschränkt bzw. neurologische Auffälligkeiten?
5. (Klinische, keine laborchemischen) Hinweise auf eine Intoxikation?

Weiterführende Diagnostik in der ZNA:

- Labor: Bei Verdacht auf eine HWS-Distorsion nicht notwendig
- Röntgen: Nach der o.g. „NEXUS-Regel" ist ein Röntgen der HWS nicht notwendig, wenn alle Punkte mit „nein" beantwortet wurden. Falls nicht, Vorgehen wie bei Verletzungen der HWS ▶ 21.5.3

> **!** Auf genaue Dokumentation der Anamnese, Untersuchung und Therapie achten.

Akuttherapie

- Ausreichende Analgesie: NSAR in Kombination mit Paracetamol oder Tramadol
- Physiotherapeutische Mitbetreuung

- Wärme
- Eine Immobilisation der HWS durch eine Halskrause bringt keinen Vorteil im Heilungsverlauf

21.5.5 Verletzungen der BWS und LWS

First View
- Unfallhergang?
- Schmerzen? Schonhaltung?
- Neurologische Defizite?
- Zusätzliche Verletzungen?
- Alter des Patienten?

Arbeitsauftrag für die Notaufnahme Adäquate primäre Ruhigstellung bzw. Erkennen einer Verletzung, die einer sofortigen Behandlung bedarf, um schwerwiegende Folgeschäden zu vermeiden.

Differenzialdiagnosen

Gefährliche nicht verpassen:
- Aortendissektion
- Lungenarterienembolie
- Akutes Koronarsyndrom

Weitere Differenzialdiagnosen:
- Muskuläre Verspannungen
- Atraumatische Schmerzen:
  - Degenerative Veränderungen
  - Entzündliche oder rheumatoide Genese

Diagnostisches Vorgehen

Fragen zu Beginn: ▶ 21.5.1

Anamnese und Untersuchung: ▶ 21.5.1

Weitere Diagnostik in der ZNA:
- E-Fast: Ausschluss intraabdominaler und intrathorakaler Verletzungen, besonders bei Distraktionsverletzungen
- Labor: Basislabor (BB, Gerinnung, E'lyte, Niere, TSH), BGA: BE, Laktat, Hb (intraabdominale Blutung?)
- Röntgen:
  - BWK: BWK in 2 Ebenen
  - LWK: LWK in 2 Ebenen
- CT:
  - Hochenergie- und Polytrauma primär mittels Polytraumaspirale
  - Zur weiteren Beurteilung bei frischen Wirbelkörperfrakturen im Röntgen
- MRT:
  - Bei V. a. ligamentäre Verletzungen im Verlauf
  - Bei nachgewiesenen Wirbelkörperfrakturen, zum Ausschluss ligamentärer Begleitverletzungen
  - Bei Wirbelkörperfrakturen ohne Trauma bei Patienten mit Osteoporose u. Ä. zur Altersbestimmung der Fraktur als STIR-Suchsequenz

Allgemeine Akuttherapie

- Information Dienstarzt Neurochirurgie/Unfallchirurgie
- Schmerztherapie
- Blasenkatheter bei allen Patienten mit V. a. Rückenmarkschädigung
- Magensonde bei Patienten mit Para- und Tetraplegie
- Monitorüberwachung bei Patienten mit V. a. Rückenmarkschädigung und bei Schmerzmedikation, die Atmung und Bewusstsein beeinflusst
- Bei V. a. spinalen Schock Flüssigkeitsmanagement durch einen geübten Behandler

Spezielle Akuttherapie und Disposition

Typ-A-Frakturen BWS und LWS (Einteilung ▶ 21.5.2):

- A1- und A2-Frakturen meist symptomatische Therapie und funktionelle Nachbehandlung, wöchentliche Röntgenkontrollen, um Kyphosierungen zu erkennen
- A3-Frakturen meist operative Versorgung

Typ-B-Frakturen BWS und LWS:

- Dringliche operative Versorgung auch bei fehlender Neurologie
- B2-Frakturen: **Cave:** intraabdominale Mitverletzung ausschließen

Typ-C-Frakturen BWS und LWS: Dringliche operative Versorgung auch bei fehlender Neurologie

Th1–L1, thorakolumbaler Übergang (nach Hyperflexion und Rotation): Frakturen in diesem Bereich sind sehr anfällig für Rotationsbewegungen, Lagerung via „Log Roll".

Wirbelkörperfrakturen beim geriatrischen Patienten, osteoporotische Wirbelkörperfrakturen:

- Treten mit Zunahme des Durchschnittsalters der Bevölkerung gehäuft auf
- Meist Rückenschmerzen, kein Trauma erinnerlich
- Bei unklarem Frakturalter MRT STIR-Suchsequenz der gesamten Wirbelsäule, bei Knochenmarksödem ist die Fraktur als frisch zu werten
- Konservativer Therapieversuch, Physiotherapie, Schmerztherapie, Röntgenkontrollen im nahen zeitlichen Verlauf:
  - Zunehmende Sinterung, intakte Hinterkante: Ballonkyphoplastie
  - Inkomplette Berstungsfraktur, Verlegung Spinalkanal: dorsale Stabilisierung

Frakturen bei M. Bechterew: CT der gesamten Wirbelsäule, da aufgrund der Versteifung und Spangenbildung (Bambusstab) auch entfernte zusätzliche Frakturen der Wirbelsäule auftreten können.

OP-Entscheidung bei Wirbelkörperfrakturen der BWS/LWS anhand der Stabilitätseinschätzung:

- Sofortige OP-Indikation:
  - Zunehmende inkomplette Neurologie (Frankel C)
  - Lähmung nach freiem Intervall (Frankel B)
  - Offene Rückenmarksverletzung
- Dringliche OP-Indikation innerhalb von 24 h:
  - Radikuläre Neurologie
  - Hochgradige Instabilität (Typ B und C)
- Elektive Indikation zur operativen Versorgung innerhalb von Tagen:
  - Geschlossene irreponible Verletzungen
  - Posttraumatische Wirbeldeformitäten
  - Traumatische Diskusschäden

21

21.6 Verletzungen des Beckens

Andreas Bürkner

First View
- Alter des Patienten?
- Schmerzen? Schonhaltung?
- Offene Verletzung? Aktive Blutung?
- Allgemeinzustand? Kreislaufstabil?

Arbeitsauftrag für die Notaufnahme Adäquate primäre Ruhigstellung bzw. Erkennen einer Ursache, die einer sofortigen Behandlung bedarf, um schwerwiegende Folgeschäden zu vermeiden. Unterschieden werden Hochrasanz-Beckentraumen mit einer meist akut vital bedrohenden Komponente und Niedrigrasanz-Beckentraumen bei meist älteren Patienten mit einer langsameren Dynamik, aber unter Umständen ebenso lebensbedrohlichen Konstellation.

Differenzialdiagnosen

Gefährliche nicht verpassen:
- Acetabulumfrakturen
- Hochenergie-Beckenringfrakturen
- Geriatrische Beckenfrakturen
- Hüftluxationen
- Hüftgelenksnahe Frakturen
- Sehnenverletzungen

Weitere Differenzialdiagnosen: Atraumatische Schmerzen:
- Degenerative Veränderungen
- Entzündliche oder rheumatoide Genese

Diagnostisches Vorgehen

Fragen zu Beginn:
- Kreislaufstabil? Schockraumpatient?
- Verdacht auf Gelenksluxation?
- Periphere Sensorik und Motorik intakt?

! Hochenergie-Beckenverletzungen oder V. a. eine Polytraumatisierung nach dem xABCDE-Schema behandeln.

Patienten mit dem V. a. ein Hochenergie-Beckentrauma müssen als Notfall behandelt werden, um nach einer zügigen Diagnostik eine schnellstmögliche Therapie zu gewährleisten.

Anamnese und Untersuchung:
- Anamnese zum Ereignis:
  - Wie war das Unfallereignis?
  - Wo sind die Schmerzen?
  - Mehrfachverletzung?

- Vorgeschichte:
  - Gab es bereits Beschwerden oder Unfälle in der Vorgeschichte?
  - Voroperationen im Bereich der Hüfte
  - V.a. Hüftgelenksluxation: Erstluxation? Auslösendes Ereignis? Zeitpunkt der Prothesenimplantation? Prothesenpass?
  - Gerinnungsmodifizierende Medikation?
- Körperliche Untersuchung der betroffenen Region und der angrenzenden Gelenke:
  - Inspektion der Haut, Durchspießungen, Schürfungen oder drohende Perforation durch Fragmente?
  - Druckschmerz hinterer Beckenring
  - Verkürzung oder Rotationsfehler des Beins als Hinweis auf proximale Femurfraktur
  - V.a. Sehnenverletzung: Fähigkeit, das Bein gegen Widerstand zu halten
  - Durchblutung, Sensibilität und Motorik
- Labor: Basislabor (BB, Gerinnung, E'lyte, Niere, BE)
- Sonografie: E-FAST zum Ausschluss Organläsion, freie Flüssigkeit oder großes extraperitoneales Hämatom
- Röntgen:
  - Hochenergie-Beckenverletzung: primär CT im Rahmen von Polytraumaspirale
  - V.a. Acetabulum- oder Beckenringfraktur: Röntgen Becken im Liegen und axial Hüfte der betroffenen Seite
  - V.a. proximale Femurfraktur: Röntgen Becken im Liegen mit Messkugel und axial Hüfte der betroffenen Seite
  - V.a. Hüftluxation bei einliegender HTEP: Röntgen Becken im Liegen mit Messkugel und axial Hüfte der betroffenen Seite
  - V.a. Sehnenverletzungen: Röntgen Becken im Liegen zum Ausschluss knöcherne Avulsionen

Flussdiagramm Beckentrauma ▸ Abb. 21.18

! Frühzeitige ausreichende Analgesie vor Bildgebung.

- CT:
  - Hochenergie- und Polytrauma primär mittels Polytraumaspirale
  - Zur weiteren Diagnostik bei Acetabulum- und Beckenringfrakturen im Verlauf
- MRT: Zur weiteren Diagnostik bei V.a. Sehnenverletzungen im Verlauf

Akuttherapie und Disposition

Acetabulumfraktur

- Schmerztherapie, stationäre Aufnahme, Bettruhe
- Anlage Blasenkatheter, stuhlgangregulierende Maßnahmen, Thromboseprophylaxe
- *Kontaktaufnahme Unfallchirurgie zum Therapieentscheid*
  - Notfallindikation bei offenen Frakturen, Protrusionen des Hüftkopf ins kleine Becken oder begleitenden Nerven-Gefäß-Schäden
  - Konservativ behandelt werden können undislozierte Frakturen außerhalb der Hauptbelastungszone, diese werden mit einer Teilbelastung der betroffenen Seite für 6–8 Wo. behandelt

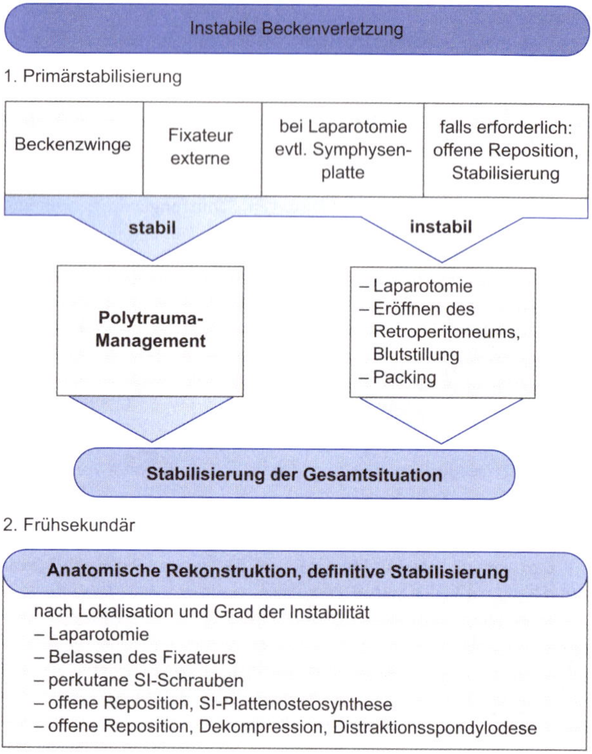

Abb. 21.18 Flussdiagramm Beckentrauma [L138]

Hochenergie-Beckenringfraktur

- Schmerztherapie, Kreislaufstabilisierung, Kontrolle korrekte Lage Beckengurt
- *Kontaktaufnahme Unfallchirurgie zum Therapieentscheid*
  - Notfallindikation bei offenen Frakturen, instabilen Frakturen, v. a. Open-Book- und Vertical-Shear-Frakturen oder begleitenden Nerven-Gefäß-Schäden
  - Konservativ behandelt werden können gering dislozierte Frakturen, diese werden mit einer Teilbelastung der betroffenen Seite für 6–8 Wo. behandelt

Geriatrische Beckenringfrakturen

- Schmerztherapie, stationäre Aufnahme, Bettruhe
- Anlage Blasenkatheter, stuhlgangregulierende Maßnahmen, Kreislauf- und Hb-Kontrolle nach 6 h (**Cave:** arterielle Blutungen vom vorderen Beckenring, v. a. bei knöchernen Spike), Thromboseprophylaxe
- *Kontaktaufnahme Unfallchirurgie zum Therapieentscheid*
  - Notfallindikation bei offenen Frakturen, drohender Durchspießung oder begleitenden Nerven-Gefäß-Schäden

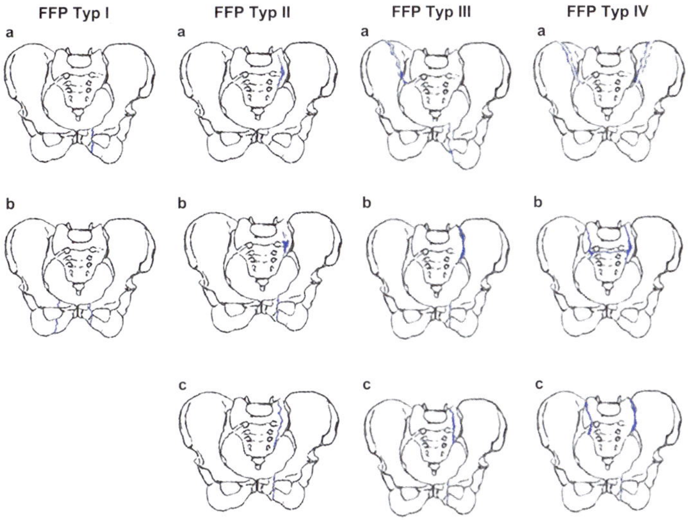

Abb. 21.19 FFP-Klassifikation der pelvinen Insuffizienzfrakturen nach Rommens und Hofmann. Typ I: isolierte Frakturen des vorderen Beckenrings. Typ II: undislozierte Frakturen des hinteren Beckenrings und je nach Untertyp mit oder ohne begleitende vordere Beckenringfraktur. Typ III: einseitige dislozierte Fraktur des hinteren Beckenrings mit einer Läsion des vorderen Beckenrings. Typ IV: beidseitig dislozierte Frakturen des hinteren Beckenrings. [F1113–001]

  - Fraktur-Klassifikation nach Rommens (▶ Abb. 21.19): Frakturen bis FFP IIb können primär konservativ behandelt werden, höherwertige Frakturen werden im Verlauf operativ stabilisiert

Proximale Femurfrakturen (▶ Abb. 21.20)

- Schmerztherapie, Immobilisation in Lagerungsschiene, stationäre Aufnahme, Bettruhe
- Anlage Blasenkatheter, stuhlgangregulierende Maßnahmen, ggf. Anlage Schmerzkatheter durch Anästhesie, Thromboseprophylaxe
- *Kontaktaufnahme Unfallchirurgie zum Therapieentscheid*
  - Notfallindikation bei offenen Frakturen, Luxationsfrakturen, Nerven-Gefäß-Schäden
  - Dringliche Indikation bei kopferhaltenden Operationen einer medialen Schenkelhalsfraktur innerhalb von 6 h
  - Bei hüftgelenksnaher Fraktur ist eine operative Versorgung innerhalb von 24 h anzustreben
  - Konservativ behandelt werden können undislozierte oder eingestauchte mediale Schenkelhalsfrakturen mit einer Teilbelastung der betroffenen Seite für 6–8 Wo.

Sehnenverletzungen

- Schmerztherapie, i. d. R. stationäre Aufnahme und Planung MRT, Bettruhe, Thromboseprophylaxe

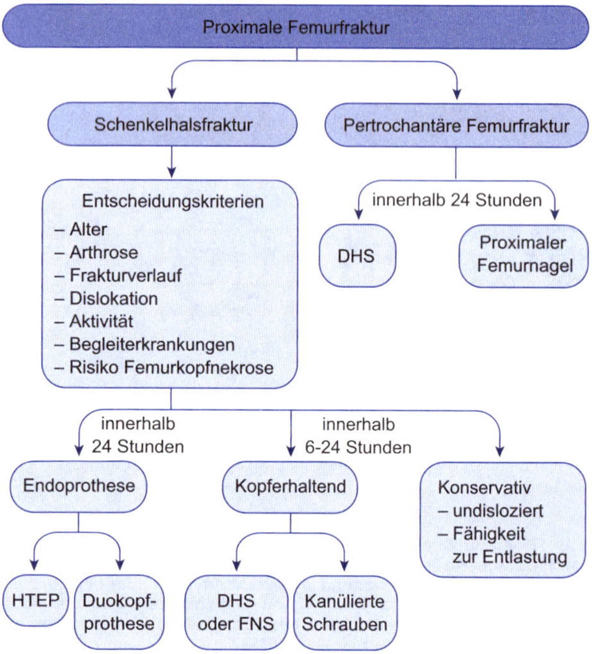

Abb. 21.20 Flussdiagramm Proximale Femurfraktur. DHS: dynamische Hüftschraube; HTEP: Hüft-Totalendoprothese; FNS: Femoral Neck Screw [M1160/L138]

- *Kontaktaufnahme Unfallchirurgie zum Therapieentscheid*
- Indikation zur operativen Therapie in Abhängigkeit vom MRT

Hüftgelenksluxation

- Schmerztherapie
- Zügige geschlossene Reposition in Kurznarkose unter medikamentöser Relaxierung und Bildwandlerkontrolle
- Prüfung der Reluxationstendenz unter Streckung und Beugung. Immobilisation in einer flachen Beinschiene
- *Kontaktaufnahme Orthopäde zum Therapieentscheid*
  - Notfallindikation bei offenen oder nicht zu reponierenden Luxationen, drohender Durchspießung oder begleitenden Nerven-Gefäß-Schäden.
  - Erstluxationen nach Bagatellbewegung können meist in einer Antiluxationsorthese konservativ behandelt werden.
  - Die Nachbehandlung inkl. Anpassen der Orthese im Verlauf sollte durch eine endoprothetisch geschulte Abteilung erfolgen.

21.7 Verletzungen der unteren Extremität

Andreas Bürkner

21.7.1 Verletzungen des Oberschenkels und der Knie

First View
- Alter des Patienten?
- Schmerzen? Schonhaltung?
- Offene Verletzung? Aktive Blutung?
- Allgemeinzustand? Kreislaufstabil?

Arbeitsauftrag für die Notaufnahme Adäquate primäre Ruhigstellung bzw. Erkennen einer Ursache, die einer sofortigen Behandlung bedarf, um schwerwiegende Folgeschäden zu vermeiden.

Differenzialdiagnosen

Gefährliche nicht verpassen:
- Oberschenkelfrakturen (▶ Abb. 21.21)
- Kniegelenksluxation
- Kniebinnenschaden
- Patellafraktur
- Proximale Tibiafraktur

Weitere Differenzialdiagnosen: Atraumatische Schmerzen:
- Degenerative Veränderungen
- Entzündliche oder rheumatoide Genese

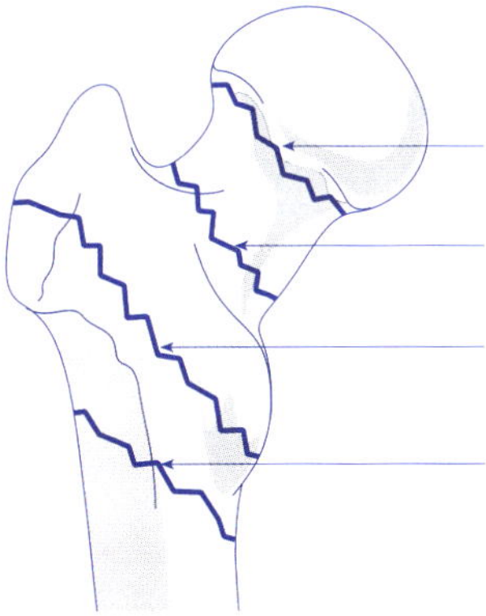

Abb. 21.21 Einteilung der proximalen Oberschenkelfrakturen (Femurfrakturen) [L141]

Diagnostisches Vorgehen

Fragen zu Beginn:

- Kreislaufstabil? Schockraumpatient?
- Verdacht auf Gelenksluxation?
- Periphere Sensorik und Motorik intakt?

Anamnese und Untersuchung:

- Anamnese zum Ereignis:
  - Wie war das Unfallereignis?
  - Wo sind die Schmerzen?
  - Mehrfachverletzung?
  - Kniedistorsion: Belastung noch möglich? Instabilitätsgefühl?
- Vorgeschichte:
  - Gab es bereits Beschwerden oder Unfälle in der Vorgeschichte?
  - Voroperationen im Bereich des Kniegelenks
  - Gerinnungsmodifizierende Medikation?
- Körperliche Untersuchung der betroffenen Region und der angrenzenden Gelenke:
  - Inspektion der Haut, Durchspießungen, Schürfungen oder drohende Perforation durch Fragmente?
  - Gelenkerguss Kniegelenk?
  - Gelenkuntersuchung nach Frakturausschluss mit Bandstabilitätsprüfung und Meniskusprovokationstests im Vergleich zur gesunden Gegenseite
  - Hinweis auf ein Kompartmentsyndrom, gespannte Weichteile, nicht beherrschbare Schmerzen, periphere Hypästhesien
  - Durchblutung, Sensibilität und Motorik
- Labor: Basislabor (BB, Gerinnung, E'lyte, Niere, BE)
- Röntgen:
  - V. a. Oberschenkelfraktur (▶ Abb. 21.21): Röntgen Oberschenkel in zwei Ebenen mit beiden angrenzenden Gelenken
  - V. a. Kniegelenksluxation: Röntgen Kniegelenk in zwei Ebenen
  - V. a. Kniebinnenschaden und Patellafraktur: Röntgen Kniegelenk in zwei Ebenen und Patella tangential
  - V. a. Proximale Tibiafraktur: Röntgen Kniegelenk in zwei Ebenen
- Sonografie: Ergänzend Gelenkserguss oder großes Weichteilhämatom

> **!** Frühzeitige ausreichende Analgesie vor Bildgebung.

- CT:
  - CT Angio bei Kniegelenksluxation **nach** Reposition zum Ausschluss Gefäßläsion
  - Zur weiteren Diagnostik bei distalen Femurfrakturen, Patellafrakturen und proximalen Tibiafrakturen im Verlauf
- MRT: Zur weiteren Diagnostik bei Kniebinnenläsionen im Verlauf

Akuttherapie und Disposition

Oberschenkelfrakturen

- Schmerztherapie, achsengerechte Lagerung in einer Beinschiene
- *Kontaktaufnahme Unfallchirurgie zum Therapieentscheid*
  - Notfallindikation bei offenen Frakturen oder begleitenden Nerven-Gefäß-Schäden

- Dringliche Indikation bei Schaftfrakturen aufgrund von Blutungsgefahr
- Konservative Therapie ist die absolute Ausnahme

Kniebinnentrauma

- Schmerztherapie, Salbenverband (Diclofenac oder Traumeel), Immobilisation in Knieorthese, Unterarmgehstützen, Thromboseprophylaxe
- Bei klinischem Anhalt auf Kniebinnenschaden Empfehlung zum ambulanten MRT und Anbindung an Sportorthopädie
- Stationäre Aufnahme bei immobilisierenden Schmerzen, hochgradiger Instabilität oder drohendem Kompartmentsyndrom

Patellafraktur

- Schmerztherapie, Immobilisation in Knieorthese in Streckstellung. Unterarmgehstützen, Thromboseprophylaxe
- *Kontaktaufnahme Unfallchirurgie zum Therapieentscheid*
  - Notfallindikation bei offenen Frakturen, drohender Durchspießung
  - Undislozierte Längsfrakturen oder periphere Avulsionen können konservativ behandelt werden

Kniegelenksluxation

- Notfallmäßige Reposition in Kurznarkose, bzw. im Operationssaal in Fixateur externe Bereitschaft
- Schmerztherapie
- *Sofortige Kontaktaufnahme Unfallchirurgie*
- Dokumentation der peripheren Pulse mittels Doppler-Sonografie, sowie periphere Sensibilität und Motorik
- Postoperatives CT-Angio
- Ausschluss Kettenverletzungen bei i. d. R. Hochenergietraumen

Gelegentlich Kniegelenksluxation bei ungünstiger Physiognomie im Rahmen von Bagatelltraumen, i. d. R. Adipositas per magna.

Proximale Tibiafraktur

- Schmerztherapie
- Achsengerechte Lagerung in einer Beinschiene oder Kniegelenksorthese
- Prüfung Kompartmentsyndrom
- *Kontaktaufnahme Unfallchirurgie zum Therapieentscheid*
  - Notfallindikation bei offenen Frakturen, erheblich dislozierten Frakturen mit gravierender Achsfehlstellung, manifestem oder drohendem Kompartmentsyndrom, Luxationsfraktur oder begleitenden Nerven-Gefäß-Schäden
  - Konservative Therapie bei undislozierten fissuralen Frakturen möglich

21.7.2 Verletzungen des Unterschenkels und OSG

First View

- Alter des Patienten?
- Schmerzen? Schonhaltung?
- Offene Verletzung?
- Eigenständige Mobilität?
- Allgemeinzustand? Kreislaufstabil?

Arbeitsauftrag für die Notaufnahme Adäquate primäre Ruhigstellung bzw. Erkennen einer Ursache, die einer sofortigen Behandlung bedarf, um schwerwiegende Folgeschäden zu vermeiden.

Differenzialdiagnosen

Gefährliche nicht verpassen:

- Unterschenkelfrakturen
- OSG-Distorsionen
- OSG-Frakturen
- Achillessehnenrupturen
- Kompartmentsyndrom

Weitere Differenzialdiagnosen: Atraumatische Schmerzen:

- Degenerative Veränderungen
- Entzündliche oder rheumatoide Genese

Diagnostisches Vorgehen

Fragen zu Beginn:

- Verdacht auf Gelenksluxation?
- Periphere Sensorik und Motorik intakt?

> **!** Patienten mit dem V.a. eine OSG-Luxationsfraktur werden sofort unter Bildwandlerkontrolle (also noch vor dem Standard-Röntgen) reponiert und in einem gespaltenen Unterschenkelgips redressiert.

Anamnese und Untersuchung:

- Anamnese zum Ereignis:
  - Wie war das Unfallereignis?
  - Wo sind die Schmerzen?
  - Mehrfachverletzung?
  - OSG-Distorsion: Belastung noch möglich? Instabilitätsgefühl?
- Vorgeschichte:
  - Gab es bereits Beschwerden oder Unfälle in der Vorgeschichte?
  - Gerinnungsmodifizierende Medikation?
- Körperliche Untersuchung der betroffenen Region und der angrenzenden Gelenke:
  - Inspektion der Haut, Durchspießungen, Schürfungen oder drohende Perforation durch Fragmente?
  - Schwellung und Druckschmerz?
  - Gelenksuntersuchung nach Frakturausschluss mit Bandstabilitätsprüfung im Vergleich zur gesunden Gegenseite
  - Hinweis auf ein Kompartmentsyndrom, gespannte Weichteile, nicht beherrschbare Schmerzen, periphere Hypästhesien
  - Achillessehne durchgängig tastbar, Thompson-Test?
  - Durchblutung, Sensibilität und Motorik
- Röntgen:
  - V.a. Unterschenkelfraktur: Röntgen Unterschenkel in zwei Ebenen mit beiden angrenzenden Gelenken
  - V.a. OSG-Distorsion oder Fraktur: Röntgen OSG in zwei Ebenen
  - V.a. Achillessehnenruptur: Röntgen Kalkaneus seitlich zum Ausschluss knöcherne Avulsion
  - V.a. Kompartmentsyndrom: Röntgen Unterschenkel in zwei Ebenen

> **!** Anwenden der Ottawa-Ankle-Rules (▶ Abb. 21.22).
> - Ein Röntgen des OSG (a. p./seitlich) ist nach einer Distorsion indiziert bei
>   - Schmerzen in der Knöchelregion
>   - Druckdolenz in A oder B
>   - Unvermögen, das Fußgelenk zu belasten (4 Schritte zu gehen), sofort nach Trauma oder in der Notfallabteilung
> - Ein Röntgen des Fußes in drei Ebenen ist indiziert bei einem Druckschmerz über der Region C und D

- Sonografie: Ergänzend Gelenkserguss oder Verlauf Achillessehne
- CT:
  - CT-Angio bei V. a. Gefäßläsion bei Unterschenkelfraktur
  - Zur weiteren Diagnostik bei komplexen OSG-Frakturen oder intraartikulären Ausläufern bei Unterschenkelschaftfraktur im Verlauf
- MRT: Zur weiteren Diagnostik bei OSG-Distorsionen im Verlauf

Akuttherapie und Disposition

Unterschenkelfrakturen

- Schmerztherapie
- Achsengerechte Lagerung in einer Beinschiene oder Lagerungslonguette
- *Kontaktaufnahme Unfallchirurgie zum Therapieentscheid*
  - Notfallindikation bei offenen Frakturen oder begleitenden Nerven-Gefäß-Schäden
  - Dringliche Indikation bei Schaftfrakturen aufgrund Kompartmentgefahr
  - Konservative Therapie beim Erwachsenen ist die absolute Ausnahme

OSG-Distorsion

- Schmerztherapie, Kryotherapie, Salbenverband (Diclofenac oder Traumeel), Immobilisation in OSG-Orthese, bei starker Schwellung Unterschenkelwalker, Unterarmgehstützen, Thromboseprophylaxe
- Bei klinischen Anhalt auf OSG-Binnenschaden Empfehlung zum ambulanten MRT und Anbindung an Sportorthopädie
- Stationäre Aufnahme bei immobilisierenden Schmerzen, hochgradiger Instabilität oder drohendem Kompartmentsyndrom

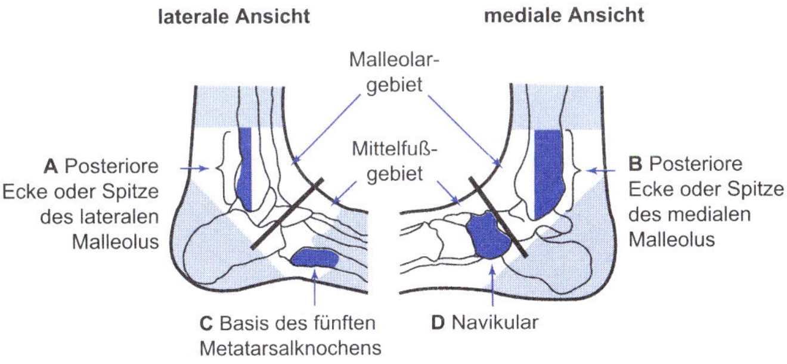

Abb. 21.22 Ottawa-Ankle-Rules [R341]

21

OSG-Fraktur

- Schmerztherapie, Kryotherapie
- Bei regelgerechter Gelenksstellung Immobilisation in OSG-Walker bei reinen Außenknöchelfrakturen Weber A und B (▶ Abb. 21.23), im gespaltenen Unterschenkelgips bei höherwertigen instabilen Frakturen
- Bei Gelenksluxation primär Reposition unter Analgosedation und Bildwandlerkontrolle und Immobilisation im gespaltenen Unterschenkelgips, Röntgenkontrolle nach Aushärten des Gipses. Unterarmgehstützen, Thromboseprophylaxe
- *Kontaktaufnahme Unfallchirurgie zum Therapieentscheid*
  - Notfallindikation bei offenen Frakturen, nicht reponiblen oder redressierbaren Luxationen, drohender Durchspießung
  - Undislozierte Weber-A-Frakturen können konservativ behandelt werden

Achillessehnenruptur

- Schmerztherapie, Kryotherapie, Immobilisation in OSG-Walker in Spitzfußstellung (30° Flexion), Unterarmgehstützen, Thromboseprophylaxe
- *Kontaktaufnahme Unfallchirurgie zum Therapieentscheid*
  - Notfallindikation bei offenen Rupturen
  - Achillessehnenrupturen, die sich sonografisch in Spitzfußstellung annähern, können konservativ behandelt werden, Rupturen im muskulotendinösen Übergang werden i. d. R. konservativ behandelt

Kompartmentsyndrom

- Schmerztherapie
- *Sofortige Kontaktaufnahme Unfallchirurgie zum Therapieentscheid*
- Ein manifestes Kompartmentsyndrom ist eine Notfallindikation.
- Die Diagnosestellung erfolgt klinisch über nicht beherrschbare Schmerzen und Weichteilspannung.
- Die invasive Kompartmentdruckmessung ist möglich, jedoch zwingend nur bei intubierten, sedierten Patienten notwendig.
- Ein Kompartmentsyndrom ist ebenso nach Bagatelltraumen oder atraumatisch möglich.

Diabetes-mellitus-Patient mit Polyneuropathie. Begleitende Antikoagulanzien!

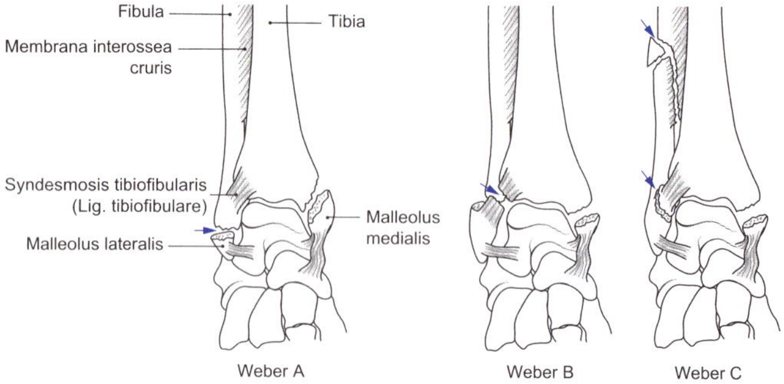

Abb. 21.23 Einteilung der Sprunggelenkfrakturen nach Weber [S700-L126]

- Bei einem drohenden Kompartment neutrale Flachlagerung des Beins und engmaschige, stündliche Umfangs- und Schmerzkontrollen. Im Zweifel frühzeitige operative Entlastung. Wenn man an ein Kompartmentsyndrom denkt, sollte man es schon operiert haben.

21.7.3 Verletzungen des Fußes

First View
- Alter des Patienten?
- Schmerzen? Schonhaltung?
- Offene Verletzung?
- Eigenständige Mobilität?

21

Arbeitsauftrag für die Notaufnahme Adäquate primäre Ruhigstellung bzw. Erkennen einer Ursache, die einer sofortigen Behandlung bedarf, um schwerwiegende Folgeschäden zu vermeiden.

Differenzialdiagnosen
Gefährliche nicht verpassen:
- Talusfrakturen
- Kalkaneusfrakturen
- Chopart- und Lisfranc-Luxationen (▶ Abb. 21.24)
- Mittelfußfrakturen
- Zehenverletzungen
- Riss- und Schnittverletzungen

Weitere Differenzialdiagnosen:
Atraumatische Schmerzen:
- Degenerative Veränderungen
- Entzündliche oder rheumatoide Genese

Diagnostisches Vorgehen
Fragen zu Beginn:
- V. a. Gelenksluxation?
- Periphere Sensorik und Motorik intakt?

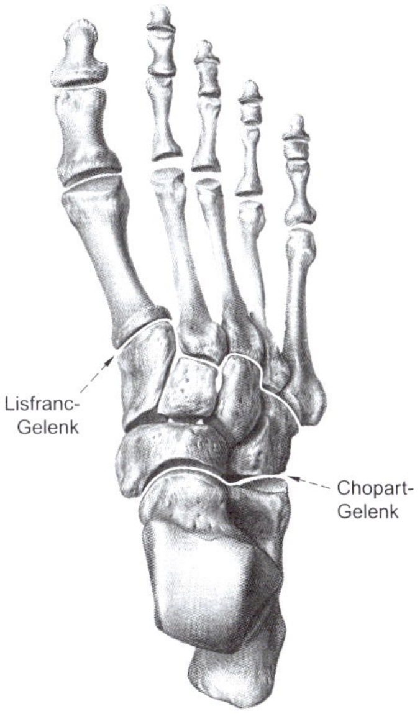

Abb. 21.24 Rechtes Fußskelett mit Chopart- und Lisfranc-Linie, Ansicht von dorsal [S700]

! Fußverletzungen sind die am häufigsten übersehenen Verletzungen bei polytraumatisierten Patienten. Daher muss der Secondary Survey immer den gesamten Körper einschließen. Schwellungen oder Hämatomen muss diagnostisch nachgegangen werden, v. a. beim intubierten, sedierten Patienten.

Anamnese und Untersuchung:
- Anamnese zum Ereignis:
  - Wie war das Unfallereignis?
  - Wo sind die Schmerzen?
  - Mehrfachverletzung?
  - Fuß-Distorsion: Belastung noch möglich? Instabilitätsgefühl?
- Vorgeschichte:
  - Gab es bereits Beschwerden oder Unfälle in der Vorgeschichte?
  - Gerinnungsmodifizierende Medikation?
- Körperliche Untersuchung der betroffenen Region und der angrenzenden Gelenke:
  - Inspektion der Haut, Durchspießungen, Schürfungen oder drohende Perforation durch Fragmente?
  - Schwellung und Druckschmerz?
  - Plantares Hämatom?
  - Hinweis auf ein Kompartmentsyndrom, gespannte Weichteile, nicht beherrschbare Schmerzen, periphere Hypästhesien
  - Durchblutung, Sensibilität und Motorik
- Röntgen:
  - V. a. Talus- und Kalkaneusfraktur: Röntgen OSG in zwei Ebenen
  - V. a. Mittelfußfraktur, Chopart- oder Lisfranc-Luxation: Röntgen Fuß in drei Ebenen
  - V. a. Zehenfraktur: Röntgen jeweilige Zehe in zwei Ebenen, Großzehe auch streng seitlich

! Anwenden der Ottawa-Ankle-Rules (▶ Abb. 21.22).

- CT: zur weiteren Diagnostik bei Talus-/Kalkaneusfrakturen sowie V. a. Chopart- und Lisfranc-Luxationen im Verlauf
- MRT: zur weiteren Diagnostik bei Mittelfußdistorsionen im Verlauf

Akuttherapie und Disposition

Talusfrakturen
- Schmerztherapie, stationäre Aufnahme, Hochlagerung, Bettruhe, Thromboseprophylaxe
- Achsengerechte Lagerung in einer Beinschiene oder Lagerungslonguette
- *Kontaktaufnahme Unfallchirurgie zum Therapieentscheid*
  - Notfallindikation bei dislozierten oder offenen Frakturen oder begleitenden Nerven-Gefäß-Schäden
  - Dringliche Indikation bei un- oder gering dislozierten Frakturen innerhalb von 2–3 d
  - Konservative Therapie beim Erwachsenen ist die absolute Ausnahme

Kalkaneusfrakturen
- Schmerztherapie, stationäre Aufnahme, Hochlagerung, Bettruhe, Thromboseprophylaxe
- *Kontaktaufnahme Unfallchirurgie zum Therapieentscheid*
  - Notfallindikation bei offenen Frakturen, drohender Durchspießung oder begleitenden Nerven-Gefäß-Schäden
  - Dringliche Indikation bei dislozierten Tuber-calcanei-Frakturen aufgrund der drohenden Weichteilnekrose

- Konservative Therapie beim Erwachsenen bei undislozierten Frakturen oder allgemeinen Kontraindikationen zur operativen Versorgung mit einer Rückfußentlastungsorthese für 8–12 Wo.

Chopart-Lisfranc-Luxationen

- Schmerztherapie, Kryotherapie
- Bei regelgerechter Gelenksstellung Immobilisation im OSG-Walker
- Bei Gelenksluxation primär notfallmäßige Reposition und Osteosynthese im Operationssaal
- Unterarmgehstützen, Thromboseprophylaxe
- *Kontaktaufnahme Unfallchirurgie zum Therapieentscheid*
  - Notfallindikation bei offenen Frakturen, nicht reponiblen oder redressierbaren Luxationen, drohender Durchspießung oder begleitenden Nerven-Gefäß-Schäden
  - Undislozierte Avulsionen mit regelgerechter Gelenksstellung können konservativ im OSG-Walker mit Sohlenkontakt an Unterarmgehstützen behandelt werden
  - Dynamische Stabilitätsprüfung durch fußchirurgisch erfahrenen Arzt nach 4–5 d empfohlen

21

Mittelfußfrakturen

- Schmerztherapie, Kryotherapie, Immobilisation im OSG-Walker, Unterarmgehstützen, Thromboseprophylaxe
- *Kontaktaufnahme Unfallchirurgie zum Therapieentscheid*
  - Notfallindikation bei offenen Frakturen, drohender Durchspießung oder begleitenden Nerven-Gefäß-Schäden
  - Mittelfußfrakturen mit geringer Verkürzung und ohne Achsenfehlstellung können konservativ behandelt werden
  - Die Indikation zur operativen Versorgung einer Metatarsale-5-Basisfraktur ergibt sich auf dem Frakturverlauf. Zone-II-Frakturen sollten aufgrund des erhöhten Pseudarthroserisiko operativ versorgt werden (MT5-Basisfrakturen Zoneneinteilung nach Polzer, ▶ Abb. 21.28).

Zehenfrakturen

- Schmerztherapie, Kryotherapie, Immobilisation im Vorfußentlastungsschuh, ggf. mit unterstützendem Tape-Verband, Unterarmgehstützen, Thromboseprophylaxe
- *Kontaktaufnahme Unfallchirurgie zum Therapieentscheid*
  - Notfallindikation bei offenen Frakturen, drohender Durchspießung oder begleitenden Nerven-Gefäß-Schäden
  - Zehenfrakturen mit geringer Verkürzung und ohne Achsenfehlstellung werden meist konservativ behandelt.
  - Lediglich am 1. Strahl stellen intraartikuläre, dislozierte Frakturen eine OP-Indikation dar.

Kompartmentsyndrom

- Schmerztherapie
- *Sofortige Kontaktaufnahme Unfallchirurgie zum Therapieentscheid*
- Ein manifestes Kompartmentsyndrom ist eine Notfallindikation.
- Die Diagnosestellung erfolgt klinisch über nicht beherrschbare Schmerzen und Weichteilspannung. Die Diagnose des Fußkompartments ist klinisch anspruchsvoll zu stellen, auch weil es je nach Literatur 4–9 verschiedene Kompartimente gibt.
- Die invasive Kompartmentdruckmessung ist möglich, jedoch zwingend nur bei intubierten, sedierten Patienten notwendig.

- Ein Kompartmentsyndrom ist ebenso nach Bagatelltraumen oder atraumatisch möglich.

> Diabetes-mellitus-Patient mit Polyneuropathie. Begleitende Antikoagulanzien!

- Bei einem drohenden Kompartment neutrale Flachlagerung des Beins und engmaschige, stündliche Umfangs- und Schmerzkontrollen. Im Zweifel frühzeitige operative Entlastung. Wenn man an ein Kompartmentsyndrom denkt, sollte man es schon operiert haben.

Riss- und Schnittverletzungen: Schmerztherapie, analoges Vorgehen zu Riss- und Schnittverletzungen an der Hand (▶ 21.4.3):

- Arbeiten unter sterilen Bedingungen. Vorbereitung des Instrumententisches mit allen benötigten Materialien (Spülkanüle, Fadenmaterial, Kompressen etc.)
- Bequeme Lagerung des Beins
- Optimale Verhältnisse schaffen, Licht einstellen, passende Instrumente, Personal vor Ort oder in Rufweite, um Unterstützung anzufordern

> Leitungsanästhesie Zehe
>
> **Oberst-Block**
>
> - Mit einer feinen Kanüle wird der Zeh distal des Grundgelenks von der Streckseite aus punktiert.
> - Die Kanüle wird dann am Knochen entlang nach palmar geführt und ein Depot von 1 ml Lokalanästhetikum (z. B. Ropivacain) gesetzt, nach leichtem Zurückziehen der Nadel kann der streckseitige Nerv betäubt werden.
> - Insgesamt werden durch nur zwei Injektionen vier Depots gesetzt, die durch das Ausschalten des dorsalen sowie palmaren bzw. plantaren Nervenpaars einen schmerzlosen Eingriff distal der Einstichstellen möglich machen.
>
> **Plantarer Block**
>
> Mit einer feinen Kanüle wird beugeseitig zentral distal des Grundgelenks subkutan ein Depot von 3 ml Lokalanästhetikum gesetzt.
>
> **Cave:** Kein Injektionswiderstand, Gefahr der intratendinösen Injektion. Dies diffundiert zu den versorgenden Nerven.

- Genaue Kenntnis der Anatomie: Nur was man kennt, kann man auch finden.
- Wundexploration, bis Verletzungen der tieferen Strukturen sicher ausgeschlossen sind, ggf. unter Lokal- oder Leitungsanästhesie mit Schnitterweiterung.
- Die Anlage einer Blutsperre wird häufig vom wachen Patienten nicht toleriert.
- Single-Shot-Antibiose bei verschmutzten Wunden oder verschmutzten verletzenden Gegenständen (z. B. Amoxicillin/Clavulansäure)
- Gründliche Wundspülung, Hautnaht mit Einzelknopfnaht mit z. B. Prolene 4–0

Procedere bei verletzten tiefen Strukturen

- Gesicherter oder hochgradiger V. a. eine Nerven-Gefäß-Verletzung:
  - Wundspülung, Hautverschluss, steriler Verband, Anlage eines OSG-Walkers und Vorstellung zur operativen Versorgung mit Rekonstruktion des Nerven-Gefäß-Bündels.
  - Aktive arterielle oder venöse Blutungen, die nicht in der ZNA lokalisiert und koaguliert oder ligiert werden können, oder deren Ligatur eine kritische Minderperfusion mit sich bringen würden, werden nach Anlage eines Druckverbandes notfallmäßig im Operationssaal operativ versorgt.
- Sehnenverletzungen:
  - Nicht retrahierte oder teildurchtrennte Sehnen können je nach Kenntnisstand in der ZNA versorgt werden. Strecksehnenverletzungen meist mit U-Nähten mit einem resorbierbaren Faden (z. B. PDS 4–0 oder 3–0, je nach Sehnenstärke). Partielle Beugesehnendurchtrennungen mit einer Kernnaht (z. B. Kirchmayr-Kessler mit PDS 4–0 oder 3–0) und Feinadaptation (Prolene 6–0).
  - Vollständige Sehnendurchtrennungen sind meist mit einem deutlich retrahierten proximalen Sehnenstumpf gekennzeichnet und bedürfen einer größeren Schnitterweiterung im Operationssaal. Diese kann nach einem primären Wundverschluss am Folgetag frühelektiv stattfinden.
  - Anlage eines OSG-Walkers in Neutralstellung.
  - Ambulante Nachsorge bei einem in fußchirurgischen Fragestellungen versierten Unfallchirurgen oder Fußchirurgen. Die Nachsorge ist essenziell für das funktionelle Outcome.

21

21.8 Thoraxtrauma

Ulrike Witt

First View

- Unfallhergang
- Vorgehen nach xABCDE-Schema
- Patient hämodynamisch stabil?
- Abgeschwächtes Atemgeräusch, Emphysem?
- Hypoxie, Zyanose?
- Seitengleiche Thoraxexkursionen?
- Prellmarken? Druckschmerz?

Arbeitsauftrag für die Notaufnahme Schnellstmögliche Erkennung lebensbedrohlicher Traumafolgen und die jeweilige Therapie.

Differenzialdiagnosen

Gefährliche nicht verpassen:

- Atemwegsverletzung
- Verletzung Trachealsystem
- Spannungspneumothorax
- Offener Pneumothorax
- Instabiler Thorax
- Massiver Hämatothorax
- Perikardtamponade

- Aortenruptur, Gefäßverletzungen
- Zwerchfellruptur
- Ösophagusverletzung

Weitere Differenzialdiagnosen:

- Lungenkontusion, ARDS
- Contusio cordis
- Rippenfrakturen, Rippenserienfrakturen
- Thoraxprellung

Ätiologie

- Meist Unfälle mit hoher Gewalteinwirkung (Verkehrsunfall, Sturz aus großer Höhe)
- Vorsicht bei geriatrischen Patienten, hier können auch geringe Traumen schwere Verletzungen hervorrufen

Diagnostisches Vorgehen

Fragen/Untersuchungen zu Beginn:

- Atemwege frei
- Thorax stabil, seitengleiche Thoraxexkursionen
- Druckschmerz
- Auskultation, seitengleiches Atemgeräusch, einseitige Abschwächung
- Emphysem
- Halsvenenstauung
- Zyanose, Hypoxie
- Tachykardie
- Hypotension

> Als Ursache für einen Kreislaufstillstand bei einem Patienten mit Thoraxtrauma immer Spannungspneumothorax und Perikardtamponade ausschließen.

- Auskultation
- E-FAST (Perikardtamponade, Pneumothorax, Oberbauch: freie Flüssigkeit)
- Körperliche Untersuchung und Vitalparameter (RR, Puls, O_2-Sättigung, Atemfrequenz)
- Gibt der Patient Beschwerden beim Atmen an?
- Beim intubierten Patienten: Kapnografie positiv? Über Möglichkeit der (einseitigen) Fehlintubation nachdenken, bei Verdacht Tubus zurückziehen, ggf. neu platzieren
- 3-Kanal-EKG, bei V. a. stumpfe Myokardverletzung 12-Kanal-EKG

> **!** Bei Pneumothorax und Intubation mit Beatmung immer die Möglichkeit (sehr hohe Wahrscheinlichkeit) des Spannungspneumothorax beachten. Zeitnahe Entlastung vorbereiten.

Weiterführende Diagnostik im Schockraum:

- BGA, Labor mit Gerinnung, BB, E'lyte, Niere, Troponin T, TSH, bei Frauen im gebärfähigen Alten Beta-HCG, Blutgruppe, ggf. Blutkonserven bestellen
- Rö Thorax

- Echokardiografie des Herzens
- *Frühzeitiges Informieren des zuständigen Facharztes:* Unfallchirurgie/Thoraxchirurgie/Gefäßchirurgie
- Indikation zur Angio-CT-Thorax:
  - Verkehrsunfall Vmax > 50 km/h
  - Sturz > 3 m Höhe
  - Patient aus Fahrzeug geschleudert
  - Überrolltrauma
  - Erhebliche Fahrzeugdeformierung
  - Fußgänger > 10 km/h angefahren
  - Zweiradfahrer > 30 km/h angefahren
  - Verschüttung
  - Fußgänger von Fahrzeug erfasst und > 3 m geschleudert
  - GCS < 12
  - Kardiozirkulatorische Auffälligkeiten (AF > 30/Min., Puls > 120, syst RR < 100 mmHg, Blutverlust > 500 ml, Rekapillarisierungszeit > 4 Sek.)
  - Schwere Begleitverletzungen

Risikobewertung: Das Thoraxtrauma gehört zu den schwersten Verletzungen, da insbes. bei Spannungspneumothorax oder Verletzung großer Gefäße eine akute vitale Bedrohung des Patienten vorliegt, die jederzeit zu einer instabilen Situation bis hin zu Reanimationspflichtigkeit und Tod führen kann.

Akuttherapie Bei eindeutiger Ursache entsprechende Therapie:

- Sicherung der Kreislauf- und Beatmungssituation
- Schmerztherapie, O_2-Gabe
- **Spannungspneumothorax:** sofortige notfallmäßige Entlastung, aktuelle Empfehlung: 5. ICR vordere Axillarlinie mit großlumiger, ausreichend langer Kanüle, danach Anlage Thoraxdrainage
- **Pneumothorax > Höhe 3. ICR mit Ausdehnung > 1,5 cm:** Anlage einer großlumigen Thoraxdrainage 24–36 Charrière
- **Pneumothorax < 1,5 cm:** Drainage bei Notwendigkeit einer Beatmung oder beidseitigem Auftreten
- **Lediglich im CT sichtbarer kleiner ventraler Pneumothorax:** keine Drainage notwendig, wenn Patient hämodynamisch stabil, normale Lungenfunktion und Möglichkeit der engmaschigen Überwachung und Rö-Kontrolle besteht
- **Kreislaufrelevanter Hämatothorax:** Anlage einer großlumigen Thoraxdrainage 24–36 Charrière. **Cave:** Abklemmen der Drainage spätestens nach 1500 ml, bei Blutverlust > 1500 ml oder > 250 ml/h über mehr als 4 h Thorakotomie durch einen *geübten* Behandler erwägen
- **Perikardtamponade:** Perikardpunktion bei akuter Verschlechterung der Vitalparameter
- **Fehlintubation:** Korrektur, Kapnografie gehört zum Standard
- **Verletzung großer Gefäße:** schon bei Verdacht sofortiges Hinzuziehen Gefäßchirurg/Thoraxchirurg/Unfallchirurg; systolischen Blutdruck von 90–120 mmHg halten, heroische Manöver wie Thorakotomie dürfen nur (!) durch einen erfahrenen Behandler durchgeführt werden
- **V. a. Trachealverletzung:** zeitnahe Tracheobronchoskopie
- **V. a. Zwerchfellruptur:** zeitnahe operative Versorgung

- **Sternumfraktur:** großzügige Schmerztherapie, operative Versorgung nur bei starker Deformierung/Instabilität im Verlauf, Troponin T bestimmen, um Contusio cordis auszuschließen
- **Rippenfrakturen:** Pneumothorax ausschließen, großzügige Schmerztherapie, Atemtherapie, bei mehr als 3 Rippen stationäre Aufnahme und Verlaufsröntgen am Folgetag, operative Versorgung im Verlauf nur in Ausnahmefällen bei instabilem Thorax/Ventilationsproblemen

Bei unklarer Ursache: symptomatische Therapie

> ! Bei Patienten mit stumpfem Thoraxtrauma und fehlenden Lebenszeichen sollte eine Notfallthorakotomie im Schockraum **nicht** durchgeführt werden. Bei einer penetrierenden Thoraxverletzung und Eintreten des Kreislaufstillstandes erst im Schockraum sollte die sofortige Thorakotomie durch den Geübten erfolgen.

Disposition

- Je nach Verletzungsschwere, stationäre Aufnahme, Überwachung, ggf. weitere chirurgische/interventionelle Maßnahmen
- Patienten mit mildem Thoraxtrauma ohne Verletzungsfolgen bzw. Patienten mit einfacher Rippenfraktur sind ambulant führbar; bei 3 und mehr Rippenfrakturen ist eine stationäre Aufnahme zur Schmerz-/Atemtherapie und Überwachung sinnvoll
- Bei Troponin-T-Erhöhung und V. a. Contusio cordis Verlaufskontrolle Troponin T nach 1 und 3 h
- Patienten mit Pneumothorax ohne aktuelle Drainagepflichtigkeit sollten stationär aufgenommen und überwacht werden

21.9 Abdominaltrauma

Ulrike Witt

> **First View**
> - Vorgehen nach xABCDE
> - Kreislaufsituation des Patienten?
> - Schmerzen? Schonhaltung?
> - Offene Verletzung? Aktive Blutung?
> - Prellmarken? Fremdkörper?

Arbeitsauftrag für die Notaufnahme Erkennen einer Ursache, die einer sofortigen Behandlung bedarf, um schwerwiegende Folgeschäden zu vermeiden. Unterschieden werden stumpfe und penetrierende Abdominaltraumata.

Differenzialdiagnosen

Gefährliche nicht verpassen:

- Verletzung der parenchymatösen Organe
- Verletzung des Darms und der Blase
- Gefäßverletzungen

- Zwerchfellruptur
- Abdominales Kompartmentsyndrom

Diagnostisches Vorgehen

Fragen zu Beginn:
- Kreislaufstabil? Schock?
- Unfallhergang?
- Hinweis für penetrierendes Trauma?
- Mehrfachverletzung?
- Andere Ursache für Schock?

! Abdominale Verletzungen primär nach dem xABCDE-Schema behandeln.

Anamnese und Untersuchung:
- Anamnese zum Ereignis:
  - Wie war das Unfallereignis?
  - Wo sind die Schmerzen?
  - Bei Schusswaffen- oder Stichverletzung – Art der Waffe, Länge
- Körperliche Untersuchung:
  - Inspektion der Haut, Prellmarken („Seatbelt-Sign"), Abschürfungen
  - Abdominaler Druckschmerz, Abwehrspannung
  - Peritonismus
  - Becken stabil
  - Urethrale, perineale, rektale, vaginale Auffälligkeiten
  - Fremdkörper in situ? Penetrierende Wunden?

Auch ein unauffälliger klinischer Befund schließt eine Verletzung nicht aus.

- Labor:
  - Abdomenlabor (BB, Gerinnung, E'lyte, Niere, Leber, Lipase, TSH, bei Frauen im gebärfähigen Alter Beta-HCG)
  - BGA: Hb, BE, Laktat
- Sonografie: E-FAST zum Ausschluss Organläsion, freie Flüssigkeit oder großes extraperitoneales Hämatom
- Polytraumaspirale mit KM: bei Hochenergieunfällen und Polytrauma – nur beim stabilen Patienten, sonst direkte diagnostische Laparotomie
- Bei penetrierenden Verletzungen: Röntgen Abdomen, Röntgen Thorax zum Ausschluss freier Luft, Pneumothorax
- Die diagnostische peritoneale Lavage soll nur noch in Ausnahmefällen eingesetzt werden.

Akuttherapie

- Frühzeitige Kontaktaufnahme Dienstarzt Viszeralchirurgie
- Großzügige Schmerztherapie, auch Opioide erlaubt
- **Instabiler Patient mit abdomineller Verletzung:**
  - Direkt diagnostische Laparotomie empfohlen
  - Möglichkeit einer anderen Ursache für die Instabilität überprüfen

- **Stabiler Patient mit Nachweis intraabdominaler Gefäßverletzungen in Sono/CT:** ggf. interventionelle Behandlung (Coiling, Stent), engmaschige Überwachung
- **Stabiler Patient mit Nachweis einer Verletzung der parenchymatösen Organe:**
  - Konservatives Vorgehen, engmaschige Überwachung (BGA + Sono)
  - Anlage eines Blasenkatheters (mit Druckmessung falls vorhanden) – Vorsicht bei Patienten mit perinealem Hämatom, zuvor Urethrografie
  - Anlage Magensonde
- **Stichverletzungen** (in 30 % intraabdominale Verletzungen): diagnostische Laparoskopie bei hämodynamischer Instabilität, Zeichen der peritonealen Reizung, Durchdringen der Faszienblätter der Bauchmuskulatur, Eviszeration
- **Schussverletzungen** (erzeugen zu 98 % intraabdominale Verletzungen): diagnostische Laparotomie
- **Lipasämie:** bei unauffälligem Befund im CT trotzdem stationäre Aufnahme zur Überwachung, sonografische Verlaufsuntersuchungen zum Ausschluss einer Pankreasverletzung
- **Seatbelt-Sign, Prellmarken** ohne Nachweis einer Verletzung im CT: Verlaufssonografie und BGA nach 30 Min., stationäre Aufnahme
- **Kein Nachweis einer Verletzung, adäquates Trauma:** stationäre Aufnahme, Kontroll-BGA nach 6 h, Kontroll-Sono nach 6 h

!

- Bei Kindern besteht die hohe Gefahr der zweizeitigen Milzruptur und unerkannten Pankreasverletzung nach Abdominaltrauma (Fahrradsturz).
- Ein unauffälliges CT-Abdomen schließt eine Verletzung nicht aus, insbes. Verletzungen des Darms, Zwerchfell, Pankreas und der Mesenterialgefäße können primär unerkannt bleiben.

21.10 Polytrauma – Schockraum

Steffen Herdtle, Dorothea Sauer

First View

- Patient xABCDE-stabil?
- Reichen die vorhandenen Ressourcen? Benötigt man weitere Fachrichtungen? Blut? Gerinnungsprodukte?
- Erst Diagnostik oder direkt OP?

Arbeitsauftrag für die Notaufnahme Ziele sind eine bestmögliche Vorbereitung vor Eintreffen des Patienten (Koordinierung aller beteiligten Fachdisziplinen), die schnellstmögliche Durchführung des xABCDE-Algorithmus und die Behebung der lebensbedrohlichen Verletzungsfolgen sowie die Entscheidung: Ist Diagnostik (noch oder eingeschränkt) möglich oder muss der Patient direkt in den OP?

Definition „Polytrauma bezeichnet mehrere gleichzeitig erlittene Verletzungen verschiedener Körperregionen, wobei mindestens eine Verletzung oder die Kombination mehrerer Verletzungen lebensbedrohlich ist." (Prof. Harald Tscherne; Lehrstuhl für Traumatologie bis zum Jahr 2000 in Hannover)

Gefährliche nicht verpassen:
- Kritische Blutung nach außen (Tourniquet-Anlage?)
- Atemwegsverlegung mit rechtzeitiger Entscheidung für den Atemweg (auch chirurgisch via Konio-/Tracheotomie)
- E-FAST
  - Spannungspneumothorax
  - Kritische Blutung nach innen: Freie Flüssigkeit im Sono? Becken: Beckenschlinge?
- Traumatischer Bewusstseinsverlust → Schädel-Hirn-Trauma ▶ 14.7
- Wirbelsäulenverletzungen mit sensomotorischen Ausfällen
- Intoxikation? Hypoglykämie? Trauma-Ursache? (Myokardinfarkt bei „Thoraxtrauma“)? → 12-Kanal-EKG!

Vorbereitung Den zeitlichen Vorsprung zwischen Anmeldung durch die Rettungsleitstelle und Eintreffen des Patienten nutzen! Systematisch vorgehen (z. B. nach xABCDE).

1. Team zusammenrufen und Briefing: Was ist angemeldet?
- Welches Alter (Kleinkind, Kind, Jugendlicher, Senior → unterschiedliche Vorbereitungen)
- Ungefähres Verletzungsmuster?
- Ungefähre Eintreffzeit? Welches Rettungsmittel? NAW, RTH, RTW (z. B. kein Notarzt verfügbar?)
- Wie aktuell versorgt? (Intubiert? Kreislaufinstabil? Unter Reanimation?)

2. Vorbereitungen
- Einteilen der Teams – Wer kümmert sich um:
  - Teamkoordination („Schockraum-Leader“)?
  - Atemweg und (Be-)Atmung („AB-Team“)?
  - Kreislaufmanagement („C-Team“)?
  - Medikamente wie Antibiose, Tetanusimpfung, Transfusions- und Gerinnungsmanagement?
  - Protokoll? Schreibtafel vorhanden?
- Material-Check
  - **x:** Tourniquets? Beckenschlinge? Woundpacks?
  - **A:** Intubationsmöglichkeiten? Volle Batterie im Laryngoskop? Absaugung? Videolaryngoskop? Alternativer Atemweg? Tubussicherung? Konnektionssicherung? HWS-Stabilisierung?
  - **B:** Beatmungsbeutel funktionsfähig? Sauerstoffversorgung? Kapnografie? Beatmungsgerät funktionsfähig/getestet? Stethoskop?
  - **C:** Monitoring? Infusionen? Perfusoren? Infusions- und Perfusorleitungen (lang genug?), Drei-Wege-Hähne? Zugänge (PVK, ZVK, Sheldon, Arterie), „Kathetertisch“?
  - **D:** Pupillenleuchte? „Drugs“: Medikamente zur Narkoseführung, zur Kreislaufstabilisierung, fürs Transfusions- und Gerinnungsmanagement (Info an Labor)?
  - **E:** Thermometer, Wärmemanagement? Schienen-Material?

> **!** Gute Vorbereitungen helfen den Stress bei der Patientenbehandlung deutlich zu reduzieren. Es lohnt sich, eine Vorbereitung zu standardisieren und zu üben.

Das kindliche Polytrauma
Hier sind unbedingt die Dosierungen von Notfallmedikamenten bei den Vorbereitungen auszurechnen und gesondert zu notieren. Auch sollten die zu erwartenden Hilfsmittel bereitgelegt werden (z. B. richtige Tubusgröße). Das hilft sehr, wenn der Patient dann eintrifft.
Faustformel zur Errechnung des Kind-Gewichtes: (Alter + 4) × 2

Übergabe Ein strukturiertes Schema verwenden, z. B.: (I)SBAR (▶ Tab. 21.3), (AT)MIST (Age, Time, Mechanism, Injury, Signs, Treatment) oder SOAP (S = subjektive Einschätzung, O = objektive Einschätzung, A = Analyse, P = Plan). Sich mit dem Rettungsdienst auf ein bestimmtes Schema einigen.

Während der Übergabe herrscht **absolute Konzentration.** Alle Teammitglieder müssen zuhören und der Rettungsdienst still sein. Kein „Öffnen der Anschnallgurte", „Trage runtermachen", „Abkabeln" oder Sonstiges ohne Anordnung. Auch Diensttelefone sollten für die Schockraumversorgung an eine Vertretung abgegeben werden.

Tab. 21.3 (I)SBAR-Schema

Identification	Vorstellung: Sich selbst, Ihre Rolle, den Patienten (**Name und Alter** – bitte nie den Jahrgang, sondern das Alter!)
Situation	Was ist passiert? Wie ist der aktuelle Patientenzustand?
Background	Krankengeschichte und Medikamente des Patienten, Allergien
Assessment	Was ist das Problem des Patienten? Welche Hilfe benötigt er jetzt?
Recommendation/**R**isks	Wie ist der weitere Plan? Risikoparameter des Patienten (Blutverdünnung, Schwangerschaft)? Fragen abwarten?

Primary Survey (Erster Durchgang) Erste Einschätzung des Patienten. Es sind **lebensbedrohliche Ereignisse** festzustellen und diese auch sofort zu beheben.

Nach der Umlagerung von der Rettungsdiensttrage auf die Schockraumtrage geht man systematisch nach **xABCDE** einschließlich **E-FAST** vor. Die Teams arbeiten parallel; der Teamleader koordiniert die folgenden Aufgaben:

- **x** – Exsanguination, schwere bzw. kritische Blutung und mögliche HWS-Verletzung. Wenn ja, Blutung stoppen und HWS stabilisieren. Patienten ausziehen und „umkabeln" (Monitoring wechselt vom Rettungsdienst zur Notaufnahme)
- **A** – Airway: Atemwege frei? Wenn nicht → freimachen und freihalten, z. B. durch sofortige Intubation. HWS-Stabilisierung?
- **B** – Breathing: Sauerstoffsättigung? Lungen seitengleich? Paradoxe Atmung? Tachypnoe? Bradypnoe? Kapnografie? Sauerstoffgabe nötig? Beatmung optimieren? Thoraxdrainage nötig?
- **C** – Circulation: Blutdruck, Puls, EKG? Zugänge? Infusionen? Transfusionen? Arterielle Überwachung? ZVK? Großlumige Katheter? Gerinnungsprodukte?

- **E-FAST** (extended **F**ocused **A**ssessment with **S**onography for **T**rauma): Pneumothorax (Barcode-Sign, normal: Seashore-Sign)? Perikarderguss? Freie Flüssigkeit Abdomen (Morrison, Koller, Douglas)?
- **D** – Disability: GCS? Pupillen? Sensomotorische Ausfallserscheinungen?
- **D** – Drugs: Schmerzmittel, Tetanus? Antibiose?
- **E** – Temperatur? Wärmeerhalt (Blutgerinnung ist körpertemperaturabhängig!), Wärmezufuhr?

Nach dem Primary Survey folgt die erweiterte Diagnostik (insbes. die radiologische Bildgebung).

Bildgebung („Traumaspirale" – ob und wann?)
Ob ein Patient eine Traumaspirale oder eine Stufendiagnostik benötigt, hängt vom Patientenzustand ab: Ist ein Patient wach, augenscheinlich unverletzt und kann dezidiert seine Beschwerden benennen, ist eine fokussierte Diagnostik möglich. Ist ein Patient mehrfach, diffus verletzt und/oder analgosediert, so ist die Indikation zur Traumaspirale großzügig zu stellen.
Beam first: Patient stabil, keine Sofortinterventionen (z. B. Entlastungspunktion) → sofort CT
Beam fast: Patient instabil: erste lebensrettende Maßnahmen (z. B. Thoraxdrainage), dann Bildgebung
„CT und Kind"?: Der Nutzen der Strahlung > Schädigung der Strahlung. Bei einem polytraumatisierten Patienten (egal, ob Kind oder Schwangere) ist die Bildgebung durchzuführen, wenn dafür die Indikation gegeben ist.

Secondary Survey (Zweiter Durchgang) Ausführliche körperliche Untersuchung des Patienten („von Kopf bis Fuß") – sofern das CT nicht auf eine sofortige OP-Indikation hindeutet.

- Reevaluation
- Genaue körperliche Untersuchung:
  - Kopf, Ohren, Augen, Nase, Rachen:
    - Battle-Sign (retroaurikuläres Hämatom)?
    - **Raccoon-Eyes** (Monokel-/Brillenhämatom)
    - Blutung Rachenhinterwand?
    - **Cave:** Kontaktlinsen entfernen
  - HWS (Dornfortsätze?), Trachaelverschiebung?
  - Claviculae bds. (Gurtmarken? → Fahrer/Beifahrer?), Rippenthorax, Sternum, Abdomen (Prell- und Gurtmarken?)
  - Becken (Prellmarken, Beweglichkeit), Blutung aus Rektum, Vagina, Harnröhre? Damm?
  - Obere Extremitäten:
    - Ellenbogen/Radiusköpfchen
    - Distaler Radius
    - Mittelhandknochen und Finger (Entfernen von Ringen etc.)
  - Untere Extremitäten:
    - Knie
    - Waden (Kompartment-Gefahr?)
    - OSG und Fuß (Fehlstellung, Schwellung, Luxation?)
- Wunden (offene Verletzungszeichen)? → Verband, Tetanus und Antibiose?

- Genaue Anamnese, z. B. SAMPLER:
  - **S**igns and Symptoms (subjektive Beschwerden des Patienten detaillierter)
  - **A**llergies
  - **M**edication (Dauermedikamente, v. a. Antikoagulanzien)
  - **P**ast Medical History (Vorerkrankungen etc.)
  - **L**ast Meal (letzte Mahlzeit → Nüchternheit: Mahlzeit bis Traumazeitpunkt)
  - **E**vents prior incident (Ereignis direkt vor dem Trauma, z. B. Thoraxschmerz?)
  - **R**isk Factors (Schwangerschaft, Alkoholabusus, Intoxikation, Diabetes, Blutungsneigung etc.)
- Weitere Bildgebung (Röntgen einzelner Extremitäten, Erweiterung oder Ergänzung CT/MRT)
- Weitere Interventionen wie Blasenkatheter, Schienung der Extremitäten etc.

Disposition Je nach Patientenzustand:
- Bei sofortiger OP-Pflichtigkeit → OP
- Bei Intensivpflichtigkeit → Intensivstation
- Bei Normalstationsfähigkeit → Normalstation
- Bei Unverletzten → je nach Traumamechanismus ist eine Überwachung z. B. auf der Beobachtungsstation (Observation Unit) für 24 h zu empfehlen (klinische, apparative und bildgebende, z. B. Sonografie) Kontrolle.

21.11 Muskuloskelettale Notfälle beim Kind

Ulrike Witt

21.11.1 Trauma beim Kind

First View
- Alter des Kindes?
- Schmerzen? Schonhaltung?
- Offene Verletzung?
- Mehrfachverletzung?
- Schock?

Arbeitsauftrag für die Notaufnahme

Kindliche traumatologische Verletzungen gehören zu den herausforderndsten Situationen in der Notaufnahme, da Kind und Eltern berücksichtigt werden müssen sowie häufig Abwehrverhalten und Weinen hinzukommen. Für die Behandler kann die Situation sehr belastend sein.

Ziel ist das Erkennen der kindlichen Verletzungen und die adäquate Behandlung, um Fehlstellungen, Wachstumsstörungen und schwerwiegende lebenslange Folgeschäden zu vermeiden.

Differenzialdiagnosen

Gefährliche nicht verpassen:
- Frakturen
- Luxationen

- Infektionen der Gelenke
- Mehrfachverletzungen
- Kindesmisshandlung (Battered Child Syndrome, BCS)

Weitere Differenzialdiagnosen:

- Ligamentäre Verletzungen
- Prellungen
- Infektiöse Erkrankungen GIT, Harnwege, Atemwege

Diagnostisches Vorgehen

Fragen zu Beginn:

- Alter des Kindes? (Bei Kindern bestimmt das Alter des Kindes das Frakturmuster)
- Unfallmechanismus beobachtet?
- Periphere Sensibilität, Motorik und Durchblutung intakt?
- Hochenergetisches Trauma?
- Vorliegen eines berufsgenossenschaftlich versicherten Unfalls (▶ 21.13): Kindergarten, Schule, Krippe
- Hinweise für die Möglichkeit des Vorliegens einer Kindesmisshandlung?

> **!** Diverse Hämatome an den Unterschenkeln sind bei Kindern häufig anzutreffen und gehören zum Alltag eines aktiven Kindes. Bei Hämatomen im Bereich des Thorax, Abdomens und besonders des Rückens unterschiedlichen Alters hingegen muss die Möglichkeit einer Kindesmisshandlung abgeklärt werden.

> Bei hochenergetischen Traumata und bei kleinen Kindern (< 6 Lj.), die noch keine direkte Schmerzangabe machen können, ist eine sorgfältige Untersuchung des gesamten Kindes notwendig.

Anamnese und Untersuchung:

- **Anamnese** zum Ereignis:
  - Wie war das Unfallereignis?
  - Hat dies jemand beobachtet?
  - Wo sind die Schmerzen? (Kleinkinder neigen dazu, jeglichen Schmerz als Bauchschmerz anzugeben)
  - Hat das Kind direkt angefangen zu weinen? Mit welchem Körperteil erfolgte der primäre Aufprall?
  - Übelkeit, Erbrechen, Kopfschmerzen, Wesensveränderung?
  - Allergien bekannt?
  - Regelmäßige Medikamenteneinnahme?
- **Vorgeschichte:**
  - Besondere Erkrankungen, Einschränkungen, Fehlbildungen?
  - Normaler Entwicklungsstand?
    - Freies Sitzen – spätestens mit 9 Mon.
    - Freies Gehen – spätestens mit 18 Mon.
    - Spricht 6–8 Worte in Sätzen – mit 4 J.
  - Gab es bereits Beschwerden oder Unfälle in der Vorgeschichte?
  - Freizeitunfall oder BG-Fall?

- **Körperliche Untersuchung** der betroffenen Region und der angrenzenden Gelenke, insbes. bei Knieschmerzen an die Hüfte denken. Ist keine Angabe möglich, Untersuchung des gesamten entkleideten Kindes, Intimbereich bedecken
  - Inspektion der Haut, Schwellung, Hämatom, Schürfungen oder drohende Perforation durch Fragmente?
  - Sensibilität und Motorik, ausführliche gewissenhafte Dokumente der neurologischen Befunde
  - Fehlstellung
  - Hämarthros
  - Bei hochenergetischen Traumata (Autounfall, Sturz aus großer Höhe [> Körpergröße]) Vorgehen nach xABCDE, Kinderarzt (wenn vorhanden) zeitnah hinzuziehen
- Wie wird die verletzte Extremität in Schonhaltung gehalten?
- **Klinische Arbeitsdiagnose** stellen

> **!** Bandverletzungen und Luxationen treten erst ab der Pubertät auf, fast nie vor dem 7. Lj., Ausnahmen: bei hochenergetischen Traumata.

- Auf mögliche **Begleitverletzungen** achten.
- **Röntgen:**

> **!** Nur bei klinisch eindeutigem Verdacht auf eine Verletzung und sicherem Fokus sollte eine gezielte Röntgenaufnahme erfolgen, keine Verlegenheitsbilder anfertigen.
> Sonografisch ist bei Kindern eine gute Beurteilbarkeit pathologischer Befunde möglich.

  - **Klavikula:** Klavikula in einer Ebene, auch sonografisch sehr gut zu erkennen
  - **Schulterluxation:** kommt bei Kindern bis zum 10 Lj. fast nie vor, eher an Oberarmkopf-, oder Klavikulafraktur denken
  - **Oberarmkopf:** Schulter in 2 Ebenen
  - **Oberarm:** Oberarm mit angrenzenden Gelenken
  - **Ellenbogen:** Ellenbogen in 2 Ebenen
  - **Chassaignac:** klinische Diagnose, kein Röntgen erforderlich
  - **Unterarm:** Unterarm mit angrenzenden Gelenken in 2 Ebenen
  - **Handgelenk:** Handgelenk in 2 Ebenen; Druckschmerz proximaler Unterarm überprüfen
  - **Hand:** Hand in 2 Ebenen; Verknöcherungsalter beachten
  - **Finger:** betroffener Finger in 2 Ebenen
  - **Wirbelsäule:** Genaue Anamnese erheben, passt der Unfallmechanismus zu einer Wirbelsäulenverletzung? Druckschmerzhaften Bereich mit Stift markieren, so kann gezielt strahlungssparend geröntgt werden. Bei nur leichtem Trauma: Schmerztherapie, nach 10 Min. erneute Untersuchung. Sollten die Schmerzen dann deutlich besser sein, ist ein Röntgen der Wirbelsäule meist unnötig.
  - **Rückenschmerz ohne Trauma:** Ist beim Kind immer abklärungsbedürftig! Labor (BB, CRP; Gerinnung, Niere, TSH), stat. Aufnahme, bei Fieber/erhöhten Infektwerten: MRT, Gefahr der Spondylodiszitis

- **Hüfte nach adäquatem Trauma:** Becken Übersicht + Hüfte axial
- **Hüftschmerz ohne Trauma:** ▶ 21.11.2
- **Oberschenkel:** Oberschenkel mit den angrenzenden Gelenken in 2 Ebenen
- **Knie:** Knie in 2 Ebenen, bei Hämarthros ggf. zusätzlich MRT
- **Unterschenkel:** Unterschenkel mit den angrenzenden Gelenken in 2 Ebenen
- **OSG:** OSG in 2 Ebenen; Druckschmerz (DS) über hoher Fibula überprüfen, bei DS: Unterschenkel in 2 Ebenen, bei Übergangsfrakturen im Adoleszentenalter nach Rücksprache Unfallchirurgie ggf. CT zur OP-Planung
- **Fuß:** Verknöcherungszeiten der Fußwurzelknochen beachten, Fuß in 3 Ebenen
- **Zehen:** meist kein Röntgen erforderlich, da ausbleibende Konsequenz, bei Bedarf: Vorfuß, bzw. einzelne Zehen

! Bei mehrfachverletzten Kindern besteht nach hochenergetischen Traumata die Indikation für eine Polytraumaspirale; Unfallchirurg bereits bei Ankunft des Kindes hinzuziehen; Vorgehen nach xABCDE (▶ 21.10) analog zu den Erwachsenen.

- **CT:** selten benötigt und erst nach Rücksprache Unfallchirurgie, ggf. bei Gelenks-, Übergangsfrakturen zur OP-Planung
- **MRT:** bei unklarem konventionell radiologischem Befund, z. B. bei Ellenbogen-/Hüft-/Knieverletzungen und/oder ausbleibender Besserung
- **Sonografie:** Klavikula-, suprakondyläre Humerus-, Hüftgelenk- und OSG-Frakturen sind bei Kindern sehr gut schallbar, im Zweifelsfall ist jedoch bei Frakturnachweis aktuell medikolegal ein Röntgen notwendig

Verständnis für die Fraktur

- Das Alter des Kindes entscheidet über das Frakturmuster:
  - Bei noch offenen Fugen (< 10. Lj.) ist die Gelenkfläche nicht beteiligt: Epiphysengelenkfrakturen, Salter/Harris III/IV
  - > 10. L.: Epiphysenschaftfrakturen; Salter/Harris I/II
  - Ab dem 12. Lj. treten bei beginnender Verknöcherung der Wachstumsfugen Übergangsfrakturen auf
- Bei noch offenen Fugen können bereits relativ geringe Traumen zu Frakturen führen.
- Die Fuge schließt sich von medial nach lateral.

Unterteilung der Frakturen

- Schaftfrakturen
  - diaphysär
  - metaphysär (intra- vs. extraphysär)
- Gelenkfrakturen (Condylus radialis, distaler Radius, distaler Femur, proximale/distale Tibia)
  - Epiphysenfraktur
  - Bandausriss
  - Flake Fracture

- Unterscheide:
  - Bereiche mit sehr kompetenten Fugen und hohem Korrekturpotenzial, z. B. proximaler Humerus und distaler Radius
  - Bereiche ohne Korrekturpotenzial, z. B. Ellenbogen und Frakturen im Schaftbereich
- Seit-zu-Seit-Versatz der Fraktur hat ein hohes Korrekturpotenzial
- Rotationsversatz korrigiert sich nicht
- Es gibt hemmende (bei 15–20 % aller Frakturen, Knie 50 %) und stimulative Wachstumsstörungen
  - Nach jeder Fraktur kommt es zu einer stimulativen Wachstumsstörung und einer Neuorientierung des Wachstums an der Hauptbelastungsebene (Hunter-Volkmann-Law)
  - Trifft die Osteosynthese die Fuge, führt dies zu einer hemmenden Wachstumsstörung
- Grünholzfrakturen haben im ersten Jahr ein sehr hohes Refrakturrisiko

Kadiläsionen
Unscheinbar erscheinende Verletzungen mit schwerwiegenden Komplikationen:
- Obere Extremität:
  - Instabile Fraktur des Condylus radialis humeri
  - Traumatische Radiuskopfluxation
  - Unscheinbare Dislokationen der suprakondylären Humerusfrakturen
- Untere Extremität:
  - Metaphysärer Valgusbiegungsbruch der proximalen Tibia
  - Mediale Malleolarfraktur

Allgemeine Akuttherapie

- Adäquate Analgesie!

! Eine ausreichende Analgesie ist bei Kindern unerlässlich und darf nicht aus eigener Unkenntnis zurückgestellt werden. Auf Monitorüberwachung und ggf. Sauerstoffgabe bei atemdepressiven Medikamenten achten, ggf. Pädiater oder Anästhesie hinzuziehen.

- Konservative Verfahren mittels Ruhigstellung und Redression, z. B. durch Gipskeilung spielen in der Kindertraumatologie eine deutlich größere Rolle als bei den Erwachsenen.
- Der erste Gips muss immer gespalten werden, am Folgetag ärztliche Kontrolle des Gipses, nach einer Woche Anpassung durch Zirkulierung, ggf. Keilung im Verlauf.
- Tibiaschaftfrakturen bergen die Gefahr eines Kompartmentsyndroms und sollten stationär überwacht werden, auch bei konservativem Vorgehen.
- Eine operative Versorgung sollte immer bei offenen Frakturen, Refrakturen und beim polytraumatisierten Kind erfolgen.
- Offene Frakturen, desolate Weichteilverhältnisse und neurovaskuläre Begleitverletzungen stellen eine absolute Notfallindikation dar.

- Die operative Versorgung ist mittels Kirschner-Drähten, Schrauben und Fixateur-externe-Anlage möglich, Plattenosteosynthese im Kindesalter untergeordnet.
  Die elastisch-stabile intramedulläre Marknagelung (ESIN) ist ein kinderspezifisches Operationsverfahren, das die Wachstumsfugen nicht schädigt und keine wesentliche Kompromittierung des Markraumes verursacht.
- Kinder benötigen Thromboseprophylaxe ab Beginn der Pubarche (Menarche bei den Mädchen, Beginn Schambehaarung bei den Jungen).
- Haben Sie den Verdacht auf das Vorliegen einer Kindesmisshandlung, nehmen Sie das Kind stationär auf. So gewinnen Sie Zeit für weitere Abklärungen.

> Lassen Sie sich von Ihrem Bauchgefühl leiten: Haben Sie das Gefühl, dass das Kind verletzt ist, ohne den Nachweis einer Fraktur, nehmen Sie es trotzdem zur Überwachung stationär auf.

Akuttherapie bei Trauma der oberen Extremität

Klavikulafraktur

- Häufigste Fraktur bei Kindern < 5. Lj., sehr hohes Remodellierungpotenzial
- Konservatives Vorgehen, ggf. Rucksackverband zur Schmerztherapie mit 2-tägigem Nachziehen für 2–3 Wo., beschleunigt nicht die Frakturheilung, Gefahr der Nervenschädigung bei zu engem Zug
- Operative Versorgung nur bei offenen Frakturen, drohender Durchspießung oder neurovaskulärer Beeinträchtigung

Subkapitale Humerusfraktur (Epiphysenkern erscheint im 1.Lj., Tuberculum majus im 3. Lj., bis zum 5. Lj Tuberculum minus, Verschmelzung der Kerne ca. 15. Lj.)

- Sehr hohes Korrekturpotenzial durch kompetente Fuge, meist konservatives Vorgehen
- Tolerable Achsabweichung < 10. Lj. 40°, > 10. Lj. 20°
- Verkürzung bis 2 cm < 10. Lj. tolerabel
- Ruhigstellung im Gilchrist- oder selbstgewickelten Desaultverband
- Operative Versorgung mittels retrogradem ESIN bei Überschreiten der altersentsprechenden Korrekturgrenzen, offenen oder pathologischen Frakturen, Einklemmung der langen Bizepssehne

Humerusschaftfraktur

- Nur 2 % der kindlichen Frakturen
- Sehr hohes Korrekturpotenzial für Seit-zu-Seit-Verschiebungen und Verkürzungen, 10–15° Achsabweichung tolerabel, meist konservatives Vorgehen, Ruhigstellung im Gilchrist- oder selbstgewickeltem Desault-Verband
- **Cave:** bei Frakturen am distalen Drittel, Beteiligung des N. radialis ausschließen, OP-Indikation, wenn:
  - Achsfehler > 15°
  - Offene, pathologische Frakturen
  - Gefäß, Nervenschaden

Suprakondyläre Humerusfrakturen

- Zweithäufigste Verletzung der oberen Extremität, v. a. durch Sturz auf den ausgestreckten Arm

- Rogers-Hilfslinie zur Beurteilung der Dislokation (▶ Abb. 21.25), auf positives dorsales Fatpad-Sign im Rö achten → sicheres Zeichen für Hämarthros und hohe Wahrscheinlichkeit einer Fraktur
- Typ I, ggf. IIa: konservativ im Cuff-and-Collar-Verband (Velpeau-Verband), Kontrolle nach 5 d
- Typ II–IV (Dislokation): operative Versorgung; geschlossene Reposition, Stabilisierung mittels K-Draht (nicht übungsstabil) oder ESIN (übungsstabil), ggf. offene Reposition

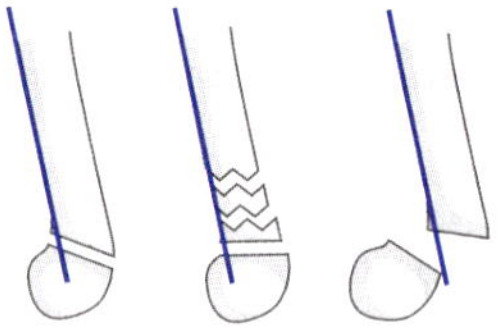

Abb. 21.25 Vordere Humeruslinie (Rogers-Linie). Normalerweise schneidet die Rogers-Hilfslinie das Capitulum am Übergang vom mittleren zum hinteren Drittel. [P1279/L138]

Condylus-radialis-Fraktur

- Auch im Röntgen nur minimal oder undislozierte Frakturen können sekundär dislozieren und ein wesentlich größeres Verletzungsausmaß verbergen
- Ruhigstellung in gespaltenem Oberarmweißgips, Verlaufskontrolle nach 5 d zum Verlaufsröntgen ohne Gips, bei weiterhin undislozierten Frakturen oder Spalt < 2 mm: konservative Versorgung im Oberarmweißgips, sonst operative Versorgung mittels K-Draht oder Schraubenosteosynthese
- Fehleinschätzungen können in Pseudarthrose und Valgusfehlstellung enden

Abriss des Epicondylus ulnaris

- Verknöchert im 6. Lj.; vorher nur sonografisch darstellbar, klinische Untersuchung entscheidend
- Operative Versorgung bei Dislokation, bei klinischem Verdacht ggf. zusätzliches MRT nach Rücksprache Unfallchirurgie, Anlage Oberarmgipsschiene

Chassaignac ▶ 21.1.

Proximale Unterarmfrakturen Selten, Frakturspalt proximale Ulna > 2 mm: operativ, Zuggurtungs- oder Schraubenosteosynthese.

- **Radiushalsfraktur:** überwiegend metaphysär, unter 10. Lj. werden Achsabweichungen bis 50° durch die Wachstumsfuge korrigiert, > 10. Lj. bis 20°: konservative Versorgung im Oberarmgips für 8–10 d, keine Seitabweichung, sonst operative Versorgung mittels ESIN
- **Ulnafraktur:** immer zusätzliches Rö Ellenbogen in 2 Ebenen, um Monteggiaverletzung auszuschließen
- **Monteggiafraktur:** Ulnaschaftfraktur + Luxation des Radiusköpfchens, operative Versorgung meist mittels ESIN. **Cave:** bei proximaler Ulnaschaftfraktur immer auf korrekte Lage des Radiuskopfes achten, die Verlängerung der Radiusachse muss immer durch das Capitulum humeri verlaufen
- **Galeazzi-Läsion:** Kombination aus Radiusfraktur und Luxation des distalen Radioulnargelenkes (Epiphysiolyse distale Ulna): Unfallchirurgie hinzuziehen
- **Biegungsfraktur (Bowing Fracture):**
  - Pro- und Supination im Bereich des Unterarmes testen
  - Bei guter Funktion und sicher korrekter Position des Radiuskopfes Anlage eines gespaltenen Oberarmgipses für 5 d, dann klinische Verlaufskontrolle
  - Wenn Umwendbewegung nicht möglich: operative Versorgung mittels ESIN

Diaphysäre Unterarmfraktur

- **Instabile Frakturen:** Kontaktaufnahme Unfallchirurgie zur operativen Versorgung (= vollständige Frakturen von Radius und Ulna)
- **Stabile Fraktur:** innerhalb altersabhängiger Korrekturgrenzen (Rücksprache mit fachkundigem Unfallchirurgen erforderlich) konservatives Vorgehen mit Anlage eines gespaltenen Oberarmgipses
  - Stauchungsfrakturen (Wulstfraktur)
  - Grünholzfraktur
  - Beteiligung nur eines Knochens
  - Komplette nicht dislozierte Querfraktur
  - Biegungsfraktur (Bowing Fracture)

> **!** Unter bestimmten Umständen (Kleinkinder, inadäquates Trauma, multiple Hämatome etc.) muss auch die Möglichkeit einer Kindesmisshandlung in Betracht gezogen werden.

Distale Unterarmfrakturen Häufigste Fraktur an der oberen Extremität im Wachstumsalter, entweder als komplette Unterarmfraktur mit Beteiligung von Radius und Ulna oder isolierte Fraktur des Radius, selten Ulna isoliert, Fugen am distalen Unterarm haben ein hohes Korrekturpotenzial.

- **Intraartikuläre Frakturen:** Epiphysenfrakturen Typ Salter-Harris III und IV (▶ Abb. 21.26)
- **Extraartikuläre (metaphysäre) Frakturen:**
  - Grünholzfraktur
  - Stauchungsfraktur
  - Biegungsfraktur
  - Vollständige Fraktur
  - Epiphysiolyse Salter-Harris I und II
- **Stabile Frakturen:** konservatives Vorgehen bei akzeptabler Angulation, Beteiligung beider Knochen: Oberarmgips gespalten, ein Knochen: Unterarmgips gespalten, wenn Kind < 6. LJ immer Oberarmgips gespalten. Dazu zählen:
  - Wulstfrakturen: keine Röntgenverlaufskontrolle notwendig
  - Grünholzfrakturen (nur eine Kortikalis frakturiert): konvexseitige Konsolidierungsverzögerung, Aufklärung der Eltern über hohes Refrakturrisiko im ersten Jahr, Rücksprache Unfallchirurgie,
  - Biegungsfrakturen
  - Fraktur nur eines Knochens

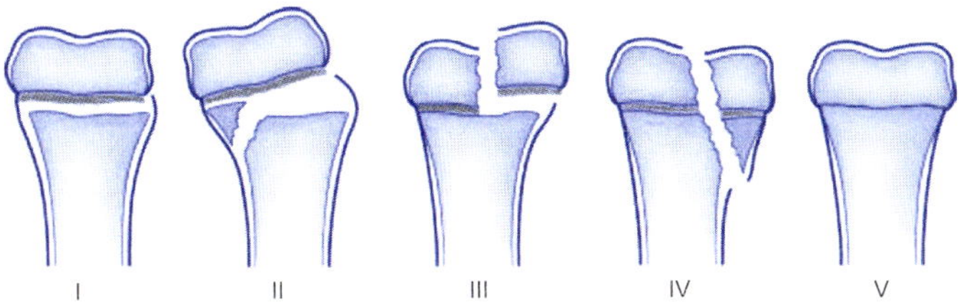

Abb. 21.26 Salter-Harris-Klassifikation der Epiphysenfrakturen [G1188]

- **Instabile Frakturen:** operative Stabilisierung
  - Fraktur beider Kortikales
  - Fraktur beider Knochen
  - Epiphysiolyse

Handgelenksfrakturen Gelenkstufen > 2 mm müssen operativ versorgt werden, sonst Arthroserisiko hoch, weiteres Vorgehen siehe distale Unterarmfrakturen.

Mittelhandfrakturen
- Bei stabilen Schrägfrakturen ohne Rotationsfehler der Finger beim Faustschluss von palmar und ohne Verkürzung konservatives Vorgehen, Ruhigstellung in Intrinsic-Plus-Schiene, Verlaufsröntgen nach 1 Wo. mit Schiene, Dauer altersabhängig
- Bei Querfrakturen, Dislokation, Verkürzung, Palmarabkippung des Metakarpaleköpfchens, Drehfehler: operative Versorgung, Rücksprache Unfallchirurgie

21

Fingerfrakturen
- Bei Dislokation Reposition unter Oberst-Leitungsanästhesie, Buddy Taping mit Nachbarfinger, Schienenanlage
- Bei Drehfehler sowie Radial- oder Ulnardeviation ist eine operative Versorgung notwendig

Weichteilverletzungen der Hand ▸ 21.4.3 (Handverletzungen), analoges Vorgehen insbes. bei Schnittverletzungen

Akuttherapie bei Trauma der unteren Extremität

Hüftluxation
- Notfall, sehr selten, nur nach erheblichem Trauma
- Bei starken Schmerzen im Hüftgelenk an diese DD denken und das Rö-Bild danach überprüfen
- Sofortige Reposition in Narkose indiziert

Atraumatischer Hüftschmerz ▸ 21.11.2.

Proximale Femurfraktur Gefahr der Hüftkopfnekrose, 20–60 % vorzeitiger Fugenschluss, 18 % Coxa vara, Rücksprache Unfallchirurgie bzgl. des Vorgehens.

Femurschaftfraktur häufig, durch erhebliches Trauma verursacht.
- Kinder < 3. Lj.: konservatives Vorgehen, Overhead-Pflasterextension für 8–10 d, danach Becken-Bein-Gips mittels ESIN
- Kinder > 3. Lj.:
  - Operative Versorgung mittels ESIN für längsstabile Frakturen
  - Fixateur externe, wenn instabile Fraktur
  - Kinder > 50 kg operative Versorgung mittels spezieller Verriegelungsmarknägel
- Schwere Weichteilbeteiligung oder Mehrfachverletzung: ggf. Fixateur externe

> **!** Da eine Femurschaftfraktur nur durch ein erhebliches Trauma verursacht wird, muss v. a. bei Kindern < 2 J. an eine Kindesmisshandlung gedacht werden.

Suprakondyläre Femurfraktur
- Bei Kleinkindern < 3. Lj. konservativ, hoher Oberschenkelgips
- Bei Dislokation und älteren Kindern keine Achsabweichung tolerabel: antegrader ESIN oder gekreuzte K-Drähte

Patellaluxation
- Reposition (▶ 21.1)
- Ohne osteochondralen Flake: konservativer Therapieversuch; 6 Wo. Ruhigstellung in Orthese oder Gips in vollständiger Streckung, danach 3 Mon. Sportverbot außer Schwimmen und Radfahren
- Nach 2. Luxation erleiden 80 % ein Rezidiv → operative Versorgung

Proximale Tibiametaphysenfraktur Entwickeln alle eine gewisse Valgusfehlstellung.
- Bei medial wenig klaffendem Frakturspalt: konservative Versorgung im Oberschenkelgips möglichst in vollständiger Streckung und Varusstellung oder spätere Keilung, Aufklärung der Eltern über hohe Wahrscheinlichkeit einer Valgusfehlstellung (X-Bein) im Verlauf, Anbindung an regelmäßige Nachkontrollen über mind. 1 J.
- Frakturen der Eminentia tuberositas müssen meist operativ refixiert werden, Rücksprache Unfallchirurgie

21

Knieluxation Absoluter Notfall, Vorgehen ▶ 21.1.

Hämarthros Knie Immer abklärungspflichtig, Ruhigstellung in Orthese, ambulantes MRT.

Isolierte Tibiaschaftfraktur, stabile Unterschenkelfraktur Konservative Behandlung im Oberschenkelliegegips für 3 Wo., anschließend Oberschenkelgehgips für 2 weitere Wo. (die 2. Zehe soll beim Gipsen auf die Mitte der Patella zeigen), bis 10. Lj. Fehlstellung nach ante 5° und retro max. 10° erlaubt; wenn Valgusfehlstellung oder Rotationsfehlstellung → operative Versorgung indiziert.

Instabile Unterschenkelfraktur Operative Versorgung mittels ESIN, Gefahr der Entwicklung eines Kompartmentsyndroms, stationäre Aufnahme.

Morbus Perthes ▶ 21.11.2.

Epiphysiolysis capitis femoris ▶ 21.11.2.

Bandverletzungen Sprunggelenk Äußerst selten, eher knöcherne Bandausrisse, heilen überwiegend konservativ aus.

Epiphysenlösungen der distalen Tibia Reposition unter Bildwandlerkontrolle, operative Versorgung mittels K-Draht.

Epiphysenfrakturen Dislokation < 2 mm ggf. konservative Procedere, Dislokation > 2 mm operative Versorgung mittels Zugschraube nach exakter Reposition.

Übergangsfrakturen
- Ab 12. Lj. Beginn der Verknöcherung der Fuge von medial → dorsal → lateral, je weiter der Fugenschluss voranschreitet, desto weiter lateral in der Gelenkfläche ist die Fraktur (Frakturanteile ▶ Abb. 21.27), ggf. zusätzlich CT zur OP-Planung
- Operative Versorgung ab 2 mm Gelenkstufe mittels Schraubenosteosynthese
- Konservatives Vorgehen bei nicht dislozierten Frakturen: 4–6 Wo. Unterschenkelgips

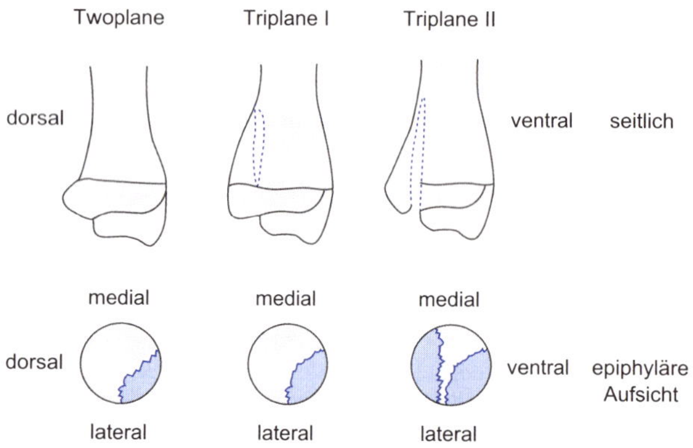

Abb. 21.27 Frakturanteile Übergangsfraktur (nach von Laer 2004). Twoplane: nur ein epiphysäres ventrolaterales Fragment bricht weg. Triplane I: ventrolaterale epiphysäre Fraktur mit zusätzlichem dorsalem metaphysärem Frakturkeil. Triplane II: komplette Fraktur (wie Volkmann-Dreieck beim Erwachsenen). [L138]

!
- Bei offenen Fugen ist die Gelenkfläche nicht beteiligt.
- < 10. Lj.: Epiphysengelenkfrakturen Salter/Harris III/IV
- > 10. Lj.: Fugenschaftfrakturen Salter/Harris I/II
- Ab 12. Lj. Übergangsfrakturen
- Eine Gelenkdifferenz > 2 mm ist nicht zu tolerieren.

Fußverletzungen Das Längenwachstum des Fußes findet im Vergleich zum übrigen Skelett schneller statt: Beim 12-jährigen Fuß ist es bereits zu 96 % (Mädchen) resp. 88 % (Jungen) abgeschlossen, daher müssen Fehlstellungen im Schulalter anatomisch reponiert werden.

- Überrolltraumen/schwere Weichteilverletzungen: stationäre Aufnahme, da Gefahr des Kompartmentsyndroms
- Kalkaneus-/Talusfrakturen und Fußwurzelfrakturen: äußerst selten, Rücksprache Unfallchirurgie
- Mittelfuß: jeweils nur eine Wachstumszone (bei Metatarsale I an der Basis, bei Metatarsale II–V subkapital)
- Fraktur Metatarsale II–IV: operative Versorgung bei deutlicher Fehlstellung mit Achsabweichung, Verkürzung und Beteiligung mehrerer Knochen, insgesamt sehr hohe Achsabweichungen tolerabel, harte Schuhsohle, ggf. Ruhigstellung im Geisha-Gips/Unterschenkelgipsschiene für 1 Wo., schmerzadaptierte Belastung
- Fraktur Metatarsale V: an Basis des Os metatarsale (OMT) V setzt lateral an der Apophyse die Sehne des M. peronaeus brevis an, sekundäre Ossifikationszentrum häufig als Fraktur fehlinterpretiert (Längsverlauf), Frakturen in diesem Bereich verlaufen quer
- OMT-V-Frakturen werden nach Lawrence und Botte in 3 Zonen eingeteilt (▶ Abb. 21.28):

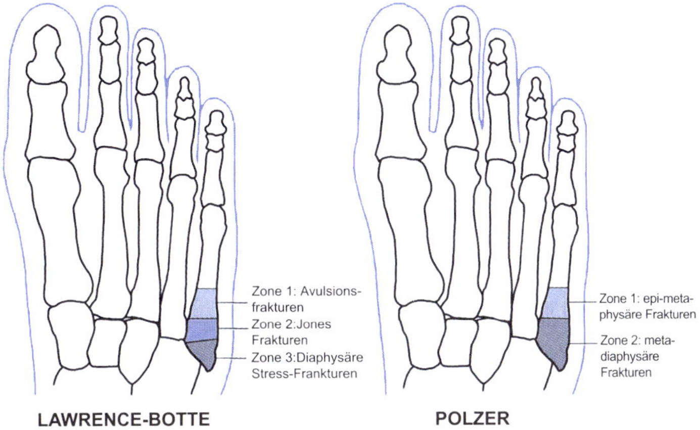

Abb. 21.28 Fraktureinteilung nach Lawrence und Botte (links), nach Polzer (rechts) [H064–002]

- Fraktur in Zone 3 und Dislokation > 3 mm: Osteosynthese, sonst hohes Pseudarthrosenrisiko
- Zone 1 und 2: harte Schuhsohle, ggf. Geisha-Gips für 1 Wo., dann schmerzadaptierte Belastung
- Fraktur Metatarsale I, großzügigere OP-Indikation: Rücksprache Unfallchirurgie

Zehenluxationen/Luxationsfrakturen Reposition unter Leitungsanästhesie, BW-Kontrolle, Pflasterzügelverband, harte Schuhsohle, nur bei Gelenkbeteiligung D1 ggf. operative Versorgung indiziert, dann Kontaktaufnahme Unfallchirurgie.

Bei Anlage von Gipsen Druckstellen, Verletzungen beim Aufsägen, sekundäre Dislokation und eingeschränkte Beurteilbarkeit von Wunden bedenken.

21.11.2 Atraumatischer Hüftschmerz beim Kind

First View

- Alter des Kindes? Säugling? Kleinkind? Jugendlicher?
- Begleitsymptomatik? Fieber? Stattgehabte Infektion Atemwege, Darm, Ohren?
- Allgemeinzustand?
- Plötzliches Auftreten/schleichender Beginn?

Arbeitsauftrag für die Notaufnahme Ausschluss bzw. Erkennen einer Ursache, die einer sofortigen Behandlung bedarf, um schwerwiegende Folgeschäden zu vermeiden.

Differenzialdiagnosen

Gefährliche nicht verpassen:
- Eitrige Coxitis
- Epiphysiolysis capitis femoris
- Morbus Perthes

Weitere Differenzialdiagnosen: Coxitis fugax („Hüftschnupfen")

Diagnostisches Vorgehen

Fragen zu Beginn:
- Wie alt ist das Kind?
- Wie ist der Allgemeinzustand des Kindes? Hat es Fieber?
- Seit wann bestehen die Beschwerden?
- Gab es bereits ähnliche Beschwerden in der Vorgeschichte?
- Besteht oder bestand vor kurzer Zeit eine andere Infektion?

> Kinder mit Hüftschmerzen müssen solange als Notfall behandelt werden, bis die gefährlichen DD ausgeschlossen wurden.

Anamnese und Untersuchung:
- Anamnese zum Ereignis: Seit wann bestehen die Beschwerden?
- Vorgeschichte:
  - Besteht und bestand eine zusätzliche Infektion?
  - Ist bereits eine Veränderung an der Hüfte bekannt?
- Körperliche Untersuchung aller Gelenke
- Sonografie:
  - Erguss im Hüftgelenk?
  - Gegenseite unbedingt mituntersuchen

> **!** **Kein** routinemäßiges Röntgen vor Anamnese und Untersuchung! Hingegen ist eine Sonografie der Hüftgelenke bei jedem Kind mit Hüftschmerzen Pflicht!

Weiterführende Diagnostik in der ZNA:
- Bei V. a. eine eitrige Coxitis: Blutentnahme, Entzündungswerte, Blutkulturen (**Cave:** pädiatrische Blutkulturflaschen verwenden!)
- Bei V. a. Epiphysiolysis capitis femoris oder Morbus Perthes Röntgen Becken Übersicht und Hüfte axial (Lauensteinaufnahme) beider Seiten
- Bei entsprechendem klinischem Verdacht (Übersicht ▶ Tab. 21.4): zeitnahe Information der Pädiater und Unfallchirurgen/Orthopäden im Haus

> **!**
> - Eine eitrige Coxitis stellt eine Notfallindikation zur operativen Spülung der Hüfte dar!
> - Eine Epiphysiolysis capitis femoris muss notfallmäßig reponiert und osteosynthetisch fixiert werden, um Langzeitschäden und Wachstumsstörungen zu vermeiden!

Tab. 21.4 Ursachen des atraumatischen Hüftschmerzes bei Kindern

	Coxitis fugax (Hüftschnupfen)	Eitrige Coxitis	Epiphysiolysis capitis femoris (Hüftgleiten)	Morbus Perthes (Hüftkopfnekrose)
Alter	5.–6. Lj.	Säuglinge	Jugendliche/Pubertätsbeginn	4.–9. Lj, v. a. Jungen
Onset	Post infectionem	Plötzlich, zunehmend	Langsam, schleichend	Langsam, über 2–4 J., evtl. posttraumatisch
Allgemeinzustand	Gut, wenig beeinträchtigt	Schlecht, Kinder sind krank, Fieber	Gut	Gut
Bildgebung	Sono	Sono	Sono, Rö Becken-Übersicht, Hüfte axial bds.	Sono, Rö Becken Übersicht, Hüfte axial bds.
Notfall	Nein	Ja	Ja	Nein
Labor	Nein	Ja	Ja	Nein
Therapie	Symptomatisch	Notfallmäßige operative Gelenksspülung	Notfall-OP, Osteosynthese	Schmerztherapie, Entlastung, Sportverbot, OP im Verlauf

Akuttherapie Bei eindeutiger Ursache, entsprechende Therapie:

- **Coxitis fugax:** symptomatische Therapie, Entlastung, Schmerztherapie
- **Eitrige Coxitis:** Hüftpunktion, Antibiose, Notfalloperation
- **Epiphysiolysis capitis femoris:** Notfalloperation
- **Morbus Perthes:** Schmerztherapie, zeitnahe Erweiterung der Diagnostik außerhalb der Notaufnahme mittels MRT, Vorstellung beim Kinderorthopäden zur weiteren Versorgung innerhalb der gleichen Woche der Vorstellung

Bei unklarer Ursache und reduziertem Allgemeinzustand: stationäre Aufnahme zur Verlaufsbeobachtung.

21.12 Alterstraumatologie

Andreas Bürkner

Aufgrund der demografischen Entwicklung wird die Behandlung von alterstraumatologischen Patienten eine zunehmende Herausforderung. Bereits in der Notaufnahme muss die Aufmerksamkeit auf die speziellen medizinischen Bedürfnisse dieser Patienten gelenkt und die weitere Behandlung auch entsprechend gebahnt werden. Dies beinhaltet:

- Vorerkrankungen:
  - Kardiologisch-vaskulär
  - Neurologisch und neuropsychiatrisch
  - Onkologisch
  - Stoffwechsel, auch Osteopenie

21

- Vorhandenes Aktivitätsniveau
- Vormedikation mit Interaktionen
- Ernährungszustand und Flüssigkeitshaushalt
- Lebensperspektive und behandlungslimitierende Vorgaben
- Häusliche Versorgung und soziale Anbindung

Auch die Interpretation von klinischen Beschwerdebildern und bildgebender Diagnostik bedarf einer besonderen Sorgfalt. Besonders bei vorbestehenden neuropsychiatrischen Grunderkrankungen ist oftmals eine Anamnese nicht zielführend, umso präziser muss die körperliche Untersuchung sein, um z. B. nach einem unbeobachteten Sturz keine möglichen Unfallfolgen zu übersehen. Die Interpretation von Röntgenbildern, z. B. der Wirbelsäule, ist aufgrund der meist vorhandenen degenerativen Veränderungen anspruchsvoll. Hier muss unter Umständen in Zusammenschau mit dem klinischen Beschwerdebild auf eine Schnittbildgebung zurückgegriffen werden, um frische Unfallfolgen zu detektieren.

Die Leitlinien der Gesellschaft für Alterstraumatologie sehen eine frühzeitige Zusammenarbeit in der Behandlung von entsprechenden Patienten zwischen Unfallchirurgen und Geriatern vor.

Maßgabe für die unfallchirurgische Behandlung muss die schnellstmöglichste Mobilisation des Patienten bei erlaubter Vollbelastung sein. Nur diese Vorgabe ist für den alterstraumatologischen Patienten umsetzbar und verhindert die Entwicklung von Komplikationen durch Immobilität. Auch die zügige Rückkehr in das gewohnte Umfeld ist bei gesicherter häuslicher Versorgung ein Grundpfeiler der Behandlung, um unnötige Hospitalisierung und damit Veränderungen des gewohnten Umfelds zu verhindern.

! Frühzeitige Mobilisation bei erlaubter Vollbelastung ist ein Grundpfeiler der Behandlung von alterstraumatologischen Patienten.

21.13 BG-Wesen: Arbeits- und Wegunfall

Andreas Bürkner

Arbeitsauftrag für die Notaufnahme Arbeits- und Wegeunfälle werden in Deutschland im Rahmen des berufsgenossenschaftlichen Heilverfahrens behandelt. Ein **Arbeitsunfall** muss vom erstbehandelnden Arzt als solcher erkannt werden und der zuständigen Berufsgenossenschaft (BG) mit einem Durchgangsarztbericht gemeldet werden.

Jeder Arzt ist verpflichtet, den V.a. das Vorliegen einer **Berufskrankheit** an den Unfallversicherungsträger oder an die für den medizinischen Arbeitsschutz zuständige Landesbehörde zu melden (§ 202 – Sozialgesetzbuch – SGB VII). Dies geschieht über das Formular F6000. Die Liste der aktuellen Berufserkrankungen ist unter https://www.baua.de/DE/Angebote/Rechtstexte-und-Technische-Regeln/Berufskrankheiten/Merkblaetter.html zu finden.

Grundlagen für einen Arbeitsunfall

- Versicherte Person
- Versicherte Tätigkeit
- Unfall im Sinne des Gesetzes
- Relevanter Gesundheitsschaden

Versicherte Personen:
- Angestellte Arbeitnehmer
- Freiwillig versicherte Selbstständige und Unternehmer
- Schüler und Kindergarten- und Krippenkinder
- Studenten an staatlich anerkannten Hochschulen
- Ehrenamtler und Nothelfer
- Personen, tätig im Interesse der Allgemeinheit
- Stationäre oder teilstationäre Patienten
- Nicht erwerbsmäßige Pflegende
- Arbeitslose im Rahmen von angeordneten Maßnahmen der BfA
- Mini-Jobber
- Schwarzarbeiter

Versicherte Tätigkeit:
- Arbeitstätigkeit
- Weg zur Arbeit und nach Hause

Unfall im Sinne des Gesetzes: Plötzliche, von außen auf den Körper einwirkende Kraft.

Relevanter Gesundheitsschaden: Körperlicher Schaden aus dem Unfallgeschehen.

BG-liche Heilbehandlung

- Die besondere Heilbehandlung muss durch einen durch die BG berufenen D-Arzt (Durchgangsarzt) erfolgen. Je nach Schwere der Verletzung gibt es drei Kategorien: D-Arzt, VAV (Verletzungsartenverfahren) und SAV (Schwerstverletzungsartenverfahren). So darf die Weiterbehandlung nach der Akutversorgung auch nur in einem Haus mit entsprechender Zulassung erfolgen.
- Lediglich eine allgemeine Behandlung bei leichten Verletzungen und zu erwartender Arbeitsunfähigkeit von < 3 d darf durch einen niedergelassenen Arzt ohne D-Arzt-Zulassung erfolgen.
- Oft sind es geringe Unterschiede, die ein Unfallgeschehnis in die Zuständigkeit der Berufsgenossenschaft überführen. Der Gang zur Toilette ist z. B. bis zur Toilettentür versichert, weiter jedoch nicht, ebenso der Gang zur Kantine im Rahmen der Mittagspause.
- Auch die Auslegung eines Verhebetraumas ist differenziert; wenn der angehobene Gegenstand unerwartet schwer ist oder beim Anheben sich verhakt, können auch Verhebetraumen ein BG-lich versicherter Unfall sein.
- Die detaillierte Interpretation, welche Tätigkeiten und Geschehnisse letztendlich berufsgenossenschaftlich versichert sind, ist im Grenzfall Gegenstand von Gerichtsverhandlungen und teilweise vom erstbehandelnden Arzt schwer nachzuvollziehen. Daher ist zu empfehlen, im Zweifel ein Geschehnis berufsgenossenschaftlich aufzunehmen und die Klärung der exakten Umstände den Kostenträgern zu überlassen.

22 Pädiatrische Notfälle

Annika Paulun, Beatrix Wiebe

22.1 Notfalltabelle und Checkliste 563
22.2 Leitsymptome 566
22.2.1 Dyspnoe 566
22.2.2 Fieber 570
22.2.3 Erbrechen 574
22.2.4 Bauchschmerzen 578
22.2.5 Hautausschlag 582
22.3 Kardiopulmonale Reanimation im Kindesalter 582
22.3.1 Einführung 582
22.3.2 Besonderheiten der Reanimation im Kindesalter 584
22.3.3 Equipment 584
22.3.4 Feststellen des Herz-Kreislauf-Stillstands 586
22.3.5 ABCDE-Regel 587
22.4 Indikation zur Schockraumanmeldung 592
22.5 Allgemeine Besonderheiten und Normwerte bei Kindern 593
22.5.1 Eltern in der ZNA 593
22.5.2 Allgemeines zum Umgang mit kranken Kindern 593
22.5.3 Kinder als Patienten in der ZNA 594
22.5.4 Hilfreiche Normwerte bei Kindern 594
22.5.5 Besonderheiten der kindlichen Anatomie und Physiologie 595
22.6 Arbeitstechniken 596
22.6.1 Blutentnahme 596
22.6.2 Periphervenöser Zugang 598
22.6.3 Intraossäre Kanüle 599
22.6.4 Beutel-Masken-Ventilation 600
22.6.5 Supraglottische Atemhilfen 600
22.6.6 Endotracheale Intubation 601
22.6.7 Lumbalpunktion 603
22.7 Das nicht kritisch kranke Kind in der ZNA 605
22.7.1 Anamnese 605
22.7.2 Körperliche Untersuchung 606
22.7.3 Beurteilung von „Schmerzen" 606
22.7.4 Windelschau 608
22.7.5 Organbezogene Untersuchungsbefunde 609
22.7.6 Diagnostik 614
22.8 Das kranke Neugeborene 616
22.8.1 Anamnese 616
22.8.2 Symptome 617
22.8.3 Vorgehen 618
22.8.4 Neugeborenenikterus 618
22.9 Häufige pädiatrische Krankheitsbilder 618
22.9.1 ZNS 618
22.9.2 Atemwege 622
22.9.3 Gastrointestinaltrakt 625

22.9.4 Ketoazidose, Erstmanifestation Diabetes mellitus 630
22.9.5 Supraventrikuläre Tachykardie (SVT) 632
22.9.6 Anaphylaxie 633
22.9.7 Sepsis/septischer Schock 634
22.9.8 Coxitis fugax (Hüftschnupfen) 635
22.9.9 Unfälle, Trauma 636

Kindesmisshandlung ▶ Kap. 23

22.1 Notfalltabelle und Checkliste

Pädiatrische Notfälle ▶ Tab. 22.1.

Tab. 22.1 Pädiatrische Notfälle

Diagnose	Maßnahmen	Medikament/Therapie
Herz-Kreislauf-Stillstand (nach ERC-Leitlinien 2021)	• Beutel-Masken-Ventilation • Thoraxkompressionen (15×) • Pädiatrisches Notfallteam anfordern • Monitoring von Sauerstoffsättigung und HF • I. v. oder i. o. Zugang • Epinephrin 1:10.000 aufziehen • Defibrillator anschließen • 4 Hs und HITS ausschließen	• 5 initiale Beatmungen, 100 % Sauerstoff • CPR 15:2 • Epinephrin i. v. oder i. o. 10 µg/kg KG = 0,1 ml/kg KG der 1:10.000-Lsg., alle 3–5 Min. wdh. • Defibrillation mit 4 J/kg KG, ggf. steigern bis 8 J/kg KG (max. 360 J)
Dyspnoe	• Sauerstoffgabe, ggf. Beutel-Masken-Ventilation • Monitoring von Sauerstoffsättigung und HF • Kind beruhigen, Eltern einbeziehen • Oberkörperhochlagerung • Anamnese (Aspirationsereignis?) • Erweiterte Atemwegssicherung vorbereiten	• 100 % Sauerstoff über Maske mit Reservoir • Tubusgröße: ID = (Alter in J./4) + 4 (ungeblockt) oder + 3,5 (geblockt) • Larynxmaske: – < 4 kg KG: Größe 0,5 – 2–5 kg KG: Größe 1 – 5–10 kg KG: Größe 1,5 – 10–20 kg KG: Größe 2 – 20–30 kg KG: Größe 2,5 – 30–50 kg KG: Größe 3
Status asthmaticus	• Sauerstoffgabe • Monitoring von Sauerstoffsättigung und HF • Kind beruhigen, Eltern einbeziehen • Oberkörperhochlagerung • Inhalationstherapie • Nichtinvasive Beatmung (NIV) vorbereiten	• Salbutamol-Dosieraerosol 2–4(–8) Hübe mit Inhalierhilfe (Spacer) oder Salbutamol 0,5 % 10–20 Trpf. absolut • Ipratropiumbromid-Dosieraerosol 2–4 Hübe • Ggf. Dauerinhalation • Prednisolon 2 mg/kg KG i. v./p. o. oder Prednisolon 100 mg absolut rektal • Magnesiumsulfat 50 mg/kg KG (max. 2 g) i. v. über 20 Min. • Reproterol 10 µg/kg KG i. v. über 10 Min., dann 0,2–2 µg/kg/Min. • Theophyllin 5 mg/kg KG i. v. als Bolus, dann 0,5–1,2 mg/kg KG/h als Dauerinfusion (**cave:** Spiegelkontrollen)

Tab. 22.1 Pädiatrische Notfälle *(Forts.)*

Diagnose	Maßnahmen	Medikament/Therapie
Pseudokrupp	• Kind beruhigen, Eltern einbeziehen • Ggf. Zufuhr kalter Luft (offenes Fenster) • Nach Epinephrin-Inhalation stationäre Überwachung organisieren	• Prednisolon 100 mg rektal (oder 2 mg/kg KG p. o.) • Inhalation mit Epinephrin 0,5–2 mg pur
Epiglottitis	• Sauerstoffgabe • Kind beruhigen, Eltern einbeziehen • Impfstatus erfragen • Antibiotische Therapie • Pädiatrisches Notfallteam anfordern	• Prednisolon 2 mg/kg KG i. v. oder Prednisolon rektal 100 mg absolut • Inhalation mit Epinephrin 0,5–2 mg pur • Cefuroxim 100 mg/kg KG/d in 3 Einzeldosen (ED) • Intubation vorbereiten, Durchführung aber nur durch erfahrenen Kollegen, ggf. in Koniotomiebereitschaft
Septischer Schock	• i. v. oder i. o. Zugang • Rasche und ausreichende Volumengabe • Sauerstoffgabe, ggf. Beutel-Masken-Ventilation • Frühzeitige Inotropika-Therapie • Antibiotische Therapie • Sedierung und Intubation nur unter Inotropika-Therapie • Wenn möglich, frühzeitige orientierende Echokardiografie	• Volumentherapie: 10 ml/kg KG balancierte Vollelektrolytlsg. (z. B. Ringer-Acetat) als Bolus, ggf. in den ersten 15 Min. bis zu 60 ml/kg KG • Cefotaxim 200 mg/kg KG/d in 3 ED oder Ceftriaxon 100 mg/kg KG/d in 1 ED • Epinephrin 0,01–0,1(–1,0) µg/kg KG/Min. • Norepinephrin 0,01–0,1 (–0,2) µg/kg KG/Min. • S-Ketamin 0,5–1 mg/kg KG • Midazolam 0,2 mg/kg KG
Anaphylaxie	• Epinephringabe i. m.: Epinephrin pur aufziehen oder per Autoinjektor • Sauerstoffgabe, ggf. Beutel-Masken-Ventilation • I. v. oder i. o. Zugang • Anamnese	• Epinephrin i. m.: 10 µg/kg KG = 0,01 ml/kg KG der 1:1.000-Lsg. (pur) • Epinephrin i. v. (nur bei drohendem Herz-Kreislauf-Stillstand) 0,01–0,1 (–1,0) µg/kg KG/Min. als Dauerinfusion • Volumenther.: 10 ml/kg KG balancierte Vollelektrolytlsg. (z. B. Ringer-Acetat) als Bolus • Prednisolon 2 mg/kg KG i. v. • Dimetinden 0,1 mg/kg KG i. v. • Clemastin 0,05 mg/kg KG i. v.

Tab. 22.1 Pädiatrische Notfälle *(Forts.)*

Diagnose	Maßnahmen	Medikament/Therapie
Supraventrikuläre Tachykardie	• i. v.Zugang möglichst herznah, oder i. o.-Zugang etablieren • 12-Kanal-EKG anschließen • Defibrillator anschließen • Reanimationsbereitschaft herstellen • Ggf. Pädiater oder Kinderkardiologen anfordern	• Adenosin 0,1 mg/kg KG i. v. als Bolus, rasche Applikation, 5 ml NaCl 0,9 % nachspülen • Adenosin i. v., ggf. in erhöhter Dosis wdh. (0,2–0,3 mg/kg KG) • Elektrische Kardioversion (unter Reanimationsbereitschaft): 0,5 - 1 J/kg KG synchronisiert, unter Analgosedierung: S-Ketamin 0,5 mg/kg KG
Zerebraler Krampfanfall	• Sichere Lagerung • Zeit stoppen • Sauerstoffgabe • EKG-Monitoring • O- v- Zugang mit Blutentnahme, BZ-Bestimmung • Erweiterte Atemwegssicherung vorbereiten • Ggf. pädiatrisches Notfallteam anfordern • Ab Stufe 2 obligat ITS • Ab Stufe 3 Atemwegssicherung	**1. Stufe:** • Ohne i. v. Zugang: Midazolam nasal oder bukkal 0,3 mg/kg KG oder Diazepam rektal (Rektiole): 5 mg (< 15 kg KG) oder 10 mg (> 15 kg KG) • Mit i. v. Zugang: Lorazepam 0,1 mg/kg KG (max. 4 mg) oder Midazolam 0,15 mg/kg KG (max. 7,5 mg) oder Diazepam 0,2 mg/kg KG (max. 10 mg) **2. Stufe:** Levetiracetam 40–60 mg/kg KG (max. 4,5 g) i. v. über 15 Min. fraktioniert oder Phenytoin 20 mg/kg KG (max. 1,5 g) i. v. über 20 Min. oder Valproat 40 mg/kg KG (max. 3 g) i. v. über 15 Min. oder Phenobarbital 20 mg/kg KG über 20 Min. **3. Stufe:** Midazolam Bolus 0,2–0,5 mg/kg KG, dann Dauertropfinfusion 0,3–1,8 mg/kg KG/h oder Thiopental- oder Propofolnarkose
Verbrennung/ Verbrühung	• Ausreichende Analgosedierung, z. B. intranasal • Kind beruhigen, Eltern einbeziehen • Ausmaß der Verbrennung/ Verbrühung abschätzen (Handfläche des Kindes mit Fingern = 1 % KOF) • Wunde steril abdecken • Ggf. Transport in Brandverletztenzentrum organisieren	• Fentanyl nasal 2 µg/kg KG • Midazolam nasal 0,3 mg/kg KG • S-Ketamin i. v. 0,5 mg/kg KG • Midazolam i. v. 0,1 mg/kg KG

Checkliste – das kritisch kranke Kind erkennen

- Immer Alter des Kindes berücksichtigen!
- Neugeborene (NG) und junge Säuglinge (Sgl.) immer sofort untersuchen
- Information Hintergrunddienst erforderlich? Information pädiatrische Abteilung erforderlich?

First Impression

AZ des Pat.? Vigilanz? Dyspnoe? Rekapillarisierungszeit? Hautfarbe? Exanthem oder Petechien? Muskeltonus? Exsikkosezeichen? Pulsfrequenz und -qualität.

Anamnese

- Seit wann bestehen welche Symptome?
- Unspezifische Symptome: Dyspnoe (▶ 22.2.1) Fieber (▶ 22.2.2), Erbrechen (▶ 22.2.3), Bauchschmerzen (▶ 22.2.4)
- Was ist in den letzten 24 h passiert? Akutes Ereignis?
- Bei Sgl. Trinkverhalten?
- Anamnese plausibel?
- Sorgen der Eltern ernst nehmen

Immer Kinderuntersuchungsheft und Impfpass zeigen lassen!

Klinische Untersuchung

Immer vollständige Untersuchung, Sgl. und kleine Kinder immer komplett entkleiden; immer aktuelles Gewicht und Rektaltemperatur bestimmen; auf warme Umgebungstemperatur achten.

Reihenfolge:

- Lunge (Dyspnoezeichen, seitengleiches Atemgeräusch, drohende respiratorische Insuff.)
- Herz-Kreislauf (Rekapillarisierungszeit, Herzgeräusch, Leistenpulse)
- Neurologie (Vigilanz, Meningismuszeichen, Krampfanfälle)
- Haut (Turgor, Exanthem, Petechien)
- HNO (Racheninspektion, Tragusdruckschmerz, Otoskopie)
- Abdomen (Abwehrspannung, Peristaltik)
- Skelett (Bewegungseinschränkung, Prellmarken)

Red Flags, die sofortiges Handeln erfordern

- Apathie, kein Schreien, kein Wehren gegen Untersuchung
- Dyspnoe, thorakale Einziehungen, $SpO_2 < 90\,\%$
- Zentrale Rekapillarisierungszeit > 2 Sek., Bradykardie
- Fieber > 40 °C, beim Neugeborenen jedes Fieber > 38 °C
- Petechien
- Galliges Erbrechen
- Aussage der Eltern: „So kenne ich mein Kind nicht."

22.2 Leitsymptome

22.2.1 Dyspnoe

Neugeborene

Red Flags

- Tachypnoe/Bradypnoe
- Nasenflügeln

- Thorakale Einziehungen
- Zyanose
- Fieber
- Vigilanzminderung
- Tachykardie/Bradykardie
- Trinkverweigerung

- Bei NG sind fast alle Symptome unspezifisch und bedürfen immer einer umfassenden differenzialdiagnostischen Abklärung
- NG können Atembeschwerden lange kompensieren, dann jedoch oft rasche Dekompensation
- Auch wenn die transkutane Sauerstoffsättigung im wachen Zustand noch im Normbereich liegt, kann sie im Schlaf um 10 % oder mehr abfallen

Differenzialdiagnosen

- NG-Infektion
- Konnatale Pneumonie
- Virale Atemwegsinfektion (RSV)
- Verlegung der Choanen/Choanalatresie
- Aspiration
- Hypoglykämie
- Vitium cordis
- Enterothorax/konnatale strukturelle Lungenerkr.
- Stoffwechselerkr.

Anamnese

- Mutterpass und Kinderuntersuchungsheft zeigen lassen
- Geburtsmodus
- Blasensprung > 18 h vor Geburt
- Fieber oder CRP der Mutter unter Geburt erhöht
- Gruppe-B-Streptokokken-Besiedlung der Mutter
- Beginn und Verlauf der Symptomatik
- Trinkverhalten
- Gewichtsverlauf
- Ältere Geschwisterkinder mit aktuellem Atemwegsinfekt

Untersuchung

- NG immer komplett entkleiden
- Vigilanz
- Spontanes Bewegungsmuster
- Atemmechanik: Nasenflügeln, thorakale Einziehungen, Tachypnoe
- Inspiratorischer oder exspiratorischer Stridor
- Minderbelüftung einer Lungenseite
- Rekapillarisierungszeit
- Hautkolorit marmoriert oder zyanotisch
- Hautturgor
- Temperatur (immer rektal)
- Herzgeräusch
- Leisten- und periphere Pulse tastbar

- Blutdruckdifferenz zwischen oberer und unterer Extremität
- Fontanelle im/über/unter Niveau

Weitere Diagnostik
- Transkutane Sauerstoffsättigung
- Immer Blutentnahme: BGA, Diff-BB, CRP, ggf. IL-6, BZ, Laktat, E'lyte
- Bei Schwierigkeiten mind. kapilläre BGA, ggf. arterielle Punktion
- Rö Thorax
- Orientierende Echokardiografie
- Bei Fieber Urinstatus und ggf. LP

Maßnahmen
- Immer stationäre Aufnahme und Monitorüberwachung bzw. arztbegleitete Verlegung in Kinderklinik
- Sauerstoffgabe über Nasenbrille oder Maske mit Reservoir
- Bei Schleimverlegung Mund und Nase vorsichtig absaugen
- Bei Obstruktion Inhalation mit 1 Trpf./kg KG Salbutamol und 2 Hüben Ipratropiumbromid und Prednisolon rektal (100 mg absolut)
- Bei inspiratorischem Stridor Inhalation mit Epinephrin 1 : 1.000 1–2 ml pur
- Vorbereitungen für erweiterte Atemwegssicherung treffen: Beatmungsbeutel mit passender Maske, Guedel-/Wendl-Tubus, Larynxmaske, Intubationszubehör bereitlegen
- Bei Fieber antibiotische Ther. beginnen (▶ 22.2.2)
- Bei Zyanose und V. a. Vitium cordis Venenzugang legen, Beginn mit Alprostadil-Dauerinfusion 16–20(–50–100) ng/kg/Min. **Cave:** bei Dosierungen > 10 ng/kg/Min. Apnoegefahr, erweitertes Atemwegsmanagement vorbereiten. Rascher arztbegleiteter Transport in kinderkardiologisches Zentrum.

22

Säuglinge und Kleinkinder

Red Flags
- Tachypnoe/Bradypnoe
- Nasenflügeln
- Thorakale Einziehungen
- Zyanose
- Vigilanzminderung
- Trinkverweigerung

> Säuglinge und Kleinkinder können Atembeschwerden lange kompensieren, dann jedoch oft rasche Dekompensation.

Differenzialdiagnosen
- Virale Atemwegsinfektionen, obstruktive Bronchitis/Bronchiolitis (RSV)
- Pneumonie
- Pseudokrupp
- Epiglottitis
- Aspiration
- Stoffwechselerkr.
- Konnatale strukturelle Lungenerkr.

Anamnese

- Kinderuntersuchungsheft und Impfpass zeigen lassen
- Beginn und Verlauf der Symptomatik
- Vorerkr., erste oder wiederholte Episode
- Geschwister oder Eltern mit aktuellem Infekt, Besuch einer Gemeinschaftseinrichtung
- Trinkverhalten
- Gewichtsverlust

Untersuchung

- Immer komplett entkleiden
- Vigilanz
- Spontanes Bewegungsmuster
- Atemmechanik: Nasenflügeln, thorakale Einziehungen, Tachypnoe
- Inspiratorischer oder exspiratorischer Stridor
- Minderbelüftung einer Lungenseite
- Husten bellend und trocken oder feucht und produktiv
- Rekapillarisierungszeit
- Hautkolorit marmoriert oder zyanotisch
- Hautturgor
- Temperatur (immer rektal)

Weitere Diagnostik

- Transkutane Sauerstoffsättigung
- Immer mind. BGA, wenn möglich erweiterte Blutentnahme: Diff-BB, CRP, BZ, Laktat, E'lyte
- Rö Thorax

Maßnahmen

- Großzügige Indikation zur stationären Aufnahme und Monitorüberwachung
- Sauerstoffgabe über Nasenbrille oder Maske mit Reservoir
- Bei Obstruktion Inhalation mit 10 Trpf. Salbutamol und 2 Hüben Ipratropiumbromid und Prednisolon rektal (100 mg absolut) oder Prednisolon 2 mg/kg KG p. o.
- Bei inspiratorischem Stridor Inhalation mit Epinephrin 1 : 1.000 2 ml pur
- Möglichkeiten der erweiterten Atemunterstützung in Erwägung ziehen, z. B. nCPAP, maschinelle Beatmung
- Bei V. a. Aspiration Bronchoskopie planen

Schulkinder und Jugendliche

Red Flags

- Tachypnoe/Bradypnoe
- Zyanose
- Vigilanzminderung
- Einsatz der Atemhilfsmuskulatur
- Angst/Panik

Differenzialdiagnosen

- Pneumonie
- Asthma
- Aspiration
- Pneumothorax
- Intoxikation
- Ketoazidose (Kussmaul-Atmung) bei Erstmanifestation Diab. mell.

Anamnese

- Kinderuntersuchungsheft und Impfpass zeigen lassen
- Beginn und Verlauf der Symptomatik
- Vorerkr., erste oder wiederholte Episode
- Geschwister, Eltern oder Freunde mit aktuellem Infekt
- Hinweise auf akzidentelle oder bewusste Intoxikation

Untersuchung

- Immer vollständige körperliche Untersuchung
- Auskultation der Lunge: RG, Obstruktion, Stridor, Minderbelüftung
- Husten trocken oder produktiv
- Temperatur

Weitere Diagnostik

- Transkutane Sauerstoffsättigung
- Immer mind. BGA, wenn möglich erweiterte Blutentnahme: Diff-BB, CRP, BZ, E'lyte
- Rö Thorax
- Bei bekanntem Asthma ggf. FEV_1 oder wenn möglich vollständige Lungenfunktionstestung
- Ggf. toxikologische Diagnostik

Maßnahmen

- Bei Red Flags großzügige Indikation zur stationären Aufnahme und Überwachung
- Sauerstoffgabe über Maske mit Reservoir
- Bei Obstruktion Inhalation mit 20 Tr. Salbutamol und 4 Hüben Ipratropiumbromid, ggf. Wdh. oder Dauerinhalation (▶ Tab. 22.1)
- Bei Pneumothorax Anlage Thoraxdrainage durch erfahrenen Kollegen
- Bei V. a. Aspiration Bronchoskopie planen
- Bei Angst/Panik ggf. milde Sedierung, z. B. mit Lorazepam p. o.
- Bei V. a. Intoxikation Monitorüberwachung, Rücksprache mit Giftnotrufzentrale

22.2.2 Fieber

Neugeborene

Red Flags

- Fieber ist bei NG immer ein Alarmsignal und muss stationär abgeklärt und behandelt werden.
- Bei NG nie Fieber senken ohne weitere Diagnostik.

> Auch Untertemperatur ist beim NG ein ernst zu nehmendes Symptom.

Differenzialdiagnostik

- Early-Onset-Sepsis (< 72 h postnatal)
- Late-Onset-Sepsis (> 72 h postnatal)
- Urosepsis
- Meningitis

- Gastroenteritis (z. B. Rotaviren)
- Durstfieber
- Zu warme Kleidung

Anamnese
- Mutterpass und Kinderuntersuchungsheft zeigen lassen
- Geburtsmodus
- Blasensprung > 18 h vor Geburt
- Fieber oder CRP der Mutter erhöht unter Geburt
- Gruppe-B-Streptokokken-Besiedelung der Mutter
- Pränatal bekannte Auffälligkeiten, z. B. Nierenbeckenerweiterung
- Trinkgewohnheiten
- Letzte Mahlzeit
- Gewichtsverlauf
- Schlafgewohnheiten
- Auffälliges Schreien
- Geschwister oder Eltern mit aktuellem Infekt oder Herpesinfektion
- Stuhlverhalten
- Seit wann besteht Fieber?

Untersuchung
- NG immer komplett entkleiden
- Vigilanz
- Atemmuster
- Rekapillarisierungszeit
- Hautturgor
- Petechien
- Bläschen, Hautveränderungen
- Fontanelle im/unter/über Niveau
- Urinproduktion (nasse Windel)
- Herzgeräusch
- Darmgeräusche

Weitere Diagnostik
- Immer Blutabnahme: BGA, Blutkultur, Diff-BB, CRP, ggf. IL-6 und PCT
- Immer Urinstatus und Urinkultur (Beutel- oder Katheterurin)
- Ggf. LP mit Liquorstatus und Liquorkultur
- Ggf. Rö Thorax
- Ggf. Sonografie

Maßnahmen
- Immer stationäre Aufnahme bzw. arztbegleitete Verlegung in Kinderklinik
- Immer kalkulierte i. v. antibiotische Ther. beginnen, z. B. Ampicillin (200 mg/kg KG/d in 3 ED) und Gentamicin (5 mg/kg KG/d in 1 ED); bei Alter > 7 d zusätzlich Cefotaxim 100 mg/kg KG/d
- Bei jeglichem V. a. Herpesexposition auch i. v. antivirale Ther. mit Aciclovir (60 mg/kg KG/d in 3 ED)

Säuglinge und Kleinkinder

Red Flags
- Vigilanzminderung
- Petechien

- Meningismus
- Exsikkose
- Fieber > 3 d muss auch bei stabilem AZ weiter abgeklärt werden

Differenzialdiagnostik
- Virale Atemwegsinf.
- Virale GIT-Inf.
- Pneumonie
- Otitis media
- Tonsillitis
- Harnwegsinfektion
- Meningitis
- Bakt. Sepsis (Meningokokken, Pneumokokken)

Anamnese
- Kinderuntersuchungsheft und Impfpass zeigen lassen
- Beginn und Verlauf des Fiebers, max. Temperatur
- Bisher ergriffene Maßnahmen
- Husten, Schnupfen, Erbrechen, Durchfall, Hautveränderungen
- Übelriechender Urin
- Veränderung der Vigilanz
- Geschwister oder Eltern mit aktuellem Infekt
- Reiseanamnese

Untersuchung
- Immer rektal Fieber nachmessen
- Sgl. immer komplett entkleiden
- Vigilanz
- Atemmuster
- Rekapillarisierungszeit
- Hautturgor
- Petechien
- Bläschen, Hautveränderungen
- Meningismus (kann negativ sein)
- Trommelfelle
- Tonsillen
- RG, Obstruktion oder Minderbelüftung der Lungen
- Darmgeräusche

Weitere Diagnostik
- Großzügige Indikation zur Blutentnahme: BGA, Blutkultur, Diff-BB, CRP
- Immer Urinstatus und bei Auffälligkeiten Urinkultur (Beutel- oder Katheterurin)
- Ggf. Rö Thorax
- Ggf. Sonographie
- Ggf. Rachenabstrich für Streptokokken-Schnelltest
- Ggf. LP

Maßnahmen
- Bei Vigilanzveränderungen und jeglichem Zweifel an stabilem AZ immer stationäre Aufnahme bzw. Überweisung in Kinderklinik, Transport arztbegleitet
- Bei reduziertem AZ und jeglichem V. a. Meningitis, Sepsis oder HWI kalkulierte i. v. antibiotische Ther. beginnen, z. B. Cefotaxim (200 mg/kg KG/d in 3 ED)

- Paracetamol p. o. oder rektal, ED 10 mg/kg KG
- Ibuprofen ab dem 3. Lebensmon. p. o. oder rektal, ED 10 mg/kg KG
- Metamizol ab dem 6. Lebensmon. p. o., ED 10 mg/kg KG
- Kein Aspirin vor 14. Lj.

Schulkinder und Jugendliche

Red Flags

- Vigilanzminderung
- Petechien
- Meningismus
- Hohes Fieber > 3 d

Differenzialdiagnostik

- Virale Atemwegsinfektion
- Pneumonie
- Otitis media
- Tonsillitis
- Virale GIT-Infektion
- Harnwegsinfektion
- Meningitis
- Bakt. Sepsis
- EBV-Erstinfektion

Anamnese

- Kinderuntersuchungsheft und Impfpass zeigen lassen
- Beginn und Verlauf des Fiebers, max. Temperatur
- Husten, Schnupfen, Erbrechen, Durchfall, Hautveränderungen
- Ohren-, Hals-, Bauch-, Kopfschmerzen, Dysurie
- Exposition zu erkrankten Freunden oder Familienmitgliedern
- Reiseanamnese

Untersuchung

- Immer vollständige Untersuchung
- Fieber nachmessen
- Vigilanz
- Atemmuster
- Rekapillarisierungszeit
- Petechien
- Bläschen, Hautveränderungen
- Meningismus
- Trommelfelle
- Tonsillen
- Lungenauskultation
- Darmgeräusche
- Nierenklopfschmerz

Weitere Diagnostik

- Bei gutem AZ und fehlenden Red Flags nicht unbedingt weitere Diagnostik notwendig
- Bei verminderter Vigilanz oder schlechtem AZ Blutentnahme mit Blutkultur und CRP, ggf. PCT
- Ggf. Rö Thorax
- Ggf. Urinstatus

- Ggf. Rachenabstrich für Streptokokken-Schnelltest
- Ggf. LP

Maßnahmen
- Bei Vigilanzveränderungen und jeglichem Zweifel an stabilem AZ immer stationäre Aufnahme bzw. Überweisung in Kinderklinik
- Bei reduziertem AZ und jeglichem V. a. Meningitis oder Sepsis kalkulierte i. v. antibiotische Ther. beginnen, z. B. Cefotaxim (200 mg/kg KG/d in 3 ED)
- Paracetamol, Ibuprofen oder Metamizol p. o. (ED jeweils 10 mg/kg KG)
- Kein Aspirin vor 14. Lj.

22.2.3 Erbrechen

Neugeborene

Red Flags
- Fieber
- Galliges Erbrechen
- Stuhlerbrechen
- Erbrechen im Schwall
- Vigilanzminderung
- Exsikkose: stehende Hautfalten, halonierte Augen, fehlende Urinproduktion (trockene Windel)
- Kein Mekoniumabgang in den ersten 48 h
- Nichterreichen des Geburtsgewichts nach 10. Lebenstag

> Bei NG können alle Symptome unspezifisch sein, daher immer umfassende differenzialdiagnostische Abklärung.

Differenzialdiagnostik
- Vermehrtes Spucken, insbes. nach der Mahlzeit, ohne Krankheitswert, physiologischer gastroösophagealer Reflux
- Hämatemesis nach dem Stillen bei blutigen Brustwarzen der Mutter
- Hämatemesis direkt postnatal durch perinatal verschlucktes Blut
- Hypertrophe Pylorusstenose
- Volvulus
- Fehlbildungen/Stenosen/Atresien des Magen-Darm-Trakts
- Mekoniumpfropfsy.
- Stoffwechselerkr., insbes. Adrenogenitales Syndrom (AGS) mit Salzverlust und Galaktosämie

Anamnese
- Frequenz des Erbrechens
- Farbe des Erbrochenen
- Mutterpass und Kinderuntersuchungsheft zeigen lassen
- Pränatal bekannte Auffälligkeiten im Bereich des Magen-Darm-Trakts
- Familienanamnese insbes. bzgl. Stoffwechselerkr.
- Gewichtsverlauf
- Trinkgewohnheiten

- Letzte Mahlzeit
- Mekoniumabgang, regelmäßiger Stuhlgang
- Veränderungen des Stuhlgangs, Windel zeigen lassen
- Ggf. Ergebnis des NG-Stoffwechselscreenings anfordern lassen
- Bei voll gestillten Kindern Ernährung der Mutter

Untersuchung

- NG immer komplett entkleiden und vollständige körperliche Untersuchung durchführen
- Aktuelles Gewicht
- Vigilanz
- Spontanes Bewegungsmuster
- Atemmuster
- Rekapillarisierungszeit
- Hautturgor
- Abdomen: weich oder gespannt, Anziehen der Beine schon bei Berührung, gebläht, aufgetrieben
- Darmgeräusche
- Anus normal angelegt, Fistel bei Analatresie
- Lunge: Tachydyspnoe, seitengleiches Atemgeräusch

Weitere Diagnostik

- Großzügige Indikation zur Blutentnahme: BGA, BZ, Laktat, Ammoniak, E'lyte, BB, CRP, ggf. IL-6, Bilirubin gesamt und direkt, Transaminasen
- Abdomen-Sono
- Schädel-Sono
- Ggf. Rö Abdomenübersicht
- Ggf. erweiterte Stoffwechseldiagnostik: Aminosäuren im Plasma, organische Säuren i. U., Acylcarnitinprofil

Maßnahmen

- Nur bei sehr gutem AZ, fehlenden Red Flags, normalem Trink- und Stuhlverhalten und unauffälligem Gewichtsverlauf ambulante Therapie, Verlaufskontrolle beim Kinderarzt empfehlen
- Bei jeglichem Zweifel stationäre Überwachung zur Beobachtung und weiteren Diagnostik
- Rehydrierung enteral p. o. oder per Magensonde oder parenteral
- Großzügige kinderchir. Vorstellung

Säuglinge und Kleinkinder

Red Flags

- Galliges Erbrechen
- Stuhlerbrechen
- Exsikkose
- Vigilanzminderung
- Meningismus
- Gewichtsverlust
- Blutige Stühle

Differenzialdiagnostik

- Virale GIT-Inf.
- Invagination

- Fehlbildungen/Stenosen/Atresien des Magen-Darm-Trakts
- Hypertrophe Pylorusstenose
- Appendizitis
- Neurologische Erkr. mit Hirndruck
- Stoffwechselerkr.
- Vergiftungen

Anamnese
- Kinderuntersuchungsheft und Impfpass zeigen lassen
- Beginn und Verlauf der Symptomatik, Frequenz des Erbrechens
- Bisher ergriffene Maßnahmen
- Trink- und Essverhalten
- Urinproduktion, Stuhlgang
- Fieber
- Geschwister oder Eltern mit ähnlichen Symptomen
- Hinweise auf akzidentelle Vergiftung
- Familienanamnese insbes. bzgl. Stoffwechselerkr.

Untersuchung
- Sgl. immer komplett entkleiden und vollständige körperliche Untersuchung durchführen
- Aktuelles Gewicht
- Vigilanz, Meningismus
- Atemmuster
- Hautturgor
- Rekapillarisierungszeit
- Petechien
- Abdomen: weich oder Abwehrspannung, spezifischer Druckschmerz, Darmgeräusche
- Laufen/Einbeinhüpfen (bei Kleinkindern) schmerzhaft oder unmöglich

Weitere Diagnostik
- Bei Red Flags immer Ind. zur Blutentnahme: BGA, BZ, Laktat, Ammoniak, BB, CRP, Transaminasen
- Abdomen-Sono, ggf. Schädel-Sono, wenn Fontanelle noch offen
- Ggf. Rö Abdomen-Übersicht
- Ggf. erweiterte Stoffwechseldiagnostik: Aminosäuren im Plasma, organische Säuren i. U., Acylcarnitinprofil
- Ggf. Augenhintergrund spiegeln

Maßnahmen
- Bei Red Flags immer stationäre Aufnahme zur Beobachtung und weiteren Diagnostik
- Großzügige kinderchir. Vorstellung
- Nur bei fehlenden Red Flags und stabilem AZ ambulante Ther., Verlaufskontrolle beim Kinderarzt empfehlen
- Rehydrierung enteral oder parenteral
- Ggf. Dimenhydrinat rektal (Sgl. 40 mg, Kleinkinder 70 mg)

Schulkinder und Jugendliche

Red Flags
- Galliges Erbrechen
- Hämatemesis

- Starke spezifische Bauchschmerzen
- Exsikkose
- Vigilanzminderung
- Meningismus
- Deutliche Gewichtsabnahme

Differenzialdiagnostik

- Virale GI-Infektionen
- Mechanischer oder paralytischer Ileus
- Appendizitis
- Neurologische Erkr. mit Hirndruck
- Ketoazidose bei Erstmanifestation Diab. mell.
- Zöliakie
- Bei Mädchen gynäkologische Ursachen
- Intoxikationen
- Psychische Erkr.: habituelles Erbrechen, Essstörungen

Anamnese

- Beginn und Verlauf der Symptomatik, Frequenz des Erbrechens
- Bisher ergriffene Maßnahmen
- Trink- und Essverhalten
- Stuhlgang
- Fieber
- Geschwister, Eltern oder Freunde mit ähnlicher Symptomatik
- Bei Mädchen gynäkologische Anamnese
- Hinweise auf akzidentelle oder bewusste Intoxikation
- Hinweise auf Essstörung, Leidensdruck unter der Symptomatik

Untersuchung

- Immer vollständige körperliche Untersuchung
- Vigilanz, Meningismus
- Atemmuster
- Hautturgor
- Rekapillarisierungszeit
- Abdomen: weich oder Abwehrspannung, spezifischer Druckschmerz, Darmgeräusche
- Laufen/Einbeinhüpfen nicht möglich oder schmerzhaft

Weitere Diagnostik

- Bei Red Flags immer Ind. zur Blutentnahme: BGA, BZ, Laktat, Ammoniak, BB, CRP, Transaminasen, Lipase
- Abdomen-Sono
- Ggf. Rö Abdomenübersicht
- Ggf. Augenhintergrund spiegeln
- Ggf. gynäkologisches Konsil
- Ggf. toxikologische Diagnostik
- Ggf. Zöliakie-Diagnostik
- Ggf. psychologisches Konsil

Maßnahmen

- Bei Red Flags großzügige Ind. zur stationären Aufnahme
- Rehydrierung enteral oder parenteral
- Ggf. Dimenhydrinat rektal (Kinder 70 mg, Jugendliche 140 mg) oder i. v.

Psychologische Diagnostik erst nach Ausschluss somatischer Ursachen.

22.2.4 Bauchschmerzen

Neugeborene

Red Flags

- Galliges Erbrechen
- Fehlender oder verzögerter Mekoniumabgang
- Fehlender regelmäßiger Stuhlgang
- Blutiger Stuhl
- Fieber
- Trinkverweigerung
- Exsikkose
- Anhaltendes schrilles Schreien
- Kolikartige Symptomatik
- Tachydyspnoe

Bauchschmerzen als spezifisches Symptom sind bei NG schwierig zu identifizieren, daher müssen bei NG alle Symptome umfassend differenzialdiagnostisch abgeklärt werden

Differenzialdiagnosen

- Blähungen
- Mekoniumpfropfsy.
- Volvulus
- Fehlbildungen/Stenosen/Atresien des Magen-Darm-Trakts
- Morbus Hirschsprung
- Hodentorsion
- HWI/Pyelonephritis
- Stoffwechselerkr.
- Kuhmilchproteinintoleranz
- Unspezifische NG-Infektion
- Nekrotisierende Enterokolitis (selten bei reifen NG)
- Appendizitis (bei NG sehr selten)
- Invagination (bei NG sehr selten)

Anamnese

- Mutterpass und Kinderuntersuchungsheft zeigen lassen
- Pränatal bekannte Auffälligkeiten im Bereich des Magen-Darm-Trakts
- Familienanamnese insbes. bzgl. Stoffwechselerkr.
- Gewichtsverlauf
- Trinkgewohnheiten
- Letzte Mahlzeit
- Mekoniumabgang, regelmäßiger Stuhlgang
- Veränderungen des Stuhlgangs, Windel zeigen lassen

- Ggf. Ergebnis des NG-Stoffwechselscreenings anfordern lassen
- Bei voll gestillten Kindern Ernährung der Mutter (z. B. besonders scharf)

Untersuchung

- NG immer komplett entkleiden und komplett untersuchen
- Vigilanz
- Atemmuster
- Rekapillarisierungszeit
- Hautturgor
- Temperatur (immer rektal)
- Anus normal angelegt, Fistel bei Analatresie
- Abdomen: weich oder gespannt, Anziehen der Beine schon bei Berührung, gebläht, aufgetrieben
- Darmgeräusche
- Genitale, insbes. Hoden
- Urinproduktion (nasse Windel)
- Lunge: Tachydyspnoe, seitengleiches Atemgeräusch, Stridor

Weitere Diagnostik

- Großzügige Ind. zur Blutentnahme: BGA, BZ, Laktat, Ammoniak, E'lyte, BB, CRP, ggf. IL-6, Gesamt- und direktes Bilirubin, Transaminasen
- Urinstatus
- Abdomen-Sono
- Ggf. Hoden-Sono
- Ggf. Rö Abdomenübersicht

Maßnahmen

- Nur bei sehr gutem AZ, fehlenden Red Flags, normalem Trink- und Stuhlverhalten und unauffälligem Gewichtsverlauf ambulante Ther., Verlaufskontrolle beim Kinderarzt empfehlen, ggf. entschäumende Mittel, z. B. Dimeticon 10 Tr. als ED zur Mahlzeit
- Bei jeglichem Zweifel stationäre Überwachung zur Beobachtung und weiteren Diagnostik
- Großzügige kinderchir. Vorstellung

Säuglinge und Kleinkinder

Red Flags

- Galliges Erbrechen
- Stuhlerbrechen
- Exsikkose
- Vigilanzminderung
- Blutige Stühle
- Kolikartige Schmerzen mit beschwerdefreien Intervallen
- Dysurie
- Tachydyspnoe

> Insbes. Kleinkinder projizieren viele Beschwerden in den Bauch, daher immer vollständige körperliche Untersuchung.

Differenzialdiagnosen

- Blähungen
- Obstipation
- Virale GI-Infektion
- Invagination
- Volvulus
- Appendizitis
- Ileus, mechanisch oder paralytisch
- Morbus Hirschsprung
- Hodentorsion
- Pyelonephritis
- Zöliakie
- Kuhmilchproteinintoleranz
- Nahrungsmittelunverträglichkeit
- Pneumonie

Anamnese

- Kinderuntersuchungsheft und Impfpass zeigen lassen
- Beginn und Verlauf der Symptomatik
- Trink- und Essgewohnheiten
- Letzte Mahlzeit
- Stuhlgang
- Gewichtsverlauf

Untersuchung

- Immer vollständige Untersuchung
- Vigilanz
- Atemmuster
- Rekapillarisierungszeit
- Hautturgor
- Temperatur
- Abdomen: weich oder gespannt, gebläht, aufgetrieben, spezifischer Druckschmerz, Darmgeräusche
- Laufen/Einbeinhüpfen schmerzhaft oder unmöglich
- Nierenklopfschmerz
- Genitale, insbes. Hoden
- Lungenauskultation

Weitere Diagnostik

- Blutentnahme: Diff-BB, CRP, E'lyte, Krea, BGA, BZ, Laktat
- Urinstatus
- Abdomen-Sono
- Ggf. Hoden-Sono
- Ggf. Rö Abdomenübersicht
- Ggf. Rö Thorax

Maßnahmen

- Bei gutem AZ, fehlenden Red Flags, normalem Trink- und Stuhlverhalten und unauffälligem Gewichtsverlauf ambulante Ther., Verlaufskontrolle beim Kinderarzt empfehlen, ggf. entschäumende Mittel, z. B. Dimeticon 10 Tr. als ED zur Mahlzeit
- Bei jeglichem Zweifel stationäre Überwachung zur Beobachtung und weiteren Diagnostik

- Großzügige kinderchir. Vorstellung
- Bei V. a. Obstipation abführende Maßnahmen, z. B. Klistier (z. B. Microklist®)
- Bei chronischen Beschwerden weitere Diagnostik beim Kinderarzt empfehlen

Schulkinder und Jugendliche

Red Flags

- Galliges Erbrechen
- Stuhlerbrechen
- Vigilanzminderung
- Kolikartige Schmerzen
- Spezifisch lokalisierte Schmerzen
- Dysurie
- Fieber

Differenzialdiagnosen

- Obstipation
- Virale GI-Infektion
- Appendizitis
- Ileus, mechanisch oder paralytisch
- Pyelonephritis
- Pankreatitis
- Bei weiblichen Jugendlichen gynäkologische Ursache: beginnende Menarche, (ektope) Schwangerschaft, stielgedrehte Ovarialzyste
- Zöliakie
- CED
- Nahrungsmittelunverträglichkeiten
- Psychosomatische Beschwerden

Anamnese

- Beginn und Verlauf der Symptomatik
- Trink- und Essgewohnheiten
- Letzter Stuhlgang, regelmäßiger Stuhlgang
- Bei weiblichen Jugendlichen Menarche, letzte Menses
- Gewichtsverlauf
- Eigener V. a. Ursache der Beschwerden
- Akute Belastungssituation in Familie oder Schule

Untersuchung

- Immer vollständige Untersuchung
- Vigilanz
- Temperatur
- Abdomen: weich oder gespannt, gebläht, aufgetrieben, spezifischer Druckschmerz, Darmgeräusche
- Laufen/Einbeinhüpfen unmöglich oder schmerzhaft
- Nierenklopfschmerz
- Genitale, insbes. Hoden

Weitere Diagnostik

- Bei Red Flags immer Ind. zur Blutentnahme: BGA, BZ, Laktat, BB, CRP, E'lyte, Transaminasen, Lipase
- Urinstatus
- Abdomen-Sono

- Ggf. Rö Abdomenübersicht
- Ggf. gynäkologisches Konsil
- Ggf. Zöliakie-Diagnostik, Calprotectin im Stuhl
- Ggf. psychologisches Konsil

Maßnahmen
- Bei Red Flags großzügige Ind. zur stationären Aufnahme zur weiteren Beobachtung
- Bei V. a. Obstipation abführende Maßnahmen, z. B. Klistier
- Bei chronischen Beschwerden weitere Diagnostik beim Kinderarzt empfehlen

Psychologische Diagnostik erst nach Ausschluss somatischer Ursachen.

22.2.5 Hautausschlag

DD exanthematischer Infektionskrankheiten

22

Info
- Klassisch verlaufende viral oder bakt. bedingte Krankheitsbilder mit pathognomonischen Exanthemen/Enanthemen (▶ Tab. 22.2)
- Gute Informationen mit Bildatlas: www.paediatrie-in-bildern.de oder www.rki.de

Impfkalender Siehe aktuelle Empfehlungen des RKI (www.rki.de).

22.3 Kardiopulmonale Reanimation im Kindesalter

22.3.1 Einführung

! Im Kindesalter wird ein Schockgeschehen oft sehr lange und gut kompensiert, jedoch kann es im Verlauf zu einer rasanten Dekompensation kommen. Das Wichtigste ist das Erkennen des kritisch kranken Kindes und das frühzeitige Handeln, um einen Herz-Kreislauf-Stillstand primär zu vermeiden.

Ein Herz-Kreislauf-Stillstand im Kindesalter hat in den meisten Fällen eine respiratorische, also **hypoxische Ursache.** Der Herzstillstand erfolgt sekundär aufgrund der Hypoxie. Die wichtigste Maßnahme besteht somit in der raschen Öffnung der Atemwege und der Applikation von Sauerstoff zur Beseitigung der Hypoxie.

Tab. 22.2 Infektionskrankheiten mit pathognomonischem Exanthem/ Enanthem

Krankheit (Erreger)	Lokalisation	Morphe	Verlauf
Varizellen (Varicella-Zoster-Virus)	Generalisiert, auch am behaarten Kopf, Schleimhautbefall	Kleine, blassrote Flecken, die sich rasch zu Bläschen und Pusteln umwandeln	Schubweiser Verlauf, alle Stadien gleichzeitig, „Sternenhimmel"
Masern (Masernvirus)	Generalisiert, beginnend hinter den Ohren, dann zentrifugal über Stamm und Extremitäten ausbreitend	Stark gerötete, etwas unregelmäßig geformte, auch konfluierende Flecken, in seltenen Fällen hämorrhagisch	Bei Beginn des Exanthems Fieberschub, Koplik-Flecken im Rachen, Exanthem verschwindet in der Reihenfolge des Auftretens
Röteln (Rötelnvirus)	Generalisiert, im Gesicht beginnend, zentrifugale Ausbreitung über Stamm und Extremitäten	Oft nur leicht gerötet, kleinfleckig makulös, ganz leicht erhaben, Einzeleffloreszenzen etwa stecknadelkopfgroß, nicht konfluierend	Begleitend nuchale Lk-Vergrößerungen, verschwindet in der Reihenfolge des Auftretens
Scharlach (Streptokokken Gruppe A)	Beginnt meist zentral: Leisten-, Hals-, Schulterbereich, im Gesicht bleibt die periorale Region blass	Meist stark gerötet, feinfleckig, teilweise zu großen Flächen konfluierend, besonders in zentralen Körperregionen	Ausbreitung vom Stamm aus, nach Abklingen unterschiedlich ausgeprägte, teils groblamelläre Schuppung, Lackzunge
Mononukleose (EBV)	Generalisierte, meist schnelle uncharakteristische Ausbreitung	Masern- oder rötelnähnlich, ausgeprägt rote Flecken, gelegentlich zentral livide, insbes. bei begleitendem Arzneimittelexanthem (Ampicillin)	Exanthem nur bei 15 %, oft Juckreiz, zögerlich abklingend
Ringelröteln (Parvovirus B19)	Wangenerythem, generalisiert, bevorzugt Oberarmstreckseiten, Unterarmbeugeseiten	Masernähnlich bis großflächig, dann konfluierend, mit kokardenförmigen zentral lividen Effloreszenzen	Oft relativ flüchtig, klingt innerhalb weniger Tage ab
Exanthema subitum („3-Tage-Fieber") (HHV6)	Rumpf, dann Extremitäten	Feinfleckig, oft nur diskret gerötet	Sehr flüchtig, manchmal nur für wenige Stunden sichtbar, Auftreten bei bzw. kurz nach Entfieberung

Sehr selten (z. B. bei primär herzkranken Kindern) kommt es zu einem **kardial bedingten** Herz-Kreislauf-Stillstand. Nach Öffnen der Atemwege und Applikation von Sauerstoff soll daher auch im Kindesalter rasch ein Defibrillator zur Rhythmusanalyse und ggf. Defibrillation angeschlossen werden.

ERC-Leitlinien 2021
Die aktuellen (2021) Reanimationsleitlinien des *European Resuscitation Council* (ERC) sind auf der Homepage des *German Resuscitation Council* (GRC; https://www.grc-org.de/wissenschaft/leitlinien) kostenfrei abrufbar:
- Seite 167–208: „Lebensrettende Maßnahmen bei Kindern"
- Seite 132–166: „Versorgung und Reanimation des Neugeborenen" (ausschließlich für NG unmittelbar nach der Geburt)

Die **Basismaßnahmen der kardiopulmonalen Reanimation** („Basic Life Support", BLS) bei Kindern und die **erweiterten Reanimationsmaßnahmen** („Advanced Life Support", ALS) sind in ▶ Abb. 22.1 bzw. ▶ Abb. 22.2 zusammengefasst.

22.3.2 Besonderheiten der Reanimation im Kindesalter

22

- Max. 10 Sek. Überprüfung der Atmung, keine Überprüfung des Pulses. Keine Verzögerung der Reanimation, bei leblos erscheinendem Kind sofortiger Start der CPR-Maßnahmen.
- Beginn mit 5 initialen Beatmungen.
- Bei Sgl. und kleinen Kindern Kopf nicht extrem überstrecken, sondern Lagerung in Schnüffelposition (▶ Abb. 22.3). Wenn keine Thoraxexkursionen sichtbar sind, Kopf repositionieren.
- Beginn der Thoraxkompressionen bei kleinen Kindern schon bei anhaltender Bradykardie < 60/Min. trotz adäquater Ventilation.
- Eltern können bei der Reanimation ihres Kindes prinzipiell anwesend sein, wenn sie dies möchten. Häufig können sie hierdurch die Ereignisse anschließend unabhängig vom Verlauf besser verarbeiten. Voraussetzung ist das Einverständnis des verantwortlichen Arztes. Idealerweise steht den Eltern während der Reanimation ein Ansprechpartner zur Verfügung.

Info
Die Grundprinzipien und Techniken der Reanimation bei Kindern unterscheiden sich nicht von denen bei Erwachsenen. Der einzige wesentliche Unterschied besteht in der größeren Bedeutung der Beatmung. Daher an 5 initiale Beatmungen denken und anschließend Thoraxkompressionen und Beatmung im Rhythmus 15:2 durchführen.
Laienhelfer und Helfer, die ausschließlich in Erwachsenenmaßnahmen geschult sind, können auch diese bei Kindern anwenden. Wichtig ist vor allem, dass auch beim Kind schnell und effektiv Maßnahmen durchgeführt werden und es nicht aus Sorge um die ungewohnte Patientengröße zu Verzögerungen kommt.

22.3.3 Equipment

- In vielen Kliniken gibt es einen separaten Kindernotfallkoffer mit dem gesamten Equipment für Blutentnahme, periphere Venenkanüle, intraossäre Kanüle und zur Atemwegssicherung.
- Defibrillator mit Kinder-Klebeelektroden.

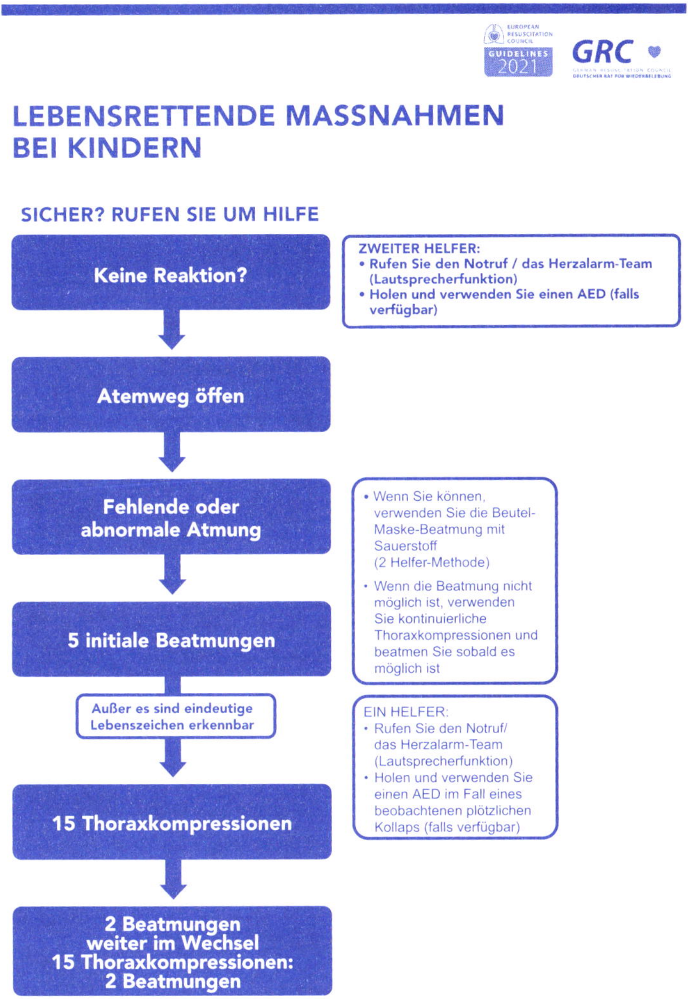

Abb. 22.1 Pädiatrische BLS-Maßnahmen. AED = automatischer externer Defibrillator. © German Resuscitation Council (GRC) und Austrian Resuscitation Council (ARC) 2021 [F781–041]

! Sich vor dem ersten Dienst unbedingt mit dem verfügbaren Equipment vertraut machen.
Merk- und Dosierhilfen (z. B. Kindernotfalllineal) sind beim Kindernotfall unverzichtbar, idealerweise liegen sie dem Kindernotfallkoffer bei: www.notfalllineal.de

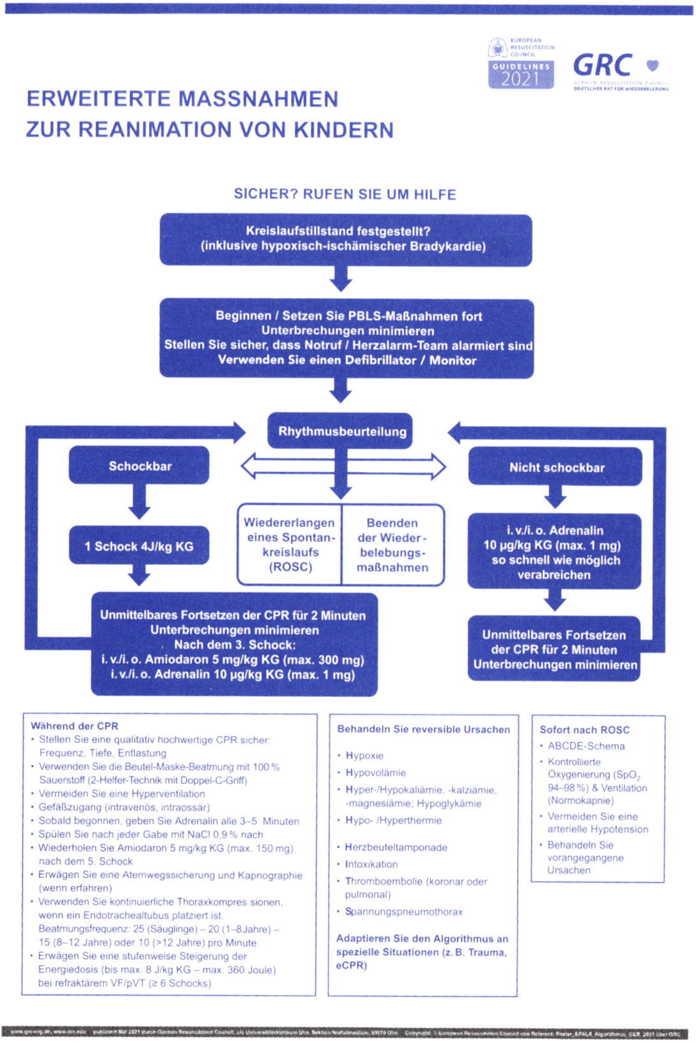

Abb. 22.2 Erweiterte Maßnahmen zur Reanimation von Kindern. © German Resuscitation Council (GRC) und Austrian Resuscitation Council (ARC) 2021 [F781–041]

22.3.4 Feststellen des Herz-Kreislauf-Stillstands

- Auf Lebenszeichen wie Husten, Spontanbewegung und Atemtätigkeit achten.
- Bewusstsein prüfen durch Ansprache, Schmerzreiz, Hochheben. Kein Schütteln beim Sgl.!

- Atmung prüfen durch Beobachten von Thoraxexkursionen sowie Fühlen und Hören des Luftstroms beim Einatmen.
- Beim leblos erscheinenden Kind keine Zeit für Pulstasten verwenden.
- Mit Reanimation beginnen, dafür Kind in Rückenlage auf harte Unterlage (Boden) legen und Hilfe anfordern.
- Monitoring (HF, Sauerstoffsättigung, Blutdruck) etablieren.

22.3.5 ABCDE-Regel

A = Atemwege

- Inspektion der Atemwege, sichtbare Fremdkörper entfernen, kein blindes Auswischen.
- Ggf. Absaugen von Mund und Rachen mit großem Absaugkatheter.
- Korrekte Lagerung des Kopfes, dazu Kinn mittels Esmarch-Handgriff anheben. Bei Sgl. Schnüffelposition (▶ Abb. 22.3), bei größeren Kindern Kopf überstrecken (▶ Abb. 22.4).
- Guedel- oder Wendl-Tuben können helfen, den Atemweg offen zu halten

B = Beatmung

- Beutel-Masken-Ventilation mit 100 % Sauerstoff über selbstfüllenden Beatmungsbeutel mit Reservoir, Flow mind. 10 l/Min.
- Größe des Beatmungsbeutels ist nachrangig, im Zweifelsfall immer den größeren Beutel wählen. Jedes Kind kann mit einem großen Beutel ventiliert werden; bei hohem Atemwegswiderstand, z. B. nach Aspiration, reicht ein kleiner Beutel jedoch evtl. nicht aus. Bei schwieriger Beutel-Masken-Ventilation 2-Helfer-Methode anwenden.
- Passende Maske auswählen: Maske muss Mund und Nase einschließen und dicht sein.
- Bei jedem Atemhub auf Thoraxexkursionen achten, ggf. Kopf neu positionieren, Guedel- oder Wendl-Tubus platzieren oder höheren Beatmungsdruck aufbauen (Überdruckventil verschließen).
- Wenn keine Hilfsmittel vorhanden sind, beim Sgl. Mund-zu-Mund/Nase- (▶ Abb. 22.3) bzw. beim größeren Kind Mund-zu-Mund-Beatmung (▶ Abb. 22.4).

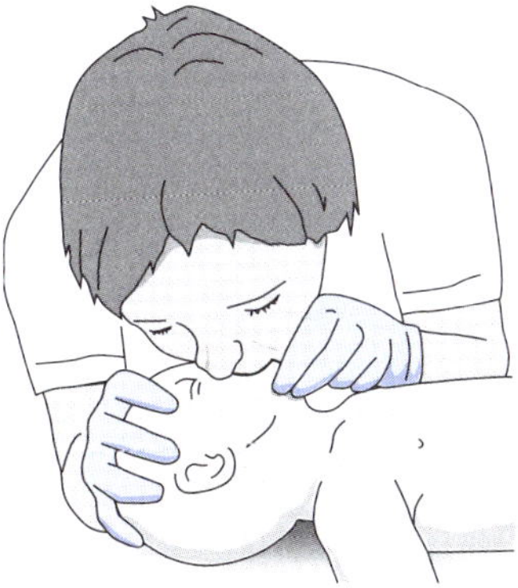

Abb. 22.3 Mund-zu-Mund/Nase-Beatmung beim Säugling [L157]

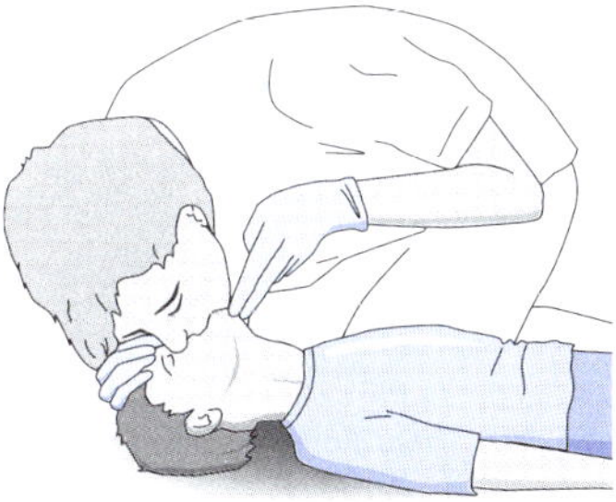

Abb. 22.4 Mund-zu-Mund-Beatmung beim Kind: Kopf ist überstreckt [L157]

- 5 initiale effektive (heißt: sichtbare Thoraxhebung) Beatmungshübe von je 1 Sek. Dauer.
- Bei weiterhin fehlenden Lebenszeichen mit Thoraxkompressionen beginnen.
- **Kompression:Ventilation im Verhältnis 15:2.**
- Die Intubation beim Kind ist schwierig und erfordert Übung. Eine effektive nichtinvasive Ventilation ist immer besser als eine Intubation mit evtl. mehreren Fehlversuchen und sollte daher fortgeführt werden, bis ein in Kinderintubation erfahrener Kollege vor Ort ist. Im Notfall ist die Intubation oral einfacher und schneller als nasal und sollte bevorzugt werden.
- Ggf. supraglottische Atemhilfe mittels Larynxmaske bevorzugen.
- Larynxtuben sind bei Kindern aufgrund der kindlichen Anatomie obsolet.

! Wichtig ist die Oxygenierung des Kindes, nicht die Intubation!

C = Circulation (Kreislauf)

- Thoraxkompressionen in der unteren Hälfte des Sternums, auf Höhe der Mamillen
- Kompressionstiefe ca. ⅓ des Thoraxdurchmessers, nach jeder Kompression auf vollständige Entlastung achten
- Frequenz 100–120/Min.
- Thoraxkompressionen:
  - Beim Sgl.: Thorax mit beiden Händen umfassen, mit beiden Daumen untere Sternumhälfte eindrücken (▶ Abb. 22.5).
  - Beim Kind: mit einer Hand (▶ Abb. 22.6) oder mit zwei Händen wie beim Erw. (▶ Abb. 22.7).

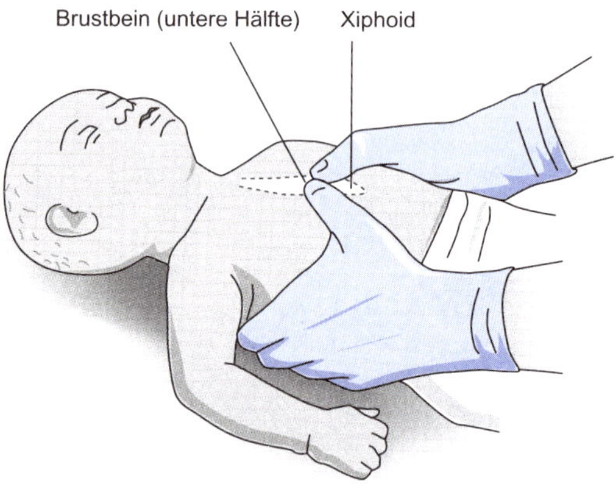

Abb. 22.5 Thoraxkompressionen beim Säugling [L157]

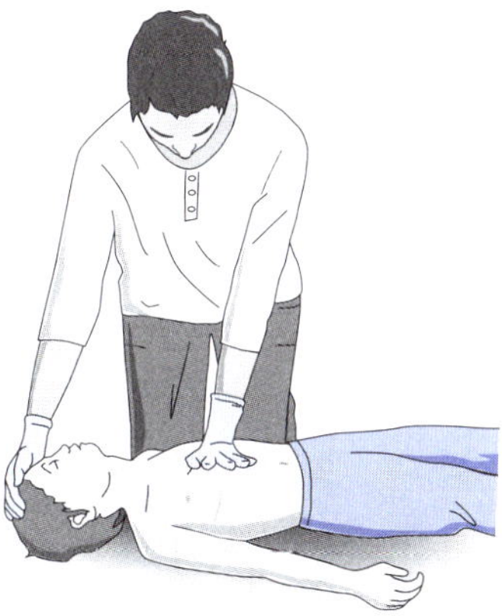

Abb. 22.6 Thoraxkompressionen beim Kind mit einer Hand [L157]

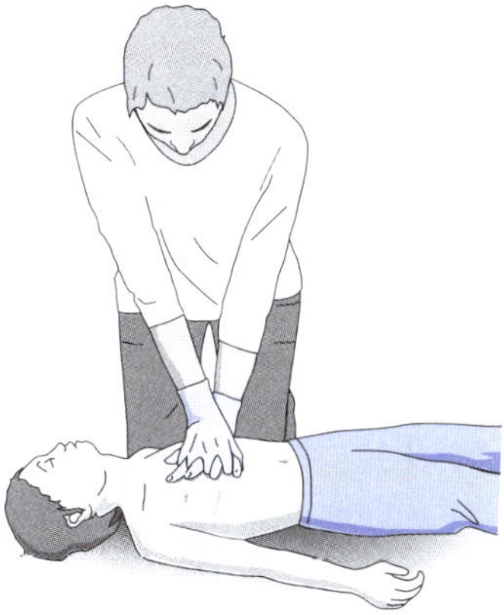

Abb. 22.7 Thoraxkompressionen beim Kind mit zwei Händen [L157]

Info
Beim intubierten Patienten kann versucht werden, Thoraxkompressionen und Beatmung jeweils kontinuierlich durchzuführen, dann mit einer Atemfrequenz zwischen 10/Min. (Jugendliche) und 25/Min. (Säuglinge). Im praktischen Alltag ist hierunter eine Lungenbelüftung oft schwierig und die Thoraxkompressionen nicht mehr so effektiv, daher kann es sinnvoll sein, nach Absprache auch beim intubierten Kind beim Rhythmus 15:2 zu bleiben.

D = Drugs (Medikamente)

Info
Sicheren Gefäßzugang schaffen, max. 2 Versuche einer peripheren Venenkanüle, danach i. o. Kanüle legen. Unter Reanimation Erfolgsaussichten eines peripheren Gefäßzugangs sehr gering, daher i. o. Kanüle auch als erste Wahl indiziert.

Epinephrin

- 1 : 10.000 verdünnen: 1 Amp. Epinephrin à 1 mg ad 10 ml NaCl 0,9 %.
- **0,01 mg/kg KG Epinephrin = 0,1 ml/kg KG der 1 : 10.000-Lsg. pro Bolusgabe.**
- Bei Asystolie oder pulsloser elektrischer Aktivität (häufig im Kindesalter) so früh wie möglich Epinephrin applizieren und alle 3–5 Min. wdh. (▶ Abb. 22.8).
- Bei defibrillierbarem Rhythmus (selten im Kindesalter) Epinephrin nach 3. Defibrillation applizieren, dann ggf. alle 3–5 Min. wdh. (▶ Abb. 22.9).

Amiodaron Nur bei defibrillierbarem Rhythmus 5 mg/kg KG nach 3. Defibrillation, ggf. Wdh. nach 5. Defibrillation.

Volumen

- Bei fast jeder Reanimation besteht eine Hypovolämie; daher nach Epinephringabe rasch Volumen applizieren.

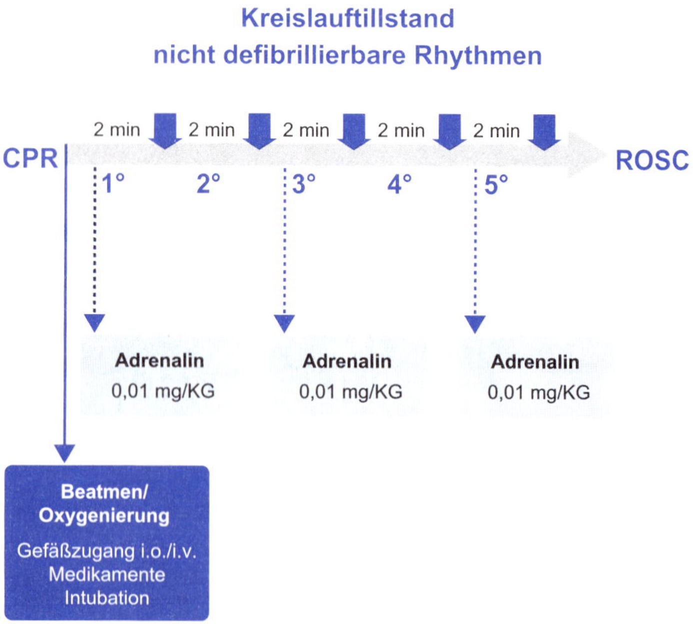

Abb. 22.8 Algorithmus bei nicht defibrillierbaren Rhythmen (im Kindesalter häufig). ROSC = „return of spontaneous circulation", Rückkehr eines Spontankreislaufs. © German Resuscitation Council (GRC) und Austrian Resuscitation Council (ARC) 2015 [F781–005; L157]

- I. d. R. balancierte Vollelektrolytlsg., z. B. Ringer-Acetat.
- **Initial 10 ml/kg KG,** Erfolg sichtbar an Verbesserung der Rekapillarisierungszeit, unter Reanimation jedoch ggf. schwierig zu beurteilen; ggf. wiederholen. Bedarf kann bis zu 150 ml/kg KG betragen.
- Andere Lösungen nur bei besonderen Indikationen (EK, FFP, Albumin).

Glukose

- Bei Hypoglykämie gezielter Ausgleich der Glukosewerte
- Keine glukosehaltigen Lsg. als Volumenersatz verwenden

Kalzium

- Keine routinemäßige Kalziumgabe
- Ind. bei Hypokalzämie, Hypermagnesiämie, Hyperkaliämie und Überdosierung von Kalziumantagonisten

Magnesium

- Keine routinemäßige Magnesiumgabe
- Ind. bei Hypermagnesiämie und Torsade-de-pointes-VT, dann 50 mg/kg KG

Natriumbikarbonat (NaBi)

- Keine Ind. zum routinemäßigen Puffern unter Reanimation.
- Bei Nachweis einer metabolischen Azidose und suffizienter CO_2-Elimination kann Puffern mit NaBi 8,4 % sinnvoll sein.

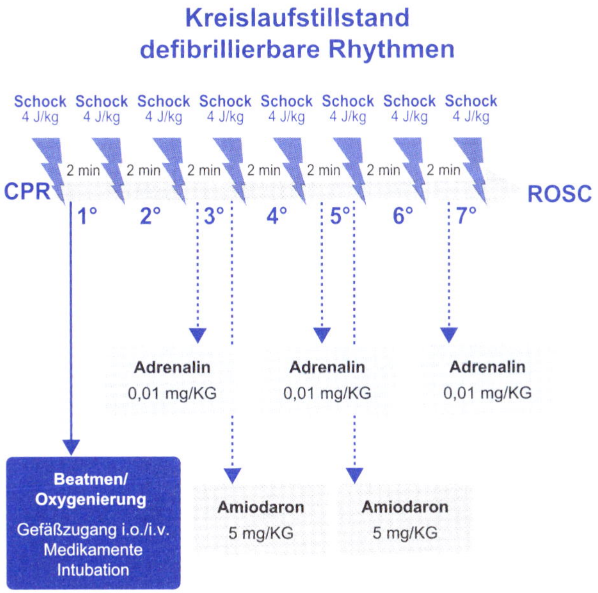

Abb. 22.9 Algorithmus bei defibrillierbaren Rhythmen (im Kindesalter sehr selten). ROSC = „return of spontaneous circulation", Rückkehr eines Spontankreislaufs. © German Resuscitation Council (GRC) und Austrian Resuscitation Council (ARC) 2015 [F781–005; L157]

- Dosierung: NaBi 8,4 % in ml = BE × kg KG × 0,3. Zunächst 50 % der errechneten Dosis als Kurzinfusion applizieren, dann Kontrolle der Blutgaswerte.
- NaBi 8,4 % immer 1:1 mit Aqua dest. mischen, immer separat von Katecholaminen applizieren, bei peripherer Applikation Verdünnung 1:2 mit Aqua dest.

E = Electricity (Defibrillation)

- Ind. bei Kammerflimmern und pulsloser ventrikulärer Tachykardie, beim Kind sehr selten.
- Häufiger bei primär herzkranken Kindern, ggf. Eltern nach Herzpass fragen.
- Wenn vorhanden, immer Klebepaddles für Kinder verwenden.
- Bei Sgl. ein Paddle auf Brustkorb und ein Paddle auf Rücken kleben, bei größeren Kindern Klebeposition wie bei Erw. (▶ Abb. 22.10).

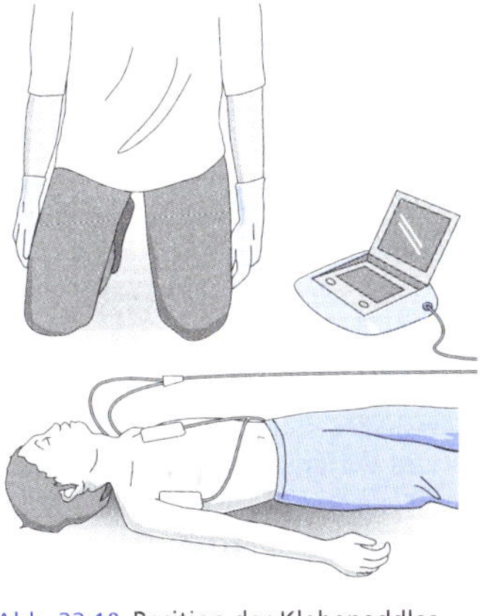

Abb. 22.10 Position der Klebepaddles beim Kind [L157]

- Energiedosis 4 J/kg KG, bei ausbleibendem Erfolg alle 2 Min. wdh., ggf. Energie steigern bis 8 J/kg KG (max. Erwachsenendosis von 200–360 J, je nach Defibrillator).

Reversible Ursachen
4 Hs und HITS ausschließen oder erkennen und beheben.
1 Hs
- **Hypoxie**
- **Hypovolämie**
- **Hyper-/Hypokaliämie, u. a. E'lytstörungen**
- **Hypothermie**

HITS
- **Herzbeuteltamponade**
- **Intoxikation**
- **Thrombembolische Ereignisse**
- **Spannungspneumothorax**

22.4 Indikation zur Schockraumanmeldung

Die Indikationen für eine Schockraumanmeldung nach Trauma im Kindesalter unterscheiden sich nicht grundsätzlich von denen bei Erwachsenen:
- **A-Problem?** Fremdkörperaspiration, präklinisch gesicherter Atemweg (supraglottisch oder Intubation), V. a. schwierigen Atemweg, Verletzung der Halswirbelsäule
- **B-Problem?** Akute respiratorische Insuffizienz mit Notwendigkeit zur Atemunterstützung oder begonnene nichtinvasive Atemunterstützung, V. a. Pneumothorax
- **C-Problem?** Starke Blutung, V. a. hypovolämischen Schock, Z. n. oder laufende Reanimation
- **D-Problem?** Gestörte Vigilanz, jede Bewusstlosigkeit in der präklinischen Phase, nicht sicher zu beurteilende Vigilanz, Krampfanfälle, fokales neurologisches Defizit, > 2 Frakturen, offene Verletzungen, penetrierende Verletzungen, instabiler Thorax, instabiles Becken, Amputationsverletzungen, Verbrennungen/Verbrühungen > 10 % oder ab 2. Grades
- **E-Kriterien (Unfallmechanismus):** Sturz > 2 m Höhe, Verkehrsunfall als Fußgänger oder Fahrradfahrer, Verkehrsunfall als Autoinsasse mit > 30 km/h Geschwindigkeitsänderung, nach Auslösen der Airbags, nach Ejektion oder Tod eines anderen Insassen

Bei jedem Zweifel nach der Ankündigung durch den Rettungsdienst einen Schockraumalarm auslösen. Bei Kindern im Schockraum sollte immer ein pädiatrischer Intensivmediziner anwesend sein. Ist dieser nicht verfügbar, sollte der Anästhesist mit der größten pädiatrischen Expertise anwesend sein. Siehe auch AWMF-Leitlinie 006–120 (Polytraumaversorgung im Kindesalter).

Neurologische Einschätzung von Kindern nach Trauma Der **AVPU-Score** ist eine einfache und sichere Alternative zum Pädiatrischen Glasgow Coma Scale. Das Kind wird je nach Vigilanz einer der vier Kategorien A, V, P oder U zugeordnet:

- **A** (Alert) = Spontane Reaktion, Kind ist wach
- **V** (Voice) = Reaktion auf Ansprache
- **P** (Pain) = Reaktion auf Schmerzreiz
- **U** (Unresponsive) = Keine Reaktion

Eine Einstufung in P oder U entspricht einem GCS < 9 und erfordert entsprechende Maßnahmen.

Besonderheit Ertrinkungsunfall Kinder nach Ertrinkungsunfall kommen häufig unter Reanimation in die Klinik. In den meisten Fällen sind die Patienten hypotherm, daher besteht eine großzügige Indikation für den Beginn einer ECMO-Therapie. Schon bei Anmeldung sollte daher geprüft werden, ob die eigene Klinik die entsprechenden Ressourcen vorhält oder primär der Transport in ein pädiatrisches ECMO-Zentrum indiziert und möglich ist, ggf. auch per Hubschrauber. Auch bei Kindern gilt, dass eine Reanimation erst beendet werden darf, wenn der Patient normotherm ist.

22.5 Allgemeine Besonderheiten und Normwerte bei Kindern

22.5.1 Eltern in der ZNA

- Eltern und Kind sind eine Einheit und sollten auch im Krankenhaus als solche betrachtet werden.
- Eltern und Kind wenn möglich nicht trennen.
- Alle Aussagen, Sorgen und Ängste der Eltern ernst nehmen.
- Insbesondere Eltern von chronisch kranken Kindern sind Experten für die Krankheit ihrer Kinder und können wertvolle und unverzichtbare Hinweise zur Krankheit geben. Manche Eltern wissen sogar, welche Venen sich bei ihren Kindern am besten für periphervenöse Zugänge eignen.
- Eltern ehrlich über alle Untersuchungen und Diagnostik aufklären, sich aber nicht von zwingend notwendigen medizinischen Maßnahmen abhalten lassen.
- Eltern sollten die Möglichkeit haben, bei allen Maßnahmen dabei zu sein, wenn sie es möchten, auch bei einer Reanimation (siehe oben).
- Eltern sollten keine unangenehmen Maßnahmen an ihren Kindern selbst durchführen müssen, dies sollte immer von medizinischem Personal übernommen werden, Eltern sind zum Trösten da.
- Sollten Eltern den Ablauf einer wichtigen Maßnahme stören (sehr selten der Fall), dann Eltern durch eine Person nach draußen begleiten, z. B. mit den Worten: „Ihr Kind ist sehr krank und wir machen uns große Sorgen, daher müssen wir uns jetzt zuerst dringend um Ihr Kind kümmern, sobald die wichtigsten Maßnahmen abgeschlossen sind, werden wir Ihnen alles in Ruhe erklären."

22.5.2 Allgemeines zum Umgang mit kranken Kindern

- **Sich auf Augenhöhe des Kindes begeben:** Die einzelnen Untersuchungsschritte in verständlichen Worten ankündigen und dem Kind erklären, was es erwartet.
- **Die enge Eltern-Kind-Bindung akzeptieren:** Die Eltern in die Untersuchung des Kindes einbeziehen, z. B. das Kind auf dem Schoß eines Elternteils

untersuchen. Da oft keine Eigenanamnese möglich ist, den Eltern aufmerksam zuhören.
- **Die Untersuchung so angenehm wie möglich gestalten:** Auf warme Hände achten, um Abwehrreaktionen vorzubeugen, Stethoskopmembran anwärmen. Untersuchungen z. B. an Stofftieren demonstrieren.
- **Kinder und Eltern nie anlügen:** Schmerzhafte Maßnahmen ehrlich ankündigen.
- **Beim kritisch kranken Kind zwingend notwendige Maßnahmen nicht verzögern:** Zeitkritische Maßnahmen nicht auf Wunsch der Eltern verzögern, freundlich aber selbstbewusst auftreten, ggf. pädiatrischen Kollegen informieren.

22.5.3 Kinder als Patienten in der ZNA

Besonderheiten
- Die Vorstellung eines Kindes in der ZNA erfolgt meist aufgrund eines akuten, oft unspezifischen Symptoms (z. B. Fieber) oder eines akuten Ereignisses (z. B. Sturz).
- Eltern/Pflegepersonen, die ihr Kind im Notdienst vorstellen, machen sich oft große Sorgen, auch wenn Symptome oder geschilderte Ereignisse objektiv zunächst von geringem Krankheitswert zu sein scheinen.
- Eltern/Pflegepersonen von Kindern mit bekannten chron. Erkr. stellen ihr Kind i. d. R. nur bei triftigen Gründen vor.
- Die Besonderheiten des Kindernotfallequipments müssen bekannt sein:
  - Wo befindet sich der Kindernotfallkoffer?
  - Was befindet sich im Kindernotfallkoffer?
  - Könnte ich im Notfall damit umgehen?
  - Wer kann bei Kindernotfällen hinzugezogen werden (pädiatrischer Kollege, erfahrener Anästhesist etc.)?

Aufgaben des diensthabenden Arztes (Nichtpädiater)
- **Triage-Konzept:** Bei Ankündigung eines Kindes in der ZNA sollte dieses zeitnah untersucht werden, um zu entscheiden, ob es kritisch erkrankt ist oder nicht (siehe Checkliste).
- Grundsätzliche Überlegungen nach dem ersten Eindruck:
  - Kann ich diesen Fall allein lösen?
  - Welche Kollegen muss ich um Unterstützung bitten?
  - Stationäre Überwachung notwendig?
  - Transport in Kinderklinik notwendig? Durch Eltern? Durch Rettungsdienst?

> **!** Unabhängig vom angewendeten Triage-Konzept gilt: **NG und Sgl. niemals warten lassen!**

22.5.4 Hilfreiche Normwerte bei Kindern

Lebensabschnitte ▶ Tab. 22.3.

Normwerte physikalischer Messgrößen Herzfrequenz (HF), Atemfrequenz (AF), Blutdruck (RR), Gewicht (KG), Körperoberfläche (KOF): ▶ Tab. 22.4.

Tab. 22.3 Lebensabschnitte des Kindes	
Neugeborenes	Geburt bis 28. Lebenstag
Säugling	29. Lebenstag bis 1. Lj.
Kleinkind	2. bis 6. Lj.
Schulkind	7. bis 10. Lj.
Jugendlicher	11. bis 20. Lj.

Tab. 22.4 Mittlere Normwerte physikalischer Messgrößen

	HF [/Min.]	AF [/Min.]	RR [mmHg]	Gewicht [kg KG]	KOF [m^2]
Neugeborenes	130–160	40–50	70/30	3,5	0,25
Säugling (12 Mon.)	120–140	30–40	80/40	10	0,5
Kleinkind	100–120	25–30	90/60	20	0,75
Schulkind	85–110	12–20	100/75	40	1

! Es ist wichtig, das Gewicht eines Kindes abschätzen zu können, da im Kindesalter alle Medikamente und Volumendosierungen gewichtsbezogen appliziert werden müssen. Als schnelle Hilfe kann eine längenbezogene Gewichtsschätzung erfolgen, z. B. mit Hilfe des Kindernotfalllineals (www.notfalllineal.de).

22.5.5 Besonderheiten der kindlichen Anatomie und Physiologie

Respirationstrakt

Info
Anatomische Besonderheiten des Respirationstraktes bedingen Unterschiede bei Reanimationsmaßnahmen.
Physiologische Unterschiede bedingen Unterschiede bei der Einschätzung eines drohenden Schockgeschehens.

- Rachenraum/Larynx:
  - Kehlkopf 1–2 Wirbelkörper höher als beim Erw.
  - Zunge relativ groß
  - Engste Stelle: Höhe Krikoid, nicht Stimmritzenebene → **Cave:** Intubation nicht mit Gewalt erzwingen! Lieber kleineren Tubus wählen
- Geringe FRC: begrenzte Sauerstoffreserve → rasche respir. Erschöpfung möglich

Herz-Kreislauf-System

- Maßgeblicher Parameter für das kindliche Herzzeitvolumen (HZV) ist die Herzfrequenz (HF): **Je kleiner das Kind, desto mehr hängt das HZV von der Herzfrequenz ab.**
- Bradykardien sind deutlich gefährlicher als Tachykardien: Jede Bradykardie im Kindesalter ist bis zum Beweis des Gegenteils durch Hypoxie bedingt.
- Die wichtigste Messgröße bei V. a. Schock ist die Rekapillarisierungszeit, eine Verlängerung > 2 Sek. ist immer ein Warnzeichen. Die Blutdruckmessung ist für die Erkennung des kindlichen Schocks nicht geeignet; i. d. R. ist der Blutdruck normal bis leicht erniedrigt und bricht dann plötzlich zusammen.

Nervensystem

- Die Myelinisierung ist erst mit 12 J. abgeschlossen → geringere Krampfschwelle (Fieberkrampf ▶ 22.9.1)
- Besonderheit: offene Fontanelle → ermöglicht Evaluation Turgor, Hirndruck; Sonografie möglich
- Besonderheit: offene Schädelnähte 1. Lj. → Hirndruckzeichen oft subtiler, Kopfumfangskurve beachten, Kindervorsorgeheft einsehen, Kopfumfang erneut messen!

22

Temperaturregulation

- Größere KOF im Verhältnis zum Gewicht → Hypothermiegefahr
- Dünne Haut, wenig subkutanes Fettgewebe → tiefere Verbrennungsschäden bei verhältnismäßig geringer Temp.

22.6 Arbeitstechniken

22.6.1 Blutentnahme

> **Info**
> Für das BB reichen wenige Tropfen, für E'lyte und CRP ggf. 0,5–1,0 ml.

- Labore benötigen oft nur geringe Mengen Blut, ggf. vorher abklären.
- Eltern selbst entscheiden lassen, ob sie bei der Blutentnahme dabei sein möchten.
- Kind immer durch Pflegekraft fixieren lassen (wenn notwendig), nie die Eltern ihr Kind fixieren lassen.

Kapilläre Blutentnahme

Möglichkeit der zeit- und patientennahen Bestimmung ausgewählter Parameter, insbes. der Blutgaswerte (Point-of-Care-Diagnostik)

Material

- Pen mit einstellbarer Eindringtiefe, Hautdesinfektionsmittel, Tupfer, Pflaster
- Kapillarröhrchen, BZ-Messgerät

Durchführung

- Punktionsort bei Sgl. seitliche Ferse, bei älteren Kindern seitliche Fingerkuppe
- Durchblutungsfördernde Salben sind obsolet!

Venöse Blutentnahme

Material Für Sgl. und Kleinkinder Kanülen 20 G (gelb), für größere Kinder ggf. Butterfly-Kanüle. Bei kleinen Kindern Blutentnahme immer zusammen mit Pflegekraft durchführen.

Durchführung ▸ Abb. 22.11

- In Ruhe geeignete Vene suchen, nicht blind stechen. Vene muss gesehen, nicht unbedingt gefühlt werden:
  - Bei Sgl. und kleinen Kindern: venöser Hand- oder Fußrückenplexus oder V. temporalis superficialis
  - Bei größeren Kindern: Handrückenplexus, V. basilica oder V. cubitalis (▸ Abb. 22.12)
- Transillumination mit roter Kaltlichtquelle kann sehr hilfreich sein.
- Kühle Extremitäten ggf. in warme Tücher einschlagen und warten, bis Venen dilatiert sind.

Bei elektiver Ind. ggf. topische Lokalanästhesie (z. B. EMLA®) anwenden (20 Min. Einwirkzeit).

- Sgl. und kleine Kinder gut fixieren, auch wenn sie ruhig und kooperativ wirken, insbes. bei Punktion am Kopf.
- Stauen bei Punktion an der Hand durch eigene festhaltende Hand oder durch Pflegekraft.

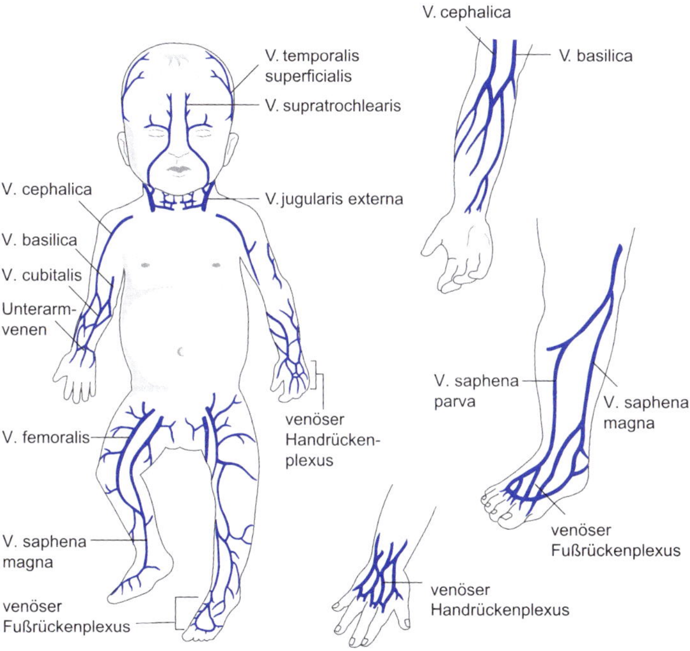

Abb. 22.11 Venenpunktionsstellen [A400–157]

- Vene punktieren und Blut frei in Röhrchen abtropfen lassen, insbes. bei 20-G-Kanülen (gelb) ist ein Abziehen nicht möglich, da die Venen kollabieren. Bei Sgl. ggf. Konus der Kanüle abbrechen und Blut direkt aus Nadel abtropfen lassen. Verhindert das Gerinnen des Blutes im Konus.

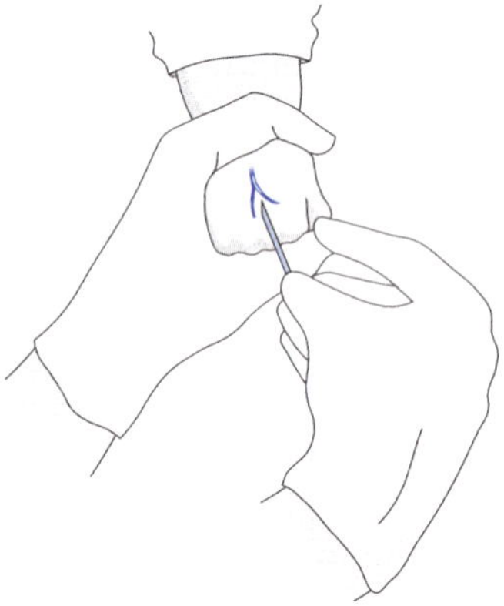

Abb. 22.12 Punktion der Handrückenvene beim Kind [A400–157]

Info
Bei Gefäßen am Kopf sind Venen und Arterien häufig nur schwer zu unterscheiden. Bei Blutentnahme nicht relevant; bei Anlage eines Zugangs unbedingt arterielle Lage ausschließen (s. unten).

Arterielle Blutentnahme

Sehr seltene Ind., ggf. bei schwierigen Venenverhältnissen und rascher Notwendigkeit zur Bestimmung der Blutgaswerte.

Material Siehe oben bei „Venöse Blutentnahme".

Durchführung
- Geeignete Arterien: A. radialis, A. ulnaris oder oberflächliche Arterien am Kopf.
- Transillumination mit roter Kaltlichtquelle kann hilfreich sein.
- Kind durch Hilfsperson gut fixieren lassen, Arterie punktieren, Konus an Kanüle nicht abbrechen. Blut frei in Röhrchen tropfen lassen.
- Nach Punktion Arterie gut abdrücken, Druckverband anlegen.

22.6.2 Periphervenöser Zugang

! Bei stationärer Aufnahme und noch unklarem Zustand des Kindes ist die Anlage einer peripheren Verweilkanüle immer indiziert. Im evtl. später kritischen Zustand ist eine Zugangsanlage erheblich schwieriger.

Material Geeignete Verweilkanüle: 24 G/gelb (Sgl. und Kleinkinder), 22 G/blau (größere Kinder).

Durchführung
- Punktionsstelle suchen und Kind durch Pflegefachkraft fixieren lassen.
- Vene punktieren und kurz warten, ggf. Verzögerung, bis Bluteintritt in Konus sichtbar. Nadel entfernen, Verweilkatheter vorschieben.
- Blut aus venöser Verweilkanüle abtropfen lassen, falls Blutentnahme erforderlich.

- Bei Punktion am Kopf und in der Ellenbeuge arterielle Lage sicher ausschließen mittels BGA oder Spülen mit NaCl 0,9 %: bei arterieller Lage Abblassen der Peripherie beim Spülen. Bei arterieller Lage oder jeglichem Zweifel Zugang sofort entfernen, gut abdrücken.
- Bei versehentlicher intraarterieller Injektion eines Wirkstoffs sofort reichlich NaCl 0,9 % nachspülen.
- Kind weiterhin fixieren, Zugang sichern, z. B. mit 2 langen Pflasterstreifen als Zügel unter Flügel und 2 weiteren Pflasterstreifen quer über Flügel; ggf. Verband um Kanüle legen, um akzidentelles Entfernen zu vermeiden.

! **Dauerinfusionen bei Sgl. und Kleinkindern immer über Perfusor oder Infusomat applizieren, nie frei tropfend.**
Sonderfall: kristalloide Lösungen bei Schock bzw. drohendem Schock, dann Applikation als Bolus „aus der Hand".

22.6.3 Intraossäre Kanüle

Ind. bei kritisch krankem Kind im Schock, spätestens wenn Anlage einer peripheren Verweilkanüle zweimal nicht gelingt oder sofort, wenn die Anlage einer peripheren Kanüle aussichtslos erscheint (gemäß ERC-Reanimationsleitlinien 2021). Vergleichbar mit ZVK, Applikation von Volumen und allen Medikamenten möglich, Blutentnahme eingeschränkt möglich.

Material Halbautomatische Systeme (z. B. EZ-IO®) mit roter 1,5-cm-Nadel (ab 3 kg bis ca. 40 kg) oder blauer 2,5-cm-Nadel (ebenfalls ab 3 kg zugelassen, aber auch > 40 kg verwendbar).

Durchführung
- Geeignete Punktionsstelle aufsuchen, bei Kindern proximale mediale Tibia einige cm unter der Tuberositas tibiae (▶ Abb. 22.13)
- Nadel durch Haut stechen, bis Knochenwiderstand spürbar. Schwarzer Ring an Nadel muss noch sichtbar sein, sonst ist die Nadel zu kurz, dann größere

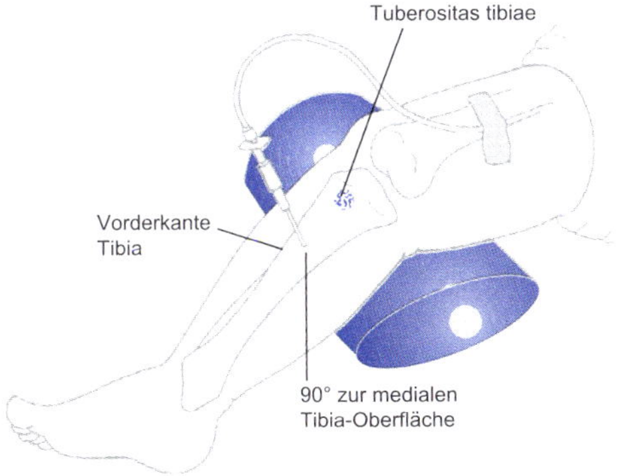

Abb. 22.13 Intraossäre Punktionstechnik [A400–157]

Nadel verwenden. Halbautomatische Kanüle einbohren, bis Widerstandsverlust spürbar. Trokar entfernen, Schlauch anschließen, Aspirationsversuch (manchmal keine Aspiration möglich), ggf. Blut asservieren für BGA etc.
- Mit 10 ml NaCl 0,9 % spülen, um Knochenmarkdebris zu entfernen.
- Nadel mit beiliegendem Fixiersystem oder dicken Pflasterstreifen fixieren.
- Oberschenkel gut beobachten, bei kleinen Kindern primäres Durchbohren des Knochens oder sekundäre Dislokation der Kanüle möglich, bei Volumengabe meist rasch am praller werdenden Oberschenkel spürbar, dann Kanüle sofort entfernen.
- Nach Stabilisierung des Kindes Anlage einer peripheren Kanüle oder eines ZVK und Entfernen der i. o. Kanüle, möglichst innerhalb von 24 h.

22.6.4 Beutel-Masken-Ventilation

Wichtigste Technik beim kritisch kranken Kind, da meist ein respiratorisches Problem im Vordergrund steht.

> **Info**
> Bei modernen Einmalbeuteln kein passiver Sauerstofffluss über Maske. Beutel muss für Sauerstofffluss komprimiert werden. Für passive Sauerstoffgabe besser Maske mit Reservoir verwenden.
> Jedes Kind kann mit einem großen Beutel ventiliert werden. Bei zu kleinem Beutel und hohem Atemwegswiderstand ist eine Ventilation dagegen ggf. nicht sicher möglich.

Material
- Selbstfüllender Beatmungsbeutel mit Reservoir: ca. 600 ml (Sgl. und Kleinkinder), ca. 1.500 ml (größere Kinder und Erw.)
- Ggf. PEEP-Ventil, bei Kinderbeuteln häufig eingebautes Druckbegrenzungsventil (40 cmH_2O), ggf. zusätzlich Manometeranschluss vorhanden
- Passende Maske, verschiedene Formen und Typen vorhanden
- Guedel- und Wendl-Tuben in verschiedenen Größen

Durchführung
- An Kopf des Pat. stellen, Kopf positionieren, bei Sgl. eher Schnüffelposition, bei größeren Kindern Kopf überstrecken.
- Maske mit C-Griff über Mund und Nase fixieren, wenn möglich 2-Helfer-Methode anwenden: Ein Helfer hält die Maske im Doppel-C-Griff, ein Helfer beutelt.
- Kind beatmen; bei jedem Atemzug auf Thoraxexkursionen achten.
- Bei dicht sitzender Maske und fehlenden Thoraxexkursionen Kopf neu positionieren.
- Bei Schwierigkeiten Einlage eines Guedel- oder Wendl-Tubus erwägen.
- Bei hohem Atemwegswiderstand ggf. Überdruckventil schließen oder auf größeren Beutel wechseln.

22.6.5 Supraglottische Atemhilfen

Bei Kindern ist die Larynxmaske die supraglottische Atemhilfe der Wahl. Gute Möglichkeit zur Atemwegssicherung bei schwierigem Atemweg oder Unerfahrenheit in der Intubation von Kindern.

Die Larynxmaske ist kein sicherer Aspirationsschutz! Moderne Larynxmasken der 2. Generation bieten jedoch die Möglichkeit, zur Aspiration von Mageninhalt eine Magensonde einzulegen.

Info
Larynxtuben sind aufgrund der kindlichen Anatomie obsolet.

Material Larynxmaske, gerade oder gebogen, in verschiedenen Größen:
- Größe 0,5: < 4 kg KG
- Größe 1: < 5 kg KG
- Größe 1,5: 5–10 kg KG
- Größe 2: 10–20 kg KG
- Größe 2,5: 20–30 kg KG
- Größe 3: 30–50 kg KG

Durchführung
- Kind sedieren, Kopf positionieren (Schnüffelstellung). Je größer das Kind, desto mehr überstrecken; Mund öffnen.
- Larynxmaske über Zunge einschieben, bis Widerstand spürbar. Cuff mit vorgeschriebener Menge an Luft blocken.
- Beutel oder Beatmungsgerät anschließen. Auf Thoraxexkursionen und Veränderungen der Sauerstoffsättigungswerte achten; wenn möglich, Kapnografie anschließen.

22.6.6 Endotracheale Intubation

Info
- Ziel ist die Oxygenierung des Kindes, nicht zwingend die Intubation.
- Bei fehlender Erfahrung können wiederholte Fehlversuche das Kind erheblich gefährden. Eine sichere Oxygenierung mittels Beutel-Masken-Ventilation oder eine supraglottische Atemhilfe ist dann der endotrachealen Intubation vorzuziehen.
- Bei entsprechender Erfahrung (pädiatrischer Intensivmediziner oder Kinderanästhesist) ist die endotracheale Intubation die Methode der Wahl zur Atemwegssicherung und die einzige Methode mit sicherem Aspirationsschutz.

Die **nasotracheale Intubation** bietet zwar die Möglichkeit der sicheren Fixierung des Tubus, ist aber technisch schwieriger. → Im Notfall und bei fehlender Erfahrung ist die orotracheale Intubation zu bevorzugen.

! Die engste Stelle des Atemwegs bei Kindern liegt unterhalb der Stimmritze. Bei Widerstand keine Gewalt anwenden, ggf. kleinere Tubusgröße wählen.

Material

- Tuben in verschiedenen Größen (Größe = Innendurchmesser [ID] in mm): 2,0 (Frühgeborene < 500 g) bis 8,0 (Erw.). Ab Größe 3,0 geblockte und ungeblockte Tuben verfügbar:
  - Passende Tubusgröße ungeblockt: (Alter/4) + 4
  - Passende Tubusgröße geblockt: (Alter/4) + 3,5
  - **Faustregel:** Kleinfingerdicke des Pat. = passende Tubusgröße
- Führungsstab (bei orotrachealer Intubation)
- Spatel gerade (Miller) oder gebogen (Mac): Größe 00 (Frühgeborene bis ca. 2,0 kg), Größe 0 (NG), Größe 1 (kleine Kinder), Größe 2 (größere Kinder)
- Wenn möglich Videolaryngoskopie, meist nur verfügbar mit Spatelgröße 1 oder größer
- Absaugmöglichkeit
- Für nasotracheale Intubation: Magill-Zange klein und groß

Durchführung

- i. v. Medikamente zur Intubation (Analgosedierung und Relaxierung):
  - Midazolam (0,2 mg/kg KG) und Esketamin (1,0–2,0 mg/kg KG) ((und/oder))
  - Propofol 1 % (1–3 mg/kg KG) und Remifentanil (1–2 µg/kg KG)
  - Relaxierung mit Rocuronium (0,6 mg/kg KG) oder Vecuronium (0,1 mg/kg KG)
- Kopf positionieren, bei Sgl. Schnüffelstellung, bei älteren Kindern überstrecken.

Info

Bei Kindern ist aufgrund der geringeren Sauerstoffreserve ein rechtzeitiges spontanes Erwachen nach Analgosedierung und unerwarteter „Can't intubate-can't ventilate-Situation" nicht möglich. Bei plötzlich schwierigem Atemweg hilft daher nur die „Flucht nach vorne" mit Vertiefung der Analgosedierung, Muskelrelaxierung und ggf. raschem Wechsel auf eine alternative Atemwegssicherung. Auch eine Notfall-Koniotomie ist aufgrund der Anatomie insbes. bei kleinen Kindern nicht möglich. Ein Algorithmus für den schwierigen Atemweg bei Kindern soll daher unbedingt vorgehalten werden (siehe Handlungsempfehlungen der DGAI).

- **Orotracheale Intubation:**
  - Laryngoskop mit li Hand in re Mundwinkel einführen. Stimmritze einstellen.
  - Absaugkatheter bereithalten, ggf. unter Sicht absaugen.
  - Tubus mit Führungsstab anreichen lassen und mit re Hand in Stimmritze einführen.
  - Führungsstab durch Hilfsperson entfernen lassen.
  - Tubus vorsichtig, ggf. unter Drehbewegungen vorschieben.
  - Lagekontrolle durchführen und Tubus am Mundwinkel fixieren.
- **Nasotracheale Intubation** (nur durch erfahrenen Kollegen durchführen lassen):
  - Tubus über Nase in Rachen einführen.
  - Laryngoskop einführen, Stimmritze darstellen und Tubusspitze aufsuchen.

- Ggf. Tubusspitze zurückziehen oder vorschieben, bis Spitze sichtbar wird.
- Magill-Zange anreichen lassen, Tubusspitze fassen und in Stimmritze einführen.
- Entweder mit Magill-Zange nachfassen, Tubus tiefer schieben bis Markierung auf Stimmritzenebene oder Tubus per Hand tiefer drehen.
- Lagekontrolle durchführen und Tubus am Nasenloch fixieren.

- **Lagekontrolle:**
  - Messung des endexspiratorischen CO_2 mittels Farbumschlag-Kapnometer (PediCap®) oder Kapnometrie am Beatmungsgerät (schließt zu tiefe Tubuslage nicht aus!)
  - Auskultation (bei kleinen Kindern oft unsicher)
  - Anstieg der Sauerstoffsättigung (kann verzögert sein)
  - Immer radiol. Lagekontrolle und ggf. Lagekorrektur

22.6.7 Lumbalpunktion

!
- Bei V. a. Meningitis ist eine Lumbalpunktion (LP) immer indiziert, bei schlechtem Zustand des Kindes darf die Ther. aber nicht durch Diagnostik verzögert werden.
- Insbes. bei Sgl. und kleinen Kindern ist die Durchführung nicht trivial, daher großzügig erfahrenen Kollegen hinzuziehen.
- Sehr wichtig ist die richtige Fixierung des Kindes, daher unbedingt eine erfahrene Pflegekraft hinzuziehen.

Kontraindikationen Thrombozytopenie < 50/µl, Gerinnungsstörung, erhöhter intrakranieller Druck (im Zweifelsfall vorher CT oder MRT indiziert), Schock. Ausschluss Hirndruck/Stauungspapille: Funduskopie/Schädel-Sono/CCT.

Material
- Spinalnadel 22 G/schwarz (für Sgl. kurz, für größere Kinder lang).
- Mind. 3 Probenröhrchen, besser 4 oder 5; Röhrchen nummerieren.
- Hautdesinfektionsmittel, sterile Pflaumentupfer, Pflaster.
- Sterile Unterlage, steriles Lochtuch, sterile Handschuhe, steriler Kittel, Mundschutz, Haube.
- Mind. 2 Hilfspersonen: 1 Person fixiert das Kind, 1 Person reicht Röhrchen an.
- Ggf. Analgetika und Sedativa (Morphin, Esketamin, Midazolam), dann immer erweitertes Atemwegsmanagement vorbereiten und in Kinderanalgesie erfahrenen Kollegen hinzuziehen.

Durchführung ▶ Abb. 22.14
- Sgl. in gebeugter Seitenlage oder in Sitz-Hock-Position fixieren, größere Kinder im Sitzen vornübergebeugt.
- Auch größere Kinder gut fixieren, um unwillkürliches Zucken beim Einstechen zu vermeiden.
- Rücken muss exakt gerade fixiert sein. Lieber Zeit lassen und Kind in Ruhe neu positionieren und fixieren als Fehlversuche zu riskieren.
- Zunächst unsteril Punktionsstelle L4/L5 suchen: Verbindungsstelle zwischen beiden Darmbeinkämmen ziehen (entspricht L3/L4) und einen Interspinalabstand tiefer gehen (entsprechend L4/L5). Punktionsstelle mit Fingernagel markieren.

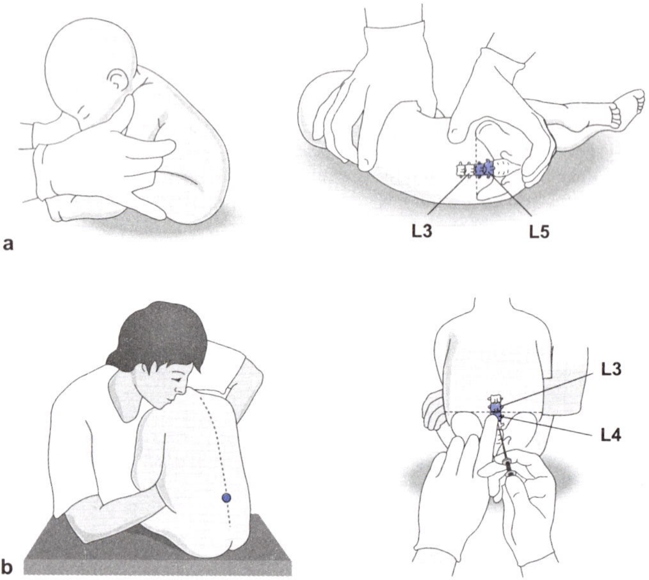

Abb. 22.14 Technik der Lumbalpunktion beim Säugling (a) und beim älteren Kind (b) [L157]

- Steril anziehen, Punktionsstelle steril abwaschen, Lochtuch aufkleben.
- Steril nun erneut Punktionsstelle aufsuchen, durch großes Lochtuch, das gesamten Rücken bedeckt, ist steriles Tasten möglich.
- Nadel durch die Haut stechen, mit beiden Händen fixieren, an Rücken abstützen, dann vorsichtig und langsam in den Spinalkanal vorschieben. Bei Sgl. gerade Punktionsrichtung, bei älteren Kindern leicht kraniale Richtung. Beim Durchstechen in den Spinalkanal leichter Widerstandsverlust, bei sehr kleinen Kindern jedoch kaum spürbar.

Distanz Haut – Liquorraum
- Bei Sgl. beträgt der Abstand zum Spinalraum ggf. nur 1 cm!
- Bei 3- bis 5-Jährigen: ca. 5 cm

- Wenn der Spinalraum mutmaßlich erreicht ist, Mandrin zurückziehen und abwarten, ob Liquor kommt. Mandrin steril ablegen.

Bei kleinen Kindern Geduld haben, Liquor fließt ggf. sehr langsam.

- Röhrchen in nummerierter Reihenfolge mit jeweils 10 Trpf. Liquor füllen (mitzählen!).

- Anschließend sterilen Mandrin wieder einige Zentimeter in Nadel einführen, um Liquorfluss zu stoppen. Mandrin nicht bis zum Anschlag einführen, um Verletzungen zu vermeiden.
- Nadel entfernen, Pflaumentupfer mit Klebestreifen auf Punktionsstelle fixieren und Kind in Seitenlage bringen.

Besonderheiten bei NG: häufig „trockene“, also frustrane Punktion, obwohl richtiger Interspinalraum gewählt wurde. Dann immer erfahrenen Kollegen hinzuziehen. Der Liquor hat einen höheren Eiweißgehalt und wirkt evtl. xanthochrom, eine Zellzahl bis 12/µl ist noch normal. Zur Interpretation bei NG immer Rücksprache mit Kinderklinik empfehlenswert, bei krankem Kind Ther. jedoch nicht verzögern und im Zweifelsfall beginnen. Möglichst vor Punktion Hirnsonografie.

22.7 Das nicht kritisch kranke Kind in der ZNA

22.7.1 Anamnese

Die Vorstellung eines Kindes in der ZNA erfolgt i. d. R. aufgrund eines Symptoms (Fieber, Husten, Erbrechen, Bauchschmerzen etc.) oder eines akuten Ereignisses (Sturz etc.).

> ! Nach dem Ausschluss von „Red Flags“ (▶ Tab. 22.1) ist eine sorgfältige Anamnese die Grundlage für eine tragfähige Diagnose.

Meist geben die Eltern/Pflegepersonen die wesentlichen Informationen. Hintergründige Fragen werden oft nicht vor dem Kind angesprochen. Andererseits sind Schulkinder oder Jgl. nicht immer bereit, ihre Probleme vor den Eltern darzulegen.

> ! Immer Kinderuntersuchungsheft und Impfpass zeigen lassen!

Inhalte des Anamnesegesprächs

Aktueller Anlass der Vorstellung: Bei kleineren Kindern erst die Eltern berichten lassen, dann, wenn möglich, das Kind selbst fragen. Bei älteren Kindern/Jugendlichen zuerst das Kind befragen.

Gezielte Fragen:
- Kinderuntersuchungsheft und Impfpass zeigen lassen
- Beginn, zeitlicher Verlauf, weitere Symptome der akuten Erkr.
- Eigenanamnese inkl. Impfungen
- Fragen zur körperlichen und geistigen Entwicklung
- Bei NG: immer Risikofaktoren bzgl. Schwangerschaft und Geburt (Mutterpass) erfragen
- Ernährung: Stillen, Formulamilch, bei älteren Kindern Essgewohnheiten
- Familienanamnese: familiäre Erkr. und Gewohnheiten
- Soziale Anamnese

> ! Erst Vertrauen gewinnen, dann untersuchen.

22.7.2 Körperliche Untersuchung

> **!** Auch bei der körperlichen Untersuchung sind altersspezifische Besonderheiten zu beachten. Neben der Erhebung von einzelnen Befunden ist es wichtig, den AZ und die Gefährdung des Kindes rasch einzuschätzen (Checkliste ▶ 22.1).
> Die Erfassung eines potenziell bedrohlichen Zustands muss vor allen weiteren Maßnahmen erfolgen.

- Kinder nie ausschließlich symptombezogen untersuchen, sondern stets vollständig, d. h., Sgl. immer komplett ausziehen lassen, Kleinkinder evtl. zunächst leicht bekleidet auf dem Schoß der Eltern untersuchen, dann komplett ausziehen lassen.
- Gerade bei jungen Sgl. muss auf eine warme Umgebungstemp. (Wärmelampe) geachtet werden.
- Stethoskopmembran und Hände anwärmen, um Abwehrreaktionen vorzubeugen.
- Immer Temp. messen.
- Bei Sgl. immer KG bestimmen.
- Die einzelnen Untersuchungsschritte laut ansagen und, wenn möglich, dem Kind erklären oder einzelne Prozeduren an den Eltern oder an einem Stofftier vorher demonstrieren (Blutdruckmessen, Auskultation, Temp. messen).
- Keine Untersuchung gegen den Widerstand des Kindes erzwingen (Ohr-/Racheninspektion, rektale Untersuchung).
- Untersuchungsgang gut planen; schmerzhafte oder unangenehme Prozeduren erst am Schluss durchführen (Ohr- und Racheninspektion, Blutentnahme).

22.7.3 Beurteilung von „Schmerzen"

> **!**
> - Aussagen über Lokalisation, Art, Dauer und mögliche Ursache eines Schmerzes sind höchstens vom Schulkind einigermaßen zuverlässig zu erwarten.
> - Je kleiner das Kind ist, desto weniger kann man sich auf die Schilderung verlassen, umso mehr muss man aus dem Verhalten des Kindes auf die Ursachen schließen.
> - Bei Kindern sind Verhaltensmerkmale wie Gesichtsausdruck, Weinen, Motorik, Körperhaltung, Aktivität, Ruhelosigkeit, Apathie und die äußere Erscheinung als stichhaltige Indikatoren für das Vorhandensein von Schmerz zu berücksichtigen.

Schmerzerfassung

Für Kinder bis zum Alter von 4 J. erfolgt die Schmerzmessung mithilfe der **K**indlichen **U**nbehagens- und **S**chmerz**s**kala (KUSS) (▶ Tab. 22.5). Für Kinder ab etwa dem 4. Lj. kann zur Selbsteinschätzung am besten die **Faces Pain Scale** (6 Gesichter, ▶ Abb. 22.15) verwendet werden. Ab dem Schulalter ist auch der alternative

Tab. 22.5 KUSS-Skala: Schmerzerfassung bei Kindern bis zum Alter von 4 J.

Beobachtung	Bewertung	
Weinen	Gar nicht	0
	Stöhnen, Jammern, Wimmern	1
	Schreien	2
Gesichtsausdruck	Entspannt, lächelnd	0
	Mund verzerrt	1
	Mund und Augen grimassieren	2
Rumpfhaltung	Neutral	0
	Unstet	1
	Aufbäumen, Krümmen	2
Beinhaltung	Neutral	0
	Strampelnd, tretend	1
	An den Körper gezogen	2
Motorische Unruhe	Nicht vorhanden	0
	Mäßig	1
	Ruhelos	2
Punktsumme		

Einsatz numerischer Rating- oder visueller Analogskalen (▶ Abb. 22.16) möglich (siehe auch AWMF-Leitlinie 001/012 Analgesie, Sedierung und Delirmanagement in der Intensivmedizin).

Schmerzerleben

Abhängig vom Entwicklungsalter wird Schmerz unterschiedlich erlebt und geäußert, z. B.:

Säuglinge

- **Schreien** bei Sgl. und Kleinkindern: diffuses Unbehagen oder umschriebener somatischer Schmerz? Banal: Hunger? Volle Windel? Übermüdung?
- **Ohrenschmerz:** intensives, anhaltendes Schreien, schmerzvoller Gesichtsausdruck
- **Säuglingskoliken** oder z. B. **Invagination:** Schreiattacken mit Anziehen der Beine

Die **Säuglingskolik** ist eine Ausschlussdiagnose: ansonsten gesunde, nicht hungrige Sgl. mit intermittierendem und sonst nicht erklärbarem Schreien über mehr als 3 h/d über mind. 1 Wo. ohne Gedeihstörung.

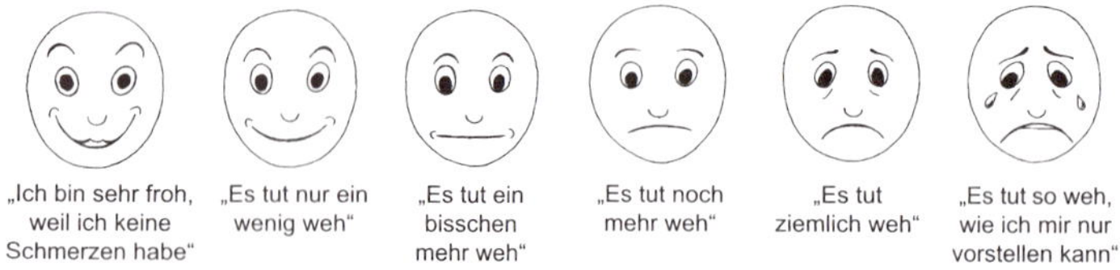

Abb. 22.15 Faces Pain Scale [L190]

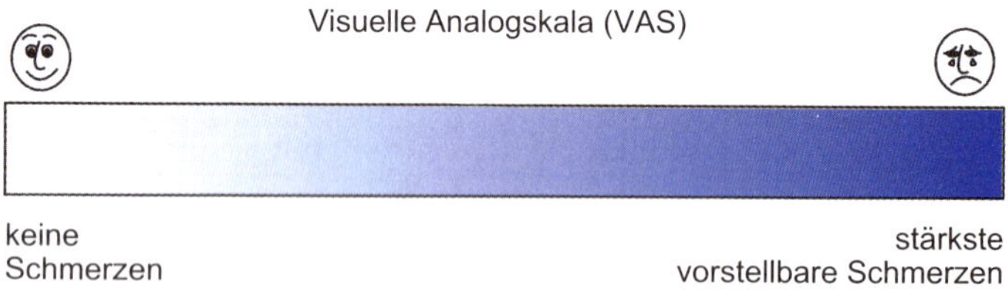

Abb. 22.16 Visuelle Analogskala (VAS). Angelehnt an Abbildungen aus dem Expertenstandard Schmerzmanagement in der Pflege, DNQP 2004 [L138]

Kleinkinder

- Kleinkinder geben oft **diffuse periumbilikale Bauchschmerzen** an: Abdominalbefund von Krankheitswert? Ggf. als Begleitsymptom bei: Pneumonie? Pyelonephritis? Vergiftung? Erstmanifestation eines Diab. mell.? Ketoazidose?
- **Extremitätenschmerzen:** Kinder klagen häufig über Schmerzen in den Beinen bei banalen Inf. Immer sorgfältige Untersuchung der betroffenen Gelenke (Überwärmung, Rötung, Schwellung? Bewegungseinschränkung? Infektursache?)

Der **Wachstumsschmerz** ist eine Ausschlussdiagnose. Kurz anhaltende meist nächtliche Schmerzen in den Extremitäten. Bei Persistenz muss immer eine weitergehende Abklärung erfolgen.

22.7.4 Windelschau

Beim Sgl. und Kleinkind erhält man zusätzliche Informationen durch die Untersuchung der Windel. Ist sie beim Sgl. länger als 6 h trocken → Hinweis auf Flüssigkeitsmangel (→ Trinkanamnese, Durchfall? Erbrechen?)

Urin auffällige Färbung?

- dunkel → konzentriert
- braun → ikterisch
- blutig, übelriechend → HWI

> **!** **Ziegelmehl**
> Als Ziegelmehl wird eine hellrote bis hellbräunliche Färbung des Urins bzw. von Harnflocken bezeichnet, die v. a. in der Windel gefunden wird. Die Rotfärbung wird durch Ausfällung von Uraten (Harnsäurekristallen) hervorgerufen; eine Rolle spielen dabei u. a.: Zeitspanne nach Miktion, Temp., pH-Wert, Uratkonz. und weitere Inhaltsstoffe des Harns (Salze, Schleimstoffe, Zellen). Harmloses und häufiges Phänomen.

Stuhl

- **Mekonium (Kindspech):** Ansammlung von eingedickter Galle, Haaren, Hautzellen und Fruchtwasser. Mekonium ist schwarz, zäh und teerartig. (1. bis 2. Lebenstag).
- **Übergangsstuhl:** schwarz-grüne, dann gelb-grüne Farbe, die Konsistenz wird zunehmend weicher. (1. Lebenswo.), dann
- **Muttermilchstuhl:** senfbraune bis hellgelbe Farbe, Konsistenz ist wässrig, weich-flüssig, zäh-schleimig oder quarkartig. Fruchtiger Geruch.

Stuhlfrequenz bei gestillten Kindern wenig aussagekräftig: Zwischen 3× pro Woche und 10× an 1 d ist normal!

22

22.7.5 Organbezogene Untersuchungsbefunde

Atmung

Grundsätzliches

> **!** Bei jedem Hinweis auf relevante Atemstörung muss mittels Pulsoxymetrie umgehend eine Objektivierung der Situation erfolgen.

Beurteilung

- **Frequenz:** Eupnoe (Normwerte beachten, ▶ Tab. 22.4), Tachypnoe. Bradypnoe sehr selten, Hinweis auf neurol. Problematik
- **Atemmuster:** Dyspnoe, Einsatz der Atemhilfsmuskulatur (sternale, juguläre, subkostale Einziehungen, Nasenflügeln). Giemen, Stridor (inspir., exspir.)
- **Auskultation:** Atemgeräusch junger Kinder klingt schärfer im Vergleich zu älteren Kindern und Erw. und ist auch in der Exspiration zu hören (sog. pueriles Atemgeräusch). Bronchopneumonie beim Sgl./Kleinkind auch ohne path. Auskultationsbefund möglich. Seitengleiches Atemgeräusch?

HNO-Bereich

Grundsätzliches

- Virale und bakt. Inf. im HNO-Bereich bilden die Hauptinfektionsquelle bei Kindern jeder Altersstufe außerhalb der NG-Periode.
- Eine orientierende Inspektion ist bei jeder Untersuchung notwendig.

> **Besonderheiten beim Neugeborenen**
> Eine banale Rhinitis kann v. a. beim Stillen die Nahrungsaufnahme behindern. Atemstörungen bis hin zu Apnoen sind häufig.

Beurteilung

Konjunktiven: gerötet, eitrige Sekretion

Racheninspektion: Ältere Kinder kooperieren meist gut, Sgl. gut fixieren. Mögliche Befunde:

- Weiße, nicht abwischbare Beläge (Sgl.) durch Soor (Milchreste sehen ähnlich aus, sind aber abwischbar)
- Geröteter Rachenring des ganzen Pharynx mit aufgelockerter Schleimhaut (z. B. bei Virusinf.)
- Beim älteren Kind vergrößerte, glänzend geschwollene und evtl. belegte Tonsillen bei Tonsillitis (z. B. Streptokokken, aber auch EBV, Adenoviren)
- Trockene Schleimhäute bei Exsikkose
- Ulzerationen:
  - An Zahnfleisch oder Wangenschleimhaut bei Stomatitis aphthosa
  - Mit rotem Wall an Rachenhinterwand bei Herpangina (Coxsackie)

Zunge: vorstehende rote Papillen („Erdbeerzunge") bei Scharlach, evtl. auch bei anderen Infektionskrankheiten. Belegte Zunge: unspez. Krankheitszeichen

Otoskopie: Beim Sgl. das Ohrläppchen nach hinten und unten ziehen, beim älteren Kind nach hinten aufwärts. Kind gut fixieren (auf dem Schoß der Pflegekraft). Untersuchung u. U. im Liegen. Ohrenspiegel gut am Kopf des Kindes abstützen, um Verletzungen durch plötzliche Bewegungen zu vermeiden. Mögliche Befunde:

- Klin. Hinweis für akute Otitis media: einseitig stark gerötetes, reflexloses, evtl. vorgewölbtes Trommelfell (oft basal mit „Gefäßinjektion" beginnend), Tragusdruckschmerz
  - Beim Sgl.: unspez. (z. B. graurötliches oder graumattes Trommelfell → Pädiater!). Fieber, beeinträchtigter AZ, starke Unruhe, Reizbarkeit, Schreiattacken, Nahrungsverweigerung, Durchfall
  - Kleinkind: hohes Fieber, Blässe, Ohrenschmerzen, Tragusdruckschmerz; evtl. Druckschmerz über Mastoid, Lk-Schwellungen retro- und infraaurikulär
- Trommelfell: bds. Rötung bei Virusinf., Retraktion bei chron. Otitis, matt bei Paukenerguss. Schwellung und Rötung des Gehörgangs bei Otitis externa

Herz-Kreislauf-System

Grundsätzliches Primär kardiale Probleme sind beim Kind selten, eine ausführliche kardiale Untersuchung ist selten notwendig. **Ausnahme:** NG und junge Sgl. mit nicht bekannten angeborenen Herzfehlern.

> **!** Herzgeräusch, Zyanose, Zeichen der Herzinsuff. sind Leitsymptome.
> Ein nicht auffindbarer Puls oder ein nicht messbarer Blutdruck an der unteren Extremität beim Neugeborenen oder jungen Säugling können gelegentlich der einzige Hinweis auf eine Aortenisthmusstenose sein!

Beurteilung

- **Mikrozirkulationsstörung:**
  - Klin. Zeichen ist blasse, marmorierte, kühle Haut.
  - Rekapillarisierungszeit: für 5 Sek. Eindrücken der Haut an der Stirn oder am Sternum: Werte > 2 Sek. gelten im Kindesalter als pathologisch
- **Auskultation:** systolische akzidentelle Geräusche bei gesunden Kindern und Jgl. häufig, ebenso funktionelle Geräusche (z. B. bei Fieber). Organische Geräusche sind dagegen selten!

- **Herzfrequenz/Herzrhythmus:** oft ausgeprägte, atemabhängige Sinusarrhythmien. Je kleiner die Kinder, desto variabler der Puls (schießt bei Fieber oder Schreien rasch in die Höhe).
- **Pulsqualität:** Solange ein kräftiger Puls an A. radialis, A. brachialis oder A. femoralis zu fühlen ist, kann von einem ausreichenden Kreislauf ausgegangen werden.
- **Blutdruck:** Bei der Blutdruckmessung muss auf die korrekte Manschettengröße geachtet werden: ⅔ Oberarm oder Unterschenkellänge! Normwerte ▶ Tab. 22.4.

> **!** Die korrekte nichtinvasive Blutdruckmessung ist beim Kind sehr anspruchsvoll und häufig sehr ungenau, insbes. bei unruhigen Kindern und nicht passenden Manschettengrößen. Daher ist die Rekapillarisierungszeit ein deutlich verlässlicherer Parameter für die Einschätzung des kindlichen Kreislaufs.

Gastrointestinaltrakt

Grundsätzliches

> **!** Insbes. bei NG und jungen Sgl. ist galliges Erbrechen stets ernst zu nehmen und muss diagn. mittels Ultraschall abgeklärt werden.

- Immer nach Vor-OPs fragen: z. B. galliges Erbrechen bei Z. n. Bauch-OP als Hinweis auf Bridenileus.
- Bei akuter Gastroenteritis kann eine relevante Exsikkose bereits eingetreten sein, bevor massive Durchfälle entleert werden.

Beurteilung

- **Gesamteindruck:** Wirkt das Kind gequält? Lässt sich das Abdomen berühren? Zieht das Kind die Beine an? Insbes. Schreiattacken können bei jungen Sgl. auf eine Invagination hinweisen!!
- **Inspektion:**
  - Turgor (Hinweise auf Dehydratation/Exsikkose): eingesunkene Fontanelle beim Sgl., stehende Hautfalten, halonierte Augen, seltener Lidschlag, trockene Schleimhäute
  - Abdomen: eingesunken, ausladend, vorgewölbt, verfärbt
- **Auskultation:** Darmgeräusche plätschernd, spärlich, hochgestellt (Ileus)
- **Palpation:** Abwehrspannung, Druckschmerz (lokal/diffus), Resistenzen. Größe von Leber und Milz; bei jungen Sgl. ist Leber physiol. 1–2 cm unter Rippenbogen zu tasten.
- **Rektale Untersuchung:** selten erforderlich; bei V. a. Obstipation sinnvoll. Blut am Fingerling: Invagination? Ileus?
- **Stuhlverhalten:** Stuhlfrequenz, Stuhlkonsistenz.

Sonderfall: Säuglingsnabel
- Die Nabelpflege beim NG besteht aus einer offenen, **trockenen** Pflege, also keine Anwendung von Puder oder Nabelpflastern!
- Bei ausreichend abgetrocknetem Nabel wird die Nabelklemme in der Geburtsklinik i. d. R. vor Entlassung des NG entfernt.
- Bei der Untersuchung sollte der Nabelschnurrest stets trocken sein!
- Kurz vor Abfall des Nabelschnurrestes (6–10 d) ist der Nabelgrund leicht blutig.
- Der Nabelring bleibt lange noch „wulstig".
- Der Nabelgrund muss trocken sein → Ductus omphaloentericus? Persistierender Urachus?
- Übelriechender Nabel mit periumbilikaler Rötung → V. a. Omphalitis (muss systemisch antibiotisch behandelt werden; Fäulnisgeruch spricht für gramneg. Erreger).

Urogenitaltrakt

Beurteilung
- Hoden:
  - **Hydrozele:** prall-elastisch, kaum schmerzhaft → Diaphanoskopie pos.
  - **Hodentorsion:** livide, schmerzhaft, derb, meist einseitig → Diaphanoskopie neg.
- Weibliches Genitale: gerötet, übler Geruch, Fremdkörper? Ausfluss?

Neurologische Untersuchung

Grundsätzliches
- Bei **Störungen der Bewusstseinslage** (P oder U im AVPU-Score, ▶ 22.4) muss rasch entschieden werden:
  - Trauma?
  - Meningitis?
  - Krampfanfall?
  - Schwerwiegende Exsikkose?
  - Ingestion/Intoxikation?
  - Endokrine Entgleisung?
- Anamnese und klin. Untersuchung erfolgen parallel.
- Differenzialdiagnostik rasch einleiten.
- Bei relevanten Befunden sofortiges Hinzuziehen von Pädiater/Neurochirurg.

Sonderfall: Offene Fontanelle bei Säuglingen
- Schließt sich im 1. Lj.
- Vorgewölbt, prall-elastisch → Meningitis, Hirndruck
- Eingesunken → Exsikkose

Beurteilung
- **Vigilanz:** Wachheitsgrad, Orientierung, Reaktion auf Reize
- **Muskeltonus:** hypoton, hyperton, symmetrisch
- **Reflexstatus:** Muskeleigenreflexe, Primitivreflexe im 1. Lj., seitengleich

- **Path. Reflexe:** z. B. Babinski
- **Hirnnervenprüfung:** Augenmotilität, Pupillomotorik, Fazialisprüfung etc.
- **Meningismusprüfung** (▶ Abb. 22.17): je kleiner das Kind, desto unzuverlässiger!
  - Nackensteifigkeit: Schmerzen, Abwehrreaktion beim passiven Anheben des Kopfes in Rückenlage.
  - „Kniekuss“: beim älteren Kind aktiv, beim kleineren Kind passiv. Kind wird in Kniekehlen und Nacken gefasst und passiv gebeugt, bis die Stirn die Knie berührt.
  - Kind will seitlich liegen mit Beugung in Hüft- und Kniegelenken, Ophisthotonus.
  - Pos. Zeichen nach Lasègue, Kernig, Brudzinski.
  - Sonstige klin. Hinweise: plötzlich einsetzende Kopfschmerzen, Übelkeit, Erbrechen, wechselnde Vigilanz, Sonnenuntergangsphänomen.
  - Krampfanfälle (fokal, primär oder sek. generalisiert).

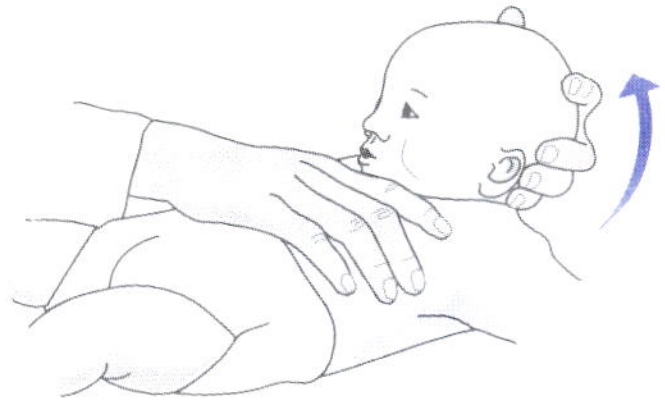

Abb. 22.17 Meningismusprüfung beim Säugling [L157]

22

Haut

Grundsätzliches Prinzipiell muss unterschieden werden zwischen:
- Hautausschlag (Exanthem/Enanthem, ▶ 22.2.5)
- umschriebenen Hautveränderungen (Effloreszenzen)
- Hauteinblutungen (Petechien, Sugillationen)
- Hautverfärbungen (Blässe, Zyanose, Ikterus)

! Es muss also entschieden werden, ob es sich um eine Erkr. der Haut (z. B. Neurodermitis) oder um eine Hauterscheinung bei Vorliegen einer Erkr. eines anderen Organsystems handelt.

Mögliche Befunde
- **Hauteinblutungen:**
  - Petechien lassen sich nicht wegdrücken! Zunahme der Petechien und krankes Kind → an **Meningokokkensepsis** denken (▶ 22.9.1).
  - Spielhämatome oder Prellmarken?
- **Hautverfärbungen:** Zyanose zentral/peripher. Blässe. Ikterus (insbes. bei NG) → objektivieren durch Pulsoxymetrie, BGA
- **Exanthem/Enanthem:** Beschreibung der Morphe und Verteilung. Einordnung in bekannte Krankheitsbilder (Masern, Röteln, Windpocken etc.) möglich? (z. B. wassergefüllte Bläschen auf gerötetem Grund: V. a. Herpesinf.). Impfpass vorlegen lassen.
- **Effloreszenzen/Ekzem:** Prädilektionsstellen Neurodermitis (Beugefalten, Kniekehlen, retroaurikulär), beim Sgl. Kopfhaut. Honiggelbe Krusten: Staphylokokken/Streptokokken (Impetigo contagiosa).

22.7.6 Diagnostik

> **!** Es gibt keine „Routinediagnostik“ bzw. kein „Routinelabor“ bei Kindern!

- Bei Kindern werden bei Vorstellung in der Notfallambulanz nur wenige diagn. Instrumente benötigt. Genaue Anamnese und gründliche körperl. Untersuchung können helfen, sinnlose diagn. Maßnahmen zu verhindern.
- Alle diagn. Maßnahmen müssen dem Kind (je nach Altersstufe) erklärt und mit den Eltern/Pflegepersonen abgestimmt werden.
- Die Interpretation von Messgrößen und Laborparametern sowie die Befundung von Rö- und sonografischen Untersuchungen muss altersspez. Besonderheiten berücksichtigen.

Basisdiagnostik

Unabhängig vom Alter des Kindes sind stets folgende Parameter zu bestimmen (evtl. schon durch das Ambulanzpflegepersonal):

Gewicht

- Aktuelles Gewicht! Das heißt: Kind wiegen lassen, sich nicht auf Anamnese verlassen.
- Frage nach Gewichtsverlauf ist wichtig zur Abschätzung des Flüssigkeitsverlustes bei Dehydratation.
- Bei NG: Gewichtsverlust postnatal von 10 % ist physiol., Geburtsgewicht sollte nach 14 d wieder erreicht sein. Kindervorsorgeheft einsehen!

Temperatur

- Messung der Körpertemp. bei Kindern bis zum Schulalter obligat
- Immer rektal messen, Ohrthermometer nur orientierend

Pulsoxymetrie

- Bei jedem „krank wirkenden“ Kind (in Ruhe bei gutem Signal > 95 %)
- Bei krank wirkenden NG und Sgl. z. A. Vitium cordis Messung am Fuß

Herzfrequenz Altersabhängige Werte

- Vom NG zum Jgl. abnehmend (▸ Tab. 22.4)
- Bei Fieber und Belastung ↑

Labordiagnostik

> **!** In der Pädiatrie reichen für die akute Beurteilung wenige Parameter aus. Beachte: Normwerte oft altersspezifisch.

Blutgasanalyse (BGA) Kapillär, venös, arteriell.

- Wichtigster Parameter zur sofortigen Einschätzung der metab. und respir. Situation, insbes. zur Einschätzung von Dehydratationszuständen und bei Erbrechen.
- Bestimmt werden sollten: pH, pCO_2, pO_2/Sättigung, Standardbikarbonat, Base Excess, Hb, BZ, Natrium, Kalium, Kalzium, Laktat, Bili, evtl. Met-Hb

- Normwerte und Interpretation entsprechen den Werten bei Erw. (bis auf Bili! Bei NG physiol. erhöht bis 20 mg/dl).

„Infektionslabor"

- **Diff-BB:**
  - Leukozytose mit überwiegend granulozytären Zellen und Linksverschiebung (Stabkernige) → bakt. Inf.
  - Leukopenie, Anämie, Thrombopenie → bei schlechtem AZ. Verdächtig für Spätphase (drohende Sepsis). Warnzeichen!
- **CRP:** Akute-Phase-Protein; steigt erst mit Latenz von bis zu 24 h an.

Ein neg. CRP schließt eine schwerwiegende Inf. in der Frühphase nicht aus!

- Interleukin (IL-) 6/8: Infektionsparameter, die sehr rasch (Frühphase) ansteigen, ihre Maxima in den ersten 8 h erreichen und rasch abfallen.
- Procalcitonin (PCT): steigt ebenfalls bereits in Frühphase an
- Urinstatus: immer bei V. a. HWI; möglichst Spontanurin, bei Sgl. schwierig (Beutelurin oder Katheterurin).

Bildgebende Diagnostik

Grundsätzliches Viele Fragestellungen lassen sich mittels Ultraschalluntersuchung klären.

Sonderfall
Solange die große Fontanelle noch offen ist, ist ein standardisiertes Schädel-Sonographie inkl. transkranieller Doppler-Sonographie möglich.

- Es sind besondere Schallköpfe und viel Erfahrung erforderlich.
- Klären, in welchem Rahmen in der Notfallambulanz päd. Ultraschalluntersuchungen möglich sind.
- Rö-Aufnahmen und/oder CT-Untersuchungen sind im Kindesalter nur streng indiziert durchzuführen. Gerade bei Kindern muss auf Gonadenschutz und die Einhaltung von Strahlenschutzrichtlinien geachtet werden.

NG und Sgl. mit neurol. Auffälligkeiten müssen umgehend schädelsonografisch abgeklärt werden.

Indikationen zur Ultraschalluntersuchung

- **ZNS:** NG/Sgl.: standardisiertes Schädel-Sono (koronar/parasagittal), auch transkraniell inkl. Doppler-Sono. *Fragestellung:* Blutung, Fraktur, Raumforderung, Meningitis, Z. n. Krampfanfall
- **Abdomen:** in jedem Alter möglich. *Fragestellung:* Organgröße, Organparenchymstruktur, freie Flüssigkeit, Enteritis, Invagination, Appendizitis, Ileus, Volvulus. Insbes. bei stumpfem Bauchtrauma auch ohne äußerliche Prellmarken

- **Echokardiografie:** in jedem Alter, nur durch erfahrene Kollegen. *Fragestellung:* normale Anatomie- und Flussverhältnisse, Herzinsuff., kardiale Funktion
- **Hüfte:** in jedem Alter bei Bewegungseinschränkung. *Fragestellung:* Erguss (Coxitis fugax)
- **Thorax:** bei V. a. Pleuraerguss

Indikationen zur Röntgenuntersuchung
- **Thorax:** in jedem Alter. *Fragestellung:* pneumonische Infiltrationen, Erguss, Atelektase, Obstruktion, insbes. bei seitendifferentem Atemgeräusch z. A. Pneumothorax oder bei. V. a. Fremdkörperingestion
- **Abdomen:** in jedem Alter. *Fragestellung:* Ileus (Spiegelbildung), Perforation (freie Luft), Fremdkörper?

! Die Ind. zur Abdomenübersichtsaufnahme sollte nur in Zusammenarbeit mit einem Facharzt für (Kinder-)Chirurgie gestellt werden, und zwar erst nach einer fachärztlichen körperl. Untersuchung.

- **Bewegungsapparat:** bei Trauma/Bewegungseinschränkung in Absprache mit dem diensthabenden (Kinder-)Chirurgen

22.8 Das kranke Neugeborene

!
- NG **niemals** im Ambulanzbereich warten lassen.
- Am Anfang der eigenen Kliniktätigkeit **immer** fachärztliche Mitbeurteilung veranlassen.
- Eltern, die ihr NG nachts in einer Klinik vorstellen, sind **immer** ernst zu nehmen.

Die Einschätzung eines NG setzt Kenntnisse über anatomische und physiol. Besonderheiten dieser Altersstufe voraus. Grundvoraussetzungen sind Interpretation und Kenntnisse der Inhalte von Mutterpass und Kindervorsorgeuntersuchungen U1 und U2.

22.8.1 Anamnese

Mutterpass
- Vorerkr. der Mutter, Medikamenteneinnahme, Blutgruppe (Rh-Prophylaxe), HBsAg-Status, Röteln-Titer, HIV, Chlamydien, Lues. Nicht regelhaft: Serologien (z. B. Toxoplasmose, CMV). Vorzeitiger Blasensprung? Gestationsdiabetes?
- Vaginalabstrich auf Gruppe-B-Streptokokken (SSW 35–37)

U1 (1. Lebensstunde)
- Schwangerschaftswoche
- Geburtsmodus (spontan, Sectio, Vakuumextraktion, Forcepsentbindung)
- Apgar-Werte, Nabelschnurarterien-pH (< 7,0 pathologisch, 7,0–7,15 kontrollbedürftig)

- Geburtsgewicht, Körperlänge, Kopfumfang
- Vit.-K-Prophylaxe

U2 (3.–10. Lebenstag)

- Hörtest erfolgt? Sättigungsscreening erfolgt?
- Stoffwechselscreening, evtl. erweitertes Stoffwechselscreening erfolgt?
- Auffällige Untersuchungsbefunde? Einträge des Kinderarztes?
- Zweite Vitamin-K-Prophylaxe erfolgt?
- Gewichtsverlauf?
- Evtl. Bilirubinwerte?

Fragen, unabhängig vom Grund der ambulanten Vorstellung:

- Welche Nahrung?
- Gewichtsverlauf?
- Hebammenbetreuung?
- Wann ist das Kind zuletzt von Kinderarzt/Hebamme gesehen worden?

22.8.2 Symptome

> **!** NG mit Fieber oder Untertemp., Dyspnoe, Erbrechen oder Bauchschmerzen müssen immer stat. aufgenommen und umgehend fachärztlich untersucht werden.

Red Flags beim Neugeborenen (▶ 22.1):

- Tachypnoe
- Zyanose
- Verlängerte Rekapillarisierungszeit
- Zeichen der Exsikkose
- Fieber, Untertemperatur
- Trinkschwäche, Trinkverweigerung
- Erbrechen
- Blutige Stühle
- Apathie
- Unstillbare Schreiattacken
- Auffälliges Bewegungsmuster, Krampfanfälle nicht auszuschließen

Hinter diesen Symptomen können sich folgende schwerwiegende Erkr. verbergen:

- Late-Onset-Sepsis mit/ohne Meningitis (▶ 22.9.1), Urosepsis
- Angeborene Herzfehler (Herzgeräusch? Leistenpulse? Laktatazidose?)
- Angeborene Stoffwechselerkr. (Ergebnisse Stoffwechselscreening? Laktatazidose? Hyper-/Hypoglykämie?)
- RS-Virusinf.
- Herpesenzephalitis
- Angeborene gastrointestinale Fehlbildungen (US-Abdomen, Rö Thorax)
- Vit.-K-Mangelblutungen (Nabelbluten? BGA mit Hb, Gerinnungsparameter, ZNS-Sono)
- Intrazerebrale Blutungen bei angeborenen Gerinnungsstörungen (Gerinnungsanalytik, Sono-ZNS, BGA mit Hb)
- Trauma
- Kindesmisshandlung (▶ 23)
- Intoxikation

22.8.3 Vorgehen

NG, die mit Red-Flag-Symptomen vorgestellt werden, sind echte **Notfälle** und müssen sofort in fachärztliche Betreuung.

Führende DD bei Zustandsverschlechterung eines NG ist bis zum Beweis des Gegenteils die **Sepsis.** Laborwerte geben wichtige Informationen, sollten aber notwendige ther. Maßnahmen (Antibiotikather.) nicht verzögern.

Prozedere

- Pulsoxymetrie an den unteren Extremitäten, BGA mit Laktat
- **Bei drohender respir. Insuff. → Info Anästhesie sofort, dann Info Kinderklinik**
- Körperl. Untersuchung mit Gewichts- und Temp.-Bestimmung, i.v. Zugang mit Blutentnahme (Diff-BB, Blutkultur, Serum-E'lyte, Krea, Harnstoff, CRP, Il-6, [PCT], Leberwerte, Ammoniakbestimmung, evtl. Gerinnungsparameter), Uringewinnung, evtl. Magenablaufsonde
- Immer richtig: 120 ml/kg KG/d Vollelektrolytlsg. mit 10 % Glukose ansetzen, kalkulierte Antibiotikather. beginnen
- Keine LP vor Hirn-Sono, Blutbild und optimalerweise Gerinnungsanalytik
- Abhängig von den Möglichkeiten der eigenen Klinik und der eigenen Erfahrung: Sono, Echokardiografie, Rö Thorax
- Transport in Kinderklinik mit ärztlicher Begleitung nach Voranmeldung

22.8.4 Neugeborenenikterus

- Abhängig von SSW und Lebensalter ist eine Erhöhung des indirekten Bilirubin physiol. *Faustregel:* Gesamt-Bilirubin > 20 mg/dl (340 mmol/l) muss abgeklärt/ therapiert werden, zusätzliche Hämolyse? Hinweise auf BG-Unverträglichkeit? Sepsis?
- Diagnostik: BGA-Bestimmung, bei Serumbestimmung immer direktes Bilirubin mitbestimmen z. A. Gallengangserkr. *Faustregel:* Anteil direktes Bili am Gesamt-Bilirubin < 10 % bzw. < 2,0 mg/dl (34 mmol/l)
- Vorsicht: Trinkschwäche ist häufiges klin. Symptom eines NG-Ikterus

Info

Therapiegrenzen bei Hyperbilirubinämie s. AWMF Leitlinie 024/007 (ist zwar abgelaufen, die Werte sind aber nach wie vor gebräuchlich).

22.9 Häufige pädiatrische Krankheitsbilder

22.9.1 ZNS

Meningitis/Enzephalitis

Ätiologie

- Meist bakt. oder virale Erreger, sehr selten Pilze oder Parasiten

22

- Komplikationen bei Otitis media, Liquorfistel, implantierten Shunt-Systemen, Kochlea-Implantaten

Klinik

- Schlechter AZ, Kopfschmerzen, Somnolenz, Berührungsempfindlichkeit
- Meningismus (kann insbes. bei kleinen Kindern fehlen), Krampfanfälle
- Hyperthermie, Hypothermie
- Petechien

Diagnostik

- Anamnese, Vorerkr., Kontakt zu kranken Kindern
- Vollständige körperl. Untersuchung, Kind komplett entkleiden
- Blutentnahme mit Blutkultur, Diff-BB, CRP, BGA, BZ, Laktat, Krea, Harnstoff, GOT, GPT, Bili, LDH, Gerinnung
- Liquorpunktion mit Liquorstatus, Liquorkultur und Virusdiagnostik (PCR)

> **!**
> - **Bei schlechtem AZ Ther. nicht durch Diagnostik verzögern, im Zweifelsfall antibiotische und antivirale Ther. beginnen und Liquorpunktion später durchführen!**
> - **Nach Behandlung eines Kindes mit Meningokokkeninfektion auch an Umgebungsprophylaxe des betreuenden Teams denken.**

Therapie

- Antibiotische Ther.: Cefotaxim 200 mg/kg KG/d in 3 ED i. v., bei NG und Sgl. < 6 Wo. + Gentamicin 5 mg/kg KG in 1 ED i. v.
- Bei jeglichem V. a. Herpesinfektion zusätzlich antivirale Ther.: Aciclovir 60 mg/kg KG/d in 3 ED i. v.
- Bei Krampfanfall z. B. Diazepam rektal (▶ 22.9.1)
- Stationäre Überwachung, nach Stabilisierung ggf. Transport in Kinderklinik

Differenzialdiagnosen

- Sepsis
- Sonnenstich
- Migräne

Zerebraler Krampfanfall

Ätiologie

- Unkomplizierter oder komplizierter Fieberkrampf
- Zerebraler Krampfanfall bei fieberhafter Meningitis oder Enzephalitis (≠ Fieberkrampf)
- Afebriler zerebraler Krampfanfall
- Krampfanfall bei bekannter Epilepsie
- Affektkrampf

Klinik

- **Unkomplizierter Fieberkrampf:** Alter 6 Mon. bis 5 J., generalisierter tonisch-klonischer Anfall, spontanes Sistieren nach max. 10 Min., Fieber > 38,5 °C (häufig fällt Temp. erst nach Krampfanfall auf).
- **Komplizierter Fieberkrampf:** Alter < 6 Mon. oder > 5 J., fokaler Anfall, Dauer > 15 Min., mehrere Krämpfe innerhalb 24 h. **Cave:** Bereits bei einem dieser Kriterien gilt der Fieberkrampf als kompliziert.

- **Zerebraler Krampfanfall bei Meningitis/Enzephalitis:** kann klinisch ähnlich wie Fieberkrampf (unkompliziert oder kompliziert) erscheinen, in der Diagnostik findet man jedoch spezifische Ursache.
- **Afebriler zerebraler Krampfanfall:** in jedem Alter möglich, generalisierter oder fokaler Anfall, Dauer unterschiedlich.
- **Krampfanfall bei bek. Epilepsie:** je nach Grunderkr. unterschiedliche klin. Erscheinungsformen.
- **Affektkrampf:** meist im Kleinkindalter, generalisierter Anfall häufig mit Zyanose, Sekunden bis wenige Minuten, typische Anamnese mit ausgeprägtem Schreien und Anhalten des Atems bis zur Bewusstlosigkeit.

> **!** Der Begriff Status epilepticus bezeichnet einen prolongierten Krampfanfall von > 5 Min. Dauer, sagt jedoch noch nichts über dessen Ursache aus.

22

Diagnostik

- Genaue Anamnese: Dauer des Anfalls, Hinweise auf Seitendifferenz. Erster oder wiederholter Anfall? Welche Medikamente wurden bereits gegeben (von Eltern oder Rettungsdienst)? Insbes. bei bekannter Epilepsie kennen sich die Eltern i. d. R. sehr gut aus und können genau über bereits bekannte und erstmalig aufgetretene Symptome berichten.
- Temp. immer rektal nachmessen. Beim Fieberkrampf ist vorher häufig kein Infekt bekannt, da der Krampfanfall im ersten Fieberanstieg auftritt.
- Blutentnahme mit Blutkultur, Diff-BB, CRP, E'lyte, BZ, Laktat, BGA.
- Bei jeglicher Unsicherheit über bestehenden Hirndruck CT oder MRT erwägen, ggf. Rücksprache mit nächster Kinderklinik.
- Bei offener Fontanelle Schädel-Sono.
- Bei kompliziertem Fieberkrampf und jeglichem V. a. Meningitis oder Enzephalitis immer Liquorpunktion mit Liquorstatus, Liquorkultur und Virusdiagnostik.

Therapie

Krampfanfall durchbrechen:

- *1. Stufe (ZNA):*
  - Ohne i. v. Zugang: Midazolam nasal oder bukkal 0,3 mg/kg KG oder Diazepam rektal (Rektiole) 5 mg (< 15 kg KG) oder 10 mg (> 15 kg KG)
  - Mit i. v. Zugang: Lorazepam i. v. 0,1 mg/kg KG (max. 4 mg) oder Midazolam i. v. 0,15 mg/kg KG (max. 7,5 mg) oder Diazepam i. v. 0,2 mg/kg KG (max. 10 mg)
- *2. Stufe (vollständiges Monitoring, ggf. Intensivstation):*
  - Levetiracetam i. v. 40–60 mg/kg KG (max. 4,5 g) über 15 Min., fraktioniert
  - Phenytoin i. v. 20 mg/kg KG (max. 1,5 g) über 20 Min. oder Valproinsäure i. v. 40 mg/kg KG (max. 3 g). über 15 Min.
  - Phenobarbital i. v. 20 mg/kg KG über 20 Min.
- *3. Stufe: (nur unter Bereitschaft zum erweiterten Atemwegsmanagement, Intensivstation obligat)*
  - Midazolam Bolus 0,2–0,5 mg/kg KG, dann Dauertropfinfusion 0,3–1,8 mg/kg KG/h oder Thiopental- oder Propofolnarkose

Fieber senken:

- Paracetamol 10–15 mg/kg KG/ED p. o. oder Supp., max. 60 mg/kg KG/d in 3–4 ED

- Ibuprofen 10 mg/kg KG/ED p. o. oder Supp., max. 30 mg/kg KG/d in 3 ED
- Metamizol 10 mg/kg KG/ED i. v., max. 40 mg/kg KG/d in 4 ED

Unkomplizierter Fieberkrampf: Krampfanfall bei Vorstellung in Klinik meist schon vorbei, daher lediglich Ursache für Fieber suchen (meist banaler Infekt, Otitis, Tonsillitis etc.). Stationäre Überwachung, bis Kind fieberfrei ist, da es im Verlauf zu erneuten Krampfanfällen kommen kann, dafür ggf. Überweisung in nächste Kinderklinik. Bei typischer Anamnese und stabilem AZ keine weitere Diagnostik notwendig, ggf. vor Entlassung EEG.

Komplizierter Fieberkrampf/Krampfanfall bei Meningitis/Enzephalitis: nach Durchbrechen des Krampfanfalls nach Ursache suchen, Schädel-Sono, ggf. Schädel-MRT, EEG, großzügig antibiotische und antivirale Ther. beginnen (siehe oben, Meningitis/Enzephalitis).

Afebriler zerebraler Krampfanfall: nach Stabilisierung neuropädiatrische Diagnostik mittels EEG, Schädel-Sono, ggf. MRT, ggf. Stoffwechseldiagnostik.

Affektkrampf: bei typischer Anamnese keine weitere Diagnostik notwendig, Aufklärung der Eltern über Harmlosigkeit. Bei Unsicherheit ggf. stationäre Aufnahme zur Überwachung und Dokumentation des nächsten Ereignisses.

22

> ! Nach jedem Krampfereignis ist es empfehlenswert, das Kind nach Stabilisierung zur weiteren Diagnostik und Überwachung in die nächste Kinderklinik zu verlegen.

Differenzialdiagnosen

- Konvulsive Synkope (Jgl.)
- Kardiale Synkope (selten)
- Psychogene Krampfanfälle (selten)

Schädelprellung/Schädel-Hirn-Trauma

> AWMF Leitlinie 024/008 Schädel-Hirn-Trauma (SHT) im Kindesalter.

Ätiologie

- Banale Verletzungen, bei Sgl. Sturz vom Wickeltisch oder vom Sofa
- Verkehrsunfälle: Fahrrad/Auto, Fußgänger/Auto

Klinik

- **Schädelprellung:** keine Bewusstlosigkeit, keine neurol. Auffälligkeiten, kein Erbrechen
- **Leichtes SHT (Commotio cerebri):** GCS 15–13, kurze Bewusstseinsstörung bis max. 10 Min., retrograde Amnesie, Übelkeit und Erbrechen
- **Mittelschweres SHT (Contusio cerebri):** GCS 12–9, Bewusstlosigkeit > 10 Min., spätere Schäden nicht auszuschließen
- **Schweres SHT (Compressio cerebri):** GCS < 9, Bewusstlosigkeit > 60 Min.

Diagnostik

- Indikation für Schockraumanmeldung prüfen, idealerweise schon bei Ankündigung (▶ 22.4)

- Genaue Anamnese zu Unfallhergang (beobachtet/nicht beobachtet), Bewusstlosigkeit, anschließendem Verhalten (viel Schreien, Trinkverweigerung, Erbrechen etc.).
- Vollständige körperl. und neurol. Untersuchung, Kind komplett entkleiden, Hinweise auf weitere Verletzungen.
- Bei aktuellen neurol. Symptomen zerebrale Bildgebung erwägen, CT oder Notfall-MRT, bei Sgl. immer vorher Schädel-Sono.

! **Bei unauffälliger Neurologie schließt eine unauffällige Bildgebung eine Verschlechterung in den nächsten Stunden nicht aus.**

- Ein natives Rö-Bild des Schädels ist immer kontraindiziert, da es keine relevante Information liefert. Entweder initial keine Bildgebung und engmaschige klin. Überwachung oder zerebrale Bildgebung mittels CT oder Notfall-MRT.
- Neurologische Einschätzung nach dem **AVPU-Score** (▶ 22.4) → Eine Einstufung als P oder U ist einem CGS < 9 gleichzusetzen und erfordert entsprechende Maßnahmen.

22

Therapie

- **Schweres SHT:** Sicherung der Vitalfunktionen und Hinzuziehen erfahrener chir. und anästhesiol. Kollegen, ggf. Verlegung in Kinderklinik der Maximalversorgung mit Kinderneurochirurgie.
- **Mittelschweres SHT:** zerebrale Bildgebung, bei Auffälligkeiten spez. Ther., wenn unauffällig, stationäre Überwachung mit engmaschiger Reevaluation, initial ¼-stdl. Pupillenkontrollen.
- **Leichtes SHT:** bei gutem AZ stationäre Aufnahme und engmaschige Reevaluation, initial ¼-stdl. Pupillenkontrollen. Bei jeglicher Auffälligkeit zerebrale Bildgebung.
- **Schädelprellung:** Bei sicher vollkommen unauffälliger neurol. Untersuchung ist nach Aufklärung der Eltern ambulante Überwachung möglich. Bei jeglicher Unsicherheit stationäre Überwachung für 24 h, ggf. Überweisung in nächste Kinderklinik zur Mitbeurteilung.

Differenzialdiagnosen Meist klare Anamnese und klares Verletzungsmuster. Bei unklarer Anamnese oder wechselnden Aussagen der Eltern immer stationäre Überwachung zur weiteren Beobachtung.

22.9.2 Atemwege

Fremdkörperaspiration

Häufiger Notfall bei Kindern, häufig Nahrungsmittelstückchen oder kleine Spielzeugteile. Typische Anamnese mit plötzlichem Husten und Zyanose beim Essen oder Spielen, häufig aber auch keine Anamnese erinnerlich.

Vorgehen je nach Zustand des Kindes ▶ Abb. 22.18

- **Bei wachem Kind und effektivem Husten:** Kind beruhigen und zum Husten ermutigen.
- **Bei ineffektivem Husten** (stilles, leises Husten, Zyanose, keine suffiziente Einatmung möglich) und **erhaltenem Bewusstsein:** 5 Rückenschläge zwischen die Schulterblätter, dafür Sgl. und kleine Kinder übers Knie legen.

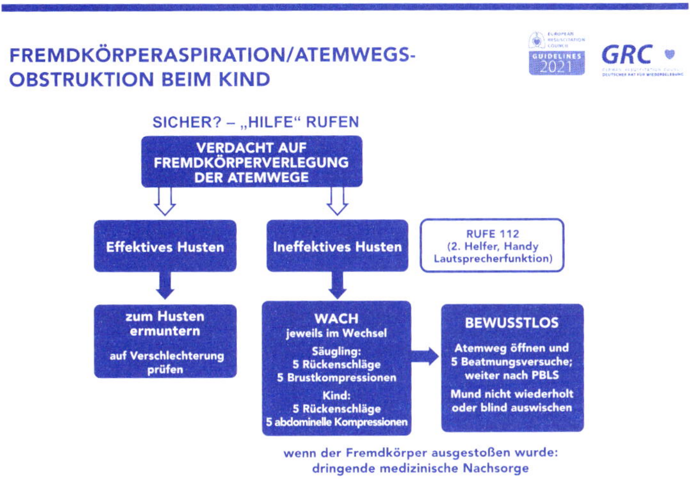

Abb. 22.18 Fremdkörperaspiration/Atemwegsobstruktion beim Kind oder auch: FBAO. © German Resuscitation Council (GRC) und Austrian Resuscitation Council (ARC) 2021 [F781–041]

Anschließend umdrehen und beim Sgl. 5 Thoraxkompressionen (Druckpunkt wie bei kardiopulmonaler Reanimation, aber schärfer und mit geringerer Frequenz), beim älteren Kind (> 1 J.) 5 abdom. Kompressionen (Heimlich-Manöver) durchführen. Ziel jeder Kompression ist es, den Fremdkörper nach oben zu befördern.

- **Bei bewusstlosem Kind:** Kind auf harte Unterlage legen und kardiopulmonale Reanimation durchführen (▶ 22.3)

Akute stenosierende Laryngotracheobronchitis (Pseudokrupp)

Ätiologie

- Schwellung der subglottischen Schleimhaut
- Meist in Zusammenhang mit banalen viralen Inf.

Klinik

- Prädilektionsalter 6 Mon. bis 3 J.
- Auftreten meist nachts
- Bellender Husten, inspir. Stridor
- Einteilung:
  - **Leicht:** Husten, Stridor, Dyspnoe nur bei Aufregung
  - **Mittel:** Stridor in Ruhe, keine Zyanose
  - **Schwer:** Stridor, Dyspnoe in Ruhe, Zyanose, Blässe

Diagnostik

- Klin. Untersuchung bei eindeutiger Klinik auf Minimum beschränken, da Aufregung die Symptome verstärkt
- Keine Racheninspektion, keine Blutentnahme
- Temp. messen (ggf. durch Mutter durchführen lassen)

22

Therapie
- Beruhigung von Kind und Eltern, Kind nicht von Eltern trennen
- Frischluftzufuhr
- In jedem Stadium Prednisolon rektal 100 mg absolut oder Prednisolon p. o. 2 mg/kg KG
- Ab mittlerem Stadium Inhalation mit Epinephrin 1 : 1.000 (pur) 1–2 ml, ggf. wdh., Monitorüberwachung, anschließend stationäre Überwachung oder Überweisung in nächste Kinderklinik
- Bei schwerem Stadium Intensivüberwachung, erweitertes Atemwegsmanagement durch erfahrenen Pädiater oder Anästhesisten planen

Differenzialdiagnosen
- Epiglottitis (Erreger meist HiB, daher bei geimpften Kindern sehr selten)
- Bakterielle Tracheitis
- Fremdkörperaspiration
- Allergische Reaktion

Obstruktive Atemwegserkrankungen

Ätiologie
- Virale Inf., z. B. RS-Virus
- Bekanntes Asthma bronchiale

Klinik
- Husten, trocken oder feucht
- Pfeifendes Atemgeräusch, Giemen und Brummen
- Verlängertes Exspirium, thorakale Einziehungen, Nasenflügeln

Diagnostik
- Anamnese, erstmalige oder rezid. Symptome, erkrankte Geschwister oder Freunde
- Pulsoxymetrie
- Auskultation: Atemgeräusche seitengleich, Giemen und Brummen
- Ggf. Rö Thorax, insbes. bei seitendifferentem Atemgeräusch
- Blutentnahme mit Diff-BB, BGA und CRP

Therapie
- Sauerstoffgabe über Maske mit Reservoir
- Inhalation mit Salbutamol Dosieraerosol 2–4(–6–8) Hübe über Spacer, alternativ Salbutamol 0,5 % 10–20 Trpf. als Feuchtinhalation
- Inhalation mit Ipratropiumbromid-Dosieraerosol 2–4 Hübe über Spacer
- Ggf. zusätzlich Inhalation mit Epinephrin 1 : 1000 (pur) 1–2 ml, kann synergistisch wirken
- Ggf. Dauerinhalation
- Prednisolon 2 mg/kg KG i. v./p. o. oder Prednisolon rektal 100 mg absolut
- Bei Sgl. und Kleinkindern großzügige Ind. zur stationären. Überwachung oder weiteren päd. Abklärung, insbes. bei Pulsoxymetrie < 96 %

> Im Schlaf häufig weiterer Abfall der Oxygenierung.

Differenzialdiagnosen
- (Broncho-)Pneumonie
- Fremdkörperaspiration
- Allergische Reaktion

(Broncho-)Pneumonie

Ätiologie

- Bei Kindern häufiger Bronchopneumonie als klassische Lobärpneumonie
- Virale oder bakt. Inf.
- Bei älteren Kindern auch atypische Erreger (Mykoplasmen, Chlamydien)

Klinik

- Husten, Tachydyspnoe, thorakale Einziehungen, Nasenflügeln, Rasselgeräusche
- Fieber, Blässe, Tachykardie
- Ggf. obstruktives Atemgeräusch

Diagnostik

- Pulsoxymetrie
- Auskultation: Seitendifferenz, Obstruktion, Rasselgeräusche
- Blutentnahme mit Blutkultur, Diff-BB, BGA, CRP
- Rö Thorax

Therapie

- Sauerstoffgabe über Maske mit Reservoir
- Bei Obstruktion Inhalation (s. oben)
- Stationäre Aufnahme bei schlechtem AZ, Sgl. < 6 Mon., Tachydyspnoe mit Sauerstoffbedarf, Pleuraerguss oder ausbleibender Besserung unter bereits etablierter oraler Ther.
- Antibiotische Ther.:
  - **NG:** Ampicillin 150 mg/kg KG/d in 3 ED i. v. + Gentamicin 5 mg/kg KG/d in 1 ED i. v. (ggf. + Cefotaxim 100 mg/kg KG/d in 3 ED i. v.)
  - **Sgl.:** Cefuroxim 100 mg/kg KG/d in 3 ED i. v.
  - **Kleinkinder:** Amoxicillin 80–100 mg/kg KG/d in 3 ED p. o. oder Cefuroximaxetil 30 mg/kg KG/d in 2 ED p. o., bei schwerem Verlauf Cefuroxim 100 mg/kg KG/d in 3 ED i. v.
  - **Schulkinder:** bei akutem Beginn Amoxicillin oder Cefuroxim (s. o.), bei schleichendem Verlauf Clarithromycin 15–20 mg/kg KG/d in 2 ED p. o. oder Azithromycin 10 mg/kg KG/d in 1 ED p. o.

Differenzialdiagnosen

- Infekt der oberen Atemwege
- Fremdkörperaspiration
- Allergische Reaktion
- Pneumothorax

22.9.3 Gastrointestinaltrakt

Ingestion/Intoxikation

Ätiologie

- Meist akzidentell bei Kleinkindern: Pflanzen, Tabletten, Zigaretten, Haushaltsreiniger etc.
- Bewusster Drogenkonsum bei Jgl.: Alkohol, Marihuana, Tee aus giftigen Pflanzen (Fingerhut)
- Suizidale Absicht bei Jgl.: Paracetamol, Ibuprofen, Benzodiazepine, evtl. in Komb. mit Alkohol

Klinik Sehr unterschiedlich von völlig unbeeinträchtigt bis komatös.

Diagnostik

- Genaue Anamnese: Alter, Gewicht, Uhrzeit der Ingestion, Menge der ingestierten Substanz, sicherer oder nur vermuteter Vorfall
- Vollständige körperl. Untersuchung mit Erhebung der Vitalparameter: HF, AF, Blutdruck, Pulsoxymetrie
- Wenn möglich, Tablettenschachtel, Pflanzenteile, Erbrochenes etc. vorlegen lassen
- Immer Rücksprache mit Giftnotrufzentrale, z. B. Berlin 030/19240

Differenzialdiagnosen Zerebrale Inf., psychiatrische Erkr., Kindesmisshandlung.

Therapie

- Kein Erbrechen induzieren: so gut wie nie indiziert und eher Gefahr der Aspiration
- **Keine Magenspülung!!**
- Medizinische Kohle oral ist meist ausreichend: 1 g/kg KG p. o.
- Bei Ingestion von schaumbildenden Substanzen Dimeticon 0,5 mg/kg KG p. o.
- Anweisungen der Giftnotrufzentrale zu Überwachung und Ther. befolgen
- **Alkohol:** Monitorüberwachung, venösen Zugang legen, BZ messen, Rehydratation mit balancierter Vollelektrolytlsg., ggf. + Zusatz von 5 % Glukose. Intensivüberwachung bei GCS < 9
- **Nikotin/Ingestion von Zigaretten:** Unterscheide zwischen Zigarettentabak und Kippen (kondensiertes Nikotin!). Ungefährlicher Bereich für Kinder:
  - 6–9 Mon.: < ⅓ Zigarette
  - 9–12 Mon. ⅓–¾ Zigarette
  - 1–5 J. ½–1 Zigarette
  - 6–12 J. ¾–1½ Zigaretten
  - > 12 J.: 1–2 Zigaretten
  - Ind. zur Kohlegabe erst ab höhergradiger Ingestion
- **Paracetamol:** Leberschäden ab 250 mg/kg KG, Ther. ab 150 mg/kg KG ingestiertem Paracetamol. Paracetamol-Spiegelbestimmung 4 und 16 h nach Ingestion. Antidot Acetylcystein: 150 mg/kg KG in 15 Min. i. v., dann 50 mg/kg KG in 4 h i. v., dann 100 mg/kg KG in 16 h i. v. Bei jeglicher Unklarheit über aufgenommene Menge Therapie beginnen und bis zum Erhalt des ersten Spiegels fortführen.

Obstipation

Ätiologie

- Ballaststoffarme Ernährung
- Mangelnde Trinkmenge
- Angeborene intestinale Stenosen, z. B. Morbus Hirschsprung

Klinik

- Häufig starke Bauchschmerzen, auch kolikartig möglich
- Letzter Stuhlgang vor mehreren Tagen, manchmal auch regelmäßiger Überlaufstuhl

Diagnostik

- Genaue Anamnese, Ess- und Trinkgewohnheiten, bekannte Obstipationsneigung
- Kind wirkt nicht schwer krank: rektale Untersuchung nur in Einzelfällen erforderlich

- Tastbare Stuhlwalzen im Unterbauch
- Abdomen-Sono: stuhlgefülltes Rektum und stuhlgefüllte Darmschlingen darstellbar, keine sonstigen Auffälligkeiten

Therapie
- Abführende Maßnahmen: Microklist® (Sgl.), Klistier (ältere Kinder), abwarten, bis Wirkung eintritt (10–30 Min.), Kinder danach häufig vollständig beschwerdefrei.
- Bei chron. Beschwerden Vorstellung beim Kinderarzt zur weiteren Abklärung und Ernährungsberatung empfehlen.

Differenzialdiagnosen Alle Ursachen für akutes Abdomen, insbes. Appendizitis.

Appendizitis

Ätiologie Ursache unbekannt, kann in jedem Alter auftreten.

Klinik
- Kind wirkt krank
- Akute Bauchschmerzen, primär epigastrisch, im Verlauf im re Unterbauch
- Erbrechen, Obstipation, Diarrhö
- Fieber

22

> **!** Bei atypischer Lage der Appendix auch andere Lokalisationen möglich, bei kleinen Kindern generell häufig keine genaue Lokalisation möglich.

Diagnostik
- Anamnese und vollständige körperl. Untersuchung
- Abdomenuntersuchung: lokale Abwehrspannung, Druckschmerz im re. Unterbauch (McBurney- und Lanz-Punkt), kontralateraler Loslassschmerz
- Psoasdehnungsschmerz
- Einbeinhüpfen nicht möglich
- Blutentnahme mit Diff-BB (Leukozytose), CRP, E'lyte, Krea
- Urinstatus
- Abdomen-Sono durch erfahrenen Radiologen (schwierige Diagnose)

Therapie
- Bei sicherer Diagnose Appendektomie
- Bei Unsicherheit und stabilem AZ stationäre Aufnahme, abführende Maßnahmen (Klistier) und engmaschige Reevaluation, ggf. Verlegung in nächste Kinderklinik mit kinderchir. Abteilung

Differenzialdiagnosen Alle Ursachen für akutes Abdomen, insbes. Obstipation und Invagination.

Gastroenteritis

Ätiologie
- Virale Inf.: Rotaviren, Noroviren, Adenoviren etc.
- Bakt. Inf.: Salmonellen, Shigellen, Yersinien, *E. coli, Campylobacter* etc.

Klinik
- Rezid. Erbrechen und Diarrhö
- Trinkverweigerung
- Exsikkose, Gewichtsverlust

Diagnostik

- Anamnese, Kontakt zu erkrankten Kindern
- Bei schlechtem AZ Blutentnahme mit Diff-BB, BGA, E'lyte, CRP, Krea, BZ, Laktat
- Urinstatus
- Stuhlkultur auf die genannten Erreger
- Abdomen-Sono z. A. anderer Ursachen
- Bei Unsicherheit großzügige Ind. für (kinder-)chir. Konsil

Therapie

- Bei gutem AZ orale Rehydratation, ggf. ambulant möglich
- Dimetinden rektal (sedierend): 40 mg 1×/d (8–15 kg KG), 70 mg 1×/d (15–25 kg KG), 70 mg 2×/d (> 25 kg KG)
- Bei Exsikkose oder anhaltendem Erbrechen und Trinkverweigerung stationäre Aufnahme und parenterale Rehydratation

Differenzialdiagnosen

- Appendizitis
- Invagination
- Meningitis/Enzephalitis
- Migräne
- Hirndruck (morgendliches Nüchternerbrechen, keine Diarrhö)

Dehydratation

Ätiologie

- Gastrointestinaler Infekt mit Flüssigkeitsverlust über Erbrechen oder Diarrhö
- Trinkverweigerung bei fieberhaftem Infekt o. a. Grunderkr.
- Diab. insipidus (hypertone Dehydratation)

Klinik

- Schlechter AZ, Somnolenz, verlängerte Rekapillarisierungszeit
- Erbrechen, Diarrhö, Trinkverweigerung
- Trockene Schleimhäute, stehende Hautfalten, Oligurie oder Anurie (trockene Windel)
- Tachykardie, art. Hypotonie
- Gewichtsverlust

Diagnostik

- Anamnese und vollständige klin. Untersuchung
- HF, Rekapillarisierungszeit, ggf. Blutdruck
- Blutentnahme mit BGA, Diff-BB, Natrium, Kalium, BZ, Krea, Laktat, CRP, Serumosmolalität; bei schwierigen Venenverhältnissen zumindest kapilläre BGA
- Urinstatus, Urinosmolalität

Therapie

- **Basisbedarf an Flüssigkeit:** 100 ml/kg KG/d für das 1.–10. Kilogramm + 50 ml/kg KG/d für das 11.–20. Kilogramm + 25 ml/kg/d für jedes weitere Kilogramm.
- Bei gutem AZ möglichst enterale Rehydratation, z. B. mittels Magensonde oder kontinuierlich kleine Mengen per Löffel anbieten: Glukose-E'lyt-Lsg. (z. B. Oralpädon®) oder gesüßter Tee.

- Bei schlechterem AZ oder anhaltendem Erbrechen stationäre Überwachung und parenterale Rehydratation:
  - **Normotone Dehydratation (Serum-Na 130–150 mmol/l):** Flüssigkeitsdefizit in Liter = 1 (Serum-Na/140) × 0,6 × kg KG. Zufuhr des Basisbedarfs und Flüssigkeitsdefizit in 24 h mittels balancierter Vollelektrolytlsg. ausgleichen.
  - **Hypotone Dehydratation (Serum-Na < 130 mmol/l):** Natriumdefizit = (140 – Serum-Na) × 0,6 × kg KG. Flüssigkeitsausgleich und Natriumausgleich, initial mit balancierter Volle'lytlsg., bei ausbleibender Besserung zusätzliche Natriumzufuhr, langsamen Ausgleich über 24–48 h anstreben.
  - **Hypertone Dehydratation (Serum-Na > 150 mmol/l):** langsamer Ausgleich der Natriumkonz., **max. 10–15 mmol/l/d.** Rehydratation mit balancierter Vollelektrolytlsg., bei ausbleibender Besserung evtl. Lsg. mit ¾ der aktuellen Serum-Na-Konz. Engmaschige E'lytkontrollen. Großzügig Expertenrat einholen.

- Bei zu raschem Abfall der Na-Konz. Gefahr des Hirnödems.
- Bei hypertoner Dehydratation Diab. insipidus ausschließen.

- Bei hypovolämischem Schock immer initial 10 ml/kg KG balancierte Vollelektroytlsg. als Bolus aus der Hand, ggf. wdh., bis zu 60 ml/kg KG in den ersten 15 Min. notwendig.

! Unabhängig vom Serum-Natrium ist Rehydratationsbeginn mit balancierter Vollelektrolytlsg. nie verkehrt.

Differenzialdiagnosen
- Sepsis
- Diab. mell., Ketoazidose

Invagination

Ätiologie
- Einstülpung eines proximalen Darmsegments in den angrenzenden distalen Darmanteil
- Prädilektionsstelle Invagination des Ileums in das Colon ascendens
- Prädilektionsalter 6–12 Mon.

Klinik
- Heftige kolikartige Bauchschmerzen, häufig beschwerdearme oder beschwerdefreie Intervalle
- Blutiger Schleim im Stuhl (himbeergeleeartig) (spätes Zeichen)
- Erbrechen
- Fieber
- Bei verspäteter Diagnose: Schock

Diagnostik

- Anamnese und komplette körperl. Untersuchung
- Tastbare Walze im rechten Unterbauch
- Abdomen-Sono: Kokarde darstellbar
- Ggf. Rö Abdomenübersicht (kann bei eindeutigem Sono-Befund entfallen): Spiegelbildung, distendierte prästenotische Darmschlingen, luftleere poststenotische Darmschlingen

Therapie

- Bei noch gutem AZ Verlegung in Kinderklinik mit kinderchir. Abt.
- Bei sicherer Diagnose und fehlendem Hinweis auf Perforation hydrostatische oder pneumatische Desinvagination. **Cave:** nur durch erfahrenen Kollegen bzw. erfahrenen Chirurgen oder Radiologen
- Bei V. a. Perforation Laparotomie
- Bei typischer Anamnese, aber aktuell symptomfreiem Intervall stationäre Überwachung und ggf. erneute Diagnostik bei erneuten Beschwerden

Differenzialdiagnosen Alle Ursachen für akutes Abdomen, z. B.:

- Gastrointestinale Infekte
- Obstipation
- Mechanischer oder paralytischer Ileus
- Appendizitis

22.9.4 Ketoazidose, Erstmanifestation Diabetes mellitus

Definition Gleichzeitiges Auftreten von Hyperglykämie (Blutzucker > 200 mg/dl), metabolischer Azidose (pH < 7,3 oder Bikarbonat < 15 mmol/l) und positiven Ketonen in Blut oder Urin.

Ätiologie

- Erstmanifestation Diabetes mellitus, in jedem Alter möglich
- Akute Entgleisung bei bekanntem Diabetes Typ 1 oder Typ 2

Klinik

- Polyurie und Polydipsie
- Gewichtsverlust, Exsikkosezeichen
- Übelkeit, Erbrechen, Bauchschmerzen
- Hyperventilation mit Kussmaulatmung
- Müdigkeit, Lethargie, ggf. Vigilanzminderung
- Ketongeruch

Diagnostik

- Anamnese und vollständige klin. Untersuchung, Gewichtsverlauf
- Blutentnahme mit BZ, BGA, Diff-BB, Natrium, Kalium, Kalzium, Magnesium, Phosphat, Krea, Harnstoff, Laktat, CRP, Serumosmolalität, ggf. Ketone im Blut
- Urinstatus, Ketone im Urin

Therapie

- Indikationen zur Aufnahme auf die Intensivstation:
  - Schwere Azidose (pH < 1,7 oder Bikarbonat < 5 mmol/l)
  - Vigilanzstörung
  - Alter < 5 J.
  - Hypo-/Hyperkaliämie oder andere relevante Elektrolytstörungen
- Bei stabilem AZ ggf. rasche Verlegung in Zentrum mit pädiatrischer Endokrinologie. Verlegung spätestens nach initialer Stabilisierung, zur langfristigen Betreuung.

- **Flüssigkeitsbedarf in den ersten 48 h berechnen, Ausgleich immer mit balancierter Vollelektrolytlösung:**
  - Basisbedarf: 100 ml/kg KG/d für das 1.–10. Kilogramm + 50 ml/kg KG/d für das 11.–20. Kilogramm + 30 ml/kg/d für jedes weitere Kilogramm
  - Defizit: Gewichtsverlust in % berechnen, bei 5 % Verlust zusätzlich 50 ml/kg KG/d, bei 10 % zusätzlich 100 ml/kg KG/d. Bei unbekanntem Gewichtsverlust und relevanter Klinik von 10 % Verlust ausgehen

Beispielrechnung
15 kg schweres Kind mit 10 % Gewichtsverlust.
Basisbedarf für 2 d = 2 × 1250 ml, Defizit = 1500 ml
→ Infusion von insgesamt 4000 ml in 48 h = 84 ml/h Laufgeschwindigkeit

Initialer Flüssigkeitsbolus von 10 ml/kg KG nur bei klinischen Schockzeichen, Gefahr des Hirnödems bei Bolusgaben.

- Beginn mit Flüssigkeitstherapie, kontinuierliche Überwachung der Vitalparameter, stündliche Kontrollen von BZ, BGA und E'lyten
- Frühestens 1 h nach Beginn der Flüssigkeitstherapie Start der Insulintherapie:
  - BZ > 250 mg/dl
    - Kurzwirksames Insulin als Dauertropfinfusion: 0,05 IE/kg KG/h
    - BZ-Abfall von max. 50–100 mg/dl/h anstreben, sonst Insulindosis reduzieren
  - Ab BZ < 250 mg/dl
    - Kurzwirksames Insulin als Dauertropfinfusion: 0,05 IE/kg KG/h, gleichzeitig Flüssigkeitsausgleich mit balancierter Vollelektrolytlösung + 5 % Glukose
    - Bei zu schnellem BZ-Abfall Glukosezufuhr erhöhen
- Frühzeitige Kaliumsubstitution, da das Gesamtkalium erniedrigt ist und es mit Rückgang der Exsikkose zu einer Hypokaliämie kommt. Zufuhr von 40 mmol Kalium pro 1000 ml Infusionslösung
  - Bei Hypokaliämie sofortige Kaliumsubstitution mit Beginn der Flüssigkeitstherapie
  - Bei Normokaliämie Beginn der Kaliumsubstitution mit Beginn der Insulintherapie
  - Bei Hyperkaliämie Beginn der Kaliumsubstitution mit Wiedereinsetzen der Diurese

Hirnödem
- Auftreten bei ca. 0,4–1 % der Patienten, meist innerhalb von 24 h nach Beginn der Rehydratation
- Red Flags: Neue Vigilanzstörung, Kopfschmerzen, Bradykardie, Hypertonie, Mydriasis/Anisokorie
- CCT/cMRT erwägen
- Rehydrierungsgeschwindigkeit halbieren
- Notfalltherapie mit Mannitol 15 % 0,5–1 g/kg KG i. v. über 15 Min. oder NaCl 3 % 3 ml/kg KG i. v. über 15 Min.

Differenzialdiagnosen
- Sepsis
- Dehydratation anderer Ursache

22.9.5 Supraventrikuläre Tachykardie (SVT)

Ätiologie
- Idiopathisch
- Kardial: (bisher unbek.) akzessorische Leitungsbahn, Z. n. Herz-OP, Karditis
- Extrakardial: E'lytstörungen, Intoxikationen, Infektionen

Klinik
- Plötzliche Tachykardie mit HF 180–300/Min., (meist > 220/Min.) starre HF, keine Undulation, Anhalten für Minuten bis Tage
- Insbes. bei längerem Verlauf Blässe, Unruhe, vermehrtes Schwitzen, Zyanose, Übelkeit, Erbrechen, Bauchschmerzen
- Bei kurzem Verlauf häufig sehr guter AZ ohne weitere Symptome

Diagnostik
- Beurteilung von Vigilanz, hämodynamischer Stabilität und AZ
- 12-Kanal-EKG zur Diagnostik und während gesamter Ther.: Schmalkomplextachykardie, keine sichtbare P-Welle
- Blutdruck, Rekapillarisierungszeit, Pulsoxymetrie

Therapie

Hämodynamisch stabile Pat.:
- Bei kurzen Transportwegen Pat. unter Arztbegleitung und Monitorüberwachung in Kinderklinik (möglichst mit kinderkardiol. Abt.) verlegen

> **!** Bei allen Therapieformen besteht die Gefahr des Kammerflimmerns, daher Ther. nur bei entsprechender Erfahrung bzw. in Anwesenheit erfahrener Kollegen und immer in Reanimationsbereitschaft (Defi und Atemwegsequipment im Zimmer).

- Vagale Stimulation, z. B. Valsalva-Manöver, Kältereiz im Gesicht, Eiswasser trinken lassen, Magensonde legen (bei Sgl.)
- Adenosin 0,1 mg/kg KG i. v., schnell spritzen über möglichst herznahen Zugang (z. B. peripherer Venenkatheter in Ellenbeuge), ggf. wdh. mit 0,2 mg/kg KG und 0,3 mg/kg KG

Hämodynamisch instabile Pat.:
- Immer erfahrenen Kollegen und möglichst Kardiologen hinzuziehen, immer Intubations- und Defibrillationsbereitschaft herstellen. Bei Unsicherheit über richtiges Vorgehen und/oder hämodynamischer Instabilität telefonische Rücksprache mit nächster Kinderkardiologie.
- Milde Sedierung, z. B. Esketamin 0,5 mg/kg KG i. v., dann elektrische Kardioversion (synchronisiert, Kinder-Klebepaddles verwenden) mit 0,5–1 J/kg KG, evtl. steigern bis 2 J/kg KG.
- Nach Herstellen der Transportfähigkeit Verlegung in Kinderklinik mit kinderkardiol. Abt. zur weiteren Diagnostik (EKG-Ausdrucke mitgeben).

Differenzialdiagnosen
- Sepsis mit Sinustachykardie (dann meist keine starre HF, sondern Variabilität je nach Agilität)

- Kardiogener Schock (z. B. bisher unerkanntes Vitium cordis bei NG/Sgl.)
- Distributiver Schock (z. B. Anaphylaxie)
- Kammertachykardie (breite QRS-Komplexe, bei Kindern sehr selten)

22.9.6 Anaphylaxie

Ätiologie

- Häufig Nahrungsmittel (z. B. Nüsse) oder Insektengift (Bienen, Wespen)
- Potenziell alle oral oder parenteral aufgenommenen Stoffe
- Rein kutane Reaktion (Urtikaria) häufig bei neuen Wasch- oder Pflegemitteln

Klinik Die Klassifizierung erfolgt immer nach dem schwersten Symptom:

- **Stadium I:** nur lokale Symptome wie Juckreiz, Flush, Urtikaria, Angioödem
- **Stadium II:** zusätzlich leichte systemische Symptome, z. B. Übelkeit, Erbrechen, Heiserkeit, Dyspnoe, Tachykardie, Hypotension oder kardiale Arrhythmie
- **Stadium III:** zusätzlich schwere systemische Symptome, z. B. Erbrechen, Defäkation, Larynxödem, Bronchospasmus, Zyanose, Schock
- **Stadium IV:** Atemstillstand, Herz-Kreislauf-Stillstand

22

! Symptome können sich rasch verändern. Ständige Reevaluation ist notwendig!

Diagnostik

- Anamnese, Hinweise/Vermutung auf möglichen Auslöser, bereits ergriffene Maßnahmen
- Komplette körperl. Untersuchung, am besten nach ABC-Schema

Therapie

Stadium I:

- Orale Antihistaminika, z. B. Desloratadin-Saft (0,5 mg/ml), Kinder 1–5 J.: 2,5 ml, 6–11 J.: 5 ml, ab 12 J.: 10 ml
- Zusätzlich ggf. Prednisolon 2 mg/kg KG i. v./p. o. oder rektal 100 mg absolut
- Bei sicher gutem AZ und keinerlei systemischen Symptomen amb. Ther. möglich

Stadium II und III:

- Als erste Maßnahme Epinephrin 0,01 mg/kg KG i. m. entweder per Autoinjektor (150 µg für Kinder 7,5–30 kg KG, 300 µg für Kinder 30–50 kg KG oder 500 µg für Kinder > 50 kg KG) oder Epinephrin 1 : 1.000 (= Epinephrin unverdünnt, davon 0,01 ml/kg KG i. m.)
- Bei ausbleibender Besserung Epinephringabe nach 5–10 Min. wiederholen
- Bei Tachykardie Volumengabe als Bolus aus der Hand 10 ml/kg KG balancierte Vollelektrolytlsg., ggf. wiederholen
- Erst danach Kortikosteroide (z. B. Prednisolon 2 mg/kg KG i. v.) und Antihistaminika (z. B. Dimetinden 0,1 mg/kg KG i. v.)
- Stationäre Aufnahme, Überwachung und weitere Abklärung, ggf. Überweisung in nächste Kinderklinik.

Stadium IV: kardiopulmonale Reanimation nach ERC-Leitlinien 2021 (▸ 22.3).

! Bei jeglicher Unsicherheit bzgl. der Schwere des Stadiums ist die i. m. Gabe von Epinephrin immer gerechtfertigt.

Differenzialdiagnosen
- Sepsis, septischer Schock (▶ 22.9.7)
- Kardiogener Schock

22.9.7 Sepsis/septischer Schock

Ätiologie
- Grampos. oder gramneg. Bakterien, selten Viren, Pilze, Parasiten
- Häufig Meningokokken oder Pneumokokken

Klinik
- Schlechter AZ, graues Hautkolorit, verlängerte Rekapillarisierungszeit, ggf. Petechien
- Hyper- oder Hypothermie, Schüttelfrost
- Bewusstseinsstörung, Koma
- Art. Hypotonie. **Cave:** bei Kindern spätes Zeichen

Sonderform Waterhouse-Friderichsen-Syndrom:
- Foudroyanter Verlauf einer bakt. Sepsis, meist durch Meningokokken oder Pneumokokken
- Ausfall der Nebennieren und Verbrauchskoagulopathie durch massive bakt. Inf.
- Häufig Petechien mit rascher Progredienz zu Sugillationen

Diagnostik
- Anamnese, Kontakt zu anderen Erkrankten, bekannte Fälle in Gemeinschaftseinrichtung
- Vollständige körperl. Untersuchung, Kind komplett entkleiden
- Blutentnahme mit Blutkultur, Diff-BB, CRP, BGA, BZ, Laktat, Krea, Harnstoff, GOT, GPT, Bili, LDH, Gerinnung
- Urinkultur und Urinstatus
- Ggf. LP
- Ggf. Rö Thorax

> **!** Bei schlechtem AZ die Ther. nicht durch Diagnostik verzögern! Bei grenzwertigen Befunden Monitorüberwachung und engmaschige Reevaluation, im Zweifelsfall antibiotische Ther. beginnen.
> Score: qSOFA-Score, ▶ 13.1.

Therapie
- Sauerstoffgabe über Maske mit Reservoir.
- Rasch venösen Zugang etablieren, bei Schwierigkeiten und schlechtem AZ nach max. 2 Versuchen i. o. Zugang bevorzugen, bei primär schlechten Venenverhältnissen kann auch direkt ein i. o. Zugang etabliert werden (gemäß ERC-Guidelines 2021).
- Volumenther.: 10 ml/kg KG balancierte Vollelektrolytlsg. als Bolus aus der Hand (normale Infusion, auch Druckinfusion, ist zu langsam), ggf. wdh., manchmal bis 100 ml/kg KG in den ersten 15 Min. notwendig. Nach jedem Bolus Reevaluation der Schockzeichen.
- Rasche antibiotische Ther.: Cefotaxim 200 mg/kg KG/d in 3 ED i. v. oder Ceftriaxon 100 mg/kg KG/d in 1 ED.

- Bei art. Hypotonie großzügiger Beginn mit Katecholaminen:
  - Bei warmem Schock Norepinephrin 0,01–0,1 µg/kg/Min. i. v.
  - Bei kaltem Schock Epinephrin 0,01–0,1 µg/kg/Min. i. v. (über i. o. Zugang problemlos möglich, in Notfallsituation auch über periphervenösen Zugang)
- Bei fehlendem Ansprechen auf Volumen und Katecholamine einmalige „Stressdosis" Hydrocortison (1–2 mg/kg KG) verabreichen.
- Bei respir. Insuff. Intubation erwägen, dazu Sedierung z. B. mit Esketamin 0,5–1 mg/kg KG i. v. und Midazolam 0,1–0,2 mg/kg KG i. v., Sedierung aber nur unter begonnener Katecholamintherapie.

! Im Schock vor Sedierung Katecholaminther. beginnen, sonst drohendes Kreislaufversagen. Intensivüberwachung, nach Stabilisierung ggf. Transport in geeignete Kinderklinik.

Differenzialdiagnosen

- Schock anderer Ursache, z. B. Anaphylaxie, kardiogener Schock
- Diab. Ketoazidose, insbes. Erstmanifestation

22.9.8 Coxitis fugax (Hüftschnupfen)

Ätiologie

- Meist reaktive Arthritis bis 14 d nach viralem Infekt
- Häufigste Coxitis im Alter von 2–10 J.

Klinik

- AZ gut, Kinder nicht schwer krank
- Schmerzen in der Hüfte, Bewegungseinschränkung, Schonhaltung in Beugung, Abduktion und Außenrotation
- Bei Kleinkindern häufig vollständiges Verweigern des Laufens
- Oft Projektion des Schmerzes in Kniegelenk oder Bein

Diagnostik

- Typische Anamnese mit vorausgegangenem viralem Infekt
- Sonografischer Ergussnachweis (ventrales Hüft-Sono) auf betroffener Seite
- Bei typischer Anamnese und Sono kein Rö-Bild und keine Blutentnahme notwendig

Bei schwer krankem Kind mit hohem Fieber an bakt. Coxitis denken, dann Blutentnahme mit Entzündungsparametern, Überweisung in Kinderklinik.

Therapie

- Eltern über Harmlosigkeit der Erkr. aufklären
- Hüfte schonen, solange Schmerzen bestehen
- Ibuprofen 30 mg/kg KG/d in 3 ED p. o. oder rektal für 3–5 d
- Bei ausbleibender Besserung Wiedervorstellung beim Kinderarzt empfehlen

Differenzialdiagnosen
- Coxitis i. R. einer juvenilen idiopathischen Arthritis
- Bakt. Coxitis
- Tuberkulöse Coxitis (sehr selten)

22.9.9 Unfälle, Trauma

Verbrühung/Verbrennung

Ätiologie
- Verbrühungen häufiger als Verbrennungen
- Meist akzidentell, z. B. heißes Tee-/Kaffeewasser, heiße Suppe, Berührung heißer Gegenstände, Grillunfall
- Selten bewusst (Kindesmisshandlung), z. B. Eintauchen in heißes Wasser, Verbrennungen durch Zigaretten
- Thermische Schäden häufig ausgeprägter durch dünnere Subkutis!

Klinik Verbrühungen Grad I–IV (▶ Tab. 22.6) an unterschiedlichen Stellen, häufig Abdomen und untere Extremität, seltener Gesicht.

22

! Tiefeneinschätzung am Anfang häufig nicht sicher möglich. Starke Schmerzen bei Grad I und II sind Warnhinweis für höhergradige Verbrennung.

Info
Symmetrische Verbrühungen an ungewöhnlichen Stellen (untere Extremität) sind Hinweis auf Kindesmisshandlung (▶ 23).

Diagnostik
- Abschätzen der betroffenen Körperoberfläche (KOF): **Handfläche des Kindes mit Fingern entspricht 1 % der KOF.**
- Betroffene KOF wird initial meist überschätzt.

Tab. 22.6 Verbrühungsgrade: Tiefeneinschätzung

Grad	Betroffene Hautschicht	Kennzeichen
I	Epidermis	Rötung, Schwellung, trockene Wunde, reversibel
IIa	Oberflächliche Epidermis und Dermis	Blasenbildung, Flüssigkeitsexsudation, schmerzhaft, reversibel
IIb	Tiefe Epidermis und Dermis	Blasenbildung, Flüssigkeitsexsudation, schmerzhaft, Narbenbildung
III	Epidermis, Dermis und subdermales Fettgewebe	Weiß-grau, trocken, nicht schmerzhaft, irreversibel
IV	Tiefere Schichten als Subdermis	Verkohlung, nicht schmerzhaft, irreversibel

Therapie
- Ausreichende Analgetikather., initial am einfachsten nasale Medikamentenapplikation über Mucosal Atomization Device (MAD): z. B. Fentanyl 2 µg/kg KG und Midazolam 0,3 mg/kg KG.

Paracetamol rektal stellt **keine** ausreichende analgetische Ther. dar.

- Wundversorgung unter ausreichender Analgesie: Eröffnen geschlossener Blasen und Abtragen von Blasenresten, Octenisept-Lsg. und Wundgaze, steriler Verband.
- Anlage i. v. Zugang für Infusionsther.: balancierte Vollelektrolytlsg. 20 ml/kg KG/h, bei Schock initial 10 ml/kg KG als Bolus aus der Hand.
- Bei Inhalationstrauma und Gesichtsverbrennungen: Intubation durch erfahrenen Kollegen oder Anästhesisten.
- Bei Augenbeteiligung Augen mit klarem sterilem Wasser spülen, dann Dexamethason-Augensalbe.
- Nach Stabilisierung möglichst Verlegung in nächste Kinderklinik mit kinderchir. Abt.
- Ab > 10 % betroffener KOF, Verbrennung III. Grades oder schwieriger Lokalisation (Gesicht, Hände, Genitale) Ind. für Verlegung in Verbrennungszentrum. Bei Unsicherheit telefonische Rücksprache mit nächster Kinderklinik.

Differenzialdiagnosen Meist eindeutiger Befund. Wichtig ist die genaue Anamnese, um eine mögliche Kindesmisshandlung nicht zu übersehen (▶ 23).

Radiusköpfchen-Subluxation (Chassaignac-Lähmung)

Ätiologie Starker plötzlicher Zug am gestreckten, pronierten Unterarm, passiert häufig im spielerischen Umgang.

Klinik
- Schonhaltung des Unterarms in Einwärtsdrehung (Pseudoparese), auch auf Aufforderung keine Benutzung des Arms
- Typische Anamnese mit plötzlichem Beginn nach externem Zug am Arm

Diagnostik
- Bei typischer Anamnese und Klinik Rö-Aufnahme des Arms ggf. nicht notwendig
- Im Zweifelsfall Rücksprache mit kinderchir. Abt.

Therapie
- Bei typischer Anamnese und Klinik Repositionsversuch gerechtfertigt (▶ Abb. 22.19): Daumen auf das Radiusköpfchen legen, dann mit der anderen Hand unter Zug den Arm gleichzeitig strecken und außenrotieren. Das Zurückschnappen des Radiusköpfchens kann häufig gefühlt werden. Anschließend sofortige Besserung der Symptomatik und wieder normale Benutzung des Arms
- Bei Unsicherheit über richtiges Vorgehen Verlegung in nächste Kinderklinik

Differenzialdiagnosen Fraktur des Unterarms oder Ellenbogengelenks

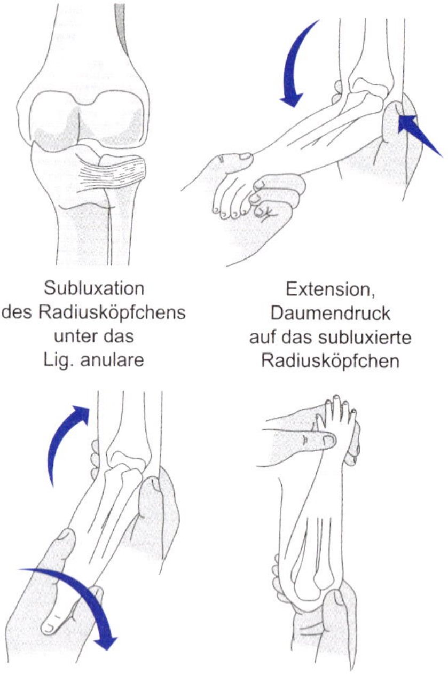

Abb. 22.19 Reposition Radiusköpfchen-Subluxation [A300–106]

Stumpfes Bauchtrauma

Ätiologie

- Häufig im Rahmen weiterer Verletzungen (Polytrauma)
- Sturz über Fahrradlenker, Verkehrsunfall mit Trauma durch Sicherungsgurt
- Bauchorgane bei Trauma weniger durch Rippenthorax und Bauchmuskulatur geschützt als beim Erw.

Klinik

- Häufig nur milde Symptome oder völlige Symptomfreiheit, daher Anamnese sehr wichtig
- Evtl. abdom. Abdruck von Lenker, Sicherheitsgurt o. Ä. sichtbar

Diagnostik

- Genaue Anamnese zum Unfallhergang
- Blutentnahme mit BB (Hb), BGA, E'lyte, BZ, Laktat, Gerinnung
- Urinstatus (Erys)
- Abdomenuntersuchung: spez. Druckschmerz, Abwehrspannung, tastbare Resistenz
- Abdomen-Sono durch erfahrenen Radiologen: freie Flüssigkeit, Hinweise auf Organverletzung (Leber, Milz, Nieren), ggf. CT Abdomen

Therapie

- Immer Rücksprache mit Chirurgie, wenn möglich mit Kinderchirurgie, meistens ist konservative Ther. möglich, ggf. Verlegung in kinderchir. Zentrum, **in jedem Fall vor OP Rücksprache mit Kinderchirurgie**
- Bei entsprechendem Unfallhergang auch ohne Symptomatik stationäre Aufnahme zur Überwachung und zeitnahen Reevaluation („zweizeitige Organrupturen")
- Wdh. der Hb-Bestimmung und der Abdomen-Sono bei jeglicher Verschlechterung der Symptomatik oder spätestens nach 4 h

Differenzialdiagnosen Kindesmisshandlung, Hinweise auf andere ungewöhnliche Verletzungen.

23 Missbrauch und Misshandlung

Daniel Kiefl

23.1 Kindesmisshandlungen und -vernachlässigungen 642
23.1.1 Arbeitsauftrag für die Notaufnahme 642
23.1.2 Strukturierte Befragung 642
23.1.3 Hämatome 643
23.1.4 Thermische Verletzungen 643
23.1.5 Nicht akzidentelles SHT (NASHT) 646
23.1.6 Frakturen 647
23.1.7 Viszerale Verletzungen 648
23.2 Sexueller Missbrauch von Kindern 648
23.2.1 Anamnese und Untersuchung 648
23.2.2 Weitere Diagnostik in der ZNA 649
23.2.3 Geschwisterkinder 650
23.2.4 Interventionsmöglichkeiten 650
23.3 Missbrauch von Älteren und Pflegebedürftigen 650
23.4 Gewalt und Missbrauch in der Partnerschaft 651
23.5 Sexuelle Gewalt durch Fremde 652

23.1 Kindesmisshandlungen und -vernachlässigungen

23.1.1 Arbeitsauftrag für die Notaufnahme

First View
- Kinder als Opfer erkennen
- Geschwisterkinder als weitere Indikatoren beachten
- Kindesmisshandlung ist eine aktive, -vernachlässigung eine passive Gewalt gegen Kinder

- Erkennen, dass eine Misshandlungs-/Vernachlässigungs-Situation vorliegt
- Bei V.a. eine solche Situation die Kinderschutzgruppe der Klinik aktivieren (wenn vorhanden); ansonsten in einem interdisziplinären Team die klinische Situation beraten und ggf. das Kind aus der Gefährdung herausnehmen

Screening von Kindern und Jugendlichen in der Notaufnahme
Keine Durchführung eines generellen Screenings für Kinder und Jugendliche in der Notaufnahme. Aber gezielte Ja-/Nein-Fragen bei misshandlungsverdächtigen Verletzungen (v.a. bei Säuglingen und Kleinkindern):
1. Ist die Verletzung mit der Entwicklung und dem Alter des Kindes, bezogen auf die Anamnese plausibel?
2. Hat eine verspätete Vorstellung eine zufriedenstellende Erklärung?
3. Ist die Anamnese bei Wiederholung ohne Widerspruch?
4. Liegt eine angemessene Interaktion bei Eltern und Kind vor?
5. Ergriffen die Eltern adäquate Maßnahmen?

Misshandlungsverdächtige Verletzung + 1-mal Nein-Antwort → Abklärung.
(Nach: Kurzfassung Kinderschutzleitlinie AWMF-Register-Nr. 027–069)

23

23.1.2 Strukturierte Befragung

- Bei Verdacht multiprofessionelle Kinderschutzgruppe einschalten
- Zeitnahe Dokumentation der Erstanamnese der Kinder
- Nach den Prinzipien des NICHD-Protokolls vorgehen, siehe unter: https://www.dgkim.de/dateien/2018_03_22-_ueberarbeitetes-investigatives-interviewprotokoll-deutsch-final.pdf
- Bei V.a. eine Straftat nur mit Einverständnis der Kinder und der Erziehungsberechtigten ein sog. „Forensisches Interview" durchführen und aufzeichnen (Audio/Video)
- Das Erinnerungsvermögen des Kindes durch offene Fragen fördern
- Sog. „W-Fragen" nutzen, um Erzähltes zu konkretisieren (Was, wann, wo, wie…)
- Keine Suggestivfragen

23.1.3 Hämatome

- In der Anamnese soll u. a. nach dem Auftreten unklarer Hämatome in der Vorgeschichte gefragt werden
- Bei Kindern mit Hämatomen sollen die Anzahl, Lokalisation und Erscheinungsform in Bezug zu Alter, Entwicklungsstand und Mobilität dokumentiert werden
- Patienten mit misshandlungsverdächtigen Hämatomen sollen einer weitergehenden Diagnostik unterzogen werden

Misshandlungsverdächtige Hämatome
- Geformte Hämatome
- Hämatome, die in Clustern auftreten
- Hämatome in Kombination mit Frakturen, Verbrennungen, intrakraniellen Blutungen oder unklaren Verletzungen
- Hämatome im Bereich der Ohren, des Halses, der Hände, der Waden und der Genitalien
- Hämatome im Bereich des vorderen Thorax, des Abdomens und des Gesäßes bei mobilen Säuglingen und Kleinkindern
- Jedes Hämatom bei einem prämobilen Säugling

- Familienanamnese in Bezug auf eine Gerinnungsstörung erheben
- Bei fehlenden Hinweisen auf eine Gerinnungsstörung und auffälligen Hämatomen besteht der V. a. eine körperliche Misshandlung
- Die Hämatome müssen dokumentiert werden, am besten fotografisch
- Bei Fotos unbedingt ein Lineal mit ablichten für die Größendokumentation
- Bei Kindern < 6 Mon. mit misshandlungsverdächtigen Hämatomen:
  - Es soll eine Blutgerinnungsstörung ausgeschlossen werden
  - Es soll nach okkulten Verletzungen anhand eines Röntgen-Skelettscreenings und eines cMRT gesucht werden
- Bei Kindern > 6 bis 36 Mon. mit misshandlungsverdächtigen Hämatomen (▶ Abb. 23.1) sollen sowohl Blutgerinnungsstörungen ausgeschlossen als auch nach weiteren okkulten Verletzungen anhand eines Röntgen-Skelettscreenings gesucht werden

23.1.4 Thermische Verletzungen

- Dokumentation des Unfallhergangs bei jeder thermischen Verletzung
- Unklare thermische Verletzung:
  - Es besteht der V. a. eine Misshandlung (Einschätzung der Wahrscheinlichkeit einer absichtlichen thermischen Verletzung ▶ Tab. 23.1)
  - Kontakt mit Polizei und Jugendamt aufnehmen zur weiteren Ermittlung des Unfallhergangs
- Gibt es weitere Verletzungen?
- Anamnese bezüglich früherer Verletzungen oder Misshandlungen
- Häusliche Gewalt möglich?
- Werden Geschwister als Verursacher benannt?

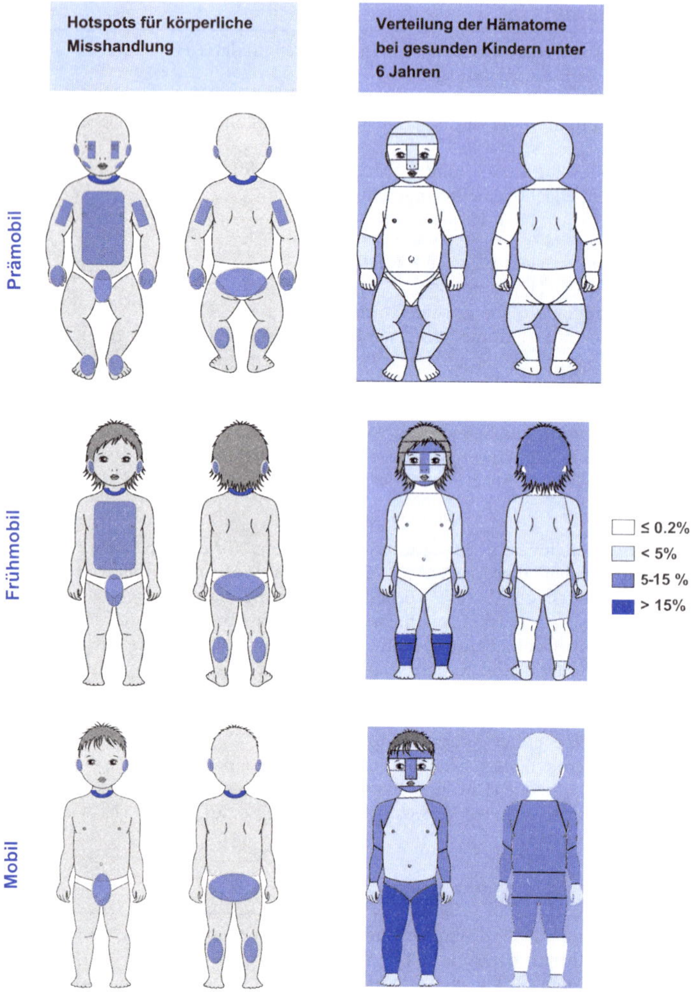

Abb. 23.1 Verteilungsmuster Hämatome [W1103]

> **!** Bei Kindern und Jugendlichen sollte bei jeder thermischen Verletzung geklärt werden, ob eine Vernachlässigung vorliegt.

Tab. 23.1 Einschätzung der Wahrscheinlichkeit einer absichtlichen thermischen Verletzung

	Wahrscheinlich	Möglich	Unwahrscheinlich
Mechanismus	Eintauchen in Flüssigkeit		• Verschütten von Flüssigkeit • Fließendes Wasser
Agens	Heißes Leitungswasser		Andere Flüssigkeiten
Muster	• Scharf abgrenzbare obere Linie • Symmetrische Verteilung	• Gleichmäßige Verbrühungstiefe • Schonung der Hautfalten • Aussparung des zentralen Gesäßes	• Unregelmäßige Begrenzung und Tiefe • Fehlendes Muster
Verteilung	• Isolierte Verbrühung von Gesäß/Perineum mit/ohne untere Extremitäten • Isolierte Verbrühung der unteren Extremitäten	Handschuh- und Strumpfverteilung oder auch nur ein Finger/Zeh betreffend	• Asymmetrische Verteilung an den unteren Extremitäten • Gesicht, Hals und Oberkörper
Klinische Zeichen	• Weitere Verletzungen • Fehlende Übereinstimmung Klinik und Anamnese • Zusätzliche Frakturen	• Bereits stattgehabte Verbrennung/Verbrühung • Zeichen der körperlichen Vernachlässigung • Widersprüchliche anamnestische Angaben	
Anamnestische Zeichen	• Passives introvertiertes, ängstliches Kind • Vorherige Misshandlung • Häusliche Gewalt • Zahlreiche vorherige Verletzungen • Geschwister werden für die Verletzung verantwortlich gemacht	• Anzeichen für Vernachlässigung • Unterschiedliche Angaben • Mangel an elterlicher Sorge • Vorstellung des Kindes erfolgt durch einen Erw. ohne Verwandtschaftsgrad • Kind ist dem Sozialen Dienst bekannt	

Adaptiert nach [F1120].

23.1.5 Nicht akzidentelles SHT (NASHT)

Sind bei Kindern und Jugendlichen ≥ 2 der folgenden Merkmale vorhanden, kann eine Misshandlung vorliegen:
- Kein akzidentelles Trauma und/oder zweifelhafte Anamnese
- Subdurale Blutung
- Zerebrale Diffusionsstörung im MRT
- Schädelfraktur mit oder ohne intrakranielle Verletzung
- Rippenfraktur/en
- (Metaphysäre) Fraktur/en der langen Röhrenknochen
- Zerebraler Krampfanfall
- Apnoe

Dann muss eine Untersuchung der Augen stattfinden und auch eine bildgebende Diagnostik.

Bildgebende Diagnostik

- Bei V. a. eine misshandlungsbedingte Schädelhirnverletzung ohne vitale Bedrohung:
  - **soll** ein Schädel-MRT durchgeführt werden
  - Ggf. muss auch noch eine MRT der Wirbelsäule durchgeführt werden
- Bei V. a. eine misshandlungsbedingte Schädelhirnverletzung mit vitaler Bedrohung **soll** ein CCT durchgeführt werden
- Eine Ultraschalluntersuchung des Kopfes reicht als alleinige Bildgebung nicht aus, kann aber zusätzliche Informationen liefern

Beispiel: Kind < 24 Mon. mit intrakranieller Verletzung und Schädelfraktur ohne akzidentelles Trauma: Weiterführende Diagnostik bezüglich Misshandlung!

Subdurale Blutungen ohne akzidentelles Trauma sind verdächtig auf Misshandlungen. Bei Kleinkindern (< 12 Mon.) besteht hier eine hohe Mortalität.

Untersuchungen der Augen

! Bei V. a. eine misshandlungsbedingte Schädelhirnverletzung daran denken, eine augenärztliche Untersuchung inkl. Funduskopie durchzuführen!

Die Untersuchung sollte zeitnah innerhalb der ersten 24 h nach Aufnahme erfolgen. Sie erfolgt beidseitig mittels indirekter Funduskopie durch die erweiterte Pupille. Hierbei müssen folgende Punkte beachtet werden:
- Retinale Blutungen?
- Ein/oder beidseitig?
- Ausprägung der retinalen Blutungen:
  - Mild (1–10 Blutungen)
  - Moderat (11–20 Blutungen)
  - Schwer (> 20 Blutungen)
- Sind mehrere Schichten der Netzhaut betroffen?

- Sind mehrere Augenabschnitte betroffen?
- Wo befinden sich die Blutungen innerhalb des Fundus (parapapillär, posteriorer Pol, Peripherie etc.)?

Mit Zunahme der Anzahl der Befunde bzw. einer Ausdehnung nach peripher erhöht sich die Wahrscheinlichkeit für das Vorliegen einer misshandlungsbedingten Schädelhirnverletzung.

Mit zunehmendem Abstand zum Ereignis verringert sich die Wahrscheinlichkeit des Nachweises einer stattgehabten retinalen Blutung.

Liegt bei Kindern mit Z. n. kardiopulmonaler Reanimation oder Krampfanfällen eine retinale Blutung vor, besteht der V. a. eine misshandlungsbedingte Ursache.

23.1.6 Frakturen

Eine misshandlungsverdächtigte Fraktur liegt vor, wenn diese nicht durch die Anamnese und/oder die Grunderkrankung erklärbar ist.

In der Anamnese sollen Alter, Entwicklungsstand, chronische Erkrankungen sowie körperliche und geistige Behinderungen berücksichtigt werden.

Bei Vorliegen einer misshandlungsverdächtigen Fraktur soll ein Röntgen-Skelett-Screening durchgeführt werden. Misshandlungsverdächtige Frakturen sind:

- Bei Kindern < 18 Mon.:
  - Mind. 1 Rippenfraktur
  - Metaphysäre Fraktur der langen Röhrenknochen
  - Humerusfraktur
  - Unterarmfraktur
  - Femurfraktur
  - Unterschenkelfraktur
- Bei Kindern bis 48 Mon.:
  - Mind. 1 Rippenfraktur
  - Komplexe Schädelfraktur

Die Indikation für ein Röntgen-Screening soll überprüft werden bei Vorliegen von

- Schädelfraktur mit intrakranieller Beteiligung,
- mehreren Frakturen,
- Wirbelsäulenverletzung,
- Beckenfraktur

Strukturiertes Röntgen-Skelett-Screening

- Schädel a. p.
- Schädel seitlich
- Thorax a. p.
- Oberarme bds. a. p.
- Unterarme bds. a. p.
- Hände bds. p. a.
- Oberschenkel bds. a. p.
- Unterschenkel bds. a. p.
- Füße bds. d. p.

23.1.7 Viszerale Verletzungen

Liegen bei Kindern < 48 Mon. innere Verletzungen vor und gibt es kein akzidentelles Trauma, soll eine Abklärung auf eine Misshandlung erfolgen. Viszerale Verletzungen können Leber-, Milz-, Pankreas- und Darmverletzungen sein. Zusätzlich können thorakale Verletzungen bestehen. Ein Bauchwandhämatom muss nicht zwingend vorliegen.

23.2 Sexueller Missbrauch von Kindern

23.2.1 Anamnese und Untersuchung

Besteht der V. a. einen sexuellen Übergriff, müssen folgende Regelungen bzw. Hilfestellungen berücksichtigt werden:

- Leitsatz bei der Anamnese und Untersuchung:
  - So viele Informationen wie möglich, so wenige Untersuchungen wie nötig!
  - Keine weitere Traumatisierung!
  - Nichts geschieht gegen den Willen der Kinder!
- Bei der Beurteilung der Untersuchungsbefunde müssen geschlechts- und altersspezifische Entwicklungsstadien berücksichtigt werden.
- Die Untersuchung sollte innerhalb von 24 h nach dem Übergriff erfolgen!
- Es sollte immer ein kinder- und jugendgynäkologisch/urologisch und auch in der forensischen Untersuchung erfahrener Arzt hinzugezogen werden!
- Für eine Spurensicherung sollte ein Rechtsmediziner hinzugezogen werden!

Untersuchungsablauf:

- Zur Basis gehören: Ausführliche Anamnese und. Ganzkörperuntersuchung
- Zusätzlich wenn notwendig und möglich anogenitale Untersuchung (siehe unten)
- Untersuchung auf sexuell übertragbare Erreger
- Bei Mädchen im gebärfähigen Alter initial Schwangerschaftstest (obligat)
- Spurensuche (DNA, Samen, Sperma)
- Später im Verlauf:
  - Forensisches Interview (4–18 Jahre)
  - Psychischer Status

> Bei schweren Verletzungen müssen intraabdominale Verletzungen und Beckentraumata ausgeschlossen werden!

Die **anogenitale Untersuchung** erfolgt nur durch einen erfahrenen Facharzt in unterschiedlichen Positionen:

- Froschbein- oder Steinschnittlage (nur bei Mädchen!)
- Knie-Brustlage
- Seitenlage
- Rückenlage mit zur Brust geführten Knien.

Typische Befunde, die durch einen Missbrauch/sexuellen Kontakt entstehen können:

- Frische Verletzungen im Anogenitalbereich:
  - Akute anogenitale Einrisse oder Hämatome der Labien, des Penis, Skrotums oder Perineums
  - Frische Einrisse der „Posterior fourchette" ohne Beteiligung des Hymens

- Hämatome, Petechien oder Abschürfungen des Hymens
- Frische Lazerationen des Hymens; jeglicher Tiefe, teilweise oder vollständig, Lazerationen der Vagina
- Perianale Lazerationen mit Freilegen von Gewebe unter der Dermis
- Residuen und abheilende Verletzungen im Anogenitalbereich:
  - Narben (selten und schwer zu erkennen)
  - Verheiltes Hymen
  - Hymendefekt unterhalb der horizontalen 3- bis 9-h-Linie
  - Anzeichen von Verstümmelungen

! Immer auch an die (idealerweise) fotografische/videobasierte Dokumentation der Befunde denken! Immer mit Maßstabslineal und Datum/Uhrzeit!

23.2.2 Weitere Diagnostik in der ZNA

Zum Nachweis/Ausschluss von sexuell übertragbaren Erkrankungen müssen folgende Tests durchgeführt werden:

- Im Urin: PCR auf Chlamydia trachomatis, Neisseria gonorrhoeae sowie Trichomonas vaginalis
- Analer Abstrich: PCR auf Chlamydia trachomatis und Neisseria gonorrhoeae
- Bei vorhandenem vaginalem Ausfluss: PCR auf Chlamydia trachomatis, Neisseria gonorrhoeae sowie Trichomonas vaginalis

! Bei Verdacht auf Vorliegen einer HIV-Infektion des Täters an eine Postexpositionsprophylaxe (► 13.9) denken!

Finden sich in der körperlichen Untersuchung Condylomata acuminata, sollte die Eigen-, Impf- und Sexual- bzw. Missbrauchsanamnese vervollständigt werden.

Die Spurensicherung im Sinne einer möglichen Strafverfolgung beinhaltet das Asservieren von Fremd-DNA, Sperma, Speichel an den Patienten, aber auch z. B. an Wäsche (inkl. Bettwäsche).

Die Abstriche müssen in Absprache mit der Rechtsmedizin eindeutig beschriftet und verschlossen trocken aufbewahrt werden!

Rechtssichere Verwahrung in trockenen Papiertüten oder speziellen Sets (z. B. von Pro-Familia oder der Rechtsmedizin) helfen für eine sichere Dokumentation.

Bei V. a. Intoxikationen entsprechende Tests durchführen, aber auch Blut/Urin asservieren für die Rechtsmedizin.

Siehe auch die Empfehlungen der Deutschen Gesellschaft für Rechtsmedizin: Debertin, Seifert, Mützel: Forensisch-medizinische Untersuchung von Mädchen und Jungen bei Verdacht auf Misshandlung und Missbrauch. Empfehlungen der Arbeitsgemeinschaft Klinische Rechtsmedizin der Deutschen Gesellschaft für Rechtsmedizin. Rechtsmedizin 2011; 21: 479–82.

23.2.3 Geschwisterkinder

Geschwisterkinder von (potenziellen) Missbrauchsopfern sollten ebenfalls hinsichtlich eines möglichen eigenen Missbrauchs befragt und untersucht werden, insbes. wenn die Verletzungen beim Patienten-Kind schwerwiegender Natur sind.

Geschwisterkinder sollten bei V. a. Misshandlungsfällen zusätzlich radiologisch untersucht werden, um zurückliegende Übergriffe erkennen zu können. Falls diese jünger als 24 Mon. sind, sollte ein Röntgen-Skelettscreening durchgeführt werden.

23.2.4 Interventionsmöglichkeiten

Generell gilt die ärztliche Schweigepflicht. **Aber:** Bei akuter Gefährdung von Leben oder Gesundheit des Kindes (anerkannter Rechtfertigungsgrund) sofort Polizei oder Jugendamt informieren = Rechtfertigender Notstand § 34 StGB.

Das Bundeskinderschutzgesetz (§ 4 BKiSchG) erlaubt grundsätzlich eine Weitergabe von Informationen an das Jugendamt:

1. Erörterung der Situation mit den Sorgeberechtigten
2. Pseudonymisierte Datenübermittlung an das Jugendamt zur Beratung
3. Abwendung der Gefährdung nicht erreicht, dann namentliche Information an das Jugendamt

Die Jugendämter haben in der Regel einen Bereitschaftsdienst.

!
- Kinderschutz geht vor Datenschutz: bei berechtigtem Verdacht Information von Polizei/Jugendamt auch **ohne** Zustimmung der Eltern
- Keine Meldepflicht!

23

23.3 Missbrauch von Älteren und Pflegebedürftigen

First View
- Ältere und pflegedürftige Patienten können Opfer von körperlicher und/oder sexueller Gewalt sein.
- Risikoerhöhend sind physische, kognitive und soziale Einschränkungen der Opfer.

Die Dunkelziffer an Straftaten gegenüber Älteren und Pflegebedürftigen ist deutlich höher als die Zahl der bekannten Straftaten. So können die Opfer sich häufig nicht mehr zu den Taten äußern oder auf sich aufmerksam machen.

Risikofaktoren:
- Sozial: räumliche Abgeschiedenheit, fehlende Kommunikationsmöglichkeit, Einsamkeit
- Kognitiv: eingeschränkte kognitive und/oder verbale Ko

- Körperlich: eingeschränkte Mobilität, körperliche Unterlegenheit oder Wehrlosigkeit

Sexuelle Straftaten:
- Sexualdelikte bleiben häufig unerkannt. Häufig können die Patienten sich nicht äußern oder erleben den Übergriff nicht als Gewaltakt.
- Patienten sind häufig einwilligungsunfähig (Demenz, geistige Einschränkungen).
- Finden oft im Rahmen der Körperpflege statt.

Körperliche Übergriffe:
- Werden z. B. im Kontakt mit unkooperativen Patienten ausgeübt.
- Patienten können Aggressionen bei den Pflegekräften wecken, die diese dann ausleben.
- Es können auch Übergriffe von Patienten auf die Pflegekräfte oder unter den Patienten selbst in einer Pflegeeinrichtung stattfinden.

Insgesamt kommt auch hier der Dokumentation und Beweissicherung ein großer Stellenwert zu. Wenn möglich den Rat eines rechtsmedizinisch erfahrenen Arztes einholen!

Der rechtfertigende Notstand erlaubt eine Meldung an die Polizei (▸ 23.4).

Bei erwachsenen Patienten ist der Wunsch nach Schutz der Privatsphäre grundsätzlich zu respektieren! Andererseits hat der Arzt bei schweren körperlichen Misshandlungen mit dem Verdacht auf Wiederholung ein Recht, dies öffentlichen Stellen mitzuteilen.

23.4 Gewalt und Missbrauch in der Partnerschaft

First View
- Meist kommt es zu Übergriffen gegen die weibliche Partnerin.
- Diese können über einen langen Zeitraum stattfinden und wiederholen sich häufig in ihrer Art.

- Unter häusliche Gewalt fallen körperliche und sexuelle Übergriffe auf die Partnerin/den Partner im gleichen Haushalt. Häufiger ist die Frau das Opfer.
- Auch psychische Gewalt (Drohungen, Beleidigungen, Entzug von Essen, emotionale Manipulation) und soziale Gewalt (Verweigerung von Taschen-/Hausgeld, Isolation, Kontaktbeschränkungen etc.) können bleibende Schäden verursachen.
- Die Taten gehen häufig über einen langen Zeitraum, die Art der Übergriffe wiederholt sich immer wieder, sodass sich jeweils bestimmte „Muster" einspielen.
- Häufig möchten die Frauen die Übergriffe nicht zur Anzeige bringen, da sie erneute Übergriffe fürchten und häufig auch finanziell vom Partner abhängig sind.
- Des Weiteren spielen die eigene Scham über den Übergriff und das Gefühl, mit Schuld zu sein, eine große Rolle.

Ärzte unterliegen auch bei Bekanntwerden von Übergriffen der Schweigepflicht!
Ausnahmen von der Schweigepflicht nur:
1. Entbindung durch den Patienten
2. Rechtfertigender Notstand § 34 StGB

Rechtfertigender Notstand – § 34 StGB
„Wer in einer gegenwärtigen, nicht anders abwendbaren Gefahr für Leben, Leib, Freiheit, Ehre, Eigentum oder ein anderes Rechtsgut eine Tat begeht, um die Gefahr von sich oder einem anderen abzuwenden, handelt nicht rechtswidrig, wenn bei Abwägung der widerstreitenden Interessen, namentlich der betroffenen Rechtsgüter… das geschützte Interesse das beeinträchtigte wesentlich überwiegt…"

Generell gilt:
- Bei akuter Gefährdung Notruf
- Strafanzeige muss **zusätzlich** vom Opfer schriftlich gestellt werden
- Gewaltschutzgesetz: Opfer können Anordnung durch Gerichte erreichen, dass Täter die Wohnung o. Ä. nicht mehr betreten darf
- Dafür muss ein Nachweis erbracht werden, Opfer einer Körperverletzung geworden zu sein
- Hierfür ist ärztliche Dokumentation extrem wichtig: Opfer Kopie aushändigen; Kopien an Polizei und Staatsanwalt **nur,** wenn Ausnahmen von der Schweigepflicht vorliegen

Auch wenn die Patienten anfangs keine Anzeige erstatten wollen, muss eine rechtssichere Dokumentation und Asservation stattfinden. Häufig gibt es Kooperationen mit rechtsmedizinischen Instituten zur Verwahrung der „Doku-Kits" für einen längeren Zeitraum (z. B. ein Jahr). So kann auch später im Verlauf noch Anzeige erstattet und dem Opfer geholfen werden.

23.5 Sexuelle Gewalt durch Fremde

Die meisten sexuellen Übergriffe finden im häuslichen oder familiären Umfeld statt.

Bei Übergriffen außerhalb dieser Bereiche sind häufig zusätzliche Delikte wie das „unter Drogen setzen" zu finden. Klassisches Beispiel ist hier ein mit „K. o.-Tropfen" versetztes Getränk in einer Diskothek mit anschließendem Übergriff. Daher sollten bei diesen Delikten immer auch zusätzliche Drogentests durchgeführt werden.

Ist der Täter nicht bekannt, muss das Risiko für eine HIV-Infektion abgeschätzt werden und ggf. eine PEP angeboten werden (▶ 13.9).

Des Weiteren gelten die gleichen Grundsätze wie bei häuslicher Gewalt (▶ 23.4).

24 Notfälle durch Vergiftung und Umwelteinflüsse

Anja Kraemer, Dorothea Sauer, Dagmar Strauß

24.1 Toxikologische Notfälle 654
Anja Kraemer
24.1.1 Verdacht auf Intoxikation 654
24.1.2 Intoxikation durch Medikamente 657
24.1.3 Intoxikation durch Drogen 657
24.1.4 Inhalative Intoxikation 661
24.1.5 Intoxikation durch Lebensmittel 661
24.1.6 Antidote 661
24.1.7 Giftnotrufzentrale 661
24.2 Notfälle durch Elektrizität 664
Dagmar Strauß
24.2.1. Stromunfall 664
24.2.2. Blitzunfall 666
24.3 Thermische und chemische Notfälle 667
Dagmar Strauß
24.3.1 Hitzeschäden 667
24.3.2 Thermische und chemische Verbrennungen 668
24.3.3 Unterkühlungen 672
24.3.4 Erfrierungen 674
24.4 Notfälle durch ionisierende Strahlung 675
Dorothea Sauer
24.5 Höhenmedizinische Notfälle 679
Dagmar Strauß
24.6 Maritime Notfälle 680
Dagmar Strauß
24.6.1. Ertrinkungsunfälle 680
24.6.2. Tauchunfälle 681

24.1 Toxikologische Notfälle

Anja Kraemer

24.1.1 Verdacht auf Intoxikation

First View
- Patient hämodynamisch stabil? Wenn nein → ABCDE, Monitoring
- GCS 15? → Bewusstseinsstörung
- Klinisches Erscheinungsbild, v. a.:
  - Hautfarbe
  - Foetor
  - Atemfrequenz, Luftnot, Lungenödem
  - Thoraxschmerz
  - Temperatur
  - Pupillengröße
  - Halluzinationen
- Klinische Hinweise einer Intoxikation? Blister? Einstichstellen, Drogen, Anamnese (ggf. Fremdanamnese)

Eigenschutz! Spritzen in den Taschen; Hautkontakt/Inhalation von Chemikalien vermeiden!

Arbeitsauftrag für die Notaufnahme Durch eine Anamnese und genaue Betrachtung des Patienten an eine mögliche Intoxikation denken. Erkennen einer Intoxikation und Sicherung der Vitalfunktion. Wenn möglich primäre oder sekundäre Giftelimination durchführen. Erkennen von Gefährdung weiterer Personen, die nicht/noch nicht in medizinischer Behandlung sind, z. B. bei CO-Austritt!

Definition Als Intoxikation oder Vergiftung wird eine schädliche Wirkung von einer exogenen Substanz auf den Organismus bezeichnet. Hierbei kann die eigentliche Substanz selbst und/oder die eingenommene Menge die Schädigung auswirken.

! Nahezu jede Substanz kann je nach Dosierung zu einer Intoxikation führen!

Kennzeichen
- Akut oder subakut auftretende bisher nicht vorhandene Organschädigungen
- Oft nicht genau einzuschätzende, teils dynamische Verläufe
- Oft Auftreten von Symptomenkomplexen (Toxidrome, ▶ Tab. 24.3, ▶ Abb. 24.1)

Differenzialdiagnosen

Gefährliche nicht verpassen: Bei Bewusstseinstrübungen
- Hypoglykämien
- ICB oder Apoplex

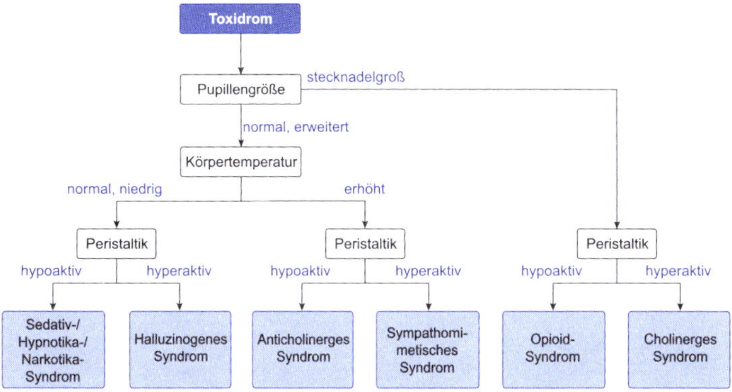

Abb. 24.1 Flowchart Toxidrombestimmung [L143]

- Meningitis
- Sepsis

Weitere Differenzialdiagnosen:

- Kardial bedingte Herzrhythmusstörungen
- Epilepsie
- Volumenmangel
- Psychogene Bewusstseinstrübung

Ätiologie Intoxikationen unterschiedlicher Substanzklassen:

- Medikamente
- Drogen
- Inhalativa
- Lebensmittel
- Chemikalien

Diagnostisches Vorgehen

Fragen zu Beginn:

- Ist der Patient hämodynamisch stabil? Bestehen Schutzreflexe?
- Besteht eine akut vitale Gefährdung? Falls Einweisung durch den Rettungsdienst erfolgt ist: Welche Maßnahmen wurden bereits getroffen?

Anamnese und Untersuchung:

- Anamnese zum Ereignis:
  - Was und wieviel hat der Patient eingenommen? Tabletten? Nahrung? Blister vorhanden?
  - Hatte der Patient Kontakt zu Chemikalien? Haut, inhalativ, Augen?
  - Wann war der Zeitpunkt der Intoxikation?
  - Vorgeschichte, Einnahmegrund (Suizidal? Akzidentell?)
  - Wie war die Auffindesituation?
  - Weitere intoxikierte Personen? Sind mehrere Personen im gleichen Haushalt erkrankt?
  - Sind Vorerkrankungen des Patienten bekannt?
  - Nimmt der Patient sonst regelmäßig Medikamente ein? Wenn ja, welche?

  - Körpergewicht des Patienten?
  - Hinweise aus dem räumlichen oder persönlichen Umfeld des Patienten, die auf etwaige Intoxikationsart deuten können? (Hobbys, Wohnsituation etc.)
- Körperliche Untersuchung (insbes. Herzgeräusche!) und Vitalparameter:
  - ABCDE-Schema
  - Bewusstseinsstörungen? Pupillengröße
  - Herz: Tachykardie/Bradykardie, Palpitationen?
  - Lunge: Rasselgeräusche oder Bronchospasmus, Stridor?
  - Abdomen: weich oder prall, Darmgeräusche?
  - Blase: Harnverhalt?
  - Extremitäten: Rekapillisierungszeit, warm/kalt, Einstichstellen, Hautkolorit?
  - Neurologie: agitiert, sediert?
  - Temperatur: hypo- oder hypertherm?
  - Toxidrome beachten (▶ Tab. 24.3, ▶ Abb. 24.1)

Weiterführende Diagnostik in der ZNA:

- BZ Stix!
- Ggf. CCT bei Bewusstseinstrübung
- 12-Kanal-EKG (▶ Tab. 24.1)
- BGA (inkl. Met-Hb- und CO-Bestimmung, Anionenlücke), ▶ Tab. 24.2
- Großes BB, Leberenzyme, Retentionsparameter, CRP, PCT, Gerinnung
- Ggf. Sono Abdomen bei V. a. Harnverhalt
- U-Status mit Tox-Screen

> Asservieren von Körperflüssigkeiten, falls die Substanz unbekannt ist bzw. der Patient sich nicht mehr selbst hierzu äußern kann (forensische Bedeutung, Analyse über das Labor ggf. Rechtsmedizin möglich).

24

- Bei entsprechendem klinischem Verdacht:
  - Kontaktaufnahme Giftnotrufzentrale
  - Intensivmedizinische Überwachung i. d. R. nötig
  - Ggf. Information Polizei/Leitstelle bei V. a. weitere gefährdete Patienten (z. B. bei CO-Intoxikation)

Schnelle Ersteinschätzung anhand 12-Kanal-EKG (▶ Tab. 24.1), BGA (▶ Tab. 24.2) und Toxidromen (▶ Tab. 24.3, ▶ Abb. 24.1).

Allgemeine Akuttherapie

- Vorgehen nach ABCDE-Schema
- Vitalparameter stabilisieren
- Rücksprache Giftnotrufzentrale (▶ Tab. 24.9)

Disposition I. d. R. intensivmedizinische Überwachung nötig. Je nach hausinterner Struktur Basisdiagnostik in der Ambulanz inkl. CCT und BGA. Bei klinischem Verdacht einer CO-Intoxikation und entsprechender CO-Erhöhung in der BGA ggf. Kontaktaufnahme mit einem Zentrum mit Druckkammer (www.vdd-hbo.de/druckkammern/).

Tab. 24.1 Intoxikation: Hinweise im 12-Kanal-EKG

Rhythmus	Supraventrikulär	Ventrikulär
Herzfrequenz	Bradykardie • Betablocker • Kalziumantagonisten • Digitalis	Tachykardie • Sympathikomimetika • Anticholinergika
QRS-Komplex	Breit • Na-Kanal-Blocker • Trizyklische Antidepressiva	
PR-Intervall	Verkürzung • Kokain (durch Sympathikusaktivierung)	Verlängerung • Betablocker • Kalziumantagonisten • Digitalis
QT-Zeit	Verkürzung • Digitalis	Verlängerung • Na^+-Kanal-Blocker • Opioide
ST-Streckenveränderungen	ST-Hebungen • Kokain • Kohlenmonoxid (CO) • Zyanid (CN) • Kalziumantagonisten	ST-Senkungen Muldenförmig: Digitalis Ischämisch: • Kokain • CO • CN

Tab. 24.2 Intoxikation: Hinweise in der Blutgasanalyse

Metabolische Azidose	
Anionenlücke Berechnung: Na – (HCO_3 + Cl)	
Normwert: 8–12 mmol/l	Vergrößert bei („KUSMAL“) • Ketoazidose • Urämie • Salicylate • Methanol • (A)Ethylenglykol • Laktat
Osmotische Lücke: berechnete – gemessene Serumosmolarität (Vereinfachte) Berechnung der Plasmaosmolarität: 2× Na (mmol/l) + Serum-Harnstoff (mg/dl)/2,8 + Glukose (mg/dl)/18	
Norm: < 10 mosmol/kg KG	Vergrößert bei: • Intoxikationen mit Alkohol • Hinweis auf Methanol- oder Ethylenglykolintoxikation

24.1.2 Intoxikation durch Medikamente

Übersicht ▶ Tab. 24.4

24.1.3 Intoxikation durch Drogen

Übersicht ▶ Tab. 24.5

Tab. 24.3 Toxidrome, ihre Symptome und auslösende Substanzen

Toxidrome	Symptome	Auslösende Substanzen	Antidot
Anticholinerges Syndrom	Tachykardie, Mydriasis, warme Haut, Mundtrockenheit, Harnverhalt, Erregung, Halluzinationen, Myoklonien, Hyperreflexie	• TCA • Neuroleptika • Antihistaminika • Stechapfel, Fliegenpilz, Engelstrompete	Physostigmin
Cholinerges Syndrom	Bradykardie, Miosis, Hypotonie, Schwitzen, Hypersalivation, Bronchospasmus, unkontrollierter Urin- und Stuhlabgang, Lähmungen	• Cholinergika • Organophosphate: E605 (mittlerweile selten)	Atropin
Sympathikomimetisches Syndrom	Tachykardie, Hypertonie, Mydriasis, Schwitzen, Blässe, Tremor, Unruhe	• Amphetamine • Kokain • Ecstasy	Symptomatische Therapie
Serotinerges Syndrom	Tachykardie, Hypertonie, Mydriasis, Schwitzen, Fieber, Tremor, Hyperreflexie, Halluzinationen, Delir	• SSRI, TCA, MAO-Hemmer • LSD, Kokain, Ecstasy, Amphetamine	Symptomatische Therapie
Opioid-Syndrom	Miosis, Atemdepression, Koma	Opiate – unabhängig von der Applikation	Naloxon
Extrapyramidales Syndrom	Speichelfluss, Dyskinesien, Zungen-/Schlundkrämpfe, Torticollis	• Neuroleptika • MCP!	Biperidin

LSD: Lysergsäurediethylamid, MAO: Monoaminoxidase, MCP: Metoclopramid, SSRI: Selektive Serotonin-Wiederaufnahme-Inhibitoren, TCA: Trizyklische Antidepressiva

Tab. 24.4 Intoxikation durch Medikamente

Medikament	Ätiologie	Klinische Erscheinung	Arbeitsauftrag für die Notaufnahme	Spez. Therapie
Digitalis	Akzidentell (geringe therapeutische Breite) oder suizidal	Kardial: Arrhythmien, AV-Überleitungsstörungen; GI-Trakt: Übelkeit, Erbrechen; ZNS: Kopfschmerzen, Müdigkeit, Schlaflosigkeit, Verwirrungen, Psychosen; Sonstiges: Störungen der Farbwahrnehmung	EKG: muldenförmige ST-Senkungen, AV-Blockierungen; BGA mit E'lyten; Digitalisspiegel bestimmen; Einschätzung der Schwere der Intoxikation anhand der Klinik und des EKGs	Kalium hochnormal halten; schwere Intoxikationen → Intensivpflichtig! Dort: Ggf. Aktivkohle und Colestyramin; Digitalis-Antidot (Fab-Antikörper); Ggf. Dialyse; Ggf. Passagerer SM

Tab. 24.4 Intoxikation durch Medikamente *(Forts.)*

Medikament	Ätiologie	Klinische Erscheinung	Arbeitsauftrag für die Notaufnahme	Spez. Therapie
Betablocker	Akzidentell oder suizidal	Kardial: Bradykardien, hochgradige AV-Blockierung; ZNS: Bewusstseinstrübung; Sonstiges: Hypoglykämien; Bronchospasmus	EKG: AV-Blockierungen, PR-Verlängerungen; **Cave:** Glykogenolyse am Skelettmuskel gehemmt → Hypoglykämie-Gefahr v. a. bei Kindern groß	Glukagon; Betamimetika; bei vitaler Gefährdung passagerer SM
Benzodiazepine	Akzidentell oder suizidal	ZNS: Gangunsicherheit, Bewusstseinstrübung, Atemdepression; paradoxe Reaktion (v. a. bei älteren Pat. möglich)	DD ausschließen, im Zweifel zerebrale Bildgebung z. A. ICB/Apoplex	Flumazenil
Trizyklische Antidepressiva	Akzidentell oder suizidal	Kardial: HRST, Hypotonie; GI-Trakt: Übelkeit, Erbrechen; ZNS: Verwirrtheit, Halluzinationen, Bewusstseinstrübung, anticholinerges Syndrom	EKG: QRS-Komplex verbreitert BGA: Azidose – verstärkt die Toxizität	Ggf. Aktivkohle nach Rücksprache Giftnotrufzentrale; ggf. Natriumbikarbonat bei Verbreiterung des QRS-Komplexes
Paracetamol	Akzidentell oder suizidal	GI-Trakt: Übelkeit, Erbrechen, je nach Schwere und Zeitpunkt (ab 72 h) Oberbauchschmerzen, Ikterus; ZNS: ggf. hepatische Enzephalopathie	Bestimmung des Paracetamol-Spiegels – hiervon Dauer der Therapie und etwaige Dialyseindikation abhängig	Ggf. Aktivkohle nach Rücksprache Giftnotrufzentrale; Verlegung Intensivstation zur NAC-Therapie Dialyse
Insulin	Akzidentell oder suizidal	Kardial: Hypotonie; ZNS: Verwirrtheit, Bewusstlosigkeit, Krampfanfall Sonstiges: Kaltschweißigkeit	BGA	Glukosegabe

BGA: Blutgasanalyse; BZ: Blutzucker; EKG: Elektrokardiogramm; GI: Gastrointestinal; HRST: Herzrhythmusstörungen; ICB: Intrakranielle Blutung; NAC: N-Acetylcystein; SM: Schrittmacher; ZNS: Zentralnervensystem.

24

Tab. 24.5 Intoxikation durch Drogen

Drogen	Anwendungsart	Klinische Erscheinung	Arbeitsauftrag für die Notaufnahme	Spez. Therapie
Kokain (Koks, Coke, Base, Crack)	p. o., p. i., nasal, i. v.	Sympathikomimetisches Syndrom: HF↑, AF↑, Unruhe, Schwitzen. Hypertensive Entgleisung; Vasokonstriktion – **Cave:** bis zum Myokardinfarkt; Euphorie, Erregung, Halluzinationen, Tremor, Krampfanfall; Hyperthermie	EKG: Tachykardie, ST-Streckenveränderungen/-hebungen; BGA	Reizabschirmung, Beruhigung: Benzodiazepine Bei Halluzinationen: Haloperidol Krampfanfall: Benzodiazepine Myokardinfarkt: **Cave** Betablocker! O_2-Gabe, Benzodiazepine, ASS, Nitrate ggf. Koronarangiografie LipidRescue
Ecstasy (MDMA) **Cave:** nicht verwechseln mit Liquid Ecstasy = γ-Hydroxy buttersäure → dämpfend	p. o.	Sympathikomimetisches Syndrom: HF↑, AF↑, Unruhe, Schwitzen. Euphorie, Halluzinationen, Trismus, Bruxismus, Krampfanfall; Fieber, Dehydratation, DIC, Rhabdomyolyse	EKG → Tachykardie, HRST BGA	Reizabschirmung, Beruhigung → nichtmedikamentös. Medikamentös: Benzodiazepine. Volumen, Sauerstoffgabe. Bei Hyperthermie: ggf. Coolguard, kalte Infusionen etc. Bei maligner Hyperthermie: Dantrolen erwägen **Cave:** keine SSRI gleichzeitig geben!
LSD (Acid)	p. o.	Tachykardie, Hypotonie; Mydriasis, Hyperreflexie; Hyperthermie; Halluzinationen, Erregung	EKG, BGA	Reizabschirmung Benzodiazepine
Heroin	i. v., p. i., p. o.	Typische Trias: Miosis, Atemdepression, Hypothermie	EKG BGA: Azidose (meist respiratorisch)	Naloxon **Cave:** bei Abhängigkeit nur so viel langsam titriert geben, bis Atemdepression aufgehoben ist!
Amphetamine Speed, Pep Kristallines Methamphetamin (Crystal Meth)	p. o.	Sympathikomimetisches Syndrom: HF↑, AF↑, Unruhe, Schwitzen	EKG: Tachykardie, HRST; BGA	Beruhigung, ggf. Benzodiazepine

AF: Atemfrequenz; ASS: Acetylsalicylsäure; BGA: Blutgasanalyse; DIC: Disseminierte intravasale Gerinnung; EKG: Elektrokardiogramm; HF: Herzfrequenz; HRST: Herzrhythmusstörungen; LSD: Lysergsäurediethylamid; SSRI: Selektive Serotonin-Wiederaufnahme-Inhibitoren.

24.1.4 Inhalative Intoxikation

Übersicht ▶ Tab. 24.6

24.1.5 Intoxikation durch Lebensmittel

Übersicht ▶ Tab. 24.7

24.1.6 Antidote

Übersicht ▶ Tab. 24.8

24.1.7 Giftnotrufzentrale

Übersicht ▶ Tab. 24.9

Tab. 24.6 Inhalative Intoxikation

Inhalativa	Ätiologie	Klinische Erscheinung	Arbeitsauftrag für die Notaufnahme	Spez. Therapie
CO	Möglichkeit der Exposition: Grillen im Innenraum, alte Heizungen/Öfen, Schwellenbrände, Motorabgase, Shisha-Bars	**Cave:** SpO_2 ist normal. Geruchs- und farblos; kirschrote Fingernägel und Haut. **ZNS:** Kopfschmerz, Verwirrtheit, Sehstörungen, Bewusstlosigkeit; **Kreislauf:** Herzinsuffizienz, Lungenödem, Arrhythmien	EKG: ST-Streckenveränderungen/-hebungen; BGA mit CO-Bestimmung; Sichern der Vitalparameter. Hochdosierte Sauerstoffgabe (NIV und HFNC); Erwägen einer HBO-Therapie	HBO generell kontaktieren bei: • bewussstlosen/komatösen Pat. • neurologisch oder psychiatrisch auffälligen Pat. • Pat. mit geringer Toleranz gegen CO: Schwangere, Säuglinge und Kleinkinder; Pat. mit einer koronaren Herzkrankheit oder schwerer Lungenerkrankung **Merke:** nicht der Absolutwert des CO, sondern die Klinik führt
CN	Möglichkeit der Exposition: Brandgase, Industriechemikalien, Kampfstoffe	**Cave:** Geruch nach Mandel/Marzipan; Rosige Haut; Übelkeit, Erbrechen; Kopfschmerz, Verwirrtheit, Schwindel, Bewusstseinstrübung	EKG: ST-Streckenveränderungen/-hebungen BGA	Hydroxycobalamin. **Cave:** führt zur rötlichen Verfärbung von Urin und Schleimhäuten – harmlos!

BGA: Blutgasanalyse; CN: Zyanid; CO: Kohlenmonoxid; EKG: Elektrokardiogramm; HBO: Hyperbare Sauerstofftherapie; HFNC: High-Flow-Sauerstofftherapie; NIV: nicht invasive Beatmung.

Tab. 24.7 Intoxikation durch Lebensmittel

	Ätiologie	Klinische Erscheinung	Arbeitsauftrag für die Notaufnahme	Spez. Therapie
Pilze	Knollenblätterpilz: bereits 0,1 mg/kg KG tödlich → Phalloides- oder Amanita-/Amatoxin-Syndrom	6–8 h: Erbrechen, Diarrhö, abdominale Schmerzen; 8–24 h: Symptomarmes/-freies Intervall; ab 24 h: akutes Leberversagen, akutes Nierenversagen	Pilz ggf. asservieren; α-Amanitin-Bestimmung im Urin	Intensivstation; Silibinin; repetitive Gabe von Aktivkohle; Lebertransplantation frühzeitig diskutieren – bei Therapieversagen einzige Option
Methanol	Unsachgemäße Eigenherstellung von Alkohol	Übelkeit, Kopfschmerzen, Sehstörungen – Optikusneuropathie	BGA: metabolische Azidose (erhöhte Anionenlücke)	Ethanol Fomepizol

Tab. 24.8 Wichtige Antidote

Antidot	Indikation	Dosierung
Biperiden 1 Amp. = 5 mg/ml	• Parkinson-Sy. • Extrapyramidale Bewegungsstörungen bei Neuroleptika-Intoxikation (auch MCP-Überdosis) • Nikotinvergiftung • Vergiftung durch organische Phosphorverbindungen	2,5–5 mg = ¾–1 Amp. Biperiden langsam i. v.
Digitalis-Antidot (1 Amp. á 80 mg Antidot bindet 1 mg Digitalis) Initial Allergietest durchführen: 0,1 ml Antidot-Lsg. auf 0,4 ml NaCl 0,9 % verdünnen – 0,1 ml am Unterarm i. c. applizieren; nach 15 Min. Quaddel mit Erythem bei Allergie	Digitalis-Intoxikation	Unbekannte Menge: 6 Injektionsflaschen = 480 mg in je 20 ml NaCl 0,9 % gemeinsam als Kurzinfusion, z. B. initial 250 ml/h i. v. Bei Sistieren der HRST Infusionsrate reduzieren – Restmenge über 4–6 h. Bekannte orale Menge: primär Giftelimination (Aktivkohle), ca. 10–20 % der Gesamteinnahmemenge abziehen. Verbleibende Digitalis-Menge × 80 = erforderliche Antidotdosis
Flumazenil 1 Amp. = 0,5 mg/5 ml	Benzodiazepin-Intoxikation	Initial 0,2 mg Bolus i. v., dann 0,1 mg/Min. i. v., bis Pat. wach wird (Gesamtdosis 1 mg) **Cave:** HWZ!

24

Tab. 24.8 Wichtige Antidote *(Forts.)*

Antidot	Indikation	Dosierung
Glukagon; Erwachsene und Kinder > 25 kg 1 Durchstechflasche = 1 mg	• Intoxikation mit Betablocker, Kalziumantagonisten vom Nicht-Dihydropyridin-Typ • Therapierefraktäre Hypoglykämie (kein Anstieg unter Glukosegabe, ständige Repetition nötig)	• Betablocker-/Kalziumantagonisten-Intoxikation: 0,2 mg/kg KG als Kurzinfusion, danach Gesamtdosis von 0,5 mg/kg KG über 12 h in Einzeldosen oder als Perfusor, nicht > 24 h anwenden • Insulin-, sulfonylharnstoffbedingte Hypoglykämie: 0,5–1 mg = ¾–1 Amp. i. v., evtl. 1–2 × wdh., ggf. Perfusor • **Cave:** engmaschige BZ-Kontrolle
Hydroxycobalamin 1 Amp. = 2,5 mg/ml	• CN-Intoxikationen • Brandgasintoxikation	• 5 g (2 Ampullen à 2,5 g in je 100 ml NaCl 0,9 %) über 15 Min. i. v. • Kinder: 70 mg/kg **Cave:** i. d.R einmalige Gabe – bei nach 2 h noch erhöhtem Laktat Repetitionsdosis von 5 g erwägen. **Cave:** führt zur rötlichen Verfärbung von Urin und Schleimhäuten – harmlos!
Naloxon 1 Amp. = 0,4 mg/ml	Fentanyl, Methadon, Pentazocin, Dextropropoxyphen, Tilidin bei Atemdepression, Somnolenz, Koma	Bei Opioidüberdosierung titrieren: initial 0,4–2 mg = 1–5 Amp. i. v., Wdh. nach 3 Min. max. 3 × möglich **Cave:** bei Opiatabhängigen nur so viel spritzen, bis Atemdepression aufgehoben ist (Entzugssyndrom) **Cave:** HWZ!
Physostigmin 1 Amp = 2 mg/5 ml	Vergiftung mit anticholinergen Substanzen (Parasympatholytika, Neuroleptika auf Phenothiazinbasis, Antidepressiva, Alkohol, Antihistaminika)	• Initial 2 mg = 1 Amp. langsam i. v. • Bei Wirksamkeit 2–4 mg = ¾–2 Amp. alle 20 Min. oder Perfusor
Silibinin (Inhalt der Durchstechflasche mit 35 ml G5 % o. NaCl 0,9 % auflösen → 1 ml = 1 mg Silibinin)	Knollenblätterpilzvergiftung	5 mg/kgKG über 1 h, dann 20 mg/kg KG/d verteilt auf 4 ED als Infusion über jeweils 2 h (bei 70 kg KG 4 × 350 mg)

BZ: Blutzucker; CN: Zyanid; G5 %: Glukose 5 %; Lsg.: Lösung; HRST: Herzrhythmusstörungen; HWZ: Halbwertszeit; MCP: Metoclopramid

24

Tab. 24.9 Giftinformationszentralen mit 24-h-Dienst

Ort	Telefon	Fax	E-Mail/Homepage
Berlin	030/19 24 0	030/30686–799	mail@giftnotruf.de www.giftnotruf.de
Bonn	0228/19 24 0	0228/287–33278	gizbn@ukb.uni-bonn.de
Freiburg	0761/19 24 0	0761/270–44570	giftinfo@uniklinik-freiburg.de www.giftberatung.de
Göttingen	0551/19 24 0	0551/38–31881	giznord@giz-nord.de www.giz-nord.de
Mainz	06131 19240	06131 232468	www.unimedizin-mainz.de/ index.php?id=24807
München	089/19 24 0	089/4140–2467	tox.@lrz.tum.de www.toxinfo.org

24.2 Notfälle durch Elektrizität

Dagmar Strauß

24.2.1 Stromunfall

First View
- ABC stabil?
- GCS?
- Verletzungen?

24

Arbeitsauftrag für die Notaufnahme
- Erkennen und Therapieren von lebensbedrohlichen Situationen und Herzrhythmusstörungen.
- Ausmaß tieferliegender Gewebsschädigungen eruieren.

Definition
- Trauma durch Einwirken von elektrischem Strom, dieser erzeugt Hitze und führt zu Gewebsschädigungen bzw. zu Begleitverletzungen infolge von Stürzen.
- Strom wird im Körper unterschiedlich geleitet, Gewebe mit viel Flüssigkeit (Gefäße, feuchte Haut) leiten besser als Gewebe mit wenig Flüssigkeitsgehalt (Knochen).
- Das gesamte Ausmaß der Schädigung ist abhängig von Stromart, Stromstärke, Spannung und Einwirkzeit.

Differenzialdiagnosen

Gefährliche nicht verpassen:
- Kardiale Ursache von Herzrhythmusstörungen: Myokardischämie
- Zerebrale Ursachen von Bewusstlosigkeit: Ischämie, Blutung

Weitere Differenzialdiagnosen:
- Epilepsie
- Synkope
- Metabolische Entgleisungen

Ätiologie:
- Niederspannungsbereich bis 1000 V, z. B. Haushaltsstrom (220V, 16 A), z. B. Steckdose, kurzer Kontakt, kurze Durchströmungszeit, („Wischer"): Herzrhythmusstörungen, Strommarken, selten Verbrennungen
- Hochspannungsbereich > 1000 V: direkter Stromdurchfluss im Körper, schwere Verletzungen und Frakturen, Verbrennungen, Muskelkontraktionen, Frakturen, Nekrosen, Rhabdomyolyse, Krampfanfälle, schwere Herzrhythmusstörungen, Atemstillstand, Herz-Kreislauf-Stillstand

Diagnostisches Vorgehen:
Fragen zu Beginn: Niederspannungsbereich, Hochspannungsbereich?
Anamnese und Untersuchung:
- Anamnese zum Ereignis:
  - Unfallhergang?
  - Initiale Beschwerden: Bewusstlosigkeit, Tachykardie, Palpitationen, Dyspnoe, Myoklonien, Schmerzen?
- Vorgeschichte:
  - Koronare Herzerkrankung?
  - Bekannte Rhythmusstörungen? (Vorhofflimmern, Vorhofflattern, Extrasystolie)
- Körperliche Untersuchung (insbes. Herzgeräusche!) und Vitalparameter:
  - Verletzungen, Strommarken?
  - Neurologische Untersuchung

Weiterführende Diagnostik in der ZNA:
- 12-Kanal-EKG: wenn pathologisch (AV-Block, Schenkelblockbilder, Extrasystolie, Long QT, Ischämie-Zeichen) → Labor inkl. Herzenzyme und Echokardiografie
- Labor: Blutbild, E'lyte, Kreatinin, CK, CK-MB, Troponin, Myoglobin

> **!** Bei Haushaltsstrom nur körperliche Untersuchung und 12-Kanal-EKG zwingend notwendig.

Risikobewertung:
- Risiko von Herzrhythmusstörungen, bzw. Herz-Kreislauf-Stillstand
- Ausmaß der Gewebsnekrosen

Akuttherapie
- Symptomatisch
- Ggf. CPR
- Therapie hämodynamisch relevanter Herzrhythmusstörungen
- Bei ausgedehnten Gewebenekrosen auf ausreichend i. v. Flüssigkeitszufuhr achten (Steuerung nach Blutdruck und Diurese)

Disposition
- Asymptomatische, unverletzte Patienten ohne Veränderung im 12-Kanal-EKG benötigen **keine** stationäre Aufnahme.
- Alle initial bewusstlosen Patienten mit pathologischem EKG, Weichteilverletzungen und Verbrennungen, sowie alle Patienten nach Hochspannungsunfall müssen stationär überwacht werden.

24.2.2 Blitzunfall

First View
- ABC stabil?
- Intubiert, beatmet?
- Verletzungen?

Arbeitsauftrag für die Notaufnahme
- Bei unklarer Bewusstlosigkeit im Freien an möglichen Blitzunfall denken.
- Instabile Patienten stabilisieren, regelmäßige Reevaluation, symptomatische Therapie.

Definition
- Kurzzeitiger extrem hoher Stromeinfluss (mehrere Millionen Volt) mit sehr kurzer Einwirkzeit führt zu Herzkreislauf- und Atemstillstand. Zusätzlich häufig neurologische Defizite mit Paresen und Krampfanfällen, welche auch mit einer Latenz auftreten können.
- Prognostisch entscheidend ist die Dauer der Apnoe.
- Keraunoparalyse → mehrere Stunden anhaltende Lähmung durch Blitzschlag.

Differenzialdiagnosen
Gefährliche nicht verpassen: Bewusstlosigkeit anderer Genese
Weitere Differenzialdiagnosen:
- Epilesie
- Psychogener Anfall

Ätiologie
- Direkter Blitzeinschlag im Körper
- Indirekter Blitzeinschlag: Einschlag in der näheren Umgebung → Überspannung entsteht z. B. Einschlag in Leitungen, Einschlag im Boden → Schrittspannung kann sich aufbauen

24

Diagnostisches Vorgehen
Fragen zu Beginn: Patient nach Gewitter bewusstlos im Freien aufgefunden?
Anamnese und Untersuchung:
- Anamnese zum Ereignis, ggf. Fremdanamnese, Auffindeort
- Vorgeschichte: kardiovaskuläre Vorerkrankungen
- Körperliche Untersuchung (insbes. Herzgeräusche!) und Vitalparameter:
  - Verletzungen, Verbrennungen, Strommarken?
  - Neurologische Untersuchung
  - HNO-Untersuchung – Trommelfellruptur?
  - Augenuntersuchung – Katarakt?

Weiterführende Diagnostik in der ZNA:
- 12-Kanal-EKG
- Labor: Blutbild, E'lyte, Kreatinin, Herzenzyme, Myoglobin
- Bei pathologischem EKG Echokardiografie
- Bildgebung bei knöchernen Verletzungen
- Bei entsprechendem klinischem Verdacht: Schädel-CT oder ggf. Schädel-MRT

Risikobewertung: Das höchste Risiko besteht unmittelbar nach dem Blitzeinschlag durch Herz- und Atemstillstand. Häufig treten neurologische Symptome später auf, deshalb ist jeder Patient nach Blitzunfall ein Hochrisikopatient.

Akuttherapie Symptomatische, supportive Therapie.

Disposition Aufnahme und Überwachung auf Intensivstation.

24.3 Thermische und chemische Notfälle

Dagmar Strauß

24.3.1 Hitzeschäden

First View
ABC stabil? GCS?

Arbeitsauftrag für die Notaufnahme Erkennen von lebensbedrohlichen Situationen, richtiges Volumenmanagement.

Definition Die Krankheitsbilder sind vielseitig, vom Sonnenstich bis zum Hitzschlag. Betroffen sind oft ältere Menschen, Kinder und Menschen, die beruflich exponiert der Sonnenstrahlung ausgesetzt sind.

Differenzialdiagnosen
Gefährliche nicht verpassen:
- Metabolische Störungen (Hypoglykämie)
- Endokrinologische Störungen (Addison-Krise)
- Sepsis

Weitere Differenzialdiagnosen: Allgemeine AZ-Verschlechterung.

Ätiologie
- **Sonnenstich (Insolation):** Überreizung der Hirnhäute durch direkte Sonneneinstrahlung auf den unbedeckten Kopf
  - Roter, heißer Kopf
  - Zephalgien
  - Meningismus
  - Schwindel
  - Übelkeit, Erbrechen
- **Hitzeerschöpfung:** Wärmebedingte Vasodilatation mit Verlust von Flüssigkeit und Elektrolyten führt zu Volumenmangel
  - Kühle, blasse, feuchte Haut, starkes Schwitzen
  - Tachykardie, Hypotonie
  - Vigilanzminderung
  - Schwindel
  - Myoklonien
  - Übelkeit, Erbrechen
- **Hitzschlag:** Mangelnde Temperaturregulation führt zu starkem Anstieg der Körperkerntemperatur
  - Rote trockene Haut, kein Schwitzen
  - Körperkerntemperatur > 40 °C
  - Tachykardie, Hypotonie, Tachypnoe
  - Zephalgien
  - Vigilanzminderung

Diagnostisches Vorgehen

Fragen zu Beginn: War der Patient der Sonne ausgesetzt?

Anamnese und Untersuchung:

- Anamnese zum Ereignis:
  - Wohlbefinden vor Symptombeginn?
  - Plötzlicher, oder schleichender Beginn?
  - Bewusstlosigkeit?
  - Ggf. Fremdanamnese
- Vorgeschichte:
  - Diabetes mellitus?
  - Endokrinologische Erkrankungen?
  - Vormedikation?
- Körperliche Untersuchung (insbes. Herzgeräusche!) und Vitalparameter:
  - Regelmäßige Temperaturkontrolle (immer derselbe Messort)
  - Inklusive neurologische Untersuchung

Weiterführende Diagnostik in der ZNA:

- Labor: Blutbild, E'lyte, Glukose, Transaminasen
- Ggf. zerebrale Bildgebung
- Bei entsprechendem klinischem Verdacht: Abklärung der Differenzialdiagnosen

Risikobewertung:

- **Low Risk:** junge Menschen, ohne Vorerkrankungen mit geringen Beschwerden
- **High Risk:** alte Menschen und Kinder mit neurologischen Symptomen

Akuttherapie

- **Sonnenstich:** Sonne meiden, lokale Kühlung, Flüssigkeitszufuhr
- **Hitzeerschöpfung:** kühle Umgebung, externe Kühlung (kalte Dusche, kalte Kompressen), Flüssigkeitszufuhr
- **Hitzschlag:** rasche Temperatursenkung, kalte Infusionen, zusätzlich externe Kühlung
- **Allgemein:** ggf. Antiemetikum und Analgetika, Ausgleich der E'lyte

24

> Hypothermie vermeiden.

Disposition

- **Low Risk:** Entlassung möglich
- **High Risk:** kontinuierliches Monitoring, Verlegung Intensivstation

24.3.2 Thermische und chemische Verbrennungen

First View

- ABCDE → Lebensbedrohliche Verletzungen zuerst behandeln
- V. a. Atemwegsbeteiligung? Ja → frühzeitige Intubation (► 3.4.3)
- Ausdehnung und Tiefe der Verbrennungen? → Rechtzeitige Verlegung in Verbrennungszentrum
- Weitere Intoxikation? Ja → Kohlenmonoxid-, Cyanid-Intoxikation bedenken (► 24.1.4)

Arbeitsauftrag für die Notaufnahme Die meist präklinisch begonnene Therapie (weitere Verbrennungen vermeiden, Atemwegssicherung, Analgesie, Volumentherapie) fortführen. Rasche Reevaluierung des Atemweges, angemessene Volumentherapie und Analgesie. Rechtzeitige Verlegung in ein Verbrennungszentrum vorbereiten.

Definition Thermische Verletzung mit Gewebeschaden. Auch chemische Substanzen wie Säuren oder Laugen können ähnliche Gewebeschäden hervorrufen und werden daher wie Verbrennungen behandelt. Die Verbrennungskrankheit ist gekennzeichnet durch Reaktionen, die über lokale Schäden der Haut hinausgehen:

- Kreislaufschock
- SIRS bzw. Sepsis
- Multiorganversagen

Differenzialdiagnosen

Gefährliche nicht verpassen:

- Andere Intoxikationen, v. a. Kohlenmonoxid- und Cyanid-Intoxikationen
- Traumatische Verletzungen

Ätiologie Thermische Verletzungen durch

- Flammen
- Heiße Flüssigkeiten
- Dämpfe, Gase
- Strahlung
- Explosionen
- Reibung

Chemische Verletzungen durch

- Säuren
- Laugen

Diagnostisches Vorgehen

Fragen zu Beginn:

- Mechanismus? Flamme, Explosion, chemisches Agens?
- Expositionsdauer?

Anamnese und Untersuchung:

- Anamnese zum Ereignis:
  - Ort: offener/geschlossener Raum (Explosion im geschlossenen Raum = hohe Wahrscheinlichkeit eines Inhalationstraumas!)
  - Mechanismus und Expositionsdauer
  - Grund: Suizid, Fremdeinwirkung, Unfall
  - Bewusstseinsverlust? Ist immer Hinweis auf Inhalationstrauma
- Vorgeschichte:
  - Vorerkrankungen?
  - Medikamente?
  - Tetanus-Impfung?
- Körperliche Untersuchung und Vitalparameter:
  - Verbrannte Körperoberfläche: Abschätzung nach der Neuner-Regel (▶ Abb. 24.2)
  - Eine genauere Bestimmung der verbrannten KÖF erlaubt die Tabelle nach Lund und Browder, die einzelne Körperabschnitte noch weiter unterteilt und das Alter des Patienten mitberücksichtigt.
  - Verbrennungen im Gesicht? Versengte Gesichts-/Nasenhaare, Ruß im Gesicht oder Sputum? Zeichen eines Inhalationstraumas!
  - Grad der Verbrennungen, ▶ Tab. 24.10. Die Beurteilung sollte durch einen erfahrenen Arzt erfolgen, optimalerweise einen Verbrennungschirurgen nach erfolgter Wundreinigung!

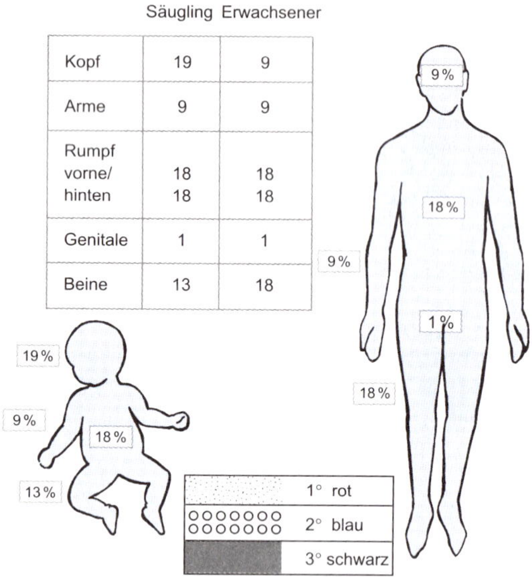

Abb. 24.2 Neunerregel zur Abschätzung des Verbrennungsausmaßes (Protokollblatt zur Kennzeichnung der Flächen- und Tiefenausdehnung bei Verbrennungen) [L157]

Tab. 24.10 Klassifikation der Verbrennungstiefe (nach AWMF-LL, Register-Nr. 044–001)

Grad der Verbrennung	Betroffene Hautschichten	Klinik	Schmerz	Haare
1	Epidermis	Rötung	Starker Schmerz	
2a	Oberflächliche Dermis	Blasenbildung, Wundgrund rosig	Starker Schmerz	Haare fest verankert
2b	Tiefe Dermis	Wundgrund blass	Reduzierter Schmerz	Haare leicht zu entfernen
3	Komplette Dermis	Trockener, harter Wundgrund	Keine Schmerzen	Keine Haare mehr vorhanden
4	Unterhautfettgewebe, Muskeln, Knochen	Verkohlung		

! Eine Fotodokumentation sollte erfolgen. Zum einen aus forensischen Gründen, zum anderen für die Verlaufsbeurteilung.

Weiterführende Diagnostik in der ZNA:
- Arterielle BGA inkl. CO-Hb und Met-Hb
- Röntgen-Thorax
- Bei Verdacht auf Inhalationstrauma: Rasche Bronchoskopie anstreben zur Schweregradbeurteilung des Inhalationstraumas

Risikobewertung: Zur Abschätzung der Prognose sind 3 Parameter wichtig:
- Ausmaß und Tiefe der Verbrennung
- Begleitverletzungen
- Komorbiditäten des Patienten

In den letzten Jahren hat sich der ABSI-Score (ABSI: Abbreviated Burn Severity Index) zur Abschätzung der Mortalität etabliert (▶ Tab. 24.11).

! Bei Explosionsunfällen immer von einem Inhalationstrauma ausgehen!

Akuttherapie

Bei thermischen Verletzungen:
- Atemweg reevaluieren, 100 % O_2-Gabe, bei respiratorischem Versagen oder Zeichen eines Inhalationstraumas frühzeitige Intubation
- Zwei i. v.-Zugänge etablieren. Volumentherapie nach der Parkland-Baxter-Formel (s. Kasten)
- Begleitverletzungen behandeln
- Wundversorgung: kalte Kompressen, sterile Kompression
- i. v.-Analgesie z. B. mit Opiaten
- Bronchodilatatorische Therapie (z. B. Betamimetika-Inhalation)
- Tetanus-Schutz bei Bedarf auffrischen
- Verlegung in ein Brandverletzten-Zentrum

Parkland-Baxter-Formel
Formel zur Abschätzung des Volumenbedarfs an balancierter Vollelektrolytlösung:
4 ml × Körpergewicht (kg) × % verbrannter KÖF = xx ml über 24 h
Die Hälfte davon in den ersten 8 h, die andere Hälfte über die verbliebenen 16 h.

Tab. 24.11 ABSI: Abbreviated Burn Severity Index

Parameter	Punkte	
Geschlecht	Weiblich: 1	Männlich: 0
Alter	1 Punkt je 20 J. (max. 5 Punkte)	
Verbrannte KÖF	1 Punkt je 10 % verbrannter KÖF (max. 10 Punkte)	
Inhalationstrauma	Ja: 1	Nein: 0
Verbrennung 3. Grades	Ja: 1	
Bewertung: Überlebensrate 99 % bei 2–3, 50–70 % bei 8–9, < 10 % bei 12–13 Punkten		

Bei chemischen Verletzungen:

- Entfernen des Agens, Entkleiden des Patienten, trockene Partikel abbürsten
- Spülen mit Wasser über mind. 20 Min; ggf. Messung des pHs mit Teststreifen
- Besondere Dekontamination bei bestimmten Substanzen (▸ Tab. 24.12)

Keine prophylaktische Antibiotikatherapie.

Disposition Verlegung in ein Zentrum für Brandverletzte (Liste der 19 Kliniken: verbrennungsmedizin.de):

- Verbrennung 2. Grades > 10 % KÖF
- Verbrennungen 3. Grades
- Verbrennungen an Händen, Gesicht oder Genital
- Verbrennungen durch Elektrizität
- Verätzungen durch Chemikalien
- Inhalationstraumata
- Schwere Begleitverletzungen
- Spezielle psychologische, psychiatrische oder physische Betreuung nötig

24.3.3 Unterkühlungen

First View

- ABC stabil?
- GCS?
- Begleitverletzungen?

Tab. 24.12 Behandlung spezieller chemischer Verbrennungen

Agens	Therapie	Kommentar
Kalziumoxid (Zement)	Rasches Abbürsten	Bei Kontakt mit Wasser entsteht alkalisches Kalziumhydroxid!
Natriumoxid (Rohrreiniger)	Lange Spülung mit kaltem Wasser	Reagiert mit Wasser unter Abgabe von Hitze
Natriumhypochlorid (Bleiche)	Abwaschen mit Seife und Spülung	Stark basisch, verflüssigt Gewebe
Weißer Phosphor	Spülung mit kaltem Wasser, Feuchthalten der exponierten Areale	Brennt ab 30°, systemische Toxizität (Hypokalzämie, Hyperphosphatämie!)
Flusssäure	Lange spülen, Kalziumglukonat-Gel, Unterspritzen mit Kalziumglukonat und ggf. intraarterielle Infusion	Penetriert tief ins Gewebe, Osteolysen, Hypokalzämie, Hyperkaliämie
Chromsäure	Lange spülen, Phosphat auf Wunde auftragen	Systemische Toxizität: Nierenfunktionsstörungen
Phenol	Spülen mit Polyethylen-Glykol	Schwere systemische Toxizität

Arbeitsauftrag für die Notaufnahme

- Rasches Erkennen der Hypothermie
- Stadien angepasstes Wiedererwärmen
- Regelmäßige Temperaturkontrollen (Dauerkatheter mit Temperatursonde)

Definition

- Abfall der Körperkerntemperatur unter 35 °C. Die Symptome sind stadienabhängig und reichen von Zittern bis zu tödlichen Verläufen.
- Ältere, Vigilanz geminderte, intoxikierte und immobilisierte Menschen haben ein erhöhtes Risiko.

Differenzialdiagnosen

Gefährliche nicht verpassen:

- Zerebrale Ischämien/Blutungen
- Intoxikationen
- Sepsis

Weitere Differenzialdiagnosen:

- Traumen
- Metabolische Entgleisungen
- Epilepsie mit prolongierter Bewusstlosigkeit

Ätiologie Der Wärmeverlust ist größer als die Wärmeerzeugung. Begünstigt durch kaltes Wetter, kaltes Wasser, nasse Kleidung oder Wind. Stadieneinteilung ▶ Tab. 24.13.

Diagnostisches Vorgehen:

Fragen zu Beginn: In welchem Stadium befindet sich der Patient?

Anamnese und Untersuchung:

- Anamnese zum Ereignis: Unfallhergang? Liegezeit? Auffindeort?
- Vorgeschichte:
  - KHK?
  - Psychiatrische Erkrankungen?
  - Demenz?
- Körperliche Untersuchung (insbes. Herzgeräusche!) und Vitalparameter: Temperaturkontrolle (DK mit Temperatursonde)

Weiterführende Diagnostik in der ZNA:

- 12-Kanal-EKG: AV-Block, LSB/RSB, Long QT?
- Labor: Blutbild, Gerinnung, E'lyte, Kreatinin, Blutzucker, Alkoholspiegel, BGA
- Bei entsprechendem klinischem Verdacht: Schädel-CT

Tab. 24.13 Stadieneinteilung bei Unterkühlung

Grad der Hypothermie	Körpertemperatur	Klinik
Leicht	> 35 °C	Meist symptomlos
Mild	32–35 °C	Muskelzittern, Tachykardie, Tachypnoe, Apathie
Moderat	28–32 °C	Bradykardie, Hypotonie, weniger Muskelzittern, Vigilanzminderung
Schwer	< 28 °C	Bewusstlosigkeit, Herzrhythmusstörungen, Atem- und Herz-Kreislaufstillstand

24

Risikobewertung:
- **High Risk:** schwere Hypothermie
- **Low Risk:** leichte Hypothermie

Akuttherapie
- Leichte und milde Hypothermie: passive Erwärmung, warme Umgebung, Decken, Flüssigkeitszufuhr, warme Getränke oder Infusionen
- Moderate Hypothermie: aktive Erwärmung, Wärmedecken, warme Infusionen
- Schwere Hypothermie: warme Infusionen, Herz-Lungen-Maschine, Peritoneallavage
- Reanimation bei schwerer Hypothermie: einmaliger Defibrillationsversuch, falls frustran BLS und Wiedererwärmung fortführen. Keine Medikamentengabe bei Hypothermie < 32 °C.

> Vorsichtiges Umlagern, um einen Afterdrop (Bergetod, durch Einschwemmen von kaltem Extremitätenblut) zu vermeiden.

Disposition
- **High Risk:** kontinuierliches Monitoring inkl. Temperatur auf IMC oder Intensivstation.
- **Low Risk:** kann aus der Notaufnahme entlassen werden.

24.3.4 Erfrierungen

24

> **First View**
> - ABC stabil?
> - GCS?
> - Begleitverletzungen?

Arbeitsauftrag für die Notaufnahme
- Erkennen von Erfrierungen und begleitender Hypothermie
- Begleitumstände abklären

Definition Kältebedingte lokale Gewebeschäden, v. a. der Akren und im Gesicht mit Schädigung des Kapillarendothels → aktivierte Gerinnung → Gefahr von Thrombosen.

Differenzialdiagnosen
Gefährliche nicht verpassen: Zerebrale Ischämie/Blutung.

Weitere Differenzialdiagnosen:
- Metabolische Entgleisungen
- Intoxikationen
- Demenz

Einteilung
- **Grad I:** lokale Rötung, Schmerzen
- **Grad II:** zusätzliche Blasenbildung
- **Grad III:** Gewebenekrosen, keine Schmerzen

Diagnostisches Vorgehen

Fragen zu Beginn: Initiale Bewusstlosigkeit, mit möglichen internistischen oder neurologischen Ursachen?

Anamnese und Untersuchung:

- Anamnese zum Ereignis: Begleitumstände, ggf. Fremdanamnese, Liegezeit
- Vorgeschichte:
  - Bekannte Demenz?
  - Vorerkrankungen: pAVK, Diabetes mellitus?
- Körperliche Untersuchung (insbes. Herzgeräusche!) und Vitalparameter: auf Begleitverletzungen achten

Weiterführende Diagnostik in der ZNA:

- Labor: Blutbild, E'lyte, Kreatinin, Myoglobin
- 12-Kanal-EKG
- Bei entsprechendem klinischem Verdacht:
  - Erweiterte internistische Abklärung (Echokardiografie, LZ-EKG, LZ-Blutdruckmessung)
  - Ggf. CCT und Angiografie

Risikobewertung:

- **High Risk:** Patienten mit Hypothermie und/oder Begleitverletzungen oder -erkrankungen
- **Low Risk:** isolierte Erfrierungen Grad I+II

Akuttherapie

- Vorsichtige Wiedererwärmung im Wasserbad (ca. 40 °C) ggf. unter Analgetika-Therapie
- Sorgfältige Wundversorgung
- Tetanusschutz prüfen

Disposition

- **Low Risk:** Entlassung aus der Notaufnahme möglich
- **High Risk:** Verlegung auf IMC/ITS bei begleitender schwerer Hypothermie → ggf. ECMO

24

24.4 Notfälle durch ionisierende Strahlung

Dorothea Sauer

First View

- Lebensbedrohliche Begleitverletzungen? ABCDE-Behandlungsprioritäten!
- Wie viele Patienten? Welche Art der Exposition?
- Dekontamination durchführen

Arbeitsauftrag für die Notaufnahme

Begleitverletzungen behandeln, Art der Exposition feststellen, Dekontamination durchführen. Kommunikation mit weiteren Betroffenen ohne akute medizinische Probleme („worried well“).

Definition

Strahlenschäden sind Schäden durch ionisierende Strahlung. Die Art und Weise der Schädigung hängt ab von der Art der Strahlung (Röntgenstrahlung, Alpha-,

Beta-, Gammastrahlen, Neutronenstrahlung), der Dosis und Dosis-Rate, vom bestrahlten Volumen und der individuellen Suszeptibilität.

Als **Strahlenunfall** wird ein Ereignis bezeichnet, bei dem eine gesundheitsrelevante Exposition, Kontamination oder Inkorporation bei mindestens einer Person stattgefunden hat.

Es werden verschiedene Kategorien unterschieden:

- Ganzkörper-Exposition
- Teilkörper-Exposition
- Kontamination (von Haut/Wunden)
- Inkorporation (Inhalation/Ingestion)

Ionisierende Strahlen können zwei Auswirkungen auf den Organismus haben:

- Stochastische Schäden: langfristige Auswirkungen durch Veränderungen auf zellulärer Ebene, z. B. Krebs, Missbildungen bei Nachkommen. Es gibt keinen Schwellenwert.
- Deterministische Schäden: sofortige Auswirkung mit Funktionsverlust von Zellen und Organen, z. B. akute Strahlenkrankheit oder lokaler Strahlenschaden. Es existieren Schwellenwerte.

Stadien der akuten Strahlenkrankheit

1. Prodromal-Stadium: Übelkeit, Erbrechen, Schwäche, Bauchschmerzen
2. Latenz-Stadium: Vorübergehende Besserung der Symptome
3. Manifeste Strahlenkrankheit:
   - Hämatopoetisches System: Lymphopenie, Thrombozytopenie
   - Gastrointestinales System: Übelkeit, Erbrechen, Durchfälle, blutige Durchfälle
   - Neurovaskuläres System: Kopfschmerzen, Krampfanfälle, Ataxie

Lokaler Strahlenschaden: Die Ausprägung ist abhängig von der Strahlendosis:

- Haarausfall (> 3 Gy)
- Erythem (3–10 Gy)
- Trockene Desquamation/Schuppung (8–12 Gy)
- Feuchte Desquamation (15–20 Gy)
- Blasenbildung (15–25 Gy)
- Ulzerationen (> 20 Gy)
- Nekrosen (> 5 Gy)

! Die meisten Opfer von Strahlenunfällen weisen keinerlei akute Symptomatik auf! Die Symptome entstehen mit einer Latenz von Tagen.

Differenzialdiagnosen

Gefährliche nicht verpassen:

- Ileus
- Meningitis
- Intoxikationen
- Verbrennungen
- Infektiöse Gastroenteritiden

Ätiologie Exposition mit ionisierender Strahlung kann aus radiologischen oder nuklearen Szenarien resultieren.

- Radiologische Szenarien:
  - Patienten nach radiologischer Diagnostik → keine Gefahr für andere Personen
  - Zwischenfälle mit gefährlichen Strahlenquellen beim Transport
- Nukleare Szenarien:
  - Militärische Nuklearwaffen
  - Reaktorzwischenfälle

Bei Hilfeleistungen an einem kontaminierten Patienten kommt keine relevante Dosis für das medizinische Personal zustande.

> **!** **Lebensrettende Maßnahmen gehen immer vor Dekontamination! Eigenschutz mittels Handschuhen, FFP-Maske, Schutzbrille, Einweg-Kittel.**

Diagnostisches Vorgehen

Fragen zu Beginn:

- Wie viele Patienten sind zu erwarten?
- Liegen schwere Begleitverletzungen vor?

Anamnese und Untersuchung:

- Anamnese zum Ereignis:
  - Hergang? Welche Tätigkeit?
  - Welcher Stoff? Welche Menge?
  - Wann? Wie lange?
  - Wie viele Personen betroffen?
  - Art der Kontamination: innere Kontamination (Inhalation/Ingestion) oder äußere Kontamination
- Vorgeschichte:
  - Vorerkrankungen?
  - Medikamente?
- Körperliche Untersuchung und Vitalparameter:
  - Bekleidung entfernen und verpacken
  - Wenn möglich Dosismessung durchführen
  - Dekontamination nach Prioritäten: 1. Wunden → 2. Gesicht → 3. Intakte Haut. Wenn möglich duschen, sonst abspülen, abtrocknen, neue Kleidung anziehen.

> **!** Ein Briefing mit dem Personal (optimalerweise vor Eintreffen des Patienten) vor Versorgung des Patienten ist hilfreich – aufmerksam machen auf:
> - Das Risiko für das Personal ist gering!
> - Schutzausrüstung – Basis: Handschuhe, FFP-Maske, Kittel, Brille
> - Raum vorbereiten

Weiterführende Diagnostik in der ZNA:

- Blutbild mit Differenzialblutbild alle 6 h für die ersten 24 h, anschließend täglich (Lymphozytenzahl nach 48 h ist prädiktiv für die Schwere des Strahlenschadens.)
- Abnahme einer Blutprobe für eine biologische Dosimetrie
- HLA-Typisierung

- Bei Frauen immer Schwangerschaftstest
- Bei Verdacht auf Inhalationstrauma: rasche Bronchoskopie anstreben zur Schweregradbeurteilung des Inhalationstraumas

Risikobewertung: Zur Abschätzung der Prognose sind 3 Parameter wichtig:
- Ausmaß und Tiefe der Verbrennung
- Begleitverletzungen
- Komorbiditäten des Patienten

Es sollte eine Meldung an die Strahlenschutzbehörde erfolgen!

Meldung an Bundesamt für Strahlenschutz (www.bfs.de).

Akuttherapie Die Therapie ist symptomatisch (Antiemetika, Analgetika).

Disposition ▶ Tab. 24.14. Bei einem Score von II oder III frühzeitige Kontaktaufnahme mit einem hämatologischen Zentrum.

Tab. 24.14 Beurteilung des Schweregrades der Strahlenkrankheit in den ersten 48 h gemäß den Angaben der EBMT (European Group for Blood and Marrow Transplantation)

	Score I	Score II	Score III
Verzögerung	**< 12 h**	**< 5 h**	**< 30 Min.**
Erythem	0	+	+++
Schwäche	+	++	+++
Übelkeit	+	+++	(–)
Erbrechen/d	1	1–10	> 10
Stuhlgang/d	2–3	2–9	> 10
Bauchschmerzen	Minimal	++	Stärkste
Kopfschmerzen	0	++	Stärkste
Temperatur	< 38 °C	38–40 °C	> 40 °C
Blutdruck	Normal		< 80 mmHg systolisch
Bewusstseinsverlust	0	0	Vorübergehend/ Koma
Lymphozyten nach 24 h	> 1500/µl	< 1500/µl	< 500 µl
Lymphozyten nach 48 h	> 1500/µl	< 1500/µl	< 500 µl
Disposition	Ambulante Kontrolle	Aufnahme stationär	Aufnahme Überwachungsstation

24.5 Höhenmedizinische Notfälle

Dagmar Strauß

First View
- ABC stabil?
- GCS?
- Verletzungen?

Arbeitsauftrag für die Notaufnahme Weiterführung der ggf. schon präklinisch begonnenen Therapie. Ergänzende Diagnostik nach Klinik.

Definition Erkrankungen die in größeren Höhen entstehen:
- Akute Höhenkrankheit (AMS, Acute Mountain Sickness)
  - Nach 4–6 h in Höhen ab ca. 2500 m
  - Gastrointestinale Beschwerden, Zephalgien, Schwindel, Übelkeit, Schlafstörungen
- Akutes Lungenödem (HAPE, High Altitude Pulmonary Edema):
  - Ab ca. 4000 m
  - Dyspnoe, trockener Husten, Zyanose, obere Einflussstauung
- Akutes Hirnödem (HACE, High Altitude Cerebral Edema):
  - Ab ca. 4000 m
  - Therapieresistente Zephalgien, Erbrechen, Vigilanzminderung → Koma

Differenzialdiagnosen

Gefährliche nicht verpassen:
- Kardiales Lungenödem, evtl. durch akute kardiale Ischämie entstanden
- Primär zerebrale Pathologien (Ischämie, Blutungen)

Weitere Differenzialdiagnosen:
- Intoxikationen
- Metabolische Entgleisungen

Ätiologie Luftdruck und Sauerstoffpartialdruck fallen in der Höhe ab, in der Lunge Anstieg des pulmonal-arteriellen Drucks, im Gehirn Anstieg der zerebralen Perfusion.

Diagnostisches Vorgehen

Fragen zu Beginn: Typische Symptome nach Aufenthalt in der Höhe?

Anamnese und Untersuchung
- Anamnese zum Ereignis: Welche Höhe? Weitere Erkrankte? Absturz? Verletzungen?
- Vorgeschichte: Kardiopulmonale Vorerkrankungen?
- Körperliche Untersuchung (insbes. Herzgeräusche!) und Vitalparameter; ggf. Funduskopie bei Sehstörungen

Weiterführende Diagnostik in der ZNA:
- Labor: Blutbild, E'lyte, Kreatinin; art. BGA
- 12-Kanal-EKG
- Röntgen-Thorax
- Bei entsprechendem klinischem Verdacht: CCT oder cMRT

Risikobewertung:
- **High Risk:**
  - Patienten mit kardiovaskulären oder pulmonalen Vorerkrankungen
  - Anhaltende Beschwerden bei Aufnahme in der Klinik
- **Low Risk:** Beschwerdefrei bei Vorstellung in der Klinik, keine Vorerkrankungen

Akuttherapie
- Präklinisch: Abstieg aus der Höhe
- Therapie Lungenödem: Sauerstoffgabe, ggf. NIV-Therapie
- Therapie Hirnödem: 8 mg Dexamethason

Disposition
- **High Risk:** mit Hirnödem und/oder Lungenödem → ITS
- **Low Risk:** Entlassung aus der Notaufnahme möglich

24.6 Maritime Notfälle

Dagmar Strauß

24.6.1 Ertrinkungsunfälle

First View
- ABC-stabil?
- GCS?
- Begleitverletzungen?
- Hypothermie?

Arbeitsauftrag für die Notaufnahme Erkennen von Begleitverletzungen, Hypoxie und Hypothermie.

Definition
- **Immersion:** Eintauchen in Wasser
- **Submersion:** Untertauchen in Wasser
- **Beinahe-Ertrinken:** Überleben einer Submersion > 24 h
- **Ertrinken:** Tod innerhalb 24 h nach Submersion

Großteils „nasses Ertrinken" mit Aspiration. Das Submersationstrauma ist weltweit eine der 10 häufigsten Todesursachen im Kinder- und Jugendalter.

Differenzialdiagnosen:

Gefährliche nicht verpassen:
- Kardial bedingte Hypoxie, Lungenödem
- Zerebral bedingte Hypoxie

Weitere Differenzialdiagnosen:
- Kollaps
- Synkope
- Intoxikationen

Ätiologie Atmen ist durch Eintauchen in Flüssigkeit gestört → Hypoxie → Herz-Kreislauf-Stillstand nach wenigen Minuten.

Diagnostisches Vorgehen:

Fragen zu Beginn: Wie war der initiale Zustand nach Bergung aus dem Wasser?

Anamnese und Untersuchung:
- Anamnese zum Ereignis: Ggf. Fremdanamnese, Zustand nach Bergung, Dauer der Submersion?
- Vorgeschichte: Kardiopulmonale Vorerkrankungen
- Körperliche Untersuchung und Vitalparameter:
  - Körperkerntemperatur
  - Lungenauskultation!
  - Begleitverletzungen?

Weiterführende Diagnostik in der ZNA:
- Labor: Blutbild, Gerinnung, E'lyte, LDH inkl. art. BGA
- 12-Kanal-EKG
- Röntgen-Thorax
- Bei entsprechendem klinischem Verdacht:
  - Bronchoskopie mit Lavage bei Schmutzwasser
  - Ggf. CCT

Risikobewertung:
- **High Risk:**
  - Primäre CPR nach Rettung aus dem Wasser, Hypothermie
  - Begleitverletzungen, Schmutzwasser, kardiopulmonale Vorerkrankungen
- **Low Risk:** Primär ABC-stabile Patienten, asymptomatisch bei Vorstellung in der Klinik

Akuttherapie
- Sicherung einer adäquaten Oxygenierung: Sauerstoffgabe, ggf. NIV-Therapie (z. B. CPAP mit PEEP) oder Intubation und maschinelle Beatmung
- Ggf. ECMO
- Ggf. Hypothermie-Behandlung
- Ggf. Therapie einer Aspirationspneumonie

!
- Keine Unterscheidung Süß- oder Salzwasser
- Keine probatorische Gabe von Steroiden
- Prophylaktische Antibiotikagabe nur bei Schmutzwasser

Disposition
- **High Risk:** Verlegung auf Intensivstation
- **Low Risk:** Überwachung über 24 h, um Spätfolgen nicht zu übersehen. Wenn Röntgen und BGA normal, Entlassung aus der Notaufnahme möglich.

24.6.2 Tauchunfälle

First View
- ABC-stabil?
- GCS?
- Hypothermie?
- Begleitverletzungen?

Arbeitsauftrag für die Notaufnahme

- Suffiziente Erstversorgung nach Tauchunfällen
- Indikation für Verlegung in eine Klinik mit Druckkammer prüfen
- Konsil Taucharzt

Definition Ein Tauchunfall ist eine Notsituation unter Wasser durch Gerätedefekt oder falsche Planung des Tauchganges.

Barotrauma: Schädigung luftgefüllter Hohlräume

- Lunge → Pneumothorax
- Ohr → Trommelfellruptur

Dekompressionskrankheit: Gelöster Stickstoff bildet Gasbläschen.

- Leichte Symptome: Haut und Muskulatur betreffend
  - „Taucherflöhe"
  - Allgemeine Müdigkeit
- Schwere Symptome: ZNS und Lunge betreffend
  - Schmerzen
  - Schwäche
  - Schwindel
  - Übelkeit
  - Seh-, Hör- und Sprachstörungen
  - Dyspnoe
  - Lähmungen
  - Bewusstlosigkeit

Differenzialdiagnosen:

Gefährliche nicht verpassen:

- Zerebrale Ischämie/Blutung/TIA
- Myokardinfarkt/Herzrhythmusstörungen

Weitere Differenzialdiagnosen:

- Hypoglykämie
- Intoxikationen
- Spontanpneumothorax

24

Ätiologie

- **Abtauchen:** mit der Tiefe steigender Partialdruck → mehr Stickstoff wird gelöst → durch hohen Umgebungsdruck wird das Volumen der Gasbläschen kleiner
- **Auftauchen:** Umkehr der Verhältnisse. Wenn kein Abatmen der Gase und kein Druckausgleich erfolgt, entstehen große Gasblasen → Emboliegefahr und Ruptur von Hohlorganen

Diagnostisches Vorgehen:

Fragen zu Beginn: Schwere der Symptome → Indikation für Druckkammer

Anamnese und Untersuchung:

- Anamnese zum Ereignis:
  - Wie war der Tauchgang? Tiefe? Tauchzeiten?
  - Probleme vor/während/nach dem Tauchgang?
- Vorgeschichte: Beschwerden bei früheren Tauchgängen?
- Körperliche Untersuchung und Vitalparameter inkl. Körperkerntemperatur:
  - Neurologische Untersuchung
  - Auskultation Lunge
  - Prüfung Hörvermögen

Weiterführende Diagnostik in der ZNA:
- Labor, inkl. art. BGA
- 12-Kanal-EKG
- Lungensonografie, Abdomensonografie
- Bei entsprechendem klinischem Verdacht:
  - CCT bei Vigilanzminderung
  - Ggf. auch Thorax-/Abdomen-CT

Risikobewertung:
- **High Risk:**
  - Schwere Dekompressionskrankheit
  - Internistische Vorerkrankungen
  - Schwere Hypothermie
  - Beschwerden schon während des Tauchganges
- **Low Risk:** später Beginn mit geringen Beschwerden

Akuttherapie

- Hochdosierte Sauerstofftherapie, ggf. NIV-Therapie
- Volumentherapie oral oder i. v. 500–1000 ml/h
- Monitoring
- Auf Wärmeerhalt achten
- Konsil Taucharzt (aktuelle Liste: http://www.gtuem.org)
- Indikation Druckkammer
- Symptomatisch: ggf. Therapie Pneumothorax

Disposition

High Risk: Verlegung in Druckkammer
Low Risk: 24 h Überwachung

25 Katastrophenmedizin

Daniel Kiefl

25.1 Aufnahme- und Versorgungskapazität
25.2 Katastrophenplan
25.3 Sichtung in der Präklinik
25.4 Sichtung in der Klinik
25.5 MANV: Massenanfall von Verletzten
25.6 MANI: Massenanfall an infizierten Personen
25.7 CBRN-Lagen
25.7.1 Arbeitsauftrag für die Notaufnahme
25.7.2 C-Gefahrstoffe
25.7.3 B-Gefahrstoffe
25.7.4 R-Gefahrstoffe
25.7.5 N-Gefahrstoffe
25.8 Terroranschläge

Mit diesem QR-Code bzw. Kurz-URL erhalten Sie Zugriff auf die online vefügbaren Inhalte des Kapitels

https://else4.de/Sauer_Kap25

26 Besondere Patientengruppen

Lisanne Kostek, Dorothea Sauer, Greta Ullrich

26.1 Geriatrische Patienten
Dorothea Sauer

26.2 Obdachlose Patienten
Lisanne Kostek

26.3 Patienten mit Beeinträch tigungen
Lisanne Kostek

26.4 Aggressive und gewalttätige Patienten
Greta Ullrich

26.4.1 Arbeitsauftrag für die Notaufnahme
26.4.2 Gewalt am Arbeitsplatz
26.4.3 Prävention von Gewalt in der Notaufnahme
26.4.4 Umgang mit Gewaltvorfällen
26.4.5 Gewalt-Konzept für die Notaufnahme

Mit diesem QR-Code bzw. Kurz-URL erhalten Sie Zugriff auf die online vefügbaren Inhalte des Kapitels

https://else4.de/Sauer_Kap26

Register

A

ABO-Identitätstest (Bedside-Test) 77
ABO-System
ABC *siehe* Assessment of Blood Consumption
ABCDE-Schema
- Anaphylaxie 288, 290
- Angioödem 291
- Aortenaneurysma 185
- Aortendissektion 183
- Endokarditis 170
- Intoxikationen 656
- kardiopulmonale Reanimation, Kindesalter 587
- Lungenembolie 198
- Myokarditis 170
- ZNS-Trauma 341
ABC-Klassifikation
- HWS-Verletzungen, obere 515
- Wirbelsäulenfrakturen 511
Abdomen
- akutes 56, 430
- unklares 56
Abdomenübersichtsaufnahme, Kindesalter 616
Abdominaltrauma 538
- Gefäßverletzungen 540
- Milzruptur 540
Abmeldungen, Patientenzufuhr
Abort, Einteilung 438
Abortus imminens 440
ABSI-Score 671
Abszess 110, 382
- epiduraler 344
- parapharyngealer 291
- peritonsillärer 291
- Prostata 405
- Weichteile 25
Abwehrspannung 430
ACE-Inhibitor-assoziiertes Angioödem 292
Acetabulumfraktur 520–521
AC-Gelenksprengung 493–494
Achillessehnenruptur 530
ACLF-Kriterien 232
ACLS *siehe* Advanced Cardiac Life Support
Acrodermatitis chronica atrophicans (ACA) 113
Acute Respiratory Distress Syndrome *siehe* ARDS
Addison-Krise 263, 270
Advanced Cardiac Life Support (ACLS)
Advanced Life Support (ALS)
Advanced Trauma Life Support (ATLS)
- Blutungen 76
Affektkrampf 620
Afterdrop (Bergetod), Unterkühlungen 674
Aggressive Patienten
Agraphie 11
AIDS (Acquired Immunodeficiency Syndrome) 315
AIDS-definierende Krankheiten 316
Airwaymanagement
Akalkulie 11
Akinetische Krise 340
Alagille-Syndrom 67
Alkalämie 248
Alkalose
- metabolische 247–248
- respiratorische 248
Alkoholentzugsdelir 359
Alkoholhepatitis 222, 225, 227
Alkoholintoxikation 626
Allen-Test
Allergien 288
Allgemeinzustandsverschlechterung 123
ALS *siehe* Advanced Life Support
Alterstraumatologie 557
Alveolarfortsatzfraktur 490
Amanita-/Amatoxin-Syndrom 662
Amaurosis fugax 296
Ambu-Beutel-Beatmung
Ambulante Therapie
Amnesie, globale, transiente 88, 354
Amnioninfektionssyndrom 447
Amöben/Amöbiasis 324
Amputationsverletzungen, Finger 508
Analgesie
- Bauchschmerzen, akute 65
- Medikamentenwahl 7
- orale/parenterale
- Substanzwahl und Dosierung
Analgetika 7–8
Analgosedierung
- Beatmung
- Medikamentenwahl 7
Anämie 53
- aplastische 281
- renale 281
- zytostatikainduzierte 281
Anamnese
Anaphylaxie 110, 288
- Kindesalter 563, 633
- Ring-Stark-Schweregrade 289
Anästhesie 98
Anchoring-Bias 474
Anderson-/D'Alonzo-Klassifikation, Densfrakturen 514
Aneurysma
- Aorta 184
- Subarachnoidalblutung 95, 350
Anfängerfehler, Dokumentation
Angina pectoris 174
- instabile 172, 175
Angioödem
- ACE-Inhibitor-assoziiertes 292
- Bradykinin-vermitteltes 291
- hereditäres 110, 288
- Major-/Minor-Kriterien 293
- Mastzell-vermitteltes 291–292
Angstzustände, akute 371
Anhedonie 362
Anionenlücke 246
- Azidose, metabolische 244
Anpassungsstörung 374–375
Anterior-Cord-Syndrom 510
Anticholinerges Syndrom 159, 658
Antidepressiva, trizyklische, Intoxikation 658
Antidote, Intoxikation 662
Anurie 120
Aortenaneurysma 184
- rupturiertes 185
- symptomatisches 186
Aortendissektion 44
- Stanford-DeBakey-Klassifikation 181
Aortenisthmusstenose 610
Aphagie 234
Aphasie 11
Apoplexia uteri (Couvelaire-Syndrom) 443
Appendizitis 211, 432
- Kindesalter 627
- Oberbauchschmerzen 63
Approbation, Widerruf
Apraxie 11
Arbeitstechniken, sterile, Checkliste
Arbeitsunfälle 558
ARDS (Acute Respiratory Distress Syndrome) 130
- Oxygenierungsstörung, Schweregrade 131
Armschmerzen 105
Armvorhalteversuch 11, 98
Arrhythmien 166
- atrioventrikuläre/ventrikuläre 48
Arterielle Verschlusskrankheit, periphere (pAVK) 110, 187
Arterienverschluss 187
Arteriitis temporalis 473, 476
Arzneimittelexanthem 113
- Kindesalter 582
Ärzte, Berufsordnung
Ärztlicher Leiter Rettungsdienst (ÄLRD)
Ärztliches Handeln, ethische Prinzipien
ASB (Acute Spontaneous Breathing)
Aspiration 53, 132
- Fremdkörper 622
Aspirationsbronchiolitis 132
Aspirationspneumonie 132
Assessment of Blood Consumption (ABC) 76
Asthma bronchiale 133, 138
- BGA, arterielle/kapilläre 135
- exazerbiertes 53
- Schweregradeinteilung 135

Aszites
- chylöser 222
- Diagnostik
- entzündlicher 222
- Hyponatriämie 254
- kardialer 222
- maligner 222
- nephrogener 222
- ovarielles Überstimulationssyndrom 437
- pankreatogener 222
- Peritonitis, bakterielle, primäre 225
- portaler 222
- Punktion 223
Atemnot, akute *siehe* Dyspnoe
Atemwegserkrankungen, obstruktive
- Kindesalter 624
Atemwegsmanagement
Atemwegsverlegung 53, 132
Atlantoaxiale Dislokation 514
Atlasfrakturen 514
ATLS *siehe* Advanced Trauma Life Support
Atmung
- Kindesalter 609
Aufnahme-Einheit, elektive
Aufnahmeplanung
Auge
- einseitig rotes 478
- rotes 477
- Verbrennungen/Verätzungen 478
- Verletzungen, mechanische 480
Augentränen 477
Autoimmunhämolyse 281
Autoimmunhepatitis 228
AV-Block 161
Aviation Decision Making
AV-Knoten-Reentrytachykardie (AVNRT) 48, 158, 160
AVPU-Score 612, 622
- neurologische Einschätzung von Kindern nach Trauma 592
AV-Reentrytachykardie (AVRT) 158, 160
Axisfrakturen 514
Azidose
- hyperchlorämische 247
- metabolische 246
- - mit/ohne Anionenlücke 244
- Natrium-Bikarbonat 247
- respiratorische 244, 246
Azotämie 244, 246

B
Babinski-Reflex 613
- Pyramidenbahnzeichen 98
Bakteriurie, asymptomatische 403
Balanitis 407
- xerotica obliterans 416
Balanoposthitis 407
Ballon-PEG-Sonde
Bandverletzungen, Sprunggelenk 553
Bankart-Läsion 483
Barcode-Sign, Pneumothorax 151
Barotrauma 682
Bartholin-Abszess 435–436
Basedow-Syndrom 267
Basic Life Support (BLS) 584
Basilaristhrombose 14, 347
Basilaris-TIA 46
Battered Child Syndrome (BCS) 545
Bauchschmerzen
- akute 56
- - Analgesie 65
- - Bedside-Untersuchungen 59
- - lebensgefährliche 58
- - OPQRST-Schema 59
- - PoCUS 60
- - Quadrantenmodell der Differenzialdiagnose 57
- - SAMPLER-Schema 59
- ausstrahlende 56
- chronische bzw. rezidivierende 56
- extraabdominale Ursachen 58
- geriatrische Patienten
- Neugeborene 578
- Säuglinge/Kleinkinder 579
- Schulkinder/Jugendliche 581
- somatische (peritonitische) 56
- umbilikale, diffuse 608
- unklare 65
- viszerale 56
Bauchtrauma, stumpfes 638
Beatmung
- Ambu-Beutel
- Analgosedierung
- druckkontrollierte
- Einstellungen
- Extubation
- Kindesalter 587
- Komplikationen
- maschinelle
- Monitoring
- nichtinvasive mit Maske
- Weaning
Bechterew-Syndrom 510
- Wirbelsäulenfrakturen 519
Beckenringfrakturen 521
- geriatrische Patienten 522
Beckenverletzungen 520
Bedarfstachykardie 37
Bedside-Test (AB0-Identitätstest) 77
Beeinträchtigungen
Begleithydrozele 410
Behandlungsvertrag, Bürgerliches Gesetzbuch (BGB)
Beinahe-Ertrinken 680
Beinschmerzen 107
Beinvenenthrombose 190
- tiefe 107
- Wells-Score 191
Beinvorhalteversuch 11, 98
Belastungsreaktion, akute 374
Belastungssymptome, akute
Bells palsy 469
Benzodiazepine
- Abhängigkeit, Angsterkrankungen 373
- Entzugsdelir 359
- Intoxikation 658
Beobachtungsstationen
Bernoulli-Prinzip (Erwartungsnutzentheorie)
Berufskrankheit 558
Berufsordnung für Ärzte
Beschwerdemanagement
Betablocker
- Intoxikation 658
Betreuungsgericht
Bettenmanagement, zentrales
Beugensehnenverletzungen, Hand 506
Beutel-Masken-Ventilation, Kindesalter 587, 600–601
Bewegungsstörungen, paroxysmale 88
Beweislastumkehr
Bewusstseinsstörungen
- Blutzuckermessung 79
- Glasgow Coma Scale (GCS) 79
Bewusstseinsverlust
- kurzzeitiger 44
- Synkope 46
B-Gefahrenstoffe
BG-liche Heilbehandlung 559
Biegungsfraktur (Bowing Fracture), Extremität, obere 550
Bildgebende Diagnostik
- Kindesalter 615
BILE-Score, Leberversagen, akutes 229
BIPAP (Biphasic Positive Airway Pressure)
Biperiden 662
Bissverletzungen 490
- Finger 508
- Hand 508
Bisswunden 19
Bizepssehne, lange, Ruptur 498
Blasenbildung 112
Blasenkatheter
- suprapubischer
- transurethraler
Blasensprung, vorzeitiger 447
Blasentumoren, Makrohämaturie 398
Blausäure-Intoxikation *siehe* CN-Intoxikation
Bleiche, Verbrennung 672
Blitzunfall 666
Blue Dot Sign, Hydatidentorsion 408

Blutdruckmessung, Kindesalter 611
Blutentnahme
- Kindesalter 596
- peripher venöser Zugang
- venöse
Blutgasanalyse
- Intoxikationen 657
- Kindesalter 614
Bluttransfusion
- Blutungen 76
Blutungen 75
- Anämie 283
- Erythrozytenkonzentrate (EK) 77
- gastrointestinale 202
- Gerinnungsstörungen 76
- im 1. Trimenon 438
- im 2. und 3. Trimenon 440
- intrakranielle, Niereninsuffizienz, terminale 424
- Plasmavolumenersatz 77
- postpartale 451
- PPSB 78
- renale, Trauma, stumpfes 401
- Thrombozytenkonzentrate (TK) 77
- Transfusionstherapie 76
- traumatisch bedingte 35
- Urämie 424
- vaginale 432
Boerhaave-Syndrom 181
Bogengang, horizontaler/posteriorer, Testung 17–18
Bolus 234
Borrelia burgdorferi 310
Borrelien-Lymphozytom 113
Borreliose 310
Brachialispunktion
Bradykardie 161
Bradykardie-Tachykardie-Syndrom 161
Bradypnoe 609
Brandgasintoxikation 662
Breitkomplex-Arrhythmien 48
Breitkomplextachykardie 157
Bridenileus 611
Bronchitis 143
- chronisch-obstruktive 137
Bronchopneumonie 143
- Kindesalter 625
Bronchospasmus, Anaphylaxie 290
Brown-Séquard-Syndrom 510
Bruchspaltanästhesie 502
Brudzinski-Zeichen 96, 613
Brugada-Syndrom 45, 154
Brustschmerzen *siehe* Thoraxschmerz
Brustwandableitungen, unipolare, EKG
Budd-Chiari-Syndrom 222, 228
Bulbus, steinharter 478
Bulbusmassage, Zentralarterienverschluss 476
Bulbusverletzung, perforierende 480
Bundesärzteordnung (BÄO)
Burch-Wartofsky-Score, thyreotoxische Krise 267
Bürgerliches Gesetzbuch (BGB), Behandlungsvertrag
BWS-Verletzungen 518

C
Cairo-Bishop-Kriterien, Tumorlyse-Syndrom 277
Candidose, vulvovaginale 435–436
Casttechnik 21
Cauda-equina-Syndrom 100–102
CBRN-Lagen
Central-Cord-Syndrom 510
Cerumen obturans 29, 462–463
C-Gefahrenstoffe
CHA_2DS_2VASc-Score, Vorhofflimmern 159
Chance-Fraktur 511
Charcot-Trias, Cholangitis 212
Chassaignac-Fraktur 483, 550
- Kindesalter 546
Chassaignac-Lähmung (Pronation douloureuse) 485, 637
Chemische Notfälle 667
Chemotherapie
- emetogenes Potenzial 279
- Nebenwirkungen 279
Chest-Pain-Unit (CPU)
Child-Pugh-Score, Leberzirrhose 207
Chlamydia trachomatis 314, 435, 649
Cholangitis 210–211
Cholelithiasis 211
Cholestase 213
- intrahepatische 69
- mechanisch-obstruktive 69
- progressive, familiäre, intrahepatische (BRIC) 67
- Schwangerschaft 67
Cholezystitis 210–211
Cholinerges Syndrom 658
Chopart-Gelenkluxation 484, 486, 531, 533
Chromsäure, Verbrennung 672
Chronic pelvic pain syndrome 405
Chvostek-Zeichen 120, 257
Chylothorax
Clostridium tetani 312
Clusterkopfschmerz 92, 473
CN-Intoxikation 661
CO-Intoxikation *siehe* Kohlenmonoxidvergiftung
Collins-Formel, Pneumothorax, Größenbestimmung 151
Commotio cerebri 621
Compressio cerebri 621
Condylomata acuminata 649
Condylus-radialis-Fraktur 548, 550
Confusion Assessment Method (CAM) 358
Contusio bulbi 480
Contusio cerebri 621
Contusio cordis 538
Coombs-Gell-Einteilung, Überempfindlichkeitsreaktionen, immunologisch vermittelte 288
COPD 137
- exazerbierte 53
Courvoisier-Zeichen 68
Couvelaire-Syndrom (Apoplexia uteri) 443
COVID-19 304
- Pneumonie 307
Coxitis
- eitrige 556–557
- fugax (Hüftschnupfen) 556–557, 635
CPAP (Continuous Positive Airway Pressure)
CRB-65-Score, Pneumonie 145
Crew-Resource-Management
Crigler-Najjar-Syndrom 67

D
Dabigatran-assoziierte Majorblutung 78
Darmperforation, Blasenkatheter, suprapubischer
D-Arzt (Durchgangsarzt) 559
Decision Unit
Defibrillation
Dehydratation 628
- normotone, hypotone bzw. hypertone 629
Dekompressionskrankheit 682
Dekontamination, CBRN-Lagen
Delir
- Confusion Assessment Method (CAM) 358
- geriatrische Patienten 124
Demenz 358
- Delir 359
Dengue-Fieber/-Syndrom 323
Densfrakturen 514
Depression
- geriatrische Patienten
- Haupt-/Nebenkriterien bzw. Schweregrade 362
- Suizidalität 362–363
Depressiver Stupor 363, 371
Dermatologische Notfälle 378
Dezerebrationsstarre 351
Diabetes insipidus
- centralis 119–121
- renalis 119, 121
Diabetes mellitus 262
- Erstmanifestation im Kindesalter 630
- Gastroparese 208
- Glukosurie 119

- Hyperglykämie 630
- Ketoazidose 630
- Stroke Mimics 348
Diadochokinese 11
Diagnostik
- Kindesalter 614
- weiterführende
Dialysepatienten
- Hyperkaliämie 427
Diarrhö 73
Digitalisantidot 662
Digitalisintoxikation 658
Disequilibrium 82
Dissoziationen 370
Dissoziativer Stupor 374
Divertikelkrankheit 217
Divertikulitis 73
Divertikulose 217
Dix-Hallpike-Lagerungstest 17, 85
Dokumentation
Drehschwindel 456–457
DRESS (Drug Rash with Eosinophilia and Systemic Symptoms) 388
Dressler-Syndrom, Perikarditis 167
DRESS-Syndrom 110
DRIP-Score (Drug Resistance in Pneumonia Score) 141
Drogen, Intoxikation 657
Drug Fever 117, 278
Drug Rash with Eosinophilia and Systemic Symptoms *siehe* DRESS
Dubin-Johnson-Syndrom 67
Ductus-parotideus-Verletzung 489
Duke-Kriterien, Endokarditis 169
Dundee-Methode, Phimose 416
Durstfieber 571
Dyspepsie 207–208
Dysphagie 209
Dyspnoe
- Anämie 281, 283
- chronisch progressive 138
- extrathorakale Genese 53
- kardiale/pulmonale Genese 52
- Kindesalter 563, 609
- Neugeborene 566
- PoCUS 52
- Säuglinge/Kleinkinder 568
- Schulkinder/Jugendliche 569

E

EBV-Infektion 468
Eczema herpeticatum 385
EDTA-assoziierte Pseudo-Thrombozytopenie 284
E-FAST (Extended Focused Assessment with Sonography in Trauma) 76
- BWS-/LWS-Verletzungen 518
- Thoraxtrauma 536
Effendi-Klassifikation, Axisfrakturen 514
Effloreszenzen
- Kindesalter 613
Einflussstauung, obere 274
Einlauf
Einthoven-Ableitung, EKG
Einweiser-Hotline
Ekchymosen 110, 112
EKG
- Ableitungen
- Bewusstseinsverlust 45
- Elektrodenplatzierung
- Hyperkaliämie 252
- Hypokaliämie 250
- Intoxikationen 656
- Lagetyp/Zeiten
- Myokardischämie 43
- Palpitationen 48
Eklampsie 336, 446
Ekzem
- Kindesalter 613
Elektrizitätsnotfälle 664
Elektrolytstörungen 249
Ellenbogenluxation 483–484, 496
Ellenbogenluxationsfrakturen 485
Ellenbogenverletzungen 495
Embolie
- arterielle 187
- Fruchtwasser 449
Emergency Severity Index (ESI)
Emergency Transfusion Score (ETS) 76
Emotionen, inzidentelle
Empyem 146
Enanthem
- Kindesalter 613
End-of-Life-Care 125
Endokarditis 168
- Duke-Kriterien 169
Endometriose 430
Endomyometritis 430
Endowment-Effekt
Engwinkelglaukom, akutes 473
Entamoeba histolytica 325
Enteritis
- Chemotherapie-bedingte 279
Entlassung
Entlassungsplanung
Entscheidertypen
Entscheidungen
- 10-für-10-Prinzip
- Analyse/Skepsis
- Intuition, Konstruktion bzw. Rekursion
Entzündliche/infektiöse Notfälle 378
Enzephalitis 332
- Kindesalter 618
Enzephalopathie
- hepatische 68, 229, 231, 233
- - ISHEN-/West-Haven-Kriterien 232
- - Leberversagen, akutes 227
- HIV-assoziierte 316
- hypertensive 93, 347
- Lyme-Borreliose 113
- metabolische/toxische 88
- urämische 423
Enzephalopathiesyndrom, posteriores, reversibles (PRES) 89, 93, 445
Epicondylus-ulnaris-Abriss 550
Epidermolyse 390
Epididymitis 411–412
Epididymorchitis 411–412
Epiduralabszess 344
Epiduralhämatom 342
Epiglottitis 563
Epilepsie/epileptische Anfälle 86
- generalisierte 89, 334
- iktale/postiktale Phase 87, 333
- Krampfanfall 620
- zerebrale Läsion 89
Epiphysenfrakturen 547, 553–554
- Salter-Harris-Klassifikation 551
Epiphysenlösung/Epiphysiolyse
- Salter-Harris-Klassifikation 551
- Tibia, distale 553
Epiphysenschaftfrakturen 547
Epiphysiolysis capitis femoris (Hüftgleiten) 553, 556–557
Epistaxis 459
Epley-Semont-Befreiungsmanöver, Schwindel 457
Erbrechen 70
- Antihistaminika, 5HT3-Rezeptorantagonisten bzw. Metoclopramid 65
- Chemotherapie-bedingtes 279
- galliges 574–576, 611
- habituelles 577
- kaffeesatzartiges 71, 73
- Neugeborene 574
- Säuglinge/Kleinkinder 575
- Schulkinder/Jugendalter 576
Erfrierungen 674
Erregungszustände 114
Ersteinschätzung
Erster Eindruck
Ertrinken 680
Ertrinkungsunfälle 680
Erwartungen von Patienten und Angehörigen
Erwartungsnutzentheorie (Bernoulli-Prinzip)
Erysipel 24, 378
- Ohr 464

Erythema
- infectiosum 113
- migrans 113, 310, 380
- nodosum 112
Erythrozytenkonzentrate (EK)
- Blutungen 77
ESI *siehe* Emergency Severity Index
Esmarch-Handgriff 587
Essex-Fraktur 483
Essex-Lopresti-Frakturen 483, 485, 498, 501
Ethische Aspekte/Prinzipien
ETS *siehe* Emergency Transfusion Score
Eupnoe 609
Exanthem
- arzneimittelinduziertes 388
- generalisiertes 113
- Kindesalter 582, 613
- makulöses, diffuses 393
- Masern 378
- Röteln 378
- Scharlach 379
Extended Focused Assessment Sonographie in Trauma *siehe* E-FAST
Extensionsverbände 24
Extrapyramidales Syndrom 658
- Neuroleptikaintoxikation 662
Extrasystolen
- postkompensatorische Pause 50
- ventrikuläre 50
Extrauteringravidität 430, 437
Extremitäten
- Gefühlsstörung/Schwäche 97
- Ischämie, akute 108
Extremitätenableitungen, bipolare, EKG
Extremitätenschmerzen
- Kindesalter 608
- obere 105
- untere 107
Extremitätenverletzungen
- obere 495, 548
- - Kindesalter 549
- untere 525
- - Kindesalter 548
Extubation, Beatmung

F
Faces Pain Scale 606
Fachrichtungen, andere, einbeziehen
Faktor-IX-Defekt 285
Faktor-Xa-Inhibitor-assoziierte Majorblutung 78
Fasziitis, nekrotisierende 25, 386
Fazialisparese 468
- idiopathische 470
- periphere 469–470
- zentrale (supranukleäre) 469–470
FEEL (Fokussierte Echokardiografische Evaluation in Life-Support)
Fehler
- regel-/wissensbasierte
- Umgang
Fehlintubation 537
Femoralispunktion
Femurfrakturen 647
- distale 526
- proximale 521, 525, 552
- - Sehnenverletzungen 523
- suprakondyläre 553
Femurschaftfraktur 552
Fettembolie
- ARDS 130
FFP-Klassifikation nach Rommens und Hoffmann, pelvine Insuffizienzfrakturen 523
Fieber 116
- Neugeborene 570
- neutropenisches 278
- Säuglinge/Kleinkinder 571
- Schulkinder/Jugendliche 573
Fieberkrampf 619
Finger
- Amputationsverletzungen 508
- Bissverletzungen 508
- Oberst-Leitungsanästhesie 505
- Weichteilinfektion 26
Fingerfrakturen 504, 507, 552
Fingerkuppenteilamputation 508
Fingerluxationen 483, 485, 504, 507
Fingerluxationsfrakturen 485
Finger-Nase-Versuch 11
Fingerschiene, dorsale 22
Fixierungsfehler
Flake Fracture 547
Flankenschmerzen 402, 421
Flapping Tremor 228, 232
Flexibilitas cerea 369
Fluid Lung 130
Flumazenil 662
Flusssäure, Verbrennung 672
Foetor uraemicus 424
Fokussierte Echokardiografische Evaluation in Life-Support *siehe* FEEL
Foley-Katheter
FONA-Technik, Koniotomie 30
Fontanellen, offene 612, 615
FORDEC-Schema
Fournier-Gangrän 382, 386, 407, 411
Frakturen
- Kindesalter 547
- Misshandlung 647
- Reposition 482
Frakturluxationen 482
Frankel-Klassifikation, HWS-Verletzungen, obere 515
Fremdkörper
- Ingestion 616
- Nase/Ohr 29
- Ösophagus 234
- subtarsale 480
Fremdkörperaspiration 141, 622
Fremdkörperentfernung, Nase/Ohr 29
Fresh Frozen Plasma (FFP)
Froment-Zeichen 509
Fruchtwasserembolie 449
Frühabort 430
Fugenschaftfrakturen 554
Fugue 374
Fundusvarizenblutung 206
Funikulozele 410
Furunkel 110
- Ohr 464
Fußverletzungen 531
Fußwurzelfrakturen 554

G
Galeazzi-Fraktur 483, 485, 498–501, 550
Gallenblasen-/Gallenwegserkrankungen 210
Gallenkolik 211
Gallensteine 210–212
- Pankreatitis, akute 214
Ganzkörperuntersuchung
Gasbrand 25
Gasgangrän 386
Gaskin-Manöver, Schulterdystokie 448
Gastritis
- chronische 208
- Helicobacter pylori 209
Gastroenteritis 627
- infektiöse 70
Gastrointestinalblutungen 73, 202
- Harnstoff 204
- Leberversagen, akut-auf-chronisches (ACLF) 232
- Scores 204
Gastrointestinale Notfälle 202
Gastrointestinaltrakt
- unterer, entzündliche Erkrankungen 215
Gastroösophageale Refluxkrankheit
- mit/ohne Erosionen (GERD/NERD) 208
Gastroösophageale Varizen 202
Geburtshilfliche Notfälle 447
Gefäßverletzungen
- Abdominaltrauma 540
- Thoraxtrauma 537
Gefrorenes Frischplasma (GFP)
Gefühlsstörung 98
- einer Extremität 97

Gehweiler-Klassifikation, Atlasfrakturen 514
Gelegenheitsanfall 335
Gelenkfrakturen, Kindesalter 547
Gelenkluxationen 482
Gelenkreposition 482
Gelenksempyeme 496
Geneva-Score
- Lungenembolie 193
- STEMI (ST-Hebungs-Myokardinfarkt) 175
Geriatrische Patienten
- altersphysiologische Veränderungen
- Bauchschmerzen, akute 63
- Beckenringfrakturen 522
- Evaluation 5Ms
- ISAR-Score
- PRISCUS-Liste
- Suizidalität 365
- Syndrome
- Trauma 557
- Wirbelkörperfrakturen 510, 519
Gerinnungsstörungen 285
Gesichtsschmerz 472
Gesichtsverletzungen 487–488
Gestationshypertonie 334
Gewalt/gewalttätige Patienten
- am Arbeitsplatz
- Maßnahmen, getroffene, Evaluation
- Prävention
- Umgang
Giftinformationszentralen 664
Giftnotrufzentrale 656
Gilchrist-Verband 21
Gipstechnik 21
Gipsverband 21
Glasgow Coma Scale (GCS), Bewusstseinsstörungen 79
Glasgow-Blatchford-Score, modifizierter (mGBS), Gastrointestinalblutungen 204
Glaskörpereinblutung 477
Glaukomanfall 93, 477–478
Glossopharyngeusneuralgie 473
Glukagon 662
Glukosurie
- Diabetes mellitus 119
- Polyurie 119, 121
Goldberger-Ableitungen, unipolare, EKG
Gonorrhö 314
Größenwahn 368
Grundgesetz (GG)
Grünholzfraktur 551
Guedel-Tubus
Guillain-Barré-Syndrom 327, 337, 469
- Campylobacter-jejuni-Infektion 338
Gürtelrose 326
Gynäkologische Infektionen 435
Gynäkologische Notfälle 430

H

Haemophilus ducreyi 314
Halluzinationen, Manie 368
Halmagyi-Manöver/-Testung 16, 84
Hämarthros 546–547
- Knie 553
Hämatemesis 61, 71, 73, 202–203, 206–207, 232, 574
- Kindesalter 576
Hämatochezie 61, 202–203, 232
Hämatologische Notfälle 274
Hämatom
- Kindesalter 545
- misshandlungsverdächtiges 643
- skrotales 411
- subunguales 25
- testikuläres 411
Hämatoperitoneum 222, 225
Hämatopneumothorax 178
Hämatothorax 150, 537
Hämatozele 411
Hämodialyse, Komplikationen 428
Hämoglobinurie, paroxysmale, nächtliche 281
Hämolyse
- Anämie 281
- mikroangiopathische 281
- Purpura, thrombotisch-thrombozytopenische 284
Hämophilie A/B 285
Hämoptyse 294–295
Hämorrhagie, diffuse, pulmonale 294
Hand
- Bissverletzungen 508
- Schnittverletzungen 552
- Sehnenverletzungen 506
Handgelenksverletzungen 498
Handverletzungen 503
- Weichteile 552
Handwurzelfraktur 504
Handwurzelknochenluxation 483, 485
Hanged-Man-Frakturen 514
Haptoglobin, Leberzirrhose 68
Harnleiterstein 399
Harnsäuresteine 400
Harnstau, beidseitiger 397
Harnverhalt, akuter 396
Harnwegsinfektion 402
- Erreger 403–404
Hausarzt
- Kommunikation
Hautausschlag
- Kindesalter 582
Hautblutungen 112
Hauteinblutungen/-verfärbungen, Kindesalter 613
Hauterkrankungen 378
Hautuntersuchung
- Kindesalter 613
Hautveränderungen 110
Head Jolt Accentuation 96
Head-Impuls-Test (Kopfimpulstestung) 16, 84
HEART-Pathway/-Score 175
- Koronarsyndrom, akutes 44
Heftpflasterstreckverband 24
Heilbehandlung 559
Helicobacter-pylori-Gastritis 209
HELLP-Syndrom 67, 228, 443, 445
Heparininduzierte Thrombozytopenie (HIT) 283
Hepatitis 211
- autoimmune 228
- hypoxische 228
Hepatitis B
- Postexpositionsprophylaxe (PEP) 320
Hepatitis C, Verlaufskontrollen 320
Hepatologische Notfälle 222
Hernien 237
- inkarzerierte 73, 238
Herpes genitalis 435–436
Herpes simplex 314
Herpes zoster 326, 383, 469
Herpes-zoster-Neuropathie 473
Herzerkrankungen, ischämische 172
Herzfrequenz
- EKG
Herzinsuffizienz 163
- akute, Niereninsuffizienz, terminale 424
- CHAMP 164
Herz-Kreislauf-Stillstand
- Kindesalter 563, 582, 586
Herz-Kreislauf-System
- Kindesalter 596, 610
- Medikamente 39
Herzrhythmusstörungen
- bradykarde 37, 161–162
- Einteilung nach dem Ursprungsort 49
- tachykarde 37, 154
Herzstolpern *siehe* Palpitationen
Heuristik
Hill-Sachs-Delle 493
Hinterwandinfarkt 56
- EKG 43
Hinterwand-STEMI 173
HINTS-Test 16, 84
- Schwindel 457
Hirnnervenprüfung 15
- Kindesalter 613
Hirnnervenstatus 15
Hirnödem
- akutes (HACE, High Altitude Cerebral Edema) 679
- Rehydratation 631
Hirntumoren 345

Hirschsprung-Krankheit 626
Hitzeerschöpfung 667
Hitzeschäden 667
Hitzschlag 667
HIV-Infektion 315
- Nadelstichverletzung 318
- Postexpositionsprophylaxe (PEP) 318
HNO-Infektionen
- Neugeborene/Kindesalter 609
Hochenergie-Beckenringfraktur 522
Hochenergie-Beckenverletzungen 520
Hoden
- Hämatom 411
- Infektion 412
Hodenschmerzen 412
Hodentorsion 58, 408, 612
Hodentumor 410
Höhenkrankheit
- akute (AMS, Acute Mountain Sickness) 679
Höhenmedizinische Notfälle 679
Horizontalnystagmus 84
Horner-Syndrom 456
Hörsturz
- akuter, einseitiger 464
- nicht idiopathischer 465
Horton-Syndrom 476
Hospiz, stationäres 127
Hüftgelenksfrakturen 547
Hüftgelenksluxation 483, 485, 521, 524, 552
Hüftgleiten (Epiphysiolysis capitis femoris) 553, 556–557
Hüftkopfnekrose (Perthes-Syndrom) 553, 556–557
- Femurfraktur, proximale 552
Hüftschmerz, atraumatischer 547, 552
- Kindesalter 555
Hüftschnupfen (Coxitis fugax) 556–557, 635
Hüft-Totalendoprothese, Luxation 485
Humerusfraktur
- distale 496–497
- Misshandlung 647
- proximale 493, 495
- subkapitale 549
- suprakondyläre 547–548
- - Kindesalter 549
Humeruskopffraktur, Kindesalter 546
Humerusschaftfraktur 495, 497
- Kindesalter 549
Hunt-Hess-Klassifikation, Subarachnoidalblutung 351
Hutchinson-Zeichen 473
HWS-Distorsion 516
HWS-Frakturen
- obere 514
- Quer-/Dornfortsätze 516
HWS-Luxation 516
HWS-Verletzungen 512
- obere, ABC-Klassifikation 515
Hydatidentorsion 408–409
Hydroxycobalamin 662
Hydrozele/Hydrocele testis 409, 612
Hymendefekt, sexueller Missbrauch 649
Hypalbuminämie 425
- Hypokalzämie 256
Hypalgesie 98
Hypästhesie 98
Hyperalgesie 98
Hyperbilirubinämie 68
Hyperchlorämie 246
Hypercholesterinämie 425
Hyperglykämie 262
- Diabetes mellitus 630
- Hyponatriämie 254
- Polyurie 119
Hyperglykämischer-hyperosmolarer Notfall 264
Hyperkaliämie 249
- Dialysepatienten 427
Hyperkalzämie 256, 280
- Hyperparathyreoidismus 258
- schwere 258
Hyperkalzämische Krise 258
Hyperlipasämie 213–214
Hypermagnesiämie 259
Hypernatriämie 253, 255
Hyperparathyreoidismus
- Hyperkalzämie 258
- primärer, sekundärer bzw. tertiärer 258
Hyperpyrexie 116–117
Hypertensive Notfälle 185
Hyperthermie 656–657
- medikamentös-bedingte 117
Hyperthyreose 266
Hypertonie 185
- Lungenödem 166
- pulmonale 199
Hyperventilation 135
- Ohnmacht 372
Hyperventilationssyndrom 53, 248
Hypoglykämie
- Krampfanfälle 336
- Myokardinfarkt 265
Hypokaliämie 249
Hypokalzämie
- Hypoparathyreoidismus 256
- Krampfanfälle 336
Hypomagnesiämie 259
- Hypokaliämie 250–251
Hypomanie 368
Hyponatriämie 253
- hypoosmolare 254
- Krampfanfälle 336
Hypoparathyreoidismus, Hypokalzämie 256
Hypothermie 77, 656, 673–674
- Kindesalter 596
- obdachlose Patienten
Hypothyreose 269
Hypoxämie
- Anämie 281

I
Ikterus 61
- cholestatischer 67
- hepatischer 67
- konjugierter/unkonjugierter 67
- Leberversagen, akutes 229
- Neugeborene 618
- posthepatischer 67
- prähepatischer (Hämolyse) 66
Ileus 73, 237
- Kindesalter 577
- mechanischer/paralytischer 240
Iliosakralgelenk-Blockade (ISG-Blockade) 101
Immersionstrauma 680
Immobilität, geriatrische Patienten
Immunologische Notfälle 288
Immunthrombozytopenie (ITP) 283
Impaktion, Nahrungsmittel 234
Impaktionsbrüche, Halswirbelsäule 515
Impetigo contagiosa 380, 613
Infarktpneumonie 142
Infektasthma 135–136
Infektiologische Notfälle 300
Infektionskrankheiten
- exanthemische 582
Influenza 307
- Pneumonie 144
Ingestion
- Fremdkörper 616
- Kindesalter 625
- Zigaretten 626
Inkontinenz, geriatrische Patienten
Insertio velamentosa 441, 443
Instabilität, geriatrische Patienten
Insulinintoxikation 658
Interphalangealgelenk, distales, Strecksehnenruptur 26
Intoxikationen 654
- Antidote 662
- Blutgasanalyse 657
- Drogen 657
- EKG 656
- Giftinformationszentralen 664
- inhalative 661
- Kindesalter 625
- Körperflüssigkeiten, Asservation 656
- Lebensmittel 662
- Medikamente 658
Intraossäre Kanüle, Kindesalter 599

Intrauterine infection or inflammation or both 447
Intubation
- endotracheale 601
- Ketoazidose 263
- Narkosemedikamente
- nasotracheale 601–602
- oropharyngeale
- orotracheale 601–602
- Tubusgröße/-einführtiefe
Invagination 629
- Säuglingsalter 607
Invasive Eingriffe, Checkliste
ISAR-Score, geriatrische Patienten
ISBAR-Schema 542
Ischämische Herzerkrankungen 172
ISG-Druckschmerz, Patrick-Faber-Test (4er-Zeichen) 102
ISHEN-Kriterien, Enzephalopathie, hepatische 232
ISOBAR-Schema
IUGR (Intrauterine Growth Retardation) 444

J
Jefferson-Fraktur 514
Jugularis-interna-Punktion

K
Kadiläsionen 548
Kaffeesatzerbrechen 71, 73, 202
Kahnbeingips 22
Kalium 249
Kalkaneusfrakturen 531–532, 554
Kalottenfrakturen 490
Kalzium 256
Kalziurese 259
Kammerflimmern 632
Karbunkel 110
Kardiales Trauma 178
Kardiogener Schock *siehe* unter Schock
Kardiopulmonale Reanimation
- Abbruch/Beendigung
- Besonderheiten
- Kindesalter 582
- - ABCDE-Regel 587
- - Defibrillation 591
- - Drugs (Medikamente) 589
- - Thoraxkompressionen 588
Kardiovaskuläre Notfälle 154
Kardioversion, elektrische
Karotisdissektion 473
Karotissinus-Syndrom 45–46
Kassenärztliche Vereinigung
Kassenärztlicher Bereitschaftsdienst
Katastrophenmedizin
- Ersteinschätzungsteam
- Krankenhauseinsatzleitung
- Sichtung in der Präklinik bzw. Klinik
Katastrophenplan
Katatonie
- perniziöse 370
- Schizophrenie 370
Katheter
- arterieller
- venöser
Kathetersepsis
Kauda-Syndrom 102, 343–344
Kawasaki-Syndrom 391
- Myokardinfarkt 392
Keraunoparalyse 666
Kernig-Zeichen 96, 613
Kernkompetenzen
Ketoazidose 577
- alkoholische 244, 263
- diabetische 244, 262, 630
- Intubation, Kontraindikation 263
- Kussmaul-Atmung 569
Kieferclaudicatio 473
Kiefergelenkfrakturen 488, 491
Kiefergelenkluxation 28, 471
Kiefergelenkreposition 471
Kieferklemme/-sperre 471
Kieferverletzungen 487
Kindesalter
- Abdomenübersichtsaufnahme 616
- Blutdruckmessung 611
- Blutentnahme 596
- Diagnostik 614
- Herz-Kreislauf-System 610
- körperliche Untersuchung 546
- Kranke Kinder, Besonderheiten 593
- Milzruptur 540
- neurologische Untersuchung 612
- nicht kritisch kranke Kind 605
- Normwerte 594
- Ultraschalluntersuchung 615
Kindesmisshandlung 642
- Bauchtrauma, stumpfes 639
- Extremitätenverletzungen, obere 549
- Hämatome 545
- Verbrühungen 636
Kindliche Unbehagens- und Schmerzskala (KUSS) 606
Kirchmayr-Kessler-Sehnennaht 506, 535
Klavikulafraktur 493–494
- Kindesalter 546
Kniebinnentrauma 527
Kniegelenksdistorsion 526
Kniegelenksluxation 482–483, 485, 527, 553
Knollenblätterpilzvergiftung 67, 228
- Silibinin 662
Koagulopathie
- Leberversagen, akutes 227
Kohlenmonoxidvergiftung 92–93
Komatöse Patienten, Untersuchung 14
Kommunikation
- asservative
- Beeinträchtigungen
- mit dem Patienten
- mit dem Rettungsdienst
- mit den Hausärzten
Kompartmentsyndrom 107–108, 486, 528, 530, 533
- abdominales 539
- Tibiaschaftfrakturen 548
Koniotomie 30
Konus-Syndrom 344
Kopfimpulstestung (Head-Impuls-Test) 16, 84
Kopfschmerzen
- donnerschlagartige 93
- Meningitis 96
- postpunktionelle 92
- primäre 92
- sekundäre 92
- Subarachnoidalblutung, aneurysmale 95
Kopfstoßverletzungen 488
Kopfverband 21
Koplik-Flecken 582
Kornealreflex 15–16
Koronararterienverschluss, linker, EKG 43
Koronarsyndrom, akutes 53, 172
- HEART-Score 44
Körperliche Untersuchung
- Kindesalter 606
Körpertemperatur, erhöhte 116
Krampfanfall/Krämpfe
- Epilepsie 620
- epileptischer 335
- Hypokaliämie 250
- Kindesalter 619
- Meningitis 330
- zerebrale
- - afebrile 620
- - Kindesalter 563
Kranke Kinder
- als ZNA-Patienten 594
- Besonderheiten 593
- Eltern in der ZNA 593
Kranke Neugeborene 616
- Symptome 617
Krankenhauseinsatzleitung, Katastrophenmedizin
Krankenversicherung, gesetzliche (GKV)
Kreislaufmanagement
Kreislaufstillstand
Kreuzprobe
Kurzliegerstation
KUSS (Kindliche Unbehagens- und Schmerzskala) 606
Kussmaul-Atmung, Ketoazidose 569

L
Labordiagnostik
– Kindesalter 614
Labyrinthitis 456
Lagerungsproben 17
Lagerungsschwindel, benigner, paroxysmaler 17, 83, 85
Landry-Paralyse 338
Large Vessel Occlusion (LVO) 348
Laryngotracheobronchitis, akute, stenosierende 623
Larynxmaske 31
– Magensonde 601
Larynxödem, Anaphylaxie 290
Larynxtubus
Lasègue-Zeichen 102, 613
Laugen, Verletzung 669
Lawrence-Botte-Einteilung, OMT-V-Frakturen 554
Lebensmittel, Intoxikation 662
Lebererkrankungen, chronische, Dekompensation 230
Leberschäden, medikamentöse (DILI) 67
Lebertransplantation, King's College-Kriterien 228
Leberversagen
– akut-auf-chronisches (ACLF) 227, 230
– – MELD-Score 232
– akutes 227, 229
– – Lebertransplantation, King's College-Kriterien 228
Leberzirrhose
– Aszites 223
– Child-Pugh-Score 207
– Haptoglobin 68
– Peritonitis, spontan bakterielle 225
LeFort-Klassifikation, Mittelgesichtsfrakturen 490
Leistenhernien 238
Leistenschmerzen 238
Leitstellen, Rettungsdienst
Leitungsanästhesie nach Oberst *siehe* Oberst-Block/-Leitungsanästhesie
Leriche-Syndrom 36, 40
Lidödeme 419, 426
Lidverletzung 19
Lipasämie 540
Lipidpneumonie 132
Lippen, Quetschwunden 489
Lippenverletzungen 19, 489
Liquorpunktion
Lisfranc-Gelenkluxation 484, 486, 531, 533
Lobärpneumonie 142–143, 625
Long-QT-Syndrom 45, 48, 154
Lorazepam 91
Luftembolie
Lumbalpunktion
– Kindesalter 603
– Meningismus 96
Lungenembolie 53, 134, 138, 192
– D-Dimer 46
– Geneva-Score 193
– McConnell-Zeichen 197
– Schwangerschaft 198
– S-PESI-Score 44, 197
– YEARS-Algorithmus 194, 198
Lungenödem 134
– akutes (HAPE, High Altitude Pulmonary Edema) 679
– hypertensives 166
Luxation
– Frakturen/Gelenke 482
– Kiefergelenk 471
– Zähne 28, 490
LWS-Verletzungen 518
Lyell-Syndrom 390
Lyme-Arthritis/-Karditis 310–311
Lyme-Borreliose
– Erythema migrans 113
Lymphogranuloma venereum 314
Lysetherapie, systemische, Kontraindikationen 349

M
Magenerkrankungen, entzündliche 207
Magensonde
– Larynxmaske 601
Magenspülung
Magnesium 259
Majorblutung
– Dabigatran-assoziierte 78
– Faktor-Xa-Inhibitor-assoziierte 78
– Tranexamsäure-assoziierte 78
– Vitamin-K-Antagonisten-assoziierte 78
Makrohämaturie 397
– Trauma, stumpfes 401
Makro-Reentry-Tachykardie, atriale 159
Makuladegeneration 477
Malaria 322
– komplizierte 323
– zerebrale 331
Malleolarfrakturen 483
– mediale 548
Mammakarzinom, inflammatorisches 435
Manchester-Triage-System (MTS)
MANI (Massenanfall von Infizierten)
Manie 367
– Wahn 368
MANV (Massenanfall von Verletzten)
Maritime Notfälle 680
Masern 378, 582
Maskenbeatmung
Mason-Klassifikation, Radiusköpfchenfraktur 498
Massenanfall
– von Infizierten (MANI)
– von Verletzten (MANV)
Massentransfusion
– Blutproben, erwärmen 77
Mastitis 435
Mastoiditis 462, 464
McConnell-Zeichen, Lungenembolie 197
McIsaac-Score 467
McRoberts-Manöver, Schulterdystokie 448
Medikamente, Intoxikation 658
Meigs-Syndrom 222
Mekonium 609
Mekoniumpfropfsyndrom 574, 578
Meläna 202, 232
MELD-Score
– Leberversagen, akut-auf-chronisches (ACLF) 232
– Leberversagen, akutes 229
Menière-Syndrom 456
Meningismus 11, 16
– Lumbalpunktion 96
– Prüfung beim Säugling 613
Meningitis 93
– Erreger 330
– Kindesalter 618
– Kopfschmerzen 96
Meningoenzephalitis 332, 359
Meningokokken 330
Meningokokken-Meningitis 332
Meningokokkensepsis 613
Menstruationsbeschwerden 430
Mesenterialischämie 73–74, 241
– Ileus/Subileus 240
Metatarsalfrakturen 554
Methanolvergiftung 662
Migräne 92
– faziale 473
– mit Aura 88
– vestibuläre 456–457
Mikroangiopathie 283
– thrombotische 283, 334
Mikroangiopathische Hämolyse 281
Miktionsbeschwerden 119
Milzruptur, Abdominaltrauma 540
Miosis 15
Missbrauch
– in der Partnerschaft 651
– sexueller 648
– von Älteren bzw. Pflegebedürftigen 650
Missed abortion 438
Misshandlung 642
– Bewusstseinsstörungen 81
– Röntgen-Skelett-Screening, strukturiertes 647

Mittelfußfrakturen 533
Mittelgesichtsfrakturen 487, 490
Mittelhandfrakturen 504, 507, 552
Mittelschmerz 430
Mononukleose 582
Monteggia-Fraktur 483, 485, 498–499, 550
Morbus *siehe* unter den Eigennamen
Motorik
– neurologische Untersuchung 16
MTS *siehe* Manchester-Triage-System
Mukositis, Chemotherapie-bedingte 279
Multiples Myelom 281
Mumps 378
Mundverletzungen 487
Murphy-Zeichen 61, 68
Muskelrelaxanzien
Muskeltonus
– beim Säugling 612
Muskuloskelettale Notfälle, Kindesalter 544
Mutismus 369
Muttermilchstuhl 609
Mutterpass 616
Myasthene Krise 339
Mycobacterium tuberculosis 309
Mycoplasma genitalium 314
Mydriasis 15
Myelitis 343
Myelodysplasie 281
Myelom, multiples 281
Myokardinfarkt 43
– akuter 178
– Hypoglykämie 265
– Kawasaki-Syndrom 392
– posteriorer *siehe* Hinterwandinfarkt
– transmuraler 172
Myokardischämie 105
– EKG-Beurteilung 43
Myokarditis 170
Myxödemkoma 269

N
Nabel, übelriechender mit periumbilikaler Rötung 612
Nabelpflege 612
Nabelschnurvorfall 447
Nackensteifigkeit 96
Nadelstichverletzungen 318
Nagel(bett)verletzung 25
Nagelkranzfraktur 25
Nageltrepanation, Endgliedquetschung 25
Nagelwurzelluxationen 25
Nahtfreie Wundverschlusstechniken 18
Nahttechniken 18
Naloxon 662
Narkosemedikamente
Nase, Fremdkörperentfernung 29
Nasenbeinfrakturen 490–491
Nasenbluten *siehe* Epistaxis
Nasenflügeln 568, 609
Nasoorbitale-ethmoidale Frakturen 491
Natrium 253
Neglect 11
Nehb-Ableitungen, EKG
Neisseria gonorrhoeae 314, 435, 649
Nekrolyse, toxische epidermale (TEN) 112, 388
Nelaton-Katheter
Nephritisches Syndrom 419
Nephrolithiasis 399
Nephropathie
– diabetische 426
Nephrotisches Syndrom 425
Nervus-facialis-Verletzung 489
Neugeborene, kranke 616
Neugeborenenikterus 618
Neunerregel, Verbrennungen 669
Neuritis
– nervi optici 476
– vestibularis 457
Neuroborreliose 113, 310, 469–470
Neuroglykopene Symptome 265
Neuroleptikavergiftung
– Biperidin 662
Neuroleptisches Syndrom, malignes 117–118, 370
Neurologische Einschätzung von Kindern nach Trauma 592
Neurologische Notfälle 330
Neurologische Untersuchung 11
– Kindesalter 612
– komatöse/vigilanzgeminderte Patienten 16
Neutropenie 278
Neutropenisches Fieber 278
N-Gefahrenstoffe (nukleare Gefahrenstoffe)
Nicht akzidentelles SHT (NASHT) 646
Nicht kritisch kranke Kinder 605
Nicht-Opioid-Analgetika 65
Nicht-ST-Hebungs-Myokardinfarkt (NSTEMI) 172, 175
Nierenblutungen, Trauma, stumpfes 401
Niereninsuffizienz
– chronische 422
– terminale 422, 424
Nierenkontusion 401
Nierenlager, klopfschmerzhaftes 419
Nierenparenchymeinriss 401
Nierenschädigung, akute 417
Nierensteine 400
Nierentransplantierte Patienten 428
Nierenverletzungen, Klassifikation nach der American Association for the Surgery of Trauma (AAST) 401
Nierenversagen
– akutes 419
– intrarenales 418, 422
– postrenales 400, 417–418, 421, 424
– prärenales 417–418, 422
– renales 417
NIHSS (National Institutes of Health Stroke Scale) 348
Nikolsky-Zeichen 390
Nikotinintoxikation 626
Non-REM-Schlafverhaltensstörungen 88
Notaufnahme
– Abläufe
– Leistungen, Reduktion
– Overcrowding
– Patientenannahme, strukturierte
– Schnittstellenmanagement
– Verlegungen
Notfall-/Elektivpatienten, Trennung
Notfall-Analgosedierung
Notfallbeatmung
Notfall-Nadel-Tracheotomie
Notfallpraxen
Notfallradiologie
Notfalltransfusion
Notfallverlegungen
NRS (Numeric Rating Scale)
NSTEMI (Nicht-ST-Hebungs-Myokardinfarkt) 172, 175
Numeric Rating Scale (NRS)
Nystagmus
– Frenzelbrille 85
– rotatorischer 457
– Schwindel 84, 457
– Testung 16

O
Obdachlose Patienten
Ober-/Unterlippe, Quetschwunden 489
Oberarmluxationsfraktur 485
Oberarmverletzungen 495
Oberschenkelfrakturen 526
Oberschenkelgipsschiene 24
Oberst-Block/-Leitungsanästhesie 485, 506, 552
– Finger 505
– Zehen 534
Obesitas-Hypoventilations-Syndrom 244
Obstipation 626

Occlusion Myocardial Infarction (OMI) 172
Ödeme 425–426
Odynophagie 209
Ohnmacht, Angstzustände, akute 372
Ohr, Fremdkörperentfernung 29
Ohrenschmerzen 461
– Säugling 607
Ohrmuschelverletzung 464
Ohrverletzung 19
Okulomotorik 16
Okulozephaler Reflex (OCR) 15–16
Olecranonfraktur 497
Oligurie 120
Omphalitis 612
OMT-V-Frakturen 554
Onkologische Notfälle 274
Ophthalmologische Notfälle 476
Ophthalmologische Untersuchung 27
Opioid-Analgetika 65
Opioid-Syndrom 658
OPQRST-Schema
– Bauchschmerzen, akute 59
– Schock 36
Orbitabodenfrakturen 491
Organbezogene Untersuchungsbefunde, Kindesalter 609
Orofaziale Schmerzen 472
OSG-Distorsion 528–529
OSG-Frakturen 529–530, 547
OSG-Luxation 484
OSG-Luxationsfraktur 528
OSG-Verletzungen 527
– Ottawa-Ankle-Rules 529
Ösophagitis 207
– eosinophile 234
Ösophagus
– Fremdkörper 234
Othämatom 19, 462–464
Otitis
– externa 462–463
– media 462–463, 467
– – Kindesalter 610, 619
Otoliquorrhö 489
Ottawa Subarachnoid Haemorrhage Rule 95
Ottawa-Ankle-Rules, OSG-/Unterschenkelverletzungen 529
Ovarialtorsion 430, 432
Ovarialzysten, blande 432
Ovarialzystenruptur 430, 432
Overcrowding
– Abmeldungen
– Information der wartenden Patienten
– Schnittstellenvereinbarungen
– Strategien
– Vermeidung

P
Pädiatrische Notfälle 563
Pagnini-McClure-Manöver 85
Palliativstation 127
Palliativversorgung, allgemeine, ambulante (AAPV) 127
Palmarer Block 506
Palpitationen
– 12-Kanal-EKG 50
– antiarrhythmische Differenzialtherapie 51
– arrhythmogene Mechanismen 48
– Schwindel 83
– Vagusstimulationsmanöver 51
PALS (Pediatric Advanced Life Support)
Panaritium 26
Panikattacken 371–372
Pankreatitis, akute 213
Paracetamolvergiftung 658
– Kindesalter 626
Parapharyngealabszess 291, 467, 471
Paraphimose 415
Parästhesien 257, 372
Parkland-Baxter-Formel 671
Paronychie 26
Patellafraktur 526–527
Patellaluxation 484, 486, 553
Patienten
– Annahme, strukturierte
– Übergabe durch den Rettungsdienst
– Versorgungsablauf, strukturierter
Patientenverfügung
Patrick-Faber-Test (Vierer-Zeichen), ISG-Druckschmerz 102
pAVK (periphere arterielle Verschlusskrankheit) 187
Pediatric Advanced Life Support (PALS)
PEG-Sonde
Pelvic Inflammatory Disease (PID) 430, 435–436
Pelvine Insuffizienzfrakturen, FFP-Klassifikation nach Rommens und Hoffmann 523
Pemphigoid, bullöses 112, 390
Penisödem 415
Periapikaler Block 28
Perichondritis 462, 464
Perikarditis 167
– ST-Hebungen 43
– urämische 423–424
Perikardpunktion
Perikardtamponade 180, 537
– Perikarditis, urämische 423, 425
Perimyokarditis 167
Periphervenöser Zugang
– Kindesalter 598
Peripher-vestibuläre Störung 16
Peritonealdialyse, Komplikationen 427
Peritoneallavage
Peritonealpunktion
Peritonismus 430
Peritonitis
– sekundäre 225
– spontan bakterielle 224
Peritonitische Bauchschmerzen 56
Peritonsillarabszess 291, 466–468, 471
Personelle Voraussetzungen
Perthes-Syndrom (Hüftkopfnekrose) 553, 556–557
– Femurfraktur, proximale 552
Petechien 110, 112
Pfötchenstellung, Hände 372
Phalloides-Syndrom 662
Pharyngitis 466
Phenol, Verbrennung 672
Phimose 415
Phlegmasia coerulea dolens 107–108
Phlegmone 24
Phosphor, Verbrennung 672
Physostigmin 662
PID (Pelvic Inflammatory Disease) 430, 435–436
Pilzvergiftung 662
Placenta praevia 441
Plantarer Block 534
Plasmavolumenersatz 77
Plazentalösung, vorzeitige 441
Plegie 510
Pleuradrainage
– Reexpansionsödem 149
– Sogeinstellung
Pleuraempyem 146–147, 150
Pleuraerguss 53, 146
– parapneumonischer 147
– Punktion 148
Pleurapunktat, Differenzierung 149
Pleurapunktion 149–150
Plexusläsion, traumatische 493, 495
Pneumologische Notfälle 130
Pneumonie 53, 140
– ARDS 130
– atypische 142
– Blutkulturen 144
– COVID-19 307
– CRB-65-Score 145
– Influenza 144
– interstitielle 143
– Kindesalter 625
– qSOFA-Score 143
– schwere, Major-/Minorkriterien 145
– Thoraxsonografie 143
Pneumothorax 53, 105, 134, 138, 150, 537

- Größenbestimmung, Collins-Formel 151
- Thoraxdrainage
POCT-Diagnostik
PoCUS
- Bauchschmerzen, akute 60
- Dyspnoe 52
- Spannungs(hämato)pneumothorax 179
Point of Care Notfallsonografie *siehe* PoCUS
Pollakisurie ohne Algurie 400
Polydipsie
- Diabetes mellitus 262, 630
- psychogene 254
Polytrauma 513, 540
- ARDS 130
- HWS-Verletzung 517
- Kindesalter 547
- Wirbelsäulenverletzung 509
Polyurie
- Diabetes mellitus 262, 630
- Glukosurie 119, 121
- Hyperkalzämie 258
Port(implantation/-injektion)
Portale Hypertension, Gastrointestinalblutungen 206
Portalpraxen
Portioschiebeschmerz 431, 435
Postpartalblutungen 451
Postpunktionelles Syndrom
Post-Reanimationsversorgung
Posttraumatische Belastungsstörung 374
Post-Zoster-Neuropathie 473
Präeklampsie 93, 334, 443
Präsynkopen 44–45
- Schwindel 82
Prehn-Zeichen 413
Priapismus 413
PRICUS-Liste, geriatrische Patienten
Primary Survey 542
Professionalität
Pronation douloureuse (Chassaignac-Lähmung) 485, 637
Prostataabszess 405
Prostatahyperplasie 412
Prostatitis 405
Proteinurie 419, 425–426
Pseudoaneurysma
- Iliakal- oder Femoral-Arterien 238
Pseudohyponatriämie 254
Pseudoikterus 66
Pseudokrupp 563, 623
Pseudolasègue 102
Pseudo-Meigs-Syndrom 222
Pseudo-Thrombozytopenie, EDTA-assoziierte 284
Pseudotumor cerebri 353
Psoas-Zeichen 61
Psychiatrische Notfälle 358
Psychisch-Kranken-Hilfe-Gesetz (PsychKHG) 366
Psychogener nicht-epileptischer Anfall 88
Psychosoziale Krisen 373
Psychotische Störungen
- wahnhafte 360
Pulmonalarterienembolie 166
Pulmonale Hypertonie 199
Pulmonary Embolism Severity Index (PESI) 197
Pulmorenales Syndrom 294
Pulpitis 28
Punktionen
- A. brachialis
- A. femoralis
- A. radialis
- arterielle
- Aszites 223
- intraossäre 599
- Lumbal-/Liquorpunktion
- Perikard
- peritoneale
- Pleura
- Pleuraerguss 148
- V. basilica/V. cephalica
- V. jugularis interna
- V. subclavia
- Venenverhältnisse, schwierige
- venöse
Pupillen, Untersuchung 15–16
Puppenaugenphänomen 15
Purpura 112
- fulminans 110
- thrombotisch-thrombozytopenische (TTP) 334
Pyelonephritis 404
- obstruktive 402
Pyoderma gangraenosum 391
Pyramidenbahnzeichen 16
- Babinski-Reflex 98

Q

qSOFA-Score
- Erregungszustände 114
- Körpertemperatur, erhöhte 116
- Pneumonie 143
- Sepsis/septischer Schock 634
Quick COVID Severity Index (qCSI) 305

R

Radialdeviation 552
Radialisparese, Humerusschaftfraktur 497
Radialispunktion
Radioulnargelenk, distales, Luxation 550
Radiusfraktur, distale 500–501, 550
Radiushalsfraktur 550
Radiusköpfchen
- Frakturen 497
- Luxation, traumatische 548
- Subluxation, Chassaignac-Lähmung (Pronation douloureuse) 483, 637
Ramsay-Hunt-Syndrom 469
Rapid Ultrasound in Shock and Hypotension *siehe* RUSH
Räumliche Voraussetzungen
Reanimation *siehe* Kardiopulmonale Reanimation
Reanimationsleitlinien 584
Rechtfertigender Notstand 652
Rechtliche Aspekte
Rechtsherzinfarkt, EKG 43
Red Flags
- Armschmerzen 105, 107
- Bauchschmerzen, akute 61
- Blasenbildung 112
- Fazialisparese 469
- Gefühlsstörung/Schwäche einer Extremität 98
- Hautveränderungen 110
- Kindesalter 566
- Kopfschmerzen 92–94
- Neugeborene 617
- Rückenschmerzen 100
- Thoraxschmerz 41–42
Reentry 48
Reentry-Tachykardie 50
Reexpansionsödem, Pleuradrainage 149
Reflexstatus 98
- Säugling 612
Rehydratation 628
- Hirnödem 631
- Zigaretteningestion 626
Reithosenanästhesie 510
Rektale Spülung/Einlauf
REM-Schlafverhaltensstörungen 88
Renale Notfälle 397, 417
Respirationstrakt
- Kindesalter 595
Respiratorische Insuffizienz
- hyperkapnische/hypoxische 135
- Neugeborene 618
Ressourcenkonflikte
Ressourcenmanagement
Retropharyngealabszess 312
Rettungsdienst
- Befugnisse/Kompetenzen
- Kommunikation
- Leitstellen
- Patientenübergabe
- und Notarztdienst, Schnittstelle
Reversed-Kleinert-Schiene 506
R-Gefahrenstoffe (radioaktive Gefahrenstoffe)
Rhesus-System
Rhinorrhö 489
Riesenzellarteriitis 296, 476–477
Rigor, axialer 11
Ringelröteln 582
Ring-Stark-Schweregrade, Anaphylaxie 289
Rippenfrakturen 538, 647
Risikomanagement

Risikostratifizierung
Rockall-Score, Gastrointestinalblutungen 204
Rohrreiniger, Verbrennung 672
Röntgendiagnostik
– Befundungs-ABC
– Zweier-Regeln nach Chan
ROSC (return of spontaneous circulation) 589
Rotatorenmanschettenfunktion, Lag-Zeichen 492
Rotatorenmanschettenruptur 483
– traumatische 495
Röteln 378, 582
Rotor-Syndrom 67
Rubin-Manöver, Schulterdystokie 448
Rückenmarkschädigung, akute 343
Rückenmarksläsion, Sonderformen 510
Rückenschmerzen 100
– Dermatome 102
– ohne Trauma, Kindesalter 546
Rucksackverband 21
RUSH (Rapid Ultrasound in Shock and Hypotension)

S

Salter-Harris-Klassifikation, Epiphysenschaft- bzw. Epiphysengelenkfrakturen 547, 551
SAMPLER-Schema
– Bauchschmerzen, akute 59
– Polytrauma 544
– Schock 36
– Thoraxschmerz 42
SARS-CoV-2 304
Sauberkeit
Säuglingskoliken 607
Säuglingsnabel 612
Säure-Basen-Haushalt, Störungen 244
Säure-Laugen-Verätzungen 236
Säuren, Verletzung 669
SCAPE (Sympathetic Crashing Acute Pulmonary Edema) 163
Scaphoidfrakturen 507
Schädel-Hirn-Trauma 341
– Kindesalter 621
– nichtakzidentelles (NASHT), Misshandlung 646
– synkopaler Sturz 88
Schädelprellung
– Kindesalter 621
Schadensvermeidung
Schaftfrakturen 547
Schallempfindungsstörung 464
Schallleitungsstörung 464
Scharlach 379, 466–467, 582
Schenkelblock, Sgarbossa-/Smith-Kriterien 43
Schizophrenie
– katatone 370–371
– paranoide 361
– psychotische Störungen 360
Schlaganfall 346, 359
– ischämischer, Niereninsuffizienz, terminale 424
– Schwindel 86
– Vorhofflimmern 159
Schleimpfropfabgang, vaginaler 441
Schmalkomplextachykardie 157
– arrhythmische 51
– rhythmische 51
Schmerzen
– Kindesalter 606
– orofaziale 472
– periorbitale 473
– pleuritische 141, 146
Schnittstellen
– externe/interne
– Konflikte
– Krankenhaus
– Management/Verantwortlichkeiten
– Vereinbarungen
– zum Rettungs- und Notarztdienst
– zur Kassenärztlichen Vereinigung
Schnittverletzungen 18
– Fuß 534
– Hand 552
Schock 34
– anaphylaktischer 36, 387
– ARDS 130
– distributiver 36, 40, 633
– EKG/Laboruntersuchungen 37
– hämorrhagischer 65, 75
– Herz-Kreislauf-Medikamente 39
– hypovolämischer 39, 629
– kardiogener 36, 40, 163, 165, 633
– neurogener 36
– obstruktiver 36, 40, 150, 192
– Perfusion, adäquate 38
– septischer 36, 65, 118, 300
– – Kindesalter 563, 634
– spinaler 510
– volumenrefraktärer 179
Schockraumanmeldung
– Kindesalter 592
Schrittmacher
– Pacing-/Sensing-Schwelle
– temporärer
Schulterdystokie 448
Schultergürtelverletzungen 491–492
Schulterluxation 483, 493
– Kindesalter 546
– vordere/hintere 484
Schussverletzungen 19
Schusswunden
– intraabdominelle 540
Schwäche einer Extremität 97
Schwangerschaft, ektope 437
Schwangerschaftscholestase 67
Schwankschwindel, phobischer 83, 456–457
Schweigepflicht
Schwindel
– akut anhaltender 84
– Befreiungsmanöver nach Epley oder Semont bzw. Gufoni 457
– Begleitneuropathologie 84
– nicht vestibulärer 457
– Nystagmus 84, 457
– peripherer 86
– präsynkopaler 82
– Schlaganfall 86
– Supine Roll Test 457
– unspezifischer 82
– vestibulärer 457
– zentraler 86
– zerebraler 83
– zervikaler 456
Seatbelt-Sign, Abdominaltrauma 539–540
Secondary Survey 543
Sedativa 7–8
Sehnendurchtrennung, traumatische 502
Sehnenverletzungen
– Hand 506
– Zehen 535
Sehverlust, akuter
– mit Schmerzen 477
– ohne Schmerzen 476
Seldinger-Technik
Sepsis 65, 118, 300
– ARDS 130
– Erreger 301
– Fokussuche, LUCCAASS 301
– Kindesalter 634
– neutropenische 278
– pneumogene 140
Septischer Schock 65, 118, 300
– Kindesalter 563, 634
Serothorax 150
Serotonerges Syndrom 658
Sexually Transmitted Diseases (STD) 314
Sexuell übertragbare Erkrankungen
– Missbrauch 649
Sexuelle Gewalt
– durch Fremde 652
– in der Partnerschaft 651
Sexueller Missbrauch von Kindern
– anogenitale Untersuchung 648
SGA (Small for Gestational Age) 444
Sgarbossa-Kriterien
– modifizierte, STEMI (ST-Hebungs-Myokardinfarkt) 174
– Schenkelblock 43

SIADH (Syndrom der inadäquaten ADH-Sekretion) 254
Sialadenitis, obstruktive 474
Sialolithiasis 462
Sichelzellanämie 281
Sick-Sinus-Syndrom (Sinusknotensyndrom) 45, 161
– Kardioversion, Kontraindikation
Silibinin 662
Sinuatriale Blockierungen 161
Sinus pilonidalis 382
Sinusarrhythmien
– atemabhängige 611
Sinusbradyarrhythmien 161
Sinus-cavernosus-Thrombose 473
Sinusitis 473
Sinusoidales Obstruktionssyndrom 222
Sinustachykardie 158
Sinusvenenthrombose 352, 462
Sit-to-stand-Test
Skabies 380
Skalpverletzungen 489
Skew-Abweichung/-Deviation 16
Skidaumen 509
Skrotales Hämatom 411
Smith-Kriterien, Schenkelblock 43
SOAP-Schema
SOFA-Score 302
Sonnenstich (Insolation) 667
Sonografie
Sonoskopie
Soorösophagitis 208–209
SOPs (Standard Operating Procedures)
Sozialgesetzbuch (SGB) V
Spannungskopfschmerz 92
Spannungspneumothorax 53, 105, 150–151, 178, 537
– Notfalldrainage
Spätdyskinesien durch Haloperidol 116
S-PESI-Score, Lungenembolie 44
Sphärozytose 281
Spinalnervenwurzeln, Kennmuskeln 511
Spondylodiszitis 344
Spontannystagmus 15, 457
Spontanpneumothorax 151–152
Sprachverarbeitungsstörung, zentrale 11
Sprunggelenk, Bandverletzungen 553
Sprunggelenksluxationsfraktur 482, 486
SSSS (Staphylococcal Scalded Skin Syndrome) 110, 378, 381, 390
Stack-Schiene 25
Stanford-DeBakey-Klassifikation, Aortendissektion 181
Staphylococcal Scalded Skin Syndrome (SSSS) 110, 378, 381, 390
START-Algorithmus
Status asthmaticus 133
– Kindesalter 563
Status epilepticus 86, 333, 336
– KIndesalter 620
STD (Sexually Transmitted Diseases) 314
Stellungnahmen
– schriftliche
STEMI (ST-Hebungs-Myokardinfarkt) 172
– Geneva-Score 175
– Sgarbossa-Kriterien, modifizierte 174
– Winter-Sign 174
Steriles Arbeiten, Checkliste
Sternoklavikulargelenkluxation 483–484
Sternumfraktur 179, 538
Stevens-Johnson-Syndrom 388
ST-Hebungen 43
ST-Hebungs-Myokardinfarkt (STEMI) 172
Stichverletzungen, intraabdominale 540
Stirnhöhlenfrakturen 487–488, 490–491
Strafgesetzbuch (StGB)
Strafprozessordnung (StPO)
Strahlenkrankheit, akute 676
Strahlenschäden 675
Strahlenunfall 676
Strahlung, ionisierende 675
Strecksehnenverletzungen
– DIP-Gelenk 26
– Hand 506
– Zehen 535
Stroke Chameleons 346–347
Stroke Mimics 346–347
– Hirntumoren 345
Stroke Unit 350
Stroke-Symptome, atypische 347
Stromunfall 664
Stuhlerbrechen 574
Stupor 369
– depressiver 363, 371
– dissoziativer 374
Stürze, geriatrische Patienten
Subarachnoidalblutung 93, 342
– aneurysmale, Kopfschmerzen 95
– aneurysmatische 350
– Hunt-Hess-Klassifikation 351
– neurokardiogene Komplikationen 351
– nicht aneurysmatische 351
– WFNS SAH Scale (World Federation of Neurosurgical Societies) 351
Subduralblutung
– nicht akzidentelle, Misshandlung 646
Subduralhämatom 342
Subileus 237, 240
Subklaviapunktion
Submersionstrauma 680
Suizidalität 364, 373
– Depression 362–363
– im Alter 365
SUNA-Syndrom (Short-lasting Unilateral Neuralgiform headache attacks with cranial Autonomic symptoms) 473
SUNCT-Syndrom (Short-lasting Unilateral Neuralgiform headache with Conjunctival injection and Tearing) 473
Supine Roll Test 18, 85
– Schwindel 457
Supraglottische Atemhilfe, Kindesalter 600
Sympathikomimetisches Syndrom 658
Syndrom der inadäquaten ADH-Sekretion (SIADH) 254
Synkopen 44
– Bewusstseinsverlust 45–46
– konvulsive 87, 334–335
– vasovagale 82
Syphilis 314

T

Tachyarrhythmia absoluta 51
Tachyarrhythmien, atriale/supraventrikuläre 48
Tachykardie
– atriale, ektope 160
– junktionale 158
– QRS-Komplex, normaler 154
– supraventrikuläre
– – Kindesalter 563, 632
– ventrikuläre 157, 180
Tachykardiomyopathie 51
Tachypnoe 609
Takayasu-Arteriitis 296
Talusfrakturen 531–532, 554
TAPSE (Tricuspid Anular Plane Systolic Excursion), reduzierte, Lungenembolie 197
TASH *siehe* Trauma-Associated Severe Hemorrhage Score
Taucherflöhe 682
Tauchunfälle 681
Team-Führung/-Management
Technische Voraussetzungen
Telefonservice, Kassenärztliche Vereinigung
Temporomandibuläre Dysfunktion 473
TEN (toxische epidermale Nekrolyse) 112, 388
Terroranschläge
Test of Skew Deviation 16, 84
Testikuläres Hämatom 411
Tetanus 311
– Immunglobulin/Immunprophylaxe 312

Tetanus-Impfschutz 20
Thalassämie 281
Thermische Notfälle 667
Thermische Verletzungen, Misshandlung 643
Thoraxdrainage 152
Thoraxschmerz
- akuter 175
- kardialer 42
- pleuritischer 42, 193
- Red Flags 41–42
Thoraxtrauma 535
- Gefäßverletzungen, große 537
- penetrierendes 538
- stumpfes 538
Thrombelastometrie, Blutungen, postpartale 452
Thrombophilie
- Venenthrombose, tiefe 190
Thrombophlebitis 189
Thromboseprophylaxe
- Gipsverband 22
- Kindesalter 549
Thrombotisch-thrombozytopenische Purpura (TTP) 334
Thrombozytenkonzentrate (TK)
- Blutungen 77
Thrombozytopenie
- heparininduzierte (HIT) 283
Thyreotoxische Krise 118, 266, 288
- Burch-Wartofsky-Score 267
TIA (transiente/transitorische ischämische Attacke) 86, 88, 346
Tibia
- distale, Epiphysenlösung 553
- Valgusbiegungsbruch, metaphysärer 548
Tibiafraktur, proximale 525, 527
Tibiametaphysenfraktur, proximale 553
Tibiaschaftfrakturen 548
- isolierte 553
Tiemann-Katheter
Tierbisse 490
Tinea
- corporis 380
- pedis 378
TLOC (Transient Loss of Consciousness) 44
Todd-Parese 88, 333, 347
Tollwut 19
- Immunprophylaxe, postexpositionelle 313
Tolosa-Hunt-Syndrom 473
Tonsillenpharyngitis 466
Tonsillitis 466
Torsade-de-pointes-Tachykardie 48, 51, 157, 250
Toxidrome 654, 656
Toxikologische Notfälle 654
Toxische epidermale Nekrolyse (TEN) 388
Toxisches Schocksyndrom (TSS) 393
Trachealverletzung 537
Tracheostomadysfunktion 31
Tracheotomie
Tragusdruckschmerz 566, 610
TRALI (Transfusion Related Acute Lung Injury) 130
Transfusion *siehe* Bluttransfusion
Transfusionsreaktionen
Transient Loss of Consciousness (TLOC) 44
Transiente globale Amnesie (TGA) 88, 354
Transiente/transitorische ischämische Attacke (TIA) 86, 88, 346
Transplantatnephropathie 428
Trauma 373
- geriatrische Patienten 557
- kardiales 178
- Kindesalter 544
- ZNS 341
Trauma-Associated Severe Hemorrhage Score (TASH) 76
Treponema pallidum 314
Triage
- kranke KInder 594
Trichomoniasis/Trichomonas vaginalis 314
Trigeminusneuralgie 472
Trigeminusneuropathie, posttraumatische 473
Triple I 447
Trismus, Tetanus 312
Trochleariskopfschmerz 473
Trommelfellperforation, traumatische 29
Trommelfellruptur 462, 464
Tropenerkrankungen 321
Trousseau-Zeichen 257
TSS (Toxisches Schocksyndrom) 393
Tubargravidität 430, 437
Tuberkulintest 309
Tuberkulose 308
- HIV-Koinfektion 310
Tuboovarialabszess 430, 432, 435–436
Tumorlyse-Syndrom 259, 276, 280
- Cairo-Bishop-Kriterien 277
Turtle-Phänomen, Schulterdystokie 448
Typ-A/B/C-Frakturen
- BWS/LWS 519
- HWS 515

U

Übelkeit 70
- Antihistaminika, 5HT3-Rezeptorantagonisten bzw. Metoclopramid 65
Überempfindlichkeitsreaktionen
- IgE-vermittelte 288
- immunologisch vermittelte, Coombs-Gell-Einteilung 288
Übergabeschemata, Rettungsdienst
Übergangsfrakturen 553
Übergangsstuhl 609
Übertriage
Überwässerung, diuretikaresistente 122
Ulcus molle 314
Ulnafraktur 550
Ulnardeviation 552
Ultraschalluntersuchung, Kindesalter 615
Unterarmcastschiene 507–508
Unterarmfrakturen 499, 647
- diaphysäre 551
- distale 551
- proximale 550
Unterarmgipsschiene, dorsale 22
Unterarmluxationsfraktur 485
Unterarmschaftfraktur 500
Unterarmverletzungen 498
Unterbauchschmerzen, akute 430
Unterkieferfrakturen 487–488, 490
Unterkühlungen 672
Unterschenkelfrakturen 528–529, 647
- instabile/stabile 553
Unterschenkelgipsschiene 24
Unterschenkelschaftfraktur 529
Unterschenkelverletzungen 527
Untertriage
Up-and-Go-Test
Urämie 418, 422
- Akut-Dialysetherapie 122
- Thrombozytopathie 424
Ureaplasma urealyticum 314
Ureterolithiasis 399
Urolithiasis 399
Urologische Leitsymptome/Notfälle 396–397
Urosepsis 402
Urtikaria 112
Uterusruptur 441, 450

V

Vaginalblutungen 432
- im 1. Trimenon 438
- im 2. und 3. Trimenon 440
Vaginose, bakterielle 435–436
Valgusbiegungsbruch, metaphysärer, Tibia 548
Valsalva-Manöver
- Palpitationen 51
Varicella-Zoster-Virus (VZV) 383
- Exanthem 582
Varizella zoster 326
Varizellenpneumonie 327
Vasa praevia 441, 443

Vaskuläre Notfälle 181
Vaskulitis 294
generalisierte, systemische im Kindesalter 392
Vena-cava-Kompressionssyndrom 36, 40
Vena-cava-superior-Syndrom 275
Venenkatheter
- subkutan implantierter
- zentraler *siehe* ZVK
Venenpunktion
- Kindesalter 597
Venenthrombose
- zerebrale 93
Venenthrombose, tiefe 190
- Lungenembolie 193
- Wells-Score 109
Venenverhältnisse, schwierige
Venenverweilkanülen, Durchflussraten
Ventilsteine 399
Verabschiedung
Verätzungen, Auge 478
Verbandtechnik 21
Verbrauchskoagulopathie
Verbrennungen 668, 670
- Auge 478
- Kindesalter 563, 636
- Kindesmisshandlung 645
Verbrennungskrankheit 669
Verbrühungen
- Kindesalter 563, 636
- Kindesmisshandlung 645
Vergiftungen *siehe* Intoxikationen
Verhebetraumen 559
Verlegungen
- auf Station
- in ein anderes Krankenhaus
Verletzungen, viszerale, Misshandlung 648
Verlustaversion
Vernachlässigung 642
Vernichtungskopfschmerz, Subarachnoidalblutung 350
Vestibuläres Syndrom, akutes 83
Vestibulopathie
- akute periphere 85
- einseitige 457
Vigilanz 11, 14
- beim Säugling 612
- Veränderungen im Kindesalter 572
Visusverlust 297
- schmerzhafter 477
- schmerzloser 476
Viszerale Verletzungen, Misshandlung 648
Vitalfunktionen
Vitamin-K-Antagonisten (VKA)-assoziierte Majorblutung 78
Vocal Cord Dysfunction (VCD) 53, 134
Von-Willebrand-Syndrom 285
Vorhofflattern 158–159
Vorhofflimmern 48, 158–159

W
Wachheit 14
Wachstumsschmerz 608
Wahn
- Manie 368
- psychotische Störungen 360
Wangenverletzung 19
Wartezeiten
Wasting-Syndrom
- AIDS 316
Waterhouse-Friderichsen-Syndrom 378, 381, 634
Weaning, Beatmung
Weber-A-Frakturen, undislozierte 530
Wegeunfälle 558
Wehensturm 450–451
Weichteilabszess 25
Weichteilinfektion, Finger/Zehen 26
Wellens-Syndrom 174
Wells-Score
- Beinvenenthrombose 191
- Lungenembolie 194
- Pneumonie 142
- Venenthrombose, tiefe 109
Wendl-Tubus
Werlhof-Syndrom
West-Haven-Kriterien, Enzephalopathie, hepatische 229, 232
WFNS SAH Scale (World Federation of Neurosurgical Societies), Subarachnoidalblutung 351
Wilson-Ableitungen, EKG
Wilson-Syndrom 67
Windelschau 608
Windpocken 326
Winkelblockglaukom, akutes 478
Winter-Sign, STEMI (ST-Hebungs-Myokardinfarkt) 174
Wirbelkörperfrakturen 510
- osteoporotische 513, 519
Wirbelsäulenfrakturen
- ABC-Klassifikation 511
- Bechterew-Syndrom 519
Wirbelsäulentrauma/-verletzungen 509
- Kindesalter 546
Woods-Manöver, Schulterdystokie 448
Wunden
- stark verunreinigte 19
- Tetanus-Impfschutz 20
Wundversorgung 18
Würgereflex 15

X
xABCDE-Schema
- Abdominaltrauma 538–539
- Bewusstseinsstörungen 79, 81
- Epilepsie/epileptische Anfälle 90–91
- Hautveränderungen 110
- Hochenergie-Beckenverletzungen 520
- Polytrauma 540
- Schock 36
- Thoraxtrauma 535

Y
YEARS-Algorithmus, Lungenembolie 194, 198

Z
Zahnavulsion (Luxation) 28
Zahnreposition/-konservierung 28
Zahnschmerzen 473
Zahntragende Skelettanteile, Frakturen 491
Zahnverletzungen 487, 490
Zavanelli-Manöver, Schulterdystokie 448
Zehen
- Oberst-Block/-Leitungsanästhesie 534
- Riss-/Schnittverletzungen 534
- Sehnenverletzungen 535
- Weichteilinfektion 26
Zehenfrakturen 533
Zehenluxationen/-luxationsfrakturen 484, 487, 555
Zehn-für-Zehn-Prinzip
Zeichnungsblutung 441
Zement 672
Zentralarterienverschluss 476–477
Zentrale Störung 16
Zentralvenenverschluss 476
Zerebrale Ischämie 346
Zervikalneuralgie 462
Zervixkarzinom, Vaginalblutungen 434
Ziegelmehl, Urinbefund, Kindesalter 609
ZNS-Trauma 341
ZNS-Tumoren 334, 345
Zoster
- ophthalmicus 473
- oticus 462, 464, 470
Zugang(swege)
- infraklavikuläre
- periphervenöse
- - Kindesalter 598
- transmuskuläre
ZVD (zentraler Venendruck), Messung/Normalwert

ZVK (zentraler Venenkatheter)
- Lage, korrekte, im Röntgenbild
- Zugangswege
Zwangseinweisung 366
Zwangsfixierung 366
Zwerchfellruptur 537
Zyanid-Intoxikation *siehe* CN-Intoxikation
Zyklusabhängige Beschwerden 430
Zyklusunregelmäßigkeiten 433
Zytostatika
- Anämie 281
- Nebenwirkungen 279

Die wichtigsten Perfusoren

Wirkstoff/Handelsname	Dosis pro Ampulle, Perfusor aufziehen	Perfusor-Dosierung
Adrenalin (Epinephrin, Suprarenin)	1 mg/ml: 5 ml Adrenalin mit 45 ml NaCl	5 mg/50 ml --> 0,1 mg
Amiodaron (Cordarex)	150 mg/3 ml: 300 mg (6 ml) mit 44 ml G5	300 mg/50 ml --> 1 m 6 mg
Clonidin (Catapresan/ Paracefan)	0,150 mg/ml oder 0,75 mg/5 ml: 1,5 mg (10 ml) plus 40 ml G5	1,5 mg/50 ml--> 0,03 mg/ml
Dobutamin (Dobutrex)	250 mg mit NaCl auflösen	250 mg/50 ml--> 5 mg
Fentanyl (Fentanyl)	2,5 mg/10 ml mit 40 ml NaCl	2,5 mg/50 --> 0,05 m
Heparin (Liquemir) „**low dose**"	10.000 I.E./2 ml mit 48 ml NaCl	10.000/50--> **200** I.E./
Heparin (Liquemir) „**high dose**"	25.000 I.E./5 ml mit 45 ml NaCl	25.000/50--> **500** I.E.
Kaliumchlorid (Kaliumchlorid 7,45% Braun)	20 ml=20mmol, 40mmol pur = 40 ml	40mmol/40 ml = 1mmol/ml
Midazolam (Dormicum)	15 mg/3 ml: 75 mg (15 ml) mit 35 ml NaCl	75 mg/50 ml--> 1,5 m ml
Morphin (Morphin Merck)	100 mg/5 ml mit 45 ml NaCl	100 mg/50 ml --> 2 mg
Nitrogylzerin (Nitrolingual)	50 mg/50 ml, pur	1 mg/ml
Noradrenalin (Arterenol) **„dünn"-Mix**	1 mg/ml: **1** ml Noradrenalin mit 49 ml NaCl	1 mg/50 ml --> **0,02** m
Noradrenalin (Arterenol) **„dick"-Mix**	1 mg/ml: **5** ml Noradrenalin mit 45 ml NaCl	5 mg/50 ml --> **0,1** mg
Normalinsulin (Actrapid Human)	400 I.E./10 ml: 40 I.E. = 1 ml mit 39 ml NaCl	40I.E./40 ml--> 1 I.E.(
Orciprenalin (Alupent)	5 mg/10 ml, 10 mg = 20 ml mit 30 ml NaCl	10 mg/50 ml --> 0,2 m
Propofol (Propofol)	10 mg/ml, 1% Pur 50 ml	10 mg/ml
Reproterol (Bronchospasmin)	0,09 mg/ml, 5 mg mit 45 ml NaCl	0,45 mg/50 ml --> 9 µ
S-Ketamin (Ketanest)	250 mg/10 ml, 500 mg mit 30 ml NaCl	500mg/50ml --> 10 m
Sufentanil	50 µg/1 ml, 10 ml plus 40 ml NaCl	500 µg/50 ml --> 10 µ
Urapidil (Ebrantil)	50 mg/10 ml, 100 mg=20 ml mit 30 ml NaCl	100 mg/50 ml --> 2 m